Praktische
Elektrokardiographie

Praktische Elektrokardiographie

C. S. So

6., völlig neubearbeitete und erweiterte Auflage

534 Abbildungen, 19 Tabellen

Georg Thieme Verlag Stuttgart · New York 1993

Professor Dr. Cook-Sup So
ehem. Chefarzt der Inneren Abteilung
des Kreiskrankenhauses Plattling
Pflegasse 9
94469 Deggendorf

Die Deutsche Bibliothek – CIP-Einheitsaufnahme
So, Cook-Sup:
Praktische Elektrokardiographie / von C. S. So. – 6., völlig neubearb. und erw. Aufl. – Stuttgart ; New York : Thieme, 1993

Die 1. bis 5. Auflage erschien im Selecta-Verlag.

Satz: K+V Fotosatz GmbH, D-64743 Beerfelden (Agfa Compugraphic)
Druck: Gutmann + Co GmbH, D-74074 Heilbronn

ISBN 3-13-792806-0 1 2 3 4 5 6

Wichtiger Hinweis:

Wie jede Wissenschaft ist die Medizin ständigen Entwicklungen unterworfen. Forschung und klinische Erfahrung erweitern unsere Erkenntnisse, insbesondere was Behandlung und medikamentöse Therapie anbelangt. Soweit in diesem Werk eine Dosierung oder eine Applikation erwähnt wird, darf der Leser zwar darauf vertrauen, daß Autoren, Herausgeber und Verlag große Sorgfalt darauf verwandt haben, daß diese Angabe dem Wissensstand bei Fertigstellung des Werkes entspricht.

Für Angaben über Dosierungsanweisungen und Applikationsformen kann vom Verlag jedoch keine Gewähr übernommen werden. Jeder Benutzer ist angehalten, durch sorgfältige Prüfung der Beipackzettel der verwendeten Präparate und gegebenenfalls nach Konsultation eines Spezialisten festzustellen, ob die dort gegebene Empfehlung für Dosierungen oder die Beachtung von Kontraindikationen gegenüber der Angabe in diesem Buch abweicht. Eine solche Prüfung ist besonders wichtig bei selten verwendeten Präparaten oder solchen, die neu auf den Markt gebracht worden sind. Jede Dosierung oder Applikation erfolgt auf eigene Gefahr des Benutzers. Autoren und Verlag appellieren an jeden Benutzer, ihm etwa auffallende Ungenauigkeiten dem Verlag mitzuteilen.

Meiner lieben Frau und meinen Kindern
Theo und Hans gewidmet

Vorwort zur 6. Auflage

Die erste Ausgabe dieses Buches erschien bereits 1974. Für die neunziger Jahre wurde deshalb jedes Kapitel völlig neu bearbeitet und erheblich erweitert. So ist jetzt praktisch ein komplett neues Buch entstanden.

Zunächst war es erforderlich, alle Kapitel dem Fortschritt der Wissenschaft anzupassen. Im allgemeinen Teil wurde zum Beispiel im Abschnitt über die elektrophysiologischen Grundlagen ein eigenes Kapitel über die Refraktärphase und den Erregungsablauf eingefügt. Auch die neuesten Erkenntnisse bezüglich der ventrikulären Spätpotentiale und ihrer klinischen Konsequenzen sowie der elektrophysiologischen Untersuchungen sind in dieser Auflage berücksichtigt. Einen breiteren Raum erhielt die Vektorkardiographie, die die bioelektrischen Vorgänge räumlich sehr anschaulich darstellt und zum Verständnis der elektrokardiographischen Veränderungen beiträgt.

Im speziellen Teil war ebenfalls vielfach eine Überarbeitung erforderlich, so zum Beispiel im Kapitel über das WPW-Syndrom. In den letzten Jahren konnten hier mit Hilfe elektrophysiologischer Untersuchungen viele neue Kenntnisse gewonnen werden. Auch das Herzinfarkt-Kapitel wurde erheblich erweitert: Mehrere seltene Infarktarten, wie z. B. der Vorhofinfarkt und der rechtsventrikuläre Infarkt sowie die differentialdiagnostischen Möglichkeiten beim Infarkt kamen hinzu; das Kapitel „Rhythmusstörungen" beim Infarkt wurde eingefügt.

Ferner war es notwendig, das Kapitel „Langzeit-EKG" völlig neu zu fassen. Diese neue Technik erlaubt uns heutzutage, die Diagnosen hinsichtlich der Rhythmusstörungen und der koronaren Herzkrankheit weit exakter zu stellen. Das Belastungs-EKG erhielt mehr Raum, damit für die Praxis wichtige Fragen im Detail behandelt werden konnten. Aufgrund der raschen technischen Entwicklung haben sich auch im Kapitel „Herzschrittmacher-EKG" viele Änderungen ergeben.

Folgende Themen enthält die jetzige Auflage zusätzlich:

Die Erscheinungsformen der Kardiomyopathie werden nach der heute üblichen Einteilung abgehandelt und die entsprechenden EKG-Veränderungen ausführlich dargelegt. Die in der letzten Zeit viel diskutierte stumme Myokardischämie hat ihren Platz, und die besondere Problematik sowie die typischen EKG-Veränderungen werden diskutiert. Das bei Frauen nicht selten auftretende Mitralklappenprolaps-Syndrom wird ebenfalls beschrieben. Die Lageanomalien des Herzens sind zwar selten, werden dann jedoch leicht verkannt; so schien es sinnvoll, die wichtigsten Befunde anzuführen. Neu hinzugefügt sind auch folgende Themen: vegetative Dystonie, neurologische Erkrankungen und das LGL-Syndrom.

Außerdem wurden seltene EKG-Veränderungen, wie bei Ebstein-Syndrom, komplettem AV-Kanal, singulärem Ventrikel, Friedreichscher Ataxie, myokardialer Schrittmacherelektroden im linken Ventrikel sowie Schrittmacherrasen erwähnt. Zusätzlich sind zahlreiche prä- und postoperative Kontrolluntersuchungsbefunde und auch Verlaufsbeobachtungen während schwerer Krankheitsphasen beigefügt. Ferner sollen neben den Vektorkardiogrammen die beigefügten instruktiven und interessanten Bilder, wie die Koronarangiogramme, Echokardiogramme, Phonokardiogramme, Venenpulskurven und Röntgen-Thoraxaufnahmen, den Lesern helfen, die elektrokardiographischen Phänomene besser zu verstehen.

Die meisten bisherigen Abbildungen wurden durch neue ersetzt, zahlreiche kamen hinzu. Um das Lesen zu erleichtern, habe ich Aufteilung und Format des Buches gänzlich geändert.

Die Elektrokardiographie genießt auch heute, gerade wegen ihrer Einfachheit, ihrer problemlosen Wiederholbarkeit und darüber hinaus ihrer hohen diagnostischen Wertigkeit, große Beliebtheit in Klinik und Praxis.

Es wurde versucht, das theoretische Wissen leicht verständlich darzustellen, um – wie in den bisherigen Auflagen – praxisnah zu bleiben. Ich habe gern die Anregungen aufgegriffen, die ich während meiner Fortbildungskurse in München und anderen Städten von den Teilnehmern erhielt.

Ich möchte nicht versäumen, an dieser Stelle meinen aufrichtigen Dank meinem früheren Chef, Herrn Professor Dr. Hans Blömer, Direktor der I. Medizinischen Klinik und Poliklinik des Klinikums rechts der Isar, Technische Universität München, auszusprechen. Er regte mich während meiner Tätigkeit im Klinikum rechts der Isar, München, zu diesem Buch an und brachte mir stets großes Verständnis entgegen. Ohne seine außerordentlich großzügige Unterstützung wäre dieses Buch seinerzeit nicht zustande gekommen.

Besonders danken möchte ich meinen langjährigen Mitarbeitern, Herrn Dr. Klaus Buchholz, Herrn Dr. Norbert Marx und Frau Dr. Veronika Bart, die mir freundlicherweise bei der Zusammenstellung dieses umfangreichen und komplizierten Materials behilflich waren und darüber hinaus viele Jahre lang wertvolle Ratschläge gaben. Schließlich gebührt mein Dank Herrn Dr. med. h.c. Günther Hauff und dem Georg Thieme Verlag für die verständnisvolle Zusammenarbeit und für die großzügige Ausstattung des Buches.

Im Sommer 1993 C.S. So

Inhaltsverzeichnis

I. Einführung

Einleitung

Die Elektrokardiographie ist eine wichtige kardiologische Untersuchungsmethode. Sie ist einfach und beliebig oft durchführbar, der materielle und personelle Aufwand ist klein. Zudem ist sie eine nicht-invasive, also unblutige Untersuchungsmethode, die komplikationslos sowohl im Krankenhaus als auch in der Praxis angewendet werden kann. Trotz dieser Einfachheit sind die diagnostischen Möglichkeiten umfangreich. Aus diesen Gründen wird die Elektrokardiographie heute weltweit angewendet.

Das Elektrokardiogramm (EKG) ist eine mittels eines Gerätes aufgezeichnete Herzstromkurve, die bei jeder Herzaktion gewonnen werden kann. Unter der Herzstromkurve verstehen wir die registrierte Summe der Erregungsabläufe der Vorhöfe und Kammern.

1887 gelang es dem englischen Physiologen Waller zum ersten Mal, die Aktionspotentiale des Herzens mit Hilfe von Elektroden an der Körperoberfläche abzuleiten. Damit hatte eine neue Ära der Kardiologie begonnen. Das American College of Cardiology hat diese großartige neue Entdeckung beim hundertjährigen Jubiläum mit einem Sondersymposium gewürdigt.

Den eigentlichen Durchbruch in die klinische Medizin schaffte der holländische Physiologe Einthoven 1895, dem wir die heutigen Benennungen der EKG-Zacken bzw. -Wellen, also P, Q, R, S, T und U, verdanken. Im Jahre 1906 konnte er mit seinem Saitengalvanometer bei einem herzkranken Patienten ein Elektrokardiogramm registrieren. Somit ist Einthoven der Begründer der heute gebräuchlichen Elektrokardiographie geworden; er erhielt dafür im Jahre 1924 den Nobelpreis für Medizin.

Seit der genialen Arbeit von Einthoven hat sich das Wissen auf dem Gebiet der Elektrokardiographie nach unzähligen tierexperimentellen und klinischen Untersuchungen explosionsartig vermehrt, somit nimmt das EKG heute in der kardiologischen Diagnostik sicherlich einen festen Platz ein. Bereits Einthoven konnte mit einem gleichseitigen Dreieck (Einthoven-Dreieck) elektromotorische Veränderungen auf der frontalen Ebene darstellen. 1938 konstruierte Nehb das sogenannte kleine Brustwanddreieck, mit dem er erstmals bipolare Thorax-Ableitungen registierte. 1942 hat Goldberger mit seinen „augmented" (vergrößerten) unipolaren Ableitungen das Registrierprogramm ergänzt.

Einen großen Fortschritt in der Entwicklung der Elektrokardiographie erzielte Wilson Ende der vierziger Jahre mit den Thorax-Ableitungen, die bald international anerkannt wurden und heute zum Standardprogramm gehören.

Die Elektrokardiographie wurde 1937 durch die Vektorkardiographie bereichert. Sie wurde damals von Schellong in Deutschland begonnen und fand durch Grishmann (1953) und Frank (1955) weltweite Verbreitung. Die Vektorkardiographie ermöglicht es uns, die elektromotorischen Veränderungen des Herzens dreidimensional, also räumlich exakt zu betrachten.

Einen weiteren Fortschritt brachten später besonders das Belastungs-EKG, das Langzeit-EKG (Holter-Monitoring) und die Computer-EKG-Auswertung sowie die elektrophysiologischen Untersuchungen mit Hilfe der His-Bündel-Elektrographie und Vorhof- bzw. Kammerstimulation.

Um eine exakte Auswertung des Elektrokardiogramms zu erreichen, muß man unbedingt das sogenannte Standard-Registrier-Programm mit zwölf Ableitungen, das heißt, sechs Extremitäten-Ableitungen (drei Einthoven- [I, II, III] und drei Goldberger-Ableitungen [aVR, aVL, aVF]) und sechs Thorax-Ableitungen (V_1 bis V_6) anwenden. Zusätzliche spezielle Ableitungen können zur besseren Interpretation herangezogen werden, zum Beispiel erweiterte rechtspräkordiale Ableitungen (V_{r3} bis V_{r6}) und V_8, 2 ICR tiefer (V_{8t}), 1 und 2 ICR höhere und tiefere

Thorax-Ableitungen, Nehbsche Ableitungen (D, A, J) und korrigierte orthogonale Ableitungen (X, Y, Z) nach Frank.

Die elektromotorischen Veränderungen des Herzens können wir mit Hilfe der Extremitäten-Ableitungen in der frontalen Ebene und mit Hilfe der Thorax-Ableitungen in der horizontalen Ebene erfassen.

Die Papiergeschwindigkeit (Papiervorschub) bei der Registrierung des Routine-EKGs sollte 50 mm/sec betragen. Das Elektrokardiogramm wird bei einer Geschwindigkeit von 25 mm/sec zu klein, was eine genaue Analyse manchmal erschwert und zu Fehldiagnosen führen kann.

Das EKG bietet eine Fülle verschiedener diagnostischer Möglichkeiten. So liefert es in vielen Fällen diagnostisch und differentialdiagnostisch wichtige Hinweise, manchmal spielt es bei der Diagnosestellung sogar die entscheidende Rolle. Trotzdem soll man den EKG-Befund immer im Rahmen der klinischen Untersuchung, zusammen mit den anderen klinischen Befunden betrachten. Die EKG-Interpretation können wir zunächst in fünf Domänen einteilen.

Die erste, klinisch sehr wichtige Domäne liegt in der Diagnostik des *Herzinfarkts.* Auch heute noch zählt der Herzinfarkt zu den wichtigsten Todesursachen in den zivilisierten Ländern. Im wesentlichen hängt die Prognose davon ab, wie schnell und exakt die Diagnose gestellt wird. Mit Hilfe des EKGs können wir die Herzinfarktzeichen am frühesten und mit großer Zuverlässigkeit erkennen, oft auch dann schon, wenn die Serum-Enzyme noch nicht angestiegen sind. In verschiedenen Stadien zeigt der Herzinfarkt charakteristische Veränderungen im EKG.

Die zweite Domäne der EKG-Interpretation ist die genaue Analyse der *Herzrhythmusstörungen.* Ihre Erkennung und Kontrolle nach Einleiten der Therapie ist in der täglichen Praxis nur mit dem EKG (besonders dem Langzeit- und dem Belastungs-EKG) möglich. Das ist vor allem deshalb wichtig, weil heute zahlreiche neue therapeutische Möglichkeiten zur Verfügung stehen.

Die dritte Domäne der EKG-Interpretation ist die Feststellung der *Hypertrophie* einer oder beider Kammern. Die Hypertrophie ist bei Patienten mit Herzfehlern anzutreffen, sie tritt aber auch bei Herzerkrankungen ohne Herzfehler auf. Eine entscheidende Rolle spielt die EKG-Interpretation bei Patienten mit hämodynamisch wirksamen Herzfehlern, die im EKG gewöhnlich deutliche Veränderungen zeigen. Die Erkennung der Hypertrophiezeichen ist so bedeutend geworden, weil viele der angeborenen und erworbenen Herzfehler mit gutem Erfolg operiert werden können. Bei Verlaufsbeobachtungen in diesen Krankheitsfällen ist das EKG auch in der postoperativen Periode in der Praxis unentbehrlich geworden. Zudem weiß man heute, daß die linksventrikuläre Hypertrophie bei der arteriellen Hypertonie hinsichtlich der Prognose eine wichtige Rolle spielt.

Als vierte Domäne der EKG-Interpretation ist die *koronare Herzkrankheit* zu nennen. Das Ruhe-EKG gibt häufig bereits wertvolle Hinweise. Noch aufschlußreicher als das Ruhe-EKG ist bei der Diagnostik der koronaren Herzkrankheit das dosierte Belastungs-EKG. Die sogenannte stumme Myokardischämie ist ebenfalls mittels EKG festzustellen, wobei hier das Belastungs- und das Langzeit-EKG herangezogen werden sollen.

Die fünfte Domäne der EKG-Interpretation ist das *Schrittmacher-EKG.* Lebensbedrohliche bradykarde Herzrhythmusstörungen werden heute praktisch komplikationslos mit Implantation eines Herzschrittmachers behandelt. Sobald der Schrittmacher seine Funktion übernimmt, ändert sich der EKG-Stromverlauf grundlegend. Dieser durch den Herzschrittmacher veränderte EKG-Kurvenverlauf zeigt ein so charakteristisches, wenn auch je nach Arbeitsweise des Schrittmachers unterschiedliches Bild, daß das Schrittmacher-EKG sicher erkannt werden kann. Das Schrittmacher-EKG ist noch ein Neuland für die Elektrokardiographie. Es ist mit der technischen Entwicklung entstanden und wird sich weiter wandeln. Sollte eine Schrittmacherdysfunktion auftreten, kann sie im EKG in der Regel mühelos ermittelt werden.

Außer in diesen Domänen liefert das EKG bei vielen Erkrankungen auf dem Gebiet der inneren Medizin wichtige Hinweise, zum Beispiel bei Cor pulmonale, Perikarditis, Myokarditis, Hypo- und Hyperkaliämie sowie Hypo- und Hyperkalzämie.

Ferner sollte man verschiedene Links- und Rechtsschenkelblockformen, faszikuläre Blockbilder, das WPW-Syndrom und das LGL-Syndrom sowie das angeborene lange QT-Syndrom kennenlernen, denn diese Veränderungen sind nur im EKG zu erkennen.

In den vergangenen hundert Jahren hat die von Einthoven in die Klinik eingeführte Elektrokardiographie einen starken Wandel durchgemacht. So ist diese vormals simple Untersuchungsmethode in der kardiologischen Diagnostik unentbehrlich geworden. Gerade in der letzten Zeit konnten Aussagekraft und Zuverlässigkeit der Elektrokardiographie wesentlich gesteigert werden. Dies wurde dadurch erreicht, daß die Befunde der Elektrokardiographie als einer nicht-invasiven und indirekten Methode mit den Befunden verglichen werden konnten, die durch die invasiven und direkten Untersuchungsmethoden, wie zum Beispiel Linksherzkatheterisation mit Ventrikulographie und Koronarangiographie sowie elektrophysiologische Untersuchungen mit Vorhof- und Kammerstimulation gewonnen wurden. Sicherlich war dabei auch eine Neurorientierung erforderlich, die wiederum zur Bereicherung der klinischen Elektrokardiographie beitrug.

Es mag sich bei der Elektrokardiographie um ein sehr trockenes Fachgebiet handeln, das aber immer noch viel Empirie beinhaltet; andererseits ist die Elektrokardiographie ein sehr dankbares Fach, da sie mit relativ geringen Mitteln hohe Aussagekraft bietet.

Um das EKG korrekt interpretieren zu können, ist zunächst eine fundierte Kenntnis von Elektrophysiologie und Hämodynamik des Herz-Kreislauf-Systems erforderlich.

Dann sollte man für die EKG-Beurteilung über sichere Interpretationskenntnisse verfügen, um die einzelnen Erscheinungen weder unter- noch überzubewerten, denn durch eine falsche Beurteilung kann dem Patienten ein irreparabler Schaden zugefügt werden. Es kann daher nicht oft genug betont werden, daß eine korrekte EKG-Interpretation nur durch ständiges Studium und jahrelange Erfahrung erzielt wird.

Reizbildungs- und Erregungsleitungssystem

Im Herzmuskel findet sich neben der Arbeitsmuskulatur ein spezifisches Muskelsystem. Dieses besteht aus einem Reizbildungszentrum und einem Erregungsleitungssystem (Reizleitungssystem). Unter dem Reizbildungsszentrum versteht man gewöhnlich den Sinusknoten allein. Das Erregungsleitungssystem umfaßt die atrialen Leitungsbahnen, den AV-Knoten, das His-Bündel, den rechten und linken Tawara-Schenkel sowie die Purkinje-Fasern. Die spezifischen Muskelfasern unterscheiden sich durch ihre besonderen Eigenschaften histologisch von denen der Arbeitsmuskulatur. So finden sich in den spezifischen Muskelfasern mehr Sarkoplasma und Zellkerne, dagegen weniger Myofibrillen.

Die Aufgabe des spezifischen Muskelsystems ist die rhythmische Bildung der Erregung (Automatie) und deren Leitung, die Aufgabe der Arbeitsmuskulatur ist die Pumpleistung des Herzens.

Sinusknoten (primäres Reizbildungszentrum)

Der normale Schrittmacher des Herzens (primäres Reizbildungszentrum) ist der Sinusknoten (Sinuaurikulärknoten nach Keith-Flack). Er ist etwa 10 bis 20 mm lang und 5 mm breit, zeigt eine elliptische Form und liegt im Winkel zwischen der in den rechten Vorhof einmündenden V. cava superior und der Basis des rechten Herzohres. Der Sinusknoten ist autonom; so schlägt das Herz normalerweise nach dem Takt des Sinusknotens mit einer Frequenz von etwa 60 bis 80 pro Minute.

Die Erregung tritt aus dem Sinusknoten im Gegensatz zur früheren Meinung nicht radiär, sondern durch drei Leitungsbahnen, d. h. durch ein anteriores, mittleres und posteriores Internodalbündel, in das rechte Vorhofmyokard über und erreicht den AV-Kno-

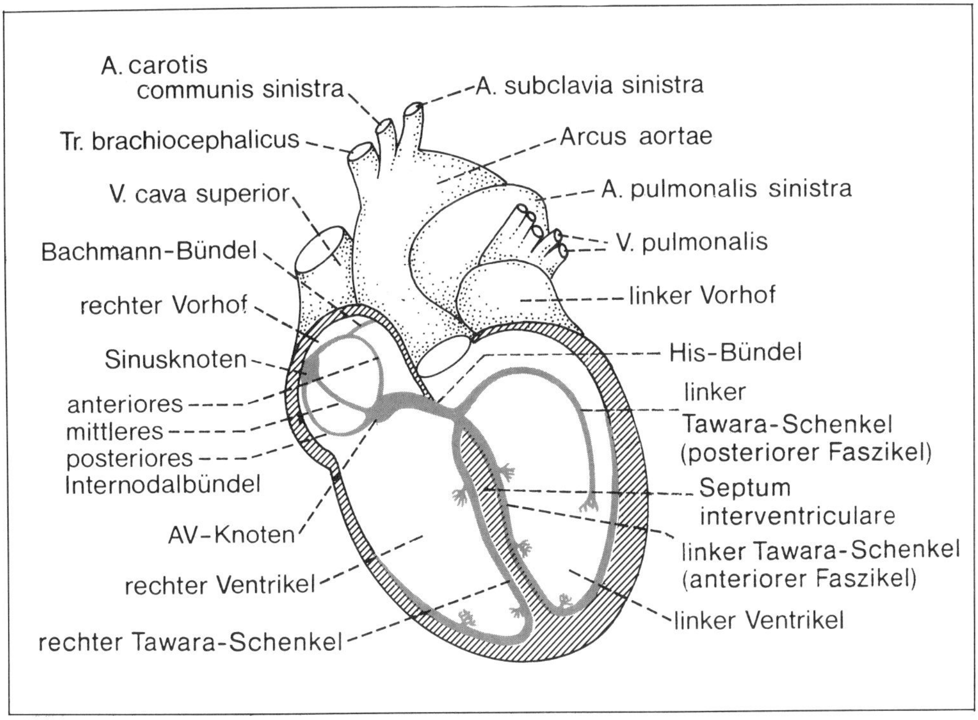

Abb. 1 Schematische Darstellung des Reizbildungs- und Erregungsleitungssystems.

ten (Atrioventrikular- bzw. Aschoff-Tawara-Knoten).

Vom anterioren Internodalbündel entspringt das Bachmann-Bündel, durch das die Erregung in den linken Vorhof geleitet wird. Der linke Vorhof wird daher einerseits direkt über das Bachmann-Bündel und andererseits indirekt durch die Weiterleitung der Erregung des rechten Vorhofes erregt. Da der Sinusknoten im rechten Vorhof liegt, wird der linke Vorhof circa 20–30 msec später als der rechte Vorhof erregt.

AV-Knoten

Der AV-Knoten ist kleiner als der Sinusknoten, etwa 6 mm lang und 3 mm breit. Er liegt in der Wand des rechten Vorhofs zwischen der Mündung des Sinus coronarius und dem Ansatz der Trikuspidalklappen.

Am AV-Knoten kann man – nach elektrophysiologischen Untersuchungen von Hoffman funktionell drei Teile unterscheiden, nämlich
- einen oberen (atrio-nodale Region),
- einen mittleren (nodale Region) und
- einen unteren Teil (Nodal-His-Region).

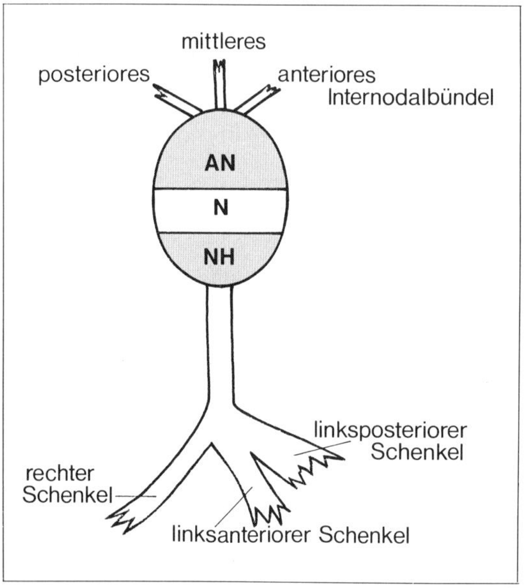

Abb. 2 Schematische Einteilung des AV-Knotens.
AN: atrio-nodale Region (Verbindungszone);
N: nodale Region (eigentlicher AV-Knoten);
NH: Nodal-His-Region (Verbindungszone).

Der obere und der untere Teil stellen eine Verbindungszone zum Vorhof bzw. His-Bündel dar. Deshalb werden sie im anglo-amerikanischen Sprachgebrauch als *junctional regions* bezeichnet. Die atrio-nodale (AN) und Nodal-His(NH)-Region, d. h. der obere und der untere Teil des AV-Knotens, besonders die AN-Region, enthalten infolge der relativ steilen, spontanen, diastolischen Depolarisation Schrittmacherzellen, die Automatie besitzen; die nodale Region (N), also der eigentliche AV-Knoten, enthält keine. Eine der wichtigsten Funktionen des AV-Knotens ist es, die vom Sinusknoten ausgehende Erregung verzögert weiterzuleiten. Diese Funktion ist in der AN-Region am deutlichsten nachweisbar.

His-Bündel

Die Erregung ereicht vom unteren Teil des AV-Knotens, also von der NH-Region, das His-Bündel und läuft weiter kaudalwärts im Stamm des His-Bündels, das sich normalerweise unterhalb des AV-Knotens als einzige muskuläre Verbindung zwischen dem Vorhof und den Ventrikeln befindet. Die Länge des His-Bündels beträgt bei Erwachsenen rund 2 cm.

Rechter und linker Tawara-Schenkel

Nach einem kurzen Verlauf zweigt vom His-Bündel in der Kammer zuerst der linke Tawara-Schenkel, dann der rechte Tawara-Schenkel ab.

Der linke Tawara-Schenkel fächert sich kurz danach weiter auf und bildet zwei Hauptäste. Der vordere Ast wird als linksanteriorer Schenkel oder Faszikel bezeichnet; er läuft zum vorderen oberen Papillarmuskel hin. Der hintere Ast des linken Tawara-Schenkels wird als linksposteriorer Schenkel oder Faszikel bezeichnet; er läuft zum hinteren unteren Papillarmuskel hin. Längenmäßig macht beim Erwachsenen der linksanteriore Schenkel etwa 2,5 cm und der linksposteriore Schenkel ca. 2 cm aus. Alle diese Äste enden schließlich in den feinverzweigten Purkinije-Fasern in der gesamten subendokardialen Schicht des linken Ventrikels.

Der rechte Tawara-Schenkel ist etwa 5 cm lang. Er verläuft wie der linke Tawara-

Schenkel subendokardial als ein langer Strang im rechten Ventrikelseptum bis zum vorderen Papillarmuskel und teilt sich in ein feinverzweigtes Fasernetz (Purkinje-Fasern) in der subendokardialen Schicht des rechten Ventrikels auf.

Spezifische Bündel

Zwischen Vorhof und Ventrikel oder im Ventrikel bestehen mehrere abnorme Verbindungswege: das James-Bündel, Kent-Bündel und Mahaim-Bündel, die im Kapitel WPW-Syndrom und LGL-Syndrom ausführlich behandelt werden.

Sekundäres und tertiäres Schrittmacherzentrum

Normalerweise wird der Reiz, wie bereits erwähnt, im Sinusknoten gebildet. Die Erregung läuft dann weiter über den AV-Knoten, das His-Bündel, den linken und rechten Tawara-Schenkel und erreicht schließlich die Purkinje-Fasern. Dann kontrahiert sich das Herz. Man bezeichnet dies als Systole. Der Sinusknoten ist daher das primäre Reizbildungs- und Automatiezentrum.

Verliert der Sinusknoten aus irgendeinem Grund die Fähigkeit zur selbständigen rhythmischen Reizbildung, dann übernimmt der AV-Knoten als das sekundäre Automatiezentrum die Schrittmacherfunktion. Da der Rhythmus jedoch nur von der oberen oder unteren Verbindungszone (AN- oder NH-Region) herstammt, sollte dieser nicht wie früher als AV-Knotenrhythmus, sondern richtigerweise als AV-junktionaler Rhythmus (*junctional rhythm*) bezeichnet werden. Dabei sinkt die Frequenz etwas ab, und sie beträgt gewöhnlich ca. 40 bis 60 pro Minute.

Erhalten die Ventrikel keine Erregung aus dem primären oder sekundären Zentrum, so tritt ein tertiäres Automatiezentrum in den Ventrikeln oder im His-Bündel in Aktion, wobei die Ventrikelfrequenz etwa zwischen 20 und 40 pro Minute liegt. Hierbei besteht die Gefahr, daß die Ventrikelfunktion versagt und eventuell lebensbedrohliche Rhythmusstörungen, z. B. Kammerflattern und Kammerflimmern, auftreten.

Trotz der weitgehenden Automatie kann das Herz dennoch durch die Herznerven beeinflußt werden. Sowohl Sympathikus als auch Vagus sind am Sinusknoten stärker und am AV-Knoten weniger wirksam, sehr schwach an tertiären Zentren. Durch den Sympathikus werden Reizbildung, Erregungsleitung, Erregbarkeit und Kontraktilität des Myokards gesteigert, durch den Vagus dagegen gebremst.

Reizbildungs- und Erregungsleitungssystem:

1. Sinusknoten (primäres Reizbildungszentrum)
2. AV-Knoten bzw. AV-junktionale Region (sekundäres Reizbildungszentrum)
   AN – Region
   N – Region
   NH – Region
3. Kammer (tertiäres Reizbildungszentrum)
   His-Bündel
   rechter und linker Tawara-Schenkel
   Purkinje-Fasern

Elektrophysiologische Grundlagen

Monophasischer Aktionsstrom

Um das klinische EKG-Bild besser verstehen zu können, sollte man die elektrophysiologischen Veränderungen einer Muskelfaser bei der Erregungsentstehung kennen.

Jede Muskelfaser ist in Ruhe polarisiert. Dabei besteht eine Potentialdifferenz zwischen intrazellulärem (negativ) und extrazellulärem (positiv) Raum. Dieses sogenannte Membranpotential beträgt ca. −90 mV. Im intrazellulären Raum sind vorwiegend Kaliumionen und im extrazellulären Raum Natriumionen vorhanden. In Ruhe besteht an der Membran infolge einer selektiven Ionenpermeabilität ein Gleichgewicht.

Natriumioneneinstrom

Immer wenn die Muskelfaser erregt wird, kommt ein Aktionspotential durch Austausch von Natrium- und Kaliumionen zustande. Dieses Aktionspotential wird in fünf Phasen, nämlich Phase 0–4 eingeteilt. Diese Einteilung findet auch klinische Anwendung, z. B. beim Wirkungsnachweis nach Gabe eines Antiarrhythmikums.

Zu Beginn der Erregung (Depolarisation) vollzieht sich ein starker Natriumioneneinstrom vom extrazellulären Raum in den intrazellulären Raum. Im Aktionspotential findet sich zu diesem Zeitpunkt eine fast senkrechte, strichförmige Linie. Diese sehr kurze, nur einige Millisekunden dauernde Depolarisation wird als Phase 0 bezeichnet. Der überschießende Natriumioneneinstrom führt momentan nicht nur zu einer Depolarisierung der Zellmembran, sondern sogar zu einem Überschreiten (*overshoot*) des Nullpotentials um ca. 30 mV. Das Ruhepotential und das Überschußpotential betragen insgesamt ca. 120 mV. Diese Phase 0 entspricht etwa dem QRS-Komplex im EKG. Bei schnel-

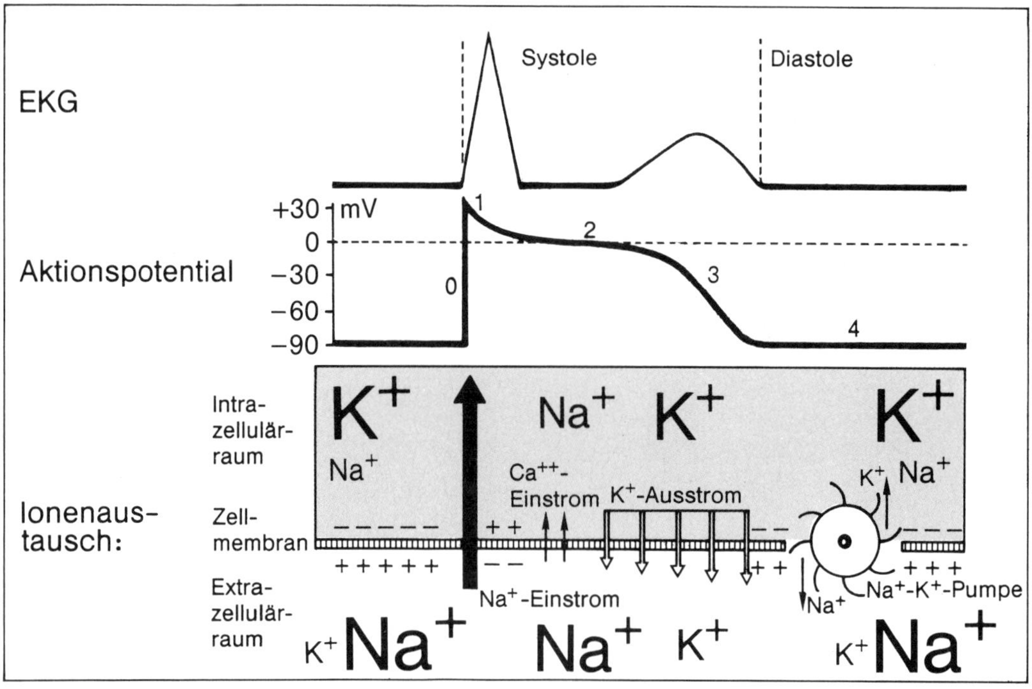

Abb. 3 Aktionspotential und Ionenaustausch an der Herzmuskelzelle.

lem und sehr starkem Natriumeinstrom wird der QRS-Komplex schmal und groß.

Calciumioneneinstrom

Nach dem Überschußpotential tritt die Erregungsrückbildungsphase auf. Sie beginnt zunächst mit einer steilen Repolarisation (Phase 1) und geht in die langsame Repolarisation (Phase 2) über, wobei die Phase 2 ein Plateau zeigt und das Membranpotential 0 mV beträgt. Die Phase 1 entspricht dem J-Punkt und die Phase 2 etwa der ST-Strecke im EKG.

Kurz nach dem schnellen und starken Natriumioneneinstrom erfolgt ein langsamer und schwacher Calciumioneneinstrom während der Repolarisation. Dieser spielt bei der Kontraktion der Herzmuskelfasern eine große Rolle, denn nur mit seiner Hilfe können die energiereichen Phosphate die Kontraktion der Herzmuskelfasern ermöglichen (elektromechanische Kopplung).

Wie bereits erwähnt, liegen dem Aktionspotential Ionenflüsse durch die Zellmembran zugrunde. Dabei werden die depolarisierenden Einströme im spezifischen Erregungsleitungssystem und im Arbeitsmyokard von Vorhöfen und Ventrikeln von schnellen Natriumkanälen getragen. Im Gegensatz dazu sind für die Depolarisation des Sinusknotens und AV-Knotens die Calciumkanäle verantwortlich, die einen langsamen Calciumeinstrom in die Zellen („slow response action potentials") ermöglichen.

Kaliumionenausstrom

Während der schnellen Repolarisation (Phase 3) strömen immer mehr Kaliumionen aus dem intrazellulären in den extrazellulären Raum. Die Phase 3 entspricht der T-Zacke im EKG.

Das Maximum des Kaliumausstroms wird während der spätsystolischen Kontraktion der Herzmuskelfasern erreicht. So entsteht die elektrische Systole aus der Depolarisation und Repolarisation. Das Aktionspotential dauert gewöhnlich ca. 300 msec. Jedoch hängt seine Dauer von der Frequenz ab.

Während der Diastole werden die Kaliumionen aktiv in den intrazellulären Raum zurücktransportiert, die Natriumionen dagegen aus der Zelle in den extrazellulären Raum. Dieses aktive Ionentransportsystem kann man sich als eine Art Drehtür vorstellen. Dadurch wird die Ruhepolarisation der Zelle während der Erholungsphase der Diastole wiederhergestellt. Die Phase 4 entspricht der isoelektrischen Linie, also dem Ruhezustand.

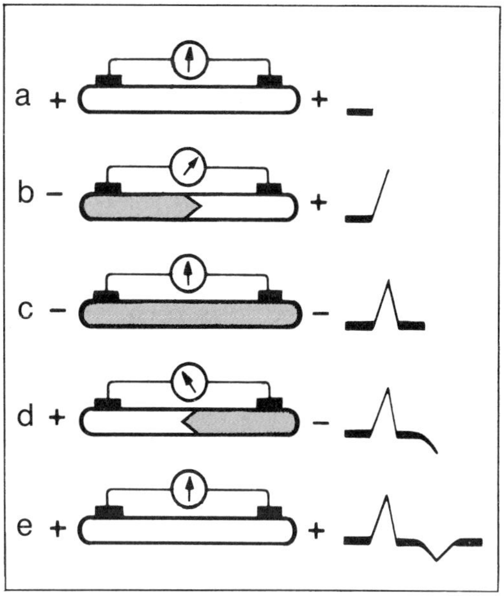

Abb. 4 Schematische Darstellung des biphasischen Aktionsstroms.
a vor Erregung;
b beginnende Depolarisation;
c ausgebreitete Depolarisation;
d beginnende Repolarisation;
e Repolarisation beendet.

Biphasischer Aktionsstrom

Mit Hilfe von bipolaren Elektroden können die Erregungsausbreitung (Depolarisation) und die Erregungsrückbildung bzw. der Erregungsrückgang (Repolarisation) in einem

Beziehung zwischen Aktionspotential und EKG:

Phase 0 ≈ QRS-Komplex

Phase 1 ≈ J-Punkt

Phase 2 ≈ ST-Strecke

Phase 3 ≈ T-Zacke

Phase 4 ≈ isoelektrische Linie

Herzmuskelstreifen registriert werden. Dabei kann man einen Aktionsstrom durch ein Galvanometer messen.

Zunächst besteht in Ruhe keine Potentialdifferenz am Herzmuskelstreifen. Das Galvanometer zeigt die Nullstellung (a). Wird das linke Ende des Herzmuskelstreifens durch einen elektrischen, mechanischen oder thermischen Reiz erregt (Depolarisation), ist dieser Teil gegenüber dem noch ruhenden rechten Ende elektronegativ. Es besteht eine Potentialdifferenz. Das Galvanometer schlägt aus (b). Diese Potentialdifferenz kann auch als ein Vektor registriert werden. Erreicht die Erregung das rechte Ende des Herzmuskelstreifens, ist die Depolarisation beendet; es besteht keine Potentialdifferenz mehr. Das Galvanometer steht wieder auf Null (c).

Zu Beginn der Repolarisation ist das später erregte rechte Ende des Herzmuskelstreifens im Vergleich zum linken Ende noch elektronegativ, weshalb wieder eine Potentialdifferenz, aber in umgekehrter Richtung, besteht. Das Galvanometer schlägt jetzt nach der anderen Seite aus (d). Der Vektor ist ebenfalls entgegengesetzt gerichtet (negative T-Zacke). Ist die Repolarisation beendet, besteht keine Potentialdifferenz mehr, das Galvanometer zeigt wieder auf Null (e).

Refraktärphase

Gewöhnlich beträgt das Aktionspotential, absolut betrachtet, 120 mV, wenn man das Ruhemembranpotential von −90 mV und das Überschußpotential von +30 mV zusammenrechnet. Dieses Aktionspotential fällt am Ende der Phase 3 bis auf −90 mV zurück. Danach, also in der Phase 4, wird ein erneuter Reiz das nächste Aktionspotential auslösen. Das ist der normale Vorgang.

Trifft ein erneuter Reiz bereits vorzeitig in der Phase 2 ein, kommt kein Aktionspotential zustande. Bevor das Membranpotential nicht auf ca. −50 mV abgefallen ist, kann das Herz auf keinen noch so starken Reiz reagieren; es kommt kein Aktionspotential zustande. Diese Phase wird als *absolute Refraktärphase* bezeichnet (Abb. **5 a**, *).

Fällt das Aktionspotential noch weiter bis auf ca. −60 mV, kann ein Extrareiz zwar ein neues Aktionspotential auslösen, jedoch ist dieses kleine Potential nicht in der Lage, eine Muskelkontraktion zu erzeugen. Man nennt diese kurze Phase *effektive Refraktärphase* (Abb. **5 b**, **).

Bei weiterem Absinken des Aktionspotentials unter −60 mV bis auf −90 mV kann ein Extrareiz ein effektives Aktionspotential

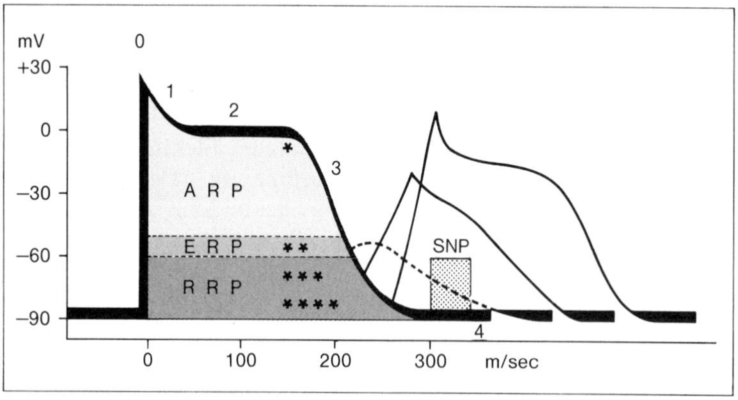

Abb. 5 Refraktärphase.
a ARP: absolute Refraktärphase (* Extrareiz ohne Reizbeantwortung)
b ERP: effektive Refraktärphase (** Extrareiz ohne signifikante Reizbeantwortung)
c RRP: relative Refraktärphase (*** Extrareiz mit schwacher Reizbeantwortung) (**** Extrareiz mit ausreichender Reizbeantwortung)
d SNP: supernormale Phase.

auslösen, also auch eine Muskelkontraktion. Wir sprechen dann von einer *relativen Refraktärphase*. Tritt ein Extrareiz am Ende der relativen Refraktärphase auf, kommt ein fast normales Aktionspotential zustande (Abb. **5 c**, *** und ****).

Die Refraktärphase ist in verschiedenen myokardialen Geweben unterschiedlich ausgeprägt. So ist sie zum Beispiel im AV-Knoten sehr lang. Daher verhindert der AV-Knoten eine synchrone Erregung der Vorhöfe und Kammern. Täte er dies nicht, müßte die Vorhoferregung schneller ablaufen, als es in Wirklichkeit geschieht.

Manchmal ist im Anschluß an die Refraktärphase eine sogenannte „supernormale Phase " nachweisbar. In dieser Periode sind die Zellen besonders erregbar, so daß auch ein kleiner Reiz eine Rhythmusstörung auslösen kann (Abb. **5 d**).

Erregungsablauf und EKG-Bild

Wie bereits im Abschnitt über das Reizbildungs- und Erregungsleitungssystem beschrieben, ist im Myokard neben der Arbeitsmuskulatur ein spezifisches Muskelsystem vorhanden. Dieses umfaßt den Sinusknoten, die atrialen Leitungsbahnen, den AV-Knoten, das His-Bündel, den rechten und linken Tawara-Schenkel sowie die Purkinje-Fasern.

Der Reiz wird gewöhnlich im Sinusknoten gebildet. Die Erregung erreicht dann durch das Internodalbündel im rechten Vorhof in ca. 20 – 40 msec den AV-Knoten. Hier wird die Erregung kurzzeitig verlangsamt, ca. 70 – 110 msec später übergeleitet zum His-Bündel. Die Erregung wird im His-Bündel wieder schneller, erreicht den linken und rechten Tawara-Schenkel und schließlich in 35 – 55 msec die Purkinje-Fasern.

Das Verhalten des Aktionspotentials ist beim Schrittmachermyokard (spezifisches Muskelsystem) und Arbeitsmyokard grundsätzlich unterschiedlich. Beim Arbeitsmyokard beträgt das Ruhemembranpotential – 90 mV, während beim Schrittmachermyokard ein stabiles Ruhemembranpotential fehlt. Im einzelnen stellt sich das Aktionspotential wie folgt dar:

Das Aktionspotential des Sinusknotens zeigt einen langsamen Anstieg, es kommt zu einer langsamen Weiterleitung der Erregung. Der Sinusknoten besitzt aber außerdem eine sogenannte steile spontane diastolische Depolarisation, die nach Erreichen von ca. 60 mV (Schrittmacherpotential) einen Impuls auslöst. Diese spontane diastolische Depolarisation ist im Sinusknoten am steilsten. Die Steilheit bestimmt jeweils die Reizbildungsfrequenz. Das Aktionspotential der Vorhofmuskulatur unterscheidet sich von dem des

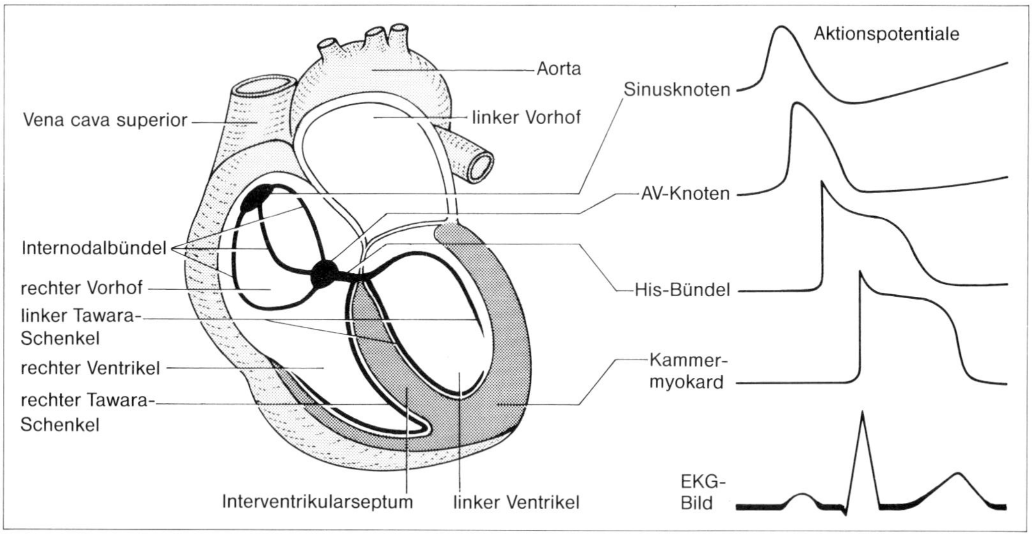

Abb. 6 Aktionspotentiale des Reizbildungs- und Erregungsleitungssystems sowie EKG.

Sinusknotens. So steigt die Erregung rasch an und zeigt ein stabiles Ruhepotential.

Das Aktionspotential des AV-Knotens ist dem des Sinusknotens ähnlich. Die Erregung ist langsam; auch die Impulsausbreitung ist langsamer, aber das Aktionspotential ist größer als das des Sinusknotens. Die Kurve der spontanen diastolischen Depolarisation ist flacher als im Sinusknoten.

Das His-Tawara-Purkinje-System, also der Kammer-Bereich, zeigt einen raschen Erregungsanstieg im Aktionspotential, seine Erregungsausbreitung ist schnell. Die Aktionspotentialdauer ist dabei lang; ebenso lang ist auch die Refraktärzeit. Spontane diastolische Depolarisationen kommen hier nur ausnahmsweise vor. Entsprechend der jeweils unterschiedlichen Steilheit der spontanen diastolischen Depolarisation ist die Eigenfrequenz in den verschiedenen Bereichen des spezifischen Muskelsystems unterschiedlich. Sie beträgt im Sinusknoten 60–80/min, im AV-Knoten 40–60/min und im Bereich der Kammern nur noch 20–40/min.

Diese verschiedenen Aktionspotentiale können in einem schematischen EKG-Bild übereinander projiziert werden; so läßt sich die zeitliche Koordination verdeutlichen. Dieses Bild zeigt, daß im Oberflächen-EKG prinzipiell verschiedene Informationen über Aktionspotentiale des spezifischen Muskelsystems enthalten sind.

Koronararterien

Die Koronararterien sind für die Durchblutung der Arbeitsmuskulatur und der spezifischen Muskulatur des Herzens wichtig. Das Herz wird durch die linke und die rechte Koronararterie mit Blut versorgt. Beide entspringen dem Sinus aortae (Valsalvae).

Linke Koronararterie

(A. coronaria sinistra)

Die linke Koronararterie hat gewöhnlich nur einen kurzen, etwa 1 cm langen Hauptstamm. Danach teilt sie sich in den R. interventricularis anterior (RIVA, anglomaerikanisch LAD = *left anterior descending coronary artery*) und den R. circumflexus (RCX). Der R. interventricularis anterior verläuft im Sulcus interventricularis anterior nach unten in Richtung zur Herzspitze und biegt oft noch um in den Sulcus longitudinalis posterior. Der R. interventricularis anterior teilt sich in mehrere Äste. Der größte davon ist der R. diagonalis. Der R. circumflexus sinister folgt dem Sulcus atrioventricularis nach links und hinten.

Die linke Koronararterie versorgt:

- die Vorderwand des linken Ventrikels,
- den anterolateralen, den lateralen und den posterolateralen Teil des linken Ventrikels,
- den anteromedialen Teil des rechten Ventrikels,
- den linken Vorhof,
- den vorderen und unteren Teil des Septums,
- den rechten sowie den vorderen und hinteren Ast des linken Tawara-Schenkels,
- die Papillarmuskeln des linken und zum Teil des rechten Ventrikels.

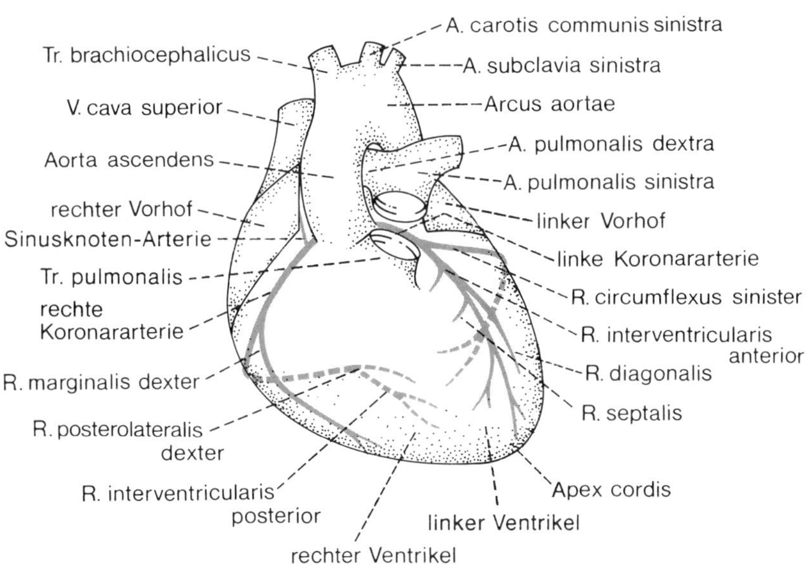

Abb. 7 Die Blutversorgung des Herzens.

Rechte Koronararterie

(A. coronaria dextra)

Die rechte Koronararterie verläuft entlang dem Sulcus atrioventricularis nach rechts und hinten. Sie teilt sich in den R. interventricularis posterior und den R. posterolateralis.

Die rechte Koronararterie versorgt:

- die rechte Kammerwand,
- die Hinterwand bzw. diaphragmale (inferiore) Wand beider Ventrikel, besonders des linken Ventrikels,
- den rechten Vorhof,
- den hinteren Abschnitt des Septums einschließlich AV-Knoten,
- das His-Bündel sowie den hinteren Teil des linken und des rechten Schenkels.

Insgesamt ist die Gefäßversorgung des rechten Ventrikels im Vergleich zu der des linken Ventrikels besser. Dies ist der Grund,

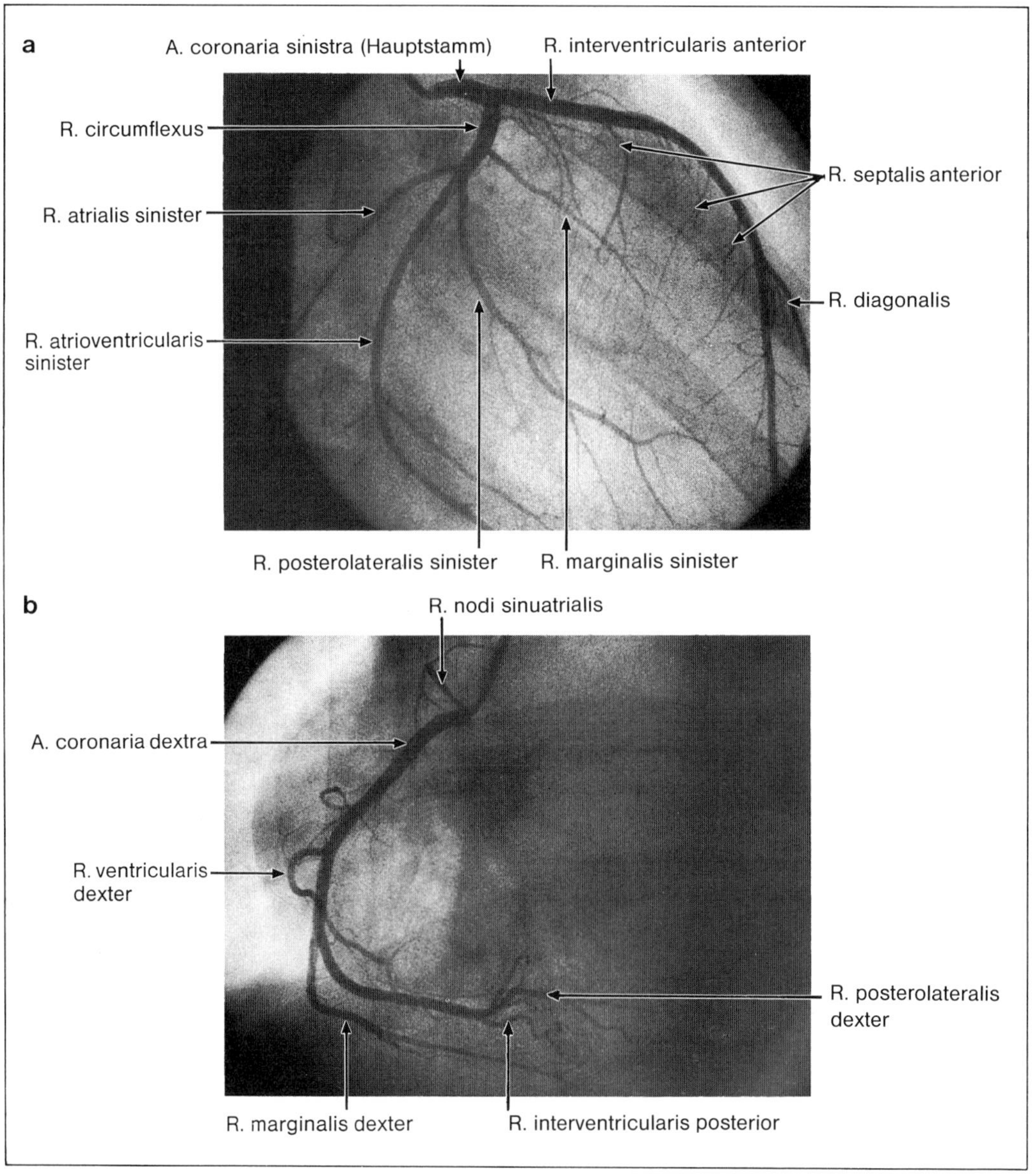

Abb. 8 Normale Koronararterien bei Koronarangiographie. a Linke Koronararterie. b Rechte Koronararterie.

weshalb ein isolierter Infarkt des rechten Ventrikels extrem selten ist.

Es ist bekannt, daß die Anatomie der Koronarien individuellen Schwankungen unterworfen ist. In den letzten Jahren konnte durch die Koronarangiographie eine gewisse Typenverteilung festgestellt werden. Der oben beschriebene sogenannte Normalversorgungstyp findet sich in etwa 70% der Fälle. In ungefähr 20% ist die rechte Koronararterie deutlich stärker entwickelt und reicht weiter auf die Hinterwand des linken Ventrikels (Rechtsversorgungstyp). In etwa 10% der Fälle ist der hintere Ast des R. circumflexus der linken Koronararterie überdurchschnittlich stark entwickelt (Linksversorgungstyp).

Die Koronarangiographie, die heute praktisch gefahrlos durchgeführt wird, gibt uns die Möglichkeit, morphologische Veränderungen an den Koronararterien genau zu erfassen. Dabei ist vor allem festzustellen, ob eine Stenose im Bereich des Hauptstammes der linken Koronararterie, des R. interventricularis anterior, R. circumflexus oder der A. coronaria dextra besteht. Man spricht dabei je nach Befall von einer Eingefäß-, Zweigefäß- oder Dreigefäß-Erkrankung. Im allgemeinen besteht die Indikation für eine aortokoronare Bypass-Operation bei einer Zwei- oder Dreigefäß-Erkrankung und bei einer linken Hauptstamm-Stenose.

Bei einer Eingefäß-Erkrankung, neuerdings aber auch bei einer Zwei- bzw. Dreigefäß-Erkrankung, besteht heute die Möglichkeit, die Stenose mit Hilfe der PTCA (perkutane transluminale koronare Angioplastie) mit gutem Erfolg zu beseitigen.

Wichtige Versorgungsgebiete der Koronararterien:

linke Koronararterie:

- Vorderwand bis posterolateraler Wand der linken Kammer
- Vorderwand der rechten Kammer
- linker Vorhof

rechte Koronararterie:

- Vorderwand der rechten Kammer
- diaphragmale Wand beider Kammern
- rechter Vorhof

Ableitungssysteme

Die Aktionsströme des Herzens können praktisch an jeder Stelle der Körperoberfläche abgeleitet werden. Im allgemeinen werden für das Routine-EKG jedoch zwölf Standardableitungen angewendet, nämlich sechs Extremitäten-Ableitungen, d. h. drei bipolare Extremitätenableitungen nach Einthoven und drei unipolare Extremitätenableitungen nach Goldberger sowie sechs unipolare Thoraxableitungen nach Wilson.

12 Standard-EKG-Ableitungen:

6 Extremitäten-Ableitungen:

Einthoven-Ableitungen
(I, II, III)
Goldberger-Ableitungen
(aVR, aVL, aVF)

6 Thorax-Ableitungen:

(V_1 bis V_6)

1. Bipolare Extremitätenableitungen (Einthoven-Ableitungen)

Diese durch Einthoven eingeführten ersten EKG-Ableitungen messen die Potentialdifferenz zwischen zwei Elektroden; sie werden als bipolare Ableitungen bezeichnet. Die Elektroden werden oberhalb des Handgelenks und des Fußgelenks angelegt und sind durch Farben gekennzeichnet:

- rechter Arm rot
- linker Arm gelb
- linkes Bein grün
- rechtes Bein schwarz

Die Elektroden werden bei den Einthoven-Ableitungen folgendermaßen verbunden:

Ableitung I: rechter Arm (rot) und linker Arm (gelb),
Ableitung II: rechter Arm (rot) und linkes Bein (grün),
Ableitung III: linker Arm (gelb) und linkes Bein (grün).

Durch Verbindung zweier Elektroden entsteht eine bipolare Ableitung.

Einthoven-Ableitungen:

Ableitung I
rechter Arm – linker Arm

Ableitung II
rechter Arm – linkes Bein

Ableitung III
linker Arm – linkes Bein

Durch diese drei Ableitungen wird das sogenannte Einthoven-Dreieck gebildet (das rechte Bein dient der Erdung). Man stellt sich vor, daß sich das Herz etwa in der Mitte des Einthoven-Dreiecks befindet. Die elektromotorischen Kräfte in der frontalen Ebene können durch diese bipolaren Extremitätenableitungen erfaßt werden.

Die Einthoven-Ableitungen waren überhaupt die ersten, die für die klinische Diagnostik angewendet wurden; sie stellen somit ein fundamentales Prinzip der Elektrokardiographie dar. Weil es sich bei diesen Ableitungen um die einfachsten handelt, werden sie bei der EKG-Registrierung zuerst geschrieben. Heute läßt sich zwar die EKG-Interpretation mit Hilfe der Thoraxableitungen leichter und sicherer durchführen. Doch finden sich viele Informationen, die in den Thoraxableitungen enthalten sind, bei genauer Betrachtung bereits in den Einthoven-Ableitungen. Nicht selten wird gleich im ersten Augenblick anhand der Extremitätenableitungen die entscheidende Sofortdiagnose gestellt. Diese ist möglich bei:

- Herzrhyhtmusstörungen,
- frischem und altem Hinterwandinfarkt,
- Links- und Rechtsschenkelblock,
- Lungenembolie sowie
- Herzschrittmacher-EKG.

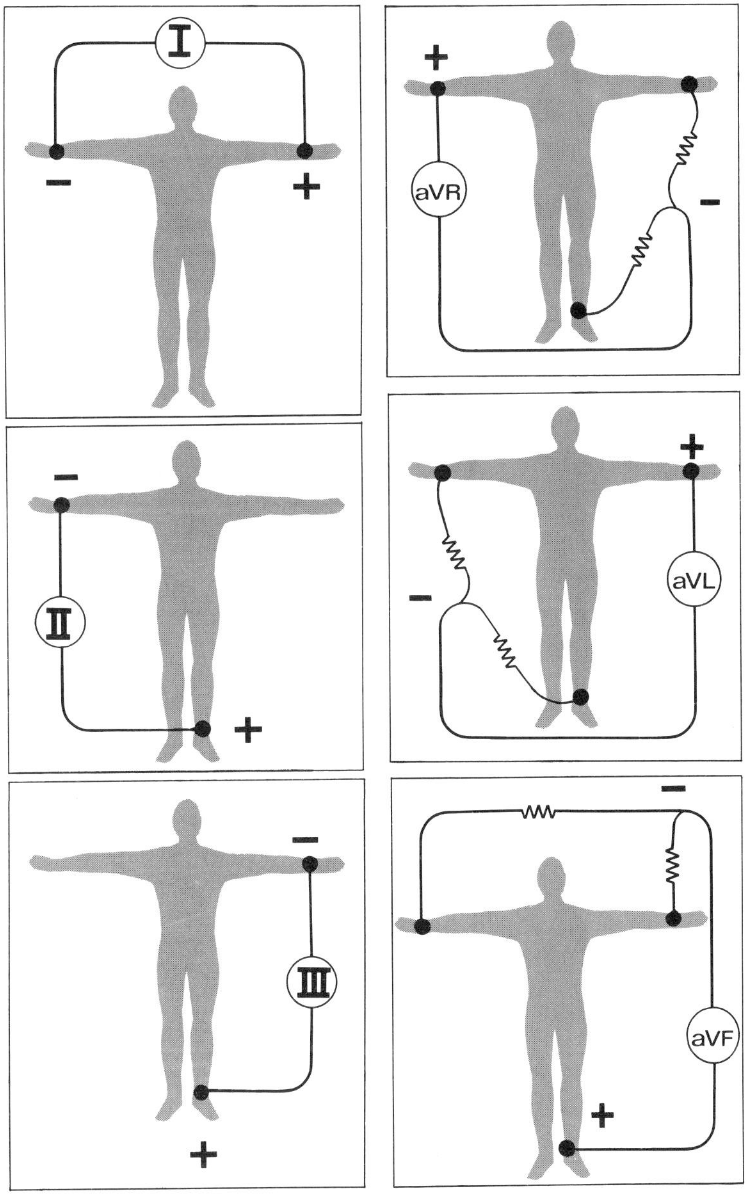

Abb. 9 Linke Spalte: **Bipolare Extremitäten-Ableitungen nach Einthoven;** rechte Spalte: **Unipolare Extremitäten-Ableitungen nach Goldberger.**

2. Unipolare Extremitätenableitungen

(Goldberger-Ableitungen)

Die von Goldberger eingeführten unipolaren Ableitungen (aVR, aVL, aVF) registrieren die Potentialschwankungen in jeder Extremität für sich. Die Elektroden werden wie bei den Einthoven-Ableitungen am rechten und linken Arm sowie am linken Bein angelegt. Es wird nun die Potentialdifferenz gemessen zwischen dem Potential einer dieser Extremitätenelektroden („differente Elektrode") und dem Potential der zusammengeschalteten restlichen beiden Extremitätenelektroden („indifferente" Elektrode = Nullelektrode). Damit wird praktisch das Potential an einer einzigen Extremität („unipolar") aufgezeichnet.

Goldberger-Ableitungen:

aVR:
rechter Arm – linker Arm und linkes Bein zusammen

aVL:
linker Arm – rechter Arm und linkes Bein zusammen

aVF:
linkes Bein – rechter Arm und linker Arm zusammen

Bei den unipolaren Extremitätenableitungen nach Wilson wird die indifferente Elektrode durch die Verbindung dreier Extremitäten über drei Widerstände von je 5000 Ohm gebildet. Da die dadurch erzeugten Ausschläge im EKG sehr klein sind, werden diese unipolaren Extremitätenableitungen nach Wilson kaum mehr verwendet. Gerade dieser Nachteil wird durch die Vorschläge von Goldberger weitgehend aufgehoben. Der Buchstabe „a“ der Goldberger-Ableitungen bedeutet „augmented“ (= vergrößert, verstärkt). V bedeutet Voltage. Auch hierbei werden die elektromotorischen Kräfte auf der frontalen Ebene erfaßt, wie von den Einthoven-Ableitungen. Dabei ergänzen die Goldberger-Ableitungen die Einthoven-Ableitungen, so daß die räumlichen Veränderungen auf der frontalen Ebene viel exakter und klarer dargestellt werden als mit den Einthoven-Ableitungen allein.

3. Unipolare Thoraxableitungen

(Wilson-Ableitungen)

Die unipolaren Thoraxableitungen wurden durch Wilson in die Klinik eingeführt. Die

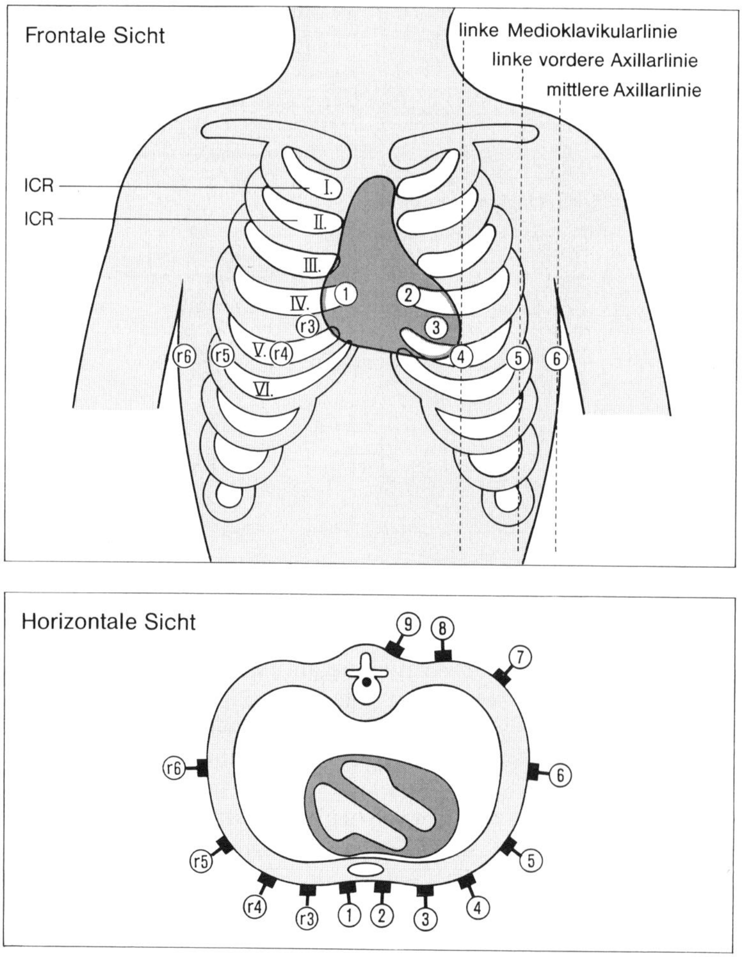

Abb. 10 Unipolare Thorax-Ableitungen nach Wilson.

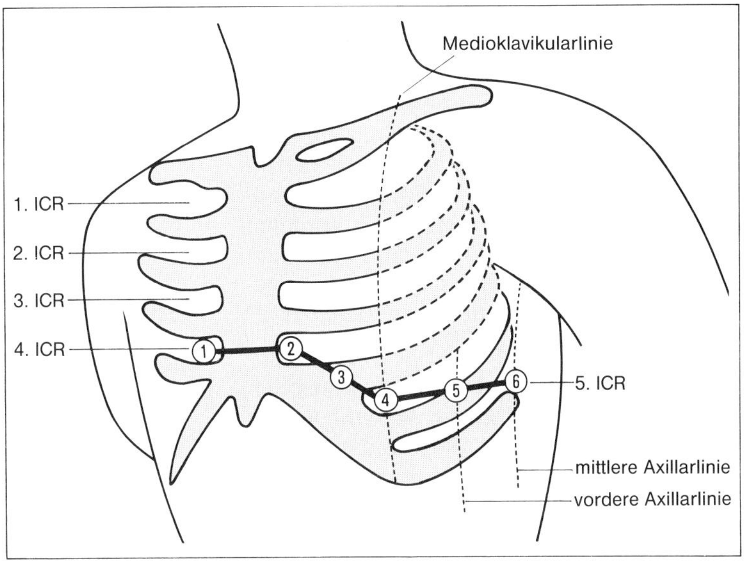

Abb. 11 Die Elektrodenlage der Thorax-Ableitungen, links seitlich betrachtet.

Brustwandelektroden („differente Elektroden") werden an genau bestimmten sechs Punkten (V_1 bis V_6) angelegt. Als indifferente Elektrode gilt die Sammelelektrode durch Zusammenschluß der drei Extremitätenkabel über einen Widerstand von je 5000 Ohm, die etwa dem elektrischen Nullpunkt entspricht.

Die sechs Brustwandelektroden haben folgende Lage: Die Ableitung V_1 liegt in Höhe des vierten Interkostalraums (ICR) rechts parasternal, V_2 entsprechend auf der linken Seite parasternal im vierten ICR. So liegen die Ableitungen V_1 und V_2 in gleicher Höhe auf einer horizontalen Linie. Die Ableitung

Tabelle 1 Höhen und Breiten im normalen EKG und wichtige pathologische Abweichungen in bestimmten EKG-Abschnitten

	Höhe (mV)	Breite (sec)	wichtige Abweichungen
P-Zacke	bis +0,20	bis 0,11	P sinistro-atriale, P dextro-atriale, P biatriale
PQ-Intervall	bis −0,1	0,12 bis 0,21	AV-Block, WPW-Syndrom, LGL-Syndrom
Q-Zacke	bis 1/4 von R	bis 0,04	Herzinfarkt, Volumenbelastung des linken Ventrikels, Kardiomyopathie
R-Zacke	bis 2,6	Q bis R spitze: 0,052	Rechts- und Links-Hypertrophie, Herzinfarkt
S-Zacke	kleiner als R in I und II	bis 0,06	Rechtshypertrophie, Linkshypertrophie
QRS-Komplex	größer als 0,6	bis 0,11	Schenkelblock, Herzinfarkt
T-Zacke	größer als 1/7 von R	–	Herzinfarkt, Elektrolytstörungen
ST-Strecke	bis ±0,1 (bis +0,2 in V_1, V_2)	–	Herzinfarkt, koronare Herzkrankheit
QT-Dauer	bis ±0,1	frequenzabhängig	Elektrolytstörungen, Jervell- und Lange-Nielsen-Syndrom
U-Welle	flach-positiv	–	Koronare Herzkrankheit, Elektrolytstörungen

V_4 befindet sich in der linken Medioklavikularlinie (MCL) im fünften ICR; dies entspricht etwa der Herzspitze. Die Ableitung V_3 wird in der Mitte zwischen den Ableitungen V_2 und V_4 angelegt und hat also keine eigene fixierte Lage. Die Ableitung V_5 befindet sich auf einer durch V_4 horizontal gezogenen Linie in Höhe der linken vorderen Axillarlinie. Die Ableitung V_6 wiederum wird auf einer durch V_4 horizontal gezogenen Linie in Höhe der linken mittleren Axillarlinie plaziert.

Beim Anlegen der Brustwandelektroden ist es sehr wichtig, daß die Ableitungen V_4 bis V_6 auf einer horizontalen Linie verlaufen. Sie folgen also nicht dem anatomischen Verlauf des fünften ICR, wie sie oft falsch angelegt werden.

Die Thoraxelektroden (siehe Tabelle unten) liegen zunächst an den Sternalrändern horizontal (V_1, V_2), danach verlaufen sie bis zur Herzspitze absinkend (V_3, V_4) und liegen dann wieder auf einer horizontalen Linie (V_5, V_6). So kann man mit den Elektroden V_1 und V_2 das Elektropotential vom rechten Ventrikel, mit den Elektroden V_3 und V_4 das Elektropotential im Bereich des Ventrikelseptums und mit den Elektroden V_5 und V_6 das Elektropotential vom linken Ventrikel erfassen.

Standard-Thoraxableitungen:

Elektrodenlage

V_1: rechter Sternalrand im 4. ICR

V_2: linker Sternalrand im 4. ICR

V_3: Mitte zwischen V_2 und V_4

V_4: linke Medioklavikularlinie im 5. ICR (etwa Herzspitze)

V_5: linke vordere Axillarlinie in einer horizontal durch V_4 gezogenen Linie

V_6: linke mittlere Axillarlinie in einer horizontal durch V_4 gezogenen Linie

Die Thoraxableitungen tragen, die Extremitätenableitungen ergänzend, in vielen Fällen zur feineren und sichereren Diagnostik bei. Unklarheiten der Extremitätenableitungen können mit Hilfe der Thoraxableitungen leichter interpretiert werden. Besonders wertvoll sind die Thoraxableitungen für folgende Diagnosen:

- frischer und alter Vorderwandinfarkt,
- links- und rechtsventrikuläre Hypertrophie,
- koronare Herzkrankheit,
- Elektrolytstörungen,
- WPW-Syndrom.

Mit Hilfe der Thoraxableitungen werden die elektromotorischen Kräfte in der horizontalen Ebene erfaßt. Die Kombination von Extremitäten- und Thoraxableitungen ermöglicht es, die elektromotorischen Kräfte des Herzens auch räumlich darzustellen.

4. Zusätzliche Thoraxableitungen

Gewöhnlich genügen bei normaler Herzgröße die sechs Extremitäten- und die sechs Thoraxableitungen. Ist das Herz deutlich auf einer Seite hypertrophiert und dilatiert oder aber verlagert, muß man zusätzliche Ableitungen anwenden.

Erweiterte rechtspräkordiale Ableitungen (V_{r3}; V_{r4}; V_{r5}; V_{r6}; V_{2p})

Bei rechtsventrikulärer Hypertrophie oder Rechtsverlagerung des Herzens können die nach rechts gerichteten Potentiale mit erweiterten rechtspräkordialen Ableitungen (V_{r3} bis V_{r6}) auf der horizontalen Ebene besser erfaßt werden; manchmal wird ihre Darstellung erst auf diese Weise möglich.

Die Ableitung V_{2p} liegt im zweiten ICR links parasternal, also etwa in der A.-pulmonalis-Gegend. Sowohl in den erweiterten rechtspräkordialen Ableitungen (V_{r3} bis V_{r6}) als auch in der Ableitung V_{2p} können wir in bestimmten Fällen ein hohes R-Potential als Zeichen einer rechtsventrikulären Hypertrophie beobachten. Diese Ableitungen werden daher gerne auch bei Patienten mit Herzfehlern angewendet.

Erweiterte linkspräkordiale Ableitungen (V_7; V_8; V_9; V_8, zwei ICR tiefer)

Besteht eine erhebliche linksventrikuläre Hypertrophie bzw. Linksdilatation oder aber eine erhebliche Verlagerung des Herzens nach links, sollten die erweiterten linkspräkordialen Ableitungen (V_7 bis V_9) angewendet werden.

Für die Erfassung des sogenannten Hinterwandinfarktes sind elektrokardiographisch nur wenige Ableitungen nützlich, und zwar die Extremitätenableitungen II, III und aVF; die Thoraxableitungen (V_1–V_6) spielen dabei eigentlich keine Rolle. Nach eigenen Untersuchungen konnte aber nachgewiesen werden, daß die Ableitung V_8, zwei ICR tiefer (V_{8t}) auch für die Feststellung des Hinterwandinfarktes geeignet ist.

Zusätzliche Thoraxableitungen:

Elektrodenlage

- V_{r3}: entsprechender Punkt wie V_3, aber auf der rechten Seite
- V_{r4}: entsprechender Punkt wie V_4, aber auf der rechten Seite
- V_{r5}: entsprechender Punkt wie V_5, aber auf der rechten Seite
- V_{r6}: entsprechender Punkt wie V_6, aber auf der rechten Seite
- V_{2p}: 2. ICR links parasternal
- V_7: linke hintere Axillarlinie auf gleicher Höhe wie V_4 bis V_6
- V_8: Skapularlinie auf gleicher Höhe wie V_4 bis V_6
- V_{8t}: wie V_8, nur 2 ICR tiefer
- V_9: Paravertebrallinie links auf gleicher Höhe wie V_4 bis V_6

Höhere und tiefere Thoraxableitungen

Ist ein Herzinfarkt ungewöhnlich hoch oder tief lokalisiert, z. B. bei hochsitzendem anterolateralem Infarkt, werden ein bis zwei ICR höhere Thoraxableitungen (gewöhnlich zwei ICR höher) registriert, da oft in diesen Ableitungen deutliche Veränderungen festzustellen sind. Nicht selten wird erst mit diesen höheren und tieferen Thoraxableitungen eine Infarktdiagnose möglich.

5. Nehb-Ableitungen

Nehb (1938) hat ein Ableitungssystem zur Ergänzung der Standard-Extremitätenableitungen konstruiert. Es handelt sich um bipolare Thoraxableitungen.

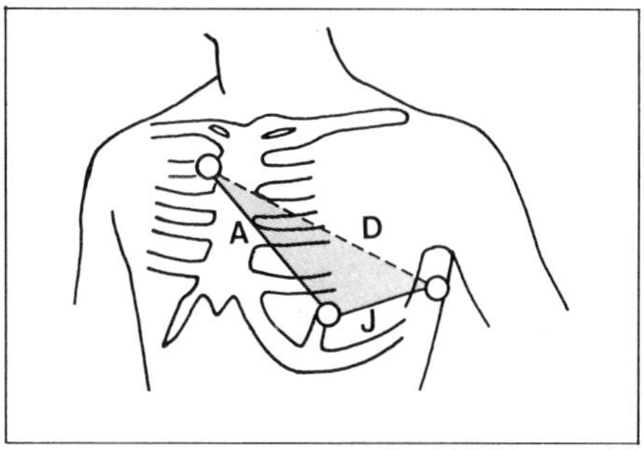

Abb. 12 Bipolare Thorax-Ableitungen nach Nehb.

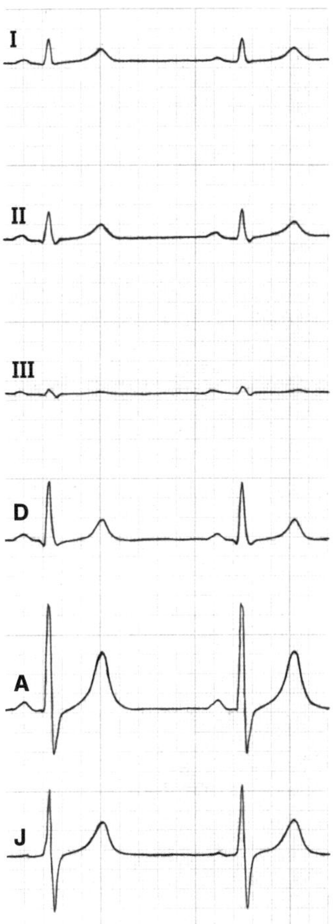

Abb. 13 Normale Nehbsche Ableitungen. 47jähriger herzgesunder Patient. Große Ausschläge, hohe R-Zacke in D und A, S in J tief, T-Zacke in D, A und J hoch positiv.

Die Elektrode „rechter Arm“ (rot) wird am rechten Sternalansatz der zweiten Rippe angelegt, die Elektrode „linker Fuß“ (grün) über der Herzspitze, die Elektrode „linker Arm“ (gelb) an der Projektionsstelle der Herzspitze auf die linke hintere Axillarlinie (V_7). Die Kombination dieser drei Ableitungspunkte vermittelt die folgenden drei Ableitungen D, A, J:

Die Ableitung D (dorsal) zeigt die elektromotorischen Veränderungen im Hinterwandbereich. In dieser Ableitung findet sich häufig eine leichte ST-Senkung, auch bei herzgesunden Patienten, welche nicht überbewertet werden sollte. Meines Erachtens kommt man zu einer Fehldiagnose, wenn man nur aufgrund der leichten ST-Senkung oder T-Abflachung in den Nehbschen-Ableitungen, besonders in Ableitung D, Rückschlüsse auf organische Erregungsrückbildungsstörungen, z. B. bei koronarer Herzkrankheit, zieht. Dies geschieht leider immer wieder in der täglichen Praxis.

Die Ableitung A (anterior) zeigt häufig eine hohe R-Zacke. Die S-Zacke ist, wenn sie vorhanden ist, meist klein. Die T-Zacke ist positiv. So ähnelt die Ableitung A der Wilson-Ableitung V_4, manchmal auch V_5. Die Ableitung J (inferior) ist vergleichbar der Wilson-Ableitung V_2 bzw. V_3. So ist die R-Zacke hier klein, dagegen die S-Zacke tief. Die T-Zacke ist zwar meist positiv, doch sie kann auch negativ sein.

Die Nehb-Ableitungen waren besonders bei der Diagnostik des Herzinfarkts wertvoll, bis die Wilson-Thoraxableitungen in die Klinik eingeführt wurden. Heute werden sie zwar im deutschsprachigen Raum noch manchmal verwendet, sie sind aber bei der Diagnostik des Herzinfarkts den Standard-Thoraxableitungen (V_1 bis V_6) und zusätzlichen Thoraxableitungen nicht überlegen. So kann gesagt werden, daß die Erfassung des hohen anterolateralen Bereichs durch die Nehb-Ableitungen nicht möglich ist, während die unipolaren Thoraxableitungen nach Wilson – ein oder zwei ICR höher als die normalen Ableitungen – diesen Bereich erfassen. Außerdem kann die Ableitung D durch die Ableitung V_8, zwei ICR tiefer, ersetzt werden. Insgesamt zeigen die Ableitungen A und J ähnliche Veränderungen wie die Thoraxableitungen V_1 bis V_6.

Die Nehb-Ableitungen haben grundsätzlich große Ausschläge. Daher sollten sie für die Diagnostik der Hypertrophie nicht herangezogen werden. Denn man kann leicht aufgrund der großen Potentiale fälschlich eine links- oder rechtsventrikuläre Hypertrophie vermuten. Ferner müssen wir anmerken, daß die Kriterien für das Zwölf-Standard-Ableitungsprogramm nicht für die Nehb-Ableitungen gelten. So sollte zum Beispiel eine leicht verbreiterte Q-Zacke von 0,05 sec nicht immer als pathologisch angesehen werden.

Die Nehb-Ableitungen sind wegen ihrer Herznähe sehr empfindlich. So ist bekannt, daß ein geringes Abweichen von den vorgeschriebenen Ableitungspunkten ein völlig verändertes Bild hervorrufen kann. Daher ist es empfehlenswert, dies bei der Anwendung der Nehb-Ableitungen zu berücksichtigen.

Nehb-Ableitungen:

Nehb D (dorsal) rechter Arm – linker Arm

Nehb A (anterior) rechter Arm – linkes Bein

Nehb J (inferior) linker Arm – linkes Bein

Nehb-Ableitungen:

Elektrodenlage

Nehb D (dorsal):
Sternalansatz der 2. Rippe rechts (rot) – linke hintere Axillarlinie auf Höhe der Herzspitze (gelb)

Nehb A (anterior):
Sternalansatz der 2. Rippe rechts (rot) – Herzspitze (grün)

Nehb J (inferior):
Linke hintere Axillarlinie auf Höhe der Herzspitze (gelb) – Herzspitze (grün)

6. Korrigierte orthogonale Ableitungen

Frank (1956) hat aufgrund theoretischer mathematisch-physikalischer Überlegungen ein sogenanntes korrigiertes orthogonales Ableitungssystem entwickelt, das sowohl für die Elektro- als auch für die Vektorkardiographie benutzt werden kann.

Insgesamt werden sieben Elektroden verwendet. Dabei werden fünf Elektroden in Höhe des fünften Interkostalraumes angebracht:

- Elektrode E liegt über der Mitte des Sternums,
- Elektrode M über der Wirbelsäule,
- Elektroden I und A liegen rechts bzw. links in der mittleren Axillarlinie.

Man konstruiert gedanklich einen Schnittpunkt der Verbindungslinien zwischen E und M sowie zwischen I und A. Von diesem Schnittpunkt aus führt man eine Linie, die mit den Verbindungslinien des Schnittpunktes zu den Punkten E und A einen Winkel von 45° einnimmt, zum Präkordium links, wo eine fünfte Elektrode (C) in der gleichen Höhe angebracht wird.

Eine Elektrode (H) wird am Nacken, eine Elektrode (F) am linken Bein befestigt.

Das Franksche korrigierte orthogonale Ableitungssystem erfüllt drei Kriterien:

- Die drei Ableitungsebenen stehen senkrecht aufeinander, und jede von ihnen steht parallel zu einer Körperachse (vorn – hinten, oben – unten, rechts – links).
- Die Amplitude des Vektors ist in allen drei Ebenen gleich groß.
- Die Richtung und Größe der Vektoren entsprechen sich in den drei Ebenen.

Daraus resultieren drei korrigierte orthogonale EKG-Ableitungen (V_x, V_y, V_z), die eine räumliche Orientierung ermöglichen.

Die Ableitung X zeigt links oder rechts an und ähnelt damit den Ableitungen I und V_6. Die Ableitung Y ist für die Richtung nach oben oder unten maßgebend, also ähnlich der Ableitung aVF. Die Ableitung Z ist im Vergleich zu den konventionellen Ableitungen kompliziert dargestellt und weist eine Richtung von vorn oder hinten auf.

Es läßt sich sagen, daß in der Ableitung X deutlich nach links ziehende Vektoren einen deutlich positiven Ausschlag zeigen. Sollten die Vektoren in der Ableitung Y nach unten gerichtet sein, kommt eindeutig ein positiver Ausschlag zustande. In der Ableitung Z erscheint ein positiver Ausschlag nur dann,

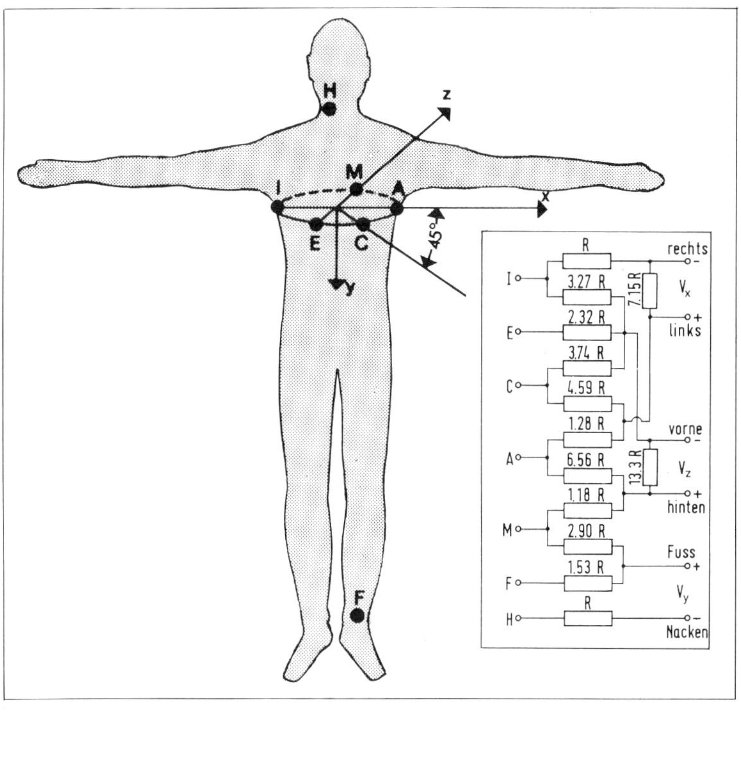

Abb. 14 Schematische Darstellung der korrigierten orthogonalen Ableitungen von Frank.

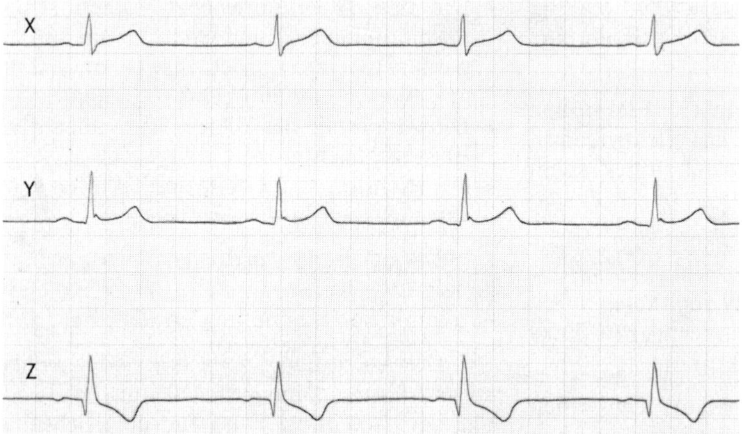

Abb. 15 Normales EKG nach Frankschen Ableitungen.
Kleines S in X, tiefes Q in Z. T in X und Y normal hoch, in Z tief negativ. Die Ableitung X ähnelt den Ableitungen I und V_6, die Ableitung Y der aVF und die Ableitung Z etwa den V_1 und V_2, jedoch auf den Kopf gestellt.

wenn die Vektoren nach hinten orientiert sind.

Das konventionelle EKG birgt einige Fehlerquellen, da bei ihm eigentlich das Einthoven-Dreieck zugrunde gelegt wird. In der Tat liegt aber das Herz exzentrisch (s. Kapitel „Lagetypen"). Im allgemeinen stellt das konventionelle EKG die Amplituden der EKG-Stromkurve in den herznahen Thoraxableitungen groß dar. Hingegen finden wir in den herzfernen Extremitätenableitungen eher kleine Amplituden. Diese Nachteile hat Frank korrigiert. Nach den korrigierten orthogonalen Ableitungen (X, Y, Z) können wir somit die EKG-Stromkurve so darstellen, als ob sich das Herz inmitten des Thorax befände.

Diese Ableitungsmethode ist heute hinsichtlich der Vektorkardiographie das weitest verbreitete Ableitungssystem, vor allem aufgrund der dahinter stehenden theoretischen Überlegenheit. Dagegen konnte die Methode von Frank in der Elektrokardiographie bisher keinen weltweiten Anklang finden.

Die drei EKG-Ableitungen nach Frank enthalten zwar alle Informationen in drei Ebenen, die im Vektorkardiogramm vorhanden sind. Das Ablesen dieser Informationen von drei EKG-Ableitungen ist für den nicht geübten Arzt schwieriger als das von zwölf Standard-EKG-Ableitungen. Jedoch werden die Frankschen korrigierten orthogonalen Ableitungen aufgrund der Reduktion der Ableitungen für die Computer-EKG-Auswertung angewendet.

Spezielle Ableitungen

1. Ösophagus-Ableitungen

Zur Analyse von Rhythmusstörungen werden manchmal auch die Ösophagusableitungen verwendet. Diese Methode ist aber im akuten Stadium des Herzinfarkts kontraindiziert.

Man führt eine spezielle Elektrode in den Ösophagus ein. So kann man das Elektropotential über dem linken Vorhof und der Herzhinterwand gut erfassen.

Die Lage der Elektrode wird bei den Ösophagusableitungen von der Höhc der Zahnreihe aus gemessen und in Zentimetern angegeben.

Wichtig ist hier das hohe Potential der P-Zacken. Die P-Zacken sind, je nach Höhe des Ösophagus unterschiedlich konfiguriert. Die größten Ausschläge der P-Zacken in den Ösophagusableitungen erhält man in den mittleren Vorhofabschnitten, etwa in einer Höhe von 35 cm (VÖ 35) von der Zahnreihe aus. Hier zeigt sich die P-Zacke biphasisch, d. h. hoch positiv und tief negativ. Manchmal kann dabei die Höhe des Vorhofpotentials die des Kammerpotentials übertreffen. In den oberen Ösophagusabschnitten wird die P-Zacke kleiner und negativ, in den unteren kleiner und positiv.

Mit Hilfe der deutlichen P-Veränderungen können die in den konventionellen Ableitungen unsichtbaren P-Zacken erkannt und die manchmal schwer diagnostizierbaren Rhythmusstörungen, wie z. B. AV-Knoten-Tachykardie, Vorhoftachykardie, Vorhofflimmern und Vorhofflattern, besser analysiert werden.

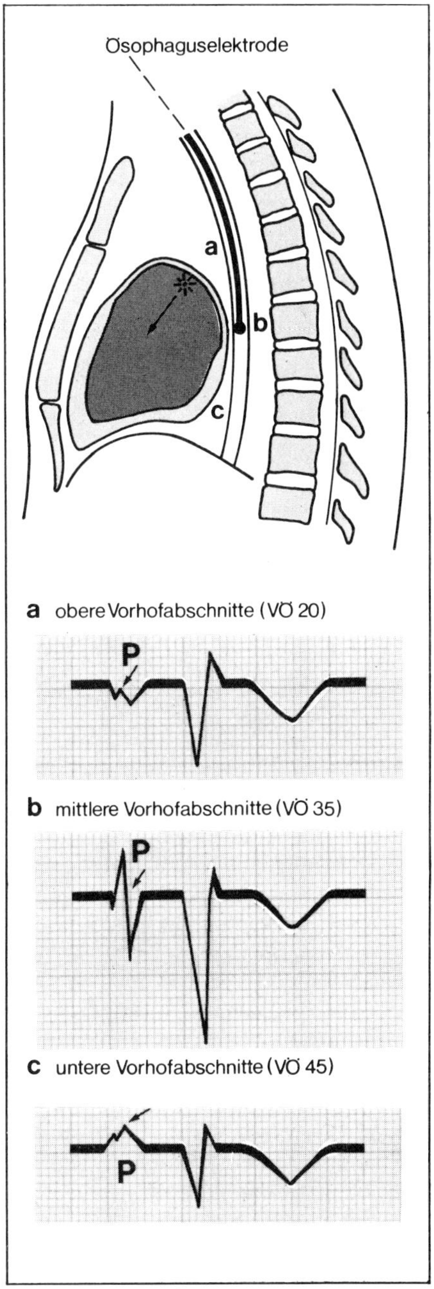

Abb. 16 Schematische Darstellung der Ösophagus-Ableitungen (V = Voltage, Ö = Ösophagus).

2. Ventrikuläre Spätpotentiale

Bei den ventrikulären Spätpotentialen handelt es sich um fraktionierte elektrische Signale, die meist am Ende des QRS-Komplexes, also am Beginn der ST-Strecke im EKG, auftreten. Diese können erst seit 1978 mit einem speziellen elektrophysiologischen Verfahren nachgewiesen werden. Leider lassen sich die ventrikulären Spätpotentiale im Oberflächen-EKG mit einem konventionellen EKG-Apparat nicht darstellen, da ihre Amplituden im Mikrovolt-Bereich liegen, während die Ausschläge im Oberflächen-EKG Werte im Millivolt-Bereich aufweisen.

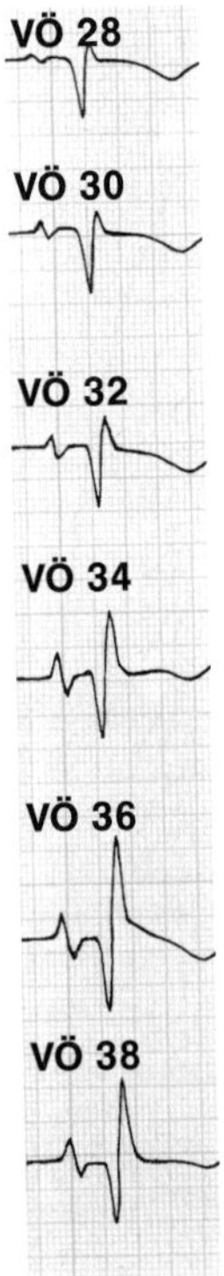

Abb. 17 Normale Ösophagus-Ableitungen.
55jährige herzgesunde Patientin. Normale P-Zacken von VÖ 28 (28 cm von der Zahnreihe) bis VÖ 38 deutlich nachweisbar und biphasisch.

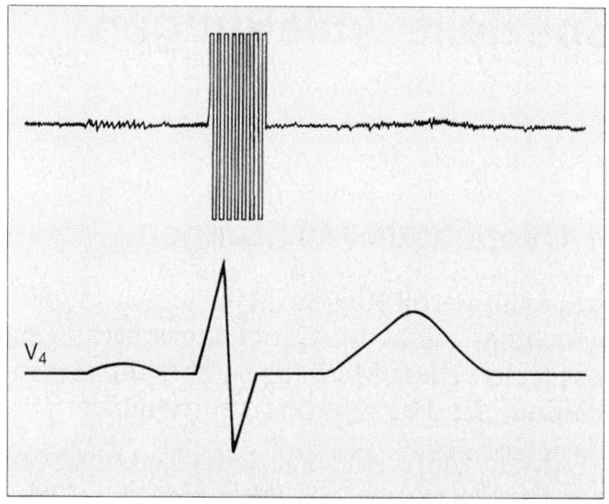

Abb. 18a Ventrikuläre Spätpotentiale nicht nachweisbar (gesunde Person).

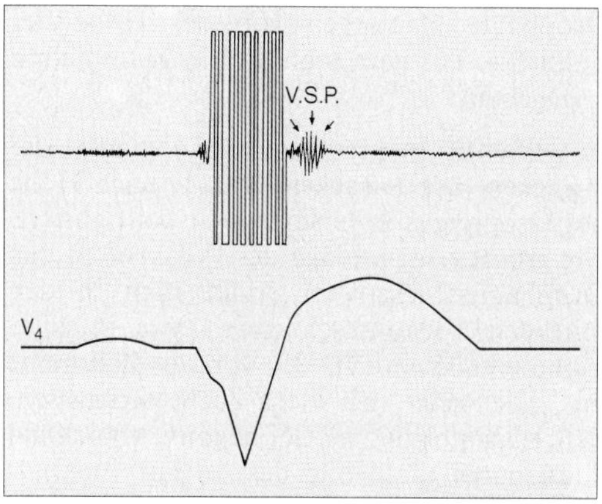

Abb. 18b Ventrikuläre Spätpotentiale (VSP) nachweisbar (bei Herzinfarkt mit Herzwandaneurysma).

Ventrikuläre Spätpotentiale sind praktisch nur bei herzkranken Menschen vorhanden. So konnten sie bei Patienten mit koronarer Herzkrankheit in ca. 20–40% der Fälle nachgewiesen werden. In einem noch größeren Prozentsatz, nämlich in 50–70% der Fälle waren sie bei Patienten mit Herzinfarkt im chronischen Stadium zu konstatieren. Am häufigsten jedoch waren ventrikuläre Spätpotentiale bei 80–90% der Patienten mit ventrikulärer Tachykardie feststellbar; besonders häufig waren sie bei Herzwandaneurysma zu beobachten. Wenn die ventrikulären Spätpotentiale länger als 40 msec dauern, wird die Prognose als ernst bezeichnet.

Es herrscht weitgehend Übereinstimmung darüber, daß die Randzone eines durchgemachten Herzinfarktes als Ursprungsort der ventrikulären Tachykardie gilt. Bei einer derartigen Schädigung des Herzens ist die Erregungsausbreitung mit einer Leitungsverzögerung und damit auch mit einer Leitungsblockierung verbunden, die eine der Voraussetzungen für die ventrikuläre Tachykardie ist. So konnte nachgewiesen werden, daß bei den meisten Patienten mit einer ventrikulären Tachykardie ventrikuläre Spätpotentiale zu finden sind. Bei diesen wurde durch subendokardiale Ventrikulotomie oder Resektion des Endomyokards die ventrikuläre Tachykardie beseitigt.

Ventrikuläre Spätpotentiale zeigen sich aber in einem kleinen Prozentsatz auch ohne koronare Herzkrankheit, Herzinfarkt oder ventrikuläre Tachykardie. Zum Beispiel sind sie bei ca. 20% der Patienten mit dilatativer Kardiomyopathie vorhanden. Auch bei Herzgesunden konnten sie in ca. 5% nachgewiesen werden, wobei es sich aber um falsch-positive Befunde handeln könnte.

Ventrikuläre Spätpotentiale sind, wie bereits erwähnt, Mikropotentiale mit einer Spannung von 5–15 Mikrovolt (μV). Im Oberflächen-EKG werden bei hoher Verstärkung Rauschamplituden bis zu 50 µV registriert. Daher gehen die ventrikulären Spätpotentiale im Rauschen unter und sind nicht nachweisbar. Die Amplituden der ventrikulären Spätpotentiale (Zielsignal) müssen somit zuerst einmal entsprechend verstärkt werden. Mit dieser Verstärkung werden leider aber auch alle vorkommenden anderen Signale, wie zum Beispiel Rauschen als Störsignal, hervorgehoben. Ziel der Verstärkung muß daher sein, ein möglichst günstiges Verhältnis zwischen Zielsignal und Störsignal zu erreichen. Dies geschieht zum einen mit entsprechender Vorbereitung der Haut, Abschirmung, beispielsweise im Faraday-Käfig, Verwendung von Filtern und Silberchlorid-Elektroden, zum anderen durch geeignete Patientenvorbereitung (Ruhe, Wärme, auch Sedierung).

Als spezielle elektronische Methode wird das sogenannte Signalmittelungsverfahren (*Averaging*) eingesetzt. Dabei werden per Computer die verstärkten EKG-Zyklen zeitgleich übereinander gelegt. Diese werden dann addiert und durch die Zahl der Zyklen dividiert; so wird ein Mittelwert gefunden. Für diese Technik ist natürlich Voraussetzung, daß die Störsignale nach einem Zufallsprinzip verteilt sind, positive und negative Signale sich also weitgehend gegenseitig eliminieren.

Zusammenfassend kann nach den heutigen Erkenntnissen gesagt werden, daß ventrikuläre Spätpotentiale prognostische Alarmzeichen für die Entstehung einer gefährlichen ventrikulären Tachykardie sind.

3. Vektorkardiographie

Bekanntlich registriert das EKG die elektromotorischen Kräfte des Herzens, die auf die standardisierten Ableitungspunkte der Körperoberfläche projiziert werden. Dieses EKG-Bild stellt sich als eine Abfolge von Zacken dar. Somit ist das konventionelle EKG eine skalare, zweidimensionale Aufzeichnung; es registriert die elektromotorischen Kräfte nach Zeit und Größe.

Im Gegensatz zur Elektrokardiographie bietet die Vektorkardiographie eine räumliche Darstellung der elektromotorischen Kräfte des Herzens. Sie wurde 1938 durch Schellong in Deutschland entwickelt. Mit Hilfe des Vektorkardiogramms können wir nicht nur die Zeit und die Größe wie im konventionellen EKG, sondern darüber hinaus auch die Richtung, also einen Vektor, darstellen und somit eine dreidimensionale Aufzeichnung erzielen.

Bei der Vektorkardiographie geht man von der Vorstellung aus, daß bei der Erregung des Herzens ein einziges räumliches elektrisches Feld entsteht. Dieses soll mit Hilfe der drei senkrecht zueinander angeordneten Ableitungen in der horizontalen, der frontalen und der sagittalen Ebene erfaßt werden. Voraussetzung für diese Darstellung wären der Dipolcharakter des elektrischen Feldes des Herzens, eine homogene Leitung des Körpers, etwa gleiche Entfernung der Ableitungspunkte vom Herzen, symmetrische Herzlage und ein konstanter elektrischer Nullpunkt. Obwohl diese Bedingungen nicht vollständig erfüllt sind, ist die Vektorkardiographie in der Lage, eine klare räumliche Orientierung zu geben.

Die Spitzen der während des Erregungsablaufs auftretenden momentanen Vektoren schlagen sich in einer Reihe pünktchen- bis strichförmiger kurzer Linien nieder. Miteinander verbunden, ergeben diese eine Schleife, die als Vektorkardiogramm bezeichnet wird. Der Ausgangspunkt der Momentanvektoren liegt im Nullpunkt der Schleife. Damit zeigt sich, daß das Vektorkardiogramm nur eine andere Form der Darstellung ist als das konventionelle EKG. Mit beiden Methoden werden somit die elektromotorischen Kräfte des Herzens dargestellt, allerdings jeweils auf verschiedene Weise.

Im Vektorkardiogramm wird zunächst die P-Schleife registriert, entsprechend der P-Zacke im konventionellen EKG. Sie ist klein, daher nicht immer gut sichtbar, oval und mit ihrer Längsachse vom Nullpunkt nach links vorn und unten gerichtet. Nach der P-Schleife kommt die QRS-Schleife. Sie ist in der Regel groß und oval und zeigt mit ihrer Achse nach links und etwas vorn (nach der Registriermethode von Grishmann 1953) oder etwas nach hinten (nach der Registriermethode von Frank 1956). Die Konturen der QRS-Schleife sind glatt. Unregelmäßigkeiten der QRS-Schleife sind pathologisch und kom-

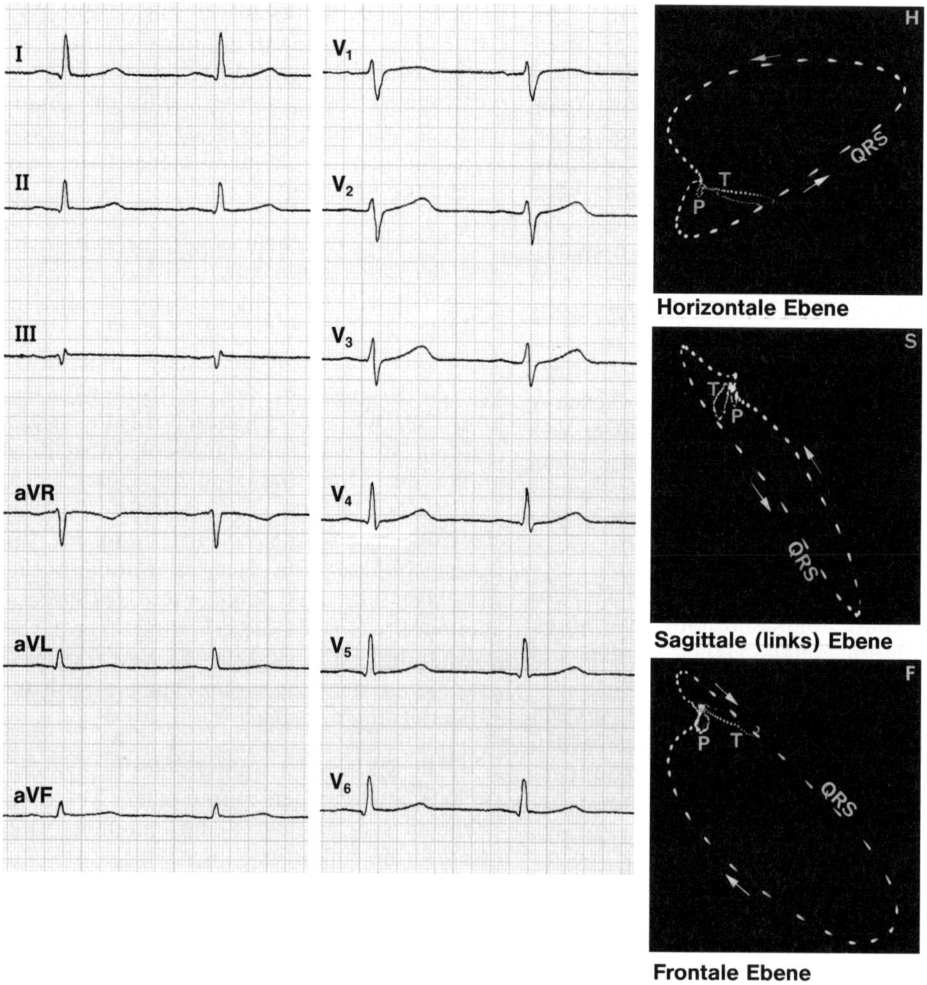

Abb. 19 Normales EKG, Zwischentyp (Linkstyp). P, PQ-Zeit und QRS-Komplex normal. Keine ST-Senkung. T in I, II, aVL, aVF und V_1 –V_6 normal positiv. Übergangzone V_3.
Vektorkardiogramm:
Alle Vektorkardiogramme, die hier abgebildet wurden, wurden nach der Frankschen Methode registriert. Normale QRS-Hauptschleife mit Hauptrichtung nach links unten und etwas hinten. Kleine konkordante T- und P-Schleife, die in QRS-Schleife eingeschlossen sind.

men im konventionellen EKG als QRS-Aufsplitterung zum Ausdruck. Die T-Schleife ist zwar klein, aber größer als die P-Schleife. Die P-Schleife und die T-Schleife sind normalerweise in der QRS-Schleife eingeschlossen, das heißt: Sie sind mit dieser konkordant.

Die Vektorschleife wird im Vektorkardiogramm in Projektion auf drei verschiedene Ebenen dargestellt: auf die horizontale, die sagittale und die frontale Ebene. In der horizontalen Ebene wird die Vektorschleife von oben auf einem Querschnitt durch den Thorax betrachtet. In der sagittalen Ebene wird die Schleife von der Seite – in der sogenannten links-sagittalen Ebene, also von der linken Seite – her betrachtet. In der frontalen Ebene blickt man von vorn auf die Vektorschleife.

Das normale Vektorkardiogramm zeigt in den meisten Fällen eine Vielfalt verschiedener Merkmale, von denen der Einfachheit halber nur die wichtigsten erwähnt seien. In der horizontalen Ebene weist die QRS-Schleife eine längsovale Form auf und wird gegen den Uhrzeigersinn aufgezeichnet. Die initiale Schleife ist nach rechts und vorn gerichtet; danach läuft die QRS-Schleife nach links und dann leicht nach vorn oder hinten, und kehrt dann später von der Spitze der Schleife wieder zum Nullpunkt zurück. In der links-sagittalen Ebene zeigt die QRS-Schleife ebenfalls eine ovale Form und ist gegen den Uhrzeigersinn gedreht. Die initiale Schleife ist nach vorn und oben gerichtet, der Hauptvektor der QRS-Schleife zeigt etwas nach vorn oder hinten und unten. In der frontalen Ebene verläuft die QRS-Schleife nach links und unten, wobei die initiale Schleife nach rechts und oben gerichtet ist.

Ein entscheidender Vorteil der Vektorkardiographie ist ihre größere Anschaulichkeit durch die räumliche Darstellung der bioelektrischen Vorgänge. Die Einthoven- und Goldberger-Extremitätenableitungen erfassen die Projektion der Raumvektoren auf die frontale Ebene. Mit Hilfe der Wilson-Thoraxableitungen kann die Vektorposition auf der horizontalen Ebene konstruiert werden. So ist es sicherlich empfehlenswert, auch das konventionelle EKG möglichst räumlich zu betrachten.

Unklare elektrokardiographische Konstellationen können in bestimmten Fällen mit der Vektorkardiographie wertvoll ergänzt und weiter abgeklärt werden, besonders bei Herzinfarkt, ventrikulärer Hypertrophie, Schenkelblock, WPW-Syndrom, Lageanomalie des Herzens und hypertrophischer Kardiomyopathie. So kann beispielsweise im konventionellen EKG die Diagnose eines WPW-Syndroms extrem schwierig sein, wenn gleichzeitig ein vollständiger Rechtsschenkelblock besteht. Mit der Vektorkardiographie hingegen ist sie leicht. Ferner ist es auch bekannt, daß beim unvollständigen Rechtsschenkelblock Formvarianten vorkommen und die Diagnose einer zusätzlichen rechtsventrikulären Hypertrophie schwer zu stellen ist. Auch dies ist mit Hilfe der Vektorkardiographie leicht abzuklären. Die Lageanomalie des Herzens, wie zum Beispiel Situs inversus oder Dextroversio cordis, mit zusätzlicher Kammerhypertrophie kann vektorkardiographisch leichter erkannt und erklärt werden als mit der konventionellen Elektrokardiographie.

Die in diesem Buch abgebildeten Vektorkardiogramme sind alle nach der Methode von Frank registriert worden. Sie wurden mit dem System Hewlett Packard 1.520 A angefertigt. Die Frankschen Brustwandelektroden wurden in der Höhe des 5. ICR angelegt. Die Vektorschleife wird alle 2,5 msec unterbrochen. Der Umlaufsinn ist aus der Tropfenform der einzelnen Punkte zu ersehen; das runde Ende zeigt in Richtung des Schleifenumlaufs. Als Eichgröße verwendet man in der Regel 0,5 mV = 1 cm.

4. His-Bündel-Elektrogramm

Erstmals 1957 konnten Puech und Latour bei einer Fallotschen Trilogie ein His-Bündel-Elektrogramm registrieren. Jedoch erst 1969 entwickelte Scherlag die neue Untersuchungsmethode, die heute in kardiologischen Spezialkliniken durchgeführt wird.

Methodisch geht man folgendermaßen vor: Eine bipolare Mehrfach-Elektrode wird gewöhnlich durch die rechte V. femoralis unter Röntgenkontrolle bis über die Trikuspidalklappe hinaus vorgeschoben. In günstiger Position erhält man dann kleine schmale His-Bündel-Potentiale.

Nach dem Oberflächen-EKG bedeutet die PQ-Zeit grobgesagt die Dauer zwischen dem Beginn der Vorhoferregung und dem der Kammererregung. Heute sind wir in der Lage, mit Hilfe des His-Bündel-Elektrogramms (HBE) die Erregungsleitungszeit der Vorhöfe, des AV-Knotens, des His-Bündels, der Tawaraschenkel und Purkinje-Fasern genau zu messen.

Mit Hilfe des His-Bündel-Elektrogrammes können das A-Potential (unteres, dem AV-Knoten näheres, rechtes Vorhof-Potential), H-Potential (His-Bündel-Potential) und V-Potential (rechtes Kammer-Potential) registriert werden. Das His-Bündel-Elektrogramm wird zusammen mit dem Oberflächen-EKG simultan aufgezeichnet. Die PQ-Zeit, die meist 120–190 msec beträgt, kann nach dem His-Bündel-Elektrogramm in ein PH-Intervall (Erregungsleitungszeit vom Vorhof bis zum His-Bündel) und in ein HV-Intervall (Erregungsleitungszeit vom His-Bündel bis zur Kammer) unterteilt werden. Dabei besteht das PH-Intervall aus der PA-

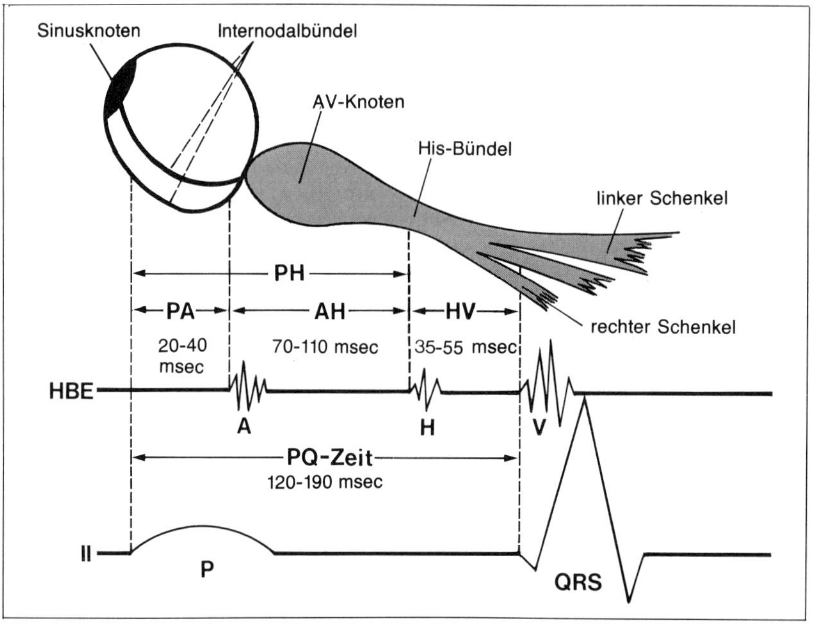

Abb. 20 a Schematische Darstellung des His-Bündel-Elektrogramms (HBE).
A: atriales Potential; H: His-Bündel-Potential; V: Kammerpotential.

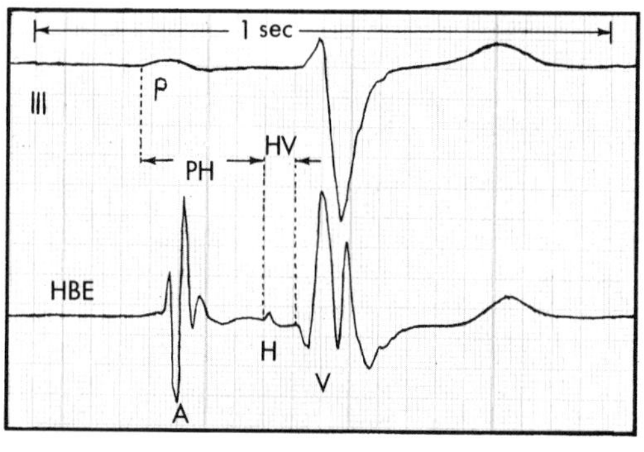

Abb. 20 b His-Bündel-Elektrogramm.
AV-Block I. Grades bei linksanteriorem Hemiblock. PQ = 265 msec, dabei PH-Zeit mit 210 msec deutlich verlängert, HV-Zeit mit 55 msec noch im oberen Normbereich.

Zeit (normal 20–40 msec) und der AH-Zeit (normal 70–110 msec).

PA-Intervall:

Das PA-Intervall bzw. die PA-Zeit bedeutet nach dem His-Bündel-Elektrogramm die intraatriale Erregungsausbreitungszeit, d. h. die Überleitungszeit vom oberen Vorhofbereich bis zum unteren, dem AV-Knoten näheren rechten Vorhofbereich.

AH-Intervall:

Unter dem AH-Intervall versteht man die Überleitungszeit vorwiegend im AV-Knoten-Bereich, d. h. vom unteren rechten Vorhof und durch den AV-Knoten bis zur His-Bündel-Erregung.

HV-Intervall:

Das HV-Intervall umfaßt die Überleitungszeit vom His-Bündel bis zur Kammerdepolarisation.

Das PH-Intervall weist mit 90–150 msec große Schwankungen auf. Das HV-Intervall ist im Gegensatz dazu relativ konstant, es schwankt zwischen 35 und 55 msec (Mittelwert etwa 45 msec).

Das His-Bündel-Elektrogramm dient, wie bereits erwähnt, der genauen Analyse der Reizbildung und der Erregungsleitung im AV-Überleitungssystem. Beispielsweise ist die Analyse der PQ-Verlängerung möglich. So kann der *distale* AV-Block I. Grades vom *proximalen* AV-Block I. Grades differenziert werden. Der distale AV-Block ist durch ein verlängertes HV-Intervall bei normalem PH-Intervall, der proximale durch eine Verlängerung des PH-Intervalls gekennzeichnet. Beim proximalen AV-Block besteht eine Überleitungsstörung im AV-Knoten, beim distalen AV-Block eine solche im Bereich des His-Bündels und Tawara-Schenkel-Bereiches.

Der distale AV-Block hat eine schlechtere Prognose als der proximale. Kommt der distale AV-Block bei einem Rechtsschenkelblock mit einem linksanterioren oder linksposterioren Hemiblock vor, ist eventuell die Indikation zur Schrittmacher-Implantation gegeben, da bei diesen Fällen erfahrungsgemäß häufig, jedoch weniger als früher vermutet, ein totaler AV-Block auftritt.

Das His-Bündel-Elektrogramm ist der wichtigste Bestandteil der elektro-physiologischen Untersuchungen. Daher und aus historischen Gründen wird das His-Bündel-Elektrogramm in diesem Extrakapitel ausführlich behandelt.

His-Bündel-Elektrogramm (HBE):

A: unteres rechtes Vorhofpotential

H: His-Bündel-Potential

V: Kammerpotential

5. Elektrophysiologische Untersuchungen

Unter der elektrophysiologischen Untersuchung verstehen wir eine moderne invasive rhythmologische diagnostische Methode, und zwar die intrakardiale Elektrographie, vor allem die His-Bündel-Elektrographie und die programmierte Stimulation des Herzens.

Methodisch werden dabei 2- bis 6polige Elektrodenkatheter über Femoralvenen im rechten Vorhof, Koronarsinus, His-Bündel und rechten Ventrikel plaziert. Zuerst werden Oberflächen-EKG-Ableitungen (z. B. I, II, III, V_1 und V_6) mit verschiedenen intrakardialen Ableitungen wie His-Bündel-Elektrogramm (HBE) geschrieben. Dabei registrieren wir folgende Potentiale und untersuchen mehrere Intervalle (s. Tab. 2).

- A′ = hohes rechtes Vorhofpotential (HRA)
- A = unteres rechtes Vorhofpotential (LRA)
- CS (Koronarsinus) ≈ repräsentativ für das linke Vorhofpotential
- H = His-Bündelpotential
- V = Kammerpotential

Danach können durch vorzeitige atriale Einzel- und Mehrfachstimulation mit 100, 120 und 140/min verschiedene Parameter gemessen werden. Diese sind z. B. die Sinusknotenerholungszeit, die Wenckebach-Zyklus-Länge, die Refraktärzeit des Vorhofes und des AV-Überleitungssystems sowie die Auslösbarkeit verschiedener tachykarder Rhythmusstörungen, z. B. das Auftreten der AV-junktionalen Reentry-Tachykardie bei WPW-Syndrom.

Tabelle 2 Intrakardial gemessene Normalwerte bei der elektrophysiologischen Untersuchung

Intervall	**Normalwerte** (msec)
PA-Intervall (intraatriale Leitungszeit)	20–40
PH-Intervall (Vorhof oben- bis His-Bündel-Erregung)	90–150
AH-Intervall (Vorhof unten- bis His-Bündel-Erregung)	70–110
HV-Intervall (His-Bündel- bis Kammererregung)	35–55
H (Dauer)	15–20
Sinusknotenerholungszeit	bis ca. 1000–1300
Korrigierte Sinusknotenerholungszeit	bis 525
Sinuatriale Leitungszeit	bis 125
Effektive Refraktärperiode:	
– Vorhof	180–320
– AV-Knoten	230–430
– Kammer	180–290

Hier sei kurz die sinuatriale Leitungszeit erwähnt, die im konventionellen EKG nicht meßbar ist. Sie kann durch Abgabe eines vorzeitigen Vorhofimpulses und nach einer komplizierten Formel indirekt berechnet werden. Die sinuatriale Leitungszeit beträgt bei Normalpersonen bis ca. 100 msec. Sie ist bei Patienten mit dem Syndrom des kranken Sinusknotens über 125 msec verlängert.

Ferner gehört die Bestimmung der Refraktärzeit der Kammer, die Auslösbarkeit der Kammertachykardie durch vorzeitige Einzel- und Mehrfachstimulation der Kammer mit verschiedenen Stimulationsfrequenzen (100, 120, 140 und 180/min) zur elektrophysiologischen Untersuchung.

Zusätzlich kommt die Katheter-Mapping-Methode zur Lokalisationsdiagnostik des akzessorischen Bündels beim WPW-Syndrom und arrhythmogenem Gewebe in Frage. Schließlich wird die pharmakologische Beeinflußbarkeit der Arrhythmien getestet.

Die allgemein bekannten Indikationen zur elektrophysiologischen Untersuchung sind folgende:

- Zustand nach Synkopen unklarer Genese,
- Zustand nach Reanimation wegen Kammerflimmern,
- anhaltende Kammertachykardien (> 30 sec),
- AV-Block II. Grades, Mobitz-Typ II,
- bifaszikulärer Block mit Schwindelgefühl,
- therapieresistente supraventrikuläre Tachykardie,
- Sinusknotensyndrom,
- WPW-Syndrom mit AV-junktionaler Tachykardie oder Vorhofflimmern.

(Siehe „Elektrophysiologische Untersuchungen“ im Kapitel „Rhythmusstörungen“).

II. Elektrokardiogramm des gesunden Herzens

Normales Elektrokardiogramm

Das normale EKG-Bild besteht hauptsächlich aus P-, Q-, R-, S-, T- und U-Zacken bzw. -Wellen. Diese Bezeichnungen stammen von Einthoven. Er wählte die Buchstaben willkürlich aus der Mitte des Alphabets.

Die Abschnitte zwischen den Zacken nennen wir Strecken, beispielsweise PQ-Strecke oder ST-Strecke. Oft interessiert die Zeit, die einzelne Abschnitte einnehmen, z. B. PQ-Dauer, QT-Dauer oder QU-Dauer.

Der RR-Abstand bzw. das RR-Intervall (Abstand von zwei R-Zacken) wird Herzperiode genannt. Die Herzfrequenz wird nach folgender Formel berechnet:

$$\text{Frequenz pro min} = \frac{60}{\text{RR-Abstand (sec)}}$$

In jeder EKG-Kurve gibt es eine isoelektrische bzw. Nullinie, die als Bezugslinie beim Messen der einzelnen EKG-Abschnitte gilt. Sind die Zacken aufwärtsgerichtet und oberhalb der isoelektrischen Linie, so werden sie als positiv bezeichnet. Umgekehrt werden die Zacken negativ genannt, wenn sie abwärtsgerichtet sind und sich unterhalb der isoelektrischen Linie befinden.

Beim Aufzeichnen eines EKGs wird zuerst eine Eichzacke geschrieben. Dabei soll 1 mV einem Ausschlag von 1 cm entsprechen. Die gemessene Höhe der Zacke und der Strecke gibt man in mV bzw. in mm an. Bei der Auswertung der EKG-Kurve wird grundsätzlich die Dicke der isoelektrischen Linie nicht mit gemessen. Bei sehr hoher Ampli-

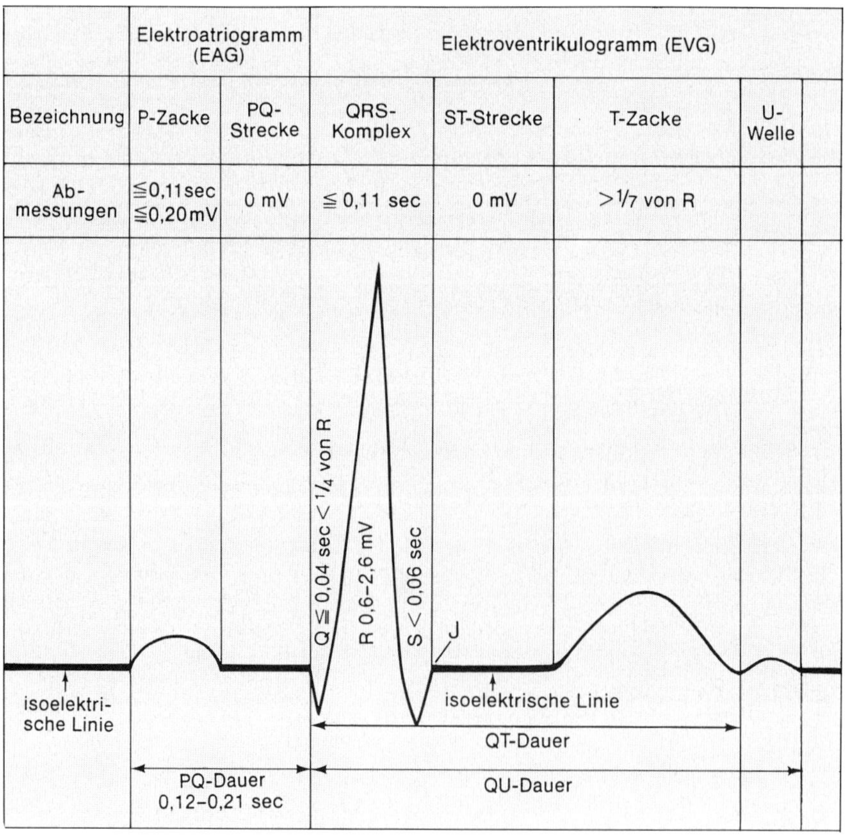

Abb. 21 Schematisches normales Elektrokardiogramm.

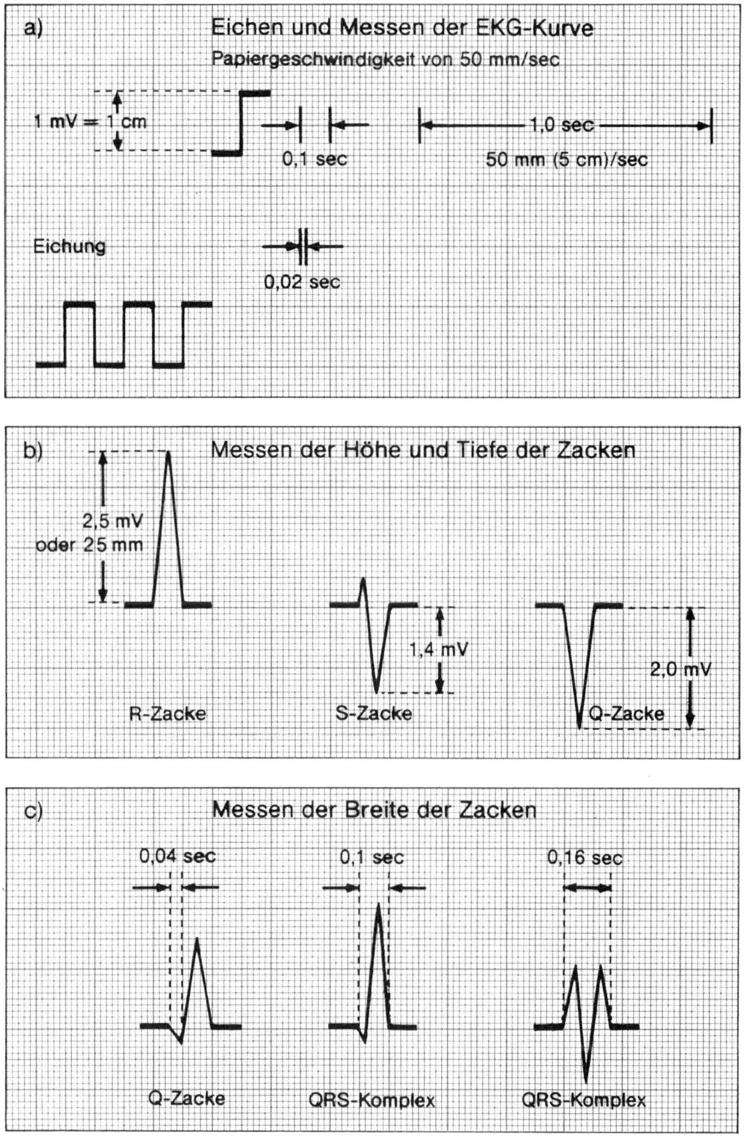

Abb. 22 a–c Die Höhen (mV) und die Breiten (sec) des Elektrokardiogramms. Die Zeitskala gilt für die Papiergeschwindigkeit von 50 mm/sec.

tude der Zacken kann das EKG zusätzlich oder allein mit einer Eichung von 1 mV = 0,5 cm geschrieben werden, da sonst die Zacken, z. B. die R-Zacken, abgeschnitten und die EKG-Veränderungen nicht richtig erfaßt werden können.

Meßmethoden der EKG-Kurven

Gewöhnlich wird beim Registrieren von EKGs in deutschsprachigen Ländern eine Papiergeschwindigkeit (Papiervorschub) von 50 mm/sec gewählt. In anderen westlichen Ländern wird das EKG aber oft mit einer Papiergeschwindigkeit von 25 mm/sec geschrieben. Derartige EKG-Aufzeichnungen sind jedoch optisch zu klein und vor allem zu schmal wiedergegeben, weshalb es oft schwierig ist, den einzelnen EKG-Abschnitt gut zu erkennen bzw. zu messen. Das EKG-Registrierpapier ist normalerweise auf eine Papiergeschwindigkeit von 50 mm/sec ausgelegt. Eine horizontale Strecke der Kurve von 1 mm Länge entspricht damit einem Zeitabschnitt von 0,02 sec; 0,1 sec ist also 5 mm lang. Nur beim Rhythmusstreifen sollte das EKG zusätzlich mit einer Papiergeschwindigkeit von 25 mm/sec bzw. 10 mm/sec geschrieben werden.

Das Kurvenstück vom Beginn der P-Zacke bis zum Beginn der Q-Zacke bzw. R-Zacke bei fehlender Q-Zacke kann eventuell, wenn auch nicht exakt als Elektroatriogramm (EAG) bezeichnet werden, das vorwiegend die Aktionspotentiale des Vorhofbereichs darstellt. Vom Beginn der Q-Zacke bis zum Ende der T- bzw. U-Welle sprechen wir vom Elektroventrikulogramm (EVG), das die Aktionspotentiale der Ventrikel widerspiegelt.

1. P-Zacke

Die P-Zacke ist der elektrische Ausdruck der Vorhoferregung und sie ist die erste kleine positive Zacke nach der isoelektrischen Linie. Normalerweise ist die P-Zacke flach und beträgt in ihrer Höhe maximal bis 0,20 mV bei Erwachsenen und bis 0,25 mV bei Kindern.

Zuerst stellt sich die Erregung des rechten Vorhofs und danach die des linken Vorhofs dar. Deshalb kann die P-Zacke normalerweise auch angedeutet doppelgipflig sein, jedoch beträgt der Gipfelunterschied dabei maximal 0,03 sec. Insgesamt ist die P-Dauer bis 0,11 sec normal. Die P-Zacken sind in fast allen Ableitungen positiv. Nur in den Ableitungen III, aVR und V_1 kann die P-Zacke biphasisch bzw. negativ sein.

Die P-Zacke ist verändert, wenn der rechte oder linke Vorhof oder beide Vorhöfe überlastet sind. Ferner ist sie bei Vorhofrhythmusstörungen pathologisch konfiguriert.

2. PQ-Zeit (PQ-Dauer)

Die PQ-Zeit oder PQ-Dauer bzw. das PQ-Intervall entspricht der AV-(atrioventrikulären) Überleitungszeit, gemessen vom Beginn der P-Zacke bis zum Beginn der Q-Zacke. Fehlt eine Q-Zacke, so daß der QRS-Komplex mit der R-Zacke beginnt, dann gilt als PQ-Zeit die Strecke vom Beginn der P-Zacke bis zum Beginn der R-Zacke, die als PR-Zeit bezeichnet wird.

Die PQ-Zeit ist abhängig von der Herzfrequenz. Je höher die Frequenz, desto kürzer ist die PQ-Zeit. Außerdem ist die PQ-Zeit abhängig vom Alter des Patienten. Sie liegt meist zwischen 0,12 und 0,21 sec und ist beim AV-Block verlängert, beim WPW- und LGL-Syndrom verkürzt.

Die PQ-Strecke (vom Ende der P-Zacke bis zum Beginn der Q-Zacke) verläuft isoelektrisch, daher wird diese Linie auch als Bezugslinie benutzt, wenn man EKGs ausmißt. Jedoch darf die PQ-Strecke bis 0,1 mV gesenkt sein.

3. QRS-Komplex

Der QRS-Komplex entspricht den Aktionspotentialen der Kammeranfangs-Gruppe. Er

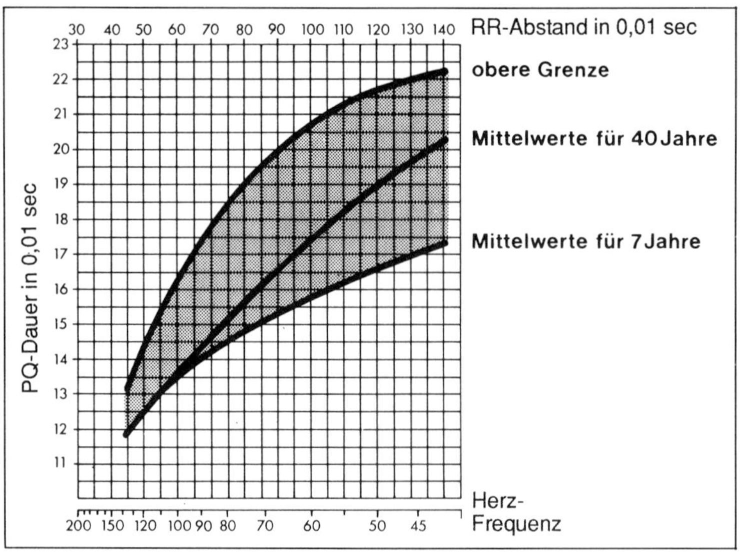

Abb. 23 Normalwerte für die Dauer des PR-Intervalls.

kommt durch die Depolarisation der Ventrikel zustande und spiegelt die intraventrikuläre Erregungsausbreitung wider.

Die Breite des QRS-Komplexes beträgt normalerweise 0,07 – 0,10 sec, gemessen vom Beginn der Q-Zacke bis zum Ende der S-Zacke am Übergang zur isoelektrischen Linie (J-Punkt). Fehlen Q- *und* S-Zacke, dann gilt die Breite der R-Zacke, gemessen von Anfang bis Ende, als Breite des Kammerkomplexes. In Ausnahmefällen, z. B. bei großen, athletischen Personen, kann der QRS-Komplex bis 0,11 sec betragen.

Q-Zacke

Die Q-Zacke ist die erste negative Zacke nach der PQ-Zeit. Sie sollte gewöhnlich schmäler sein und maximal 0,04 sec dauern und in der Höhe weniger als ein Viertel der R-Zacke betragen.

R-Zacke

Die R-Zacke ist die erste positive Zacke nach der PQ-Zeit und die größte Zacke aller EKG-Abschnitte. Gewöhnlich ist sie in den Extremitäten-Ableitungen deutlich ausgeprägt. In den Thorax-Ableitungen finden sich in V_1 und V_2 kleine R-Zacken, die bis V_5 allmählich ansteigen und dann oft wieder an Größe verlieren. So beobachten wir normalerweise meist die höchste R-Zacke in der Ableitung V_5 und nicht in V_6.

Sollte die R-Zacke fehlen, besteht somit der QRS-Komplex nur aus einer einzigen negativen Zacke, bezeichnet man diese als Q-Zacke oder QS-Zacke.

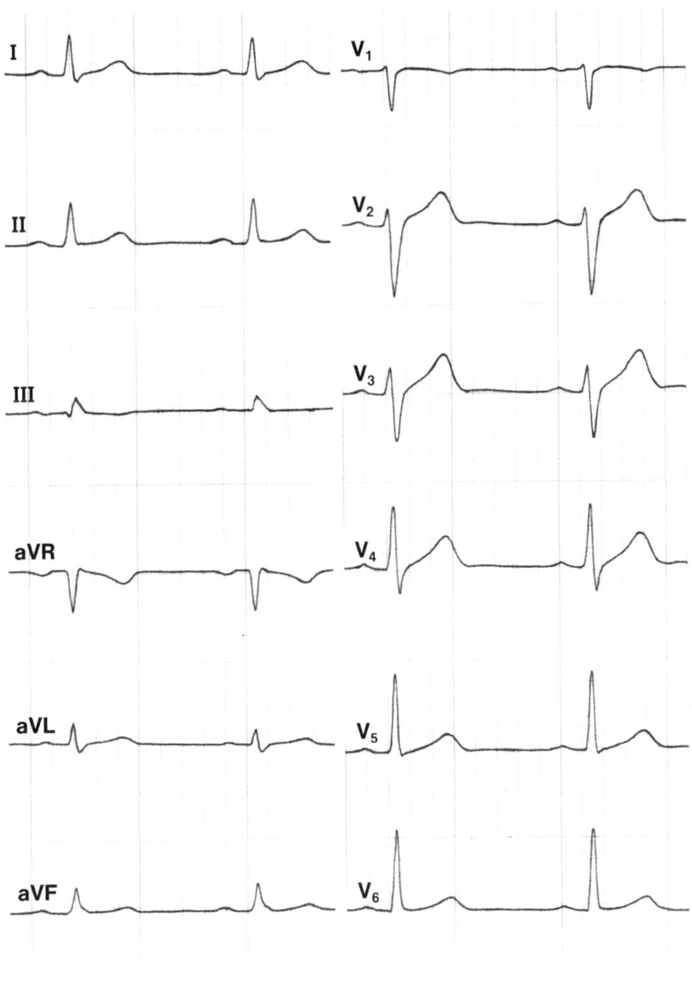

Abb. 24 Normales EKG.
P, PQ-Zeit, QRS-Breite und T-Zacke normal.

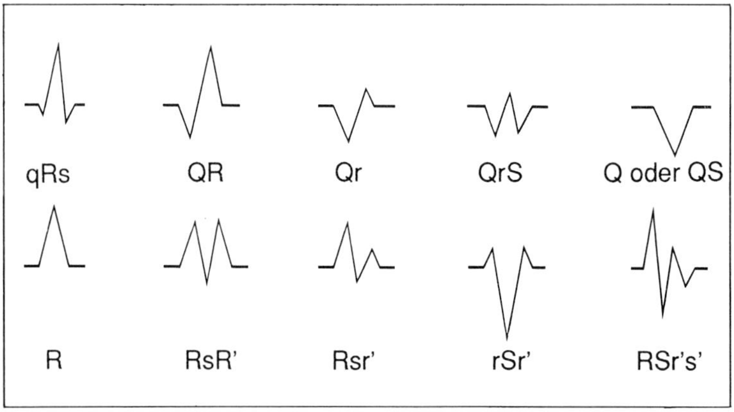

Abb. 25 Nomenklatur des QRS-Komplexes.

S-Zacke

Die S-Zacke ist die erste negative Zacke nach der R-Zacke. Sie ist gewöhnlich klein, das heißt weder tief noch breit. Für die Extremitäten-Ableitungen gibt es keine bestimmten Normwerte. Die S-Zacke ist je nach Lagetyp anders ausgeprägt. Sie sollte jedoch nicht länger als 0,06 sec dauern. Im Unterschied zu den Extremitäten-Ableitungen zeigt die S-Zacke in den Thorax-Ableitungen gesunder Personen ein einheitliches Bild. So sind die S-Zacken in V_1 und V_2 tief und nehmen dann nach links allmählich ab. In dem Bereich, in dem die R-Zacke und die S-Zacke gleich groß sind, liegt die sogenannte Übergangszone (meist bei V_3 oder V_4).

Wichtig für die Beurteilung des EKGs ist die Tatsache, daß normalerweise die Größenänderung der R-Zacke und S-Zacke in den Thorax-Ableitungen fließend und nicht abrupt erfolgt. Der plötzliche Verlust einer R-Zacke in Ableitung V_4 zum Beispiel kann auf einen Vorderwandinfarkt hinweisen.

Der QRS-Komplex ist gelegentlich aufgesplittert oder gekerbt; so finden sich Varianten der QRS-Konfiguration. Man benennt die Zacken je nach ihrer Größe mit großen oder kleinen Buchstaben (z. B. R oder r). Eine zusätzliche R- oder r-Zacke wird als R' bzw. r' bezeichnet.

Welche pathologischen Gegebenheiten lassen sich am QRS-Komplex ablesen?

Ein breiter QRS-Komplex (>0,11 sec) wird typischerweise beobachtet bei Links- oder Rechtsschenkelblock, WPW-Syndrom, ventrikulärer Extrasystolie, Kammerflattern, Hyperkaliämie und im Herzschrittmacher-EKG.

Die Q-Zacke ist beim Herzinfarkt, sowohl der Vorderwand als auch der Hinterwand, deutlich vergrößert. Eine große Q-Zacke muß aber nicht immer Ausdruck eines Herzinfarkts sein. Wir finden sie auch bei EKG-Registrierungen ohne Herzinfarkt, zum Beispiel bei Querlage des Herzens. Ferner kommt eine tiefe und breite Q-Zacke auch bei hypertrophischer Kardiomyopathie und linksventrikulärer Hypertrophie vor, insbesondere bei Volumenbelastung des linken Ventrikels.

Besteht eine Hypertrophie des rechten oder linken Ventrikels, ist die R-Zacke im allgemeinen überhöht. Deutlich erniedrigte R-Zacken sind bei Niedervoltage vorhanden. Kleine R-Zacken oder R-Verlust, vor allem dieser, treten beim Herzinfarkt auf. Die tiefe S-Zacke ist oft ein indirektes Zeichen der Hypertrophie der Kammer.

Der obere Umschlagspunkt (OUP) zeigt den Punkt an, wo die elektromotorischen Kräfte sich vom bisherigen Verlauf definitiv weg in die entgegengesetzte Richtung wenden. Zeitlich markiert er die Dauer vom Q-Beginn bis zur R-Spitze. Dieser obere Umschlagspunkt liegt in V_1 maximal 0,03 sec, in V_6 maximal 0,052 sec nach Beginn von Q. Die Differenz von OUP zwischen V_6 und V_1 soll höchstens 0,032 sec betragen (Reindell und Klepzig). Diese Differenz kann nur dann genau bestimmt werden, wenn V_1 und V_6 synchron registriert werden. Mit Hilfe des OUP mißt man, ob die Zeit der Erregungs-

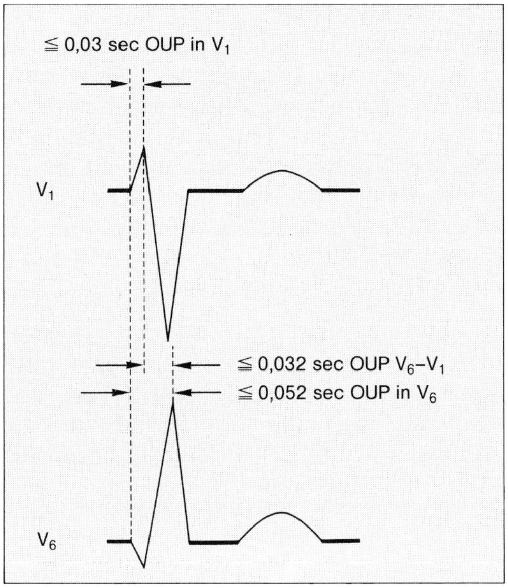

Abb. 26 Schematische Darstellung des oberen Umschlagspunktes.

ausbreitung im rechten oder im linken Ventrikel normal oder infolge der Hypertrophie bzw. durch Schenkelblock verzögert ist. Zu bemerken ist, daß der OUP in V_1 beim Vorhandensein einer R'-Zacke, also beim unvollständigen Rechtsschenkelblock, bis 0,07 sec betragen kann.

Als Synonyme des OUP (Gillmann) gelten *intrinsic deflection* (Lewis), „Beginn der größten Negativitätsbewegung" (Holzmann) und „Beginn der endgültigen Negativitätsbewegung" (Heinecker).

4. ST-Strecke

Die ST-Strecke (vom Ende der S-Zacke bis zum Beginn der T-Zacke) entspricht der vollständigen Kammerdepolarisation und der anschließenden Früh-Repolarisationsphase; sie soll normalerweise maximal 0,1 mV, also 1 mm, oberhalb oder unterhalb der isoelektrischen Linie verlaufen. Eine ST-Senkung mit aszendierendem Verlauf kann bei Herzgesunden auftreten, vor allem bei Tachykardie. Die gesenkte ST-Strecke verläuft normalerweise aber nie horizontal oder deszendierend.

Der Wendepunkt, das heißt, der Punkt, in dem die S-Zacke zur ST-Strecke übergeht, wird als J-Punkt bezeichnet. Der J-Punkt wird bei der Auswertung des Belastungs-EKGs als Bezugspunkt herangezogen.

5. T-Zacke

Die T-Zacke entspricht der Repolarisation der Ventrikel. Sie tritt nach dem Ende der ST-Strecke auf und zeigt eine halbrundliche Form. Unter einer Repolarisationsstörung (Störung des Erregungsrückgangs bzw. der Erregungsrückbildung) versteht man gewöhnlich die Abweichungen im ST- und T-Abschnitt.

Die T-Zacke ist normalerweise in den Ableitungen I, II, aVL, aVF und V_3 bis V_6 positiv. Außerdem soll die T-Zacke mindestens mehr als ein Siebentel der R-Zacke betragen. In Ableitung III kann die T-Zacke positiv, biphasisch oder negativ sein. In aVR ist T stets negativ. Die T-Zacke ist in V_1 und V_2 bei Jugendlichen negativ oder positiv, mit zunehmendem Alter wird T dann immer häufiger positiv. Ab etwa dem 50. Lebensjahr ist T in V_1 meist positiv.

Die klinische Bedeutung der T-Zacke ist vielfältig. Ihre veränderte Form, nämlich abgeflacht, isoelektrisch oder negativ, kann funktionell oder organisch bedingt sein. Sie wird im Kapitel „Koronare Herzkrankheit" ausführlich besprochen.

Die T-Zacke ist gewöhnlich in den linkspräkordialen Ableitungen höher als in den rechtspräkordialen, weshalb T in V_1 kleiner als in V_6 ist. Jedoch kann die T-Zacke manchmal in V_1 größer als in V_6 sein, wenn der T-Vektor deutlich nach vorn gedreht ist. Dann entsteht das „T in $V_1 >$ T in V_6-Syndrom". Dieses tritt nach eigenen Untersuchungen nur bei 6,4% der herzgesunden Personen auf. Es läßt sich darüber hinaus auch bei der koronaren Herzkrankheit und bei linksventrikulärer Hypertrophie beobachten.

6. QT-Zeit (QT-Dauer)

Die QT-Zeit bzw. QT-Dauer (vom Beginn der Q-Zacke bis zum Ende der T-Zacke) entspricht der gesamten elektrischen Kammersystole. Sie umfaßt die Zeit der Erregungsausbreitung und Erregungsrückbildung der Ventrikel.

Nach Untersuchungen von Lepeschkin kann man die QT-Dauer in Relation zur Frequenz setzen und in % angeben. Sie wird dann als relative QT-Dauer bezeichnet. Diese schwankt um den Normwert zwischen −5% und +10% (s. Abb. 27).

Die frequenzkorrigierte QT-Zeit (QTc) kann nach Bazett folgendermaßen berechnet werden:

$$QTc = \frac{QT\ sec}{\sqrt{RR\text{-}Abstand}}$$

Die frequenzkorrigierte QT-Zeit ist dann pathlogisch, wenn sie mehr als 0,44 sec beträgt.

Die QT-Zeit ist in erster Linie bei Hypokalzämie und Jerwell- und Lange-Nielsen-Syndrom (QT-Syndrom) verlängert, außerdem noch bei QRS-Verbreiterung, z. B. Schenkelblock, ventrikulärer Extrasystolie oder WPW-Syndrom, nach medikamentöser Behandlung, z. B. mit Chinidin, Procainamid oder Phenothiazin, infolge Alkoholintoxikation, bei Herzkrankheiten, z. B. altem Vorderwandinfarkt, Hypothyreose, koronarer Herzkrankheit, Hirnblutung, Myokarditis und Cor pulmonale. Ferner kann sie beim Hegglin-Syndrom (energetisch-dynamische Herzinsuffizienz) verlängert sein. In diesem Fall findet sich der zweite Herzton im Phonokardiogramm mindestens 0,02 sec vor dem Ende der T-Zacke. Gewöhnlich endet der zweite Herzton mit der T-Zacke.

Eine verkürzte QT-Zeit kommt in erster Linie bei Hyperkalzämie vor. Sie kann auch durch Digitalis verursacht sein. Ferner wird sie im akuten Stadium des Herzinfarkts oder während einer akuten Perikarditis beobachtet.

7. U-Welle

Die Deutung der U-Welle ist schwierig und heute noch nicht völlig geklärt. Möglicherweise ist die U-Welle ein Nachpotential der Kammererregung, das mit dem Rückwandern

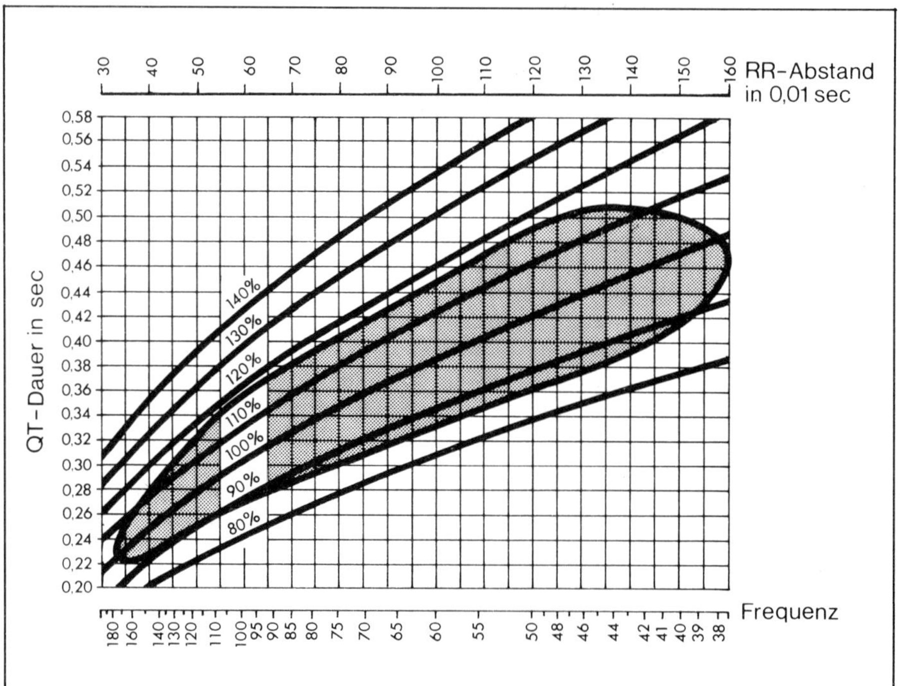

Abb. 27 Normale und pathologische relative QT-Dauer (nach Lepeschkin).
Die QT-Dauer ist abhängig von der Ventrikelfrequenz. Der Normbereich ist halbdunkel gezeichnet. Die korrigierte QT-Dauer wird als relative QT-Dauer bezeichnet. Die Abweichung einer bestimmten QT-Dauer vom Normwert ist an dieser Tabelle abzulesen.

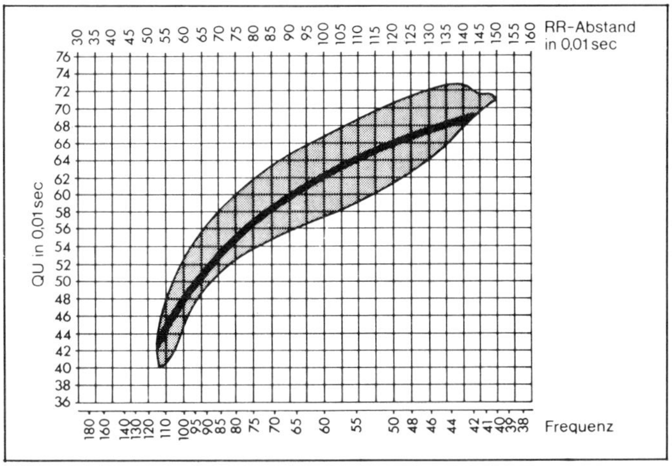

Abb. 28 Normbereich (graues Feld) der QU-Dauer (nach Zuckermann).
Sie ist, wie bei QT-Dauer, von der Ventrikelfrequenz abhängig.

der Kaliumionen in die Zellen zusammenhängt.

So kann es sich bei der U-Welle um die Erregungsrückbildung des Purkinje-Fasersystems handeln.

Die U-Welle tritt gleich nach der T-Zacke auf und ist leicht positiv, aber sehr klein und nicht immer in allen Ableitungen gut sichtbar. Häufig findet sich die U-Welle in II und V_2 bis V_4.

Die hohe positive U-Welle ist charakteristisch für Hypokaliämie. Außerdem läßt sie sich beobachten bei ventrikulärer Hypertrophie, Jerwell- und Lange-Nielsen-Syndrom, Vagotonie, Mitralklappenprolaps-Syndrom und infolge von Antiarrhythmikabehandlung, vor allem mit Chinidin und Procainamid.

Die spätnegative U-Welle ist pathologisch. Tritt sie in Ruhe oder nach Belastung auf, kann sie auch isoliert als Zeichen einer Koronarinsuffizienz gedeutet werden.

Die QU-Zeit ist meist irrelevant. Ist die QT-Zeit nicht exakt meßbar, kann man die QU-Zeit heranziehen; hierfür bestehen gesonderte Normwerte (Abb. 28).

Lagetypen

Mit Hilfe der bipolaren Extremitäten-Ableitungen (I, II und III) konstruierte Einthoven ein gleichseitiges Dreieck „Einthoven-Dreieck“ (siehe Abb. **29**). Er schuf damit ein Modell, das das Herz als elektrischen Dipol in der Mitte dieses Dreiecks auffaßt. In Wirklichkeit liegt das Herz nicht in der Mitte des Thorax, und der Körper stellt kein gleichmäßig leitendes Medium dar. So ist z. B. einerseits die Leitfähigkeit des Blutes gut, andererseits aber die der lufthaltigen Lungen und der Knochen schlecht. Dennoch eignet sich das Einthoven-Dreieck für klinische Zwecke gut dazu, elektromotorische Veränderungen des Herzens auf der frontalen Ebene zu erklären.

Die Richtung der elektrischen Achse des Herzens auf der frontalen Ebene kann als Winkel α angegeben werden (Abb. **30**). Jedoch ist es normalerweise nicht notwendig, den Winkel α genau zu berechnen, wenn man ein EKG beurteilt. Man kann die Richtung des Hauptvektors einfach aus der Amplitude des QRS-Komplexes bestimmen und erhält dadurch den Lagetyp.

Dafür gibt es zwei Methoden, nämlich einmal die Bezeichnung der Lagetypen nach den bipolaren Extremitäten-Ableitungen (Rechtstyp, Steiltyp, Mitteltyp und Linkstyp), zum anderen die Bezeichnung der Lagetypen nach den unipolaren Extremitäten-Ableitungen (Vertikaltyp, Semivertikaltyp, Zwischentyp, Semihorizontaltyp und Horizontaltyp). Die erste Einteilung ist in deutschsprachigen Ländern üblich, die zweite in den angloamerikanischen Ländern. Sie stimmt mit der anatomischen Herzachse besser überein als die erste.

Es ist wichtig, die Lagetypen zu bestimmen, weil sie vor allem altersabhängig sind. So zeigen die Lagetypen im Säuglings- bzw. Kleinkindesalter eine rechtstypische Herzachse und wandeln sich mit zunehmendem Alter zum Linkstyp. Der Rechtstyp ist also im Kindesalter normal; im Erwachsenenalter ist der Linkstyp physiologisch. Ein plötzlicher Wandel des Lagetyps muß als pathologisch betrachtet werden. Die anatomische Herzachse ist nicht immer mit der elektrischen Herzachse, d. h. den Lagetypen, identisch. Die elektrische Herzachse weist häufig mehr nach links oder rechts als die anatomische Längsachse des Herzens.

Unter physiologischen Verhältnissen treten der Rechtstyp, der Steiltyp, der Mitteltyp und der Linkstyp auf. Dagegen werden der überdrehte Linkstyp, der überdrehte Rechtstyp und der Sagittaltyp praktisch nur bei pathologischen Zuständen beobachtet. Im folgenden sollen zunächst die physiologischen und danach die pathologischen Lagetypen besprochen werden.

Physiologische Lagetypen

1. Rechtstyp bzw. Vertikaltyp

(QRS-Winkel α $+90°$ bis $+120°$)

Rechtstyp heißt, daß die elektrische Herzachse nach rechts und unten gerichtet ist. Wir finden in den Einthoven-Ableitungen eine sehr kleine R-Zacke, jedoch eine tiefe S-Zacke in Ableitung I, dagegen eine hohe R-Zacke in Ableitung II und vor allem in Ableitung III. Diese Konstellation besagt, daß die Herzachse nach rechts unten gerichtet ist.

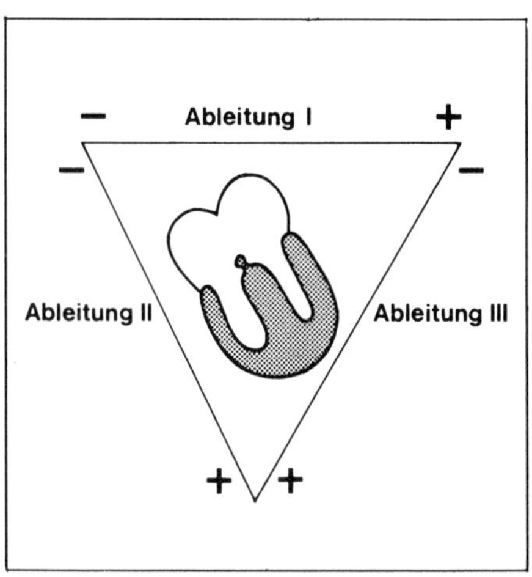

Abb. 29 Einthoven-Dreieck.

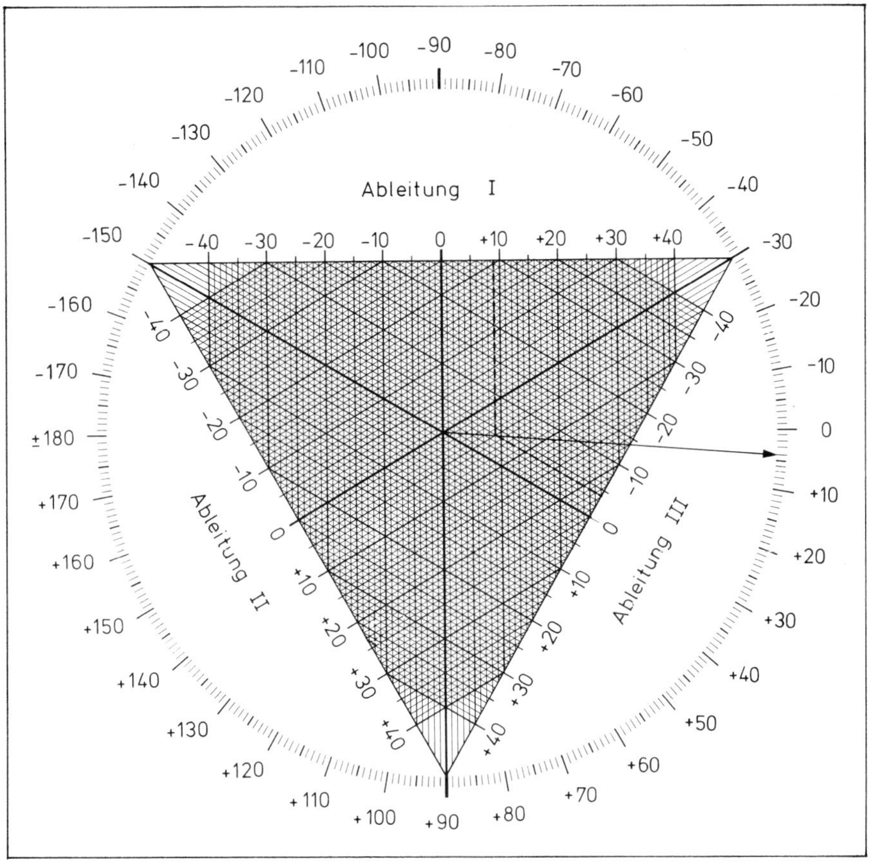

Abb. 30 Bestimmung des QRS-Winkels α.
Beispiel: größter QRS-Ausschlag in Ableitung I = +0,9 mV (+9 mm), in III = −0,4 mV (−4 mm). QRS-Winkel $\alpha = +4°$.

Der Rechtstyp ist im Säuglings- und Kindesalter physiologisch. Er kommt ferner auch bei schlanken Personen vor allem, wenn auch selten, bei Frauen im Erwachsenenalter vor. Sonst ist der Rechtstyp pathologisch und erweckt den Verdacht auf eine Hypertrophie der rechten Herzkammer oder einen linksposterioren Hemiblock. Bei der Dextrokardie handelt es sich um eine Lageanomalie des Herzens, wobei das Herz nach rechts verlagert ist. Hier tritt auch der Rechtstyp oder der überdrehte Rechtstyp auf.

2. Steiltyp bzw. Semivertikaltyp

(QRS-Winkel α +60° bis +90°)

Die Lagetypen ändern sich mit dem Alter: Die elektrische Herzachse wandert nach links. Beim Steiltyp zeigt sie nicht mehr nach rechts, sondern nach links, genauer gesagt nur wenig nach links, aber deutlich nach unten.

Daher finden wir folgendes Bild im Bereich des QRS-Komplexes in den Extremitäten-Ableitungen: Die R-Zacke ist in Ableitung I klein, und häufig ist eine kleine S-Zacke zusätzlich vorhanden. In Ableitung II und III ist die R-Zacke hoch-positiv.

Der Steiltyp bzw. der Semivertikaltyp ist im Jugendalter und auch im Kindesalter normal.

3. Mitteltyp (Normaltyp, Indifferenztyp) bzw. Zwischentyp

(QRS-Winkel α +30° bis +60°)

Normalerweise ist die elektrische Herzachse im jüngeren Erwachsenenalter bereits nach links unten gerichtet. Dabei ist die größte R-Zacke in Ableitung II zu sehen; die R-Zacke

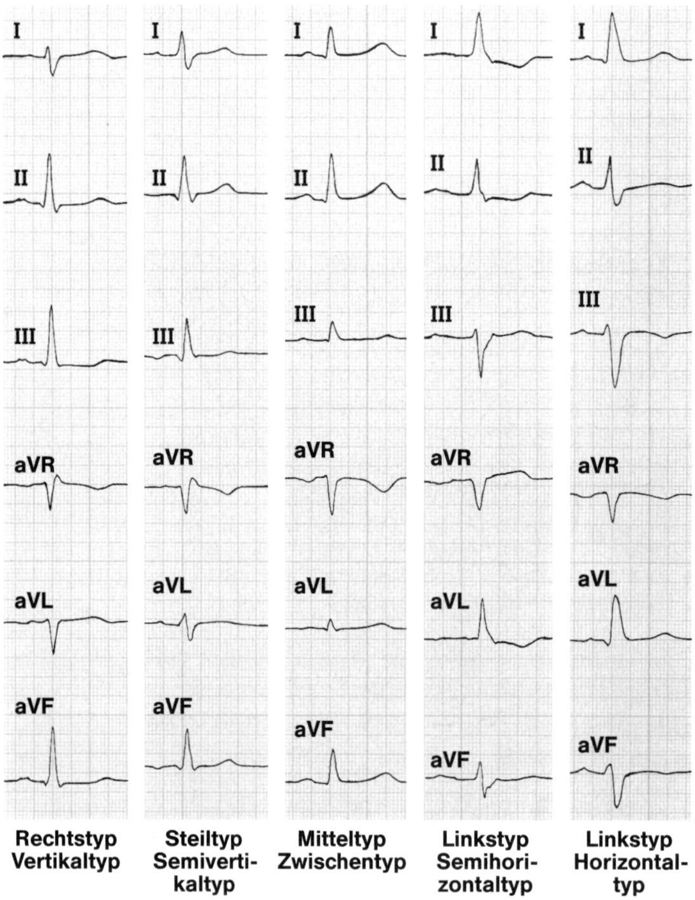

Abb. 31 Beispiele der physiologischen Lagetypen.

ist jedoch auch in Ableitung I und III deutlich nachweisbar. Jedenfalls sollen die R-Zacken in Ableitung I, II und III deutlich vorhanden sein.

Dieser Mitteltyp, auch Normaltyp oder Indifferenztyp bezeichnet, tritt gewöhnlich im jüngeren Erwachsenenalter auf.

4. Linkstyp

(QRS-Winkel α $+30°$ bis $-30°$)

Beim Linkstyp ist die elektrische Herzachse auf der frontalen Ebene deutlich nach links und wenig nach unten oder oben gerichtet. Wir finden dabei in Ableitung I eine hohe R-Zacke. Im Gegensatz dazu ist die S-Zacke in Ableitung III tief. In Ableitung II ist der QRS-Komplex überwiegend positiv.

Der Linkstyp ist charakteristisch für den erwachsenen und älteren Menschen. Dieser Linkstyp bedeutet nichts anderes, als daß die elektrische Herzachse nach links gerichtet ist. Bei Hypertrophie der linken Kammer finden wir zwar auch den Linkstyp, es müssen aber zusätzlich noch mehrere andere Veränderungen nachweisbar sein.

Der Linkstyp umfaßt einen Winkelbereich von $+30°$ bis $-30°$. Nach den Goldberger-Ableitungen ist noch eine weitere Differenzierung möglich. Danach beträgt der Winkel α beim Semihorizontaltyp zwischen $+30°$ und $0°$, beim Horizontaltyp, dem eigentlichen Linkstyp, $0°$ bis $-30°$.

5. Semihorizontaltyp

(QRS-Winkel α $+30°$ bis $0°$)

Der Semihorizontaltyp wird anhand der Goldberger-Ableitungen, und zwar mit den Ableitungen aVL und aVF, allein festgestellt, ohne daß dabei die Einthoven-Ableitungen herangezogen werden. Dabei ist die R-Zacke

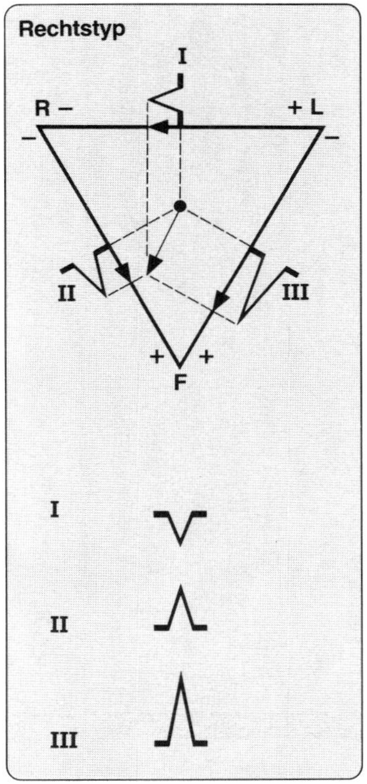

Abb. 32 Rechtstyp.
Beim Rechtstyp ist die elektrische Herzachse nach rechts und unten gerichtet. So finden wir in Ableitung II, hauptsächlich aber in Ableitung III, eine hohe R-Zacke, dagegen in Ableitung I eine tiefe S-Zacke.

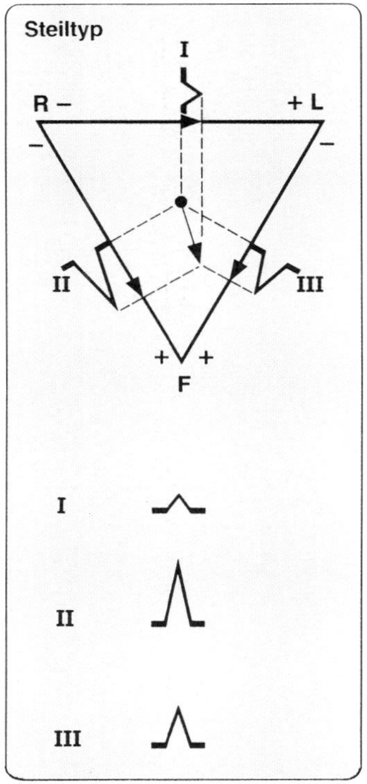

Abb. 33 Steiltyp.
Beim Steiltyp ist die elektrische Herzachse gering nach links, aber deutlich nach unten gerichtet. So finden wir in Ableitung I eine kleine R-Zacke und ebenfalls eine kleine S-Zacke, jedoch in Ableitung II und III eine deutliche R-Zacke.

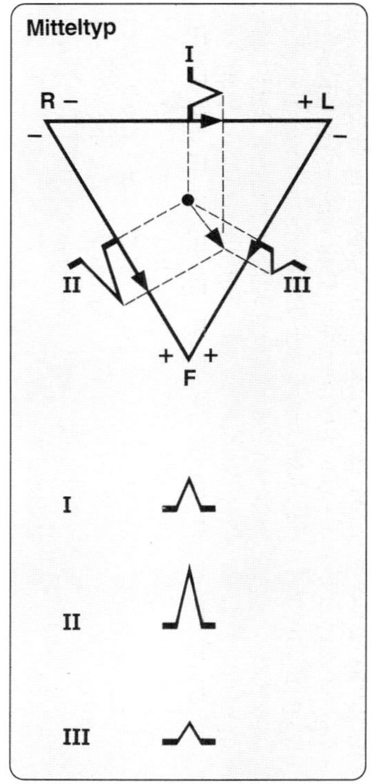

Abb. 34 Mitteltyp.
Beim Mitteltyp ist die elektrische Herzachse nach links und unten gerichtet. So sind die R-Zacken in Ableitungen I, II und III deutlich positiv, wobei die R-Zacke in Ableitung II am größten ist.

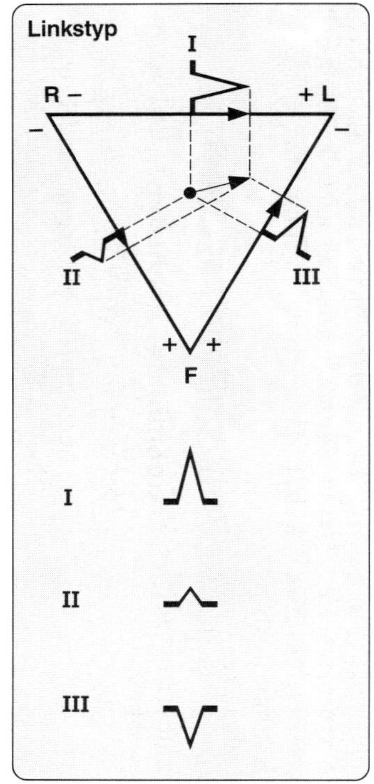

Abb. 35 Linkstyp.
Beim Linkstyp ist die elektrische Herzachse deutlich nach links gerichtet. So findet sich in Ableitung I eine hohe R-Zacke, dagegen ist die S-Zacke in Ableitung III tief.

in aVL hoch. Der QRS-Komplex zeigt in aVF eine biphasische Form, also einerseits eine kleine R-Zacke und andererseits eine etwa gleich kleine S-Zacke. Die Einthoven-Ableitungen zeigen beim Semihorizontaltyp meist keinen eindeutigen Unterschied im Vergleich zum Linkstyp. Der Semihorizontaltyp kommt bei jüngeren Erwachsenen vor.

6. Horizontaltyp

(QRS-Winkel α 0° bis −30°)

Der QRS-Komplex zeigt beim Horizontaltyp in den Goldberger-Ableitungen charakteristische Veränderungen. Dabei ist einerseits die R-Zacke in Ableitung aVL deutlich nachweisbar, manchmal ist die R-Zacke sogar überhöht. Andererseits ist die S-Zacke in Ableitung aVF sehr tief, wobei die R-Zacke hier kaum nachweisbar ist.

Die Einthoven-Ableitungen zeigen beim Horizontaltyp wie beim Semihorizontaltyp meist keinen eindeutigen Unterschied im Vergleich zum Linkstyp.

Der Horizontaltyp wird vor allem bei älteren Menschen oder bei schwerer linkventrikulärer Hypertrophie gefunden.

Pathologische Lagetypen

1. Überdrehter Rechtstyp

(QRS-Winkel $\alpha > +120°$)

Beim überdrehten Rechtstyp handelt es sich um eine deutlich nach rechts gedrehte Herzachse mit einem Winkel α größer als +120°. Dabei ist wichtig zu wissen, daß die Amplitude der S-Zacke in Ableitung II größer als die der R-Zacke ist. Das ist ein entscheidendes Merkmal zur Differenzierung des überdrehten Rechtstyps vom normalen Rechtstyp; hier kommen oft Fehlinterpretationen vor. Die sonstigen Veränderungen sind gleich denen des Rechtstyps, häufig nur deutlicher ausgeprägt. So ist in Ableitung I die S-Zacke sehr tief und in Ableitung III die R-Zacke sehr hoch; meist sind zusätzlich ST-T-Veränderungen zu sehen.

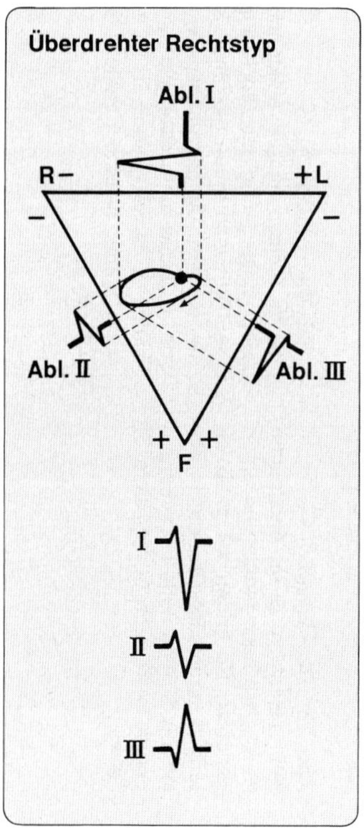

Abb. 36 Überdrehter Rechtstyp. Rechtstyp, dabei: R<S in II.

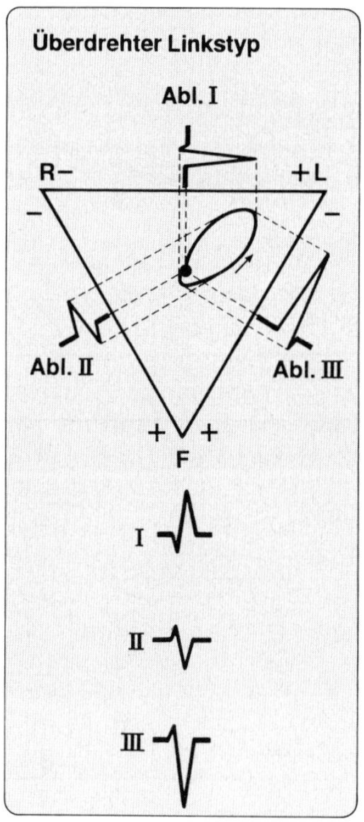

Abb. 37 Überdrehter Linkstyp. Linkstyp, dabei R<S in II.

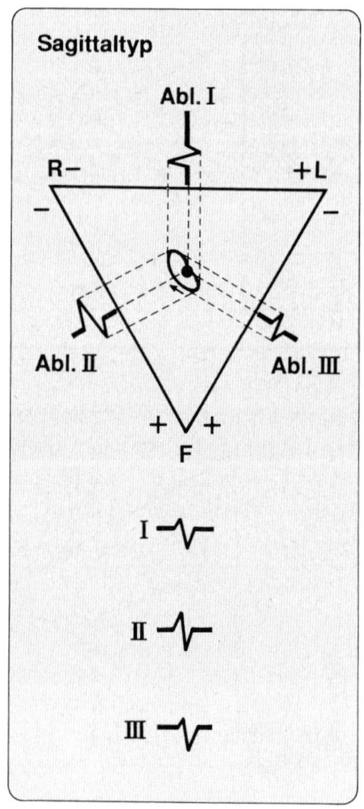

Abb. 38 Sagittaltyp. Kleine R und S in I, II und III.

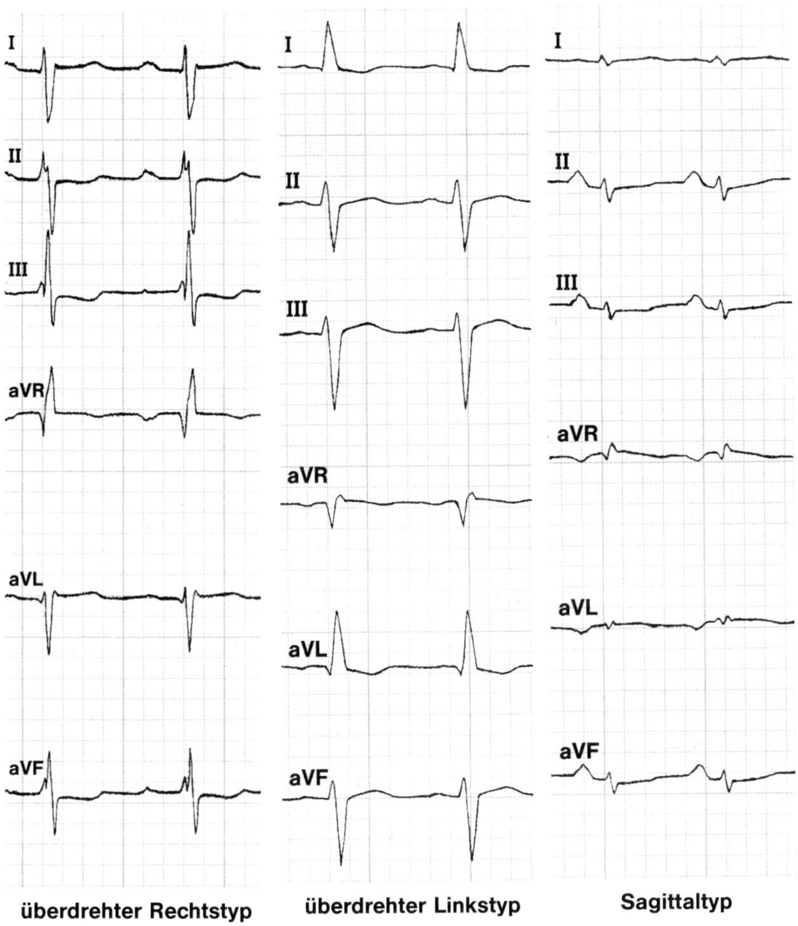

Abb. 39 Beispiel der pathologischen Lagetypen.

Der überdrehte Rechtstyp tritt meist bei Rechtshypertrophie und linksposteriorem Hemiblock auf. Es ist anzumerken, daß der überdrehte Rechtstyp bei rechtsventrikulärer Hypertrophie durch den erheblich nach rechts vergrößerten Vektor bedingt ist, während er beim linksposterioren Hemiblock von einer Leitungsunterbrechnung im linksposterioren Faszikel herrührt (s. Kapitel „Hemiblock und faszikuläre Blockbilder").

2. Überdrehter Linkstyp

(QRS-Winkel $\alpha > -30°$)

Beim überdrehten Linkstyp ist die S-Zacke in Ableitung II wie beim überdrehten Rechtstyp größer als die der R-Zacke. Das ist zunächst wichtig für die Differenzierung des überdrehten Linkstyps vom normalen Linkstyp. Die sonstigen Veränderungen sind gleich denen des normalen Linkstyps. So ist die R-Zacke in Ableitung I hoch, die S-Zacke in Ableitung II und III sehr tief. Der Winkel α ist größer als $-30°$. So zeigt der Vektor deutlich nach links und oben. Meist sind zusätzlich ST-T-Veränderungen vorhanden.

Der überdrehte Linkstyp ist selten. Er kommt vor bei linksanteriorem Hemiblock, zum Beispiel bei koronarer Herzkrankheit, dilatativer Kardiomyopathie, arterieller Hypertonie, Myokarditis und Herzvitien. Ganz selten tritt er auch bei herzgesunden, athletischen Personen auf (s. Kapitel „Hemiblock und faszikuläre Blockbilder").

3. Sagittaltyp

Durch sagittale Drehung der Herzachse zeigt der Vektor zunächst nach vorn und danach

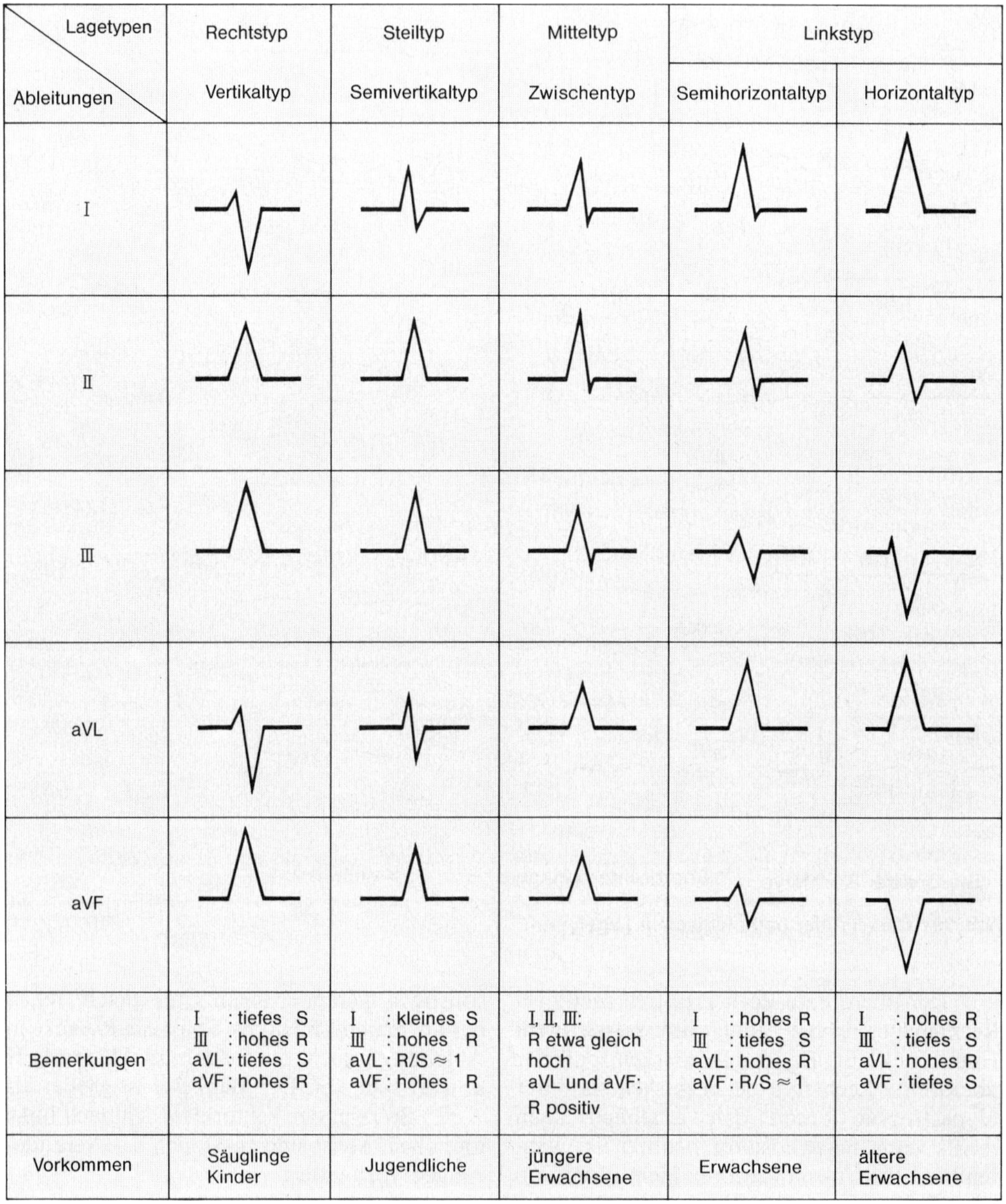

Abb. 40 Schematische Darstellung der physiologischen Lagetypen in verschiedenen Ableitungen.

nach hinten. Auf der frontalen Ebene steht er etwa senkrecht. Dadurch zeigen die Extremitäten-Ableitungen kleine, häufig zunächst positive und dann negative Ausschläge. Meist resultiert dadurch ein S_I-S_{II}-S_{III}-Typ oder ein S_I-Q_{III}-Typ. Wichtig sind die kleinen Amplituden, so daß rein formell eine Niedervoltage entsteht.

Der Sagittaltyp ist oft bei Patienten mit einem Emphysem, chronischem Cor pulmonale oder bei Lungenembolie festzustellen. Bei Gesunden tritt er nur selten auf.

Auf der horizontalen Ebene kann man mit Hilfe der Thorax-Ableitungen, z. B. V_2 und V_6, die elektrische Achse bestimmen, al-

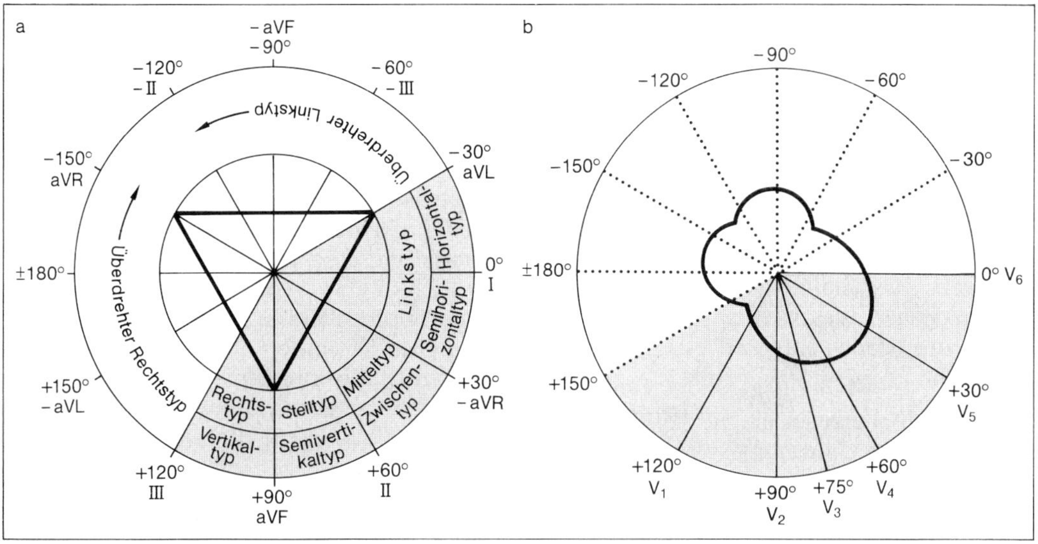

Abb. 41 EKG-Lagetypen und QRS-Winkel α (a) und die Winkeleinteilung bei Thorax-Ableitungen (b).

lerdings nicht sehr genau. Deshalb wird diese Methode gewöhnlich nicht angewandt. Um die Vektorrichtung genau zu bestimmen wird die Vektorkardiographie in drei Ebenen durchgeführt. Die Winkeleinteilung der Extremitäten- und Thoraxableitungen zeigen die Abbildungen **41 a** und **b**.

Vektorielle Betrachtung des EKG

Die elektrokardiographischen Veränderungen erklärte man früher mit der Dipol-Theorie. Ein Dipol ist als eine Stromquelle definiert, die auf zwei nahe zusammenliegenden, punktförmigen, elektrischen Ladungen gleicher Größe, jedoch entgegengesetzter Polarität beruht.

Der Dipol erzeugt ein elektrisches Feld, das sich auf die Umgebung symmetrisch und gleichmäßig ausbreitet. Dieses elektrische Feld bewirkt auf der Körperoberfläche elektrische Potentiallinien. Die Körperoberfläche wird dabei elektrophysiologisch in eine positive und eine negative Zone eingeteilt. Außerdem nimmt man hypothetisch an, daß das Herz in der Mitte dieses Dipols sitzt. Alle Punkte des elektrischen Feldes, die sich in der negativen Zone des Dipols befinden, gelten als elektronegativ, umgekehrt sind alle Punkte, die sich auf der positiven Seite des Dipols befinden, elektropositiv. Je nach Änderung des elektrischen Feldes erscheinen verschiedene Dipolbilder.

Denkt man sich das Herz sehr klein im Verhältnis zu dem räumlichen Leiter, der es umgibt, so stellt es sich als punktförmiger Dipol dar, der während des Erregungsablaufes dauernd ein elektrisches Feld mit wechselnder Richtung und Größe aufbaut. Die elektromotorischen Kräfte können nach der physikalischen Definition als Vektoren beschrieben werden. So wird heute meistens die „Vektortheorie" bei der Erklärung der elektromotorischen Phänomene des Herzens herangezogen.

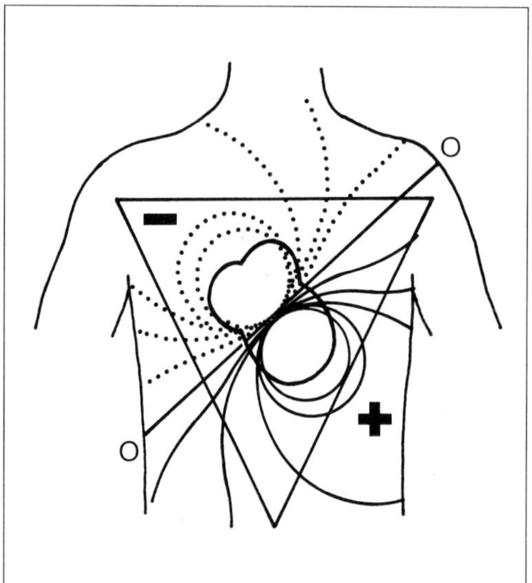

Abb. 42 Schematische Darstellung des elektrischen Feldes im Körper.

Wie bereits im Kapitel „Elektrophysiologische Grundlagen" erwähnt, ist der erregte Teil einer Herzmuskelfaser gegenüber dem noch ruhenden Teil elektronegativ und der unerregte Teil elektropositiv. So entsteht zwischen den beiden Teilen eine Potentialdifferenz, die durch eine bestimmte Zeit, Größe und Richtung gekennzeichnet ist, also einen „Vektor" im physikalischen Sinn darstellt. Dabei ist der Vektor stets von der elektronegativen zu der elektropositiven Seite gerichtet.

Am Herzen werden in Wirklichkeit aber fast gleichzeitig zahlreiche etwa eine Million Herzmuskelfasern erregt, deren kleine Einzelvektoren sich addieren oder aufheben, so daß rund 5% der gesamten Herzmuskelfasern die Richtung und Größe der ventrikulären Erregung bestimmen; als Resultat entsteht ein Summationsvektor.

Der Vektor zu einem bestimmten Zeitpunkt wird als „Momentanvektor" bezeichnet. Der größte Momentanvektor der Kammererregung ist der maximale QRS-Vektor. Dieser ist identisch mit der elektrischen Herzachse auf der frontalen Ebene. Die graphische Folge der einzelnen Momentanvektoren stellt für die P-Zacke, den QRS-Komplex und die T-Zacke jeweils eine Schleife im Vektorkardiogramm dar.

Erregung der Vorhöfe

Der Nachweis der Erregung des Sinusknotens ist weder im Oberflächen-EKG noch in räumlicher Darstellung möglich. Damit ist das In-

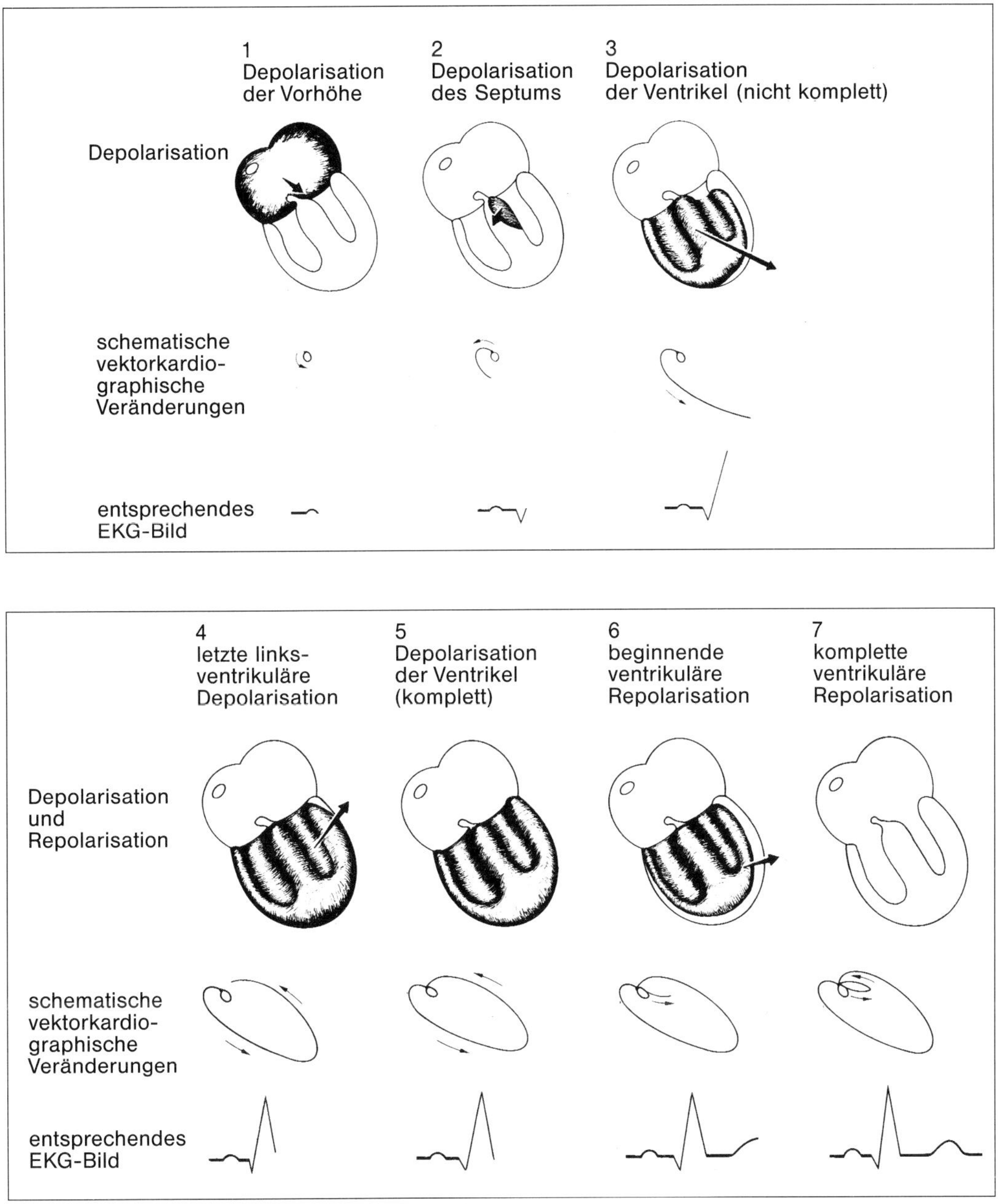

Abb. 43 (oben und unten) **Schematische Darstellung der Depolarisation und Repolarisation des Herzens und vektorielle Betrachtung sowie EKG-Bild.**

tervall zwischen der Sinus- und Vorhoferregung im konventionellen EKG nicht meßbar.

Die Hauptrichtung der Erregungsausbreitung des rechten Vorhofs ist von oben nach unten und eventuell ein wenig nach rechts gerichtet. Der linke Vorhof liegt anatomisch etwas links und hinter dem rechten Vorhof. So läuft die Erregung der Vorhöfe zunächst vom Nullpunkt nach unten vorn und manchmal etwas nach rechts, dann etwas nach links oben und kehrt wieder zum Nullpunkt zurück. Insgesamt ist aber diese Vektorschleife klein; so findet sich im EKG eine kleine P-Zacke.

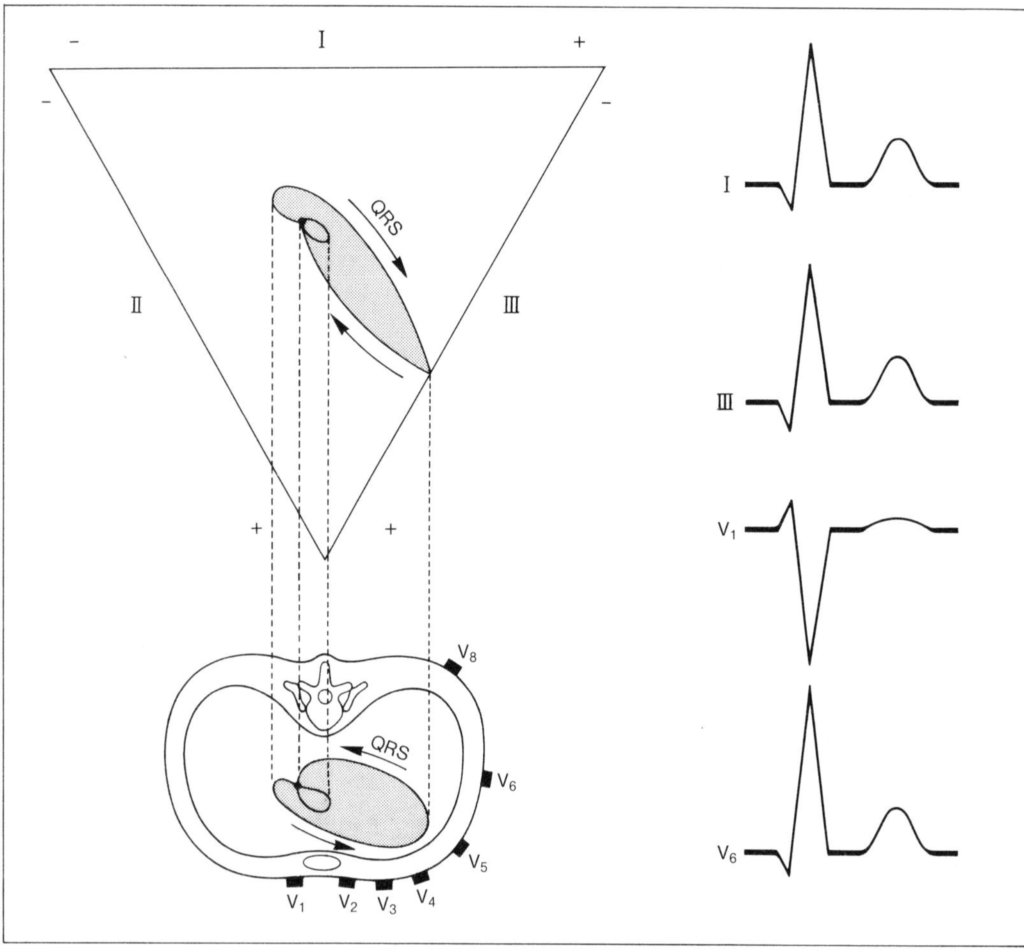

Abb. 44 Schematische Darstellung der Projektion der QRS-Hauptschleife und der T-Schleife auf die Extremitäten- und Thorax-Ableitungen.

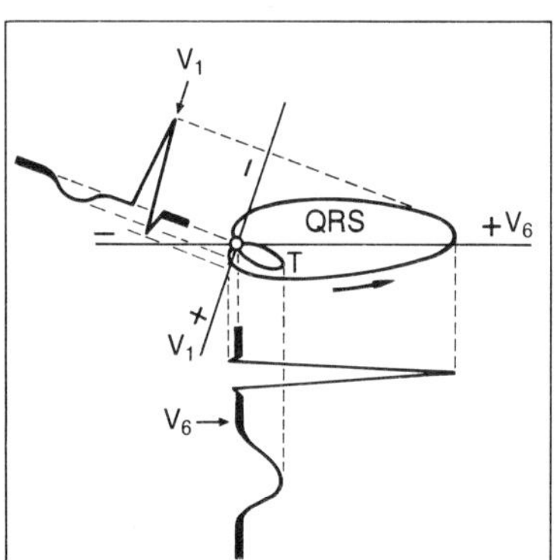

Abb. 45 Vektorielle Betrachtung der Thorax-Ableitungen. Nach links gerichtete normale längsovale QRS-Schleife im Gegenuhrzeigersinn. T-Schleife klein und in QRS-Schleife eingeschlossen. Kleines R und verhältnismäßig tiefes S in V_1. Normales R und T in V_6.

Depolarisation der Ventrikel

Die Depolarisation der Ventrikel beginnt an der linken dorsokranialen Seite des Septums; dabei verläuft die Vektorrichtung von links nach rechts (0,01 – 0,02 sec). So entsteht z. B. im Thorax-EKG in V_1 eine kleine R-Zacke, da der Vektor auf V_1 zuläuft. In dem etwa gegenüberliegenden Punkt, V_6, findet sich dagegen eine kleine Q-Zacke, da die Septumerregung von V_6 wegläuft.

Nach der Septumerregung entstehen in mehreren Bezirken der Kammern verschiedene Einzelvektoren, woraus ein großer Summationsvektor in Richtung links unten resultiert. Die Erregung breitet sich dabei vom Endokard zum Epikard und zur Herzspitze aus.

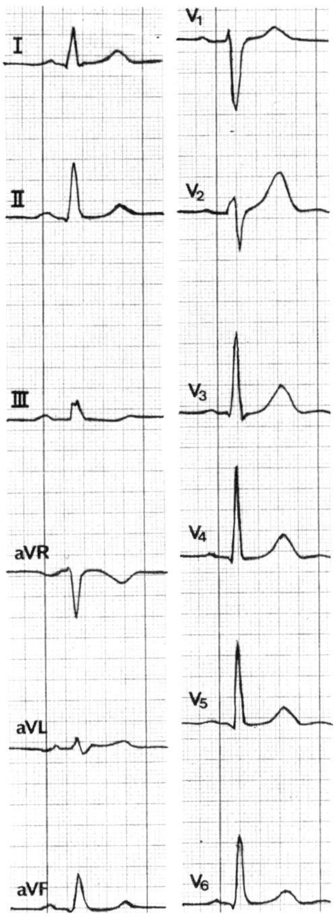

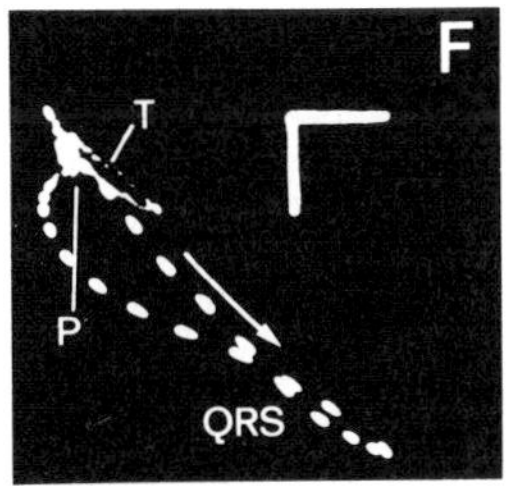

Frontale Ebene

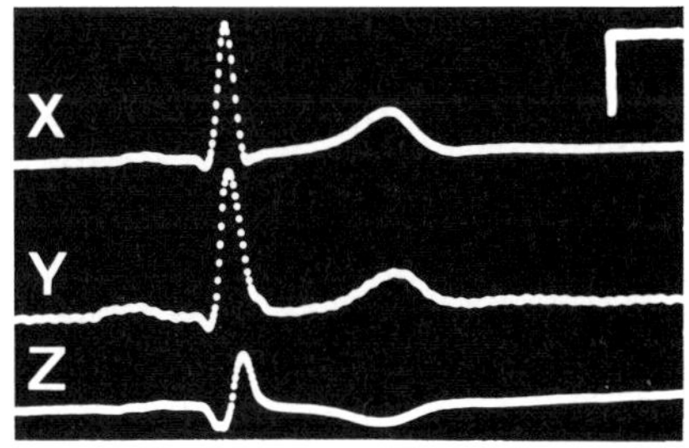

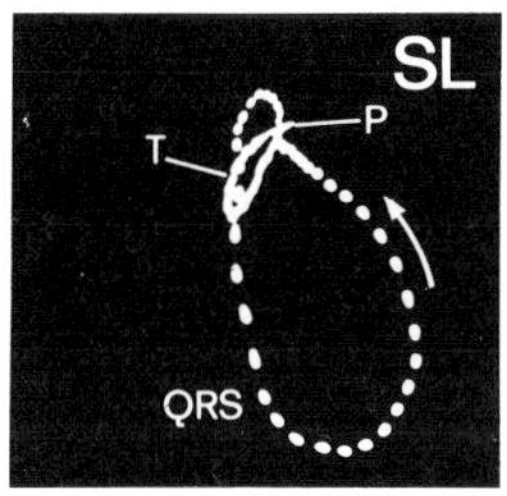

Linkssagittale Ebene

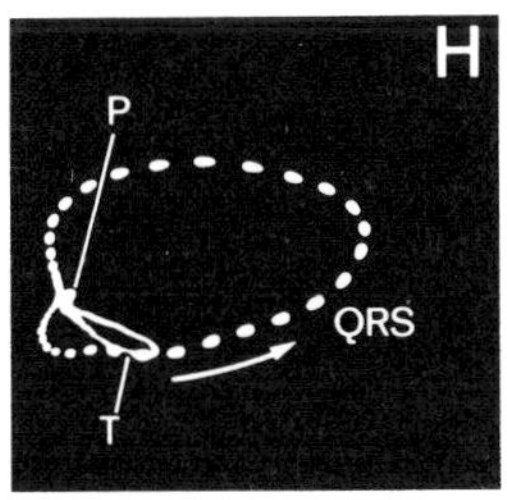

Horizontale Ebene

Abb. 46 Normales EKG. 26jähriger Student. Mitteltyp. P, PQ-Zeit, QRS-Komplex und T normal.

Abb. 47 Vektorkardiogramm: Derselbe Mann wie in Abb. 46. Normale P-, QRS- und T-Schleife, T-Winkel und QRS-T-Winkel normal. QRS-Hauptvektor nach links hinten unten gerichtet. Eichung: 0,5 mV. Keine pathologischen Veränderungen in den Frankschen EKG-Ableitungen (rechts oben).

Die Erregungsausbreitung im muskelschwachen rechten Ventrikel erfolgt schneller als im muskelstarken linken Ventrikel. Je mehr die Erregung im linken Ventrikel fortschreitet, desto stärker richtet sich der Summationsvektor nach links. Ist der linke Ventrikel dann maximal erregt (0,04 – 0,05 sec nach Beginn der Kammererregung), findet sich der größte Summationsvektor bzw. die höchste R-Zacke im Bereich der linkspräkordialen Ableitungen V_5 und V_6, da der Vektor auf diese Punkte zuläuft. Von V_1 ist aber der Vektor weggerichtet. Deshalb tritt in V_1 nach der kleinen R-Zacke eine negative Zacke, d. h. eine verhältnismäßig tiefe S-Zacke auf.

Zum Schluß der ventrikulären Depolarisation werden die postero-basalen Partien der linken Ventrikelwand erreicht, weshalb der Vektor nach links oben gerichtet ist. Dann kehrt der Vektor zum Nullpunkt zurück. Bei vollständiger Depolarisation beider Ventrikel ist kein Aktionspotential mehr nachweisbar. Die Vektorschleife bleibt im Nullpunkt, im EKG findet sich eine isoelektrische ST-Strecke. Die gesamte Depolarisation dauert gewöhnlich 0,07 – 0,10 sec.

Repolarisation der Ventrikel

Das Aktionspotential ist in den zuerst erregten subendokardialen Schichten größer und dauert länger im Vergleich zu den zuletzt erregten subepikardialen. Dieser Vorgang ist wahrscheinlich darauf zurückzuführen, daß die endokardialen Schichten infolge des hohen Drucks schlechter durchblutet sind als die epikardialen. Während also die Außenschichten ihre Erregung beendet haben und infolgedessen elektropositiv sind, sind die Innenschichten noch erregt und elektronegativ.

Daher ist die Richtung der Repolarisation wie bei der Depolarisation der Ventrikel von innen nach außen, d. h. nach links unten und etwas nach vorn geneigt. So ist die T-Zacke in den linkspräkordialen Ableitungen V_5 und V_6 normalerweise positiv. Der T-Vektor ist zwar klein, aber etwas größer als der P-Vektor. P- und T-Schleife sind in der QRS-Schleife eingeschlossen.

III. Pathologische EKG-Bilder

Veränderungen des Vorhofteils

Besondere Aufmerksamkeit wird in der letzten Zeit den EKG-Veränderungen geschenkt, welche die Vorhöfe betreffen. Die Erregung der Vorhöfe stellt die P-Zacke dar. Bei manchen Rhythmusstörungen, z. B. Vorhofflimmern, -flattern, sinuaurikulärem Block und Sinusarrest, fehlt die P-Zacke. Bei mittlerem AV-(Knoten-)Rhythmus, supraventrikulärer oder ventrikulärer Tachykardie kann der genaue Nachweis der P-Zacke schwierig sein, obwohl sie vorhanden sein kann.

Es ist bekannt, daß sich die Form der P-Zacke bei jüngeren Menschen durch neurovegetative Einflüsse verändert. So ist die P-Zacke bei Sympathikotonie oder Sinustachykardie manchmal leicht überhöht, bei Vagotonie oder Bradykardie dagegen etwas abgeflacht.

Der Erregungsrückgang der Vorhöfe wird als T_a-Welle bezeichnet; gewöhnlich ist sie aber nicht sichtbar, da sie im QRS-Komplex verborgen bleibt.

Anatomisch gesehen liegt der rechte Vorhof vorn und der linke Vorhof etwas hinten. Die P-Zacke wird zunächst von der Erregung des rechten und dann des linken Vorhofs gebildet. Die Zeit zwischen den maximalen Erregungen beider Vorhöfe kann bis zu 0,03 sec betragen. Daher kommt eine doppelgipfelige P-Zacke auch bei Herzgesunden vor.

Die Breite der P-Zacke ist in den Extremitäten-Ableitungen bis 0,11 sec normal, die Höhe ist bei Erwachsenen bis 0,20 mV (2 mm) und bei Jugendlichen bis 0,25 mV (2,5 mm) normal.

Der P-Vektor des rechten Vorhofs zeigt nach vorn und unten, manchmal etwas nach rechts, während der P-Vektor des linken Vorhofs etwas nach links und hinten oben gerichtet ist. So ist die P-Zacke in den Ableitungen I, II und aVL positiv. Die P-Zacke ist aber in diesen Ableitungen bei dem (seltenen) Situs inversus und bei falscher Polung negativ.

Es ist bekannt, daß eine falsche Polung bei der EKG-Registrierung in jeder Praxis

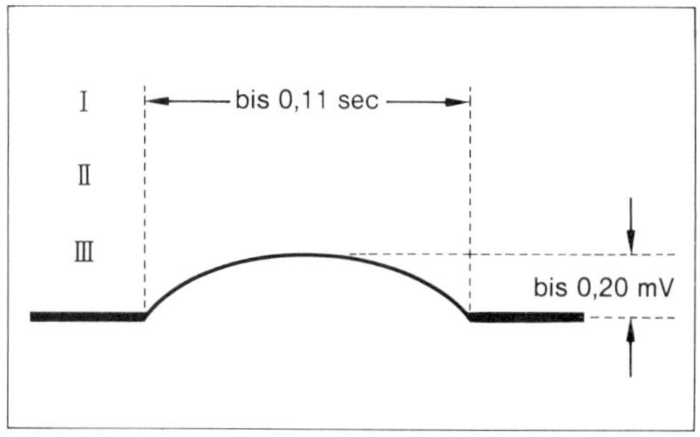

Abb. 48 Schema der normalen P-Zacke in den Extremitäten-Ableitungen. Sie ist in I, II, III bis 0,20 mV bei Erwachsenen, bis 0,25 mV bei Kindern normal.

immer wieder vorkommen kann. Daher ist es besonders wichtig, darauf zu achten. Tritt eine negative P-Zacke in Ableitung I auf, sollte man zunächst an eine falsche Polung denken und die EKG-Registrierung wiederholen. Beim Verdacht auf einen Situs inversus ist unbedingt eine weitere kardiologische Diagnostik erforderlich, da der Situs inversus häufig von kongenitalen Herzfehlern begleitet wird.

Eine negative P-Zacke in Ableitung II und III spricht für eine retrograde Erregung der Vorhöfe. Dies kommt bei oberem AV-(Knoten-)Rhythmus vor.

In den Thorax-Ableitungen ist die P-Zacke in der Regel klein, in Ableitung V_1 jedoch deutlich zu sehen. Der rechte Vorhof, in dem sich der Sinusknoten befindet, wird zuerst erregt. Da der rechte Vorhof vorn liegt, läuft der Vektor in die Richtung des rechten

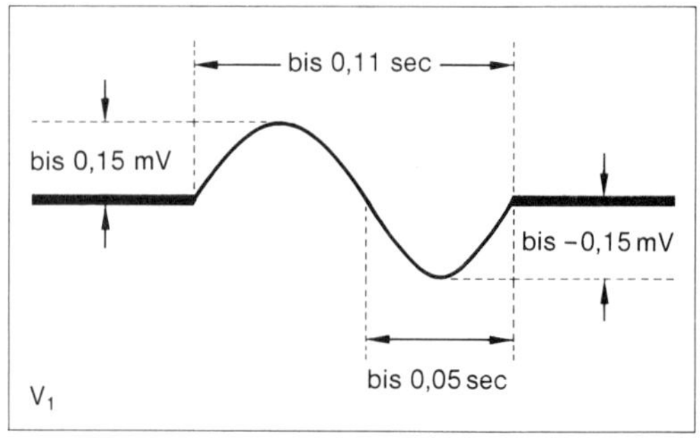

Abb. 49 Schema der normalen P-Zacke in der Thorax-Ableitung V_1.

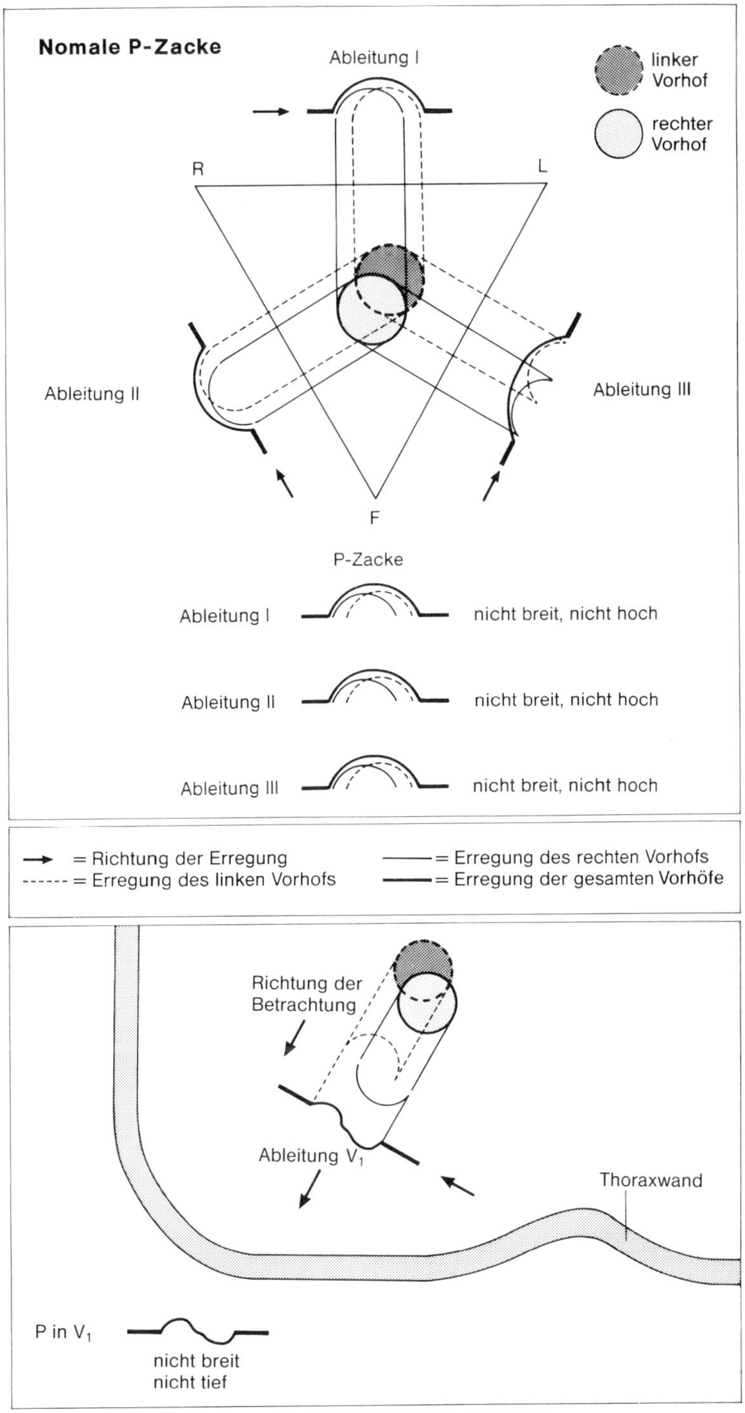

Abb. 50 Entstehung der normalen P-Zacke.

Vorhofes, also zu den Ableitungen V_1 und V_2. Es findet sich hier eine kleine positive Zacke. Danach wird der linke Vorhof, der hinten liegt, erregt; dabei läuft der P-Vektor von V_1 aus gesehen weg, weshalb hier ein negativer Anteil der P-Zacke zustande kommt. So ist in V_1 eine kleine positive und eine negative P-Zacke vorhanden. Die Breite der P-Zacke ist in den Thorax-Ableitungen wie bei den Extremitäten-Ableitungen insgesamt

Klassifikation	Normales P	P sinistro-atriale	P dextro-atriale	P biatriale
Bedeutung	normalgroßer Vorhof	Überlastung des linken Vorhofs	Überlastung des rechten Vorhofs	Überlastung beider Vorhöfe
anatomisches Bild mit Vektorrichtung	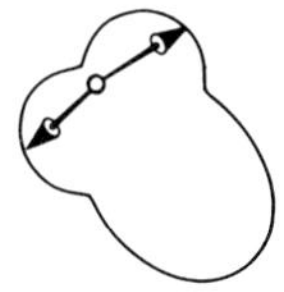	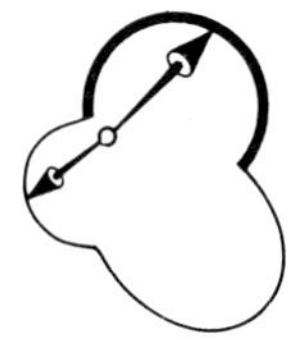	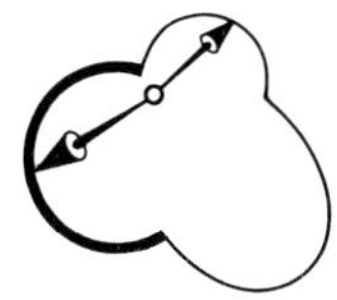	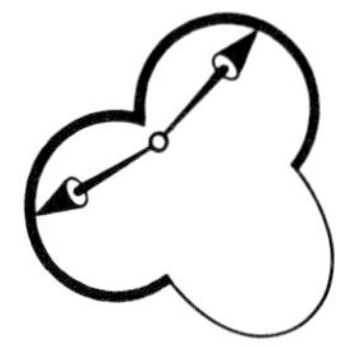
EKG-Veränderung (I, II, III, V_1)	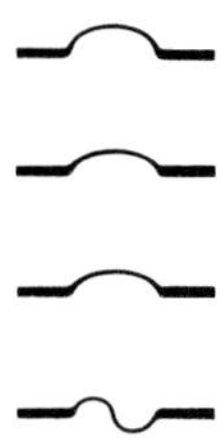	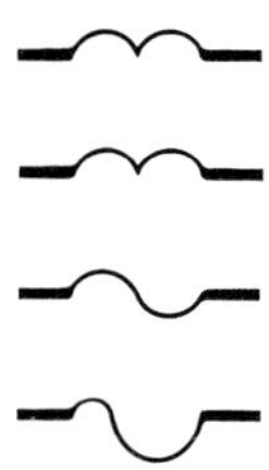	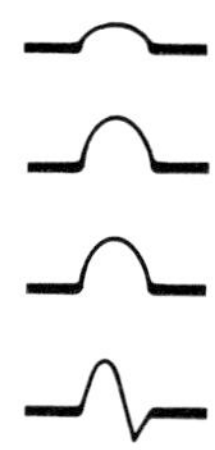	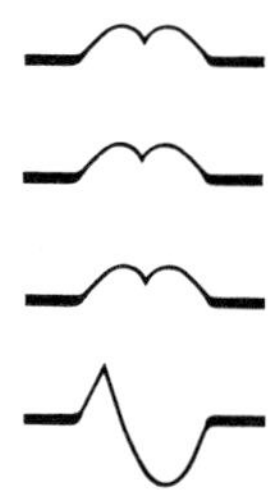
EKG-Merkmale	P in I, II, III <0,12 sec u. <0,2 mV P in V_1 <0,15 mV	P in I u. II doppelgipflig u. verbreitert P in V_1 breit-negativ und tief	P in II u. III spitz-positiv P in V_1, V_2 hoch	P in I, II u. III breit u. hoch (>0,11 sec u. >0,2 mV) P in V_1, V_2 hoch u. breit-negativ
häufiges Vorkommen	Normalfall	Mitralvitien, Hypertonie	Herzfehler mit Rechtshypertrophie, Cor pulmonale	Mitralstenose mit pulmonaler Hypertonie (schwere Rechts- u. Linkshypertrophie)

Abb. 51 Vorhofhypertrophiezeichen im EKG.

bis 0,11 sec normal, wobei der negative Anteil in V_1 bis 0,05 sec beträgt. Dabei ist die Höhe bis 0,15 mV und die Tiefe bis −0,15 mV normal.

1. P sinistro-atriale (P mitrale, P sinistro-cardiale)

Bei Überlastung des linken Vorhofs findet sich elektrokardiographisch ein P sinistro-atriale. Der P-Vektor zeigt deutlich zum überlasteten linken Vorhof hin; er ist nach links hinten und leicht nach oben gerichtet.

Infolge der verspäteten Erregung des linken Vorhofs ist die P-Zacke in I und II verbreitert (breiter als 0,11 sec) und meist doppelgipfelig, außerdem häufig flach. Manchmal ist die Erkennung des P sinistro-atriale sehr schwierig, da die P-Zacke abgeflacht ist mit niedriger Amplitude.

Häufig sind auch charakteristische Veränderungen in V_1 festzustellen. Da der P-Vektor deutlich nach links hinten zeigt, d. h., der Vektor von V_1 weit weg gerichtet ist, ist der linksatriale Teil, der normalerweise schon leicht negativ ist, tief-negativ (tiefer als 0,15 mV) und breit (breiter als 0,05 sec).

Diese deutlich negative Verbreiterung der P-Zacke in V_1 kommt dadurch zustande, daß die Erregung des linken Vorhofes infolge der Überlastung sehr lang dauert.

Das Verhalten der P-Zacke in V_5 und V_6 entspricht etwa dem in I und II. Daher findet man in den Ableitungen V_5 und V_6 eine verbreiterte P-Zacke, wenn sie in Ableitung I und II ebenso verändert ist. Manchmal kommt es vor, daß die pathologischen P-Zacken in V_5 und V_6 besser zum Ausdruck kommen als in Ableitung I und II.

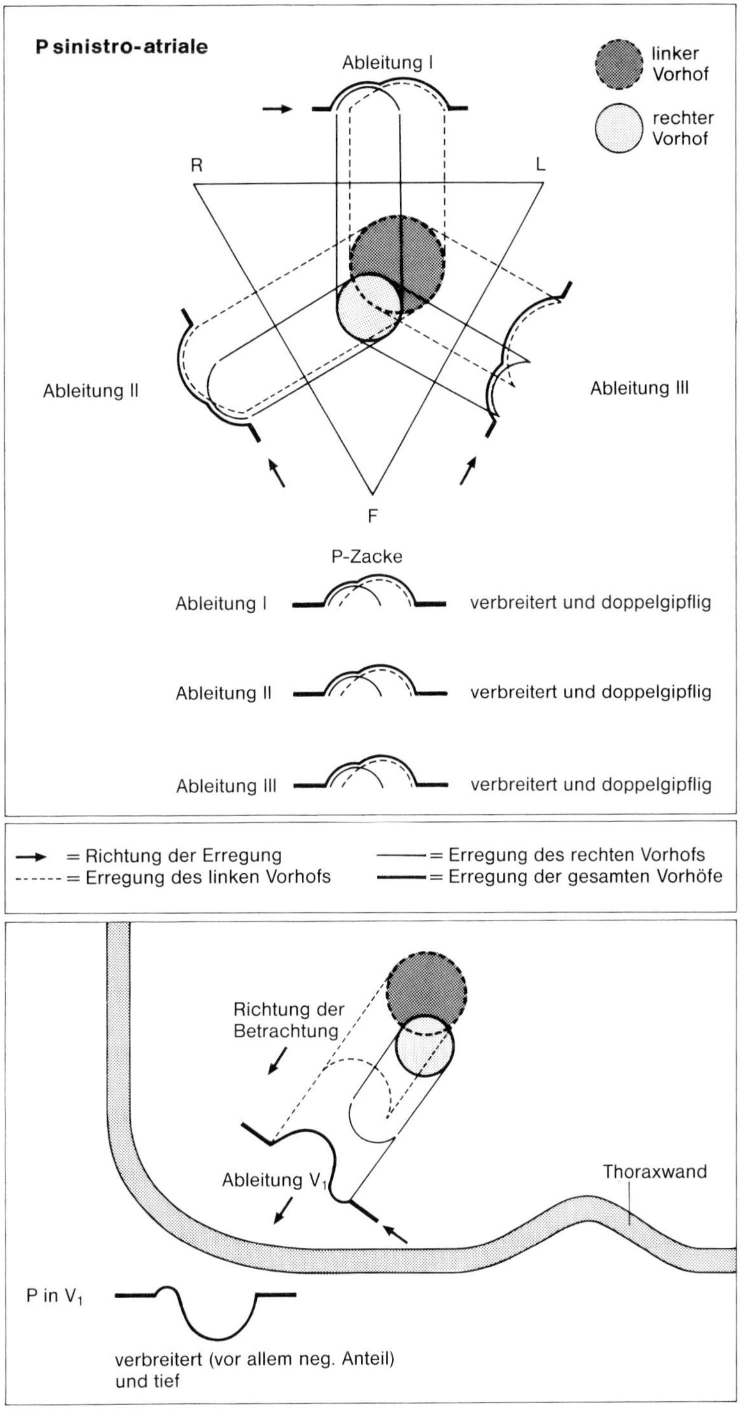

Abb. 52a Entstehung des P sinistro-atriale.

Da die P-Zacke verbreitert ist, ist die PQ-Strecke relativ kurz. Der Quotient P-Breite/PQ-Strecke (Ableitung II) wird größer als normal (Mittelwert bei Herzgesunden nach Macruz um 1,5). Die PQ-Strecke bedeutet nicht die PQ-Dauer, sondern die PQ-Dauer abzüglich der Breite der P-Zacke.

Das P sinistro-atriale findet sich primär sehr oft bei überdehntem linken Vorhof, z. B.

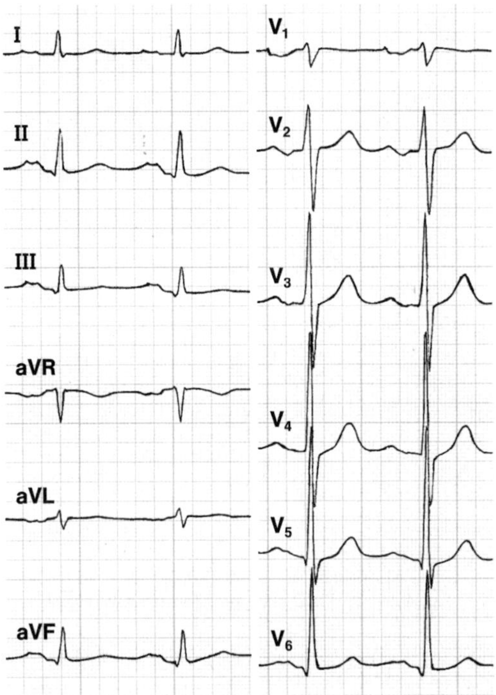

Abb. 52b Deutliches P sinistro-atriale bei schwerer Mitralinsuffizienz.
P in I und II (0,15 sec) deutlich verbreitert und doppelgipfelig (Gipfelunterschied 0,07 sec in I). P in V_1 deutlich negativ 0,11 sec. Deutliche linksventrikuläre Hypertrophiezeichen (sehr hohes R in V_5, 3,3 mV).

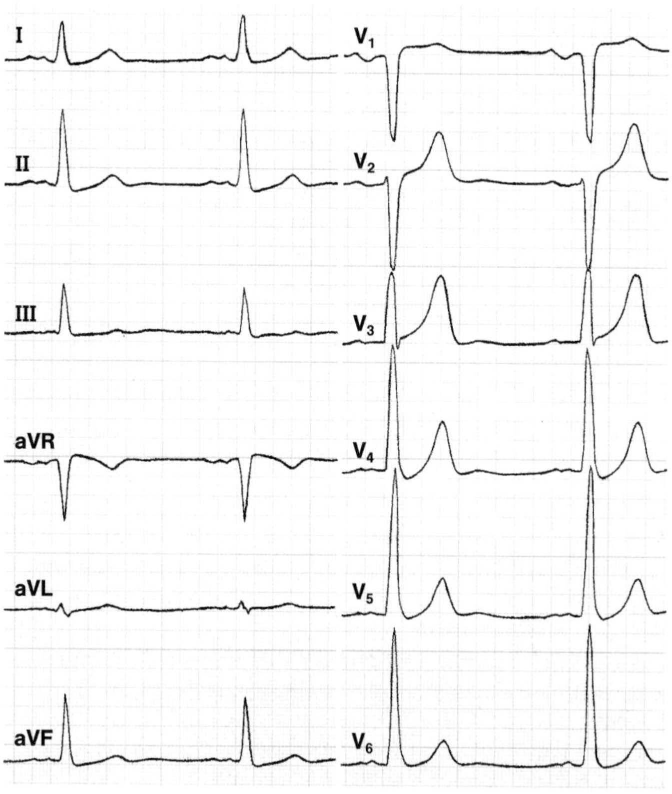

Abb. 52c P sinistro-atriale bei schwerer Mitralinsuffizienz.
P in I und II mit 0,14 sec deutlich verbreitert und doppelgipfelig (Gipfelunterschied 0,08 sec). Negativer Anteil von P in V_1 mit 0,10 sec deutlich verbreitert. Linkshypertrophiezeichen (hohes R in V_5 und V_6).

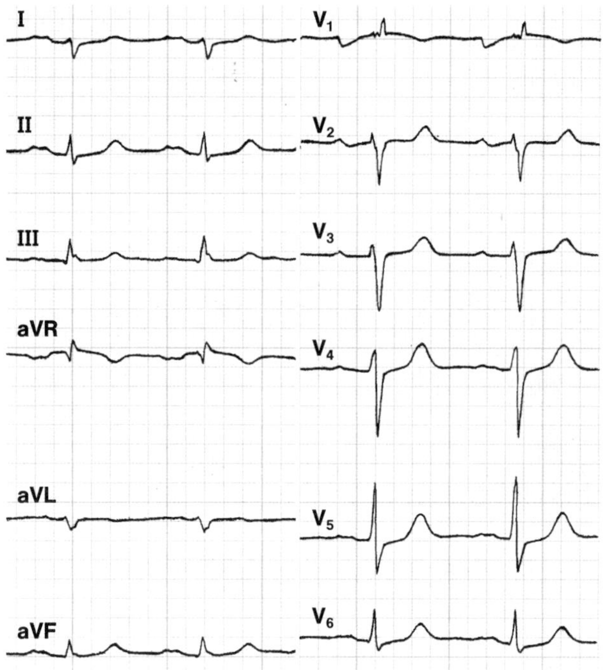

Abb. 52 d P sinistro-atriale bei mittelschwerer Mitralstenose.
P in I und II (0,14 sec) deutlich verbreitert und doppelgipfelig. Rechtsventrikuläre Hypertrophiezeichen (Rechtstyp, hohes R in V_1).

bei Mitralstenose (in ca. 90%) oder Mitralinsuffizienz. Es kann aber auch vorhanden sein als Zeichen einer sekundären Überlastung des linken Vorhofs aufgrund der Hypertrophie des linken Ventrikels bei schwerer Aortenstenose, Aorteninsuffizienz, arterieller Hypertonie sowie bei schwerer Linksinsuffizienz auf dem Boden einer koronaren Herzkrankheit und dilatativen Kardiomyopathie. In diesen Fällen ist der enddiastolische Druck im linken Ventrikel erhöht, wodurch wiederum der linke Vorhof belastet wird.

Darüber hinaus wird das P sinistro-atriale manchmal bei genauer Betrachtung im akuten Stadium eines Herzinfarktes aufgrund der akuten Linksherzinsuffizienz gefunden. Mit der Besserung des Herzinfarktes verschwindet das P sinistro-atriale langsam. Daher sollte bei der EKG-Interpretation eines akuten Herzinfarkts nicht nur auf die QRS- und ST-T-Veränderungen, sondern auch auf die P-Zacke geachtet werden.

2. P dextro-atriale (P pulmonale, P dextro-cardiale)

Ist der rechte Vorhof überlastet, so findet sich ein P dextro-atriale. Der P-Vektor ist hier nach rechts vorn und unten gerichtet. Die infolge der Überlastung etwas verspätete Erregung des rechten Vorhofs trifft mit der Erregung des linken Vorhofs zusammen.

Die P-Zacke ist in II und III hoch und spitz-positiv (höher als 0,20 mV bei Erwachsenen, 0,25 mV bei Kindern), aber nicht breit. Der Grund ist, daß der Vektor auf der frontalen Ebene nach rechts und unten gerichtet ist. Der Quotient P-Breite/PQ-Strecke wird in Ableitung II gegenüber dem Normwert kleiner.

In V_1 ist die P-Zacke ebenfalls spitz-positiv und überhöht (höher als 0,15 mV), da der P-Vektor auf der horizontalen Ebene deutlich nach V_1, also nach rechts und vorn gerichtet ist.

Ist der P-Vektor stark nach vorn gerichtet, wie dies bei schwerer rechtsventrikulärer Hypertrophie der Fall ist, findet sich die hohe P-Zacke manchmal in V_2 ausgeprägter als in V_1.

Die primäre Überlastung des rechten Vorhofs ist im Gegensatz zur primären Überlastung des linken Vorhofs in der Tat sehr selten. So ist das P dextro-atriale als Zeichen einer primären Überlastung des rechten Vorhofs praktisch nur bei der Trikuspidalstenose und beim Ebstein-Syndrom zu finden. Diese

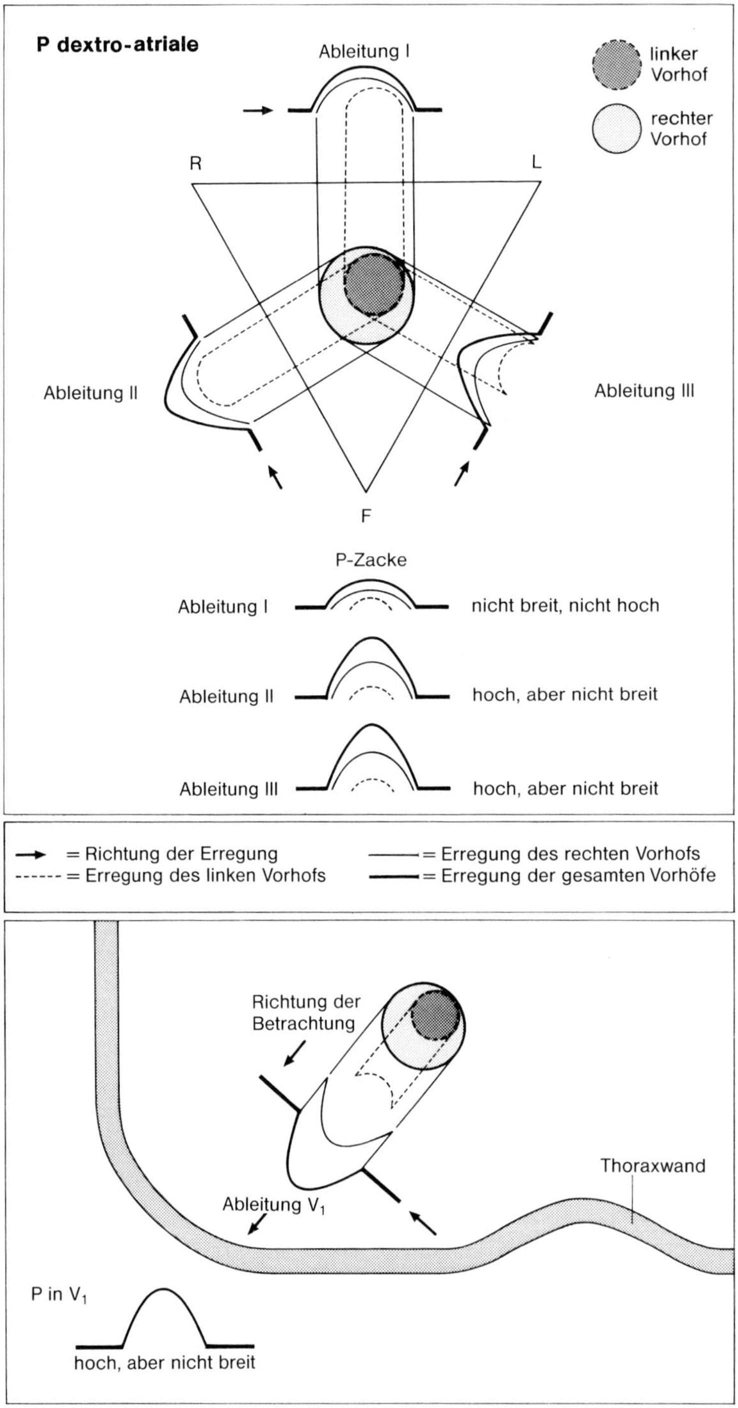

Abb. 53a Entstehung des P dextro-atriale.

Krankheitsbilder kommen aber nur selten vor. Bei der Trikuspidalinsuffizienz ist der rechte Vorhof zwar exzessiv vergrößert, jedoch ist das P dextro-atriale kaum nachweisbar, da im fortgeschrittenen Stadium in der Regel Vorhofflimmern besteht, so daß das P dextro-atriale maskiert wird. Meist tritt es als Zeichen einer sekundären Überlastung des rechten Vorhofes bei schwerer rechtsventrikulärer Hypertrophie auf. Dies ist zum Beispiel

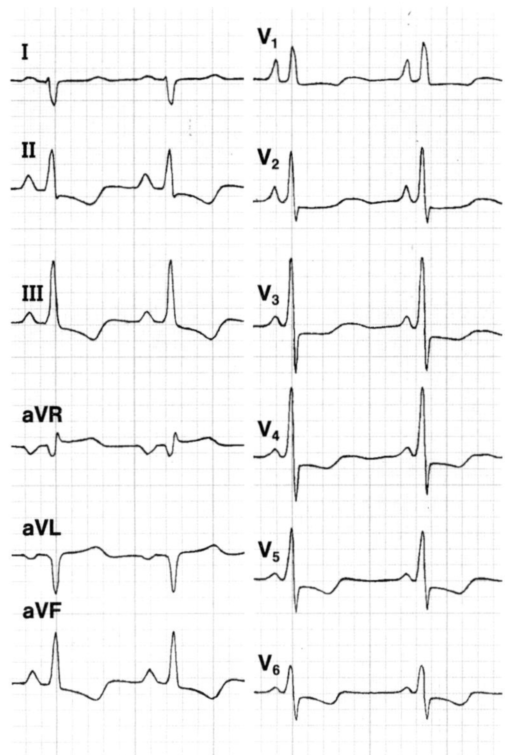

Abb. 53b Ausgeprägtes P dextro-atriale bei rezidivierenden Lungenembolien.
P in II (0,4 mV), III und aVF spitz-positiv und deutlich erhöht.
P ist in V_1 (0,6 mV) und V_2 erheblich überhöht. Schwere rechtsventrikuläre Hypertrophiezeichen (Rechtstyp mit Erregungsrückbildungsstörung, hohes R in V_1 und tiefes S in V_5 und V_6 mit Erregungsrückbildungsstörung).

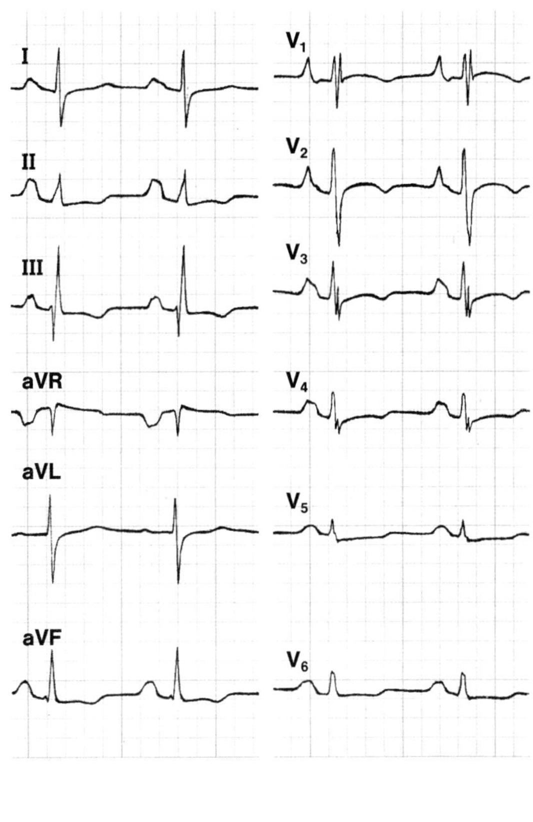

Abb. 53c P dextro-atriale bei rechtsventrikulärer Kardiomyopathie.
P II mit 0,40 mV und P in V_1 mit 0,45 mV erheblich erhöht. P in V_1 spitz-positiv. Unvollständiger Rechtsschenkelblock. Störung des Erregungsrückgangs besonders rechtspräkordial.

der Fall bei der Pulmonalstenose, der Fallot-Tetralogie, der Lungenembolie, beim Eisenmenger-Syndrom sowie bei der pulmonalen Hypertonie jeglicher Genese, vor allem beim chronischen Cor pulmonale.

3. P biatriale (P cardiale)

Das P biatriale entspricht der kombinierten Vorhofbelastung, der gleichzeitigen Belastung des linken und rechten Vorhofs. Der P-Vektor ist zunächst deutlich nach rechts vorn unten und dann deutlich nach links hinten und oben gerichtet.

Das EKG zeigt in I, II und III eine nicht nur deutlich verbreiterte (>0,11 sec) sondern auch hohe P-Zacke (>0,20 mV). In V_1 und V_2 ist die P-Zacke zuerst deutlich spitz-positiv und überhöht (>0,15 mV) und dann deutlich tief-negativ (tiefer als 0,15 mV), außerdem oft breit (negativer Anteil breiter als 0,05 sec).

Das P biatriale ist sehr selten. Es kann beispielsweise bei Mitralstenose mit pulmonaler Hypertonie, Aortenvitium mit Rechtsherzinsuffizienz oder bei dilatativer Kardiomyopathie mit Links- und Rechtsherzinsuffizienz auftreten.

Die Veränderungen des P sinistro-atriale, P dextro-atriale und P biatriale sind nicht immer in den Extremitäten- und Thorax-Ableitungen gleichermaßen ausgeprägt. Je nach Projektion des dem überlasteten Vorhof zugehörigen P-Vektors kann das Bild in den Extremitäten-Ableitungen deutlicher, in den Thorax-Ableitungen weniger deutlich oder auch umgekehrt zum Ausdruck kommen. Ist die Amplitude des QRS-Komplexes klein, so muß schon eine leichte P-Veränderung als pathologisch betrachtet werden.

4. P congenitale

Die P-Zacke kann bei der Überlastung des rechten Vorhofes nicht nur in Ableitung II,

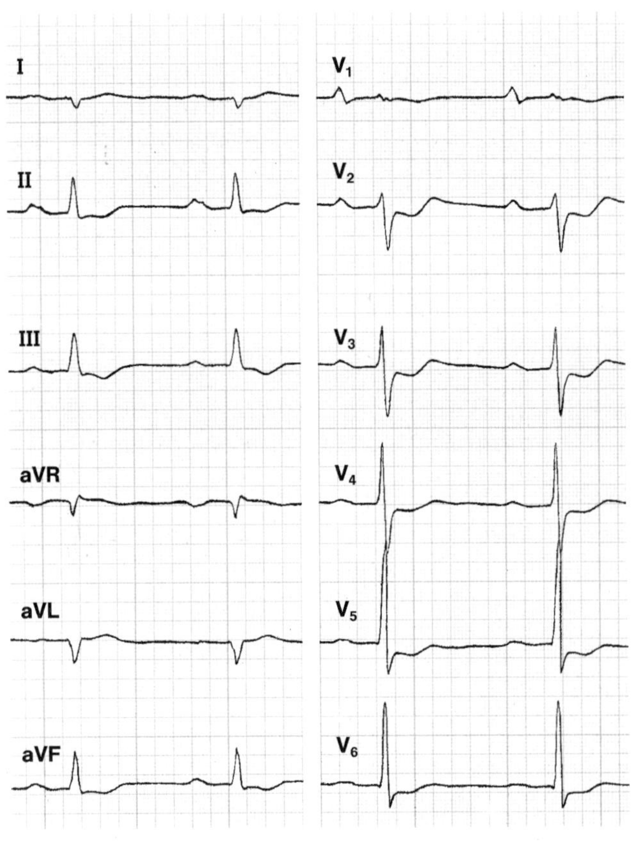

Abb. 54 P biatriale bei Dreiklappenvitium (Mitral-Trikuspidal-Aortenvitium).
P I und II mit 0,12 sec verbreitert und flach. P in V_1 deutlich biphasisch (P 0,20 mV). AV-Block 1. Grades (PQ-Zeit 0,23 sec). Rechtstyp. Linkshypertrophiezeichen. Deutliche Störung des Erregungsrückgangs.

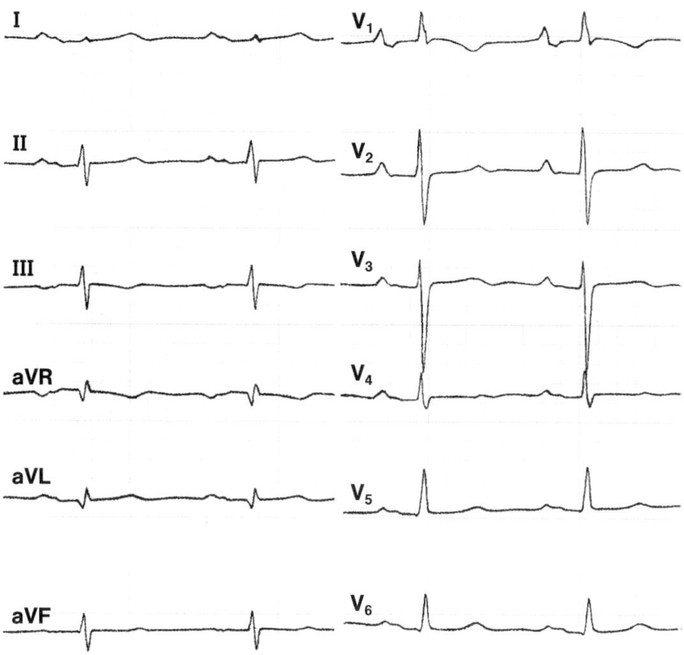

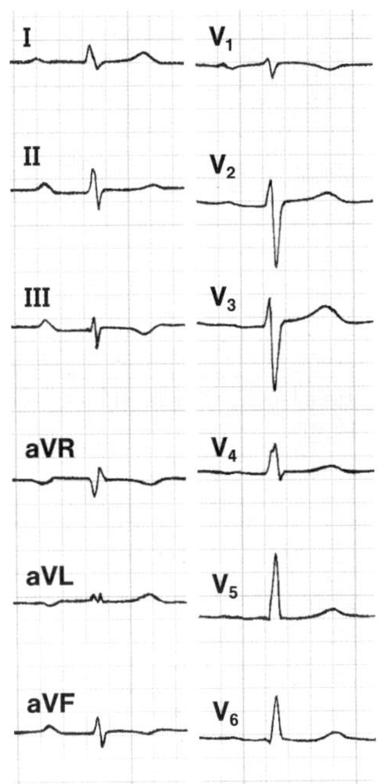

Abb. 55 a P biatriale bei schwerem Mitral- und Trikuspidalvitium.
28jährige Patientin. P in I und II sowie V_6 mit 0,14 sec deutlich verbreitert und doppelgipfelig. P in V_1 deutlich biphasisch und spitz-positiv, außerdem erhöht (0,30 mV). P in V_2 ebenfalls erhöht. Rechtsventrikuläre Hypertrophiezeichen (hohes R in V_1). PQ-Zeit: 0,22 sec.

Abb. 55 b Dieselbe Patientin wie in Abb. **55 a** 1 Jahr postoperativ nach der Korrektur des Zweiklappenvitiums. P biatriale und Rechtshypertrophiezeichen jetzt nicht mehr nachweisbar. Erhebliche Besserung. PQ-Zeit: 0,22 sec.

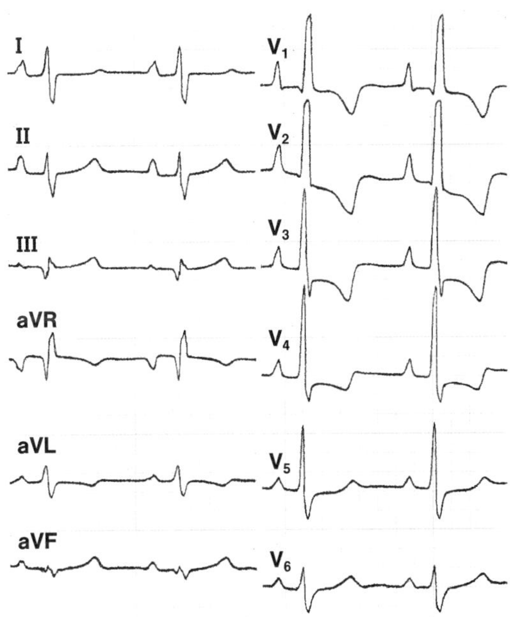

Abb. 56 P congenitale bei hochgradiger valvulärer Pulmonalstenose.
13jähriger Junge. Druck im rechten Ventrikel systolisch 200 mmHg und in der Pulmonalis 18 mmHg. P in I und II (0,35 mV) und in den Thorax-Ableitungen V_1 bis V_6, vor allem in V_1 und V_2 (0,6 mV) exzessiv überhöht. Erhebliche rechtsventrikuläre Druckbelastungszeichen (hohes verspätetes R in V_1 und V_2 und tiefes S in V_5 und V_6).

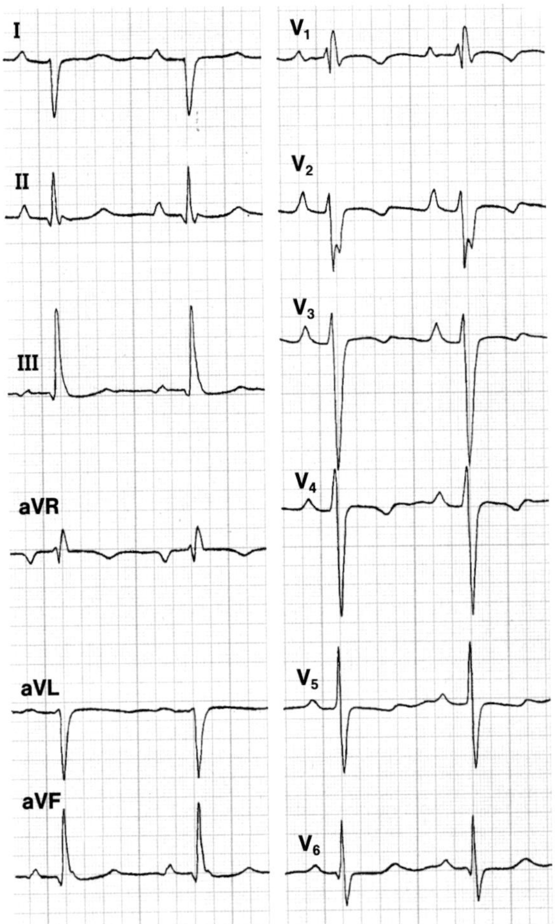

Abb. 57 P congenitale bei Fallotscher Tetralogie.
P in I und aVF, vor allem in II (0,30 mV) erhöht und spitz-positiv. Außerdem ist P in V_1 bis V_4, vor allem in V_2 (0,5 mV) erheblich überhöht. Rechtsventrikuläre Hypertrophiezeichen (Rechtstyp, hohes verspätetes R in V_1 beim unvollständigen Rechtsschenkelblock (Typ III) und tiefes S in V_5 und V_6.

III und aVF, außerdem in V_1 wie im Sinne des P dextro-atriale, sondern vor allem auch in Ableitung I, II, aVF und V_1 und V_2 überhöht sein. Dieses Phänomen wird nach Zukkermann als P congenitale bezeichnet. Das P congenitale wird bei starker Überlastung des rechten Vorhofs, bei rechtsseitigen kongenitalen Herzvitien, wie zum Beispiel bei Trikuspidalstenose und Ebstein-Syndrom, beobachtet. Praktisch ist das P congenitale eine Variante des P dextro-atriale.

5. Atriale Leitungsstörungen

Manchmal ist die P-Zacke in I und II über 0,11 sec verbreitert und abgeflacht, manchmal gekerbt oder aufgesplittert, ohne daß sich zusätzliche Veränderungen zeigen. Eine sonstige pathologische P-Zacken-Veränderung in den Thorax-Ableitungen, zum Beispiel in V_1, ist also gewöhnlich nicht nachweisbar.

Solche atrialen Leitungsstörungen sind vorwiegend bei älteren Patienten mit koronarer Herzkrankheit vorhanden. Jedoch muß hier das P sinistro-atriale ausgeschlossen werden.

1. P sinistro-atriale:

- Überlastung des linken Vorhofs
- P in I und II breit und doppelgipfelig (breiter als 0,11 sec)
- P in V_1 tief und breit-negativ (tiefer als −0,15 mV, negativer Anteil breiter als 0,05 sec)
- Vorkommen: meist Mitralvitium, schwere Linkshypertrophie

2. P dextro-atriale:

- Überlastung des rechten Vorhofs
- P in II und III hoch und spitz-positiv (höher als 0,20 mV bei Erwachsenen, 0,25 mV bei Kindern)
- P in V_1 und/oder in V_2 höher als 0,15 mV
- Vorkommen: Trikuspidalstenose, schwere Rechtshypertrophie

3. P biatriale:

- Überlastung beider Vorhöfe
- P in I, II und III breiter und höher als normal (breiter als 0,11 sec und höher als 0,20 mV)
- P in V_1 zuerst deutlich erhöht und dann tief und breit-negativ (höher als 0,15 mV, tiefer als 0,15 mV)
- Vorkommen: Mitralstenose mit pulmonaler Hypertonie, schwere Rechts- und Linkshypertrophie

4. P congenitale:

- Überlastung des rechten Vorhofs
- P in I, II und V_1 überhöht
- Variation des P dextro-atriale
- Vorkommen: kongenitale Herzvitien

5. Atriale Leitungsstörungen:

- P in I und II breit
- P in V_1 nicht tief
- Vorkommen: Koronare Herzkrankheit

Kammerhypertrophie

Die rasche Entwicklung der modernen Herzchirurgie nach dem Ende des Zweiten Weltkrieges ist eines der großen Verdienste der Medizin. Das Erkennen einer Hypertrophie bzw. von Überlastung der Ventrikel ist so wichtig geworden, weil hämodynamisch wirksame Herzfehler, die meist mit Hypertrophie eines oder beider Ventrikel einhergehen, heute mit gutem Erfolg operiert werden können. Heute besitzt die Elektrokardiographie daher einen anderen Stellenwert als früher, da früher eine Herzoperation noch nicht möglich war. Es kommt nicht selten vor, daß die Zeichen einer Kammerhypertrophie für die Indikationsstellung der Operation eine wichtige Rolle spielen.

Nach langjähriger Erfahrung ist es möglich, aus gewissen elektrokardiographischen Zeichen Rückschlüsse auf bestimmte Druck- und Strömungsverhältnisse im Herzen zu ziehen. So kann in manchen Fällen aus dem EKG allein, ohne Herzkatheterismus, nicht nur eine qualitative sondern auch eine gewisse quantitative Diagnose gestellt werden. Ferner eignen sich elektrokardiographische Untersuchungen in besonderem Maße, die Erfolge von Herzoperationen zu beurteilen und vor allem langjährige postoperative Verlaufsbeobachtungen durchzuführen.

Sind die Ventrikel, sei es durch arterielle Hypertonie, angeborene und erworbene Herzfehler oder Cor pulmonale, überlastet, so finden sich im allgemeinen folgende Veränderungen im EKG.

Leichte Kammerhypertrophie

Im Falle einer leichten Hypertrophie nimmt zunächst die Amplitude des QRS-Komplexes in den Ableitungen zu, die über der hypertrophierten Kammer liegen (Abb. **58 a**). Die R-Zacke ist leicht vergrößert, aber sonstige Veränderungen, wie z. B. verzögerte intraventrikuläre Erregungsausbreitung oder Repolarisationsstörung, sind noch nicht vorhanden. In diesem Stadium lassen sich die Hypertrophiezeichen manchmal nur schwer nachweisen, da sich die gemessenen Werte oft mit Werten im oberen Normbereich überlappen. Hier muß man den klinischen Befund mit berücksichtigen.

Deutliche Kammerhypertrophie

Ist die Kammer stärker hypertrophiert, lassen sich neben der deutlich vergrößerten Amplitude der R-Zacke ein relativ breiter QRS-Komplex und ein relativ später oberer Um-

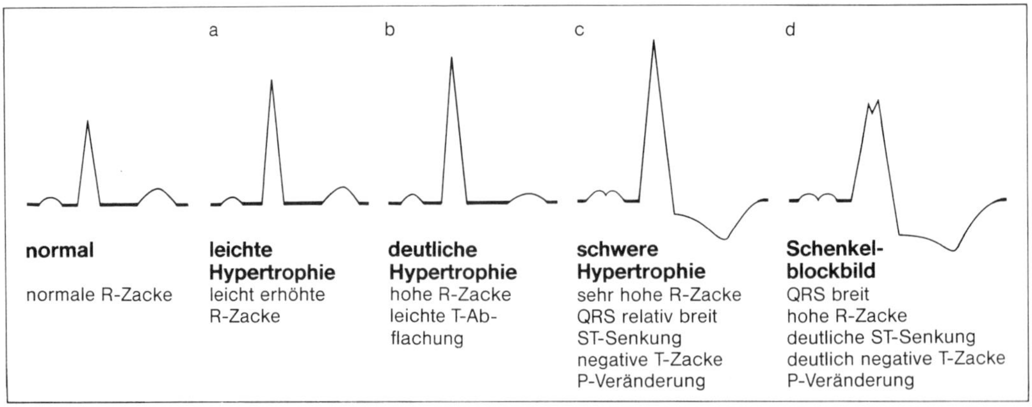

Abb. 58 Schematische Darstellung der EKG-Merkmale für verschiedene Grade der Herzhypertrophie.

schlagspunkt beobachten. Eine deutliche Störung des Erregungsrückgangs ist in diesem Fall ungewöhnlich, wenn keine koronare Mangeldurchblutung besteht. Allenfalls ist die T-Zacke leicht abgeflacht (Abb. **58b**).

Schwere Kammerhypertrophie

Bei einer schweren Hypertrophie ist die R-Zacke deutlich erhöht; sie erreicht gelegentlich sogar 4 bis 5 mV. Der QRS-Komplex ist ziemlich breit, jedoch nicht schenkelblockartig deformiert. Der obere Umschlagspunkt ist aber verspätet. Ist das kritische Gewicht des Ventrikels infolge der Hypertrophie überschritten, ist die koronare Durchblutung nicht mehr gewährleistet, obwohl hier keine Koronarsklerose besteht. Dies führt offenbar zu einer deutlichen Störung des Erregungsrückgangs. Je schwerer die Hypertrophie, also je höher die R-Zacke, desto tiefer die ST-Senkung und die T-Negativität (Abb. **58c**). Bei reiner Koronarinsuffizienz, also einer Diskrepanz zwischen dem Sauerstoffangebot und dem Bedarf des Myokards aufgrund der Koronarsklerose, wäre eine Störung des Erregungsrückgangs isoliert vorhanden, ohne Hypertrophiezeichen.

Schenkelblock

Eine schwere Hypertrophie kann auch zu einer Schenkelblockbildung führen; dann lassen sich aber die Hypertrophiezeichen meist nicht mehr feststellen, da diese durch die schwere Störung der intraventrikulären Erregungsausbreitung maskiert werden (Abb. **58d**). Eine exzessiv hohe R-Zacke z. B. in den links präkordialen Ableitungen weist jedoch auf die linksventrikuläre Hypertrophie hin.

Zu erwähnen ist ferner, daß die P-Zacke oft bei Hypertrophie sekundär verändert sein kann. Belastungen der einzelnen Herzkammern bedeuten im allgemeinen auch Belastungen der vorgeschalteten Vorhöfe. Da der Vorhof infolge des erhöhten enddiastolischen Drucks des Ventrikels ebenfalls überlastet ist, finden sich Hinweise auf eine Vorhofbelastung. Bei der Beurteilung der Belastungszeichen der beiden Herzkammern sollte man diese Tatsache mit berücksichtigen.

So beobachten wir das P sinistro-atriale bei schwerer linksventrikulärer Hypertrophie und das P dextro-atriale bei schwerer rechtsventrikulärer Hypertrophie.

Die Treffsicherheit beträgt gegenüber der vergleichenden pathologisch-anatomischen Untersuchung bei Linkshypertrophie etwa 90%, bei Rechtshypertrophie ca. 80% und bei biventrikulärer Hypertrophie rund 70%.

1. Rechtsventrikuläre Hypertrophie

Bei Rechtshypertrophie finden sich vermehrte elektromotorische Kräfte, d. h. hohe R-Zacken im Bereich des rechten Ventrikels. Der QRS-Hauptvektor zeigt nach rechts vorn und unten.

Zahlreiche elektrokardiographische Kriterien helfen, die Belastung des rechten Ventrikels festzustellen. Je mehr positive Zeichen vorhanden sind, desto sicherer ist die Diagnose. Da der rechte Ventrikel im Vergleich zum linken muskelschwächer ist, kommen leichte Rechtshypertrophie-Zeichen manchmal weniger zum Ausbruck und sind schwer zu erkennen. Deshalb ist die Rechtshypertrophie schwieriger zu erkennen als die Linkshypertrophie.

Die rechtsventrikulären Hypertrophiezeichen sind bei angeborenen Herzvitien vorhanden wie z. B. isolierter Pulmonalstenose, Fallot-Trilogie und -Tetralogie sowie -Pentalogie, außerdem beim Vorhofseptumdefekt und Eisenmenger-Syndrom. Bei erworbenen Herzvitien kommen die rechtsventrikulären Hypertrophiezeichen ebenfalls vor, und zwar bei Mitralstenose mit pulmonaler Hypertonie und Mitralinsuffizienz mit pulmonaler Hypertonie. Ferner können sie ebenfalls bei Patienten ohne Herzfehler auftreten, nämlich solchen mit chronischem Cor pulmonale bei Emphysembronchitis, Lungenfibrose, Lungentuberkulose, Cor pulmonale vasculare, Morbus Boeck, akutem Cor pulmonale bei Lungenembolie sowie primärer pulmonaler Hypertonie.

Die Treffsicherheit der elektrokardiographischen Diagnostik der rechtsventrikulären Hypertrophie beträgt bei vergleichenden pathologisch-anatomischen Untersuchungen ca. 80%, wenn man sämtliche Kriterien sorgfältig mitberücksichtigt.

Extremitäten-Ableitungen

Normalerweise beträgt das Verhältnis der Muskelmasse des rechten zu der des linken Ventrikels bei der Geburt etwa 1:1. Der Gefäßwiderstand sinkt aber später im kleinen Kreislauf ab, während die Belastung des linken Ventrikels allmählich zunimmt. Entsprechend beträgt im Erwachsenenalter die Gewichtsrelation des rechten Ventrikels zum linken etwa 1:2.

Im Säuglingsalter zeigt das EKG also einen Rechtstyp bzw. einen Vertikaltyp, der sich im Lauf der Zeit bis zum Linkstyp bzw. Horizontaltyp wandelt. Der Rechtstyp allein darf deshalb im Säuglings- oder Kindesalter nicht als Zeichen einer Rechtshypertrophie gedeutet werden.

Beim Erwachsenen zeigt der Hauptvektor auf der frontalen Ebene (Extremitäten-Ableitungen) nach links unten. So ist der Rechtstyp bei älteren Menschen ungewöhnlich und weist unter Umständen auf eine Rechtshypertrophie hin. Beträgt der Winkel α mehr als $+110°$, verstärkt sich dieser Verdacht. Die Konstellation R I<R II<R III und T I>T II>T III kann bei Rechtshypertrophie auftreten. Dabei spricht eine zusätzliche Erregungsrückbildungsstörung, wie die ST-Senkung und negative T-Zacke, in den Ableitungen II, III und aVF beim Rechtstyp für eine rechtsventrikuläre Hypertrophie.

Bei extremer rechtsventrikulärer Hypertrophie ziehen die elektromotorischen Kräfte in der frontalen Ebene deutlich in Richtung rechts und unten. So finden sich in Ableitung I eine sehr kleine R-Zacke und eine tiefe S-Zacke. Dies ist besonders bei angeborenen Herzfehlern, wie der Pulmonalstenose, Fallot-Tetralogie und Pentalogie, zu beobachten. Erfolgt beim Erwachsenen ein plötzlicher Wandel des EKG-Lagetyps von links nach rechts, sollte an die Möglichkeit einer akuten Rechtsbelastung, z. B. Lungenembolie, gedacht werden.

In den Goldberger-Ableitungen findet sich ein weiteres Kriterium im Verhalten von aVR. Besteht eine Rechtshypertrophie, ist es durchaus denkbar, daß die elektromotorischen Kräfte, vektoriell gesehen, nach rechts oben ziehen. In diesem Fall entsteht eine hohe oder relativ hohe R-Zacke in aVR. Als ty-

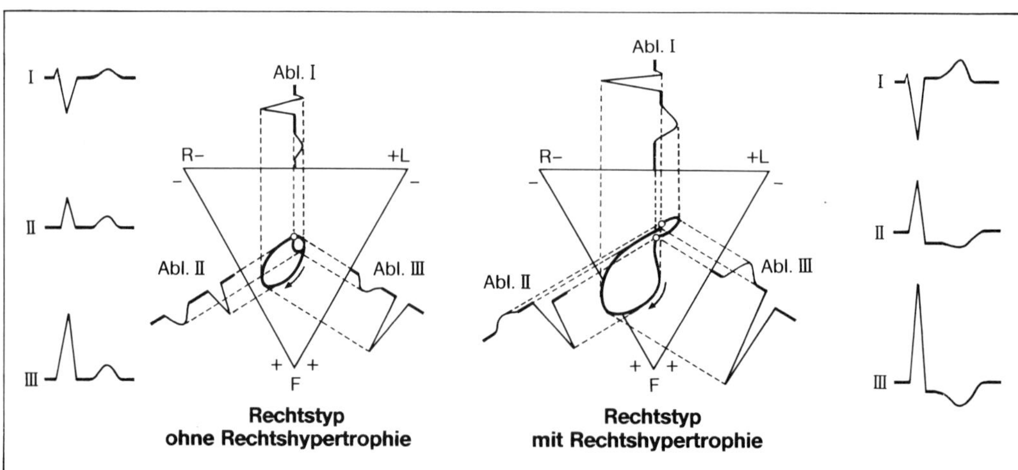

Abb. 59 Vektorielle Deutung des EKGs mit und ohne Rechtshypertrophie in der frontalen Ebene beim Rechtstyp.
Links: Normaler Fall. Rechtstyp z. B. im Kindesalter, jedoch ohne Rechtshypertrophie. QRS-Vektor nach rechts gerichtet, aber nicht vergrößert! T-Vektor in QRS-Schleife eingeschlossen. EKG Rechtstyp, sonst unauffällig. Rechts: Rechtstyp mit Rechtshypertrophie. QRS-Vektor nicht nur nach rechts gerichtet, sondern vergrößert, T-Vektor aus der QRS-Schleife herausgedreht. Daher im EKG Rechtstyp mit tiefem S in I und sehr hohem R in III, außerdem deutliche Erregungsrückbildungsstörung.

pisch gilt, daß R in aVR > 0,5 mV ist. Die R-Zacke muß aber nicht unbedingt größer als 0,5 mV sein. Auch bei dem Verhältnis R/S > 1 bei kleinem R besteht mit großer Wahrscheinlichkeit eine Rechtshypertrophie. Dieses Zeichen kommt oft neben angeborenen Herzfehlern bei chronischem Cor pulmonale aufgrund einer Emphysembronchitis vor.

Thorax-Ableitungen

Die größte Bedeutung für die Beurteilung der Rechtshypertrophie kommt jedoch dem Thorax-EKG zu. Gewöhnlich ist die QRS-Hauptachse beim Erwachsenen in der horizontalen Ebene (Thorax-Ableitungen) nach links und etwas vorn gerichtet; dadurch ist die R-Zacke in Ableitung V_1 klein, die S-Zacke dagegen größer. Bei Rechtshypertrophie ziehen die elektromotorischen Kräfte in Richtung rechts vorn, wodurch eine hohe R-Zacke im Bereich des rechten Ventrikels, d. h. in V_1, entsteht.

Im allgemeinen wird die Konstellation: R in V_1 > 0,7 mV oder R/S > 1 als Zeichen einer Rechtshypertrophie angesehen. Bei herzgesunden Kindern unter fünf Jahren darf aber das Verhältnis R/S in V_1 bis 4,0 betragen.

Ziehen die elektromotorischen Kräfte nach rechts vorn, finden sich in den linkspräkordialen Ableitungen V_5 und V_6 kleine positive, aber große negative Ausschläge, d. h.: Je größer die Rechtsbelastung ist, desto tiefer sind die S-Zacken, bzw. desto kleiner ist das Verhältnis R/S in den linkspräkordialen Ableitungen. Es besteht eine rechtsventrikuläre Belastung, wenn R in V_1 + S in V_5 oder V_6 1,05 mV sind.

Bei ausgeprägter Rechtshypertrophie ist die Erregungsausbreitung infolge der Hypertrophie verzögert; der QRS-Komplex ist breit, der obere Umschlagspunkt tritt in V_1 später als 0,03 sec, bzw. 0,07 sec beim Vorhandensein einer R'-Zacke, auf. Die Übergangszone kann nach rechts oder links verschoben sein.

Zusätzliche Thorax-Ableitungen

Leichte Rechtshypertrophie-Zeichen können oft nur in den erweiterten rechtspräkordialen

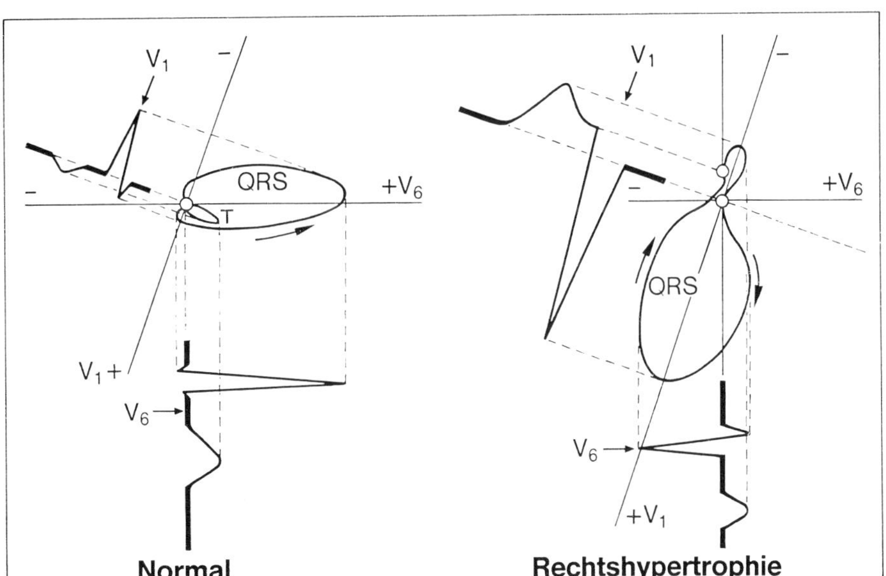

Abb. 60 Vektorielle Deutung des EKGs bei normalem Herzen und Rechtshypertrophie in der horizontalen Ebene.
Links: nach links gerichtete, normale QRS-Vektorschleife im Gegenuhrzeigersinn. R und T in V_1 und V_6 normal.
Rechts: QRS-Vektorschleife deutlich nach rechts und vorn gerichtet. Verlauf im Uhrzeigersinn. T-Schleife diskordant. Hohes R und negatives T in V_1. Kleines R und tiefes S in V_6.

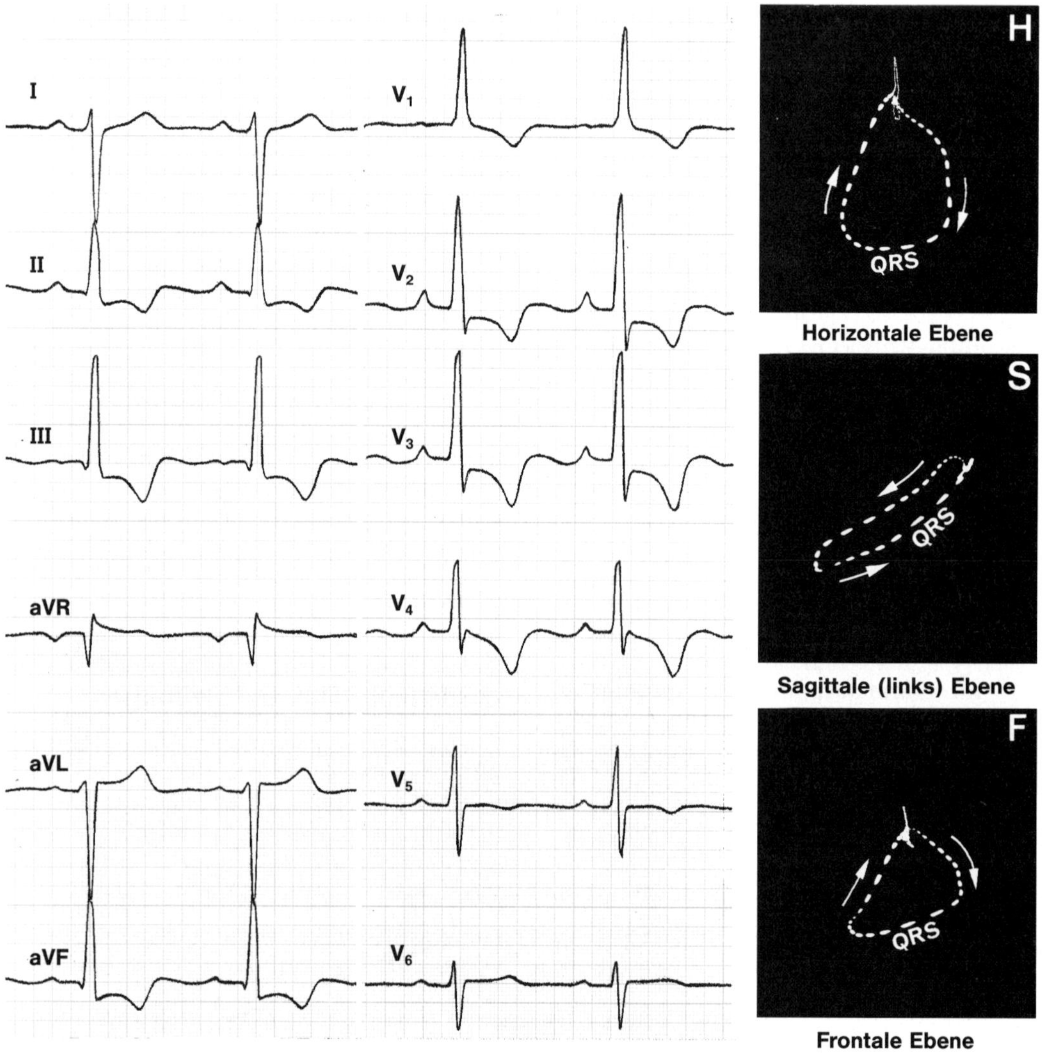

Abb. 61 Rechtshypertrophie bei schwerer Pulmonalstenose. EKG: Vertikaltyp (Rechtstyp). Hohes R in V_1, V_2 sowie in III und aVF. Tiefes S in I, aVL, V_5 und V_6. P dextro-atriale in V_2 und V_3. Deutliche Störung des Erregungsrückganges rechts.
Vektorkardiogramm:
QRS-Hauptschleife nach rechts unten und vorn im Uhrzeigersinn gerichtet (Rechtshypertrophie). T-Schleife in drei Ebenen diskordant. ST-Vektor auf horizontaler Ebene. P-Schleife nach links und vorn gerichtet.

Ableitungen (V_{r3} bis V_{r6}) nachweisbar sein. Bei gesunden Menschen beträgt die R- bzw. R'-Zacke in V_{r3} nach eigenen Untersuchungen, unabhängig von der Aufsplitterung der Ausschläge, nicht über 0,5 mV. Das Verhältnis R/S überschreitet bei Herzgesunden in V_{r3} nicht 1, wenn die Ausschläge nach oben oder unten größer als 0,5 mV sind. Bei Rechtshypertrophie ist die R-Zacke in V_{r3} größer als 0,5 mV, der Wert für R/S wird größer als 1.

Normale Werte der erweiterten rechtspräkordialen Ableitungen:

R in		R/S
$V_{r3} < 0{,}5$ mV	und	< 1
$V_{r4} < 0{,}4$ mV	und	< 1
$V_{r5} < 0{,}3$ mV	und	< 1
$V_{r6} < 0{,}2$ mV	und	< 1

Manche Autoren fanden die Zeichen einer rechtsventrikulären Hypertrophie nur in V_{r3} und/oder V_{r4} in 5% bis 15% der gesicherten Fälle mit einer rechtsventrikulären Hypertrophie.

Bei ungewöhnlicher Rechtshypertrophie ziehen die elektromotorischen Kräfte gelegentlich nach rechts hinten oder rechts hinten und oben, wie dies oft bei Cor pulmonale aufgrund einer Emphysembronchitis oder rezidivierender Lungenembolie der Fall ist. In diesen Fällen finden sich die Rechtsbelastungszeichen erst in V_{r5} oder V_{r6}.

Allgemeine Rechtshypertrophie-Zeichen

Einthoven-Ableitungen:

- Rechtstyp
- QRS-Winkel $\alpha > +110°$
- RI < RII < RIII und TI > TII > TIII
- P dextro-atriale

Goldberger-Ableitungen:

- Vertikaltyp
- aVR: R > 0,5 mV und/oder R/S > 1

Wilson-Ableitungen:

- V_{r4}: hohes R, R > 0,5 mV und R/S > 1
- V_1: hohes R, R > 0,7 mV und/oder R/S > 1
- V_1: kleines S, S < 0,2 mV
- V_1: OUP > 0,03 sec bzw. 0,07 sec bei R′
- V_5 u. V_6: kleines R und tiefes S, S > 0,7 mV
- $RV_1 + SV_5$ oder $SV_6 > 1{,}05$ mV
- P dextro-atriale

Erregungsrückbildung

Bei der Rechtshypertrophie kann es auch zu einer Störung der Erregungsrückbildung kommen, die sich in einer ST-Senkung und negativen T-Zacke im Bereich des rechten Ventrikels niederschlägt (Abl. III, aVF, V_1, V_2). Man muß jedoch mit der Beurteilung sehr vorsichtig sein, da die T-Zacken in den rechtspräkordialen Ableitungen, z. B. in V_1 bei Herzgesunden, bis zum 50. Lebensjahr durchaus leicht negativ sein können. Sind negative T-Zacken ausgeprägter oder treten sie in V_1 bis V_3 auf, kann das bei Rechtshypertrophie auf eine zusätzliche Störung der Erregungsrückbildung infolge Mangeldurchblutung hinweisen.

Druck- und Volumenbelastung des rechten Herzens

Druckbelastung:

- R in V_1 und V_{r4} erhöht
- QRS-Komplex meist nicht aufgesplittert
- QRS-Komplex meist nicht breit
- OUP rechtspräkordial verspätet
- T rechtspräkordial negativ
- S in V_5 und V_6 tief
- P dextro-atriale
- Typisches Beispiel: Pulmonalstenose

Volumenbelastung:

- RSR′ bzw. rSR′ in V_1 und V_{r4}
- Unvollständiger Rechtsschenkelblock
- QRS-Komplex relativ breit
- OUP rechtspräkordial verspätet
- T kann rechtspräkordial negativ sein
- S in V_5 und V_6 breit und tief
- P dextro-atriale selten
- Typisches Beispiel: Vorhofseptumdefekt

Wichtige Rechtshypertrophie-Zeichen:

- Rechtstyp
- R in V_1 > 0,7 mV oder R/S > 1
- R in aVR > 0,5 mV oder R/S > 1
- S in V_5 und V_6 > 0,7 mV

P dextro-atriale

Bei ausgeprägter Rechtshypertrophie findet sich eine zusätzliche Belastung des rechten Vorhofs. So kann die P-Zacke nicht nur durch eine primäre, sondern auch durch die sekundäre Belastung des Vorhofs als Folge einer Hypertrophie des rechten Ventrikels in ihrer Form verändert sein.

Das P dextro-atriale als Zeichen einer Überlastung des rechten Vorhofes kommt also, außer bei der Trikuspidalstenose und dem Ebstein-Syndrom, auch bei Drucksteigerung im rechten Ventrikel vor, z. B. bei der Pulmonalstenose, der Fallot-Tetralogie sowie bei pulmonaler Hypertonie jeglicher Genese.

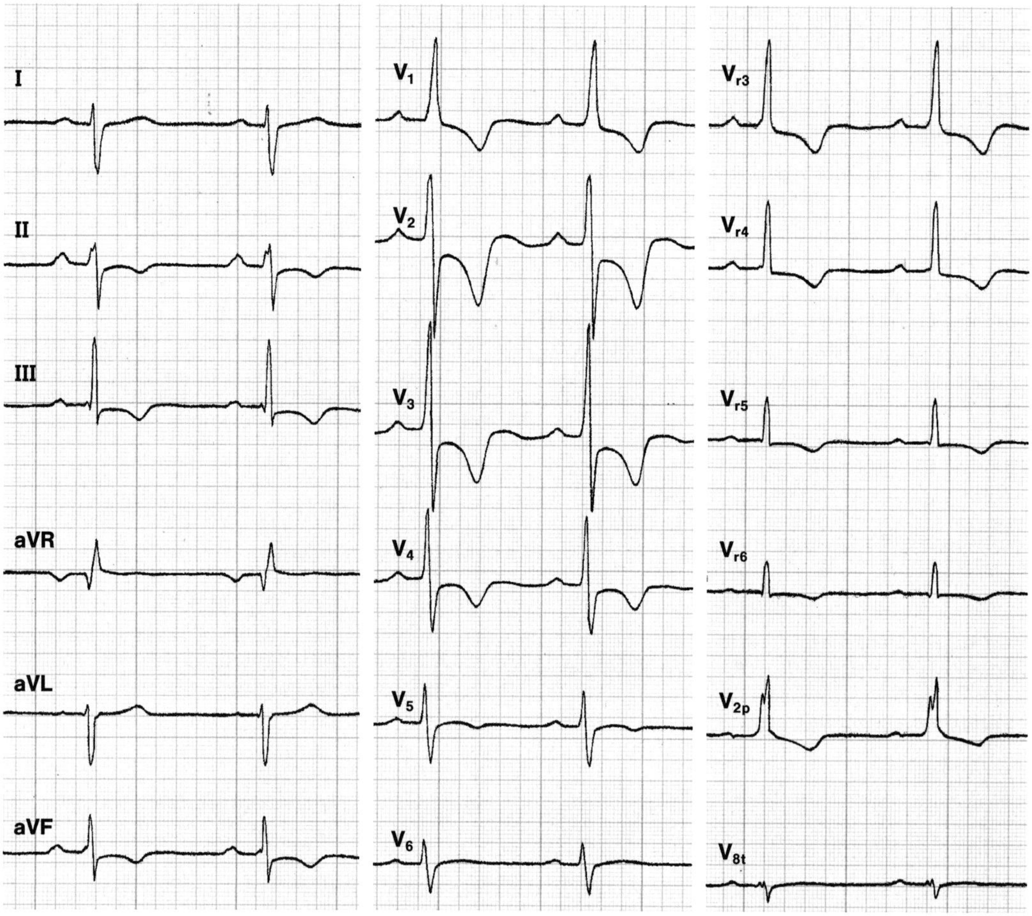

Abb. 62 Exzessive rechtsventrikuläre Hypertrophie bei schwerer Pulmonalstenose.
Überdrehter Rechtstyp, hohes und verspätetes R in aVR und vor allem in V_1, tiefes S in V_5 und V_6 sowie rechtsventrikuläre Erregungsrückbildungsstörung sprechen für Rechtshypertrophie (Druckbelastungszeichen).

2. Druck- und Volumenbelastung des rechten Herzens

Besteht eine Rechtshypertrophie nach den geschilderten Kriterien, kann man versuchen, abzuklären, ob Grund der Hypertrophie-Zeichen eine Druck- oder Volumenbelastung des Herzens ist. Diese Differenzierung stammt ursprünglich von Cabrera und Monroy. Durch einige zusätzliche Bemerkungen ist sie vor allem bei der Diagnostik angeborener Herzfehler mit Rechtsbelastung von großem Wert.

Bei der Druckbelastung des rechten Ventrikels bestehen in den rechtspräkordialen Ableitungen V_1 und V_{r4} hohe R-Zacken. Der obere Umschlagspunkt ist in diesen Ableitungen leicht verspätet, der QRS-Komplex gewöhnlich nicht aufgesplittert. Die ST-Strecken sind gesenkt, die T-Zacken dabei negativ. In den linkspräkordialen Ableitungen V_5 und V_6 finden sich bei ausgeprägten Fällen tiefe S-Zacken, die aber nicht verbreitert sind wie bei der Volumenbelastung. Ein typisches Beispiel dafür ist die Pulmonalstenose mit intaktem Ventrikelseptum.

Bei der Volumenbelastung des rechten Ventrikels besteht in V_1 normalerweise ein unvollständiger Rechtsschenkelblock (oft RSR'- oder rSR'-Form). Infolgedessen ist der QRS-Komplex aufgesplittert und relativ breit, der obere Umschlagspunkt in V_1 verspätet. Die T-Zacken können in den rechtspräkordialen Ableitungen manchmal leicht

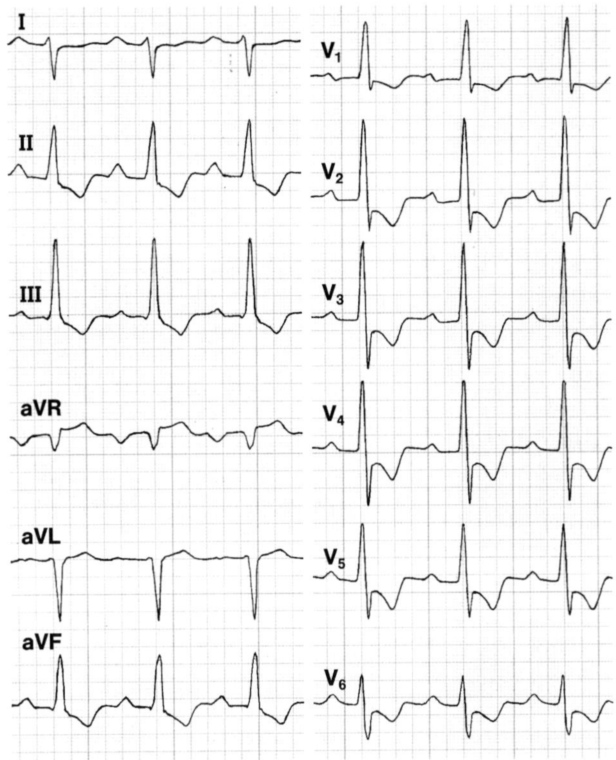

Abb. 63 Schwere rechtsventrikuläre Hypertrophie bei Eisenmenger-Syndrom (Vorhofseptumdefekt mit pulmonaler Hypertonie).
P in II (0,3 mV), aVF sowie in V_6 erhöht. Schwere rechtsventrikuläre Hypertrophiezeichen (Rechtstyp, hohes R in V_1, tiefes S in V_6, deutliche Erregungsrückbildungsstörung), nämlich Druckbelastungszeichen.

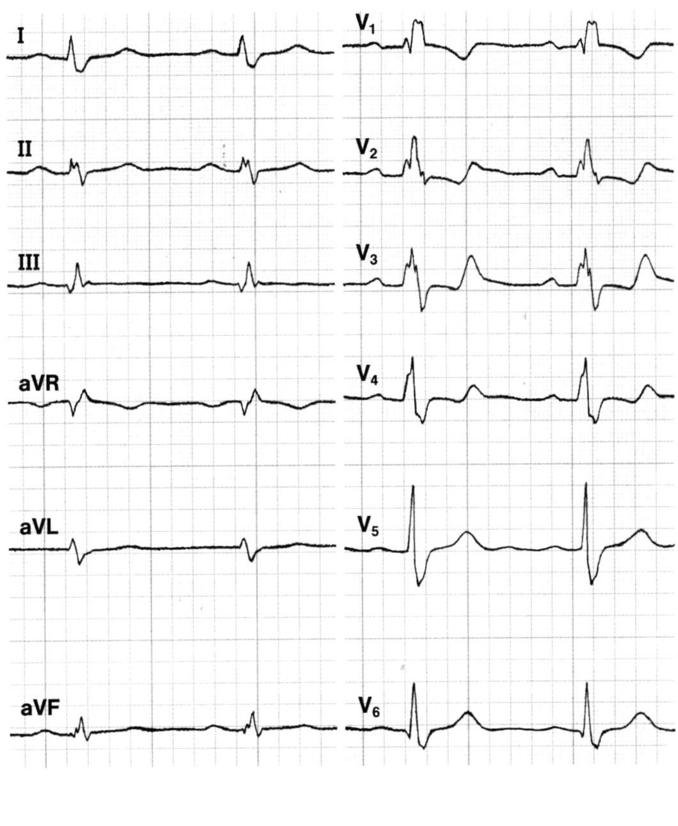

Abb. 64 Rechtsventrikuläre Volumenbelastungszeichen bei großem Vorhofseptumdefekt (Links-rechts-Shunt 80%). Breites S in I, aufgesplitteter QRS-Komplex mit verspätetem und hohem R in V_1 und breites S in V_5 und V_6. QRS-Breite 0,11 sec. Unvollständiger Rechtsschenkelblock.

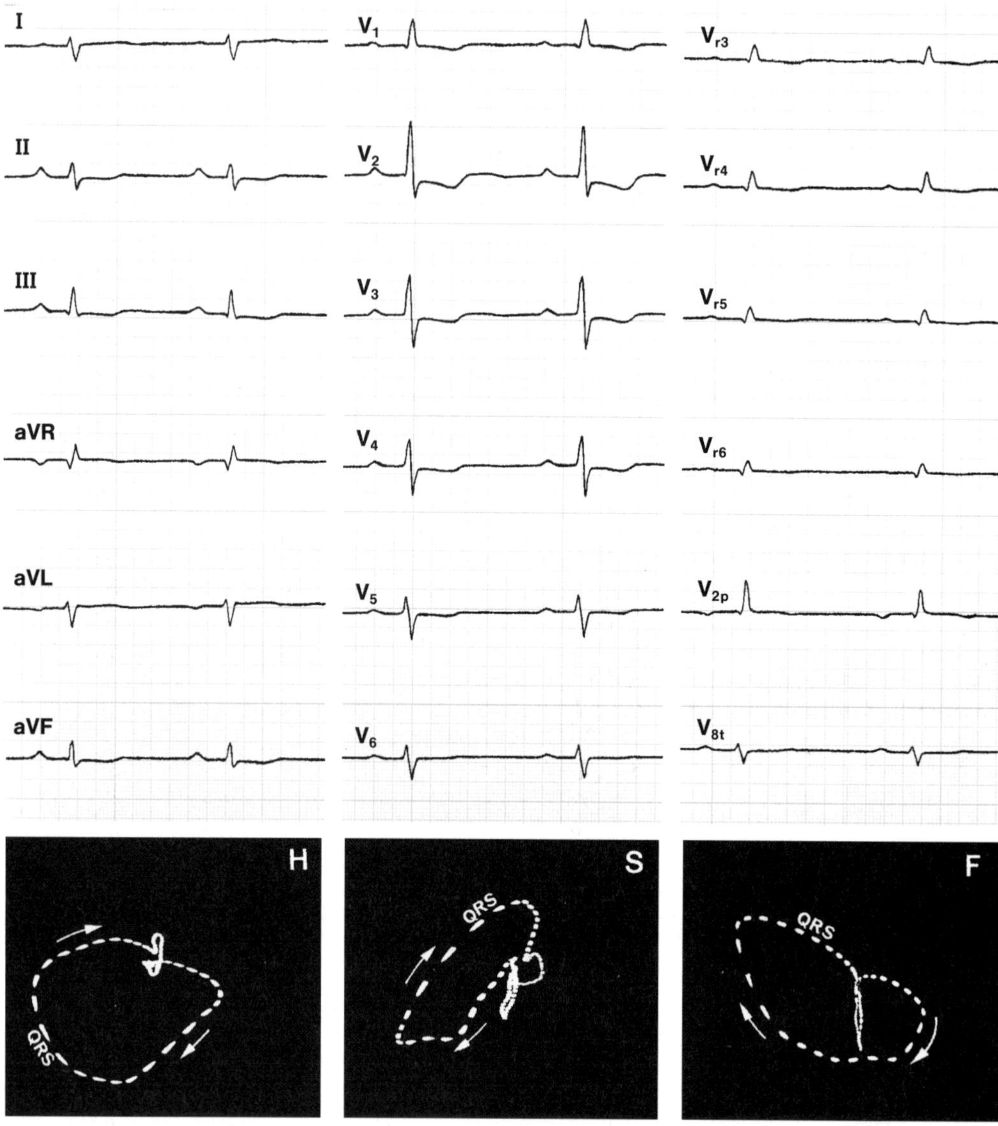

Horizontale Ebene **Sagittale (links) Ebene** **Frontale Ebene**

Abb. 65 Rechtshypertrophie bei primär vaskulärer pulmonaler Hypertonie. EKG: Vertikaltyp (Rechtstyp). Hohes R in V_1, V_2, V_{r3}–V_{r6} und aVR. Tiefes S in I, aVL, V_5 und V_6. P dextro-atriale. Störung des Erregungsrückganges rechts.

Vektorkardiogramm:

QRS-Hauptschleife deutlich nach rechts, vorn und oben im Uhrzeigersinn gerichtet (Rechtshypertrophie). Deutlicher ST-Vektor und diskordante T-Schleife auf der horizontalen und sagittalen Ebene. P-Schleife lang und nach vorn und unten gerichtet.

negativ sein. In den linkspräkordialen Ableitungen sind die S-Zacken verhältnismäßig tief und außerdem breit. Ein typisches Beispiel hierfür ist der Vorhofseptumdefekt.

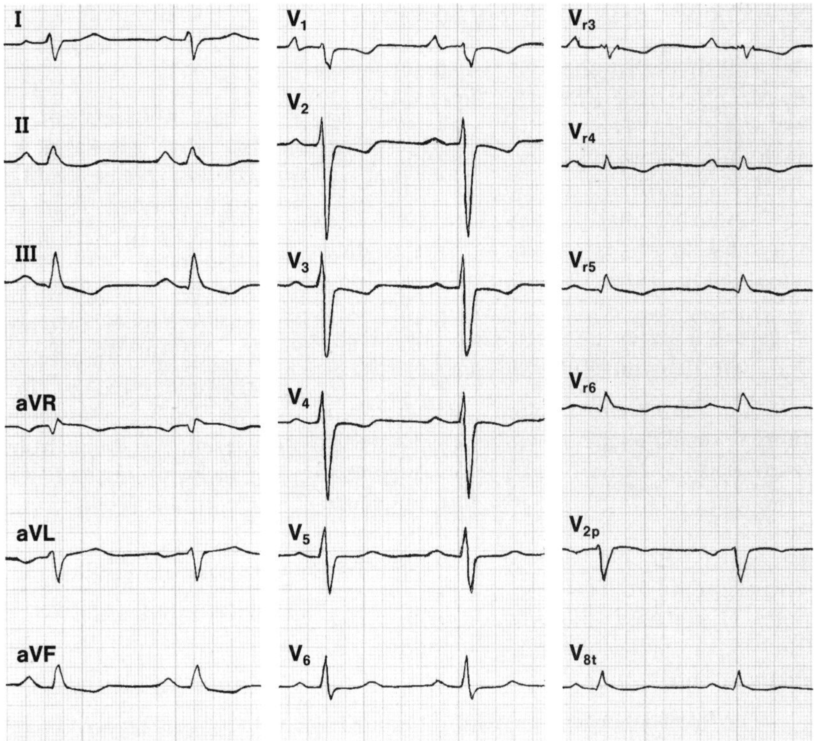

Abb. 66 Rechtshypertrophie bei Cor pulmonale (Emphysembronchitis). 70jährige Patientin. Vertikaltyp (Rechtstyp). Rechtshypertrophiezeichen (relativ hohes R) nur in den erweiterten rechtspräkordialen Ableitungen V_{r3} bis V_{r6}. P dextro-atriale (S. V_1).

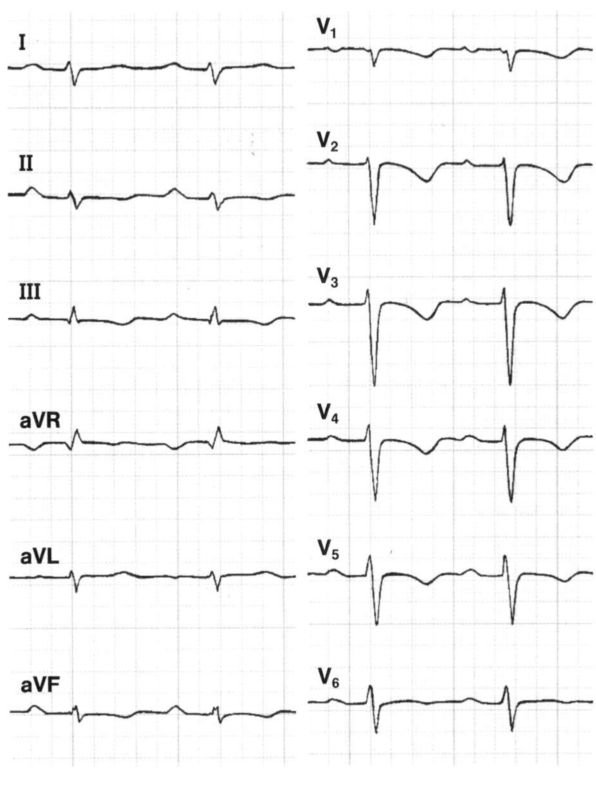

Abb. 67 Rechtshypertrophiezeichen beim Cor pulmonale vasculare. Überdrehter Rechtstyp. Hohes verspätetes R in aVR! Rechtsventrikuläre Erregungsrückbildungsstörung.

3. Linksventrikuläre Hypertrophie

Bei Linkshypertrophie finden sich vermehrte elektromotorische Kräfte im Bereich des linken Ventrikels. Der QRS-Hauptvektor zeigt nach links hinten und etwas nach unten oder oben. Dabei wird oft die intraventrikuläre Erregungsausbreitung verzögert. Besteht eine extreme Linkshypertrophie, kann es zu einer sekundären Mangeldurchblutung des Myokards kommen. So findet sich bei schwerer linksventrikulärer Hypertrophie häufig eine deutliche Erregungsrückbildungsstörung.

Zur linksventrikulären Hypertrophie führen verschiedene erworbene Herzfehler (zum Beispiel Mitralinsuffizienz, Aortenstenose und Aorteninsuffizienz) und angeborene Herzfehler (zum Beispiel offener Ductus arteriosus Botalli, Aortenisthmusstenose, Ventrikelseptumdefekt), ferner häufig arterielle Hypertonie, dilatative Kardiomyopathie, hypertrophische Kardiomyopathie und Phäochromozytom.

Die Treffsicherheit der EKG-Diagnostik ist bei der linksventrikulären Hypertrophie höher als die bei rechtsventrikulärer Hypertrophie. Sie liegt bei vergleichenden pathologisch-anatomischen Untersuchungen bei ca. 90%, wenn man sämtliche Kriterien mitberücksichtigt.

Extremitäten-Ableitungen

Der Hauptvektor ist bei der linksventrikulären Hypertrophie in der frontalen Ebene deutlich nach links und etwas nach unten, dagegen selten nach oben gerichtet.

Für die Beurteilung der Linkshypertrophie hat der Lagetyp des EKG keine große Bedeutung. Es findet sich häufig ein linkstypisches EKG, aber nicht in jedem Fall ein echter Linkstyp bzw. Horizontaltyp. Zu dem Linkstyp kommen häufig eine hohe R-Zacke in Ableitung I und eine tiefe S-Zacke in Ableitung III hinzu.

Man muß hier vor allem auch das Alter des Patienten mitberücksichtigen. So besteht die Möglichkeit, daß bei angeborener Aortenstenose im Kindesalter infolge der physiologisch noch vorhandenen Rechtshypertrophie eine rechtstypische Achse nachweisbar ist. Deshalb zeigt das EKG im Kindesalter trotz schwerer Aortenstenose z. B. einen Steiltyp.

Die Konstellation: RI > RII > RIII und TI < TII < TIII kann bei Linkshypertrophie auftreten. Nach Gubner und Ungerleider kann bei hohem R in I und tiefem S in III, d. h. RI + SIII > 2,5 mV, eine Linkshypertrophie bestehen.

Zeigt die Richtung des Hauptvektors nach links oben, so kann das Kriterium R in aVL > 1,1 mV manchmal für eine Linkshypertrophie sprechen. In der Praxis hat sich dieses Zeichen aber als nicht sehr zuverlässig erwiesen. So ist eine hohe R-Zacke in aVL oft bei linksanteriorem Hemiblock ohne linksventrikuläre Hypertrophie zu beobachten.

In Ableitung I, II und aVL tritt bei schwerer Linkshypertrophie meist eine ST-Senkung mit negativer T-Zacke auf.

Thorax-Ableitungen

Wie bei der Rechtshypertrophie, ist auch zur Beurteilung der Linkshypertrophie das Thorax-EKG ausschlaggebend. Die elektromotorischen Kräfte des Herzens ziehen bei Linkshypertrophie auf der horizontalen Ebene in Richtung links hinten. Dadurch entstehen in den linkspräkordialen Ableitungen V_5 und V_6 hohe R-Zacken. R-Zacken in V_5 und V_6, die größer als 2,6 mV sind, werden als Zeichen einer Linkshypertrophie angesehen. Dieses Phänomen wird bei linksventrikulärer Hypertrophie sehr häufig beobachtet. Bei normalen, gesunden, besonders bei schlanken Personen oder auch Sportlern können gelegentlich derartig hohe R-Zacken ohne Linkshypertrophie gefunden werden.

Bei der Linkshypertrophie tritt der obere Umschlagspunkt in den linkspräkordialen Ableitungen (V_5 und V_6) häufig später als 0,052 sec (Linksverspätung) auf, da sich die Erregungsausbreitung in der linken Ventrikelmuskulatur aufgrund der Hypertrophie verzögert. Außerdem wird als weiteres Kriterium die Differenz des oberen Umschlagspunktes zwischen V_6 und V_1 angeführt. Eine Differenz von mehr als 0,032 sec zeigt ebenfalls eine Linksverspätung an. Dies kann ein frühes Zeichen für eine beginnende Linkshypertrophie sein.

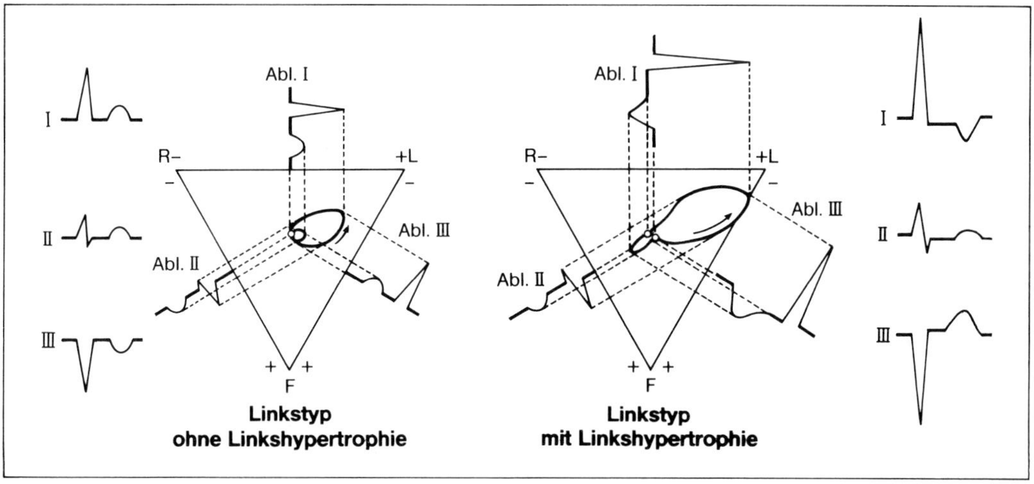

Abb. 68 Vektorielle Deutung des EKGs mit und ohne Linkshypertrophie in der frontalen Ebene beim Linkstyp.
Links: Normaler Fall. QRS-Vektor z. B. im erwachsenen Alter nach links gerichtet, jedoch nicht vergrößert. T-Vektor in QRS-Schleife eingeschlossen. EKG: Linkstyp, ST-, T-Abschnitt normal.
Rechts: Linkstyp mit Linkshypertrophie. QRS-Vektor nicht nur nach links gerichtet, sondern deutlich vergrößert, T-Vektor aus der QRS-Schleife herausgedreht. Daher in I hohes R, ST-Senkung und negatives T, in III tiefes QS.

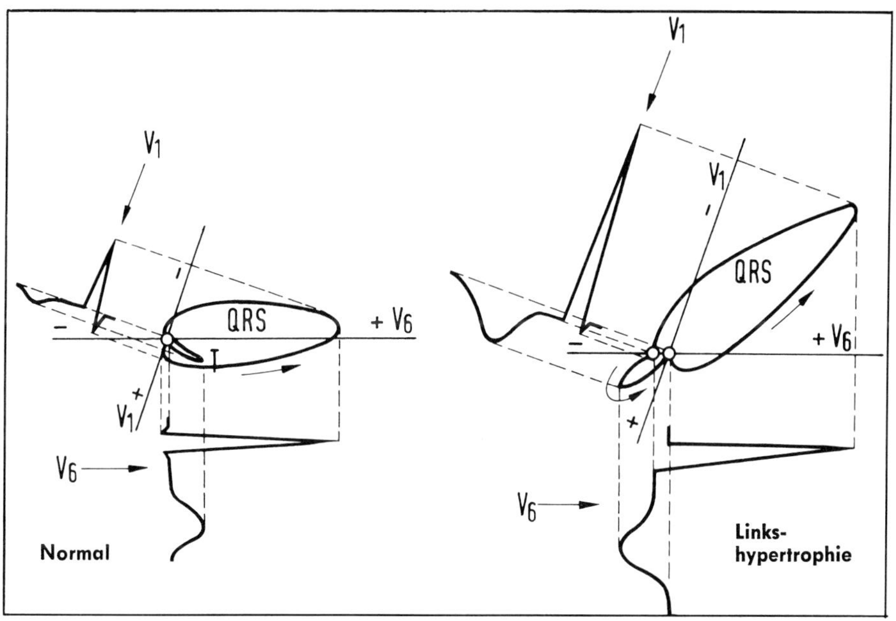

Abb. 69 Vektorielle Deutung des EKGs bei normalem Herzen und Linkshypertrophie in der horizontalen Ebene.
Links: Nach links gerichtete, normale, kleine QRS-Vektorschleife. Normales R und T in V_1 und V_6.
Rechts: Nach links hinten gerichtete große QRS-Vektorschleife. T-Schleife aus der QRS-Schleife herausgedreht und diskordant. Hohes R und negatives T mit ST-Senkung in V_6. Tiefes S in V_1.

Während man bei der Linkshypertrophie in den linkspräkordialen Ableitungen hohe R-Zacken findet, zeigen die rechtspräkordialen Ableitungen, insbesondere V_1, sehr kleine R-Zacken. Gelegentlich kann die R-Zacke bei linksventrikulärer Hypertrophie z. B. in V_1 und V_2 ganz fehlen. Es findet sich nur eine Q-Zacke, ohne daß ein Vorderwandinfarkt besteht. Dies kommt daher, daß der QRS-Vektor von vorn weg plötzlich erheblich nach links hinten verlagert ist; infolgedessen tritt der initiale Vektor, also die R-Zacke in V_1 und V_2 nicht in Erscheinung. Im Gegensatz dazu sind die S-Zacken in V_1, manchmal auch in V_2, sehr tief, da die elektromotorischen Kräfte vom rechten Ventrikel weggerichtet sind. So betragen die S-Zacken bei Linkshypertrophie oft mehr als 2,4 mV.

Sehr häufig wird als Kriterium das Sokolow-Lyon-Zeichen herangezogen: Wenn S in $V_1 + R$ in V_5 oder V_6 größer als 3,5 mV ist, liegt eine Linkshypertrophie vor. Beim Sokolow-Lyon-Zeichen sollte bei linksventrikulärer Hypertrophie nicht die S-Zacke in V_2, sondern nur die in V_1 benutzt werden, da die S-Zacke in V_2 gewöhnlich viel tiefer als die S-Zacke in V_1 ist, so daß sonst häufig eine linksventrikuläre Hypertrophie fälschlich diagnostiziert würde.

Bei Fällen mit nachgewiesener linksventrikulärer Hypertrophie wird das Kriterium des Sokolow-Lyon-Index meistens erfüllt. Hier sei nur erwähnt, daß dieses Zeichen auch bei Herzgesunden gefunden werden kann.

Wird die koronare Durchblutung bei zunehmender Hypertrophie des linken Ventrikels mangelhaft, ist die T-Zacke in den linkspräkordialen Ableitungen (V_5, V_6) häufig negativ und die ST-Strecke gesenkt.

Es wird neuerdings ein weiteres Kriterium zur Erkennung der beginnenden Linkshypertrophie angegeben: T in V_1 größer als T in V_6. Durch Zunahme der Linkshypertrophie entstehen hohe R-Zacken in den linkspräkordialen Ableitungen V_5 und V_6. Dabei werden die positiven T-Zacken durch Drehung des T-Vektors im Uhrzeigersinn nach

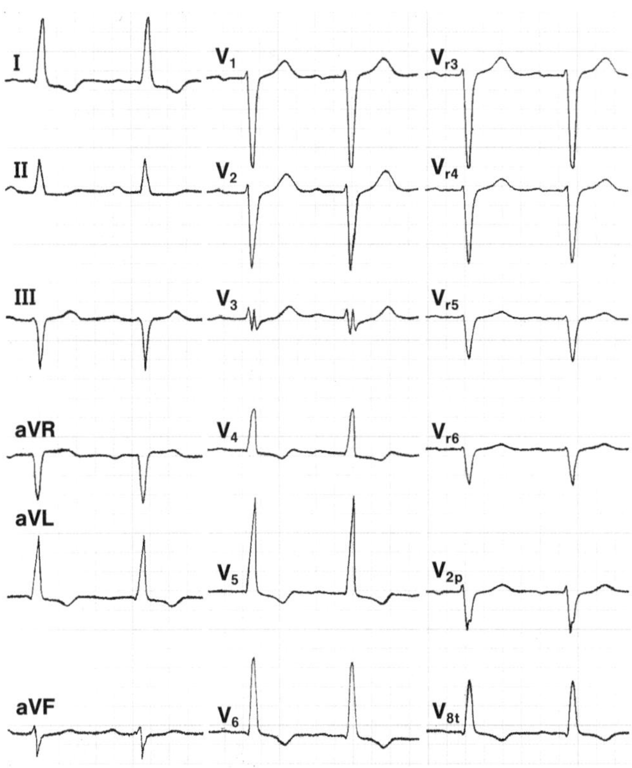

Abb. 70 Linkshypertrophie bei Aortenstenose.
Horizontaltyp (Linkstyp). Hohes R und negatives T in I, aVL, V_5, V_6 und V_8, 2 ICR tiefer. Tiefes S in V_1 und V_{r3}.

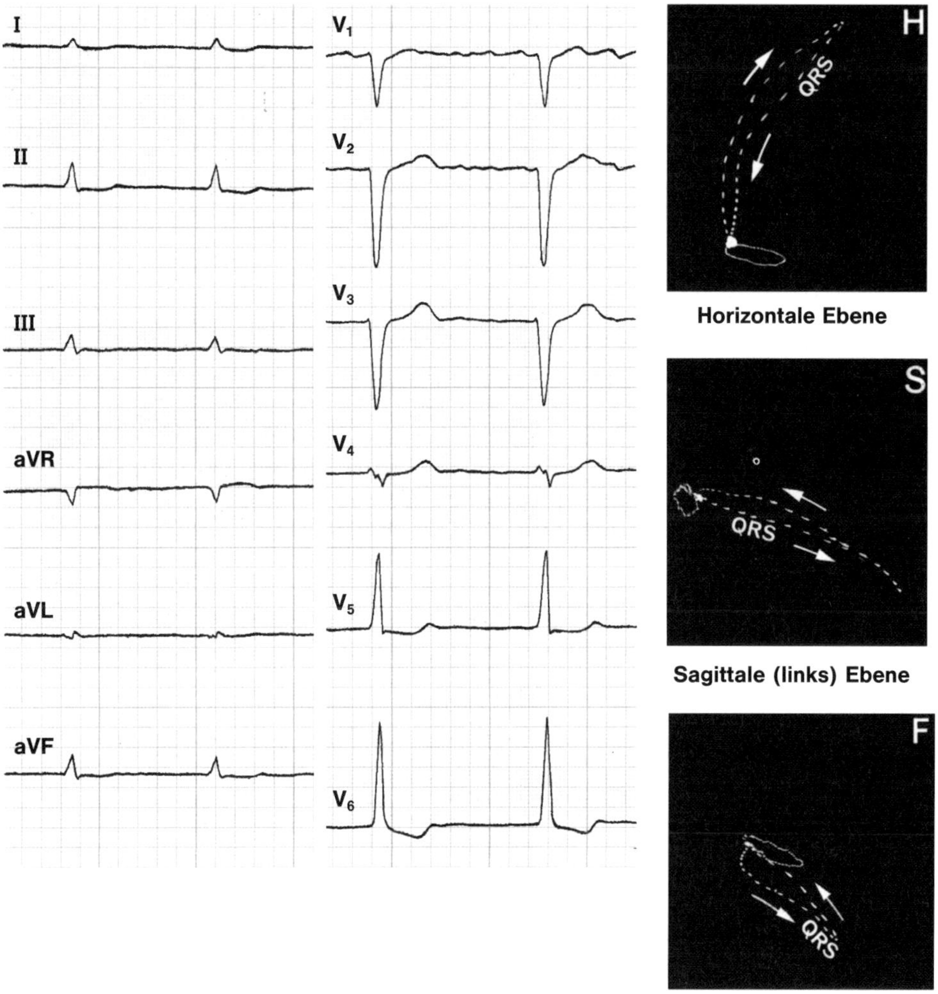

Abb. 71 Linkshypertrophie bei Mitralinsuffizienz. EKG: Zwischentyp (Normaltyp). Vorhofflimmern. Hohes R in V_6 und tiefes S in V_2. Störung des Erregungsrückgangs.
Vektorkardiogramm:
QRS-Hauptschleife schmal und nach links hinten und unten gerichtet (Linkshypertrophie). T-Schleife groß und in allen Ebenen diskordant.

vorn in V_5 und V_6 zunehmend flacher. Dagegen finden wir in V_1 eine höhere T-Zacke als in V_6. Dieses Phänomen wurde ursprünglich als Zeichen einer Repolarisationsstörung des linken Ventrikels bei koronarer Herzkrankheit angesehen. Darüber hinaus kann es aber auch nach eigenen Untersuchungen in Fällen beginnender Linkshypertrophie beobachtet werden, besonders dann, wenn die R-Zacke in V_6 verhältnismäßig hoch ist, d. h. mehr als 1,7 mV beträgt.

Die Übergangszone ist nicht immer bezeichnend für eine Linkshypertrophie. Sie kann nach links verschoben sein. Der QRS-Komplex ist in der Übergangszone manchmal aufgesplittert; es zeigt sich gelegentlich eine Q-Zacke.

Zusätzliche Thorax-Ableitungen

Gewöhnlich finden sich bei normalen Herzen sowie bei leichter Linkshypertrophie die

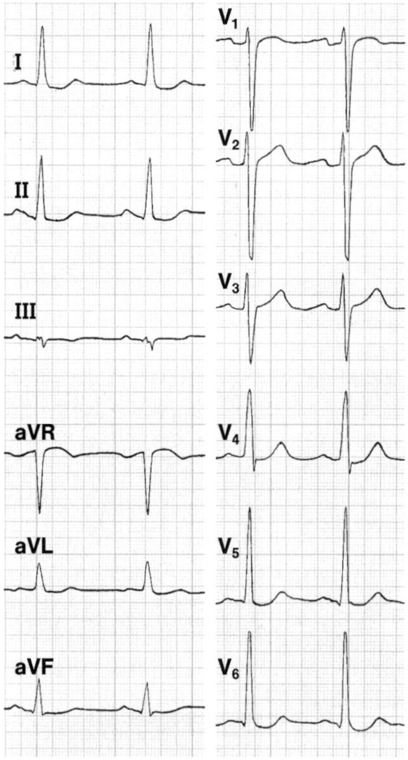

Abb. 72 Linkshypertrophie bei dilatativer Kardiomyopathie.
Tiefes S in V_1 und V_2. R in V_5 und V_6 erhöht. Nur leichte linksventrikuläre Erregungsrückbildungsstörung.

höchsten R-Zacken in V_5 und V_6. Ist der linke Ventrikel erheblich dilatiert, ist das maximale Elektropotential deutlich nach links hinten verlagert. In diesen Fällen gibt eine zusätzliche dorsale Ableitung einen wertvollen Hinweis auf eine Linkshypertrophie. So wurden die dorsalen Ableitungen von V_7 bis V_9 angewandt.

Vor allem ist jedoch nach eigenen Untersuchungen die Ableitung V_8, zwei ICR tiefer (V_{8t}), auch für die Erkennung der Hypertrophie des linken Ventrikels gut geeignet, obwohl diese Ableitung ursprünglich zur Erfassung des sog. Hinterwandinfarktes (inferioren Infarkts) gedacht war. Die R-Höhe beträgt bei normalen Herzen in V_8, zwei ICR tiefer, maximal bis 1,0 mV; die T-Zacke ist positiv. Bei Linkshypertrophie ist die R-Zacke in dieser Ableitung größer als 1,0 mV.

P sinistro-atriale

Ein P sinistro-atriale wird sehr oft bei überdehntem linken Vorhof, z. B. bei Mitralstenose oder Mitralinsuffizienz gefunden. Es kann aber auch als Zeichen einer sekundären Überlastung des linken Vorhofs, aufgrund der Hypertrophie des linken Ventrikels, vorhanden sein. In diesen Fällen zeigt sich der enddiastolische Druck im linken Ventrikel bei der Herzkatheterisation erhöht, wodurch wiederum der linke Vorhof belastet wird.

4. Druck- und Volumenbelastung des linken Ventrikels

Bestehen Zeichen einer Linkshypertrophie im EKG, ist es zweckmäßig, besonders beim Vorhandensein eines Herzfehlers, weiter nach Druck- oder Volumenbelastung zu differenzieren.

Bei der Druckbelastung des linken Ventrikels finden sich in ausgeprägten Fällen hohe R-Zacken und negative T-Zacken mit ST-Senkung in den linkspräkordialen Ableitungen V_5 und V_6. Der QRS-Komplex ist relativ breit, der obere Umschlagspunkt deutlich verspätet. Die Q-Zacken sind dabei in der Regel normal groß., In den rechtspräkordialen Ableitungen (V_1 und V_{r4}) finden sich tiefe S-Zacken.

Zur Druckbelastung führen die Aortenstenose, die Aortenisthmusstenose und die arterielle Hypertonie.

Bei der Volumenbelastung des linken Ventrikels treten hohe R-Zacken in V_5, V_6 und oft weiter dorsal in V_8, zwei ICR tiefer, auf. Der QRS-Komplex ist in diesen linkspräkordialen Ableitungen, wie bei der Druckbelastung, relativ breit, und der obere Umschlagspunkt ist verspätet. Dabei können die Q-Zacken im Vergleich zur Druckbelastung verhältnismäßig breit und tief sein; das ist jedoch nicht obligatorisch. Die T-Zacken sind in den linkspräkordialen Ableitungen zuerst positiv, in späteren Stadien negativ. Die ST-Strecke ist gesenkt.

Die Volumenbelastung des linken Ventrikels kommt bei der Aorteninsuffizienz, der Mitralinsuffizienz und dem offenen Ductus arteriosus Botalli vor.

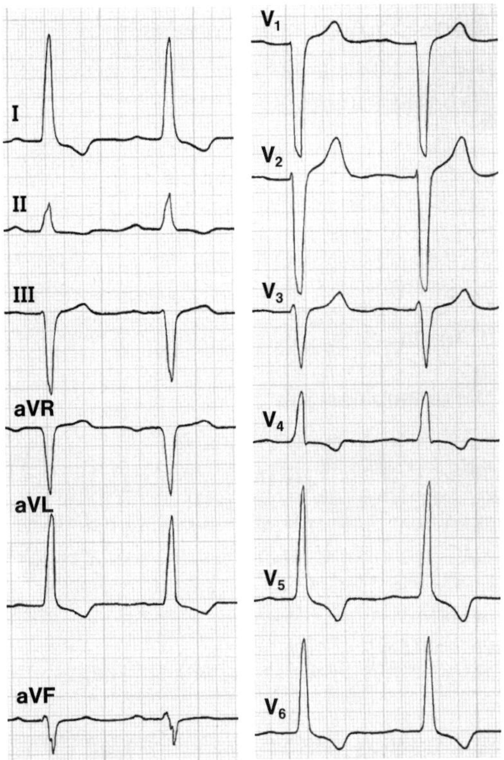

Abb. 73 Linkshypertrophie bei Aortenvitium. Hohes R, ST-Senkung und spitz-negatives T in I, aVL, V_5 und V_6. OUP in V_5 mit 0,065 sec deutlich verspätet. Tiefes S in V_1 und V_2. Deutliche Linkshypertrophie.

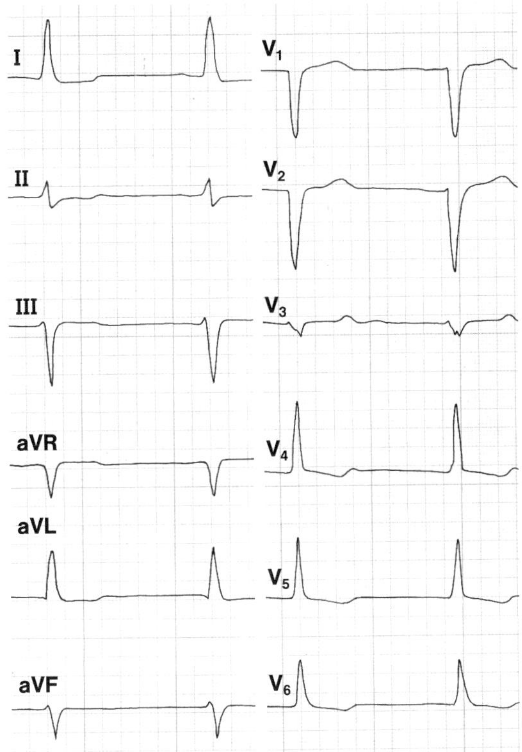

Abb. 74 Zwei Jahre nach der operativen Korrektur des Aortenvitiums. Deutliche Besserung der Linkshypertrophie-Zeichen und der Störung des Erregungsrückgangs. Vor allem ist S in V_1 und V_2 weniger tief, R in V_5 und V_6 kleiner als vor der Operation.

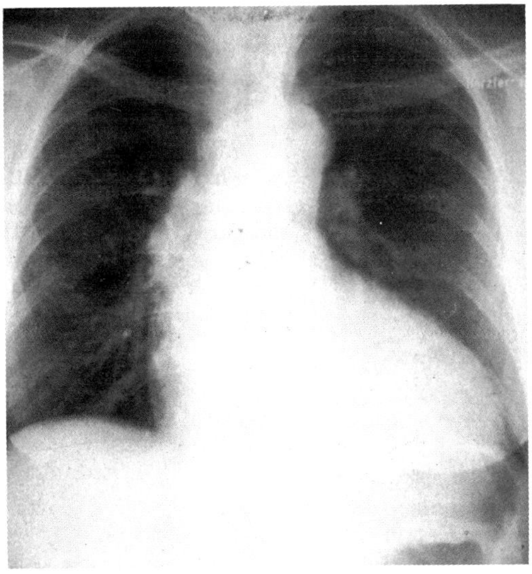

Abb. 75 Thorax-Aufnahme derselben Patientin wie in Abb. 73. Erheblich, vor allem nach links unten vergrößertes Herz. Aorta ist insbesondere im Aszendensbereich deutlich erweitert.

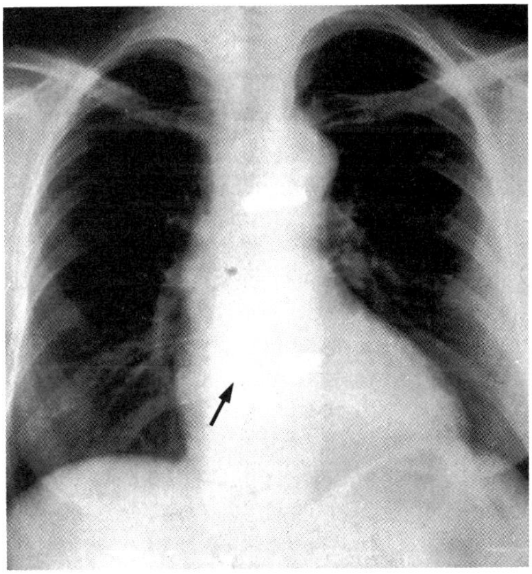

Abb. 76 Thorax-Aufnahme derselben Patientin wie in Abb. 73 bzw. 74. Zwei Jahre nach der Operation deutliche Verkleinerung des Herzens, vor allem des linken Ventrikels. Aorta ascendens ebenfalls nicht mehr stark erweitert. Starr-Edwards-Klappenersatz in der Aortenposition (Pfeil).

Nach Meinung von Cabrera und Monroy manifestiert sich die Erregungsrückbildungsstörung in Form einer ST-Senkung und negativen T-Zacke in den linkspräkordialen Ableitungen bei Druckbelastung und Volumenbelastung unterschiedlich, und zwar bei der Aortenstenose (Druckbelastung) deutlicher ausgeprägt als bei der Aorteninsuffizienz (Volumenbelastung). So haben Cabrera und Monroy positive T-Zacken in den linkspräkordialen Ableitungen als typisch für die Volumenbelastung des linken Ventrikels beschrieben. Im Gegensatz dazu konnten wir in schweren Fällen durchaus auch negative T-Zacken nachweisen.

Bei unseren eigenen Untersuchungen von Aorteninsuffizienzen bzw. Aortenstenosen ergab sich in der Tat für die T-Zacken in V_5 und V_6 folgendes Bild: Die größere Negativität zeigte die Aortenstenose mit −0,30 mV; es folgte die Aorteninsuffizienz mit −0,23 mV. Diese negativen T-Zacken mit oder ohne ST-Senkung werden wahrscheinlich durch eine sekundäre koronare Durchblutungsstörung aufgrund der Hypertrophie hervorgerufen, wenn ein Digitaliseffekt oder eine Elektrolytstörung ausgeschlossen ist.

Diese schwere ST-T-Veränderung entsteht, weil bei der Aortenstenose wegen der gestörten Hämodynamik die Koronarien ungenügend durchblutet sind. Daher kann man meines Erachtens sagen, daß die negativen oder positiven T-Zacken nicht durch die Hämodynamik als solche, sondern durch den Schweregrad der Belastung bedingt sind. Besteht bei einer schweren Aorteninsuffizienz ein Mißverhältnis zwischen koronarer Durchblutung und Ventrikelmasse, ist die T-Zacke ohne Koronarsklerose früher oder später negativ und die ST-Strecke gesenkt. Diese negativen T-Zacken mit ST-Senkungen in den linkspräkordialen Ableitungen scheinen nicht unbedingt ein qualitatives Problem des Herzfehlers zu sein, sondern mehr ein quantitatives. So kann bei einer leichten Aortenstenose durchaus eine positive T-Zacke in den linkspräkordialen Ableitungen V_5 und V_6 gefunden werden.

Druck- bzw. Volumenbelastung des linken Herzens

Druckbelastung:

- R in V_5 und V_6 erhöht
- OUP in V_5 und V_6 verspätet
- QRS-Komplex relativ breit
- Q in V_5 und V_6 normal
- T-Negativität mit ST-Senkung in V_5 und V_6
- S in V_1 und V_2 tief
- P sinistro-atriale
- typisches Beispiel: Aortenstenose

Volumenbelastung:

- R in V_5, V_6 bzw. V_{8t} erhöht
- OUP in V_5, V_6 bzw. V_{8t} verspätet
- QRS-Komplex relativ breit
- Q in V_5 und V_6 relativ breit und tief
- T in V_5 und V_6 zuerst positiv, später negativ und ST-Strecke gesenkt
- S in V_1 und V_2 tief
- P sinistro-atriale
- typisches Beispiel: Aorteninsuffizienz

Allgemeine Linkshypertrophie-Zeichen

Einthoven-Ableitungen:

- Linkstyp
- $RI + SIII > 2{,}5$ mV
  $RI > RII > RIII$ und
  $TI < TII < TIII$
- P sinistro-atriale

Goldberger-Ableitungen:

- Horizontaltyp
- aVL: $R > 1{,}1$ mV

Wilson-Ableitungen:

- V_1: tiefes S ($S > 2{,}4$ mV)
- V_5 oder V_6: hohes R ($R > 2{,}6$ mV)
- $SV_1 + RV_5$ oder RV_6 $> 3{,}5$ mV (Sokolow-Lyon-Index)
- V_5, V_6: OUP > 0,052 sec
- OUP $V_6 - V_1 > 0{,}032$ sec
- RV_8, 2 ICR tiefer > 1 mV
- $TV_1 > TV_6 + RV_6 > 1{,}7$ mV
- Störung der Erregungsrückbildung links
- P sinistro-atriale

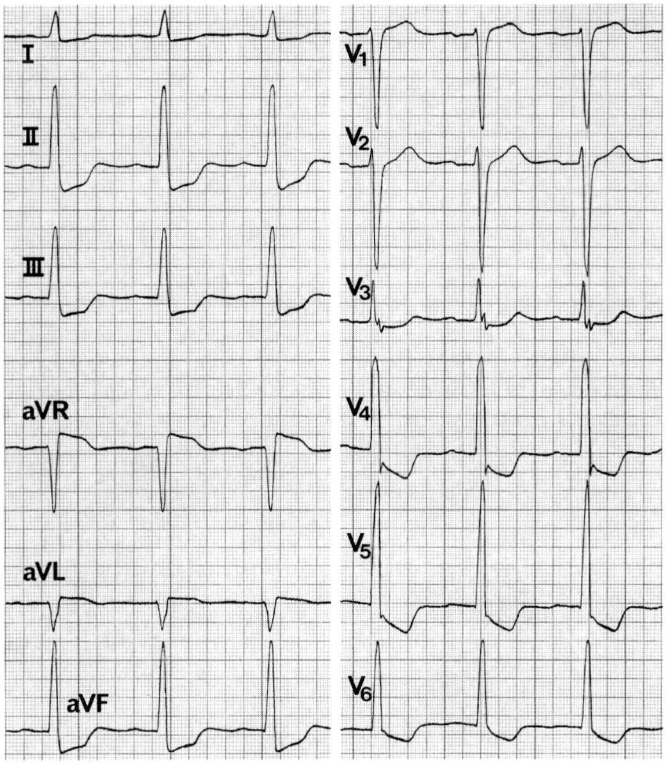

Abb. 77 Linkshypertrophie bei Hypertonie.
RR 200/120 mmHg. Sinustachykardie mit einer Ventrikelfrequenz von 103/min. Deutliche Linkshypertrophiezeichen (hohes R in V_5 und tiefes S in V_1, erhebliche ST-Senkung mit negativem T in II, III, aVF und V_4–V_6).

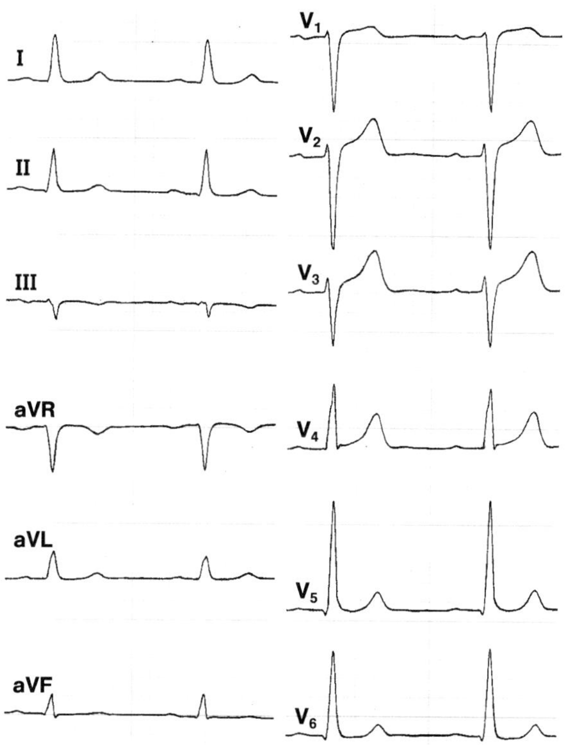

Abb. 78 Deutliche Linkshypertrophie bei schwerer Aorteninsuffizienz.
Tiefes S in V_1 und V_2. Hohes R in V_5 und V_6. Q in V_5 und V_6. Keine Erregungsrückbildungsstörung!, abgesehen von einem leicht abgeflachten T in aVF.

Wichtige Linkshypertrophie-Zeichen:

- Linkstyp
- R in V_5 oder $V_6 > 2{,}6$ mV
- R in V_5 oder V_6 + S in $V_1 > 3{,}5$ mV
- OUP in V_5, $V_6 > 0{,}052$ sec
- S in $V_1 > 2{,}4$ mV

5. Biventrikuläre Hypertrophie

Eine biventrikuläre Hypertrophie im EKG zu erkennen ist oft schwierig. So ist die Treffsicherheit von 70% niedriger als bei der links- oder rechtsventrikulären Hypertrophie. Man sollte deshalb bei der Beurteilung des EKGs immer sämtliche diagnostisch in Frage kommenden Einzelheiten berücksichtigen und mehrere Ableitungen zusätzlich registrieren (s. Kapitel „Zusätzliche Thorax-Ableitungen").

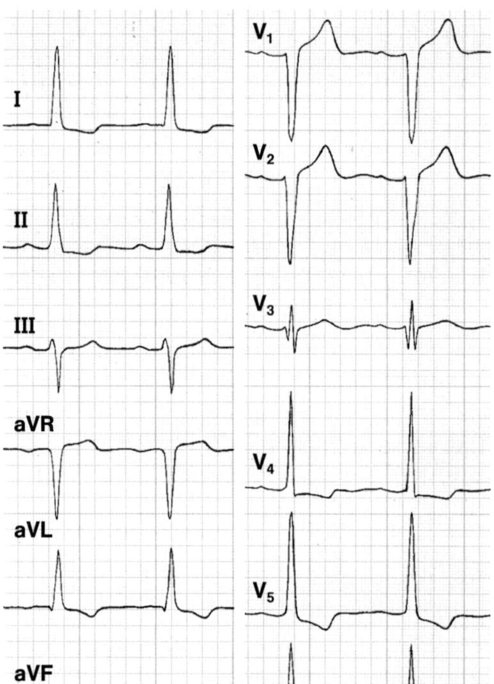

Abb. 79 Schwere linksventrikuläre Hypertrophie. Dilatative Kardiomyopathie, Linkstyp. Hohes R, ST-Senkung und negatives in I und aVL, sowie in V_5 und V_6, tiefes S in III, V_1 und V_2 sprechen für ausgeprägte Linkshypertrophie.

Finden sich hohe R-Zacken nicht nur in den linkspräkordialen Ableitungen V_5 und V_6, sondern auch in den rechtspräkordialen Ableitungen (V_1 und V_2) oder in den erweiterten rechtspräkordialen Ableitungen (V_{r3} bis V_{r6}), ist die Diagnose einer beidseitigen Ventrikelhypertrophie leicht; jedoch kommen solche Fälle in der täglichen Praxis eher selten vor.

Meist sind nur Zeichen einer einseitigen Hypertrophie (häufig Linkshypertrophie) nachweisbar, während die Zeichen der Hypertrophie des anderen Ventrikels wenig ausgeprägt sind. Sie sind möglicherweise nur in den zusätzlichen Ableitungen (z. B. V_{r4} oder V_8, zwei ICR tiefer) erkennbar. Es gibt auch Fälle, bei denen überhaupt keine diagnostisch verwertbaren EKG-Veränderungen vorhanden sind, da sich die rechts- und linksventrikulären Vektoren gegenseitig aufheben.

Leidet beispielsweise ein 50jähriger Patient an einer Mitralinsuffizienz, zeigt das EKG je nach dem Schweregrad eine Linkshypertrophie. Sollten in diesem Fall zusätzlich ein Rechtstyp und/oder eine relativ hohe R-Zacke in V_1 oder in den erweiterten rechtspräkordialen Ableitungen (V_{r3} und V_{r4}) nachweisbar sein, so liegt die Vermutung einer biventrikulären Hypertrophie nahe, hier durch eine zusätzliche pulmonale Hypertonie.

Überwiegt die Rechtshypertrophie stark, können die hohen R-Zacken in den linkspräkordialen Ableitungen mehr und mehr verschwinden. Bei Fällen von Mitralinsuffizienz mit erheblicher pulmonaler Widerstandshypertonie sind häufig Zeichen der Rechtshypertrophie vorhanden, dagegen keine Zeichen der Linkshypertrophie. Ebenso findet man beim unkomplizierten, offenen Ductus arteriosus Botalli gewöhnlich eine Linkshypertrophie. Ist zusätzlich eine Rechtshypertrophie vorhanden, spricht dies für eine Druckerhöhung im kleinen Kreislauf.

Das sogenannte Katz-Wachtel-Zeichen (großes R und S in V_1 bis V_4) kann bei angeborenen Herzfehlern als Zeichen der biventrikulären Hypertrophie betrachtet werden, wie beispielsweise beim mittelgroßen Ventikelseptumdefekt. Das Katz-Wachtel-Zeichen wird

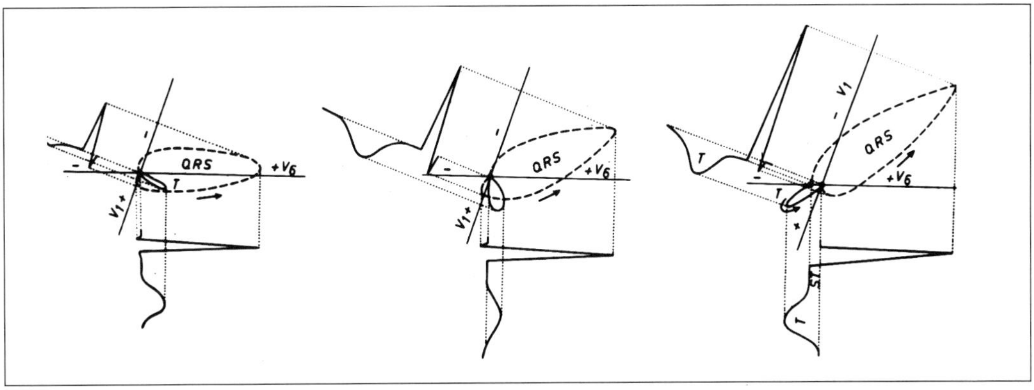

Normale T-Schleife | **Pathologische Abdrehung der T-Schleife (T in $V_1 > T$ in V_6)** | **Diskordante T-Schleife bei Linkshypertrophie**

Abb. 80 Schematische Darstellung der T-Schleife bei normalem Fall, T in V_1>T in V_6-Syndrom und Linkshypertrophie.

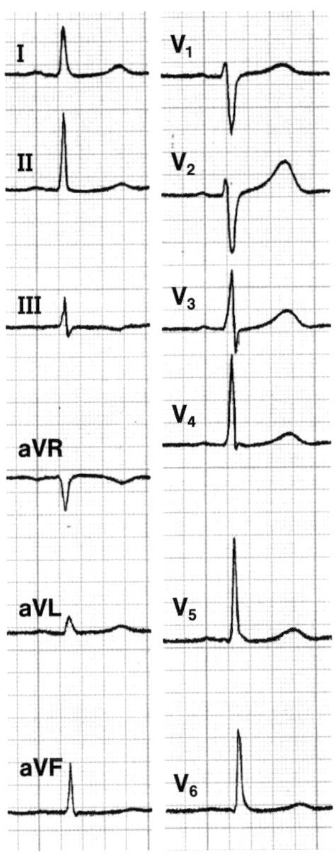

Abb. 81 T V_1>T V_6-Syndrom bei einer leichten Aortenstenose.
30jährige Patientin. S V_1+R V_5: 3,5 mV. Jedoch sprechen die R-Höhe in V_6 von 1,75 mV bei T V_1>T V_6-Syndrom für die linksventrikuläre Belastung.

auch bei hypertrophischer Kardiomyopathie häufig gesehen.

Tritt zu den Linkshypertrophie-Zeichen ein P biatriale oder P dextro-atriale, ohne daß ein Trikuspidalvitium besteht, so kann diese Kombination unter Umständen auch eine biventrikuläre Belastung bedeuten.

Die Zeichen der kombinierten Hypertrophie sind auch für die Beurteilung des Erfolges nach Herzoperationen wichtig.

So vermindert sich bei einer schweren rheumatischen Mitralinsuffizienz zunächst nach Mitralklappenersatz die linksventrikuläre Hypertrophie. Zeigt sich aber später wieder eine zunehmende R-Zacke in den linkspräkordialen Ableitungen V_5 und V_6, weist dies auf eine erneute linksventrikuläre Hypertrophie hin, wie sie bei einer Nahtinsuffizienz oder einem Rezidiv der Mitralinsuffizienz infolge einer neuerlichen bakteriellen Endokarditis entstehen kann.

Bei biventrikulärer Hypertrophie kann eine Überlastung der beiden Vorhöfe in Form eines P biatriale vorhanden sein.

Biventrikuläre Hypertrophiezeichen:

- Hohes R in V_1, V_{r4} und V_5 sowie V_6
- Rechtstyp bei Linkshypertrophiezeichen im Erwachsenenalter
- Katz-Wachtel-Zeichen
- P dextro-atriale bei Linkshypertrophiezeichen

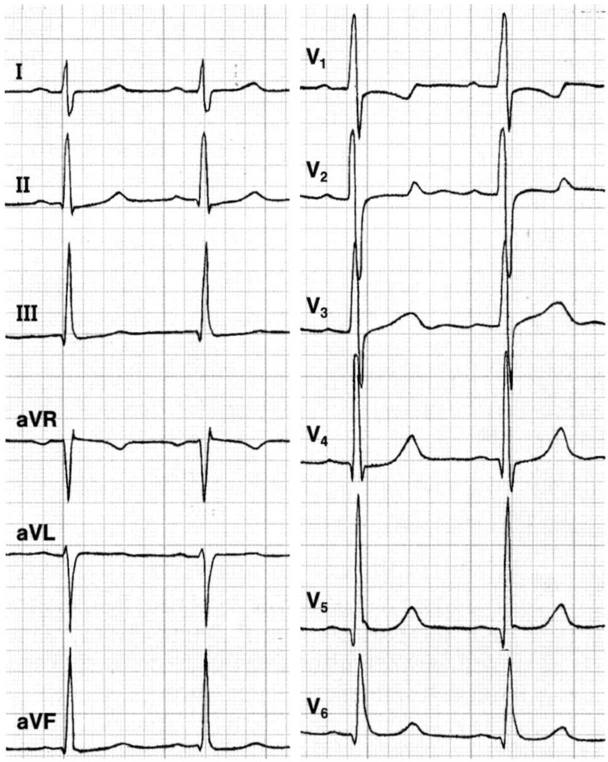

Abb. 82 Offener Ductus arteriosus Botalli bei einem 11jährigen Mädchen. Links-Rechts-Shunt 50%. Druck in A. pulmonalis 110/80 mmHg. Eisenmenger-Syndrom. Vertikaltyp (Rechtstyp). Hohes R (3,2 mV) und großes Q in V_5 (Volumenbelastung des linken Ventrikels). Hohes R und R/S > 1 in V_1 (Rechtshypertrophie).

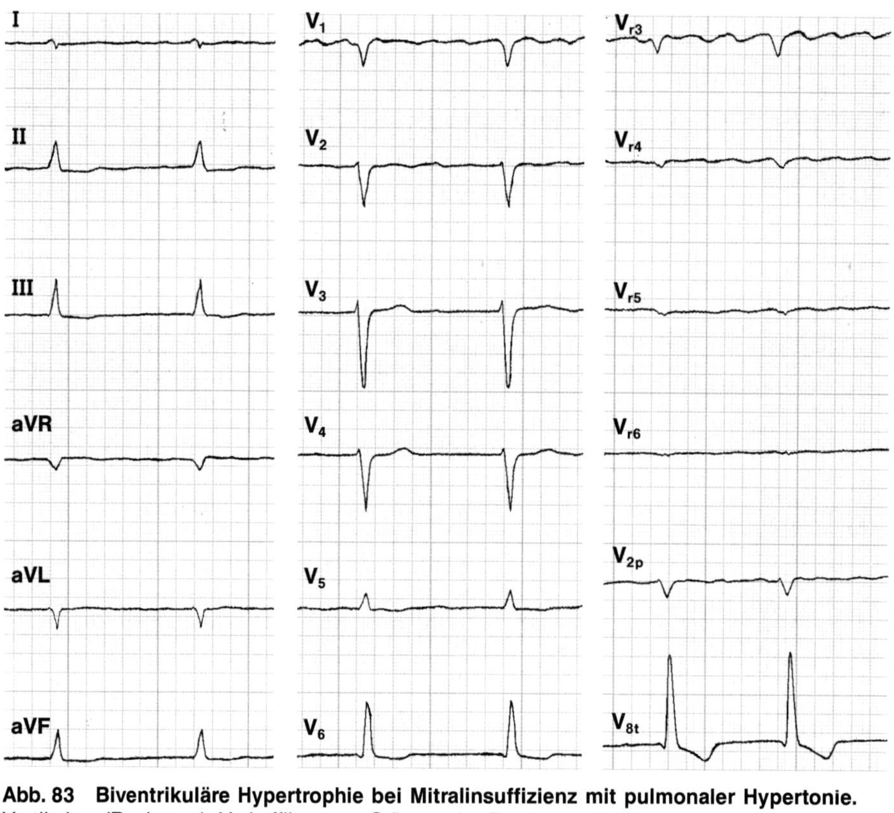

Abb. 83 Biventrikuläre Hypertrophie bei Mitralinsuffizienz mit pulmonaler Hypertonie. Vertikaltyp (Rechtstyp), Vorhofflimmern. Störung des Erregungsrückgangs. Keine Linkshypertrophie-Zeichen in den zwölf Standard-Ableitungen. In V_8, zwei ICR tiefer (V_{8t}), hohes R, ST-Senkung und negatives T als Zeichen einer Linkshypertrophie und Linksschädigung.

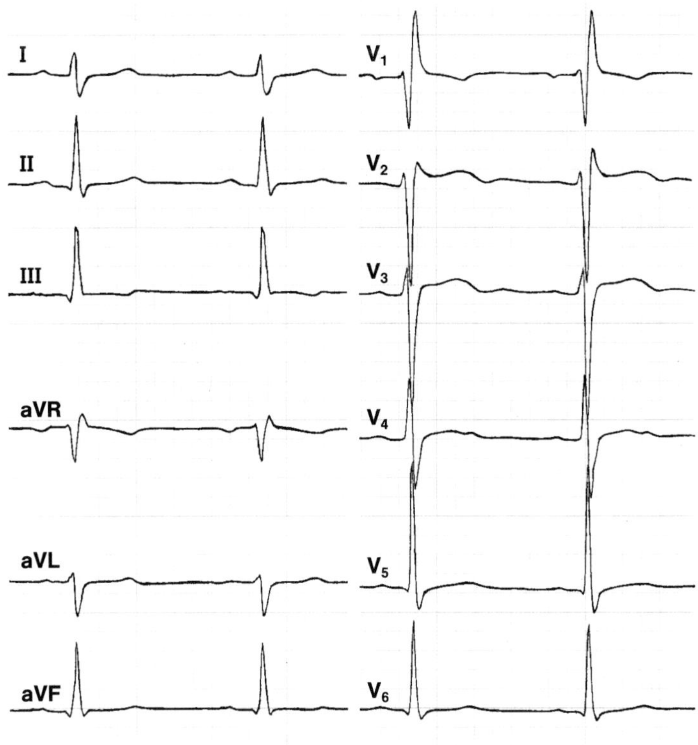

Abb. 84 Biventrikuläre Hypertrophie bei Pulmonalstenose und Aorteninsuffizienz.
Hohes R′ in V_1 bei unvollständigem Rechtsschenkelblock.
Hohes R in V_5 (3,3 mV). Leichte Erregungsrückbildungsstörung.

Schenkelblockbilder

Die Erregung läuft vom AV-Knoten kaudalwärts durch den Stamm des His-Bündels in den linken und rechten Tawara-Schenkel. Dann werden die Ventrikel erregt, was gewöhnlich insgesamt 0,07 bis 0,10 sec (maximal 0,11 sec) dauert.

Besteht eine Störung oder Leitungsverzögerung im Bereich der Tawara-Schenkel, ist vor allem der QRS-Komplex verbreitert und deformiert. Die Erregungsausbreitung im Kammermyokard läuft normalerweise viel langsamer als im spezifischen Muskelsystem ab. Da der vom Schenkelblock betroffene Ventrikel nur indirekt erregt werden kann, dauert die Erregung insgesamt erheblich länger als normal. Daher ist der QRS-Komplex verbreitert; er ist aber auch deformiert, das heißt, aufgesplittert oder gekerbt. Beispiele dafür sind vollständiger und unvollständiger Rechts- oder Linksschenkelblock, Verzweigungsblock, Fokalblock und Hemiblock. Am häufigsten ist der unvollständige Rechtsschenkelblock.

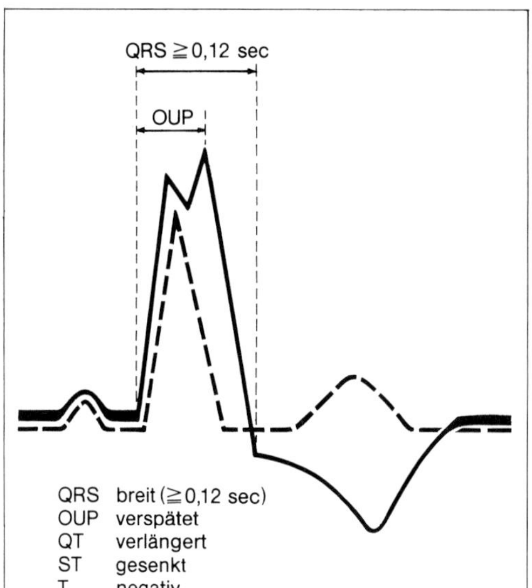

Abb. 85 Schematische Darstellung des Schenkelblockbildes.
Gestrichelte Linie: normales EKG; durchgezogene Linie: Schenkelblockbild.

Grundsätzlich ergibt ein vollständiger Schenkelblock folgendes EKG-Bild:

1. Der QRS-Komplex ist mit mindestens 0,12 sec verbreitert, denn die Ventrikelmuskulatur der blockierten bzw. geschädigten Seite wird verspätet erregt, deshalb verzögert sich die intraventrikuläre Erregungsausbreitung über die normale Zeit hinaus.

2. Außerdem ist der obere Umschlagspunkt deutlich verspätet. Oft findet sich ein aufgesplitterter QRS-Komplex.

3. Die QT-Zeit ist infolge des verbreiterten QRS-Komplexes verlängert.

4. Der erheblich beeinträchtigten Depolarisation der Ventrikel entspricht eine gestörte Repolarisation: nämlich eine ST-Senkung und eine negative T-Zacke.

Diese Veränderungen sind beim Linksschenkelblock obligatorisch und im Vergleich zum Rechtsschenkelblock deutlicher ausgeprägt, da der linke Ventrikel mehr als die doppelte Muskelmasse besitzt wie der rechte.

5. An der P-Zacke und der PQ-Zeit ändert sich durch den Schenkelblock primär nichts.

Als Ursache des Schenkelblocks kommt in erster Linie die Blockierung oder Schädigung eines oder beider Schenkel in Frage. Die Störung kann aber auch in der Peripherie, z. B. im Purkinje-Fasernetz oder im Myokard, liegen.

1. Vollständiger (kompletter) Rechtsschenkelblock

Der vollständige Rechtsschenkelblock ist als Zeichen einer schweren Störung der intraventrikulären Erregungsausbreitung zu deuten. Meist ist der rechte Schenkel völlig blockiert; es kann aber auch eine Schädigung oder eine funktionell bedingte Leitungsverzögerung bestehen. Zum vollständigen Rechtsschenkelblock gehören der sogenannte klassische Rechtsschenkelblock und der (häufigere) sogenannte Wilson-Block. Der letztere kommt

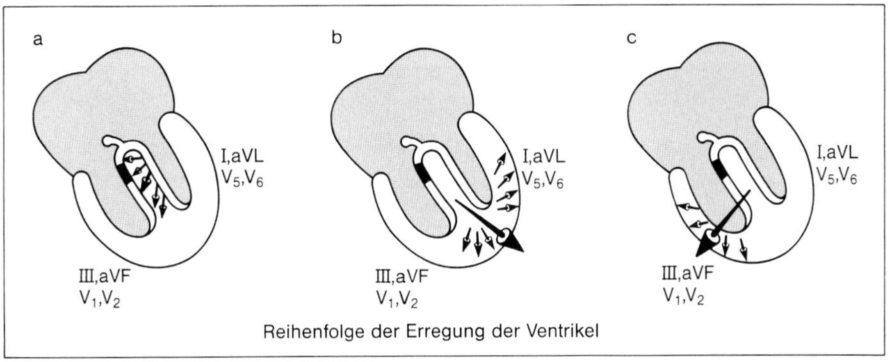

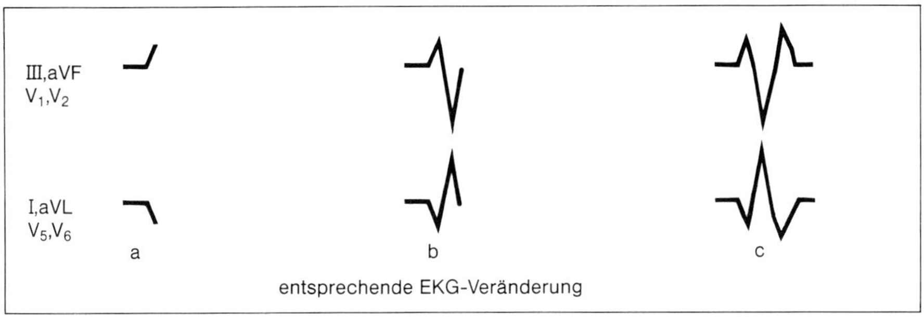

Abb. 86 Schematische Darstellung der Erregung des rechten Ventrikels beim vollständigen Rechtsschenkelblock.

viel häufiger vor als der erstere. Der klassische Rechtsschenkelblock ist klinisch jedoch bedeutsamer als der Wilson-Block.

a) Wilson-Block

Extremitäten-Ableitungen

Der QRS-Komplex ist mit mehr als 0,11 sec deutlich verbreitert, er beträgt mindestens 0,12 sec. Die R-Zacke ist in I, II und aVL, vor allem in I, nicht hoch. Charakteristisch ist, daß die S-Zacke hier breit und oft plump, jedoch nicht tief ist. In Ableitung III ist die R-Zacke im allgemeinen vom Lagetyp abhängig. Die T-Zacke kann hier negativ sein.

Häufig besteht ein rechtstypischer Lagetyp, d. h. Rechtstyp oder Steiltyp. Eine linkstypische Herzachse kommt ebenfalls oft vor. Besteht ein überdrehter Linkstyp, dann ist ein bifaszikulärer Block zu diskutieren (siehe Kapitel Hemiblock und faszikuläre Blockbilder).

Thorax-Ableitungen

Die wichtigsten Veränderungen beim vollständigen Rechtsschenkelblock sind in V_1 zu sehen.

In den rechtspräkordialen Ableitungen V_1 und V_2, vor allem in V_1, ist der QRS-Komplex M-förmig aufgesplittert; es findet sich also eine zweite träge und plumpe R-Zacke. Es kommen dabei verschiedene Formen wie z. B. rSr'-, rSR'-, RSR'- oder rsR'-Form, vor. Der obere Umschlagspunkt (r', R') ist in V_1 mit mehr als 0,07 sec verspätet, die Störung des Erregungsrückgangs ist die Regel.

Gewöhnlich findet sich keine Q-Zacke in V_1. Wenn auch klein, geht meist eine R-Zacke der scheinbaren Q-Zacke voraus. Bestehen eine große Q-Zacke und eine verspätete R-Zacke in V_1, dann muß man differentialdiagnostisch an einen Vorderwandinfarkt denken. Da die initialen QRS-Vektoren durch den Vorderwandinfarkt nach hinten verscho-

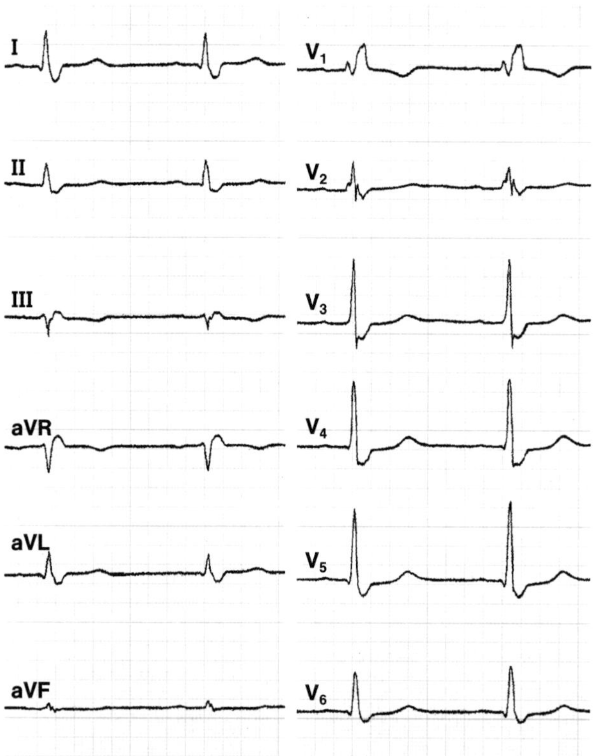

Abb. 87 Vollständiger Rechtsschenkelblock (Wilson-Block).
21jährige Patientin mit Zustand nach Myokarditis. Linkstyp. QRS-Komplex mit 0,14 sec deutlich verbreitert und deformiert. Breites S in I, aVL und V_3 bis V_6. QRS-Komplex in V_1 rsR'-Form, OUP dabei mit 0,10 sec deutlich verspätet.

ben sind, fehlt die initiale R-Zacke in V_1, statt dessen findet sich eine große Q-Zacke.

Beim Cor pulmonale kann ebenfalls eine Q-Zacke in V_1 bestehen, dabei ist die Q-Zacke breit, aber nicht wie beim Infarkt sehr tief. Die R-Zacke ist außerdem in den rechtspräkordialen (V_1, V_2) und erweiterten rechtspräkordialen Ableitungen (V_{r3} bis V_{r6}) hoch, der R/S-Wert beträgt mehr als 1.

In den linkspräkordialen Ableitungen V_5 und V_6 ist die R-Zacke von regelrechter Höhe, aber schmal; die S-Zacke ist breit, aber nicht tief. Eine Störung der Erregungsrückbildung in Form einer ST-Senkung und einer negativen T-Zacke ist in den meisten Fällen in den Ableitungen V_1, V_2 und höchstens bis V_3 zu sehen. Die Störung der Erregungsrückbildung ist in den linkspräkordialen Ableitungen normalerweise nicht vorhanden wie beim vollständigen Linksschenkelblock. Sollte sie in den linkspräkordialen Ableitungen deutlich ausgeprägt sein, so kann beim vollständigen Rechtsschenkelblock eine koronare Herzkrankheit oder eine kardiale Schädigung angenommen werden.

Die rechtsventrikuläre Hypertrophie zu beurteilen, ist oft sehr schwierig, wenn ein vollständiger Rechtsschenkelblock vorliegt. Findet man zusätzlich ein P dextro-atriale bei gleichzeitigem vollständigen Rechtsschenkelblock mit sehr hoher R'-Zacke in V_1, ist dieser meist als Zeichen einer Rechtshypertrophie zu deuten. Dagegen ist der vollständige Rechtsschenkelblock Ausdruck einer koronaren Herzkrankheit, wenn zusätzlich noch ein P sinistro-atriale besteht.

b) Klassischer Rechtsschenkelblock

Der klassische Rechtsschenkelblock ist selten. Der QRS-Komplex ist wie beim Wilson-Block mit mehr als 0,11 sec deutlich verbreitert. In I und aVL ist eine kleine schmale R-Zacke vorhanden, dagegen ist die S-Zacke tief und breit, außerdem aufgesplittert. Ableitung III verhält sich umgekehrt zu Ableitung I: Es besteht ein Rechtstyp bzw. ein Vertikaltyp.

Die Ableitung V_1 zeigt eine hohe und breite R-Zacke, oft eine sehr hohe R'-Zacke

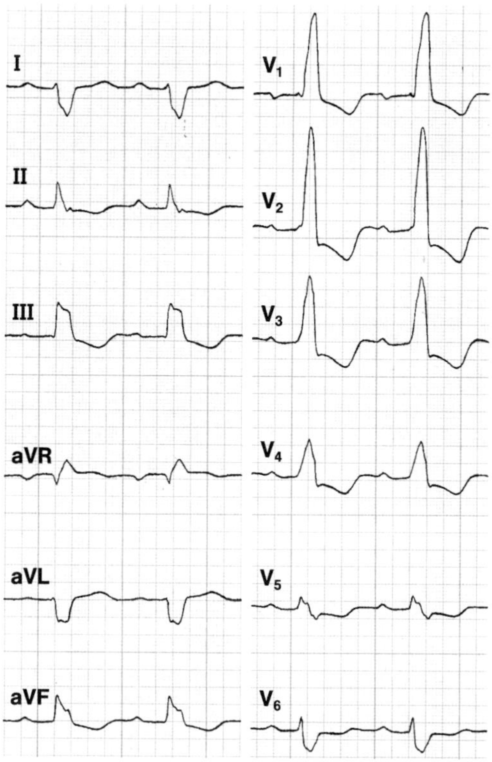

Abb. 88 Vollständiger Rechtsschenkelblock (klassische Form).
Cor pulmonale vasculare. Rechtstyp. QRS-Komplex mit 0,14 sec deutlich verbreitert und deformiert. QRS-Komplex in V_1 aufgesplittert, dabei R′ deutlich hoch und OUP mit 0,10 sec deutlich verspätet. Erregungsrückbildungsstörung.

bei sehr kleiner initialer r-Zacke sowie eine ST-Senkung mit negativer T-Zacke. In den linkspräkordialen Ableitungen V_5 und V_6 ist die S-Zacke tief-breit und plump. Insgesamt bietet der klassische Rechtsschenkelblock das Spiegelbild des vollständigen Linksschenkelblocks.

Nach dem heutigen Stand kann meines Erachtens noch nicht mit Sicherheit gesagt werden, daß es sich beim klassischen Rechtsschenkelblock immer um einen bifaszikulären Block handelt, also um eine Kombination des – für sich genommen – ganz seltenen linksposterioren Hemiblocks und eines Rechtsschenkelblocks. Einerseits gibt es fließende Übergänge zwischen dem Wilson-Block und dem klassischen Rechtsschenkelblock, so daß eine genaue Definition manchmal nicht möglich ist; andererseits ist der linksposteriore Hemiblock eine extreme Seltenheit (siehe Kapitel Hemiblock und faszikuläre Blockbilder). Als Beispiel kann erwähnt werden, daß bei reiner rechtsventrikulärer Hypertrophie ohne Blockierung des rechten Tawara-Schenkels ein klassischer Rechtsschenkelblock gefunden werden kann (s. Abb. **88**).

Erregungsvorgang der Ventrikel

Die Erregung der Ventrikel kann beim Rechtsschenkelblock schematisch folgendermaßen erklärt werden:

a) Die Erregungswelle ist zwar im rechten Tawara-Schenkel blockiert, jedoch ist die normale Septumerregung von links nach rechts nicht betroffen. Aus diesem Grunde zeigen die etwa auf den rechten Ventrikel hinweisenden Ableitungen V_1, V_2, III und aVF zuerst eine kleine positive Zacke (R-Zacke), da die Erregung auf diese Ableitungen zuläuft. Die Erregung ist aber vom linken Ventrikel weggerichtet, deshalb findet sich in den auf den linken Ventrikel hinweisenden Ableitungen V_5, V_6, I und aVL eine kleine initiale negative Zacke (Q-Zacke).

b) Die Erregung verläuft infolge der Blockierung des rechten Schenkels zunächst nur im linken Ventrikel. Da der linke Ventrikel muskelstark ist, findet sich in V_5, V_6, I und aVL eine normalgroße positive Zacke (R-Zacke). Dagegen zeigen die gegenüberliegenden Ableitungen V_1, V_2, III und aVF in dieser Phase eine negative Zacke (S-Zacke), da die Erregung vom rechten Ventrikel weggerichtet ist.

c) Endet die Erregung des linken Ventrikels, dann breitet sich die Erregung langsam im rechten Ventrikel auf dem Umweg über den linken Ventrikel aus. So kommt die zweite positive träge und plumpe Zacke (R′-Zacke) vor allem in den Ableitungen V_1 und V_2 zustande, die der verspäteten Erregung des rechten Ventrikels entspricht. Die gegenüberliegenden Ableitungen V_5, V_6, I und aVL zeigen eine gegensinnige Änderung, d. h. eine breite S-Zacke.

Klinische Bedeutung

Der vollständige Rechtsschenkelblock ist häufiger als der vollständige Linksschenkel-

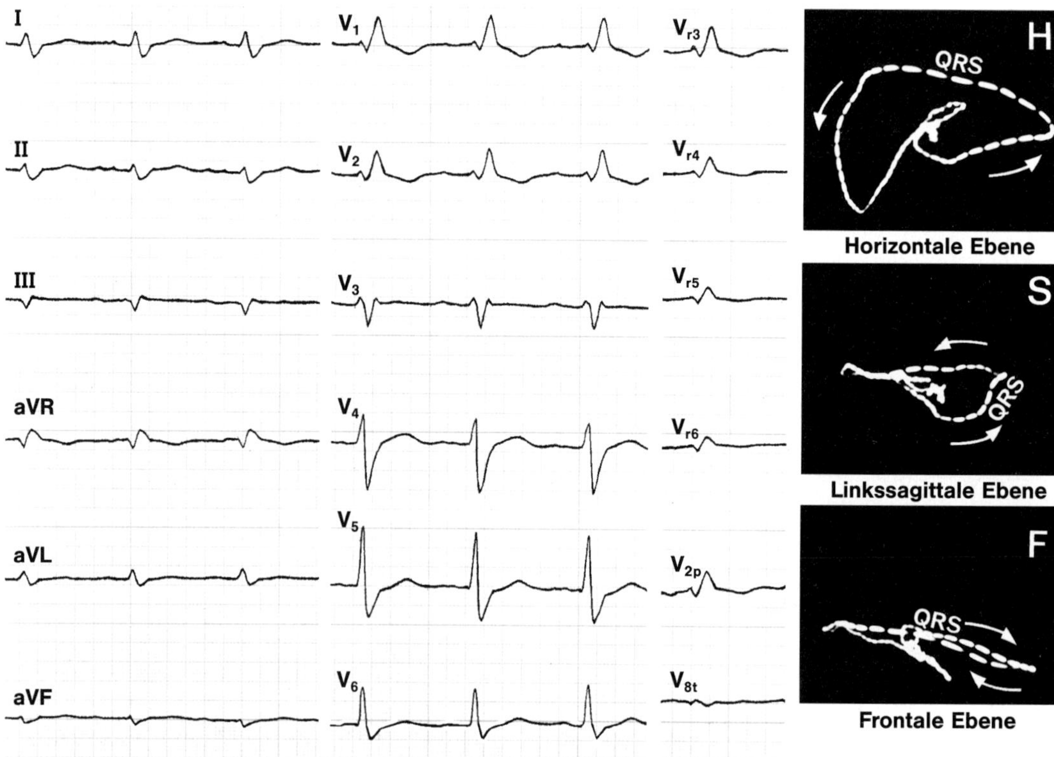

Abb. 89 Vollständiger Rechtsschenkelblock bei koronarer Herzkrankheit.
EKG: S I, S II, Q III-Typ. QRS-Komplex mit 0,13 sec verbreitert und deformiert. Breites S in I, II, aVL, V_5 und V_6. rsR′ in V_1. Großes Q in III.
Vektorkardiogramm:
In der horizontalen Ebene ist der erste Teil der QRS-Schleife nach links, der zweite Teil nach rechts vorn im Gegenuhrzeigersinn gedreht. QRS-Schleife in frontaler Ebene 8förmig.

block. Er kommt meistens bei älteren Patienten mit einer koronaren Herzkrankheit vor. Außerdem wird er bei rechtsventrikulärer Hypertrophie, z. B. Cor pulmonale, Vorhofseptumdefekt mit großem Links-Rechts-Shunt oder bei Myokarditis bzw. infektiös-toxischer Myokardaffektion beobachtet. Ferner tritt er auch bei Patienten mit einer Ventrikulotomie auf, wie dies bei Fallotscher Tetralogie und Pentalogie sowie größerem Ventrikelseptumdefekt postoperativ der Fall ist. Diese Art des vollständigen Rechtsschenkelblocks kann sich im Lauf der Jahre langsam zurückbilden.

Schließlich ist gelegentlich ein angeborener vollständiger Rechtsschenkelblock bei jugendlichen Patienten zu beobachten.

Die Prognose des vollständigen Rechtsschenkelblocks hängt von den Ursachen ab; im Vergleich zum vollständigen Linksschenkelblock ist sie im allgemeinen günstiger.

Vollständiger Rechtsschenkelblock:

- QRS-Komplex $\geqq$ 0,12 sec
- oft Rechts-(Vertikal-)Typ oder Links-(Horizontal-)Typ
- R in V_1 M-förmig aufgesplittert und OUP verspätet
- S in I, aVL, V_5 und V_6 breit und plump
- Genese: meist Blockierung oder Schädigung des rechten Schenkels
- Vorkommen: koronare Herzkrankheit, Myokarditis, Rechtshypertrophie

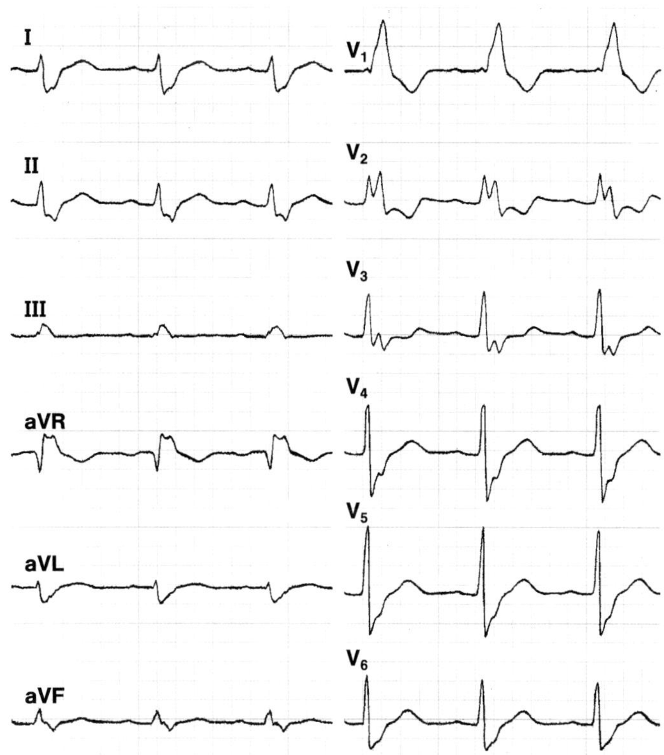

Abb. 90 Vollständiger Rechtsschenkelblock (klassische Form). Myokarditis. QRS-Komplex mit 0,14 sec verbreitert. Breites und tiefes S in I, aVL, V_5 und V_6. QRS in V_1 zeigt rsR′-Form (OUP 0,10 sec).

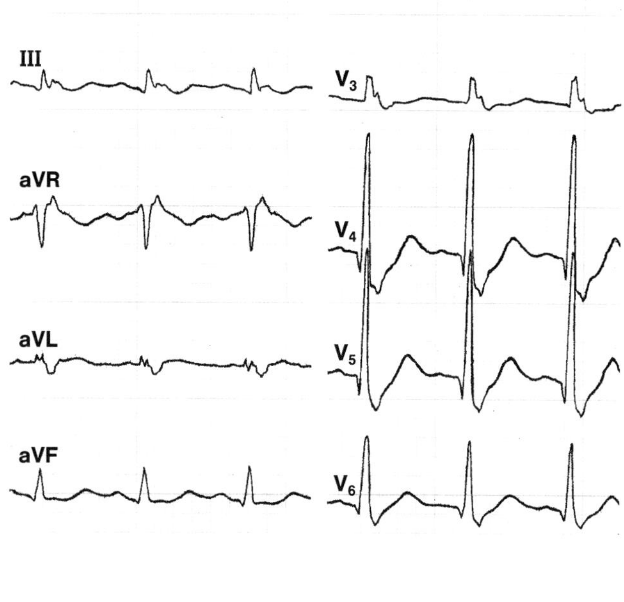

Abb. 91 Vollständiger Rechtsschenkelblock (Wilson-Block).
73jähriger Patient mit Hypertonie (RR 180/100 mmHg) und Hyperthyreose-Krise. Sinustachykardie mit einer Ventrikelfrequenz von 120/min. QRS-Komplex mit 0,14 sec verbreitert und deformiert. Breites und relativ tiefes S in I, aVL, V_4 bis V_6. R in V_1 und V_2 M-förmig aufgesplittert. R in V_5 deutlich erhöht (Linkshypertrophie-Zeichen), P sinistroatriale.

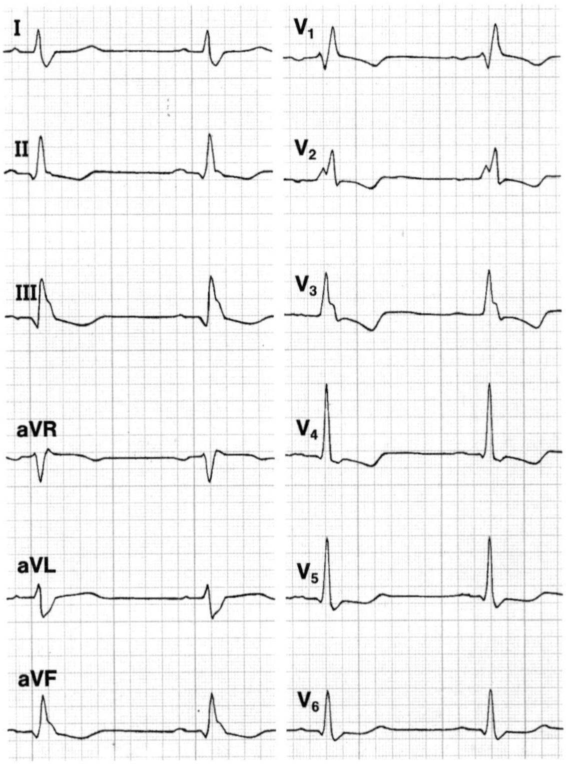

Abb. 92 Vollständiger Rechtsschenkelblock.
Schwere koronare Herzkrankheit und alter inferiorer Infarkt (koronarangiographisch gesichert). Steiltyp. QRS-Komplex mit 0,14 sec deutlich verbreitert und deformiert. Relativ großes Q in II, III und aVF. QRS in V_1 aufgesplittert und OUP mit 0,10 sec verspätet (links- und rechtsventrikuläre Erregungsrückbildungsstörung).

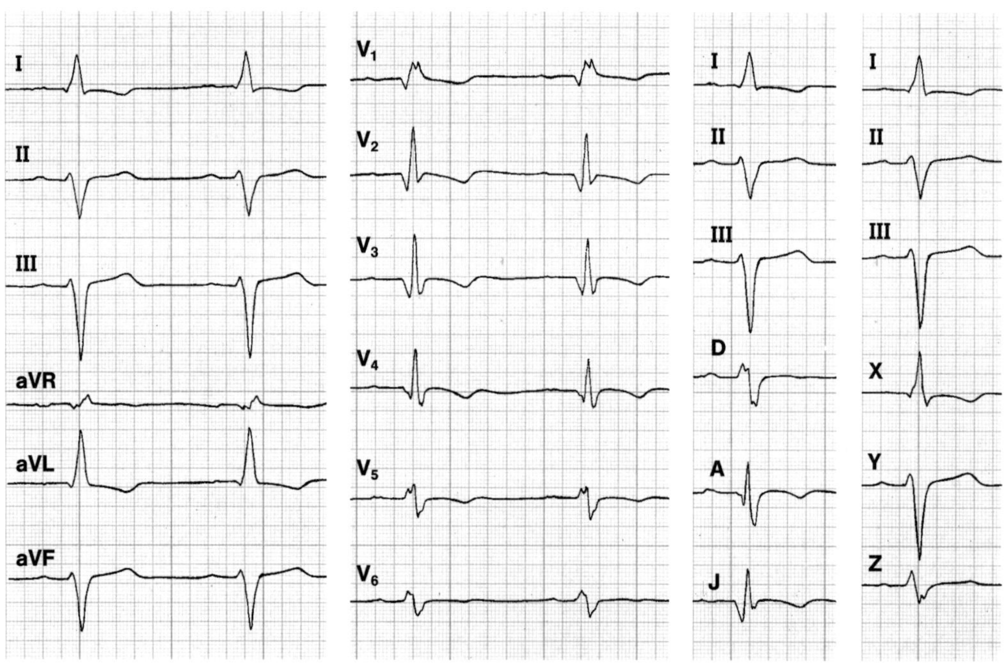

Abb. 93 Vollständiger Rechtsschenkelblock und Links anteriorer Hemiblock (überdrehter Linkstyp). Insgesamt liegt also ein bifaszikulärer Block vor. Alter Vorderwandinfarkt. QRS-Komplex mit 0,12 sec verbreitert und deformiert. QRS in V_1 aufgesplittert, OUP mit 0,10 sec verspätet. Von V_1 bis V_4 große Q-Zacke. Erregungsrückbildungsstörung. In den Nehbschen Ableitungen tiefes und breites S in D, tiefes S und negatives T in A und großes Q sowie negatives T in J. In den orthognalen XYZ-Ableitungen ST-Senkung und negatives T in X, tiefes und breites S in Y und kleines R sowie aufgesplittertes S in Z.

2. Unvollständiger (inkompletter) Rechtsschenkelblock

Der unvollständige bzw. inkomplette Rechtsschenkelblock stellt oft eine Fallgrube der EKG-Diagnostik dar, da Definition und Deutung je nach Autor variieren. So bestehen verschiedene Bezeichnungen, wie z. B.

- physiologischer unvollständiger Rechtsschenkelblock,
- unvollständiger Rechtsschenkelblock,
- inkompletter Rechtsschenkelblock,
- rechtsventrikuläre Leitungsverzögerung,
- Rechtsverspätungs-Kurve oder
- reine Formbezeichnungen, z. B. rSR′ oder RSR′ in V_1.

Der unvollständige Rechtsschenkelblock kann sowohl bei Herzgesunden als auch bei Herzkranken auftreten, während der vollständige Rechtsschenkelblock in der Mehrzahl ältere Patienten mit Herzkrankheiten betrifft.

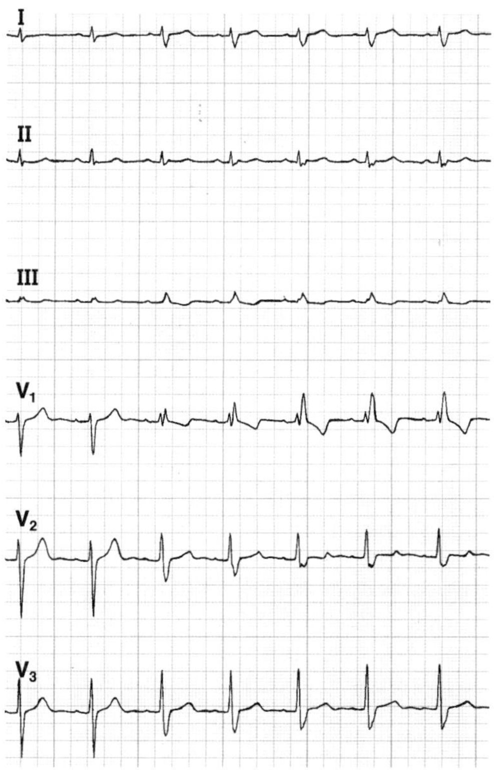

Abb. 94 Wechselnd unvollständiger und vollständiger Rechtsschenkelblock.
55jähriger Patient mit Myokarditis. Zunächst 2 normale Ausschläge, danach 2 Ausschläge mit einem unvollständigen Rechtsschenkelblock, dann Auftreten eines vollständigen Rechtsschenkelblocks. Papiergeschwindigkeit 25 mm/sec.

Pathologisch-anatomisch handelt es sich teils um eine Schädigung des rechten Tawara-Schenkels, teils um eine Hypertrophie des rechten Ventrikels mit großer Pulmonalis. Sehr oft ist aber kein sicher krankhafter Befund außer der altersbedingten Vergrößerung des Conus pulmonalis im Kindes- oder Jugendalter zu erheben. Die Bezeichnung „unvollständiger Rechtsschenkelblock“ ist deshalb in den meisten Fällen nicht richtig, weil eben die Blockierung oder Schädigung des Tawara-Schenkels nicht nachweisbar ist.

Dennoch werden wir diese Bezeichnung beibehalten, da sie rein deskriptiv eine Miniaturform des vollständigen Rechtsschenkelblocks erfaßt.

Extremitäten-Ableitungen

Der QRS-Komplex ist relativ breit, jedoch weniger als 0,12 sec (meist ca. 0,10 sec). In den Ableitungen I, aVL und eventuell II ist eine verhältnismäßig tiefe und breite S-Zacke vorhanden. Der Lagetyp ist meist rechtstypisch, manchmal linkstypisch.

Thorax-Ableitungen

Wie beim Wilson-Block ist der QRS-Komplex in V_1 charakteristischerweise aufgesplittert; er zeigt eine M-Form (rSr′, RSR′, rSR′ oder rsR′) mit Verspätung des oberen Umschlagspunktes von mehr als 0,03 sec bei R und 0,07 sec bei R′. Die S-Zacke ist in V_5 und V_6 breit, aber nicht tief, wenn keine Rechtshypertrophie vorliegt.

Gewöhnlich fehlt in V_1 eine Q-Zacke. Differentialdiagnostische Überlegungen sind beim Vorhandensein einer Q-Zacke in V_1 ebenso wichtig wie beim vollständigen Rechtsschenkelblock. Für rechtsventrikuläre Hypertrophie spricht im allgemeinen, wenn die R′-Zacke in V_1 deutlich mehr als 0,7 mV beträgt, der Wert R′/S größer als 1 ist und der OUP (QRS-Beginn bis zur Spitze der R′-Zacke) mehr als 0,07 sec ausmacht.

Tabelle 3 Differentialdiagnose des unvollständigen Rechtsschenkelblocks

Typen-bezeich-nungen	**Typ I** rSr'-Form	**Typ II** RSR'-oder rSR'-Form		**Typ III** rsR'-Form
Synonyma	• physiologischer Rechtsschenkel-block • rechtsventriku-läre Leitungs-verzögerung	• unvollständiger Rechtsschenkelblock • inkompletter Rechtsschenkelblock		• unvollständiger Rechtsschenkel-block • inkompletter Rechtsschenkel- • Rechtsver-spätungskurve
gemeinsame Kriterien	1. QRS-Komplex in V1 aufgesplittert, zweite R-Zacke stets vorhanden. 2. QRS-Komplex ≤ 0,11 sec.			
charakte-ristisches EKG-Bild V_1	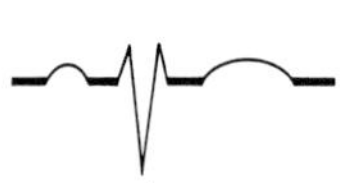 • r und r' klein • S relativ tief • r'/S < 1 • T positiv	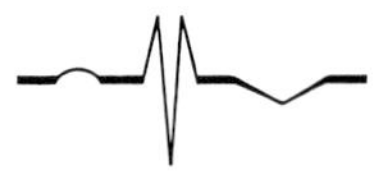 • R und R' relativ hoch • S ≈ R' • R'/S ≈ 1 • T leicht negativ oder positiv		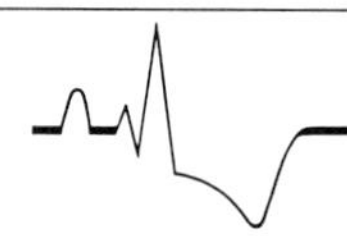 • r klein, R' hoch • s klein • R'/s > 1 • T tief negativ
V_6	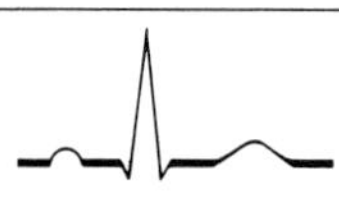 • R normal • s klein	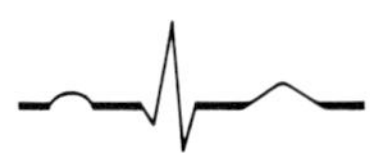 • R etwas klein • S etwas breit und etwas tief		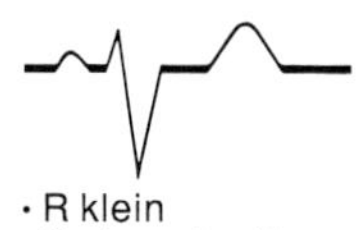 • R klein • S etwas breit aber tief
Vektor-kardiogramm (horizontale Ebene)	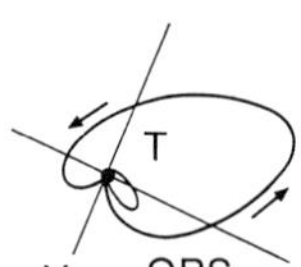 • terminale QRS-Schleife klein und • gegen den Uhrzeigersinn gedreht	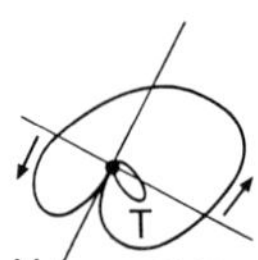 • zweiter Teil der QRS-Schleife relativ groß und • gegen den Uhrzeigersinn gedreht	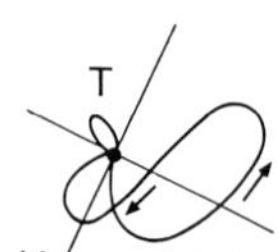 • zweiter Teil der QRS-Schleife relativ groß und • im Uhrzeigersinn gedreht	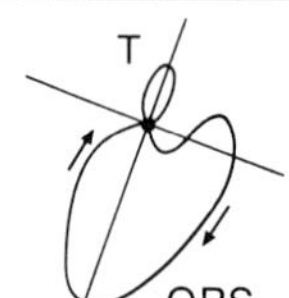 • QRS-Schleife deutlich nach rechts vorn gerichtet und • im Uhrzeigersinn gedreht
klinische Bedeutung	normal bei jüngeren Menschen	normal oder bei Myokarditis, koronarer Herz-krankheit	oft Rechtshyper-trophie (Vorhof-septumdefekt)	Rechtshyper-trophie

Differentialdiagnose des unvollständigen Rechtsschenkelblocks

Die größte differentialdiagnostische Schwierigkeit liegt beim unvollständigen Rechtsschenkelblock in der Trennung des pathologischen Befundes, d.h. meistens der rechtsventrikulären Hypertrophie, vom nicht pathologischen Befund.

Daher ist es nach meiner Erfahrung zweckmäßig, den unvollständigen Rechtsschenkelblock nach der Form des QRS-Komplexes in V_1 in drei Typen nämlich Typ I, Typ II und Typ III einzuteilen, welche Rückschlüsse auf die Ätiologie zulassen. Grundsätzlich gilt jedoch, daß diese drei Typen bei verschiedenen Zuständen auftreten können.

Die Typeneinteilung habe ich 1974 in der 1. Auflage dieses Buches deshalb vorgeschlagen, weil auf dem Gebiet des unvollständigen Rechtsschenkelblockes in Deutschland noch keine einheitliche Meinung herrscht. Wie die Tab. 3 zeigt, werden den Typen I, II und III die relativ häufig angewandten Bezeichnungen zugeordnet. Diese Typeneinteilung von I bis III wird bereits von manchen Autoren angewendet.

Typ I: rSr'-Form (Physiologischer unvollständiger Rechtsschenkelblock)

Die r- und r'-Zacke sind beide in V_1 sehr klein, und der r/S- bzw. r'/S-Wert ist deutlich kleiner als 1. Die T-Zacke kann in V_1 positiv sein. Diese Form des unvollständigen Rechtsschenkelblocks wird im amerikanischen Schrifttum als physiologischer unvollständiger Rechtsschenkelblock bezeichnet.

In den meisten Fällen, vor allem bei herzgesunden Jugendlichen, handelt es sich um eine harmlose Formvariante, die durch eine verspätete Erregung der Crista supraventricularis bedingt ist. Dann findet sich auskultatorisch oft eine breite Spaltung des zweiten Herztons, die nicht fixiert ist, und röntgenologisch ein großer Conus pulmonalis, der sich im Lauf der Jahre langsam zurückbildet. Ausnahmsweise kann diese Form bei beginnender Rechtsbelastung, z.B. leichter Mitralstenose, leichtem Cor pulmonale oder Trichterbrust, auftreten.

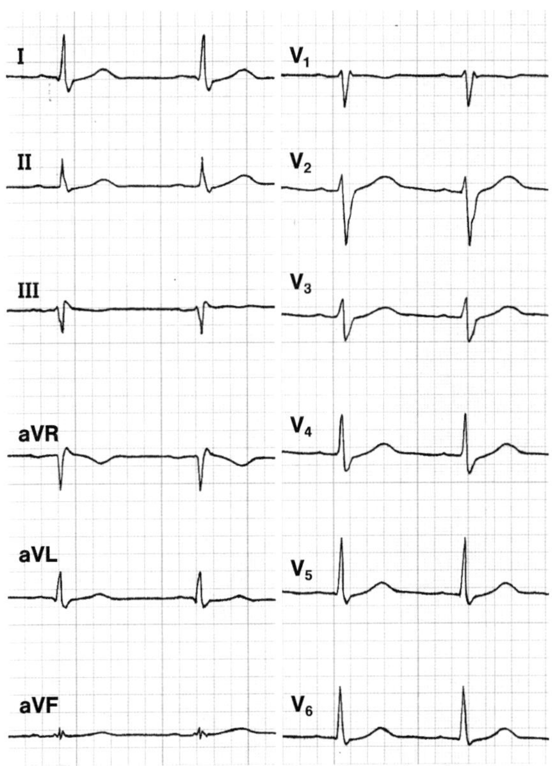

Abb. 95 Unvollständiger Rechtsschenkelblock (physiologischer unvollständiger Rechtsschenkelblock) Typ I.
20jähriger herzgesunder Mann. QRS-Komplex 0,10 sec. rSr'-Form in V_1. r'/S<1. Kleines S in I, aVL, V_5 und V_6.

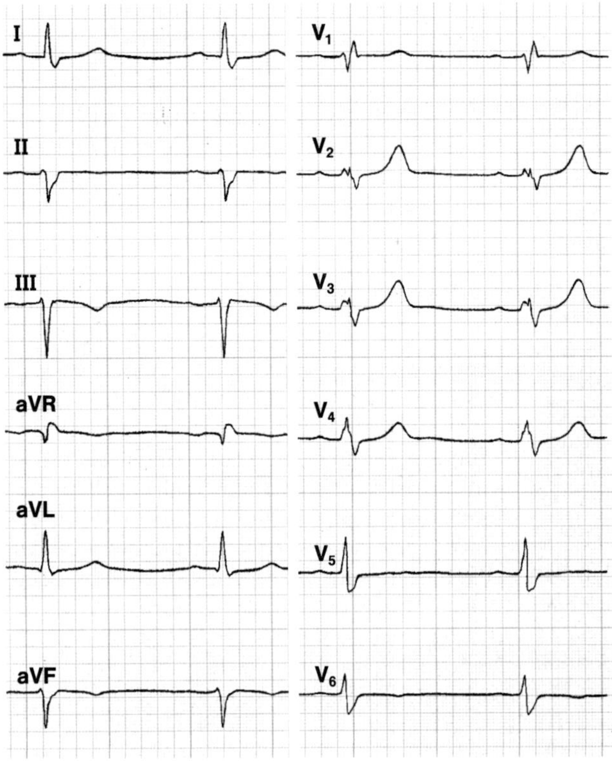

Abb. 96 Unvollständiger Rechtsschenkelblock, Typ II.
Vorhofseptumdefekt (Ostium-primum-Defekt). Links-Rechts-Shunt 50%. QRS-Komplex 0,10 sec. Überdrehter Linkstyp. QRS-Komplex in V_1 aufgesplittert. R′ relativ hoch, R′/S etwa 1. S in I breit, in V_5 und V_6 breit und tief.

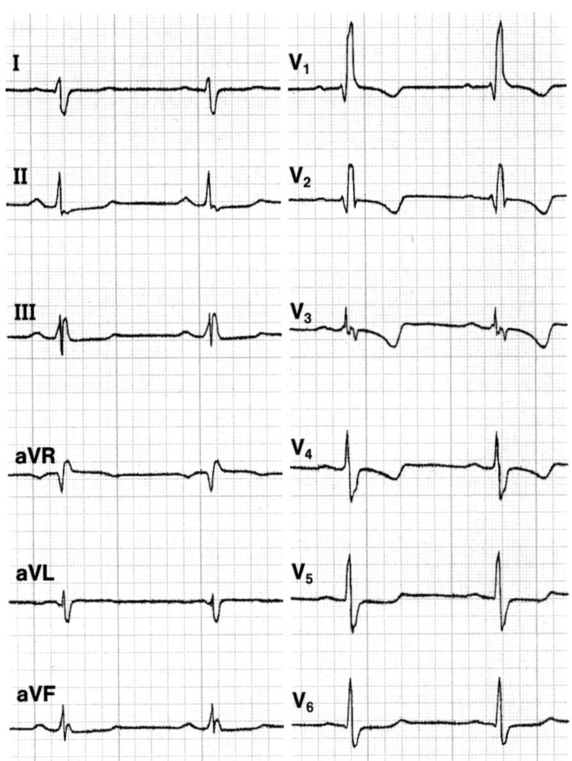

Abb. 97 Unvollständiger Rechtsschenkelblock
Typ III. Eisenmenger-Syndrom bei Ventrikelseptumdefekt mit pulmonaler Hypertonie. Tiefes S in I, aVL, V_5 und V_6. rsR′ in V_1, dabei sehr hohe R′-Zacke. R′/s weit über 1. Rechtshypertrophie.

Typ II: RSR′ oder rSR′-Form (Unvollständiger Rechtsschenkelblock)

Die R- und/oder R′-Zacke sind in V_1 relativ hoch, aber der R/S- bzw. R′/S-Wert beträgt etwa 1, der OUP ist verspätet. Diese Form kann noch Ausdruck einer normalen Formvariante sein oder schon Zeichen einer Rechtshypertrophie bei Vorhofseptumdefekt, mittelschwerer Pulmonalstenose oder Mitralstenose und ferner bei mittelschwerem Cor pulmonale.

Zur weiteren Differenzierung dient das Vektorkardiogramm. Bei Rechtshypertrophie dreht sich die QRS-Schleife auf der horizontalen Ebene zunächst gegen den Uhrzeigersinn, später im Uhrzeigersinn. Dagegen dreht sich die QRS-Schleife bei unvollständigem Rechtsschenkelblock ohne Rechtshypertrophie im letzten Teil auch gegen den Uhrzeigersinn. Die T-Zacke ist in V_1 bei Typ II meist leicht negativ.

Typ III: rsR′-Form (Rechtsverspätungskurve)

Die erste r-Zacke ist klein, die zweite R-Zacke, also R′, ist in V_1 deutlich überhöht, der R′/s-Wert liegt weit über 1. Diese Form tritt vorwiegend bei Druckbelastung des rechten Ventrikels auf, z. B. bei schwerer Pulmonalstenose, Fallotscher Tetralogie, schwerem Cor pulmonale oder ausgeprägter Mitralstenose mit deutlicher pulmonaler Hypertonie.

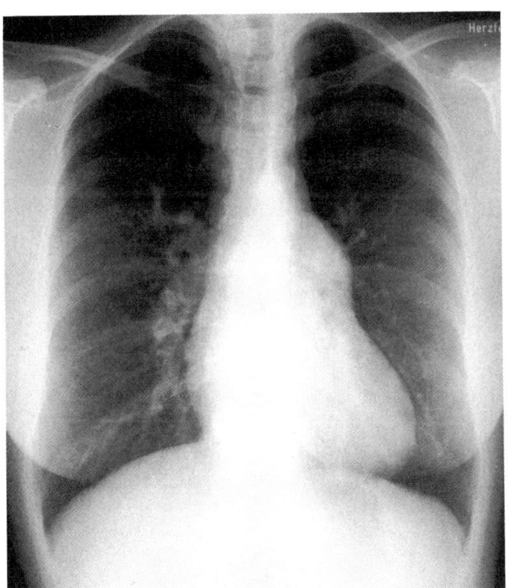

Abb. 98 Herzfernaufnahme der Patientin wie in Abb. 97.
Großer Pulmonalisbogen beiderseits mit Abbruch zur Peripherie. Deutlich vorspringende rechte Kontur. Relativ großes Herz.

Die QRS-Schleife ist im Vektorkardiogramm fast ausschließlich nach rechts und vorn, außerdem im Uhrzeigersinn gedreht. Zusätzlich sind oft ein P dextro-atriale und eine deutliche Störung des Erregungsrückgangs in Form einer ST-Senkung mit negativer T-Zacke in den rechtspräkordialen Ableitungen vorhanden.

Klinische Bedeutung

Der unvollständige Rechtsschenkelblock kann etwa zur Hälfte je bei Kranken (meist Rechtsbelastung) oder bei Herzgesunden auftreten. Bei den Herzkranken findet sich häufig ein Vorhofseptumdefekt.

Der unvollständige Rechtsschenkelblock ist bei ca. 90% aller Vorhofseptumdefekte Zeichen einer Verzögerung der intraventrikulären Erregungsausbreitung infolge der Volumenbelastung des rechten Ventrikels. Er ist aber auch ein Zeichen einer allgemeinen Druckbelastung des rechten Ventrikels bei Pulmonalstenose, Mitralstenose oder Cor pulmonale. Außerdem kommt er gelegentlich bei koronarer Herzkrankheit und beim anteroseptalen Infarkt vor, ferner auch bei herzgesunden Jugendlichen, insbesondere bei Hochleistungssportlern.

Unvollständiger Rechtsschenkelblock:

- QRS-Komplex ≦ 0,11 sec
- Rechtstyp oder linkstypische Herzachse
- QRS-Komplex in V_1 M-förmig aufgesplittert, OUP verspätet
- S in I, aVL, V_5 und V_6 breit
- Typ I: rSr′-Form – herzgesund
  Typ II: RSR′- oder rSR′-Form – eventuell Rechtshypertrophie
  Typ III: rsR′-Form – Rechtshypertrophie
- Genese: selten Schädigung des rechten Schenkels, meist große Pulmonalis mit oder ohne Rechtshypertrophie
- Vorkommen: oft bei Herzgesunden, sonst bei Vorhofseptumdefekt, gelegentlich bei Pulmonalstenose, Mitralstenose, koronarer Herzkrankheit und anteroseptalem Infarkt

3. Vollständiger (kompletter) Linksschenkelblock

Der vollständige Linksschenkelblock ist eine schwere Störung der intraventrikulären Erregungsausbreitung; er kommt vorwiegend durch eine Unterbrechung des linken Tawara-Schenkels zustande. In Ausnahmefällen kann er aber auch ohne Blockierung durch eine Schädigung oder Leitungsverzögerung hervorgerufen sein.

Extremitäten-Ableitungen

In allen Ableitungen findet sich eine deutliche QRS-Verbreiterung von mehr als 0,11 sec und -Deformierung, oft mit Kerbungen und Knotungen. Zusätzlich besteht eine Störung des Erregungsrückgangs.

Die R-Zacke ist in I und aVL hoch, breit und häufig aufgesplittert, die ST-Strecke gesenkt und die T-Zacke negativ. Der QRS-Komplex ist in II positiv, aber gelegentlich auch negativ. Die Ableitungen III und aVF zeigen eine gegensinnige Verlagerung (QRS zu ST) gegenüber I und eventuell II; so ist der QRS-Komplex negativ und eine große Q- bzw. rS-Zacke mit ST-Hebung und positiver T-Zacke ist nachweisbar. Der Lagetyp zeigt meist einen Links- bzw. Horizontaltyp oder einen überdrehten Linkstyp.

Thorax-Ableitungen

In den linkspräkordialen Ableitungen, V_5 und V_6, ist die R-Zacke normal oder etwas überhöht und oft gekerbt. Die Q-Zacke fehlt. Der obere Umschlagspunkt ist mit mehr als 0,052 sec verspätet. Die Differenz der OUP zwischen V_1 und V_6 beträgt mehr als 0,032 sec. Insgesamt ist der QRS-Komplex verbreitert und deformiert; er dauert wie in den Extremitätenableitungen länger als 0,11 sec.

Die ST-Strecke ist in den linkspräkordialen Ableitungen gesenkt und die T-Zacke klar negativ. Diese Störung des Erregungsrückgangs ist beim vollständigen Linksschenkelblock deutlicher ausgeprägt als beim Rechtsschenkelblock, da die Depolarisation und vor allem die Repolarisation des muskelstarken linken Ventrikels stärker ist als die des muskelschwächeren rechten Ventrikels.

Bei extremer Querlagerung des Herzens kann das maximale Elektropotential nicht wie gewohnt in V_5 oder V_6, sondern erst in V_8 bzw. V_8 zwei ICR tiefer sichtbar sein.

In den rechtspräkordialen Ableitungen, V_1 und oft auch V_2, ist der OUP eher verfrüht. Die R-Zacke ist hier sehr klein, sie kann manchmal sogar fehlen, was den Verdacht auf einen Vorderwandinfarkt erweckt.

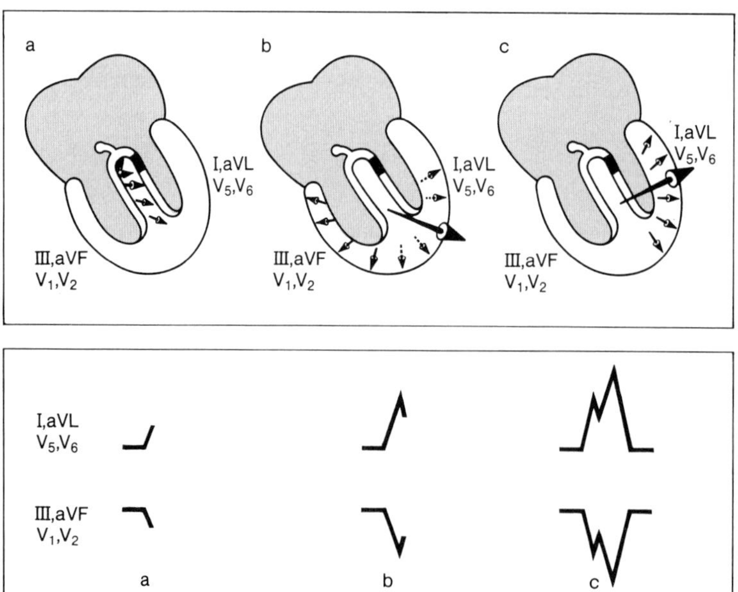

Abb. 99 Schematische Darstellung der Erregung des linken Ventrikels beim vollständigen Linksschenkelblock.

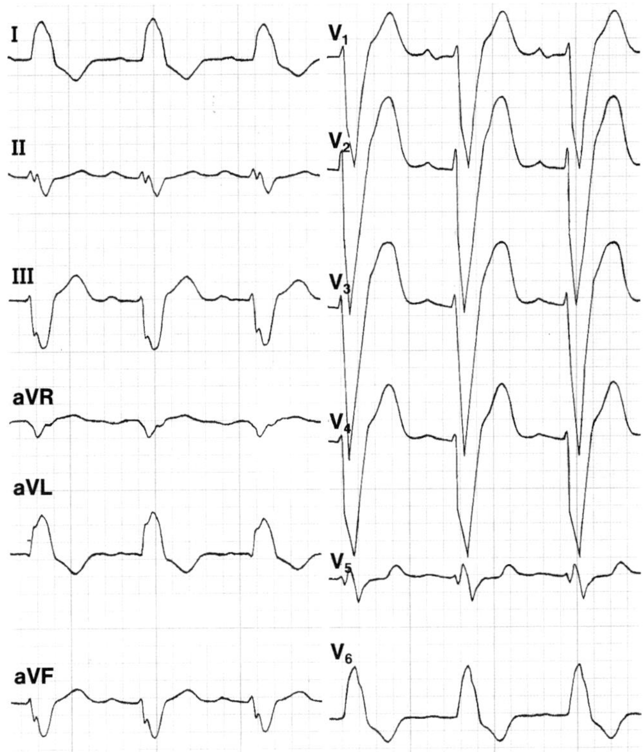

Abb. 100 Vollständiger Linksschenkelblock.
Schwere Links- und Rechtsherzinsuffizienz bei koronarer Herzkrankheit. Überdrehter Linkstyp. QRS-Komplex mit 0,14 sec deutlich verbreitert und deformiert. Tiefes und breites S in V_1 bis V_4. Deutliche Störung des Erregungsrückgangs. Angedeutetes P biatriale.

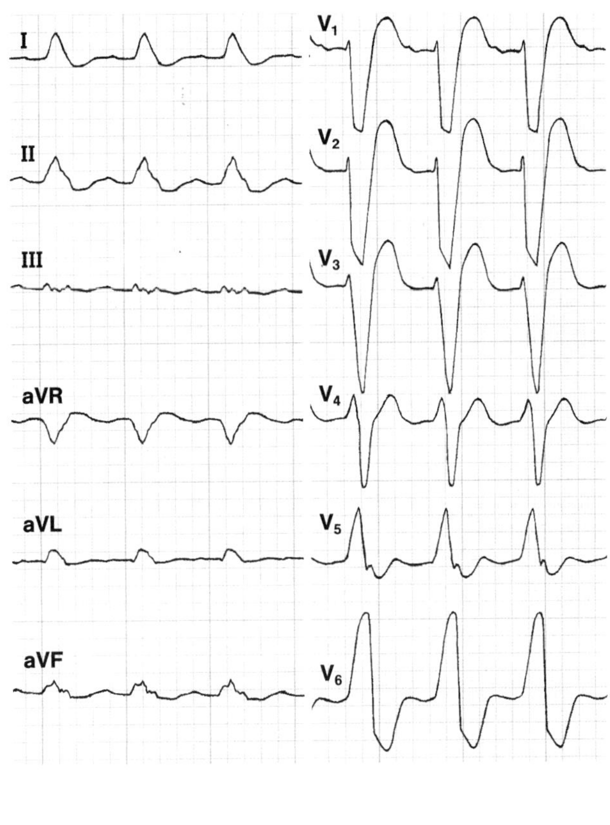

Abb. 101 Vollständiger Linksschenkelblock. Schwere Linksherzinsuffiziens bei Koronarer Herzkrankheit.
QRS-Komplex mit 0,14 sec deutlich verbreitert. Zwischentyp (Linkstyp). Tiefes, breites S in V_1 bis V_4. OUP in V_6 mit 0,10 sec verspätet.

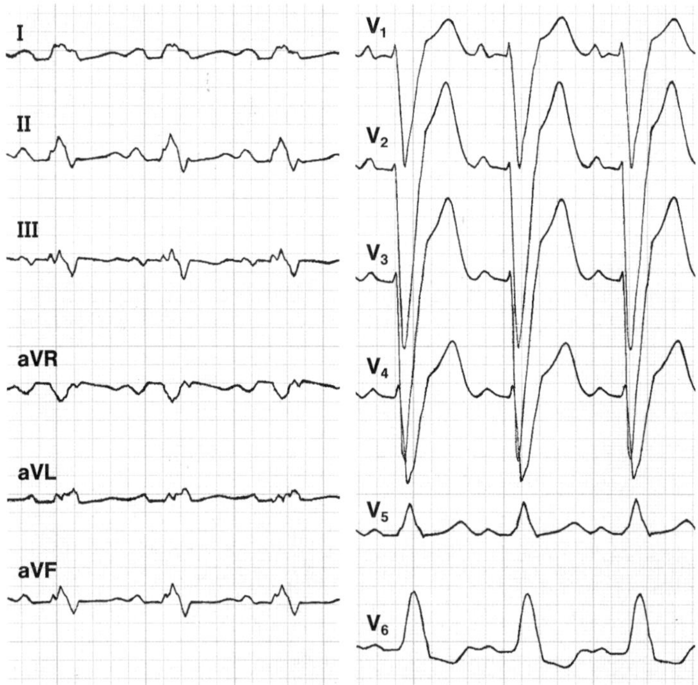

Abb. 102 Vollständiger Linksschenkelblock. Ausgeprägte dilative Kardiomyopathie mit schwerer Links- und Rechtsherzinsuffizienz. QRS-Komplex mit 0,18 sec (s. V_1) erheblich verbreitert und deformiert. Linkstyp. P biatriale. R in I, II, aVL, aVF aufgesplittert. S in V_1 bis V_4 sehr breit und tief. Deutliche Erregungsrückbildungsstörung vor allem in V_6.

Gegen den Vorderwandinfarkt spricht das Fehlen der Q-Zacke in den Ableitungen I und aVL, vor allem, wenn die R-Zacke in Ableitung V_1 vorhanden ist und zwischen V_2 und V_5 nicht plötzlich verlorengeht.

Bei der Diagnostik des vollständigen Linksschenkelblocks ist es auch sehr wichtig, neben den oben beschriebenen Befunden die sonstigen Veränderungen der Ableitungen V_1 und V_2 zu erkennen. Die S- bzw. QS-Zacke (eine negative Zacke bei Fehlen der R-Zacke) in den Ableitungen V_1 und V_2 ist sehr tief und breit. Außerdem ist die ST-Strecke ungewöhnlicherweise deutlich angehoben, die T-Zacke ist dabei hoch-positiv. Je tiefer die S-Zacke, desto höher ist die ST-Hebung mit positiver T-Zacke.

Diese Veränderungen bestehen immer beim vollständigen Linksschenkelblock. Nicht selten wird aufgrund der hohen ST-Hebung irrtümlicherweise ein akuter Vorderwandinfarkt angenommen.

Eine Linkshypertrophie bei gleichzeitigem Linksschenkelblock zu erkennen, bereitet oft Schwierigkeiten, da Richtung und Form der Ventrikelerregung durch die elektromotorischen Kräfte des Linksschenkelblocks verändert werden können. Bei extrem hohen R-Zacken in den linkspräkordialen Ableitungen besteht der Verdacht auf eine Linkshypertrophie.

Gelegentlich findet sich beim Linksschenkelblock ein P sinistro-atriale als Zeichen einer sekundären Überlastung des linken Vorhofs. Meistens liegt dann eine schwere koronare Herzkrankheit mit insuffizientem linken Ventrikel vor.

Erregungsvorgang der Ventrikel

a) Beim Linksschenkelblock fehlt infolge der Blockierung des linken Schenkels die normale initiale Erregung des Kammerseptums von links nach rechts. Das Septum wird deshalb in umgekehrter Richtung, d. h. von rechts nach links, erregt. Diese Erregung ist auf die zum linken Ventrikel hinweisenden Ableitungen I und aVL gerichtet, aber vor allem auf V_5 und V_6.

Das ist der Grund, warum in dieser Ableitung eine Q-Zacke fehlt. Normalerweise haben wir in diesen Ableitungen zuerst eine kleine Q-Zacke. Dagegen findet sich hier eine positive Zacke (R-Zacke). Andererseits ist die Erregung vom rechten Ventrikel weggerichtet,

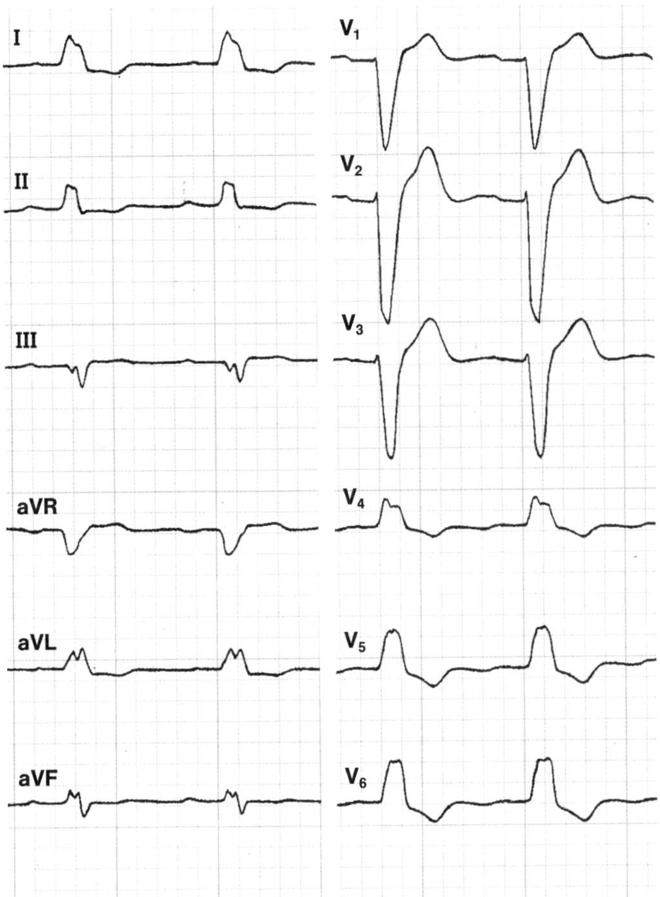

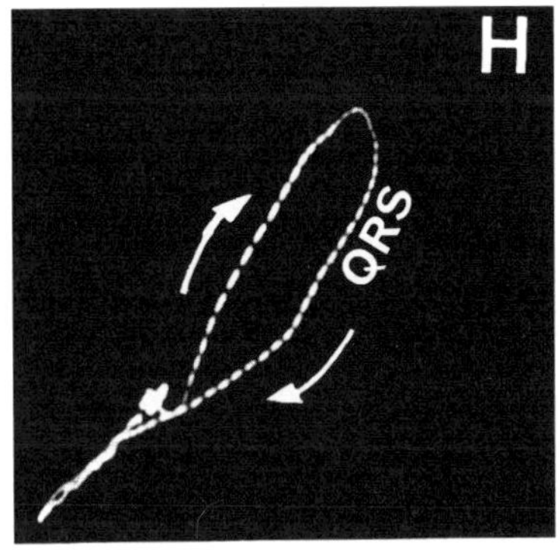

Horizontale Ebene

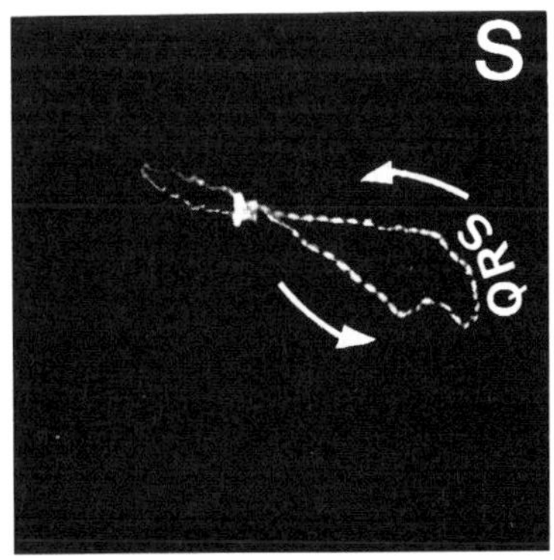

Linkssagittale Ebene

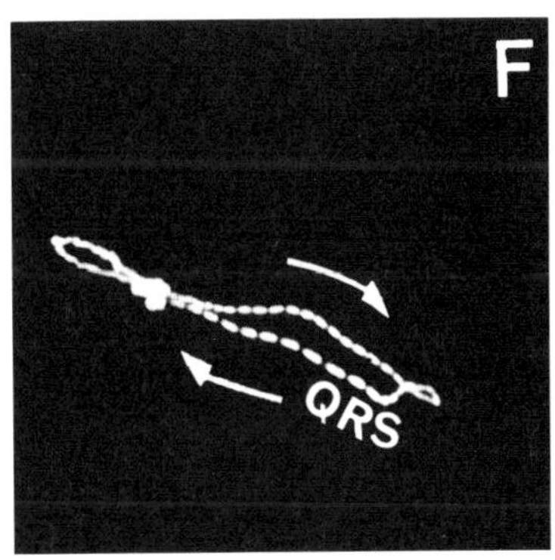

Frontale Ebene

Abb. 103 Vollständiger Linksschenkelblock.
Schwere ischämische Kardiomyopathie. EKG: QRS-Komplex mit 0,14 sec deutlich verbreitert. Semihorizontaltyp (Linkstyp). Tiefes breites S in V_1–V_3. R in I, II, aVL, aVF, V_4–V_6 aufgesplittert. OUP in V_6 mit 0,09 sec verspätet. Deutliche Störung des Erregungsrückgangs.
Vektorkardiogramm:
QRS-Schleife nach links hinten und unten gerichtet und in der Mitte verlangsamt und deformiert. Umlaufsinn: Uhrzeigersinn. T auf allen Ebenen diskordant.

so daß in den Ableitungen III, aVF und vor allem in V_1 und V_2 eine negative (Q-Zacke) bzw. vorwiegend negative Zacke (rS-Zacke) entsteht.

b) Die Erregung breitet sich vom rechten Schenkel ins Purkinje-Fasernetz aus; infolgedessen wird der rechte Ventrikel auf normalem Weg vom Endokard zum Epikard erregt. Von dort aus wird der linke Ventrikel erregt. Wenn auch nur wenig, wird der linke Ventrikel doch kurz nach dem Septum erregt. Da der linke Ventrikel doppelt so viel Muskelmasse besitzt wie der rechte, ist der Hauptvektor zum linken Ventrikel hin gerichtet.

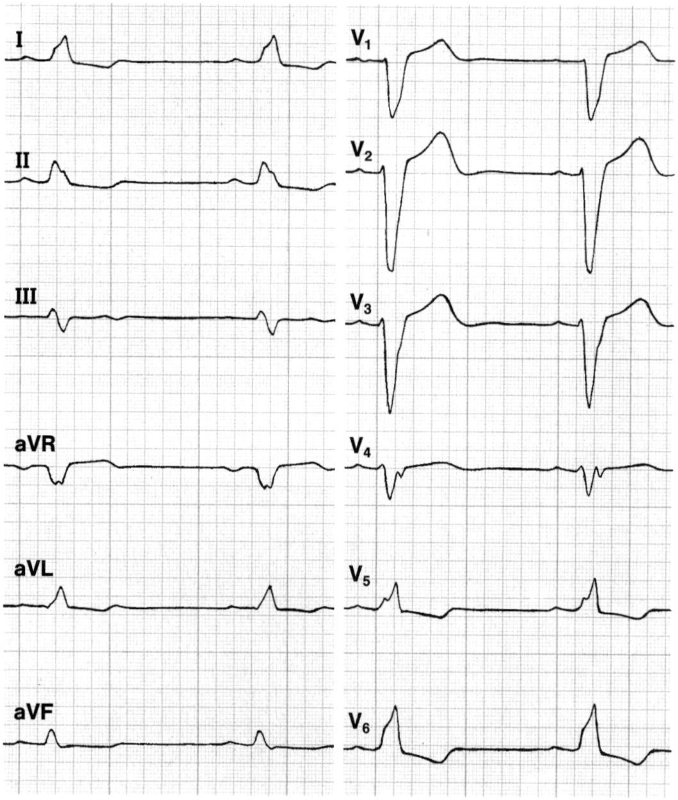

Abb. 104 Vollständiger Linksschenkelblock.
Dilatative Kardiomyopathie. QRS-Komplex mit 0,12 sec verbreitert und deformiert. R in I, V_5 und V_6 gekerbt. S in V_1 bis V_4 breit und tief. Deutliche ST-Senkung und negatives T in I, II, aVL, V_5 und V_6.

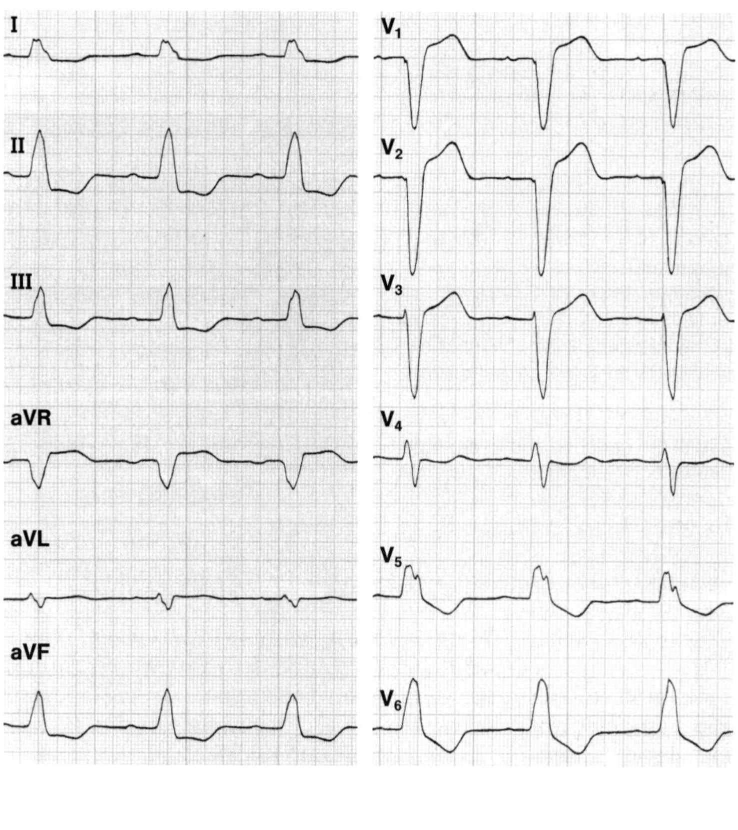

Abb. 105 Vollständiger Linksschenkelblock bei altem Vorderwandinfarkt.
Sinusrhythmus. QRS-Komplex mit 0,12 sec verbreitert und deformiert, außerdem in I und V_5 aufgesplittert. R-Verlust in V_1 und V_2, besonders in V_2 das sog. embryonale R zu sehen. Sehr breites und tiefes Q in V_1 und V_2, breites R in V_5 und V_6. Deutliche Erregungsrückbildungsstörung.

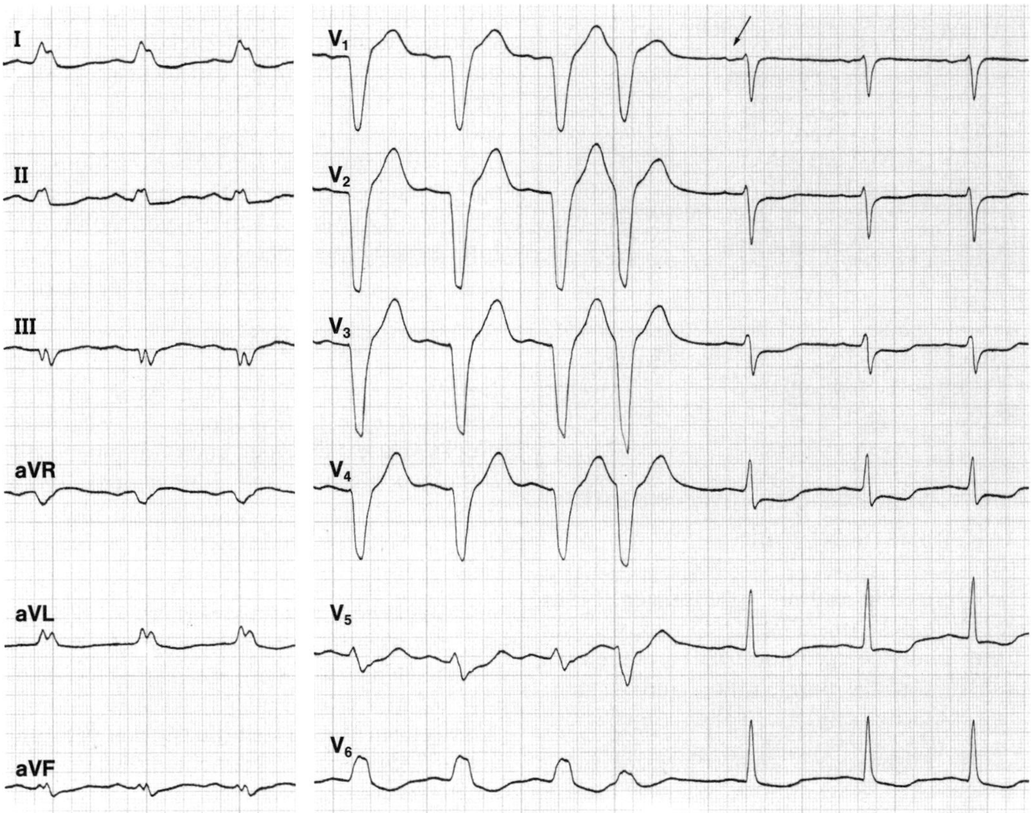

Abb. 106 Intermittierender Linksschenkelblock.
65jährige Frau mit koronarer Herzkrankheit. Zunächst vollständiger Linksschenkelblock mit deutlicher QRS-Verbreiterung (QRS-Komplex 0,13 sec) und Störung des Erregungsrückgangs. Nach einer Vorhofextrasystole plötzliches Verschwinden des Linksschenkelblocks (Pfeil). Trotzdem deutliche Störung des Erregungsrückgangs im Sinne einer Myokardischämie nachweisbar.

Die Aktionsströme des rechten Ventrikels spielen bei der gesamten Ventrikelerregung keine maßgebende Rolle. Der QRS-Komplex wird dadurch kaum beeinflußt. Während die langsame Erregungsausbreitung im linken Ventrikel länger fortdauert, endet bereits die rechtsventrikuläre Erregung; dadurch entsteht eventuell eine Kerbung bzw. Aufsplitterung der R-Zacke in den Ableitungen V_5, V_6, I und aVL.

c) Ist die Erregung des rechten Ventrikels beendet, dauert es noch einige Zeit, bis die nach links hinten und oben gerichtete Erregung des linken Ventrikels abgeschlossen ist. Daher ist der QRS-Komplex verbreitert.

Klinische Bedeutung

Der vollständige Linksschenkelblock kommt meist bei älteren Patienten mit schwerer koronarer Herzkrankheit vor. Außerdem findet er sich bei Myokarditis, maligner arterieller Hypertonie, schwerem Aortenvitium und dilatativer Kardiomyopathie. In ca. 30% der Fälle einer dilatativen Kardiomyopathie wird der vollständige Linksschenkelblock beobachtet, häufig schon viele Jahre vor der eigentlichen symptomatischen Phase. Ein angeborener Linksschenkelblock ist extrem selten. Es wurden auch Fälle von Linksschenkelblock beschrieben, bei denen klinisch, ergometrisch, nach Rechts- und Links-Herzkatheterisation mit Ventrikulographie und Koronarangiographie kein krankhafter Befund erhoben wurde.

Die Prognose des vollständigen Linksschenkelblocks richtet sich nach der Grundkrankheit. Im allgemeinen ist der Linksschenkelblock als Zeichen eines schweren Herzschadens zu deuten.

Vollständiger Linksschenkelblock:

- QRS-Komplex ≧0,12 sec
- Links- bzw. Horizontaltyp
- Aufsplitterung von R mit Verspätung von OUP bei ST-Senkung mit negativem T in I, aVL, V_5 und V_6
- tiefes und breites S in III, aVF, V_1 und V_2
- eventuell P sinistro-atriale
- Genese: Blockierung des linken Schenkels
- Vorkommen: koronare Herzkrankheit, Myokarditis, Hypertonie, Aortenvitium, dilatative Kardiomyopathie

4. Unvollständiger (inkompletter) Linksschenkelblock

Die Definition des unvollständigen Linksschenkelblocks ist im Vergleich zum vollständigen Linksschenkelblock nicht einheitlich; deshalb wird die Bezeichnung „unvollständiger Linksschenkelblock" selten angewandt.

Im allgemeinen kann folgendes gesagt werden: Der QRS-Komplex ist relativ breit, er beträgt ca. 0,10 bis 0,11 sec. Oft zeigt der aufsteigende Schenkel der R-Zacke in I, aVL, V_5 und V_6 einen trägen plumpen Anstieg (slurring) mit Linksverspätung. Häufig ist eine Störung des Erregungsrückgangs vorhanden. Der unvollständige Linksschenkelblock ist ein seltenes elektrokardiographisches Phänomen. Er kommt bei Linkshypertrophie und Linksschädigung vor.

5. Verzweigungsblock

Der Verzweigungsblock oder Arborisationsblock ist eine seltene Form des Schenkelblocks. Da es sich hier auch um einen vollständigen Rechts- und Linksschenkelblock handelt, ist der QRS-Komplex mit mehr als 0,11 sec deutlich verbreitert und aufgesplittert.

Dabei zeigen die Extremitäten-Ableitungen charakteristischerweise eine kleine Amplitude (Niedervoltage), sie beträgt gewöhnlich 0,5 mV oder weniger. In den Thorax-Ableitungen finden sich die für den vollständigen Rechts- oder Linksschenkelblock typischen Veränderungen.

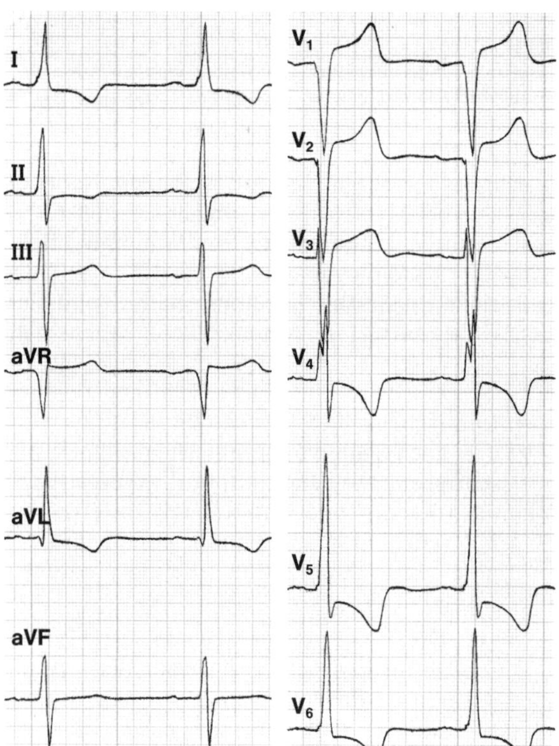

Abb. 107 Unvollständiger Linksschenkelblock bei schwerer Linkshypertrophie (Aortenstenose).
Linkshypertrophie-Zeichen. Slurring in I und V_6. P sinistro-atriale. Ausgeprägte Störung des Erregungsrückgangs.

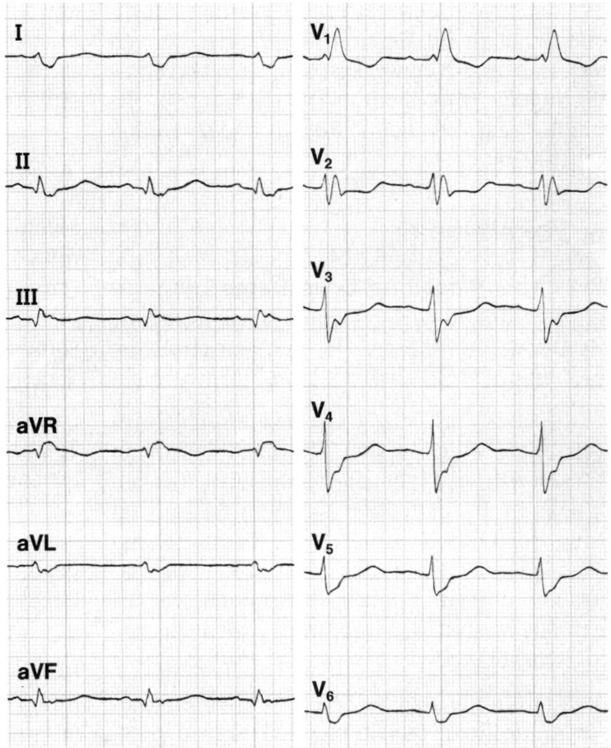

Abb. 108 Verzweigungsblock (koronare Herzkrankheit).
Periphere Niederspannung. Vollständiger Rechtsschenkelblock in klassischer Form. QRS-Komplex 0,14 sec.

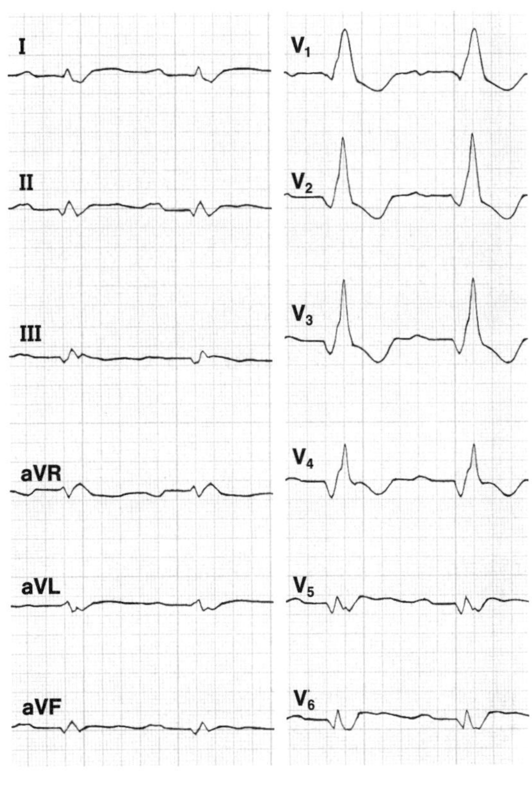

Abb. 109 Verzweigungsblock.
90jähriger Patient mit altem inferiorem Infarkt und Vorderwandinfarkt bei vollständigem Rechtsschenkelblock. Periphere Niederspannung. QRS-Komplex mit 0,14 sec, teils mit 0,20 sec (V_1) erheblich verbreitert und deformiert. Angedeutetes P sinistro-atriale. Großes Q in II, III und aVF sowie in V_1 bis V_6. R in V_1 überhöht und OUP mit 0,12 sec verspätet. S in I, aVL, V_5 und V_6 breit und relativ tief. Erregungsrückbildungsstörung.

Pathologisch-anatomisch werden deutliche Schäden im Bereich der Verzweigungen des Purkinje-Netzwerkes oder Infarktveränderungen festgestellt. Die Prognose ist ungünstiger als beim Rechts- oder Linksschenkelblock.

6. Fokalblock

Bei dieser Blockform besteht eine Leitungsverzögerung in einem kleinen umschriebenen Bezirk des Myokards. Der QRS-Komplex ist hier relativ breit, aber noch im Normbereich.

Dabei sind die Extremitäten-Ableitungen unauffällig. In den Thorax-Ableitungen findet sich in einer oder zwei Ableitungen (meist in V_2 und/oder V_3) eine Aufsplitterung des QRS-Komplexes wie beim Rechtsschenkelblock (rSr'), der OUP ist hier verspätet. Die übrigen Thorax-Ableitungen, vor allem V_1, V_5 und V_6, sind häufig nicht pathologisch verändert.

Zugrunde liegt bei älteren Patienten meistens eine kleine konfluierende Nekrose infolge chronischer Myokardischämie. Bei jugendlichen Herzgesunden handelt es sich aber um eine Formvariante mit einer verspäteten Erregung der Crista supraventricularis des rechten Ventrikels.

7. Periinfarkt-Block

Nach dem Vorschlag von Grant subsumiert man unter dem Begriff Periinfarkt-Block (*periinfarction block*) folgende Veränderungen, die auf Grund eines Herzinfarkts entstanden sind:

1. Die Richtung des initialen QRS-Vektors ist pathologisch.
2. Die Richtung des terminalen QRS-Vektors ist ebenfalls nicht normal. Deshalb beträgt der QRS-Winkelunterschied zwischen diesen beiden Richtungen mehr als 100°. Die Dauer des QRS-Komplexes ist nur geringfügig verlängert.

Es gibt zwei Formen des Periinfarkt-Blocks. Die eine ist der antero-laterale Periinfarkt-Block. Er zeigt neben dem anterolateralen Infarkt einen nach rechts unten abweichenden initialen QRS-Vektor, wodurch

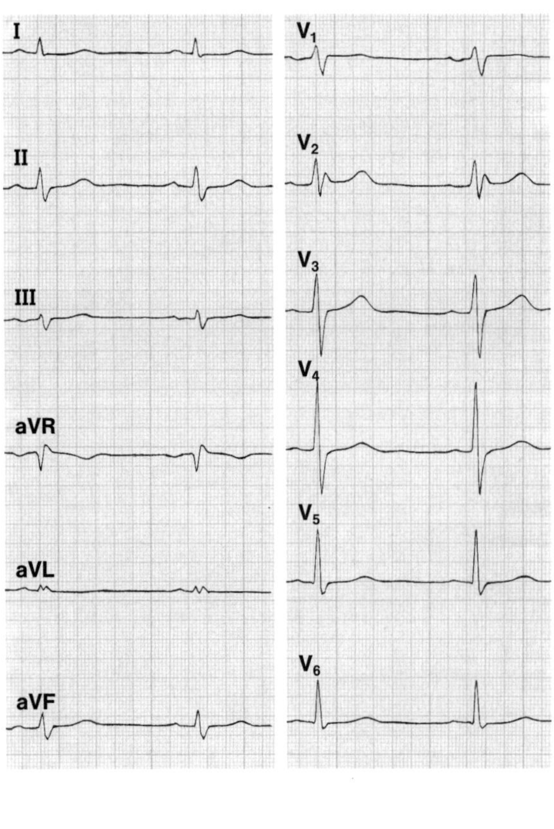

Abb. 110 Fokalblock.
31jähriger herzgesunder Mann. Adipositas. Sagialtyp. QRS-Komplex in V_2 M-förmig aufgesplittet, jedoch nicht verbreitert. T in aVL fast isozentrisch. Sonst normaler EKG-Stromverlauf.

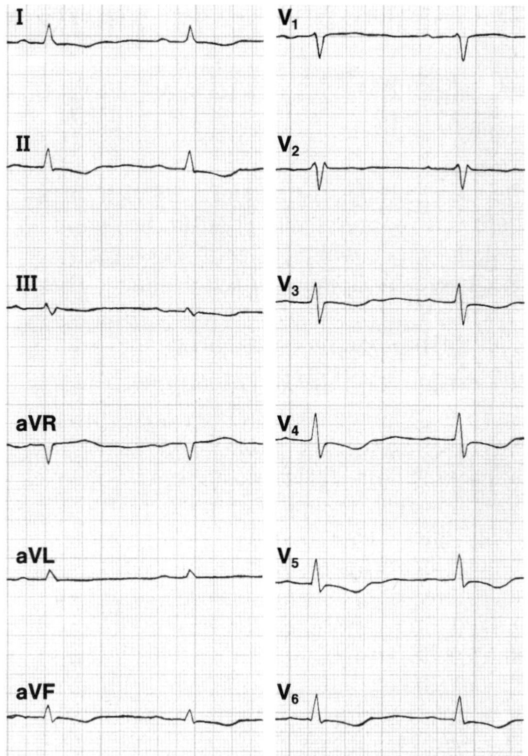

Abb. 111 Fokalblock.
74jähriger Patient mit koronarer Herzkrankheit. QRS-Komplex in V_2 M-förmig aufgesplittert, jedoch nicht verbreitert. Zusätzlich deutliche deszendierende ST-Senkung und negatives T in I, II, III, aVF und V_3 bis V_6.

eine Q-Zacke in I und aVL entsteht. Der terminale Vektor ist nach links oben gerichtet; so kommt eine tiefe S-Zacke in II, III und aVF zustande. Es liegt also ein überdrehter Linkstyp vor.

Die zweite Form ist der inferiore Periinfarkt-Block. Es besteht ein inferiorer Infarkt. Der initiale QRS-Vektor ist im Unterschied zum antero-lateralen Typ nach links oben gerichtet, weshalb eine Q-Zacke in II, III und aVF entsteht. Der terminale Vektor ist dagegen nach rechts unten gedreht. So findet sich in I und aVL eine tiefe S-Zacke. Es liegt also ein Rechtstyp vor.

Insgesamt kann gesagt werden, daß der antero-laterale Periinfarkt-Block dem linksanterioren Hemiblock und der inferiore Periinfarkt-Block dem linksposterioren Hemiblock entsprechen.

Hemiblock und faszikuläre Blockbilder

Bei den Leitungsstörungen im Bereich unterhalb des Stammes des His-Bündels wurden bisher, wie erwähnt, der Links- und der Rechtsschenkelblock unterschieden. Diese Begriffe bleiben als wichtige Bestandteile der Elektrokardiographie bestehen.

Nach Untersuchungen von Rosenbaum kann man annehmen, daß der linke Tawara-Schenkel zumindest funktionell aus einem anterioren und einem posterioren Schenkel bzw. Faszikel besteht. Die isolierte Blockierung eines dieser Schenkel wird als Hemiblock bezeichnet, und zwar als linksanteriorer oder linksposteriorer Hemiblock. Eine Leitungsstörung des linken Schenkels kann sich also nicht nur in einem Linksschenkelblock äußern, sondern auch in einem linksanterioren und/oder einem linksposterioren Hemiblock.

Nach diesen neuen Erkenntnissen wird darüber hinaus der intraventrikuläre Block nicht nur wie früher in den Rechts- und Linksschenkelblock, sondern auch in den unifaszikulären, bifaszikulären und trifaszikulären Block eingeteilt. Sie werden aus Verständnisgründen hier ausführlich besprochen.

Es ist das Verdienst von Rosenbaum, die charakteristischen elektrokardiographischen Veränderungen der intraventrikulären Erregungsausbreitungsstörung in bezug auf anatomische Verhältnisse exakt analysiert zu haben. So sind die Begriffe Hemiblock und faszikuläre Blockbilder durch tierexperimentelle und pathologisch anatomische Untersuchungen bestätigt. Frühere Unklarheiten, z. B. die Bedeutung des überdrehten Linkstyps, der bilaterale Schenkelblock und auch die Entstehung des AV-Blocks sind jetzt präzise erklärbar geworden. Darüber hinaus sind diese Bilder von großer diagnostischer und prognostischer Bedeutung.

Der linksposteriore Schenkel bzw. linksposteriore Faszikel (LPF) zweigt kurz nach dem Hauptstamm des linken Tawara-Schenkels ab und läuft kaudal zur posterioren

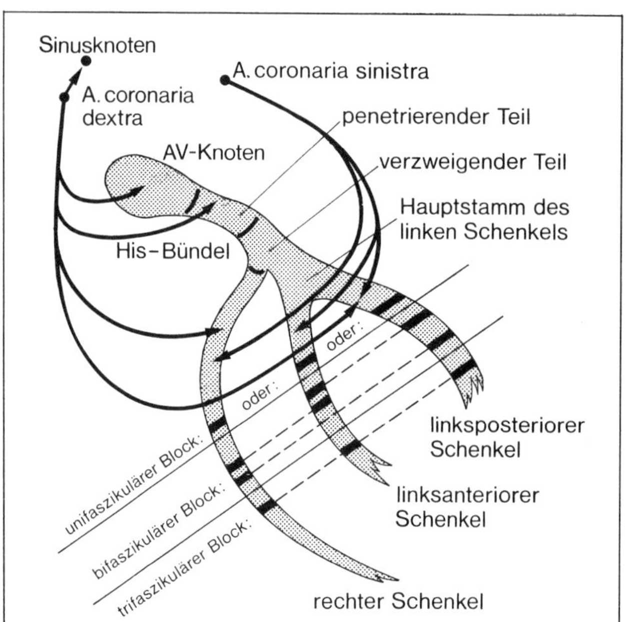

Abb. 112 Schematische Darstellung des Hemiblocks und der faszikulären Blockbilder.

Wand des linken Ventrikels. Er ist somit verantwortlich für die nach rechts unten und hinten gerichteten elektromotorischen Kräfte.

Der linksanteriore Schenkel bzw. linksanteriore Faszikel (LAF) läuft nach der Abzweigung vom linksposterioren Schenkel zur vorderen und dann zur antero-lateralen Wand des linken Ventrikels und bewirkt dadurch die nach links oben und vorn gerichteten elektromotorischen Kräfte.

Aus diesen zwei unterschiedlichen Vektorrichtungen resultiert bei der normalerweise synchron über beide Schenkel fortgeleiteten Erregung, nämlich die normale, nach links unten gerichtete Herzachse. Der rechte Tawara-Schenkel spielt dabei keine entscheidende Rolle.

1. Blutversorgung des Erregungsleitungssystems

Betrachtet man das intraventrikuläre Erregungsleitungssystem von der Blutversorgung her, so ergeben sich neue interessante Gesichtspunkte.

a) Linksposteriorer Schenkel

Der linksposteriore Schenkel ist kurz (etwa 2 cm) und dick; der größte Teil liegt in der Hinterwand und Einflußbahn des linken Ventrikels und wird sowohl vom Ramus interventricularis posterior der A. coronaria dextra als auch vom Ramus interventricularis anterior der A. coronaria sinistra versorgt. Das ist der Grund, warum der linksposteriore Schenkel extrem selten isoliert blockiert ist.

b) Linksanteriorer Schenkel

Der linksanteriore Schenkel ist im Vergleich zum linksposterioren etwas länger (etwa 2,5 cm) und dünner. Er befindet sich in der Ausflußbahn des linken Ventrikels in der Vorderwand unterhalb der Aortenklappe und wird nur von einer Arterie, nämlich vom Ramus interventricularis anterior der A. coronaria sinistra, versorgt. So wird er eher als der linksposteriore Schenkel blockiert.

c) Rechter Tawara-Schenkel

Der rechte Tawara-Schenkel ist praktisch eine direkte Fortsetzung des His-Bündels. Er wird zwar von der A. coronaria sinistra und dextra versorgt; da er aber lang (etwa 5 cm) und dünn ist, außerdem in seinem proximalen und distalen Drittel nahe dem Endokard liegt, wird er relativ häufig blockiert.

2. Herzinfarkt und faszikulärer Block

Im Falle eines Vorderwandinfarkts, der bei Mangeldurchblutung der A. coronaria sinistra auftritt, beobachtet man gelegentlich einen linksanterioren Hemiblock und/oder Rechtsschenkelblock, da diese Leitungsbahnen ebenfalls von der A. coronaria sinistra aus versorgt werden. Der linksanteriore Schenkel und der rechte Tawara-Schenkel werden oft gleichzeitig befallen, da sie von derselben Blutbahn versorgt werden und anatomisch nahe beieinander liegen.

Der sogenannte Hinterwandinfarkt (inferiorer Infarkt) entsteht bekanntlich infolge von Durchblutungsstörungen der A. coronaria dextra. Der Sinusknoten wird von der Sinusknotenarterie mit Blut versorgt, die meist (in ca. 70%) der proximalen rechten Koronararterie entspringt. Nur bei ca. 30% der Menschen entspringt sie dem Ramus circumflexus sinistra der linken Koronararterie. Der AV-Knoten bezieht etwa 90% des Blutes von der AV-Knoten-Arterie des R. interventricularis posterior der A. coronaris dextra. So tritt ein AV-Block oder eine Sinusbradykardie bei sog. Hinterwandinfarkt relativ häufig auf.

Nachdem man heute über die Blutversorgung des Erregungsleitungssystems genau Bescheid weiß, ist es verständlich, daß gerade beim Hinterwandinfarkt häufig die bradykarden Rhythmusstörungen, wie z. B. die Sinusbradykardie oder verschiedene AV-Blockierungen auftreten, beim Vorderwandinfarkt dagegen die faszikulären Blockbilder, wie z. B. der linksanteriore Hemiblock oder der Rechtsschenkelblock oder deren Kombinationsbild beobachtet werden.

3. Unifaszikulärer Block

Unter einem unifaszikulären Block versteht man eine isolierte Störung des Erregungsleitungssytems in einem Schenkel bzw. Faszikel. Es gibt drei Möglichkeiten: einen linksanterioren oder einen linksposterioren Hemiblock oder einen Rechtsschenkelblock.

a) Linksanteriorer Hemiblock (LAH)

Nach der Abzweigung des linksposterioren Schenkels vom Hauptstamm trennt sich der linksanteriore Schenkel ab, der zur antero-lateralen Wand des linken Ventrikels nach *oben* läuft.

Das charakteristische EKG-Bild einer Blockierung in diesem Faszikel ist ein überdrehter Linkstyp mit einem QRS-Winkel $\alpha > -30°$ (linksanteriorer Hemiblock), der nicht durch die nach links überdrehte Herzachse allein erklärt werden kann. Dieses Phänomen kommt dadurch zustande, daß die elektromotorischen Kräfte beim linksanterioren Hemiblock zum Schluß der Ventrikelerregung nach links oben ziehen. Der QRS-Komplex ist nicht verbreitert.

Die initiale Septumerregung erfolgt durch den linksposterioren Schenkel, der Vektor ist daher zuerst nach unten rechts gerichtet; so entsteht in I und aVL ein kleines Q.

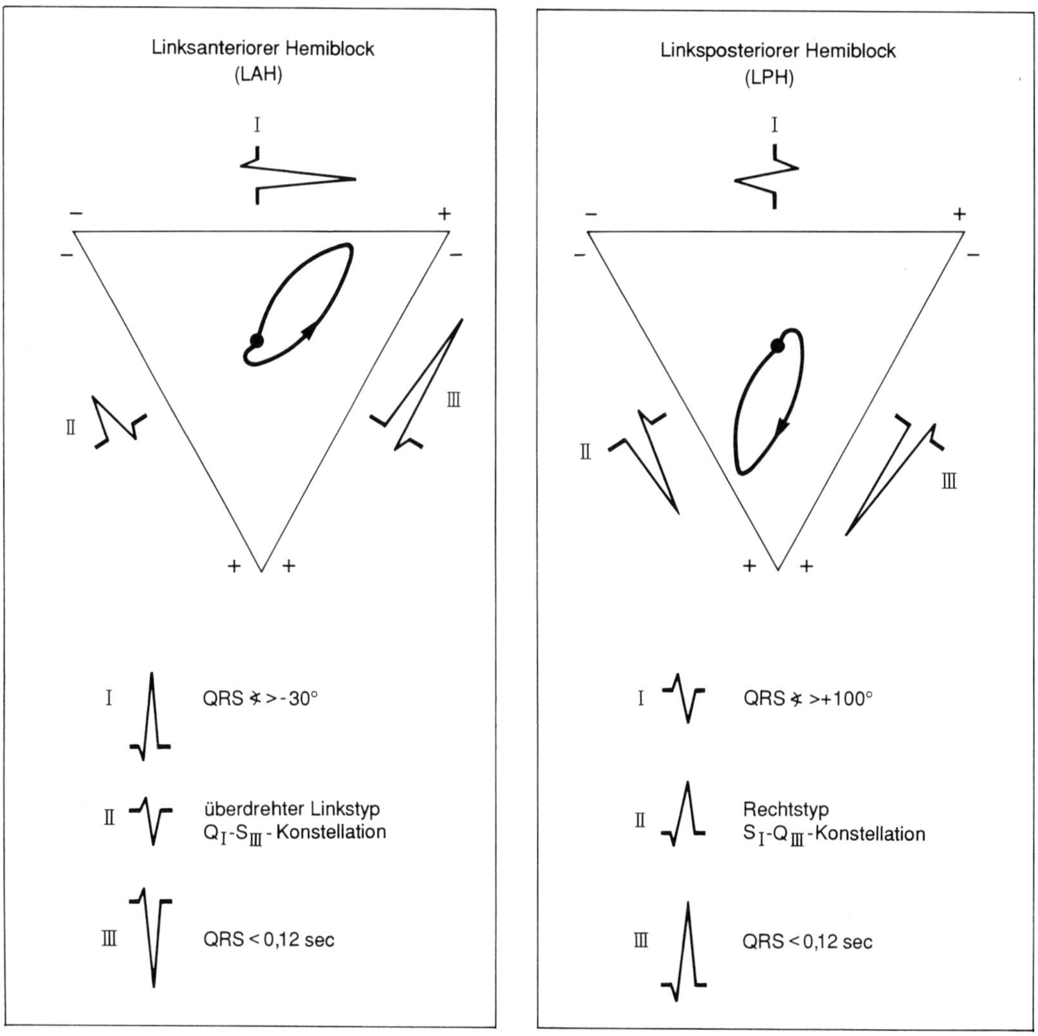

Abb. 113 Charakteristische Veränderungen des linksanterioren und des linksposterioren Hemiblocks.

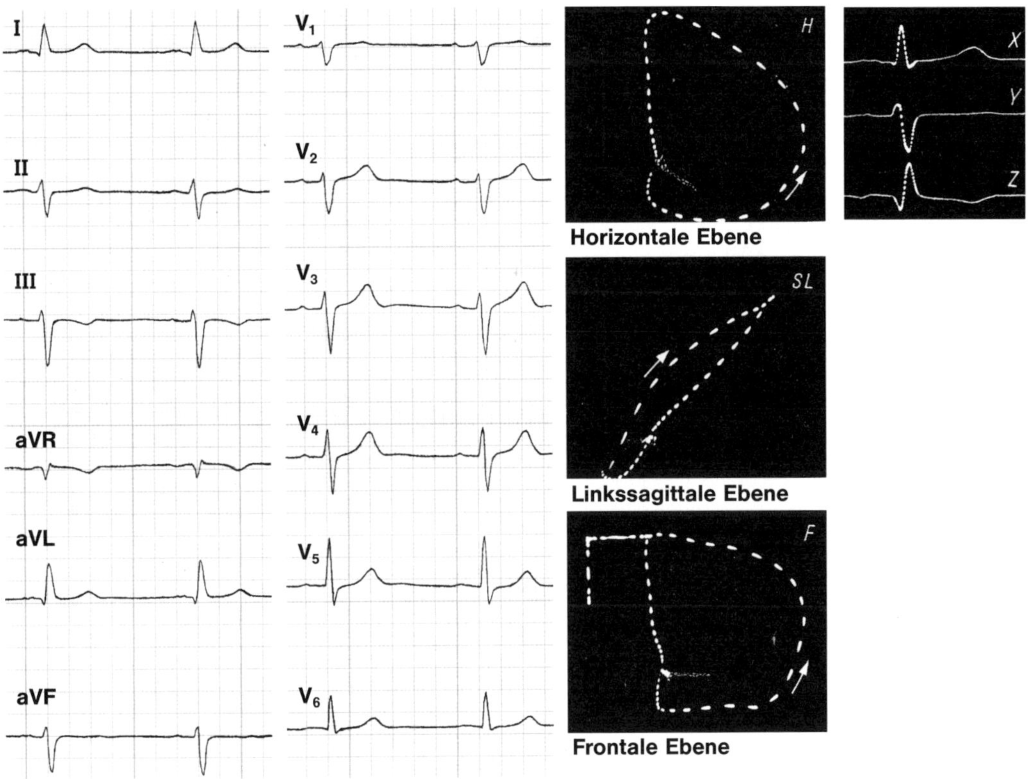

Abb. 114 Linksanteriorer Hemiblock.
56jähriger Patient mit arterieller Hypertonie. EKG: Überdrehter Linkstyp, S in II, III, aVF und Y tiefer und größer als R, sonst kein pathologischer Befund.
Vektorkardiogramm:
Initiale QRS-Schleife nach rechts unten und vorn gerichtet. Die Haupt-QRS-Schleife zeigt vor allem auf der frontalen Ebene eine halbrunde offene Form, der QRS-Winkel α beträgt dabei ca. −35°. T-Vektor konkordant.

Außerdem zeigt das EKG in II, III und aVF ein kleines R, aber tiefes S bei $Q_I - S_{III}$-Konstellation. Dabei ist die S-Zacke in II größer als die R-Zacke. Der QRS-Komplex ist wie beim linksposterioren Hemiblock insgesamt nicht pathologisch verbreitert.

Es war schon früher bekannt, daß der überdrehte Linkstyp ein ungewöhnliches EKG-Phänomen ist, da er häufig bei Patienten mit schweren Herzkrankheiten gefunden wurde, wobei eine extreme elektrische Achsendrehung nach links allein keine einleuchtende Erklärung gab. Daher ist anzunehmen, daß der überdrehte Linkstyp durch den linksanterioren Hemiblock verursacht ist, wie auch tierexperimentell bestätigt wurde.

Bei der Diagnostik des linksanterioren Hemiblocks sollten ein Hinterwandinfarkt (inferiorer Infarkt), eine Lungenembolie, eine Emphysembronchitis, ein „Straight-back"-Syndrom, eine Thorax-Deformität, ein SI-, SII-, SIII-Typ und ein WPW-Syndrom ausgeschlossen werden. Sicher ist die Diagnose des linksanterioren Hemiblocks dann, wenn der überdrehte Linkstyp plötzlich oder intermittierend auftritt und darüberhinaus Zeichen einer koronaren Herzkrankheit nachweisbar sind.

b) Linksposteriorer Hemiblock (LPH)

Erreicht die Erregung über den AV-Knoten das His-Bündel, läuft sie kaudalwärts über den kurzen Hauptstamm des linken Schenkels weiter zum linksposterioren Schenkel, der zur posterioren Wand des linken Ventrikels nach *unten* zieht. Besteht eine Erre-

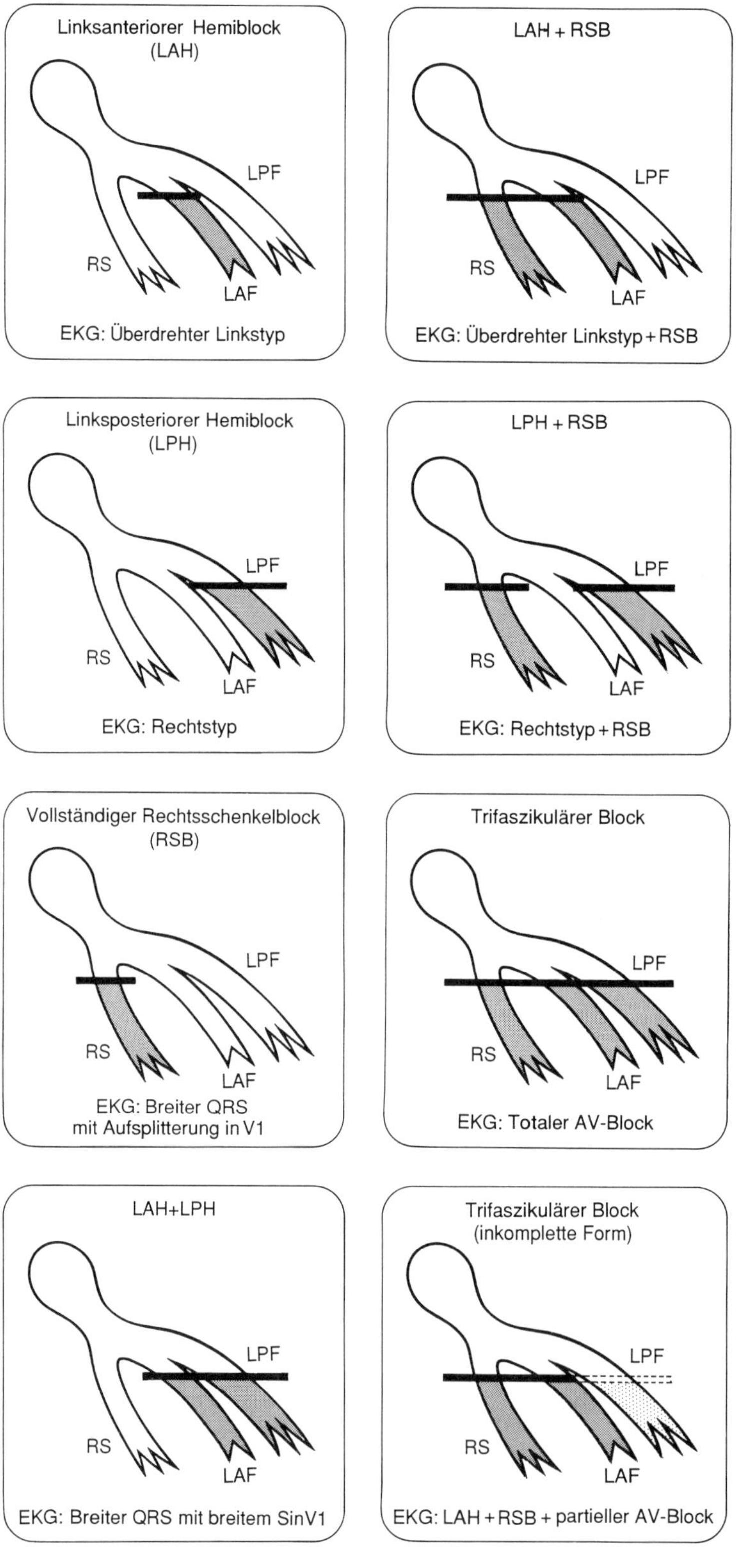

Abb. 115 Schematische Darstellung der faszikulären Blockbilder und EKG-Veränderungen.
RS: rechter Tawara-Schenkel
LAF: linksanteriorer Faszikel
LPF: linksposteriorer Faszikel

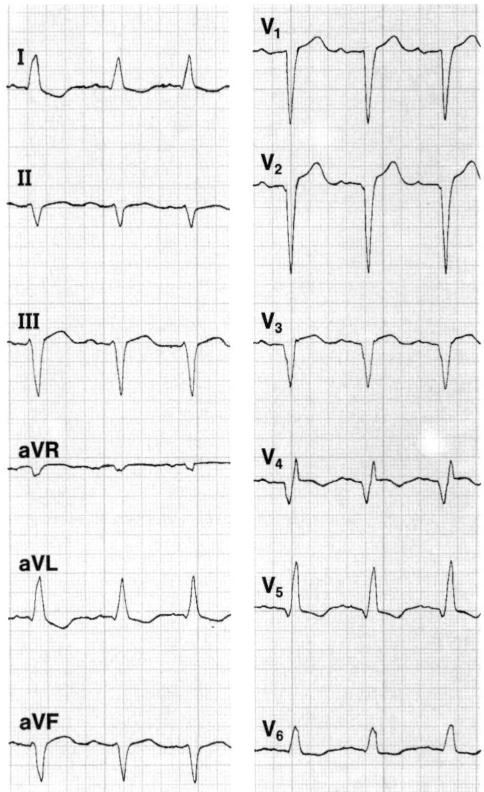

Abb. 116 Linksanteriorer Hemiblock bei altem Vorderwandinfarkt.
Infarktereignis vor 2 Jahren. 65jähriger Patient. Überdrehter Linkstyp. Vorderwandinfarkt mit Aneurysmazeichen (großes Q und ST-Hebung sowie positives T in V_1 bis V_4. P sinistro-atriale. Erregungsrückbildung.

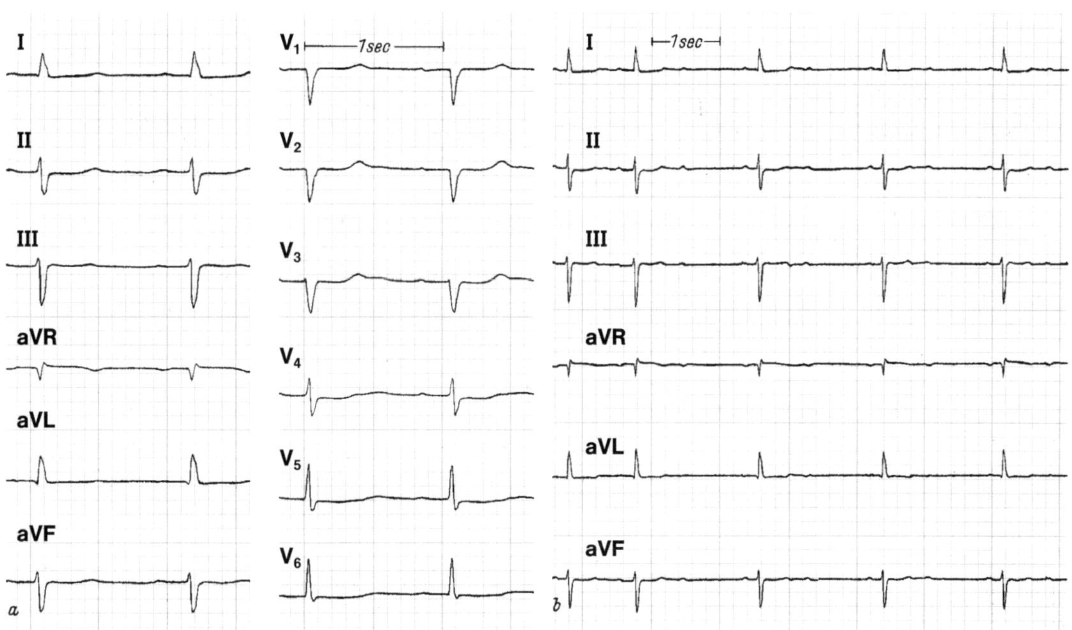

Abb. 117 Linksanteriorer Hemiblock und AV-Block I. Grades bei altem Vorderwandinfarkt.
75jähriger Patient. EKG links: Überdrehter Linkstyp. PQ-Zeit mit 0,25 sec verlängert. Breites und tiefes Q in V_1 und V_2. Relativ hohe U-Welle in V_4 bis V_6 als Hinweis für Hypokaliämie. EKG rechts: Zuerst nur AV-Block I. Grades, nach 2 Ausschlägen plötzlich Auftreten eines AV-Blocks II. Grades (Möbitz Typ II).

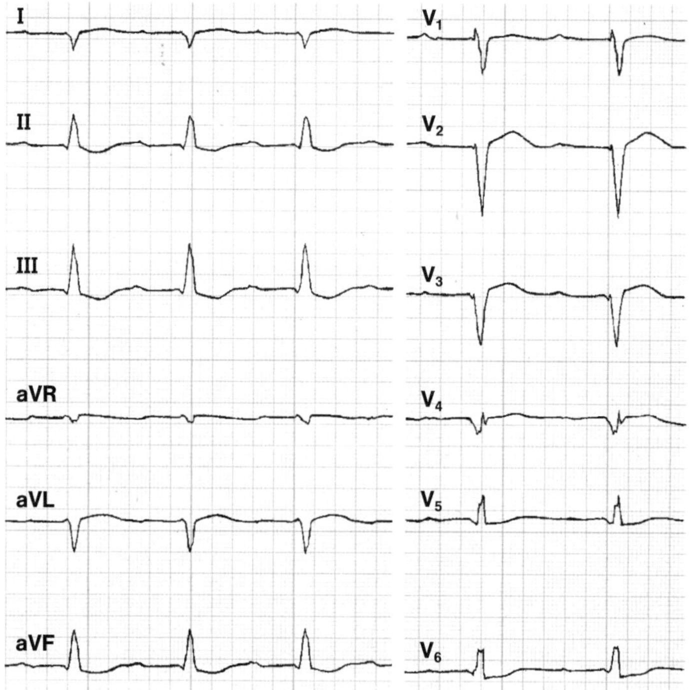

Abb. 118 Linksposteriorer Hemiblock.
68jährige Patientin mit Reinfarkt. AV-Block I. Grades (PQ-Zeit 0,23 sec). Rechtstyp. Kleines Q in V_1 bis V_3, breites und tiefes Q in V_4, breites Q in V_5 und V_6. ST-Hebung in V_2 bis V_4. Störung des Erregungsrückgangs. Vorderwandinfarkt; klinisch handelt es sich dabei um ein Rezidiv.

gungsleitungsstörung in diesem Schenkel, kann dies als linksposteriorer Hemiblock bezeichnet werden.

Elektrokardiographisch findet sich beim linksposterioren Hemiblock ein Rechtstyp oder ein überdrehter Rechtstyp, da die elektromotorischen Kräfte zum Schluß der Ventrikelerregung nach unten und eventuell nach rechts ziehen, ohne daß eine Rechtshypertrophie besteht. Der QRS-Winkel α beträgt auf der frontalen Ebene etwa +100° bis +130°.

Die initiale Septumerregung erfolgt durch den linksanterioren Schenkel. Sie ist deshalb nach links oben gerichtet. Der Vektor ist von II, III und aVF weg gerichtet, woraus ein Q in diesen Ableitungen resultiert. Insgesamt zeigt das EKG ein tiefes S in I und hohes R in II, III und aVF bei $S_I - Q_{III}$-Konstellation. Der QRS-Komplex ist nicht verbreitert.

Bei der Diagnostik des linksposterioren Hemiblocks muß aber ausgeschlossen werden, daß dieser Rechtstyp durch jugendliches Alter, Verlagerung des Herzens nach rechts, z. B. bei Dextropositio cordis oder Situs inversus, ferner durch Rechtsbelastung, z. B. bei Herzfehler und Cor pulmonale, bedingt ist. Sicher ist die Diagnose des sehr seltenen isolierten linksposterioren Hemiblocks, wenn der Rechtstyp plötzlich oder intermittierend auftritt, wobei zusätzlich ein AV-Block oder Adams-Stokes-Anfall nachweisbar ist. Manchmal tragen die vektorkardiographischen Untersuchungen zur weiteren Klärung bei (Abb. **124**).

c) Vollständiger Rechtsschenkelblock (RSB)

Die Erregung läuft nach der Abzweigung des linksanterioren Schenkels weiter kaudalwärts zum rechten Tawara-Schenkel. Über seine Blockierung, den Rechtsschenkelblock, wurde bereits ausführlich im Kapitel „Schenkelblockbilder“ (S. 90ff.) gesprochen.

4. Bifaszikulärer Block

Von einem bifaszikulären Block spricht man, wenn zwei Tawara-Schenkel bzw. Faszikel gleichzeitig betroffen sind. Hierfür gibt es wie beim unifaszikulären Block drei Möglichkeiten:

a) Linksanteriorer und linksposteriorer Hemiblock (vollständiger Linksschenkelblock)

Eine gleichzeitige Unterbrechung sowohl im linksanterioren als auch im linksposterioren Schenkel bedeutet einen vollständigen Linksschenkelblock. Vom Bild her kann man jedoch nicht mit Sicherheit entscheiden, ob die Blockierung prädivisional, also im Hauptstamm, oder postdivisional liegt.

Ist ein überdrehter Linkstyp beim Linksschenkelblock vorhanden, kann man eventuell einen linksanterioren Hemiblock mit zusätzlicher Schädigung im Hauptstamm des linken Schenkels annehmen. Es ist aber auch möglich, daß bei postdivisionaler Blockierung der linksanteriore Schenkel stärker betroffen ist als der linksposteriore.

b) Linksanteriorer Hemiblock und Rechtsschenkelblock

Die Kombination eines linksanterioren Hemiblocks mit einem Rechtsschenkelblock ist unter den bifaszikulären Blockbildern ein relativ häufiger Befund. Das ist leicht zu verstehen, wenn man bedenkt, daß diese beiden Schenkel anatomisch beieinander liegen und von derselben Arterie, der A. coronaria sinistra, versorgt werden.

Das EKG zeigt einen überdrehten Linkstyp und einen vollständigen Rechtsschenkelblock. Diese Kombination des EKG-Bildes wurde auch früher schon beschrieben. Lenègre bezeichnete dieses Bild als „bilateralen Schenkelblock“. Nach eigenen vektorkardiographischen Untersuchungen konnte festgestellt werden, daß etwa in einem Viertel der

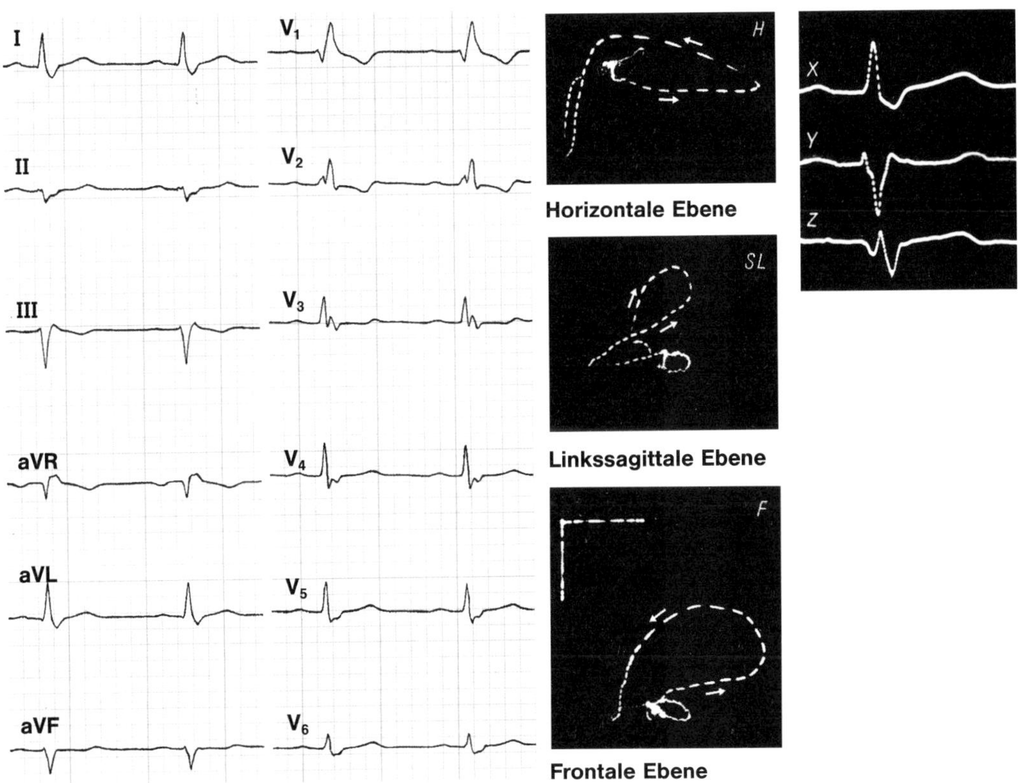

Abb. 119 Bifaszikulärer Block (linksanteriorer Hemiblock und vollständiger Rechtsschenkelblock). 33jähriger Patient mit Myokarditis. EKG: Überdrehter Linkstyp. QRS mit 0,15 sec deutlich verbreitert und deformiert. Vollständiger Rechtsschenkelblock (M-förmige Aufsplitterung des QRS-Komplexes in V_1, III und Y. Breites S in I, aVL, V_5, V_6 und X).

Vektorkardiogramm:

Die QRS-Schleife zeigt eine 8-Form. Auf der frontalen Ebene ist sie deutlich nach links gerichtet und zeigt eine rundliche Form. T-Vektor konkordant zum QRS-Vektor.

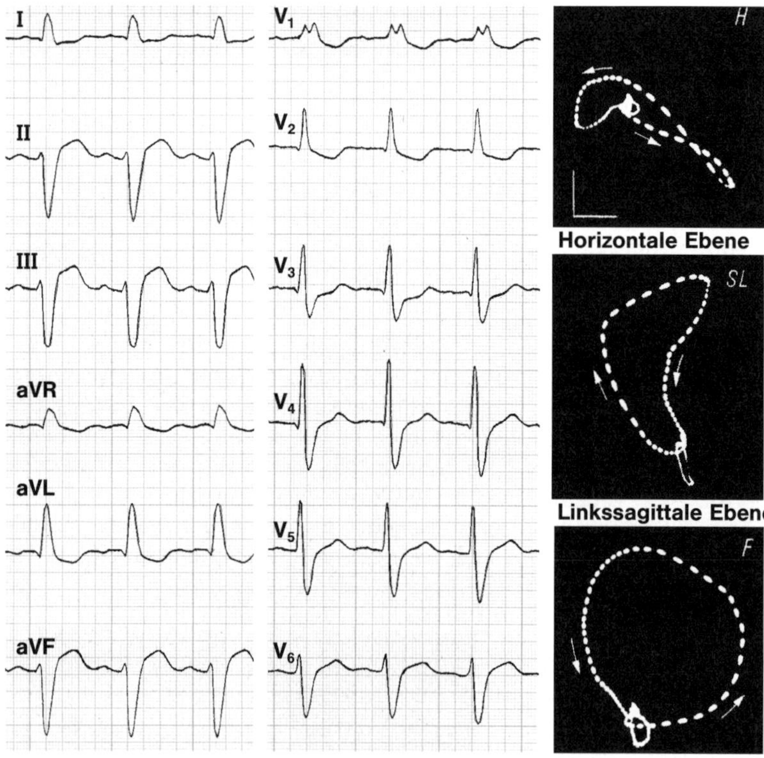

Abb. 120 Bifaszikulärer Block (linksanteriorer Block und vollständiger Rechtsschenkelblock). Koronare Herzkrankheit. 67jähriger Patient. EKG: Überdrehter Linkstyp. QRS-Komplex mit 0,14 sec deutlich verbreitert, er zeigt in V_1 eine M-Form. Erregungsrückbildungsstörung.
Vektorkardiogramm:
Die QRS-Schleife zeigt auf der frontalen Ebene eine rundliche Form und ist nach oben und etwas links gerichtet, dabei ist der T-Vektor diskordant. Auf der horizontalen Ebene zeigt er eine 8-Form.

Fälle mit einem vollständigen Rechtsschenkelblock eine Vektorabweichung in der frontalen Ebene nicht wie üblich nach links unten, sondern deutlich nach links oben oder oben nachweisbar war, während die QRS-Schleife auf der horizontalen Ebene eine Doppelschleife wie beim gewöhnlichen Rechtsschenkelblock ergab.

c) Linksposteriorer Hemiblock und Rechtsschenkelblock

Die dritte Form des bifaszikulären Blocks ist die Kombination eines linksposterioren Hemiblocks mit einem Rechtsschenkelblock. Sie kommt selten vor, da diese zwei Schenkel anatomisch weiter auseinanderliegen und ihre Blutversorgung über verschiedene Arterien erfolgt.

Das EKG zeigt einen Rechtstyp und einen klassischen Rechtsschenkelblock. Die genaue Feststellung dieses bifaszikulären Blocks ist schwierig, da beim Rechtsschenkelblock oft ein Rechtslagetyp besteht. Deshalb kann man nicht immer mit Sicherheit sagen, ob der Rechtstyp durch den Rechtsschenkelblock oder aber durch den linksposterioren Hemiblock bedingt ist. Wenn der Rechtstyp beim Rechtsschenkelblock intermittierend oder plötzlich auftritt und keine Rechtshypertrophie vorliegt, kann dieser Rechtstyp durch einen linksposterioren Hemiblock bedingt sein, vor allem wenn ein AV-Block oder ein Adams-Stokes-Anfall festgestellt wird.

5. Trifaszikulärer Block

Ein trifaszikulärer Block liegt vor, wenn drei Schenkel gleichzeitig befallen sind. Das Re-

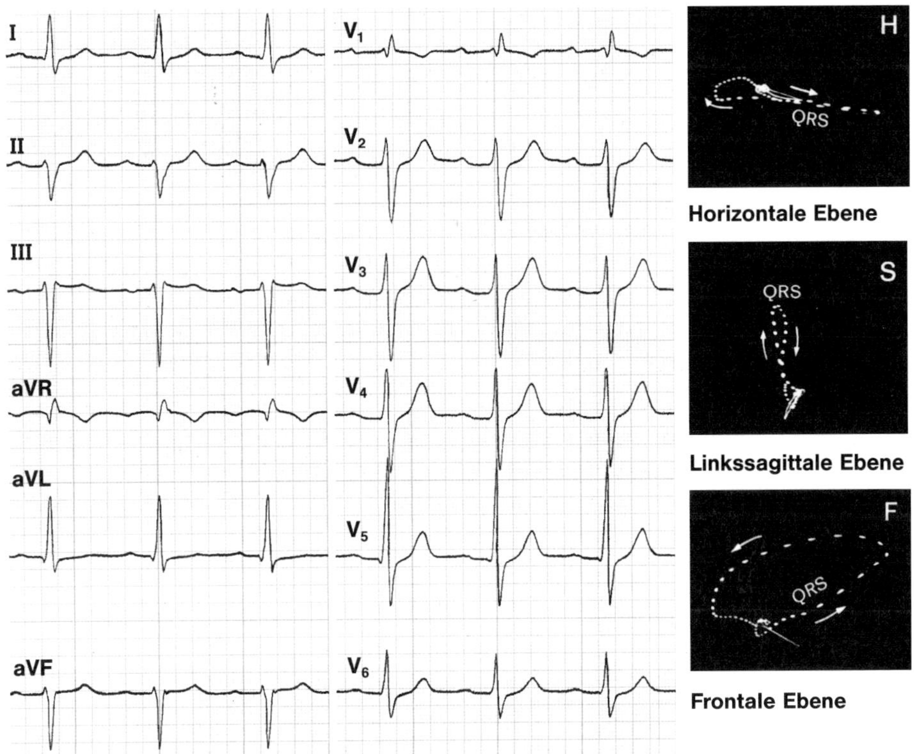

Abb. 121 Bifaszikulärer Block (linksanteriorer Hemiblock und unvollständiger Rechtsschenkelblock). 21jähriger Patient mit Ostium-primum-Defekt. EKG: Überdrehter Linkstyp. M-förmige Aufsplitterung der QRS-Komplexe in V_1, jedoch QRS-Komplex mit 0,10 sec noch im Normbereich.
Vektorkardiogramm:
QRS-Hauptvektor auf der frontalen Ebene deutlich nach links oben gerichtet. Er zeigt auf der horizontalen Ebene eine schmale 8-Form und ist im 2. Teil nach rechts vorn gerichtet.

sultat ist ein totaler AV-Block. Der Nachweis ist vom Oberflächen-EKG her nur dann möglich, wenn bei einem Patienten neben- bzw. nacheinander sowohl ein Rechtstyp als auch ein überdrehter Linkstyp, ein Links- und ein Rechtsschenkelblock nachweisbar sind. Das kommt jedoch extrem selten vor. Den partiellen bzw. inkompletten trifaszikulären Block gibt es in sieben Variationen. Am häufigsten findet sich ein linksanteriorer oder linksposteriorer Hemiblock mit Rechtsschenkelblock und einem partiellen AV-Block.

Zu erwähnen ist ferner, daß der totale AV-Block zentrale oder periphere Blockierungen anzeigen kann. Tritt bei einem uni- bzw. bifaszikulären Block im späteren Verlauf ein totaler AV-Block auf, so kann man eine periphere Form des totalen AV-Blocks annehmen.

Für die zentrale Form des totalen AV-Blocks sprechen erstens eine relativ hohe Ventrikelfrequenz, zweitens ein nicht deutlich verbreiterter QRS-Komplex (keine Schenkelblock-Form) und drittens eine nur geringe Störung des Erregungsrückgangs.

6. Ätiologie der faszikulären Blockbilder

Als häufigste Ursache der faszikulären Blockierungen läßt sich bei älteren Patienten die koronare Herzkrankheit nennen. Sonstige Ursachen sind: arterielle Hypertonie, Myokarditis, dilatative Kardiomyopathie, Lenègresche-Krankheit (Fibrosierung des Erregungsleitungssystems), Levsche-Krankheit (Fibrosierung und Verkalkung des Mitralanulus und der Basis der Aorta), Hypokaliämie,

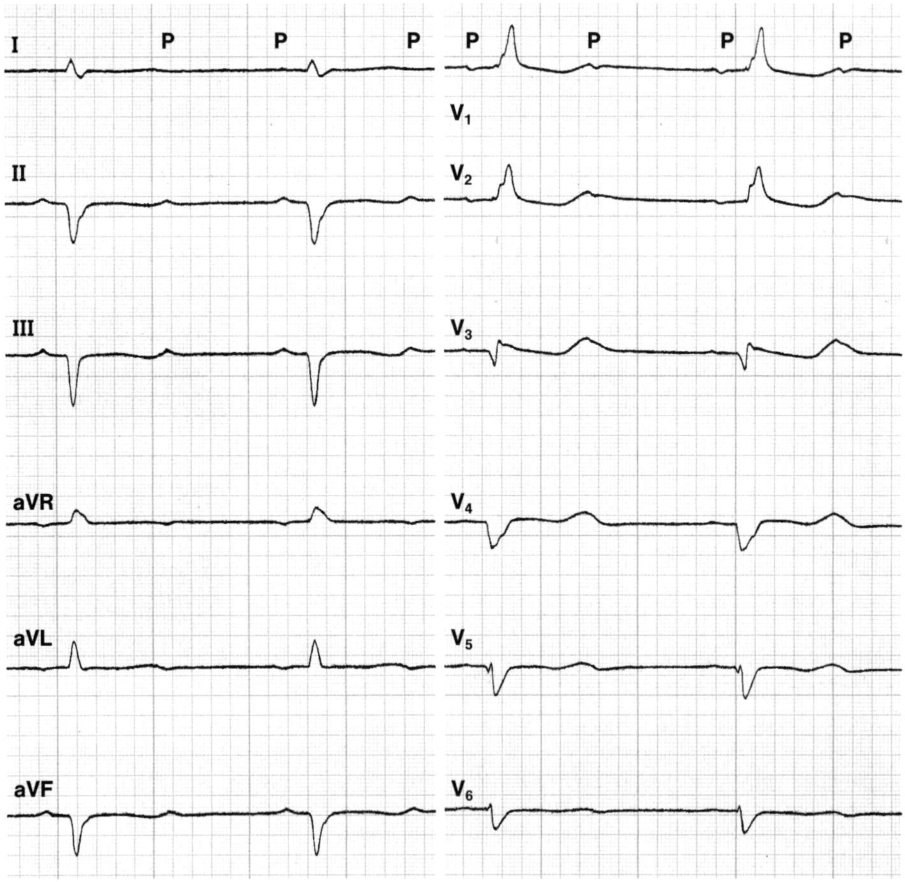

Abb. 122 Bifaszikulärer Block (linksanteriorer Hemiblock und vollständiger Rechtsschenkelblock sowie AV-Block II. Grades (Möbitz Typ II). 8 Tage nach Klinikaufnahme jetzt plötzlich Bradykardie, Kammerfrequenz nur 48/min, nur jede 2. P-Welle wird zur Kammer übergeleitet. Partieller trifaszikulärer Block.

angeborene Herzvitien (Ostium-primum-Defekt, AV-Kanal, Ventrikelseptumdefekt) und Zustand nach Herzoperation.

Selten kommt ein überdrehter Linkstyp auch bei klinisch Herzgesunden vor; die Beurteilung ist in solchen Fällen äußerst schwierig. Aufgrund gemeinsamer vektorkardiographischer Untersuchungen mit Buchholz nach der Frankschen Methode fanden wir, daß bei Herzkranken der maximale QRS-Vektor in der frontalen Ebene entweder deutlich nach links oben zeigt oder aber die QRS-Schleife in der frontalen Ebene eine offene Figur aufweist und im oberen linken Quadranten liegt. Dagegen scheint bei Herzgesunden der Maximal-Vektor in der frontalen Ebene eher nach links und etwas unten gerichtet zu sein und die gesamte QRS-Schleife eine schmale Form zu haben.

7. Häufigkeit der faszikulären Blockbilder

Die Häufigkeit der faszikulären Blockbilder wird je nach dem Untersuchungsgut in der Literatur verschieden angegeben. Jedoch kann man annehmen, daß in der Klinik ein linksanteriorer Hemiblock in ca. 3% der Fälle vorkommt. Hingegen wurde ein isolierter linksposteriorer Hemiblock nach der Literatur extrem selten beobachtet. Der vollständige Rechtsschenkelblock tritt in etwa 4% der elektrokardiographisch untersuchten Fälle auf, wobei aber nicht immer eine Blockierung des Erregungsleitungssystems die Ursache ist.

Die Kombination eines linksanterioren Hemiblocks und eines Rechtsschenkelblocks

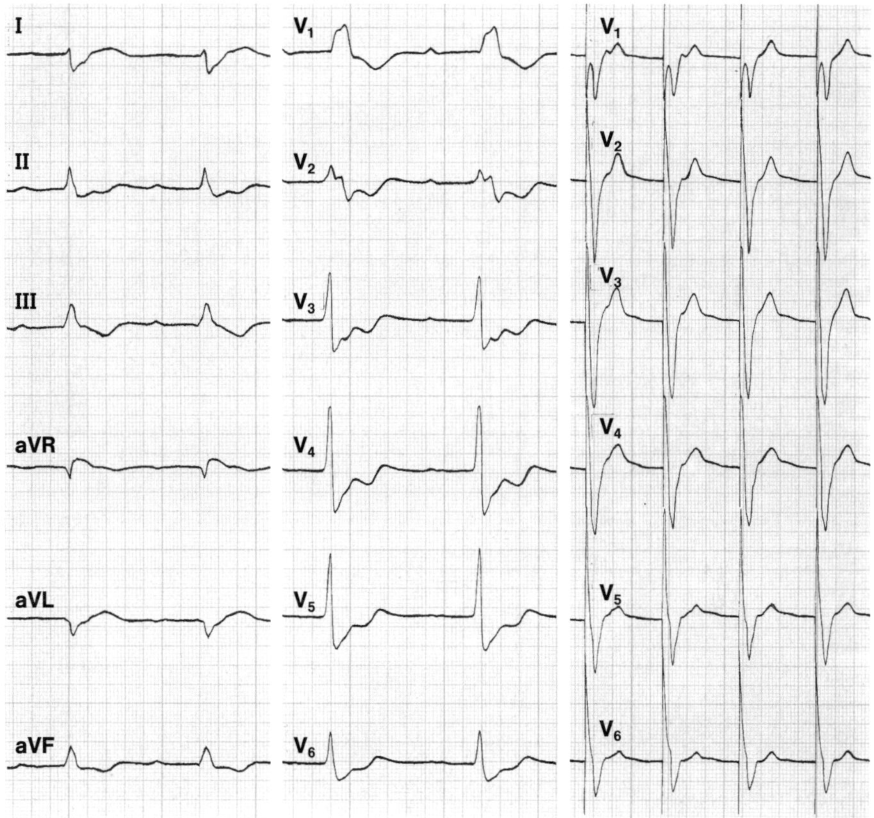

Abb. 123 Bifaszikulärer Block (linksposteriorer Hemiblock und klassischer Rechtsschenkelblock) und AV-Block I. Grades. Koronare Herzkrankheit mit Adams-Stokes-Anfällen. 85jährige Patientin.
Bild links: Rechtstyp. QRS-Komplex mit 0,14 sec deutlich verbreitert und deformiert. PQ-Zeit mit 0,28 sec deutlich verlängert. Tiefes und breites S in I und aVL. Hohes und verspätetes R in V_1 (OUP 0,09 sec). S in V_4–V_6 breit. Deutliche deszendierende ST-Senkung und negatives T in V_1 und V_2. Deszendierende ST-Senkung und biphasisches T in V_3–V_6.
Bild rechts: Zustand nach Schrittmacherimplantation. Intakte Schrittmacherausschläge (Papiergeschwindigkeit: 25 mm/sec).

findet man in rund 1% der Fälle. Die Kombination eines linksposterioren Hemiblocks und eines Rechtsschenkelblocks ist selten.

Der Linksschenkelblock wird zwar mit 1% angegeben; hier kommen jedoch verschiedene Lokalisationen oder Blockierungen in Frage.

8. Klinischer Stellenwert

Die klinische Bedeutung der faszikulären Blockbilder liegt darin, daß sie progredient sein können, wenn sie durch eine koronare Herzkrankheit bedingt sind. Wird ein faszikulärer Block festgestellt, sollte man zunächst nach der Ursache suchen und sie möglichst beheben. Ferner ist eine Überwachung des Patienten notwendig, besonders beim bifaszikulären Block. Wichtig sind dabei die Kombinationen von linksanteriorem Hemiblock und Rechtsschenkelblock sowie von linksposteriorem Hemiblock und Rechtsschenkelblock.

Der früheren Literatur zufolge wurde ein totaler AV-Block bei der ersten Kombination in ca. 30% – 50%, bei der letzteren in rund 70% der Fälle im Laufe der Jahre beobachtet. In der neueren Literatur können diese Befunde nicht bestätigt werden. So wird heute das Auftreten des totalen AV-Blockes bei faszikulären Blockbildern seltener gesehen als in der Vergangenheit.

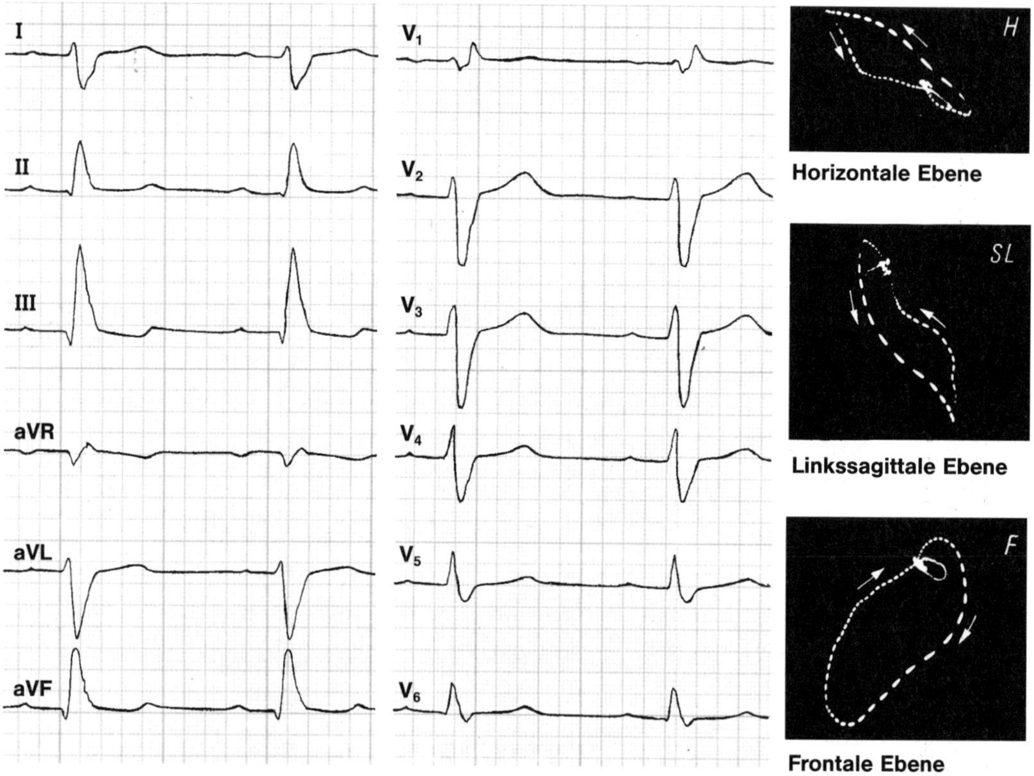

Abb. 124 Bifaszikulärer Block (linksposteriorer Hemiblock und vollständiger Rechtsschenkelblock). 65jähriger Patient mit koronarer Herzkrankheit. Adams-Stokes-Anfälle in der Anamnese. EKG-Rechtstyp. QRS-Komplex 0,14 sec. QRS-Komplex in V_1 M-förmig aufgesplittet. Tiefes breites S in I und aVL.
Vektorkardiogramm:
Initiale QRS-Schleife nach links oben vorne gerichtet. Haupt-QRS-Vektor nach rechts unten und hinten gerichtet und nicht rundlich geformt. Keine Rechtshypertrophie.

Besteht außer der Kombination von linksposteriorem Hemiblock mit Rechtsschenkelblock zusätzlich noch ein AV-Block I. oder II. Grades, ist die Indikation zur Schrittmacher-Implantation gegeben, denn in diesem Fall muß angenommen werden, daß der dritte Faszikel ebenfalls in Mitleidenschaft gezogen ist. Bei der zuerst erwähnten Block-Kombination kommt ebenfalls die Implantation eines Schrittmachers in Frage, wenn zusätzlich ein AV-Block besteht, im His-Bündel-Elektrogramm eine Verlängerung der HV-Zeit festgestellt und ferner eine Synkope nachgewiesen wird. Bei trifaszikulärem Block ist eine absolute Indikation zur Schrittmacher-Implantation gegeben.

Unifaszikulärer Block:

- Linksanteriorer Hemiblock (LAH): überdrehter Linkstyp, relativ häufig
- Linksposteriorer Hemiblock (LPH): Rechtstyp ohne Rechtshypertrophie, extrem selten
- Rechtsschenkelblock (RSB): relativ häufig

Bifaszikulärer Block:

- Kombination eines LAH mit einem LPH: vollständiger Linksschenkelblock, selten
- Kombination eines LAH mit einem RSB: selten
- Kombination eines LPH mit einem RSB: extrem selten. Vorläufer eines totalen AV-Blocks

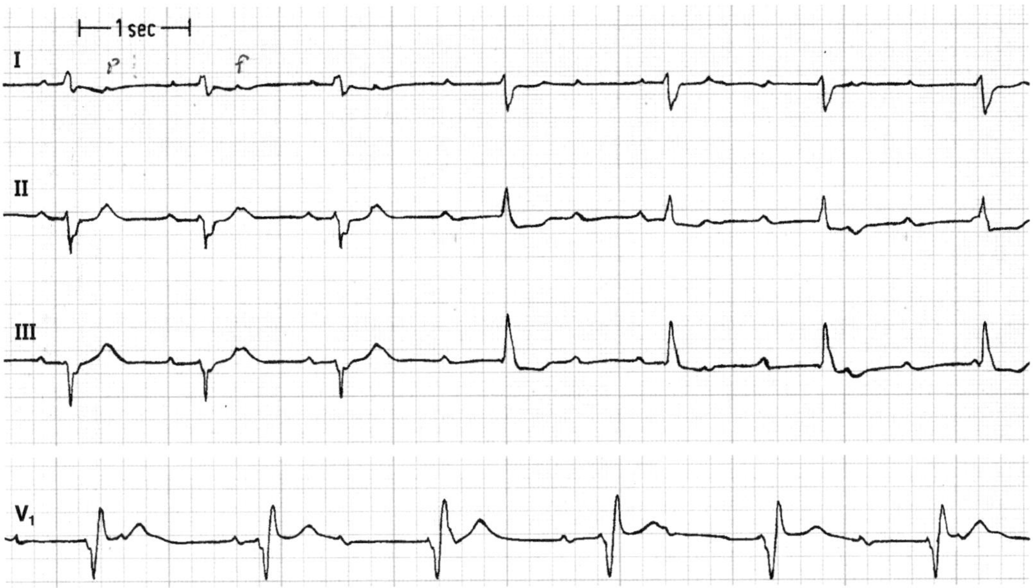

Abb. 125 Bifaszikulärer Block (linksanteriorer Hemiblock und vollständiger Rechtsschenkelblock). Zuerst AV-Block II. Grades (Mobitz Typ II). Jede 2. P-Welle wird zur Kammer übergeleitet. Nach dem 3. Ausschlag plötzlich Auftreten des totalen AV-Blocks. Kammerfrequenz vorher 48, jetzt nur noch 40/min. Vollständiger Rechtsschenkelblock unverändert. Papiergeschwindigkeit 25 mm/sec.

Trifaszikulärer Block:

- Periphere Form eines totalen AV-Blocks: selten

Ätiologie der faszikulären Blockbilder:

- Bei älteren Menschen koronare Herzkrankheit, selten Fibrosierung des Erregungsleitungssystems
- Bei jüngeren Menschen Herzfehler (z. B. Ostiumprimum-Defekt) oder dilatative Kardiomyopathie

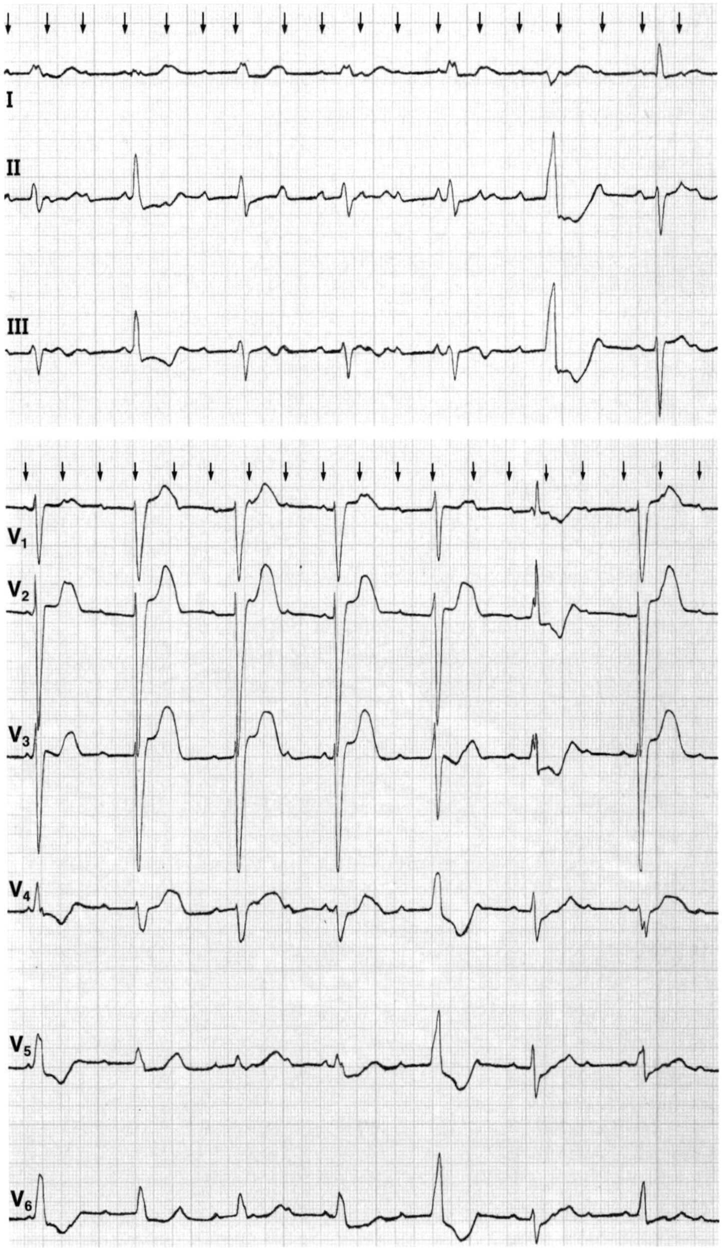

Abb. 126 Intermittierender trifaszikulärer Block (totaler AV-Block).
Wechselnd einerseits Linkstyp, Rechtstyp, Linkstyp und überdrehter Linkstyp, andererseits Linksschenkelblock mit verschiedenen Konfigurationen und Rechtsschenkelblock bei totalem AV-Block. Pfeile zeigen auf die P-Zacken. Papiergeschwindigkeit 25 mm/sec. Dieses EKG wurde nach Alupent-Infusion registriert.

EKG-Veränderungen bei angeborenen Herzfehlern

1. Pulmonalstenose

Die Pulmonalstenose mit intaktem Kammerseptum ist ein typisches Beispiel für die Druckbelastung des rechten Ventrikels. Der rechte Ventrikel muß dabei gegen den Widerstand der stenosierten Pulmonalklappe mit hohem Druck arbeiten. Deshalb ist der rechte Ventrikel konzentrisch hypertrophiert.

Das EKG kann bei leichter Pulmonalstenose bis zu einem systolischen Druck im rechten Ventrikel von ca. 50 mmHg noch normal sein.

Bei schwerer Pulmonalstenose zeigt der Lagetyp immer einen Rechtstyp oder einen überdrehten Rechtstyp. Die QRS-Hauptachse ist in schweren Fällen auf der horizontalen Ebene immer nach rechts vorn gerichtet. So ist die R-Zacke in V_1 und V_{r4} sehr hoch und kann in ausgeprägten Fällen 3,0 mV erreichen. Der OUP ist deutlich verspätet. In solchen Fällen kann der Druck im rechten Ventrikel den Druck im linken Ventrikel übersteigen. Eine ST-Senkung mit negativer T-Zacke kommt in den rechtspräkordialen Ableitungen infolge der relativ mangelhaften Koronardurchblutung, jedoch ohne Koronarsklerose, vor.

In den linkspräkordialen Ableitungen tritt dagegen eine tiefe S-Zacke in V_5 und V_6 auf. Die R-Zacke ist in diesen Ableitungen klein bis sehr klein. Zusätzlich findet sich oft ein P dextro-atriale als Zeichen einer sekundären Überlastung des rechten Vorhofs.

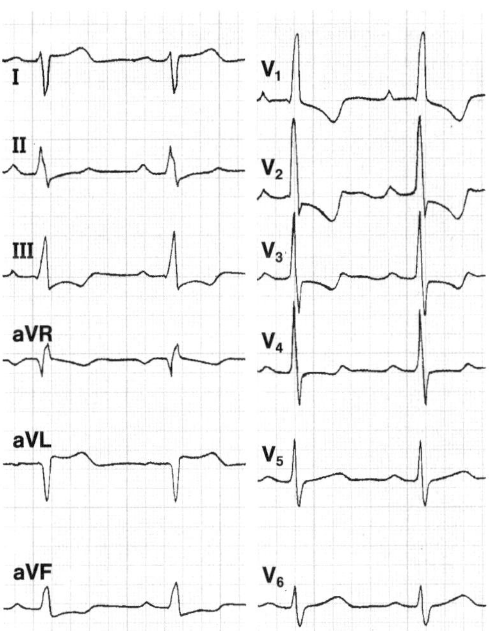

Abb. 127 Schwere Pulmonalstenose.
Deutliche Rechtshypertrophie (Vertikaltyp bzw. Rechtstyp. P dextro-atriale, hohes und verspätetes R in V_1, tiefes S in V_5 und V_6, deutliche Störung des Erregungsrückgangs rechts) im Sinne einer Druckbelastung.

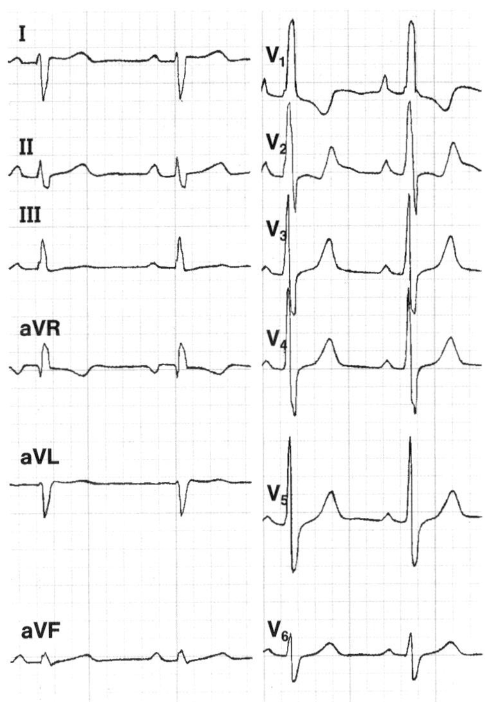

Abb. 128 Schwere Pulmonalstenose.
Deutliche Rechtshypertrophie (Druckbelastung). Vertikaltyp (Rechtstyp). P dextro-atriale. Hohes und verspätetes R in V_1. Tiefes S in I, V_5 und V_6.

2. Fallotsche Tetralogie

Die Fallotsche Tetralogie ist der häufigste Herzfehler (70%) unter den angeborenen Vitien mit zentraler Zyanose. Sie besteht aus Ventrikelseptumdefekt, reitender Aorta, Pulmonalstenose und Rechtshypertrophie.

Bei voll ausgeprägtem Bild ist die frontale QRS-Achse deutlich nach rechts gedreht. Der Lagetyp ist stark rechtstypisch. So zeigt das EKG einen Rechtstyp oder einen überdrehten Rechtstyp. Zusätzlich sind häufig eine hohe R-Zacke und eine ST-Senkung mit einer negativen T-Zacke in II, III und aVF zu sehen.

Auf der horizontalen Ebene ist der QRS-Hauptvektor nach rechts vorn gerichtet. So finden wir in den rechtspräkordialen Ableitungen deutliche Rechtsbelastungszeichen im Sinn einer Druckbelastung. Die R-Zacke ist in V_1 und V_{r4} deutlich überhöht, dabei ist die R/S-Relation sehr groß.

Oft gehen diese hohen R-Zacken im Gegensatz zur isolierten Pulmonalstenose schon in V_2, manchmal aber auch in V_1, abrupt in eine RS- bzw. rS-Form über (Adaptationshypertrophie). Ein P dextro-atriale kommt sehr oft bei der Fallotschen Tetralogie vor.

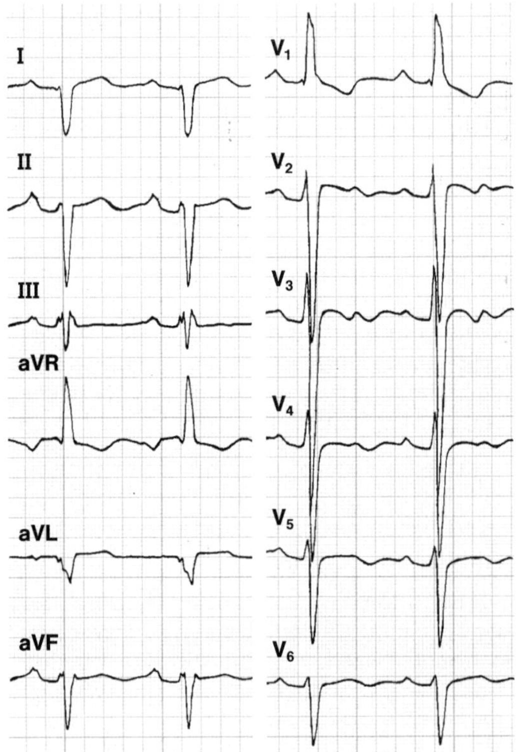

Abb. 129 Fallotsche Tetralogie.
Deutliche Rechtshypertrophie. Überdrehter Rechtstyp. P dextro-atriale. Hohes verspätetes R in V_1, aber R in V_2 kleiner als S (Adaptationshypertrophie). Tiefes S in I, II, III, aVL, aVF und V_2 bis V_6.

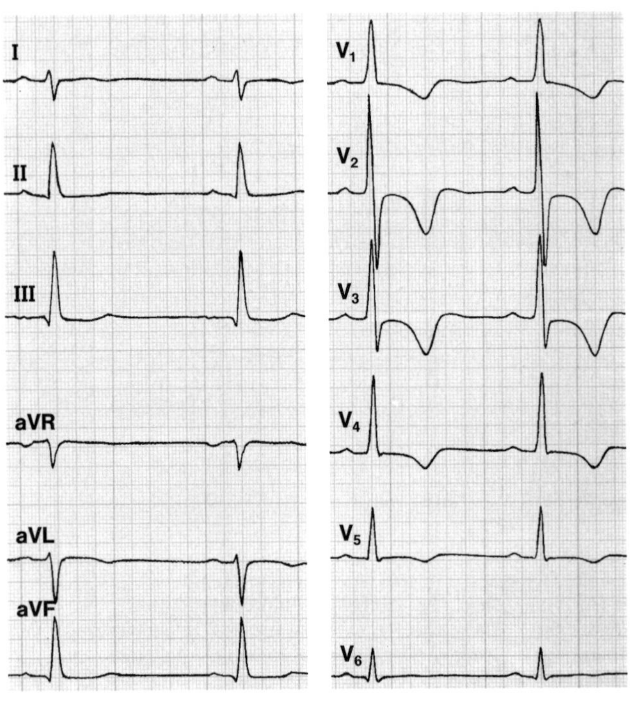

Abb. 130 Fallotsche Tetralogie.
19jähriger Patient. Deutliche Rechtshypertrophie (Druckbelastung). Rechtstyp. Hohes R, ST-Senkung und negatives T in V_1 bis V_3. T in V_4 bis V_5 negativ, T in V_6 isodentrisch.

In den linkspräkordialen Ableitungen V_5 und V_6 finden wir häufig eine kleine R-Zacke und eine tiefe S-Zacke.

3. Eisenmenger-Syndrom

Unter dem Eisenmenger-Syndrom versteht man eine Gruppe von angeborenen Herzfehlern mit pulmonaler Hypertonie und Rechts-links-Shunt. Dieser kann durch einen offenen Ductus arteriosus Botalli, Ventrikelseptumdefekt oder Vorhofseptumdefekt bedingt sein.

Es finden sich neben dem Rechtstyp bzw. Vertikaltyp ausnahmslos ausgeprägte Rechtshypertrophie-Zeichen im Sinne einer Druckbelastung des rechten Ventrikels. Die R-Zacke ist in V_1 deutlich erhöht, der OUP verspätet, die S-Zacke gar nicht vorhanden oder sehr klein; das R/S-Verhältnis ist größer als 1.

Eine deutliche Störung des Erregungsrückgangs (ST-Senkung und spitz negative T-Zacke) ist in den rechtspräkordialen Ableitungen, vor allem in V_1, aber oft bis V_3 und V_4 nachweisbar. Sie entspricht einer relativ verminderten koronaren Durchblutung bei Rechtshypertrophie.

In der Regel sind in den linkspräkordialen Ableitungen V_5 und V_6 eine niedrige R-Zacke, aber eine sehr tiefe S-Zacke vorhanden.

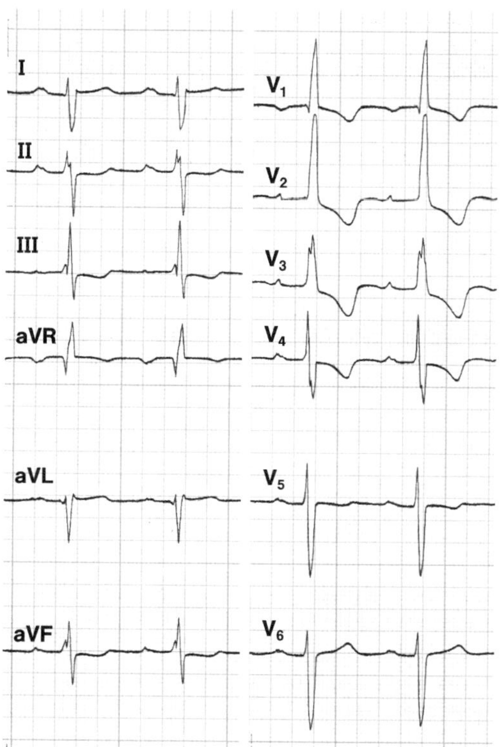

Abb. 131 Eisenmenger-Syndrom bei Vorhofseptumdefekt.
43jährige Patientin. Druck in der A. pulmonalis 115/50 mmHg. Rechts-links-Shunt von 50%. Ausgeprägte rechtsventrikuläre Hypertrophiezeichen. Überdrehter Rechtstyp. Hohes und verspätetes R sowie negatives T in aVR und V_1 bis V_3. Tiefes S in I, aVL, V_5 und V_6.

4. Vorhofseptumdefekt (Ostium-secundum-Defekt)

Der Vorhofseptumdefekt ist der häufigste der angeborenen Herzfehler, denen wir in der kardiologischen Praxis begegnen. Beim ge-

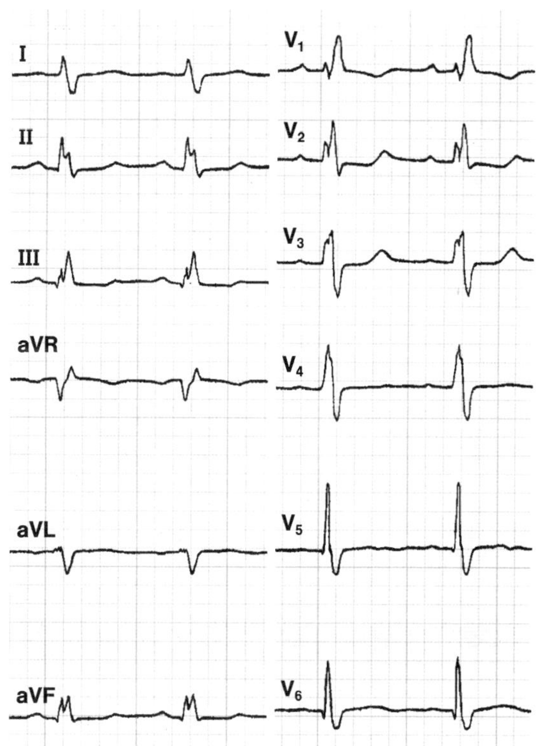

Abb. 132 Großer Vorhofseptumdefekt.
Vollständiger Rechtsschenkelblock (Volumenbelastung des rechten Ventrikels). Breiter QRS-Komplex. R'/S in V_1 >1. OUP (QRS-Beginn bis R'-Spitze) mit 0,08 sec verspätet.

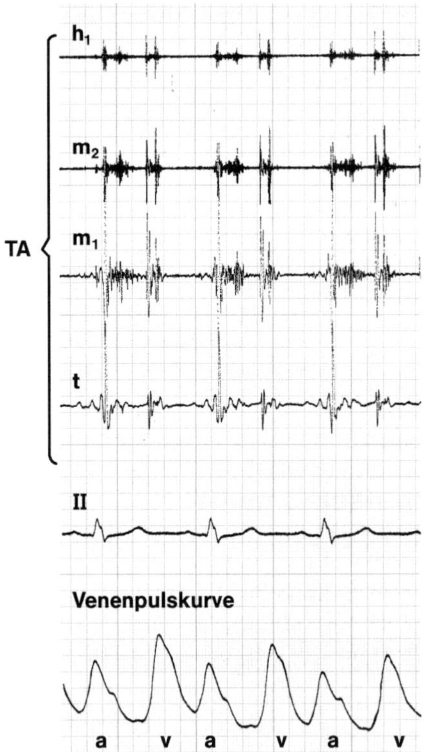

Abb. 133 Charakteristisches Phonokardiogramm und typische Venenpulskurve bei großem Vorhofseptumdefekt (Links-rechts-Shunt von 60%). Fixierte Spaltung über Trikuspidalis (0,06 sec). Frühsystolisches spindelförmiges Geräusch sowie Trikuspidaleinstromgeräusch. Hohe v-Welle in der Venenpulskurve. Normalerweise ist a-Welle höher als v-Welle.

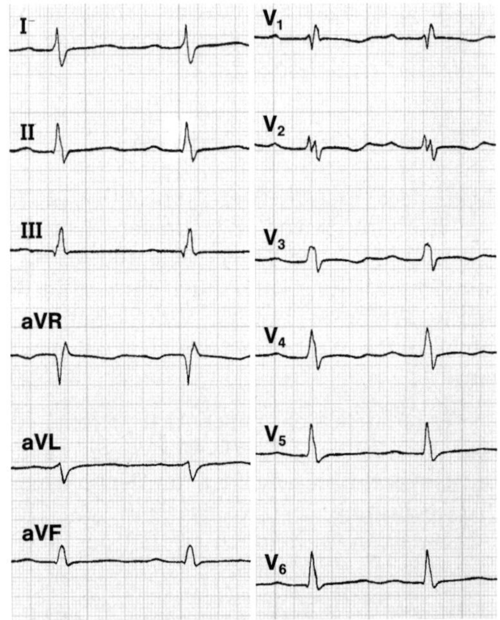

Abb. 134 Kleiner Vorhofseptumdefekt. Links-rechts-Shunt von 40%. 14jährige Patientin. Steiltyp. QRS-Komplex 0,09 sec. Unvollständiger Rechtsschenkelblock (rSR' in V_1, R'/S ≈ 1).

wöhnlichen Vorhofseptumdefekt liegt der Defekt meist etwa in der Mitte oder im oberen Teil des Vorhofseptums (Ostium-secundum-Defekt). Spricht man von einem Vorhofseptumdefekt, versteht man darunter in der Regel diesen Ostium-secundum-Defekt (OSD).

Beim Vorhofseptumdefekt (OSD) besteht zwischen den beiden Vorhöfen ein Links-rechts-Shunt, wodurch Blut vermehrt durch den rechten Ventrikel und den Lungenkreislauf strömt. So ist die Lungendurchblutung deutlich gesteigert und der rechte Ventrikel Volumen-belastet. Damit ist der Vorhofseptumdefekt ein typisches Beispiel für die Volumenbelastung des rechten Ventrikels.

Im EKG besteht gewöhnlich ein Sinusrhythmus. Bei älteren Patienten mit großem Links-rechts-Shunt kann Vorhofflimmern oder auch Vorhofflattern auftreten. Eine PQ-Verlängerung infolge der Überlastung an der Trikuspidalklappe durch erhöhtes Volumen im rechten Vorhof kann vorkommen. Meist besteht eine rechtstypische Herzachse.

Das typische elektrokardiographische Merkmal des Vorhofseptumdefektes ist ein unvollständiger Rechtsschenkelblock als Zeichen der Volumenbelastung des rechten Ventrikels. In Ableitung V_1 ist der QRS-Komplex aufgesplittert; es findet sich eine rSr'-, RSR'- oder rsR'-Form. Der OUP ist verspätet, der QRS-Komplex relativ breit. Die S-Zacken sind in den linkspräkordialen Ableitungen V_5 und V_6 breit und relativ tief. Eine Erregungsrückbildungsstörung ist häufig in den rechtspräkordialen Ableitungen V_1 und V_2 zu sehen. Eine solche ist hingegen in den linkspräkordialen Ableitungen nicht nachweisbar.

Dieser unvollständige Rechtsschenkelblock ist bei etwa 90% der Patienten mit einem Vorhofseptumdefekt vorhanden. Bei großem Links-rechts-Shunt kann ein vollständiger Rechtsschenkelblock auftreten (in etwa 5%). Der Rechtsschenkelblock ist beim Vorhofseptumdefekt nicht durch die Unterbrechung des rechten Tawara-Schenkels, sondern durch die verzögerte intraventrikuläre Erregungsausbreitung infolge der Volumenbelastung des rechten Ventrikels bedingt. Zwischen dem Links-rechts-Shunt und der QRS-Breite bzw. dem OUP in V_1 oder V_{r4} konnten wir eine eindeutige Beziehung nachweisen. Dagegen war die Korrelation zwischen der Höhe der R-Zacke in V_1 und dem Links-rechts-Shunt nur locker.

5. Vorhofseptumdefekt (Ostium-primum-Defekt)

Eine Sonderform des Vorhofseptumdefektes stellt der Ostium-primum-Defekt (OPD) dar. Hier liegt der Defekt im Unterschied zum gewöhnlichen Vorhofseptumdefekt (OSD) nicht in der Mitte des Vorhofseptums, sondern im unteren Bereich und reicht bis in die Atrioventrikularklappen-Ebene hinein. Meist besteht zusätzlich infolge eines Spaltes, im septalen Mitralsegel eine Mitralinsuffizienz, die aber hämodynamisch, nicht immer wirksam ist. Im allgemeinen ist der Ostium-primum-Defekt eine schwerere Mißbildung als der Ostium-secundum-Defekt (OSD). Er wird unter die Formen der Endokardkissendefekte eingereiht.

Bei der Differentialdiagnose von OSD und OPD spielt der Lagetyp eine große Rolle. Beim OSD besteht meist eine rechtstypische Herzachse (QRS-Achse +60° bis +120°); dann finden wir einen Steiltyp oder einen Rechtstyp. Hierbei läuft die Vektorschleife in der frontalen Ebene im Uhrzeigersinn; sie ist nach unten gerichtet. Beim OPD besteht fast ausnahmslos ein überdrehter Linkstyp (QRS-Achse weiter links als −30°). Die Vektorschleife läuft in der frontalen Ebene gegen den Uhrzeigersinn; sie ist nach oben gerichtet. Dieser „überdrehte Linkstyp" ist nicht, wie früher angenommen wurde, durch die beim OPD oft gleichzeitig vorhandene Mitralinsuffizienz bedingt, sondern auf einen linksanterioren Hemiblock zurückzuführen.

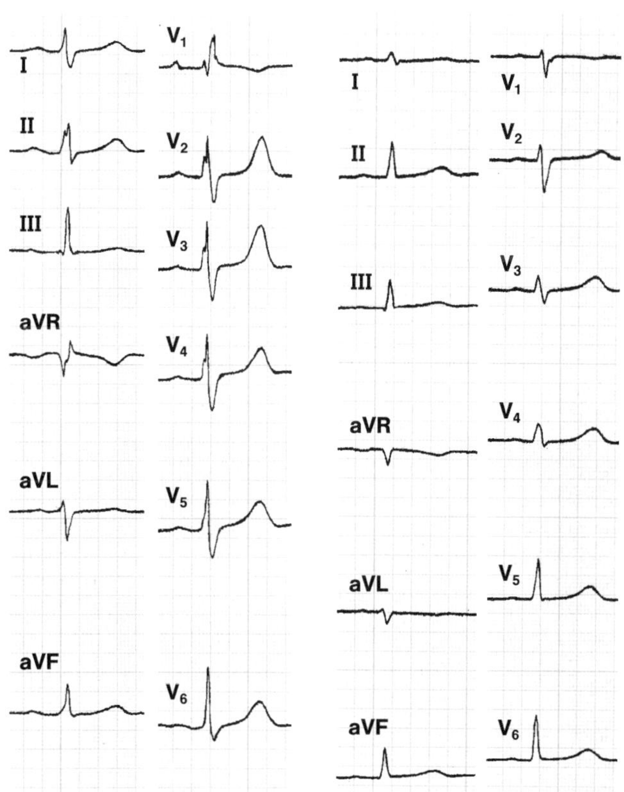

Abb. 135 Vorhofseptumdefekt (Links-rechts-Shunt 50%).
Links: Vor der Operation: Vertikaltyp (Steiltyp). Deutlicher unvollständiger Rechtsschenkelblock.
Rechts: Sieben Jahre nach der Operation: Semivertikaltyp (Steiltyp), unvollständiger Rechtsschenkelblock nicht mehr nachweisbar.

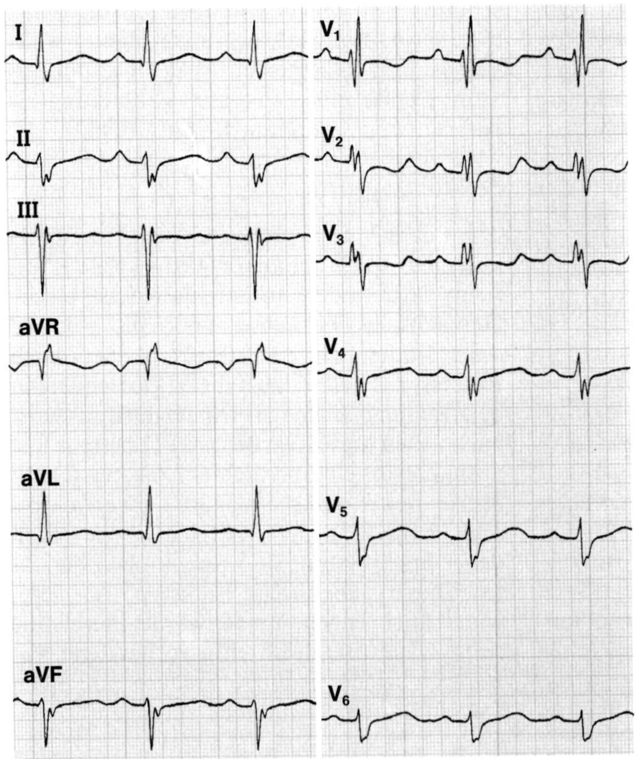

Abb. 136 Großer Vorhofseptumdefekt (Ostium-primum-Defekt).
Links-rechts-Shunt von 70%. 6jähriges Mädchen. Überdrehter Linkstyp. Tiefes S in II, III, aVF, V_5 und V_6. Unvollständiger Rechtsschenkelblock (rSR′ in V_1, R′/S ≈ 1). P congenitale.

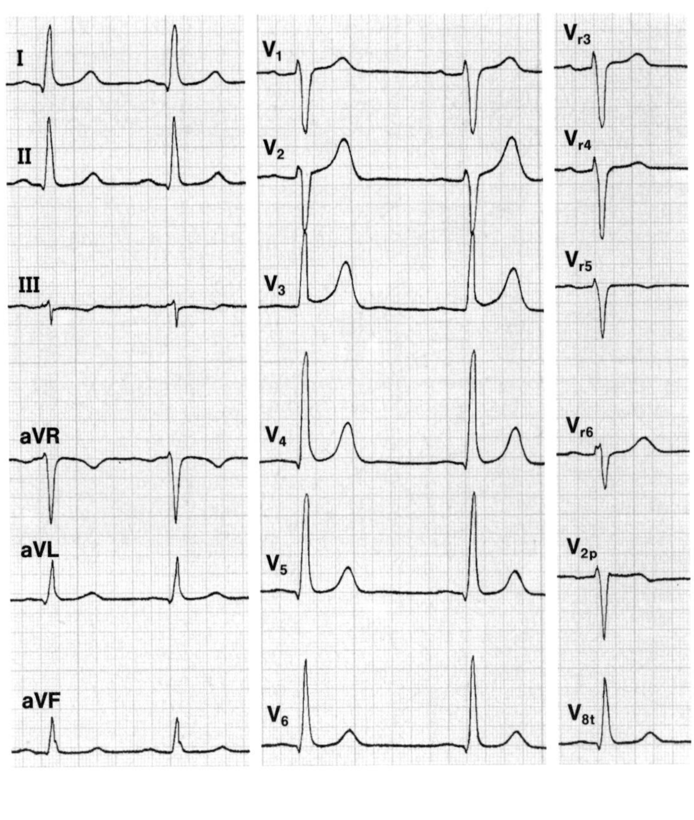

Abb. 137 Offener Ductus arteriosus Botalli.
Leichte Linkshypertrophie-Zeichen in den zwölf Standardableitungen (R in V_5 2,6 mV, Sokolow-Lyon-Zeichen positiv). Außerdem R in V_8, 2 ICR tiefer (V_{8t}) mit 1,7 mV erhöht (Linksbelastung).

Beim gewöhnlichen Vorhofseptumdefekt (OSD) findet sich dagegen nur extrem selten ein überdrehter Linkstyp. Dann sitzt der Defekt immer sehr tief, so daß die anatomische und die hämodynamische Situation ähnlich ist wie beim OPD.

Die sonstigen EKG-Veränderungen des OPD ähneln denen des OSD. So besteht auch hier meist ein unvollständiger Rechtsschenkelblock, und der QRS-Komplex ist im Sinne der Volumenbelastung des rechten Ventrikels verändert. Die R-Zacken in den linkspräkordialen Ableitungen V_5 und V_6 können aufgrund der Mitralinsuffizienz hoch oder relativ hoch sein.

Eine primäre Störung der Erregungsrückbildung findet sich ebensowenig wie beim OSD. Infolge der schnellen Entwicklung der pulmonalen Hypertonie ist die T-Zacke aber in den rechtspräkordialen Ableitungen V_1 und V_2 oft tief negativ und die ST-Strecke deutlich gesenkt.

6. Offener Ductus arteriosus Botalli

Beim offenen Ductus arteriosus Botalli bleibt eine fetale Gefäßverbindung zwischen Aorta und A. pulmonalis bestehen. Dadurch tritt das Blut von der Aorta in die A. pulmonalis, woraus eine zu starke Durchblutung der Lunge mit Volumenbelastung des linken Ventrikels resultiert.

Ist der Defekt nur klein, bleibt das EKG oft normal. Ist die Öffnung groß, wird das EKG linkstypisch; die S-Zacke ist in V_1 tief, die R-Zacke in V_5 und V_6 erhöht; oft findet sich dabei eine verbreiterte und verhältnismä-

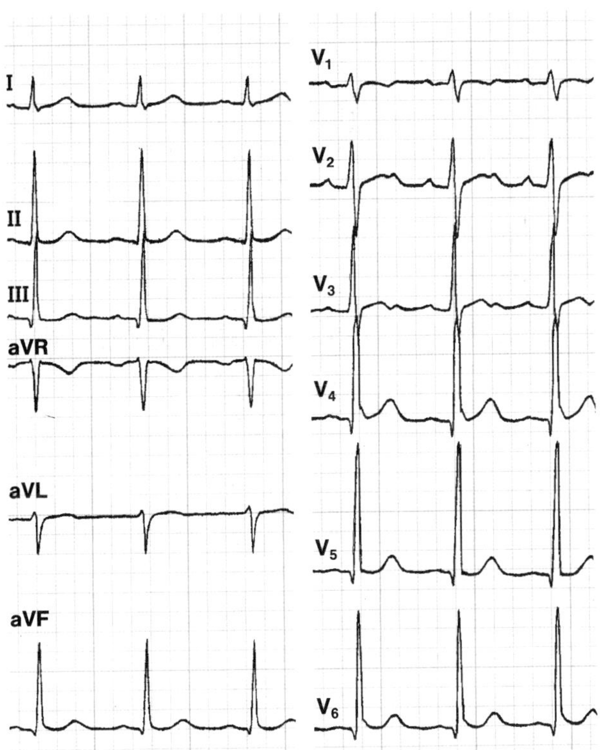

a

Abb. 138a Großer offener Ductus arteriosus Botalli.
Links-rechts-Shunt von 60%. 5jähriger Bub. Steiltyp. Linkshypertrophiezeichen (hohes R in V_5 und V_6).

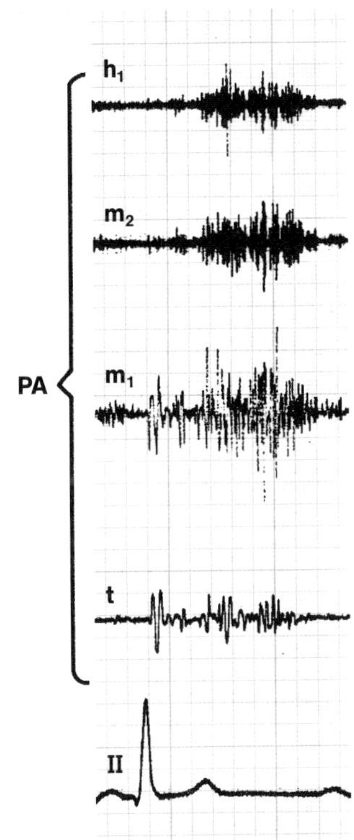

b

Abb. 138b Charakteristisches Phonokardiogramm über Pulmonalis beim großen offenem Ductus arteriosus Botalli.
Lautes systolisch-diastolisches kontinuierliches Geräusch, typisch für offenen Ductus arteriosus Botalli.

ßig tiefe Q-Zacke mit verspätetem OUP und eine normal positive T-Zacke in den linkspräkordialen Ableitungen (Volumenbelastung des linken Ventrikels). Bei starker Volumenbelastung der linken Kammer zeigt sich mitunter die höchste R-Zacke nicht in V_5 oder V_6 sondern in V_8, zwei ICR tiefer.

Solange die koronare Durchblutung ausreicht, ist die T-Zacke in den linkspräkordialen Ableitungen bei Volumenbelastung des linken Ventrikels normal positiv und die ST-Strecke nicht gesenkt. Eine ausgeprägte Diskordanz von R- und T-Zacke in den linkspräkordialen Ableitungen weist bei jüngeren Patienten auf einen zusätzlichen Herzfehler, zum Beispiel eine Aortenstenose, hin. Die Diskordanz kann aber auch beim großen Links-rechts-Shunt vorkommen.

Beim offenen Ductus arteriosus Botalli mit pulmonaler Hypertonie und umgekehrtem Shunt, das heißt, Rechts-links-Shunt, fallen die EKG-Veränderungen ganz anders aus. Wir finden nur Zeichen der erheblichen rechtsventrikulären Hypertrophie. Die linksventrikulären Hypertrophiezeichen sind nicht nachweisbar, weil sie von denen der rechts-ventrikulären Hypertrophie überlagert werden.

7. Aortenisthmusstenose

Die gewöhnliche Form der Aortenisthmusstenose ist die sogenannte erwachsene Form, bei der die Stenose in der Regel unterhalb des Abganges des Ductus arteriosus Botalli sitzt. Durch die Verengung der Aorta entsteht ein Hochdruck in der oberen Körperhälfte mit Druckbelastung des linken Ventrikels. Trotz der linksventrikulären Überlastung sind Linkshypertrophie-Zeichen im allgemeinen nicht so ausgeprägt wie bei anderen Herzfehlern mit Linksbelastung – zum Beispiel bei

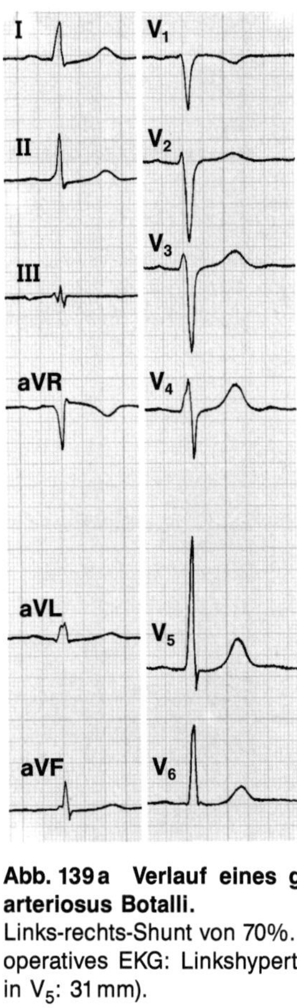

Abb. 139a Verlauf eines großen offenen Ductus arteriosus Botalli.
Links-rechts-Shunt von 70%. 19jährige Patientin. Präoperatives EKG: Linkshypertrophiezeichen (hohes R in V_5: 31 mm).

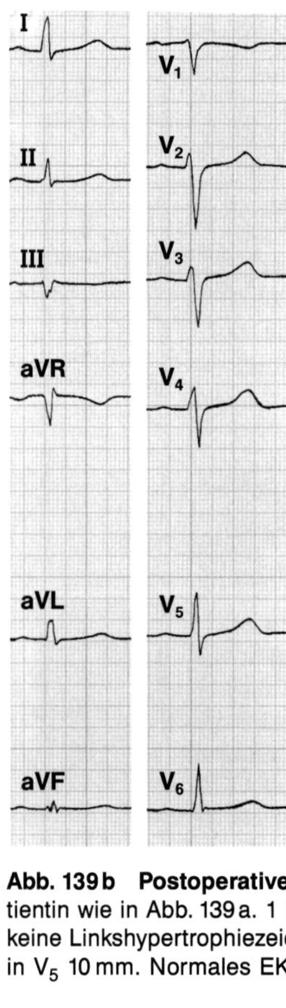

Abb. 139b Postoperatives EKG bei derselben Patientin wie in Abb. 139a. 1 Monat nach der Operation keine Linkshypertrophiezeichen mehr nachweisbar. R in V_5 10 mm. Normales EKG.

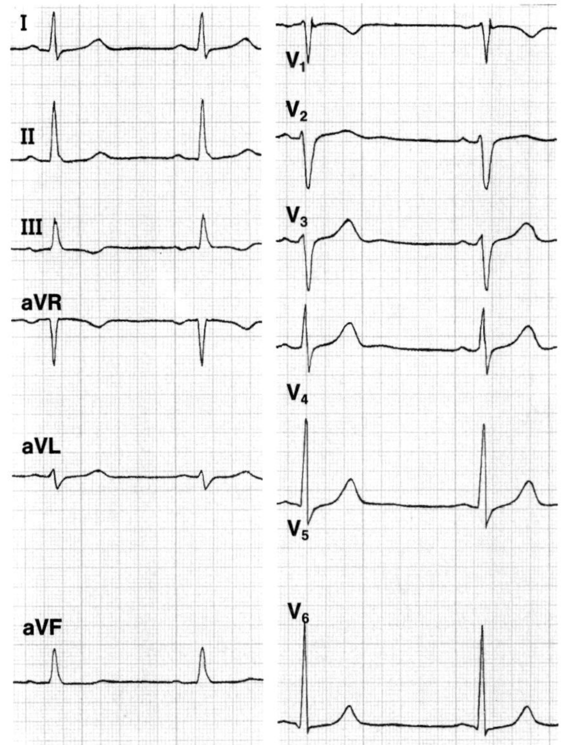

Abb. 140 Aortenisthmusstenose.
27jährige Patientin. Hohes R in V_6 (2,7 mV) als Zeichen einer Linksbelastung. Unvollständiger Rechtsschenkelblock (Typ I).

der Aortenstenose –, solange keine zusätzliche Anomalie besteht.

Die R-Zacken in I, aVL, V_5 und V_6 sind nicht wesentlich erhöht, der OUP ist dabei nur wenig verspätet; die S-Zacke ist in V_1 und V_2 nicht sehr tief. Linkshypertrophie-Zeichen sind in etwa 65% der Fälle nachweisbar. In 20%–30% tritt ein unvollständiger Rechtsschenkelblock auf; dabei ist die R-Zacke in V_1 – absolut gesehen – nicht hoch. Im Kindesalter ist der unvollständige Rechtsschenkelblock wahrscheinlich durch den Rückgang der physiologischen Rechtshypertrophie oder durch eine Formvariante bedingt.

Die Beurteilung der ST-Senkung und der negativen T-Zacke in den linkspräkordialen Ableitungen ist bei der Aortenisthmusstenose sehr wichtig. Während im Falle einer Aortenstenose trotz jugendlichen Alters oft eine negative T-Zacke in V_5 und V_6 erscheint, ist dies bei der Aortenisthmusstenose selten. Der Grund dafür liegt darin, daß die Aortenstenose, die vor dem Abgang der Koronarostien sitzt, aufgrund des Mißverhältnisses zwischen Linkshypertrophie und verminderter koronarer Durchblutung bereits frühzeitig eine Koronarinsuffizienz verursacht. Im Unterschied dazu ist die koronare Durchblutung bei der Aortenisthmusstenose primär nicht behindert, da die Stenose hinter den Koronarostien liegt (s. Tab. **4**).

8. Ventrikelseptumdefekt

Beim Ventrikelseptumdefekt ist ein Links-rechts-Shunt auf Ventrikelebene vorhanden. Man unterscheidet zwischen dem kleinen, hämodynamisch nicht wirksamen Ventrikelseptumdefekt (Morbus Roger) und dem großen, hämodynamisch wirksamen Ventrikelseptumdefekt mit erheblich gesteigerter Lungendurchblutung. Die Prognose des kleinen Ventrikelseptumdefektes ist, abgesehen von der Gefahr einer bakteriellen Endokarditis, gut. Das heißt, daß der Defekt bis zum zehnten Lebensjahr kleiner werden oder sich sogar in manchen Fällen verschließen kann; dagegen muß der große Ventrikelseptumdefekt chirurgisch behoben werden.

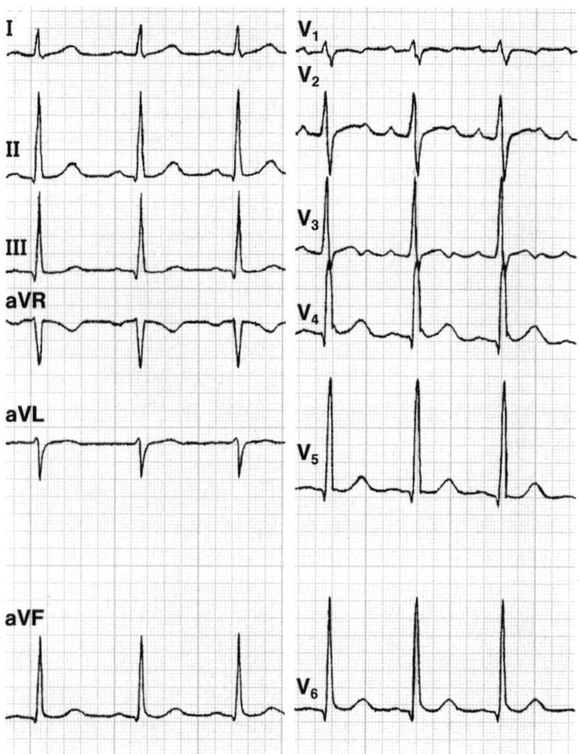

Abb. 141 Ventrikelseptumdefekt mit großem Links-Rechts-Shunt (65%) bei einem 9jährigen Buben. Linkshypertrophiezeichen im Sinne der Volumenbelastung des linken Ventrikels (relativ tiefes Q, hohes R und positives T in V_5 und V_6).

Die Diagnose des Ventrikelseptumdefektes wird bei kleinen Defekten vor allem klinisch gestellt aufgrund des typischen bandförmigen, scharfen, holosystolischen Geräusches über dem 4. ICR links parasternal und des tastbaren Schwirrens. Der kleine Ventrikelseptumdefekt, bei dem der Links-rechts-Shunt unter 30% beträgt, zeigt meistens ein völlig normales EKG.

Bei größeren Ventrikelseptumdefekten finden sich teils Zeichen reiner linksventrikulären Hypertrophie, biventrikulärer Hypertrophie, teils sogar reiner rechtsventrikulärer Hypertrophie. Diese elektrokardiographischen Veränderungen gehen parallel mit dem erhöhten Druck in der A. pulmonalis einher.

Der größere Links-rechts-Shunt beim Ventrikelseptumdefekt drückt sich in linksventrikulärer Hypertrophiezeichen im Sinne der Volumenbelastung des linken Ventrikels aus, das heißt in einer breiten und tiefen Q-Zacke, einer hohen R-Zacke und einer relativ hohen T-Zacke in V_5 und V_6. In Fällen pulmonaler Hypertonie mit Rechts-links-Shunt weist das EKG Zeichen reiner rechtsventrikulären Hypertrophie auf, also eine hohe R-Zacke, eine tiefe ST-Senkung und eine tiefe negative T-Zacke in V_1. In etwa 30% ist das sogenannte Katz-Wachtel-Zeichen (großer biphasischer RS-Komplex von V_1 bis V_4) als Ausdruck einer biventrikulären Hypertrophie vorhanden. Dieses Katz-Wachtel-Zeichen kommt oft bei größerem Links-rechts-Shunt mit mäßiger pulmonaler Hypertonie vor.

9. Ebstein-Syndrom

Das Ebstein-Syndrom ist ein sehr seltener kongenitaler Herzfehler. Es handelt sich um eine Mißbildung der Trikuspidalklappe, die nicht wie gewöhnlich am Anulus fibrosus, sondern weiter distal im rechten Ventrikel ansetzt. Dadurch werden Teile des rechten Ventrikels anatomisch und funktionell in den rechten Vorhof einbezogen. So ist der funktionelle rechte Vorhof sehr groß. Meist besteht zudem ein großer Vorhofseptumdefekt, so daß sich eine deutliche zentrale Zyanose infolge des Rechts-links-Shunts entwickelt.

Das EKG zeigt in vielen Fällen charakteristische Veränderungen. Oft besteht eine Neigung zur paroxysmalen Tachykardie oder zu schweren Tachyarrhythmie-Anfällen

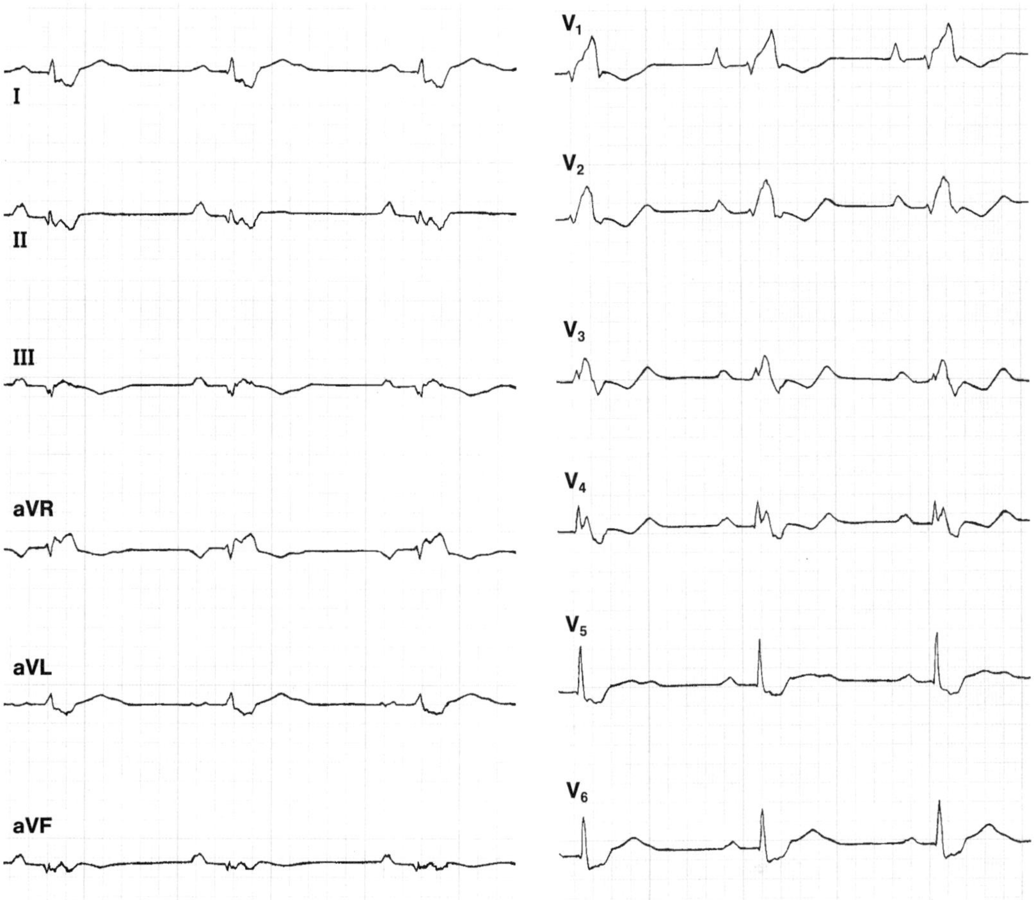

Abb. 142 Ebstein-Syndrom.
27jährige Patientin. Ausgeprägtes P dextro-atriale. Vollständiger Rechtsschenkelblock. QRS-Komplex mit 0,18 sec erheblich verbreitert, mehrfach aufgesplittert und deformiert. Typischer Befund für Ebstein-Syndrom.

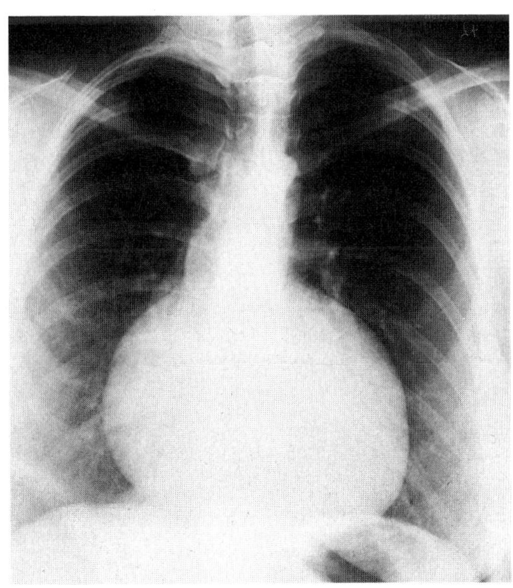

Abb. 143 Röntgenbild eines Ebstein-Syndroms.
24jährige Patientin mit zentraler Zyanose. Großes bocksbeutelähnlich konfiguriertes Herz. Kavaschatten deutlich ausgeprägt. Helle Lungenfelder.

(20%). Das PQ-Intervall ist häufig verlängert. Der Lagetyp ist überwiegend rechtstypisch. Ein deutliches P dextro-atriale infolge der Dilatation des rechten Vorhofs ist in ausgeprägten Fällen obligatorisch.

Fast ausnahmslos ist ein Rechtsschenkelblock nachweisbar, und zwar häufiger ein vollständiger als ein unvollständiger. Der QRS-Komplex ist deutlich verbreitert, häufig mehrfach aufgesplittert und stark deformiert. Er zeigt in Ableitung V_1 eine rSr'- oder rSR'-Form. Typischerweise lassen sich rechtsventrikuläre Hypertrophiezeichen nicht nachweisen. Ursache des Rechtsschenkelblockes ist wahrscheinlich die rechtsseitige Erregungsleitungsstörung infolge der starken Dilatation des in den rechten Vorhof einbezogenen Teils des rechten Ventrikels.

Da der linke Ventrikel nicht betroffen ist, ist die R-Zacke in den linkspräkordialen Ableitungen V_5 und V_6 normal groß.

Gelegentlich wird ein WPW-Syndrom Typ B beobachtet (10%), das bei einem angeborenen zyanotischen Herzfehler auf ein Ebstein-Syndrom hinweist.

Ein vollständiger Rechtsschenkelblock mit erheblicher Verbreiterung und mehrfacher Aufsplitterung des QRS-Komplexes, jedoch ohne rechtsventrikuläre Hypertrophiezeichen, sowie ein ausgeprägtes P dextro-atriale und ferner eine PQ-Verlängerung sind für das Ebstein-Syndrom charakteristisch. Nicht selten geben diese EKG-Veränderungen bereits diagnostische Hinweise bei zyanotischen Herzfehlern.

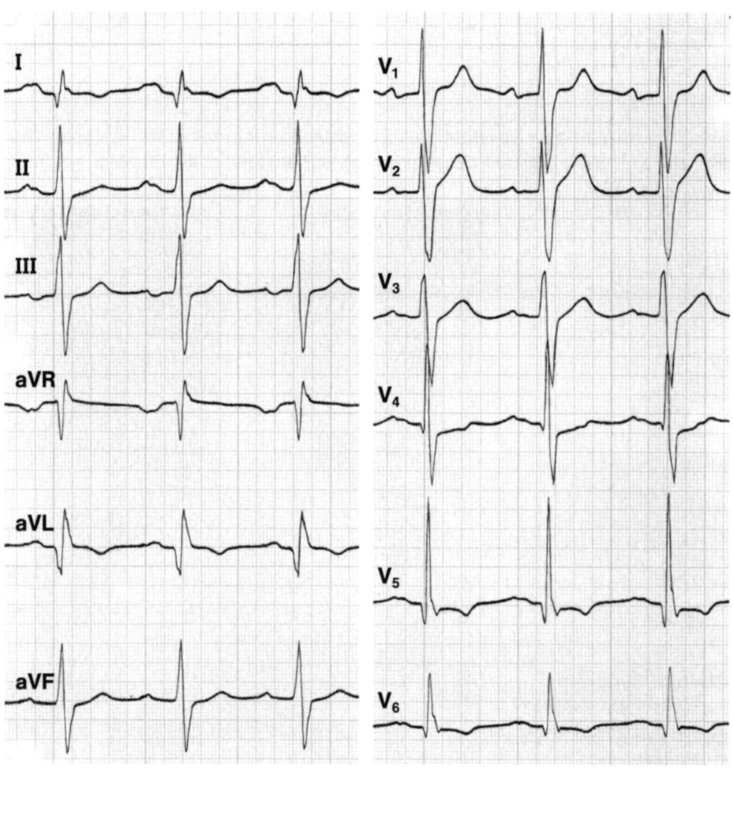

Abb. 144 Singulärer Ventrikel (gemeinsamer Ventrikel). 27jährige Patientin. QI-SIII-Typ. Tiefes Q in I, aVL und V_5. Katz-Wachtel-Zeichen (hohes R und tiefes S in V_1 bis V_4), zusätzliche Linkshypertrophiezeichen, P sinistro-atriale. Erregungsrückbildungsstörung.

10. Singulärer Ventrikel (gemeinsamer Ventrikel)

Der singuläre Ventrikel ist ein seltener angeborener Herzfehler (ca. 2%). Ist das Vorhofseptum ausgebildet, tritt das Blut getrennt in den gemeinsamen Ventrikel über (Cor triloculare biatriatum). Ist das Vorhofseptum nicht vorhanden, gelangt das bereits in den Vorhöfen gemischte Blut durch die gemeinsamen atrioventrikuläre Öffnung in den gemeinsamen Ventrikel (Cor biloculare). Dieses gemischte Blut strömt dann aus dem gemeinsamen Ventrikel in die Aorta und die A. pulmonalis.

Im EKG finden wir häufig einen überdrehten Links- oder einen starken Rechtstyp. Manchmal ist aber der Lagetyp nicht eindeutig definierbar. Meist besteht ein Sinusrhythmus; mit unter findet sich auch ein AV-Knotenrhythmus oder ein AV-Block II.- bzw. III.-Grades.

Der QRS-Komplex zeigt keine einheitlichen Veränderungen. So werden manchmal linksventrikuläre Hypertrophiezeichen (kleine R-Zacke und tiefe S-Zacke in den Ableitungen V_1 und V_2, dagegen eine hohe R-Zacke bei kleiner oder fehlender S-Zacke in den Ableitungen V_5 und V_6) beobachtet. Manchmal werden aber vorwiegend nur tiefe S-Zacken oder ein gleichgeformter QRS-Komplex (QS oder rS) in allen präkordialen Ableitungen oder das Katz-Wachtel-Zeichen beobachtet.

Eine Erregungsrückbildungsstörung ist nicht immer festzustellen. Bei einer zusätzlichen Anomalie – zum Beispiel Aortenstenose – kommen eine ST-Senkung und eine spitz-negative T-Zacke in den linkspräkordialen Ableitungen V_5 und V_6 vor.

11. Trichterbrust

Problematisch für die EKG-Diagnostik ist eine Trichterbrust. Da bei dieser Anomalie der Abstand zwischen dem hinteren Rand des Sternums und dem vorderen Rand der Wirbelsäule verkürzt ist, erscheint das Herz von vorn groß und von der Seite klein. So kann das Röntgenbild (Herzfernaufnahme) oft zur Fehldiagnose eines Vorhofseptumdefektes

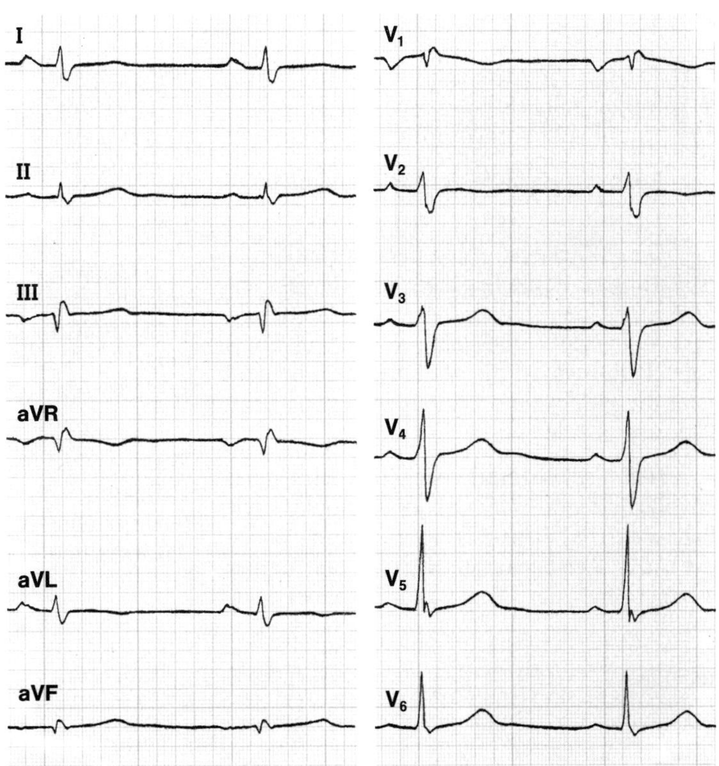

Abb. 145 Trichterbrust. Sagittaltyp. Ausgeprägtes P sinistro-atriale. Unvollständiger Rechtsschenkelblock (Typ I).

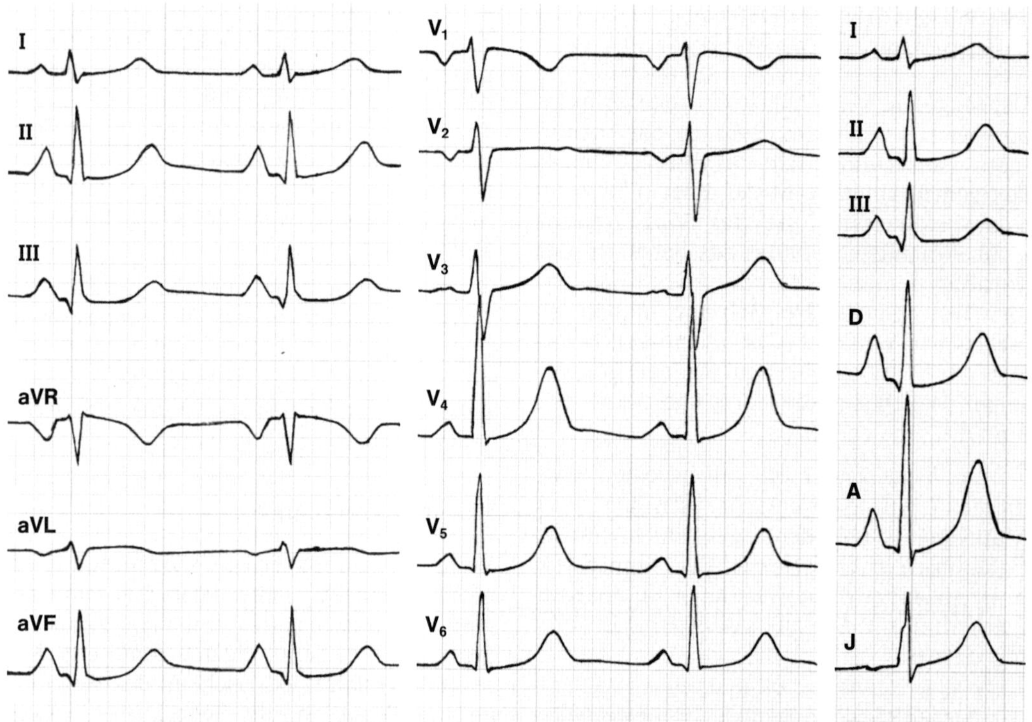

Abb. 146 Trichterbrust.
29jähriger Patient ohne Herzbeschwerden. Ausgeprägtes P dextro-atriale (s. P in II, III, aVF und D sowie A) und außerdem P sinistro-atriale (s. P in V_1). Der Haupt-P-Vektor ist infolge Trichterbrust insgesamt nach rechts unten und hinten gerichtet.

veranlassen. Der Auskultationsbefund verleitet mitunter zur Fehldiagnose einer Mitralstenose oder eines Vorhofseptumdefektes.

Auch die EKG-Bilder führen manchmal in die Irre.

Die P-Zacke ist oft in den Extremitäten-Ableitungen doppelgipfelig und leicht verbreitert, in den Thorax-Ableitungen (besonders V_1) negativ und sehr tief und in Form eines P sinistro-atriale verändert. Manchmal zeigt die P-Zacke das ähnliche Bild wie beim P dextro-atriale.

Nicht selten ergibt sich das Bild eines unvollständigen Rechtsschenkelblocks. Die R-Zacke ist in V_1 häufig aufgesplittert (meist rSr'), das R/S-Verhältnis beträgt fast immer weniger als 1; der OUP von r' ist dabei deutlich verspätet. Typisch ist, daß die r'-Zacke in V_1 trotz des unvollständigen Rechtsschenkelblocks klein ist. So zeigt der unvollständige Rechtsschenkelblock den sogenannten Typ I. Die S-Zacke ist in I, II, V_5 und V_6 tief und etwas breit.

Gerade die Diskrepanz zwischen dem ausgeprägten P sinistro-atriale und dem unvollständigen Rechtsschenkelblock bei kleinem r' in V_1 ist elektrokardiographisch charakteristisch für die Trichterbrust.

Ähnliche EKG-Veränderungen wie bei Trichterbrust werden auch gelegentlich bei Patienten mit „Straight-back-Syndrom" (steilgestellte Brustwirbelsäule) und Thoraxdeformitäten gefunden.

EKG-Veränderungen bei erworbenen Herzfehlern

1. Mitralstenose

Unter den angeborenen und erworbenen Herzfehlern ist die Mitralstenose sehr häufig. Sie ist bei Frauen viermal häufiger als bei Männern. Infolge des Rückstaus vor der verengten Mitralklappe ist zunächst nur der Druck im linken Vorhof gesteigert.

Das elektrokardiographisch charakteristische Frühmerkmal ist ein isoliertes P sinistro-atriale. So findet sich ein P sinistro-atriale bei Sinusrhythmus in etwa 90% der Fälle. Eine gewisse Beziehung zwischen dem Druck im linken Vorhof, d. h. dem Schweregrad der Mitralstenose, und dem P sinistro-atriale ist vorhanden.

Im späteren Stadium erhöht sich der Lungengefäßwiderstand. Es entsteht eine reaktive pulmonale Hypertonie, die den rechten Ventrikel mit Druck belastet.

Im EKG finden sich dann Rechtshypertrophie-Zeichen in Form einer überhöhten R-Zacke in den rechtspräkordialen Ableitungen V_1 und/oder V_{r4}. Die ST-Strecke ist in diesen Ableitungen gesenkt und die T-Zacke deutlich negativ. Wenn der Druck in der A. pulmonalis systolisch über 100 mmHg beträgt, kann die R-Zacke in V_1 bis 1,0 mV, manchmal sogar noch höher sein.

Zusätzlich besteht oft eine Störung des Erregungsrückgangs in den linkspräkordialen Ableitungen V_4, V_5 und V_6 als Zeichen einer rheumatischen Myokardaffektion.

Außerdem ist Vorhofflimmern bei der Mitralstenose ein relativ häufiger Befund (et-

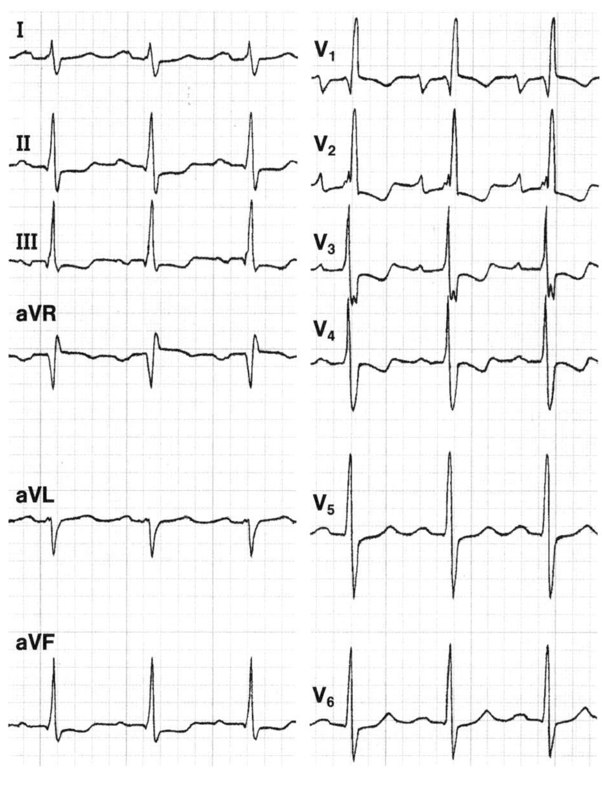

Abb. 147 Ausgeprägte Mitralstenose mit pulmonaler Hypertonie. 20jähriger Patient. Deutliche Rechtshypertrophie. Unvollständiger Rechtsschenkelblock, Typ III (R′ in V_1 sehr hoch und verspätet), tiefes S in V_5 und V_6. Ausgeprägtes P sinistro-atriale, zusätzlich P dextro-atriale in V_2.

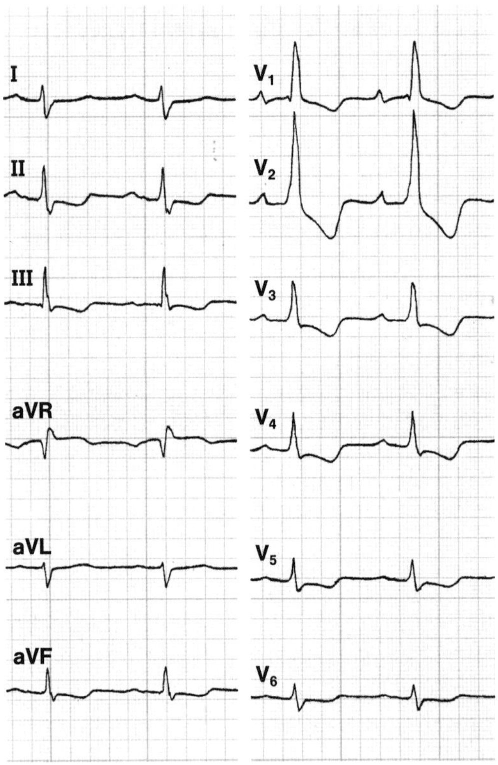

Abb. 148 Ausgeprägte Mitralstenose mit pulmonaler Hypertonie. P sinistro-atriale (II), zusätzlich P dextro-atriale (V_2). Deutliche Rechtshypertrophie (hohes und leicht verspätetes R beim unvollständigen Rechtsschenkelblock, Typ III in V_1).

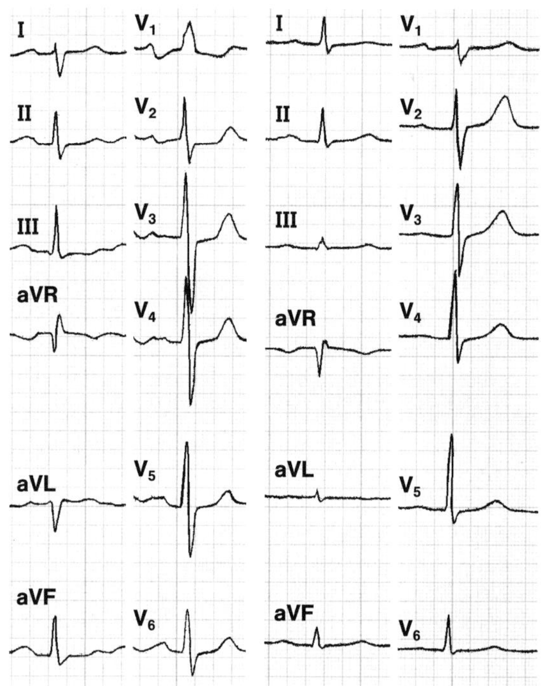

a b

Abb. 149a Schwere Mitralstenose mit pulmonaler Hypertonie. 40jähriger Patient. Ausgeprägte rechtsventrikuläre Hypertrophie (Rechtstyp, hohes und verspätetes R in V_1 und tiefes S in V_5 und V_6 sowie rechtsventrikuläre Erregungsrückbildungsstörung) und deutliches P sinistro-atriale (II und V_1).
b 2 Jahre nach Mitralkommissurotomie beim selben Patienten. Keine Rechtshypertrophiezeichen mehr nachweisbar. Nur P sinistro-atriale.

wa 25%). Vorhofflimmern tritt um so häufiger als Sinusrhythmus auf, je älter die Patienten sind, je länger die rheumatische Anamnese, je größer der linke Vorhof und je schwerer der Herzfehler ist. Dieses Phänomen tritt bei Mitralinsuffizienz in gleicher Weise auf.

Die Kombination von rechtsventrikulären Hypertrophiezeichen mit einem P sinistro-atriale (mit oder ohne P dextro-atriale) ist so typisch, daß daraus allein durch das EKG die Diagnose einer Mitralstenose mit pulmonaler Hypertonie gestellt werden kann.

2. Mitralinsuffizienz

Wenn die Mitralklappe sich nicht vollständig schließen kann, strömt ein Teil des Blutes während der Systole vom linken Ventrikel in den linken Vorhof zurück. Dadurch vergrößert sich der linke Vorhof, andererseits muß der linke Ventrikel in der Diastole das normale Schlagvolumen und das in den linken Vorhof regurgitierte Blutvolumen aufnehmen, so daß er volumenbelastet ist.

Ist die Mitralinsuffizienz klinisch evident, kann das EKG in leichten Fällen dennoch normal ausfallen. Bei genauer Betrachtung der EKG-Kurven findet man aber ein P sinistro-atriale.

Neben dem P sinistro-atriale beim Sinusrhythmus und Linkstyp können wir im EKG bei schwerer Mitralinsuffizienz die Zeichen der Volumenbelastung des linken Ventrikels feststellen, d. h. tiefe S-Zacken in V_1 und V_2, hohe R-Zacken und relativ große Q-Zacken in V_5 und V_6 mit Verspätung des oberen Umschlagpunktes (OUP). Außerdem

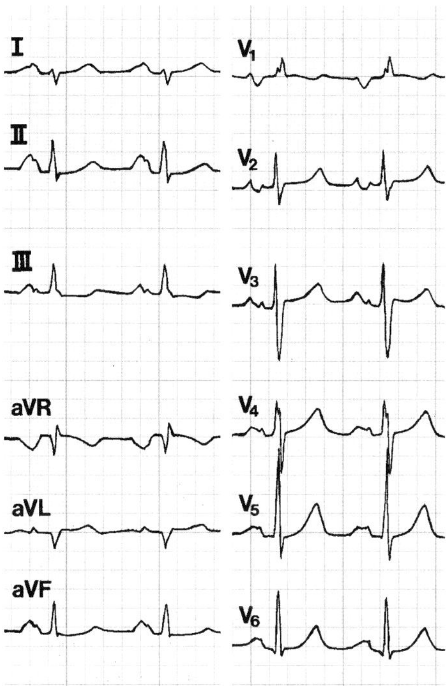

a

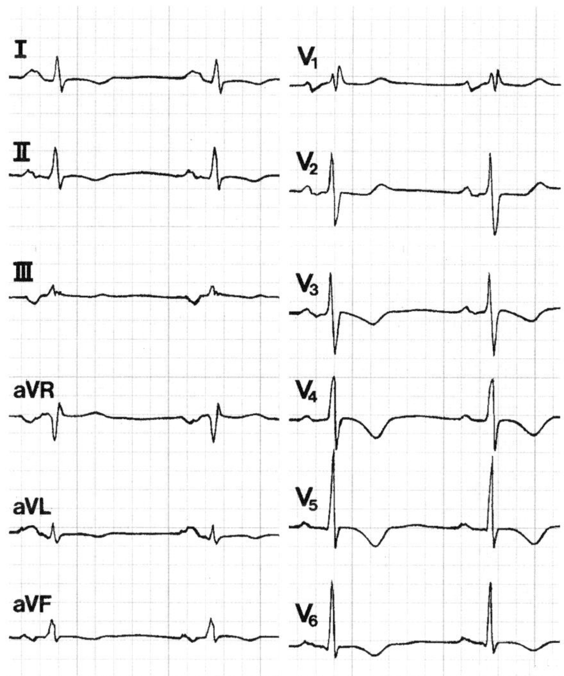

b

Abb. 150 a Schwere Mitralstenose mit pulmonaler Hypertonie. Präoperatives EKG. Sinustachykardie mit einer Ventrikelfrequenz von 100/min. P biatriale (P in I mit 0,12 sec verbreitert und P II mit 0,32 mV erhöht, ferner ist P in V_1 mit 0,2 mV tief). Deutliche Rechtshypertrophie-Zeichen (Rechtstyp, hohes und verspätetes R in V_1).

Abb. 150 b Drei Wochen nach Mitralkommissurotomie. Keine Sinustachykardie mehr, Ventrikelfrequenz 70/min. P sinistro-atriale noch nachweisbar. Rückgang der Rechtshypertrophie-Zeichen. Postoperative Außenschichtschädigung (spitz-negatives T in I, II, aVL, aVF und V_3 bis V_6), jedoch keine transmuralen Infarktzeichen.

Abb. 150 c Acht Jahre nach Mitralkommissurotomie. Keine Rechtshypertrophie-Zeichen, keine Außenschichtschädigung. Angedeutetes P sinistro-atriale nur in V_1.

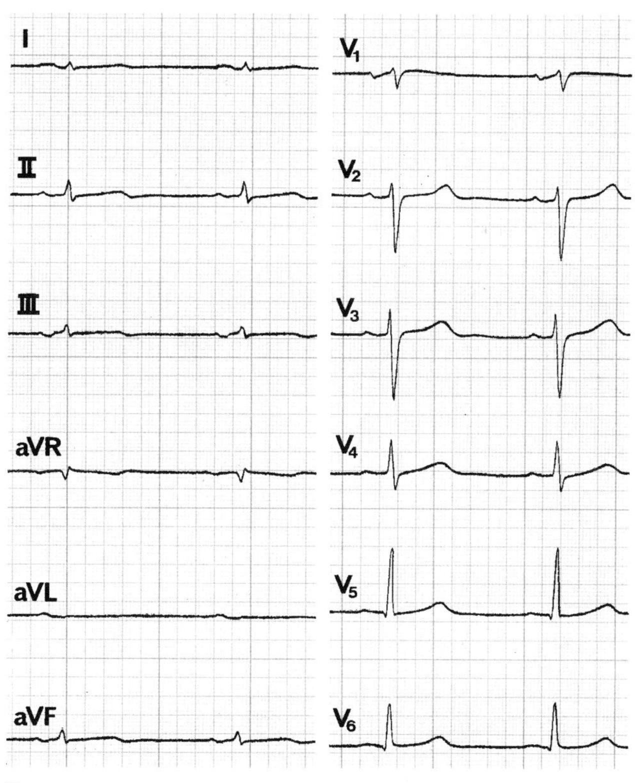

c

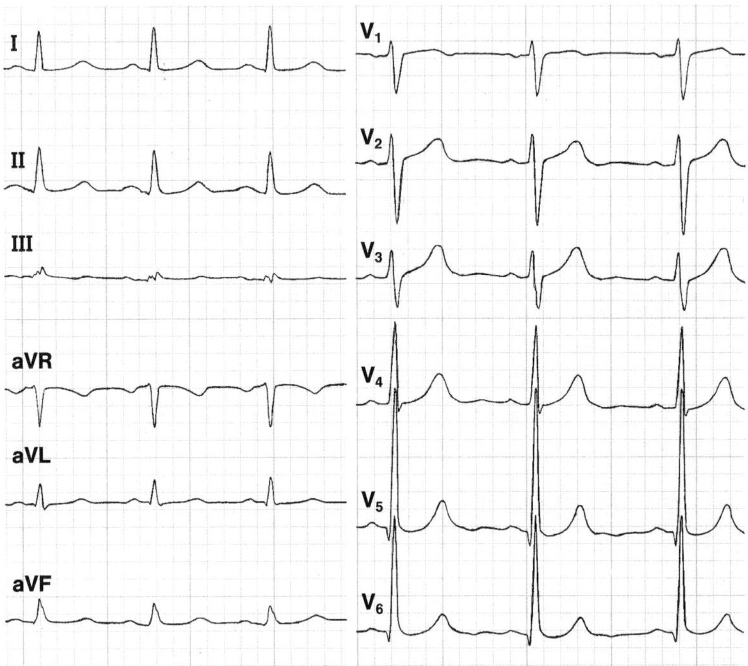

Abb. 151 Ausgeprägte Mitralinsuffizienz. 57jähriger Patient. P sinistro-atriale. Deutliche Linkshypertrophiezeichen (Volumenbelastung), und zwar sehr hohes R in V_5 (40 mm!) und V_6, außerdem hier tiefes Q. Keine Erregungsrückbildungsstörung, jedoch negative U-Welle in V_5 und V_6.

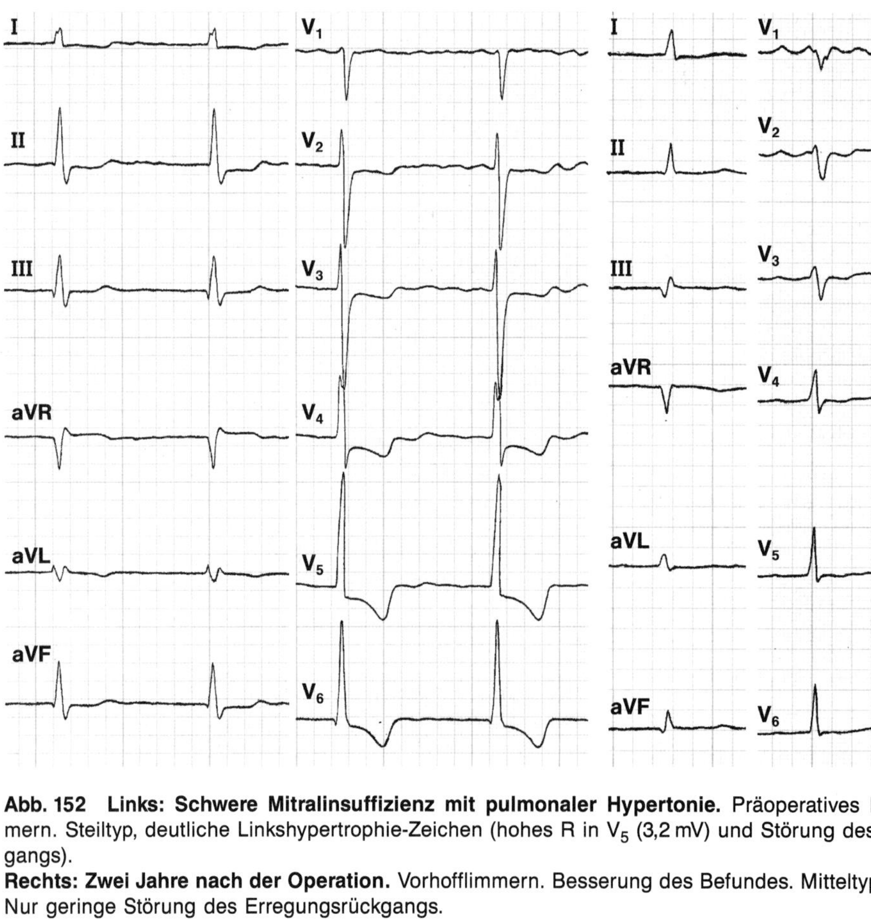

Abb. 152 Links: Schwere Mitralinsuffizienz mit pulmonaler Hypertonie. Präoperatives EKG. Vorhofflimmern. Steiltyp, deutliche Linkshypertrophie-Zeichen (hohes R in V_5 (3,2 mV) und Störung des Erregungsrückgangs).
Rechts: Zwei Jahre nach der Operation. Vorhofflimmern. Besserung des Befundes. Mitteltyp, R in V_5 1,4 mV. Nur geringe Störung des Erregungsrückgangs.

ist die ST-Strecke in den linkspräkordialen Ableitungen manchmal gesenkt, die T-Zacke kann wegen des rheumatischen Herzmuskelschadens negativ sein.

Die R-Höhe in V_5 und V_6 muß man bei der Mitralinsuffizienz vorsichtig beurteilen. So kann bei der oft erheblichen Linksdilatation das maximale Elektropotential weit nach links hinten verlagert werden. Dann findet man die Linksbelastungszeichen nicht in V_5 und V_6, sondern in V_7 und V_8 bzw. V_8 zwei ICR tiefer.

Wenn die Mitralinsuffizienz fortschreitet, kann sich beim Auftreten einer schweren Linksherzinsuffizienz eine reaktive pulmonale Hypertonie entwickeln, im EKG finden sich die entsprechenden Rechtshypertrophie-Zeichen. Später kann das EKG-Bild genauso aussehen wie bei der Mitralstenose mit pulmonaler Hypertonie.

3. Aortenstenose

Der linke Ventrikel muß mit hohem Druck gegen den Widerstand der stenosierten Aortenklappe arbeiten. Dies führt zu einer konzentrischen Hypertrophie des linken Ventrikels.

Der Lagetyp der Aortenstenose ist nicht, wie oft angenommen wurde, immer linkstypisch. Bei jugendlichen Patienten kann die elektrische Herzachse immer noch rechtstypisch sein, da sie eine physiologische Rechtshypertrophie haben.

Es finden sich in ausgeprägten Fällen die typischen Zeichen der Druckbelastung des linken Ventrikels. So ist die R-Zacke in den linkspräkordialen Ableitungen V_5 und V_6 erhöht, der OUP verspätet und die S-Zacke in den rechtspräkordialen Ableitungen V_1 bzw. V_2 tief.

Mit der Entwicklung der muskulären Hypertrophie tritt eine Störung des Erregungsrückgangs in Form einer ST-Senkung und T-Negativität vor allem in I, aVL, V_5 und V_6 auf. In einem Vergleich von Aorteninsuffizienz, Aortenstenose und Aortenisthmusstenose zeigte die Aortenstenose die größte T-Negativität, weniger die Aorteninsuffizienz. Die Aortenisthmusstenose wies sogar eine leicht positive T-Zacke in V_5 bzw. V_6 auf (s. Tab. **4**).

Bei der Aortenstenose werden die Koronarien bekanntlich wegen der ungünstigen Hämodynamik schlecht durchblutet, so daß

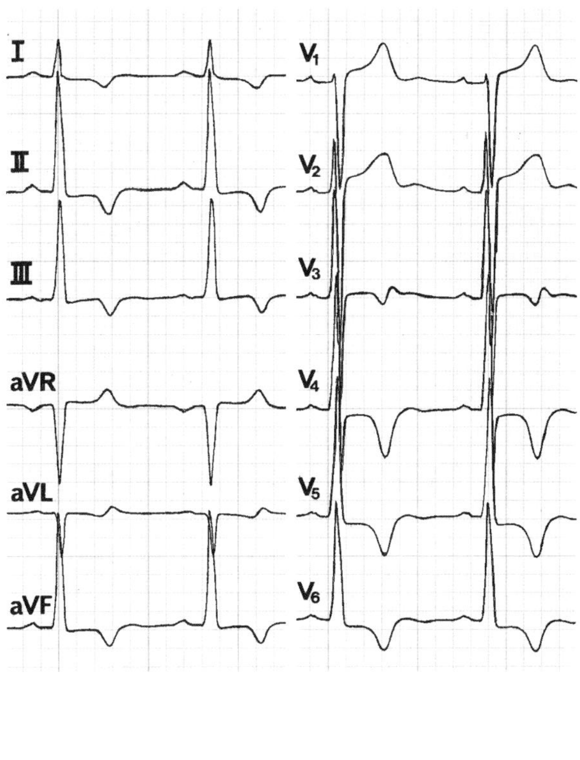

Abb. 153 Schwere Aortenstenose. 15jähriger Junge. Steiltyp. Sehr hohes R in V_5 und V_6 und sehr tiefes S in V_1 und V_2 als Zeichen einer ausgeprägten Linkshypertrophie. Deutliche ST-Senkung und tiefes spitznegatives T in I bis III, aVF und V_4 bis V_6.

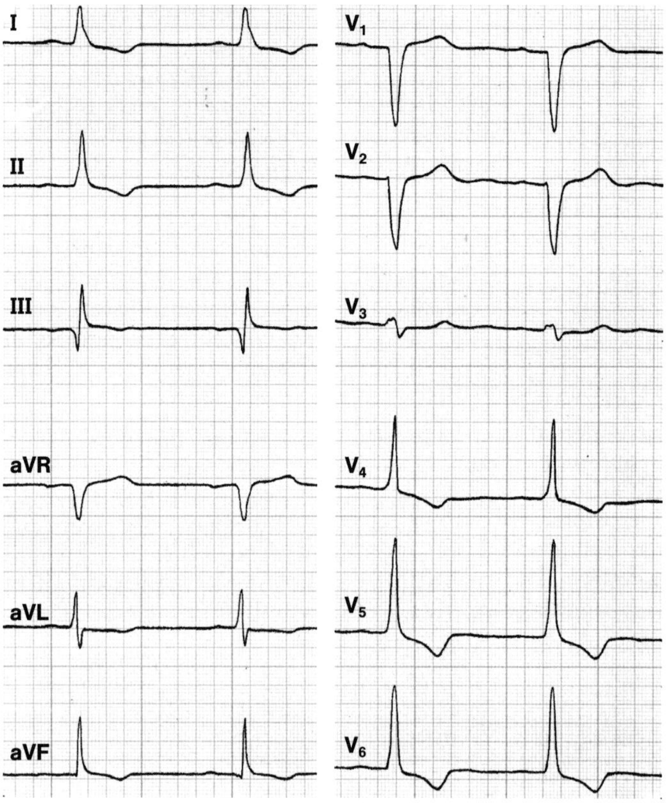

Abb. 154 Aortenstenose mittelschweren Grades. Linkshypertrophie (R in V_5 und S in V_1 = 4,6 mV) und deutliche Störung des Erregungsrückgangs (Druckbelastung). Großes Q in III.

daraus diese T-Negativität mit ST-Senkung resultieren kann. Besteht ein Mißverhältnis zwischen koronarer Durchblutung und hypertrophierter Muskelmasse, wird die T-Zacke früher oder später negativ und die ST-Strecke gesenkt; dabei braucht eine Koronarsklerose nicht zu bestehen.

In einzelnen Fällen wurde immer wieder über ein völlig normales EKG bei hämodynamisch wirksamer Aortenstenose im Kindesalter berichtet. Man sollte deshalb bei der Beurteilung des EKGs alle Merkmale berücksichtigen, da in leichten Fällen nur eine einzige geringe Veränderung vorliegen kann. So finden wir gelegentlich bei der leichten Aortenstenose im EKG nur ein $TV_1 > TV_6$-Syndrom.

Eine eindeutige Beziehung zwischen dem Druckgradienten an der Aortenklappe, das heißt dem Schweregrad der Aortenstenose, und den linksventrikulären Hypertrophiezeichen besteht nicht. Nur bei Kindern unter 10 Jahren kann eine gewisse Beziehung hergestellt werden. Interessant ist, daß die T-Zacke bei einem Druckgradienten an der Aortenklappe von mehr als 50 mmHg erst in Ableitung V_6 negativ ist, während bei einem Druckgradienten von mehr als 100 mmHg bereits eine negative T-Zacke in Ableitung V_4 vorhanden sein kann.

4. Aorteninsuffizienz

Bei der Aorteninsuffizienz fließt ein Teil des in die Aorta ausgeworfenen Blutes während der Diastole wieder in den linken Ventrikel zurück. Außerdem muß der linke Ventrikel das normale Schlagvolumen durch die Mitralklappe vom linken Vorhof aufnehmen. So ist der linke Ventrikel stets volumenbelastet.

In leichten Fällen ist der EKG-Befund oft unauffällig, oder es sind nur geringe linksventrikuläre Hypertrophiezeichen zu sehen. So ist in den linkspräkordialen Ableitungen V_5 und V_6 eine leicht erhöhte R-Zacke und/oder eine etwas tiefe S-Zacke in den rechtspräkordialen Ableitungen V_1 und V_2 vorhanden, zusätzlich häufig eine hohe R-

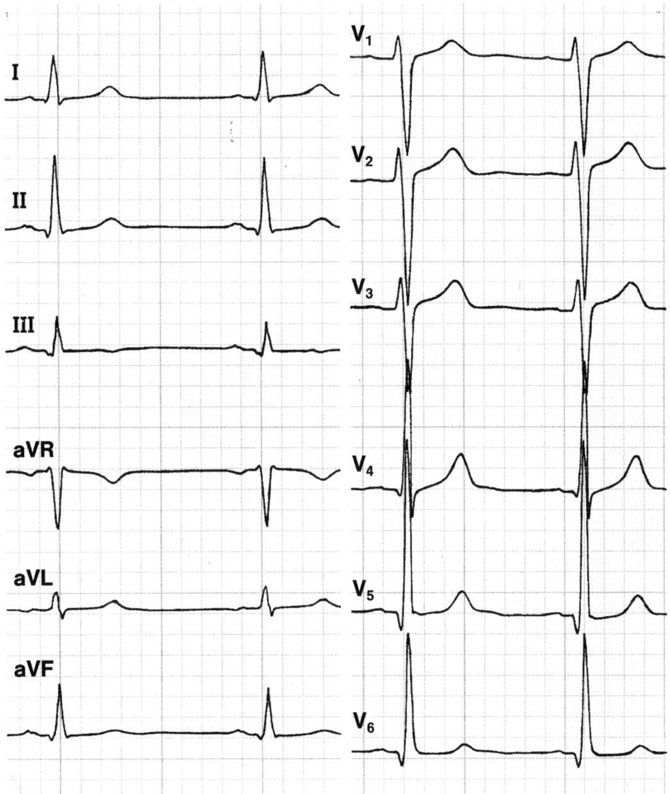

Abb. 155 Schwere Aorteninsuffizienz. Linkshypertrophie (hohes R, geringe ST-Senkung bei noch positivem T und relativ großes Q in V_5 und V_6 im Sinne einer Volumenbelastung). Mitteltyp.

Zacke in I und aVL. Der Lagetyp ist meist linkstypisch.

Es finden sich bei schwerer Aorteninsuffizienz als Zeichen einer Volumenbelastung des linken Ventrikels eine sehr hohe R-Zacke bei relativ verbreitertem QRS-Komplex wie bei der Aortenstenose und außerdem eine positive T-Zacke in den linkspräkordialen Ableitungen V_5 und V_6, manchmal in V_8, zwei ICR tiefer. Oft ist die Q-Zacke in den linkspräkordialen Ableitungen groß bzw. relativ groß.

Mit der Entwicklung der muskulären Hypertrophie tritt im Spätstadium eine Störung des Erregungsrückgangs in Form einer ST-Senkung und T-Negativität in den Ableitungen I, aVL sowie V_5 und V_6 auf.

Tabelle 4 Mittelwerte bei Aorteninsuffizienz, Aortenstenose und Aortenisthmusstenose. Höhen und Tiefen in mV, OUP in sec

Herzfehler	Aorten-insuffizienz	Aorten-stenose	Aorten-isthmus-stenose
Zahl der Fälle:	50	25	15
SV_1	2,21	2,21	1,47
RV_5	2,56	2,25	2,21
RV_6	2,12	2,04	1,56
RV_8, 2 ICR tiefer	1,47	1,36	0,86
RV_5 (oder V_6) + SV_1	4,72	4,46	3,73
OUP V_6	0,0513	0,0554	0,0477
TV_5 (oder V_6)	−0,23	−0,30	+0,104

Tabelle 5 Schematische EKG-Befunde bei angeborenen Herzfehlern

Nr.	Herzfehler	Rhyhtmus	Lagetyp	P-Zacke	QRS-Komplex	Störung der Erreg.-rückbildung
1	Pulmonal-stenose	Sinusrhythmus	Vertikaltyp	P dextro-atriale	Rechtshypertrophie	rechtspräkordial, deutlich
2	Fallotsche Tetralogie	Sinusrhythmus	Vertikaltyp	P dextro-atriale	Rechtshypertrophie	rechtspräkordial, deutlich
3	Vorhofsep-tumdefekt (OSD)	Sinusrhythmus, selten Vorhof-flimmern	rechtstypisch	eventuell P dextro-atriale	unvollständiger Rechtsschenkel-block	keine
4	Vorhofsep-tumdefekt (OPD)	Sinusrhythmus, selten Vorhof-flimmern	überdrehter Linkstyp	P dextro-atriale	unvollständiger Rechtsschenkel-block	keine
5	Eisen-menger-Syndrom	Sinusrhythmus	Vertikaltyp	P dextro-atriale	Rechtshypertrophie	rechtspräkordial, deutlich
6	Ebstein-Syndrom	paroxysmale Tachykardie! PQ-Verlänge-rung	rechtstypisch	P dextro-atriale	Rechtsschenkel-block! Plumpe Nachschwankung	rechtspräkordial
7	Offener Ductus arteriosus Botalli	Sinusrhythmus	eventuell linkstypisch	eventuell P sinistro-atriale	Linkshypertrophie	keine
8	Aortenisth-musstenose	Sinusrhythmus	eventuell linkstypisch	normal	eventuell Links-hypertrophie	linkspräkordial, leicht

Tabelle 5 (Fortsetzung)

Nr.	Herzfehler	Rhyhtmus	Lagetyp	P-Zacke	QRS-Komplex	Störung der Erreg.-rückbildung
9	Ventrikelseptumdefekt	Sinusrhythmus	nicht einheitlich	eventuell P sinistro- bzw. dextro-atriale	Linkshypertrophie bzw. biventrikuläre Hypertrophie	keine
10	Singulärer Ventrikel	meist Sinusrhythmus	überdrehter Linkstyp oder Rechtstyp	P dextro-atriale oder biatriale	Linkshypertrophie bzw. biventrikuläre Hypertrophie	linkspräkordial, deutlich

Anmerkungen: OSD = Ostium-secundum-Defekt, OPD = Ostium-primum-Defekt, Störung der Erreg.-rückbildung = Störung der Erregungsrückbildung

Tabelle 6 Schematische EKG-Befunde bei erworbenen Herzfehlern

Nr.	Herzfehler	Rhyhtmus	Lagetyp	P-Zacke	QRS-Komplex	Störung der Erreg.-rückbildung
1	Mitralstenose	Sinusrhythmus, häufig Vorhofflimmern	rechtstypisch	P sinistro-atriale, eventuell P biatriale	Rechtshypertrophie	rechtspräkordial, eventuell auch linkspräkordial
2	Mitralinsuffizienz	Sinusrhythmus, häufig Vorhofflimmern	linkstypisch	P sinistro-atriale	Linkshypertrophie	linkspräkordial, eventuell auch rechtspräkordial
3	Aortenstenose	Sinusrhythmus	linkstypisch	eventuell P sinistro-atriale	Linkshypertrophie	linkspräkordial, deutlich
4	Aorten-insuffizienz	Sinusrhythmus	linkstypisch	eventuell P sinistro-atriale	Linkshypertrophie	linkspräkordial
5	Trikuspidal-stenose	Sinusrhythmus	rechtstypisch	P dextro-atriale	Rechtshypertrophie, nicht häufig	eventuell rechts- und linkspräkordial
6	Trikuspidal-insuffizienz	Vorhofflimmern	rechtstypisch	eventuell P dextro-atriale	Rechtshypertrophie	rechts- und linkspräkordial, deutlich

Tabelle 7 Schematische EKG-Befunde bei sonstigen Angiokardiopathien

Nr.	Angio-kardiopathie	Ryhtmus	Lagetyp	P-Zacke	QRS-Komplex	Störung der Erreg.-rückbildung
1	DCM	häufig Vorhof-flimmern, ven-trikuläre Extra-systolie	linkstypisch	P sinistro-atriale	häufig Linkshyper-trophie	linkspräkoridal, deutlich
2	HCM	Sinusrhythmus, selten Vorhof-flimmern	linkstypisch	P sinistro-atriale	Linkshypertrophie! Großes Q	vorwiegend links-präkordial
3	primäre pulmonale Hypertonie	Sinusrhythmus	Vertikaltyp	P dextro-atriale	Rechtshypertrophie	rechtspräkordial, deutlich
4	Pericarditis constrictiva	Sinusrhythmus, aber häufig Vorhofflimmern	nicht einheit-lich	häufig P sinistro-atriale	Niedervoltage	links- und rechts-präkordial, deut-lich
5	Trichter-brust	Sinusrhythmus	rechtstypisch oder normal	P sinistro-atriale	unvollständiger Rechtsschenkel-block oder normal	keine

Anmerkungen: DCM = dilatative Kardiomyopathie, HCM = hypertrophische Kardiomyopathie

WPW-Syndrom (Wolff-Parkinson-White-Syndrom)

1. Klinische Bedeutung

Das Wolff-Parkinson-White-Syndrom ist eine interessante elektrokardiographische Besonderheit, die 1930 von diesen Autoren ausführlich beschrieben wurde. Als Synonyma werden die Bezeichnungen „Antesystolie" nach Holzmann (1932) und „Präexzitation" nach Oehnel (1944) verwendet.

Beim WPW-Syndrom werden die Ventrikel doppelt erregt, nämlich zuerst durch eine vorzeitige Erregungswelle, die Delta-Welle, und dann durch die nachfolgende, über den AV-Knoten laufende, normale Erregungswelle.

Die Häufigkeit dieses Syndroms schwankt bei allgemein klinischen Untersuchungen zwischen 1,6‰ und 3,3‰, unter Patienten mit einer paroxysmalen Tachykardie zwischen 5% und 25%. Trotz dieses geringen Prozentsatzes ist die Kenntnis des WPW-Syndroms differentialdiagnostisch wichtig, weil anderenfalls aus dem EKG-Bild Fehldiagnosen gestellt werden können, wie Rechts- oder Linksschenkelblock, Rechts- oder Linkshypertrophie, Myokarditis, koronare Herzkrankheit und Infarkt.

Das WPW-Syndrom kommt zu etwa 60% bei meist gesunden männlichen Jugendlichen und zu 40% bei Frauen vor. Es disponiert zu paroxysmaler supraventrikulärer Tachykardie. Die Mortalität ist bei Menschen mit einem WPW-Syndrom 2,25mal höher als bei der Normalpopulation.

Früher hielt man das WPW-Syndrom ausschließlich für eine kongenitale Anomalie. Das Vorkommen bei anscheinend herzgesunden Patienten sowie angeborenen Herzfehlern wie Vorhofseptum- und Ventrikelseptumdefekt, Ebstein-Syndrom und die familiäre Häufung weisen in diese Richtung.

Heute ist man aber der Ansicht, daß es daneben auch eine erworbene Form gibt. Diese WPW-Fälle betreffen nämlich herzkranke Patienten mit koronarer Herzkrank-

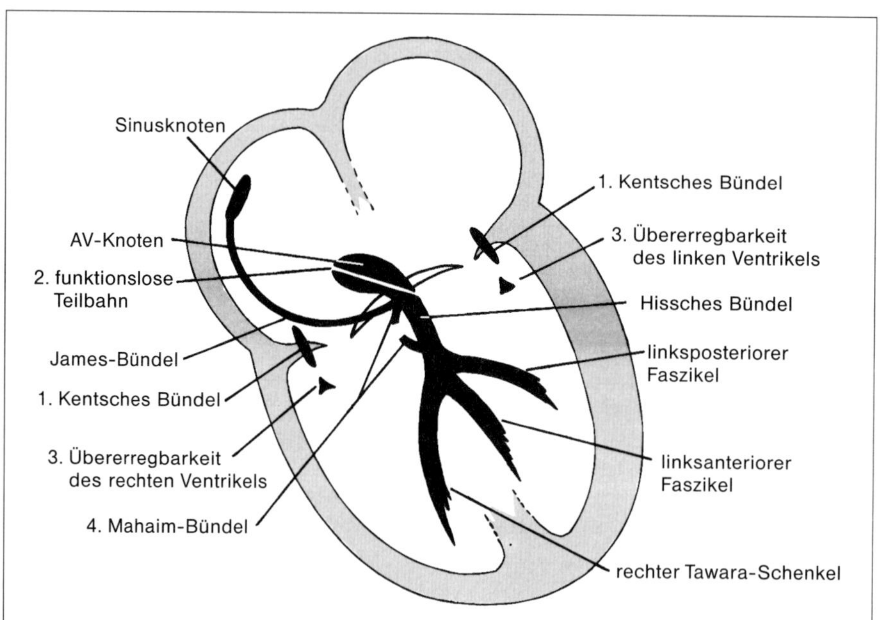

Abb. 156 Genese des WPW-Syndroms.

heit, Myokarditis oder rheumatischen Herzklappenfehlern wie Mitral- oder Aortenvitien.

2. EKG-Befunde

Das EKG zeigt:

- eine kurze PQ-Zeit von meist weniger als 0,12 sec und eine Delta-Welle,
- eine schenkelblockartige Deformierung des QRS-Komplexes, der über 0,11 sec verbreitert ist, und
- eine Störung des Erregungsrückgangs in Form einer ST-Senkung mit negativer T-Zacke.

Der wichtigste charakteristische Punkt ist die sogenannte Delta-Welle, die am Anfang des QRS-Komplexes als träger Anstieg nachweisbar und Hauptursache der QRS-Verbreiterung ist.

Den Vorgang der Erregung kann man beim WPW-Syndrom folgendermaßen erklären: Die Ventrikel werden von zwei voneinander unabhängigen Erregungswellen durchlaufen. Die Kammer wird zuerst durch ein akzessorisches Bündel, z. B. Kent-Bündel, das zwischen dem Vorhof und Ventrikel besteht, vorzeitig erregt. Kurz danach wird sie noch einmal durch die normale Erregungswelle erregt, die über den AV-Knoten läuft. Die vorzeitige Erregungswelle verursacht im EKG die Verkürzung der PQ-Zeit, genauer gesagt, der PQ-Strecke, weil die physiologische Leitungsverlangsamung im AV-Knoten fehlt. Die Verbreiterung des QRS-Komplexes entsteht durch die elektromotorischen Kräfte, welche in dem vorzeitig erregten Kammergebiet gebildet werden. Wegen ihrer Form im EKG spricht man nach Segers (1944) von einer Delta-Welle.

Bei den Veränderungen der ST-Strecke und der T-Zacke handelt es sich um sogenannte sekundäre Veränderungen der Erregungsrückbildung. Primäre Störungen der Erregungsrückbildung etwa durch eine koronare Herzkrankheit, einen Herzinfarkt, eine Myokarditis oder Elektrolytstörung werden mehr oder weniger stark verdeckt und lassen

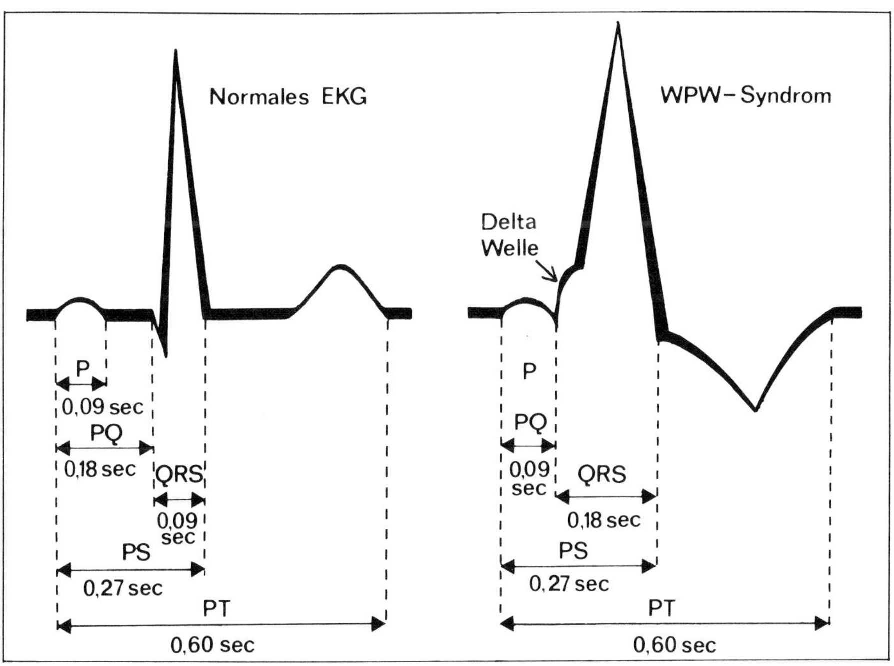

Abb. 157 Schematische Darstellung eines normalen EKGs und eines WPW-Syndroms. Links: P, PQ, QRS-Komplex und T beim normalen EKG. Rechts: EKG beim WPW-Syndrom. P normal, PQ-Zeit mit 0,09 sec deutlich verkürzt. QRS-Komplex mit 0,18 sec erheblich verbreitert. Deutliche Delta-Welle, ST-Senkung und negative T-Zacke.

sich deshalb nicht sicher erkennen. Herzinfarkte können andererseits auch übersehen werden, wenn das WPW-Syndrom in den Ableitungen, in denen die Q-Zacke zu erwarten ist, eine negative Delta-Welle oder anstelle der Q-Zacke eine positive Delta-Welle aufweist.

Das WPW-Syndrom tritt in verschiedenen Formvarianten auf, für die es mehrere Klassifizierungsvorschläge gibt. Aus praktischen Gründen kann die von Rosenbaum erarbeitete Einteilung in die Typen A und B verwendet werden. Der Typ A kommt häufiger vor als der Typ B. Die beiden Typen unterscheiden sich vor allem in den rechtspräkordialen Ableitungen.

Typ A des WPW-Syndroms

Die Ursprungsorte der Delta-Welle sind bei Typ A und B verschieden. Es wird grob angenommen, daß der Ursprung beim Typ A im linken Ventrikel liegt (s. 4. Lokalisation der akzessorischen Leitungsbahn).

Beim Typ A ist die Delta-Welle in den Ableitungen V_1 und V_2 positiv. Wir konnten nach eigenen vektorkardiographischen Untersuchungen nachweisen, daß die Richtung der Delta-Welle immer nach vorn, und zwar teils nach rechts und teils nach links zeigte.

Der QRS-Komplex ist beim Typ A Rechtsschenkelblock-ähnlich konfiguriert. So finden wir häufig eine M-förmige Aufsplitterung des QRS-Komplexes, nämlich eine rsR'- oder R-Form. Manchmal sieht der QRS-Komplex wie das Bild bei einer rechtsventrikulären Hypertrophie aus. Wir stellen in V_1 nur eine große breite R-Zacke mit einer Delta-Welle fest. Entsprechend nennt Holzmann den Typ A sternal-positiv.

In den linkspräkordialen Ableitungen ist die Delta-Welle bei beiden Typen positiv und die R-Zacke manchmal überhöht. Eine Verwechselung mit einem Rechtsschenkelblock kommt eigentlich nicht in Frage, weil die S-Zacken gewöhnlich in den linkspräkordialen Ableitungen V_5 und V_6 fehlen oder, falls sie vorhanden sind, weder tief nocht breit sind.

Die Extremitäten-Ableitungen der beiden Typen lassen keine unbedingten, sondern nur statistische Zuordnungen zu. Beim Typ A

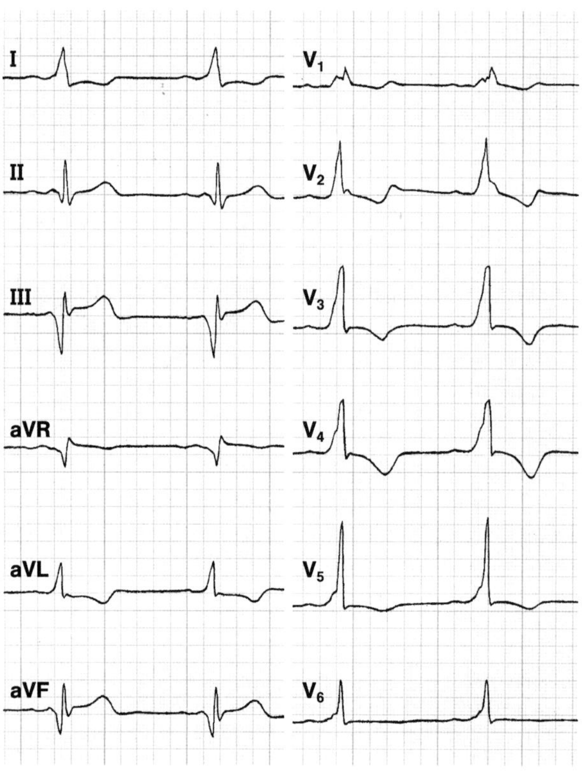

Abb. 158 WPW-Syndrom, Typ A. 28jähriger Patient mit paroxysmaler Tachykardie in der Anamnese. PQ-Zeit mit 0,12 sec kurz. Positive Delta-Welle in I und V_1 bis V_6. Kleines Q in II, großes Q in III und aVF. QRS-Komplex mit 0,12 sec verbreitert und rechtsschenkelblockähnlich deformiert und in V_1 etwa M-förmig konfiguriert. Hohes R in V_5. Deutliche Erregungsrückbildungsstörung.

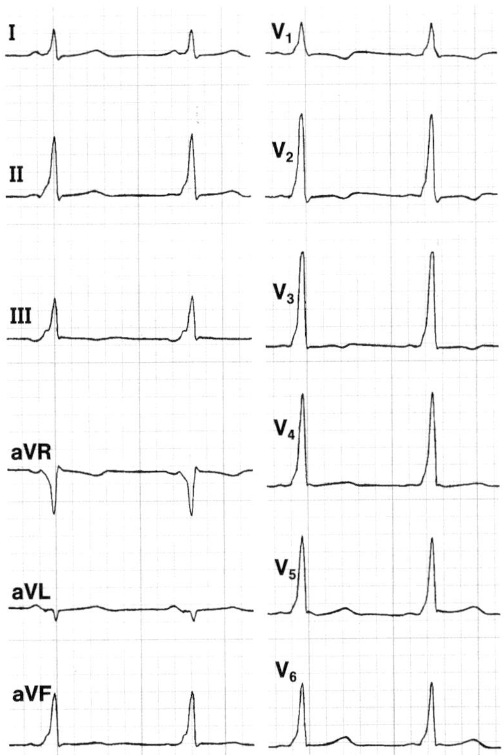

Abb. 159 WPW-Syndrom, Typ A. 21jährige herzgesunde Patientin. Sehr kurze PQ-Zeit (0,10 sec). QRS-Komplex-Breite noch im oberen Normbereich. Positive Delta-Welle in I, II, III, aVF und V_1 bis V_6. Hohe und relativ schmale R-Zacke in V_1. **Häufige Fehldiagnose:** Rechtshypertrophie wegen der hohen R-Zacke in V_1.

findet man in den Ableitungen II, III und aVF meist eine positive, manchmal eine negative Delta-Welle. Der Lagetyp ist häufig rechtstypisch, jedoch kommt gelegentlich auch der Linkstyp vor.

Eine Erregungsrückbildungsstörung zeigt sich beim Typ A deutlich in den rechtspräkordialen Ableitungen V_1 und V_2, jedoch findet man sie auch in den Ableitungen, in denen die Delta-Welle groß ist, z. B. in V_3 bis V_6.

Insgesamt ähnelt der Typ A oft dem vollständigen Rechtsschenkelblock oder der schweren rechtsventrikulären Hypertrophie, wodurch sich Fehldiagnosen ergeben können.

Typ B des WPW-Syndroms

Die Delta-Welle des Typ B nimmt ihren Ursprung offenbar im rechten Ventrikel. Dabei ist die Delta-Welle in den Ableitungen V_1 und V_2 überwiegend oder völlig negativ, das bedeutet eine große Q-Zacke oder eine rS-Zacke. In der Tat finden wir in diesen Ableitungen entweder gar keine R-Zacke, also eine breite und tiefe Q-Zacke oder aber eine embryonale R-Zacke. Manchmal, falls sie überhaupt vorhanden ist, ist die R-Zacke sehr klein. Die Delta-Welle ist in den linkspräkordialen Ableitungen V_5 und V_6 positiv. Häufig bestehen hier hohe R-Zacken.

In den Extremitäten-Ableitungen II, III und aVF ist eine negative Delta-Welle, also eine große Q-Zacke, vorhanden, die jedoch auch beim Typ A vorkommen kann. Wegen dieser großen Q-Zacke kann die Fehldiagnose eines sog. Hinterwandinfarkts gestellt werden.

Wegen der negativen Delta-Welle in V_1 und V_2 wird der Typ B nach Holzmann sternal-negativ bezeichnet.

Insgesamt ist der Typ B elektrokardiographisch dem vollständigen Linksschenkelblock oder der schweren linksventrikulären Hypertrophie ähnlich.

Das WPW-Syndrom kann elektrokardiographisch stark ausgeprägt oder nur angedeutet sein. Das Ausmaß hängt von der Größe der vorauserregenden Delta-Welle ab. Ist die Vorauserregung gering, verändert die Delta-Welle den QRS-Komplex wenig, der Erregungsrückgang ist kaum gestört. Solche Fälle bezeichnet Lepeschkin als „rudimentäre Präexzitation“. Erregt dagegen schon eine große Delta-Welle den größten Teil des Myokards, spricht dieses auf die über den AV-Knoten laufende normale Erregungswelle kaum mehr an. In solchen Fällen finden sich im EKG eine Verbreiterung und Deformierung des QRS-Komplexes wie beim ausgeprägten vollständigen Links- oder Rechtsschenkelblock, und die Nachschwankung ist deutlich gestört. Damit ist eine „komplette Präexzitation“ vorhanden.

Atypische Formen des WPW-Syndroms

Es wurden beim WPW-Syndrom zahlreiche atypische Formen beschrieben. Offenbar kann die Vorauserregung nicht nur zwischen Typ A und B, sondern auch innerhalb dessel-

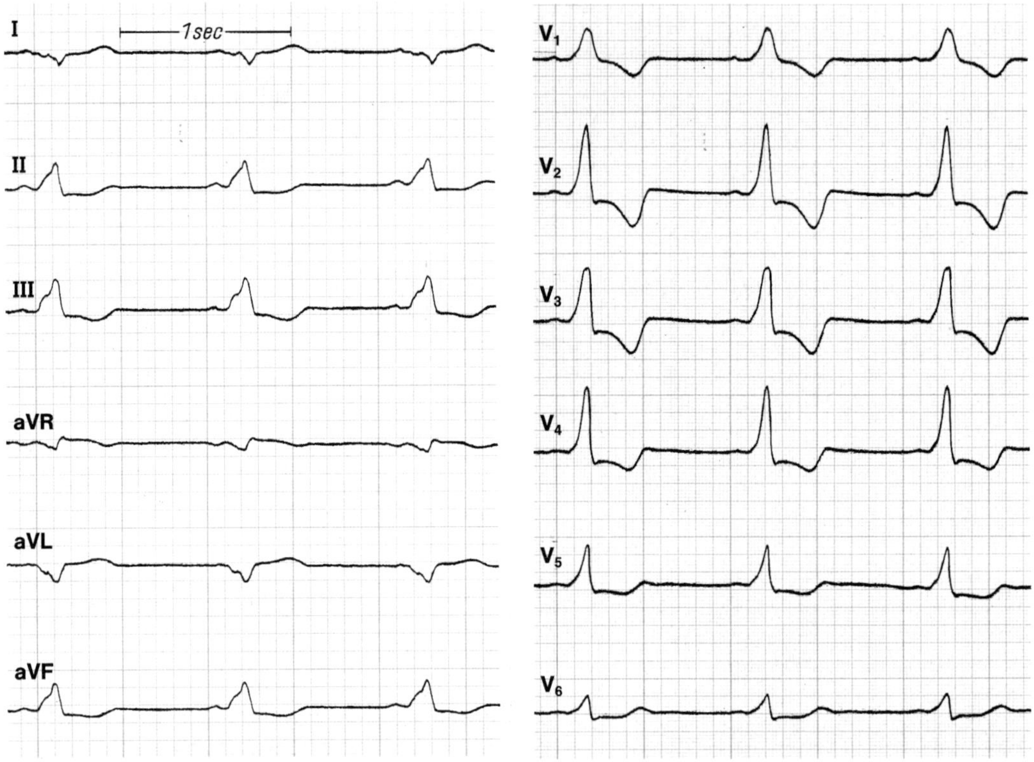

Abb. 160 WPW-Syndrom, Typ A. PQ-Zeit mit 0,12 sec kurz. QRS-Komplex mit 0,15 sec erheblich verbreitert und rechtsschenkelblockähnlich konfiguriert. Positive Delta-Welle in V_1 bis V_6 und außerdem in II, III und aVF. **Häufige Fehldiagnosen:** Rechtsschenkelblock wegen der QRS-Verbreiterung und hohes breites R in V_1. Rechtshypertrophie wegen der hohen R-Zacke in V_1.

ben Typs verschiedene Ursprungsorte haben. Gelegentlich wird auch beobachtet, daß das WPW-Syndrom mit Normalschlägen abwechselt oder zeitweise als Typ A und dann als Typ B auftritt. Auch WPW-Syndrome mit normaler PQ-Zeit (Mahaim-Bündel) oder normalem QRS-Komplex sind bekannt. Besonders interessant sind folgende zwei Formen: Das LGL-Syndrom und der Concertina-Effekt. Wegen des wachsenden Interesses soll das LGL-Syndrom in einem gesonderten Abschnitt behandelt werden.

3. Concertina-Effekt (Ziehharmonika-Phänomen)

Dieses Phänomen wurde 1941 von Oehnell beschrieben. Es kommt dabei im Wechsel zu einer progredienten Verkürzung der PQ-Zeit, während gleichzeitig die QRS-Verbreiterung mit deutlich sichtbarer Delta-Welle zunimmt; danach normalisiert sich das Kurvenbild wieder, und auch die Delta-Welle verschwindet. Dieser Effekt ist in Ruhe selten; er kann durch körperliche Belastung, Lageänderung oder Hyperventilation provoziert werden.

4. Lokalisation der akzessorischen Leitungsbahn

Der Ursprungsort der Delta-Welle, d. h. die Lokalisation des akzessorischen Bündels bzw. der akzessorischen Leitungsbahn, war früher nur von akademischem Interesse. Es wurde angenommen, daß er beim Typ A links-lateral oder postero-septal im linken Ventrikel und beim Typ B im rechten Ventrikel liegt.

Nachdem sowohl die chirurgische als auch die elektroablative Therapie bei WPW-Patienten möglich ist, hat die Bestimmung der Lokalisation der akzessorischen Lei-

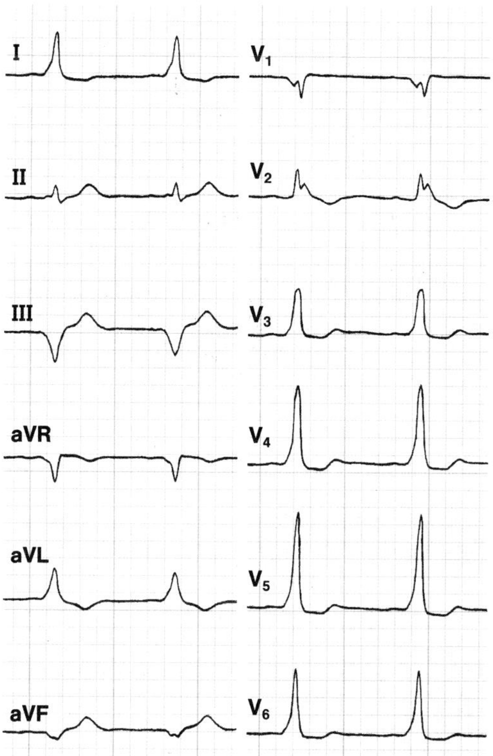

Abb. 161 WPW-Syndrom, Typ B. 27jähriger herzgesunder Mann. PQ-Zeit mit 0,11 sec kurz. Große negative Delta-Welle in V_1. Großes Q in III und aVF. QRS-Komplex mit 0,12 sec verbreitert und linkshypertrophieähnlich konfiguriert (hohes R in V_5). Häufige Fehldiagnose: Linkshypertrophie wegen der hohen R-Zacke in V_5.

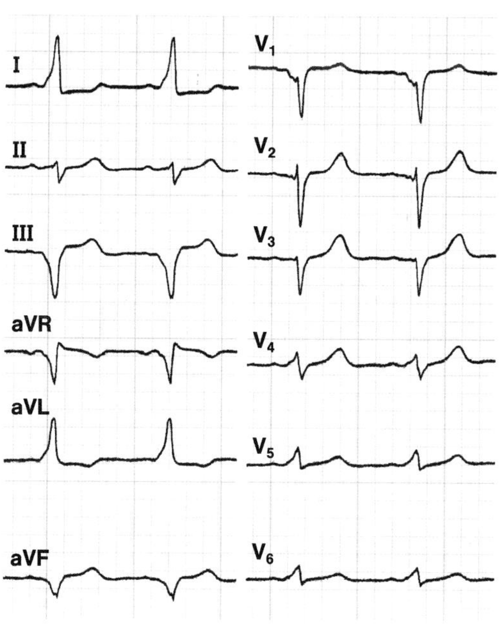

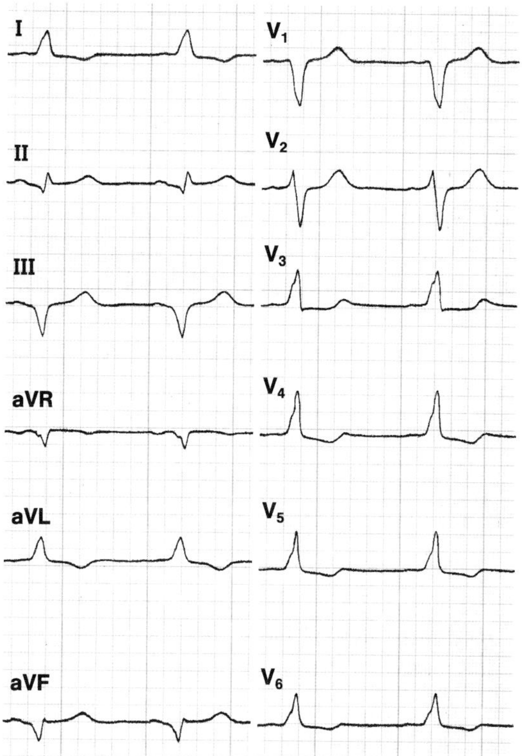

Abb. 163 WPW-Syndrom, Typ B. Negative Delta-Welle in V_1 sowie in II, III und aVF. PQ-Zeit mit 0,12 sec kurz. Kleines Q in II, aber breites und tiefes Q in III und aVF. Erregungsrückbildungsstörung. **Häufige Fehldiagnosen:** Hinterwand-(inferiorer) Infarkt wegen der großen Q-Zacke in III und aVF.

tungsbahn aus diesen Gründen an Aktualität gewonnen. Sicher ist die genaue Lokalisation nur durch die Katheter-Mapping-Methode mit Hilfe der elektrophysiologischen Untersuchung möglich (Abb. **165a**).

Es wurden jedoch der Einfachheit halber viele Versuche unternommen, aus dem konventionellen Oberflächen-EKG ein sicheres Kriterium hinsichtlich der Lokalisation der akzessorischen Leitungsbahn herauszuarbeiten. Es erwies sich als sehr kompliziert.

Abb. 162 WPW-Syndrom, Typ B. Überdrehter Linkstyp. PQ-Zeit mit 0,12 sec kurz. Negative Delta-Welle in V_1 und V_2. Positive Delta-Welle in I, aVL und V_4 bis V_6. Großes Q in III und aVF. QRS-Komplex breit. Erregungsrückbildungsstörung. **Häufige Fehldiagnosen:** Linksanteriorer Hemiblock wegen des überdrehten Linkstyps. Vorderwandinfarkt wegen der Q-Zacke in V_1 und V_2.

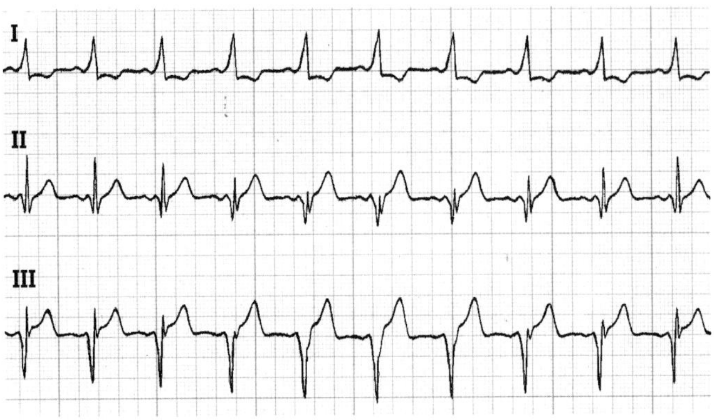

Abb. 164 Concertina-Effekt beim WPW-Syndrom. Zuerst beginnendes WPW-Syndrom mit kleiner Delta-Welle. Später wird die Delta-Welle größer und der QRS-Komplex breiter. Der mittlere Ausschlag zeigt das voll ausgeprägte WPW-Bild. Danach wird die Delta-Welle wieder kleiner und der QRS-Komplex schmäler. Papiergeschwindigkeit: 25 mm/sec.

Nach dem Schema von Skeberis und Mitarb. (1992) scheint es jedoch möglich, in 95% der elektrophysiologisch gesicherten und bekannten WPW-Fälle nach der Polarität der Ableitungen von III, aV_L, V_1 und V_2 eine genaue Lokalisation zu bestimmen (s. Abb. **165 b**).

Die meisten akzessorischen Leitungsbahnen werden nach verschiedenen Autoren wie folgt in 4 Lokalisationen nachgewiesen:

- links-lateral ca. 50%,
- postero-septal (links und rechts zusammen) ca. 30%,
- rechts-lateral ca. 10%,
- und rechts-anterior ca. 10%.

Die Lokalisation der akzessorischen Leitungsbahnen und die entsprechenden Delta-Wellen zeigen die Abb. **165 a** und die Tab. **8**.

5. Normalisierung des WPW-Syndroms

Es ist bekannt, daß in ca. 60% der Fälle mit einem WPW-Syndrom kein pathologischer kardialer Befund zu erheben ist. Das wird deutlich, wenn man das WPW-Syndrom medikamentös oder durch pyhsikalische Maßnahmen beseitigt. Umgekehrt ist es nach der Beseitigung des WPW-Syndroms möglich, zu einem exakten pathologischen Befund zu kommen. Diese diagnostische Maßnahme ist in der kardiologischen Praxis deshalb wichtig, weil Kranke mit WPW-Syndrom neben den paroxysmalen Tachykardien oft über Herzschmerzen, Palpitationen und Leistungsminderung klagen.

Zur Normalisierung führen physikalische Methoden, wie leichte Arbeitsbelastung,

Tabelle 8 Die meisten Lokalisationen und die Häufigkeit der akzessorischen Leitungsbahnen sowie die Polarität der entsprechenden Delta-Wellen beim WPW-Syndrom

Lokalisation der akzessorischen Leitungsbahn	Häufigkeit	Delta-Welle			
		I	III	V_1	V_6
links lateral	ca. 50%	− (±)	+	+	+
links posteroseptal	ca. 15%	+	−	+	+
rechts posteroseptal	ca. 15%	+	−	±	+
rechts lateral	ca. 10%	+	−	±	+
rechts anterior	ca. 10%	+	±	±	+

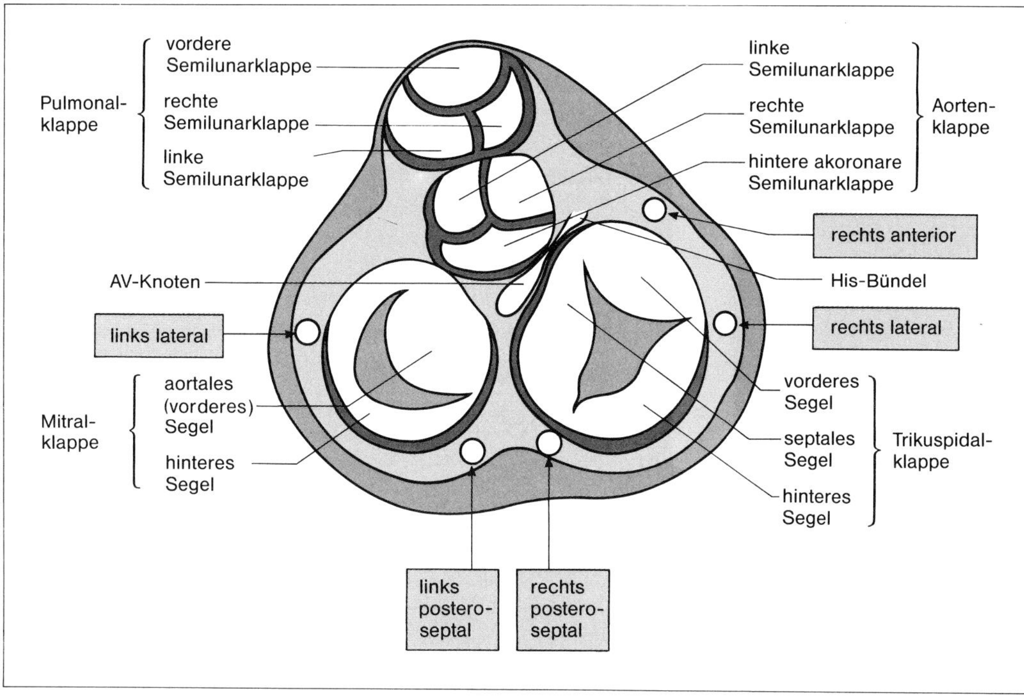

Abb. 165 a Die Lokalisation der akzessorischen Leitungsbahnen und die Klappenverhältnisse während der Diastole. Hinweis: Die Lokalisation der akzessorischen Leitungsbahn ist in Kästchen eingezeichnet.

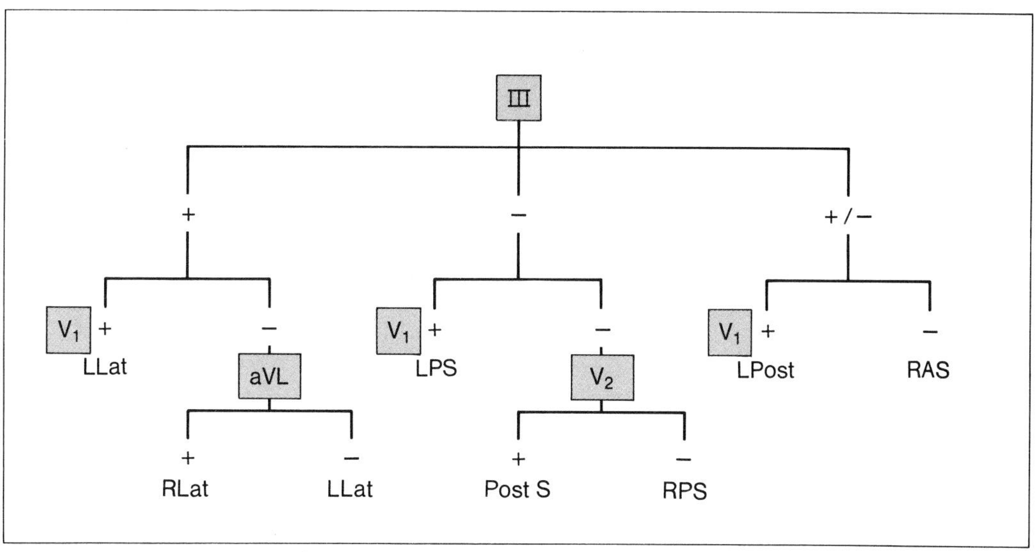

Abb. 165 b Lokalisation der akzessorischen Leitungsbahn beim WPW-Syndrom nach Skeberis. Polarität des QRS-Komplexes. Abkürzungen: L = links, Lat = lateral, Post = posterior, PS = paraseptal, R = Rechts, S = septal und AS = anteroseptal.

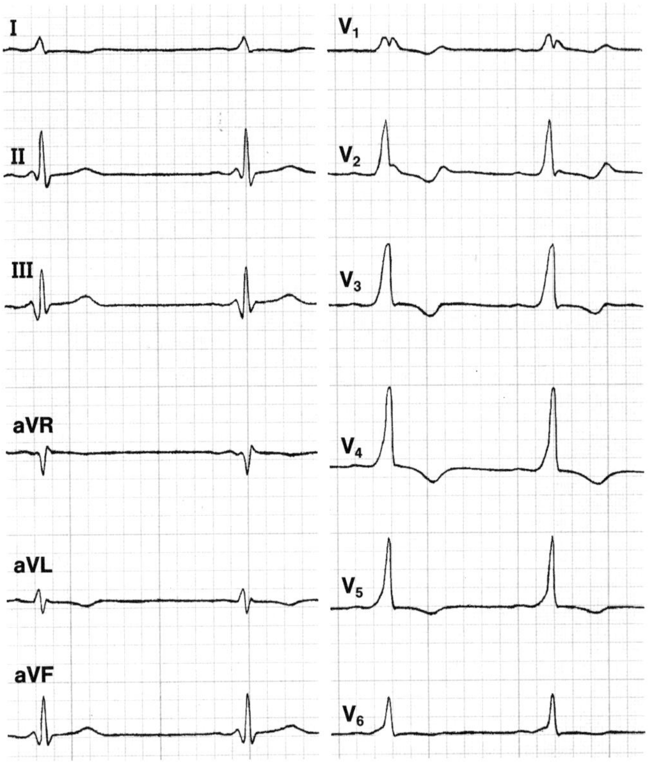

Abb. 166 WPW-Syndrom, Typ A. Vor der Normalisierung. 28jähriger Patient. Kurze PQ-Zeit, rechtsschenkelblockähnliche Deformierung des QRS-Komplexes. Deutliche Erregungsrückbildungsstörung.

Aufstehen, tiefe Inspiration, Schlucken, Beugen und Karotissinus-Druckversuch. An Medikamenten werden Digitalis, Chinidin, Ajmalin und Verapamil verwendet. Ajmalin führt in etwa 75% der Fälle zur Beseitigung des WPW-Syndroms.

Verschwindet das WPW-Bild nach i. v. Gabe von 50 mg Ajmalin, kann nach der Meinung von Wellens angenommen werden, daß die antegrade Refraktärzeit der akzessorischen Leitungsbahn länger als 270 msec beträgt. Dann tritt hier wahrscheinlich selten ein Vorhofflimmern auf. Beim Nichtverschwinden des WPW-Bildes besteht eventuell die Gefahr des Auftretens von Vorhofflimmern (s. u. Vorhofflimmern).

In ca. 15% der WPW-Fälle ist eine akzessorische Leitungsbahn in Form einer Del-

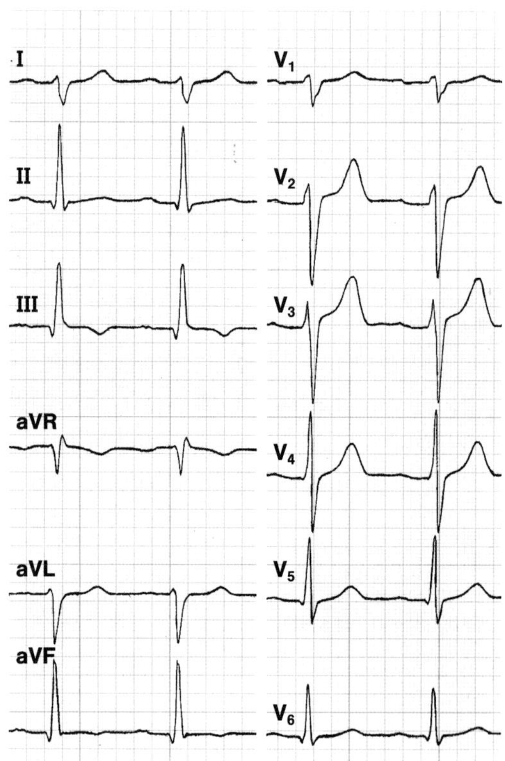

Abb. 167 Normalisierung des WPW-Syndroms nach Gabe von 1 Amp. (50 mg) Ajmalin i.v. Danach keine Delta-Welle mehr nachweisbar. QRS-Komplex normal. Nur noch geringe unspezifische Erregungsrückbildungsstörung. Derselbe Patient wie in Abb. 166.

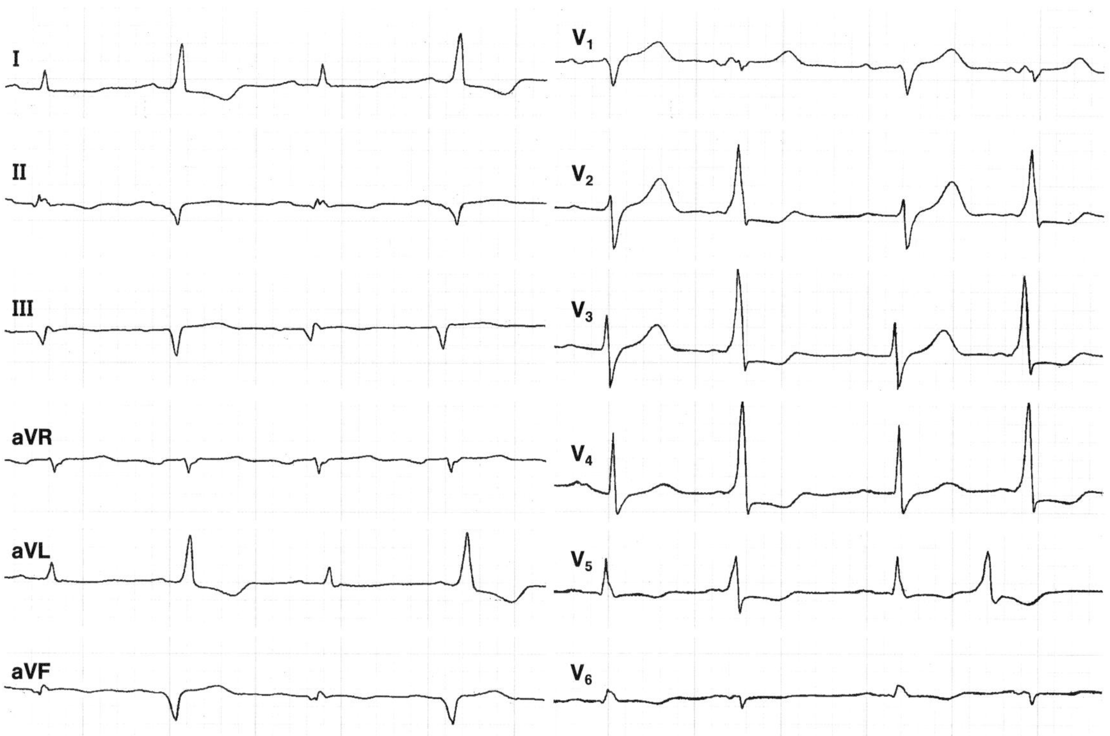

Abb. 168 Intermittierendes WPW-Syndrom und inferiorer Infarkt, 2. Stadium. 60jähriger Patient. Infarkt vor zwei Jahren. Breites und tiefes Q sowie negatives T in III und aVF, außerdem ST-Senkung und negatives T in II als Zeichen eines inferioren Infarkts zweiten Stadiums (erster und dritter Ausschlag). Der zweite und vierte Ausschlag zeigt ein WPW-Syndrom Typ A. PQ-Zeit mit 0,14 sec relativ kurz. Deltawelle vor allem in II und V_3 deutlich nachweisbar, dabei Deltawelle in V_1 positiv. QRS-Komplex 0,12 sec. **Fehldiagnose:** intermittierende ventrikuläre Extrasystolie.

ta-Welle (Kent-Bündel) infolge der schlechten antegraden Leitung im EKG nicht erkennbar („concealed accessory pathways").

Im Zustand der Normalisierung ist die PS-Strecke (gemessen vom Beginn der P-Zacke bis Ende der S-Zacke) länger, wenn eine Präexzitation bestanden hat. So kann angenommen werden, daß bei WPW-Fällen offenbar auch die über den AV-Knoten verlaufende Erregungswelle früher beginnt.

6. Rhythmusstörungen bei WPW-Syndrom

Paroxysmale Tachykardien kommen bei etwa 60% der WPW-Patienten vor. Die supraventrikuläre Form ist dabei die häufigste. Sie entsteht beim WPW-Syndrom auf zwei verschiedenen Wegen:

Orthodrome AV-junktionale Reentry-Tachykardie (paroxymale supraventrikuläre Tachykardie)

Die akzessorische Leitungsbahn (z. B. das Kent-Bündel) leitet zwar schneller als der AV-Knoten, jedoch hat sie in der Regel eine längere Refraktärzeit als der AV-Knoten. Daher durchläuft die Erregung im Fall der Vorhofextrasystole zuerst antegrad den AV-Knoten und danach retrograd die akzessorische Leitungsbahn.

So sind Richtung und Reihenfolge der Erregung wie folgt: Vorhof→AV-Knoten→Kammer→Kent-Bündel→Vorhof. Dadurch entsteht eine kreisende Bewegung.

Hier besteht ein größerer Reentry-Kreis im Vergleich zur AV-Knoten-Reentry-Tachykardie, wobei nicht nur der AV-Knoten, son-

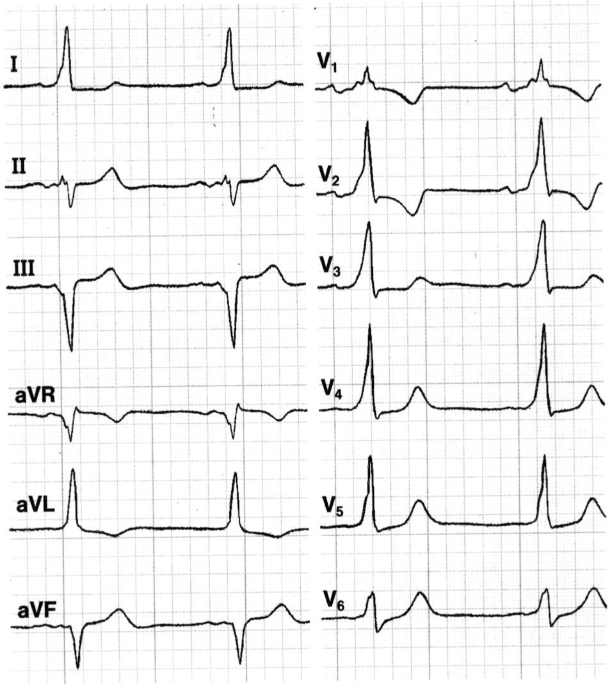

Abb. 169 WPW-Syndrom, Typ A. Links: 35jährige Patientin mit einer Mitralstenose. P sinistro-atriale. Kurze PQ-Zeit. QRS-Komplex deutlich verbreitert und rechtsschenkelblock-ähnlich deformiert. Positive Delta-Welle und hohes R in V_1. Störung des Erregungsrückgangs.

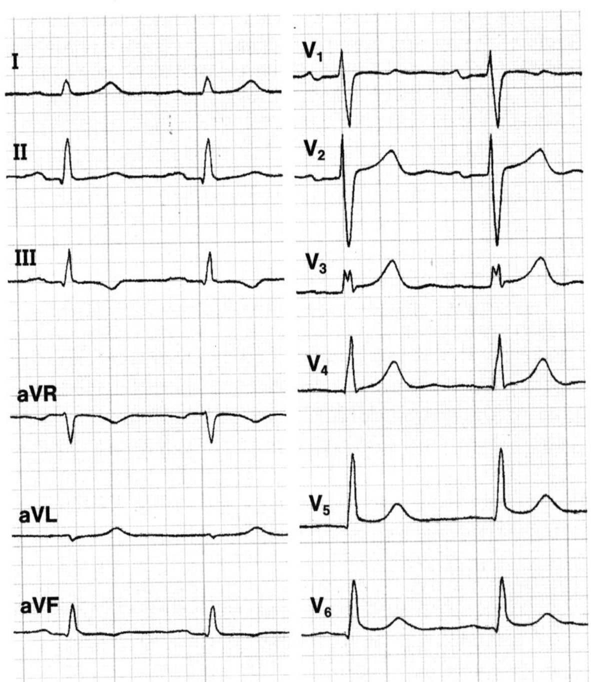

Abb. 170 Normalisierung des WPW-Syndroms. Nach einer intravenösen Gabe von 50 mg Ajmalin keine Delta-Welle. Keine Rechtshypertrophiezeichen, jedoch P sinistro-atriale. Dieselbe Patientin wie in Abb. 169.

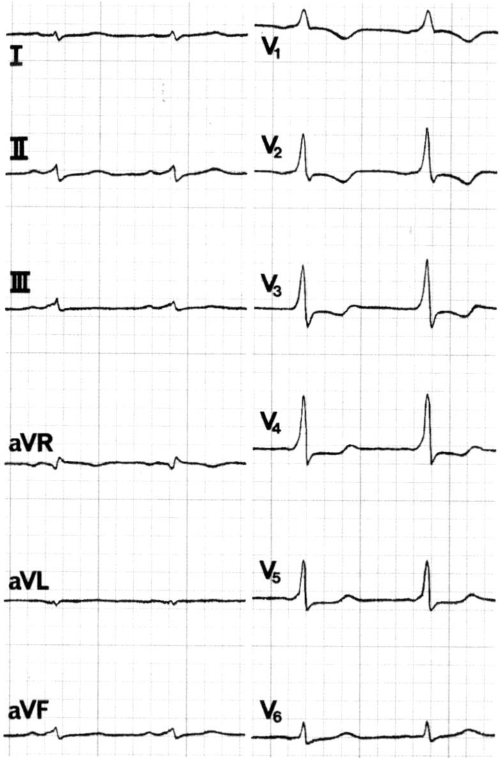

Abb. 171 WPW-Syndrom, Typ A. 25jährige asthenische Patientin mit vegetativer Dystonie. Paroxysmale Tachykardie seit fünf Jahren. PQ-Zeit mit 0,10 sec erheblich kurz. Delta-Welle in II, III, aVF und V_1 bis V_6 positiv. Hohes R in V_1 bis V_4. Nicht ausgeprägtes WPW-Syndrom, Störung des Erregungsrückgangs (V_1 bis V_5). Periphere Niedervoltage.

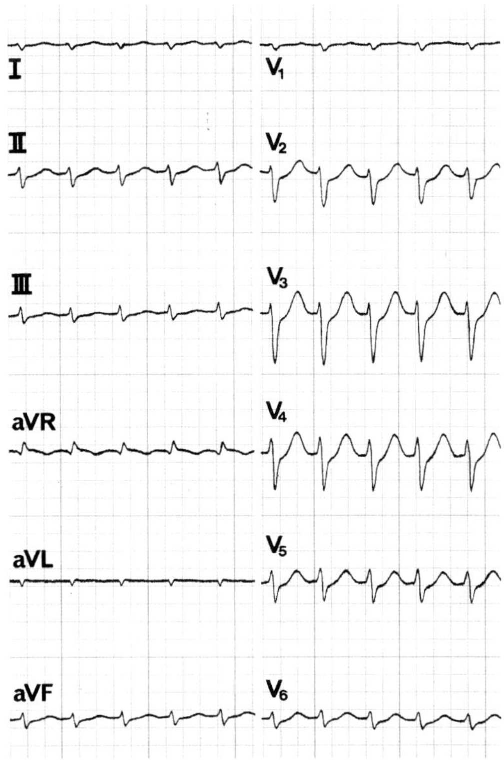

Abb. 172 Supraventrikuläre Tachykardie beim WPW-Syndrom. Orthodrome AV-junktionale Reentry-Tachykardie. Dieselbe Patientin wie in Abb. **171**. Ventrikelfrequenz 210/min. P-Zacke nicht sichtbar.

dern auch dessen Verbindungszone in den Reentry-Kreis miteinbezogen wird. Daher spricht man von einer AV-junktionalen Tachykardie. Der QRS-Komplex ist schmal; das WPW-Syndrom ist nicht zu erkennen. Dies ist die häufigere Form.

Die AV-junktionale (supraventrikuläre) Tachykardie wird wie bereits besprochen auch beim WPW-Syndrom häufig durch eine Vorhofextrasystole ausgelöst (Abb. 174b). Es besteht keine Delta-Welle; die QRS-Komplexe laufen schnell hintereinander; die P-Zacken sind infolge der verspäteten retrograden Vorhoferregung in den QRS-Komplexen verborgen und nicht sichtbar oder kurz nach den QRS-Komplexen, also in den ST-Strecken, zu sehen und zeigen ein RP < PR-Phänomen.

Antidrome AV-junktionale Reentry-Tachykardie (pseudoventrikuläre Tachykardie)

Bei dem anderen Weg, der selteneren Form, läuft die Erregung umgekehrt, und zwar zunächst antegrad über die akzessorische Leitungsbahn, nämlich das Kent-Bündel, dann retrograd über den AV-Knoten, aber nur dann, wenn das Kent-Bündel eine kürzere effektive Refraktärphase aufweist als der AV-Knoten.

In diesem Fall sind Richtung und Reihenfolge der Erregung: Vorhof→Kent-Bündel →Kammer→AV-Knoten→Vorhof.

Infolgedessen entsteht ein breiter QRS-Komplex wie beim Schenkelblock, jedoch mit einer Delta-Welle, so daß das WPW-Syndrom trotz Tachykardie erkennbar wird.

Wie bei der ventrikulären Tachykardie sind die P-Zacken in diesen Fällen im EKG

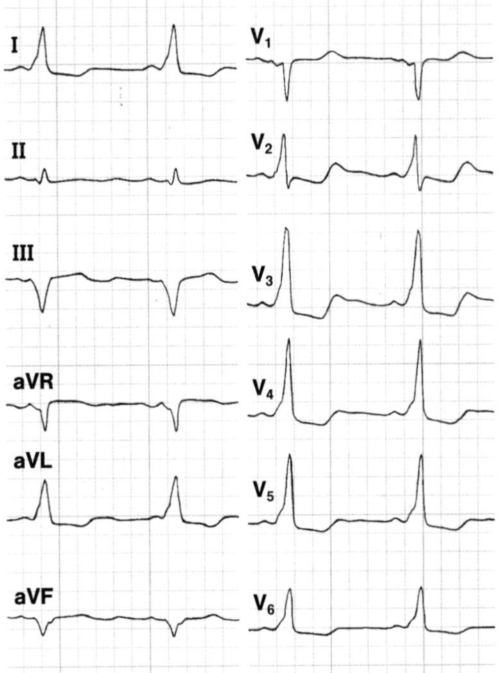

Abb. 173 WPW-Syndrom, Typ B. 30jährige Patientin. Sehr kurze PQ-Zeit (0,10 sec). Breiter QRS-Komplex (0,12 sec). Negative Delta-Welle in V_1. Erregungsrückbildungsstörung.

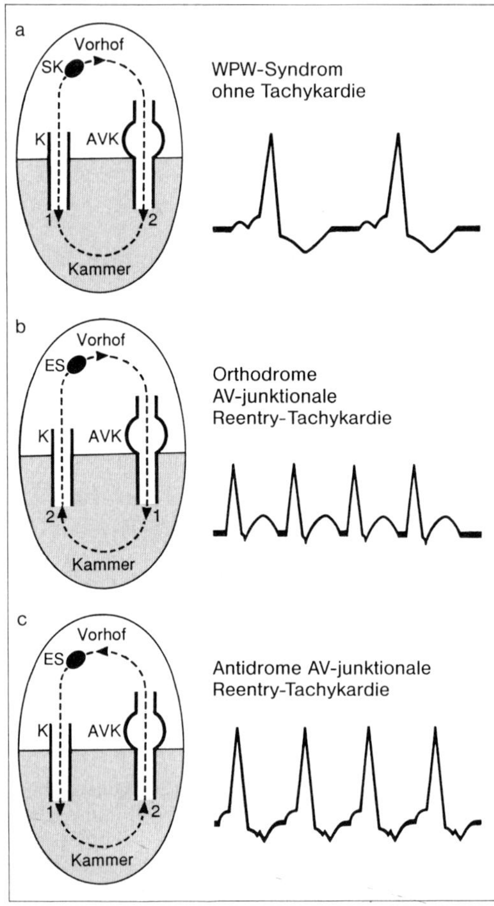

Abb. 174 Schematische Darstellung der AV-junktionalen Tachykardie beim WPW-Syndrom. SK = Sinusknoten, AVK = AV-Knoten, K = akzessorische Leitungsbahn, z. B. Kent-Bündel, 1, 2 = Reihenfolge der Erregung, ↓, ↑ = Richtung der Erregung, ES = Vorhofextrasystole.

schwer nachweisbar. Bei genauer Kurvenanalyse erkennt man jedoch die P-Zacken häufig in den ST-Strecken und zwar kurz nach der S-Zacke (s. Abb. 174c). Oft kann man diese Form der supraventrikulären Tachykardie des WPW-Syndroms mit der Kammertachykardie verwechseln. Wegen der formalen Ähnlichkeit kann diese Form als pseudoventrikuläre Tachykardie bezeichnet werden, jedoch ist eine echte ventrikuläre Tachykardie beim WPW-Syndrom extrem selten.

Die kreisende Erregung beim WPW-Syndrom wird heute als ein typisches Beispiel eines Wiedereintritts-(Reentry-)Mechanismus erklärt (s. Hauptkapitel „Rhythmusstörungen").

Außer der AV-junktionalen Reentry-Tachykardie kommen beim WPW-Syndrom

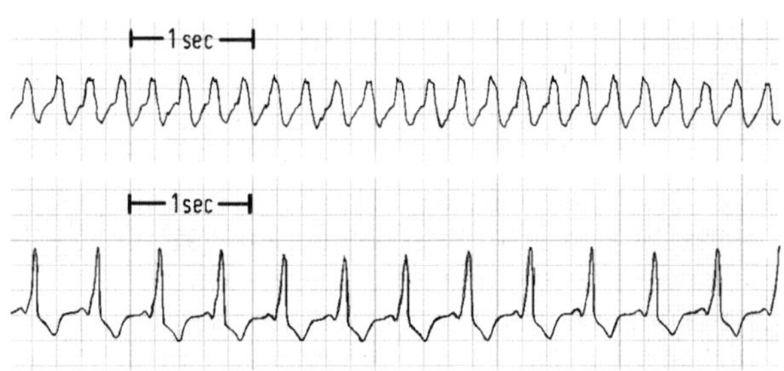

Abb. 175 Oben: Paroxysmale supraventrikuläre Tachykardie. Antidrome AV-junktionale Reentry-[pseudoventrikuläre] Tachykardie). Dieselbe Patientin wie in Abb. 173. Kammerfrequenz von 155/min. QRS-Komplex mit 0,12 sec verbreitert. **Unten:** Sinusrhythmus beim WPW-Syndrom. Papiergeschwindigkeit: 25 mm/sec.

Abb. 176 WPW-Syndrom, Typ B. 72jährige Patientin mit koronarer Herzkrankheit. Sehr breites P in I und II (0,17 sec), negativer Anteil von P in V_1 0,11 bis 0,12 sec. P sinistroatriale. Delta-Welle in I, II, aVL, aVF und V_1 bis V_6 positiv. QRS-Komplex mit 0,12 sec verbreitert. Störung des Erregungsrückgangs.

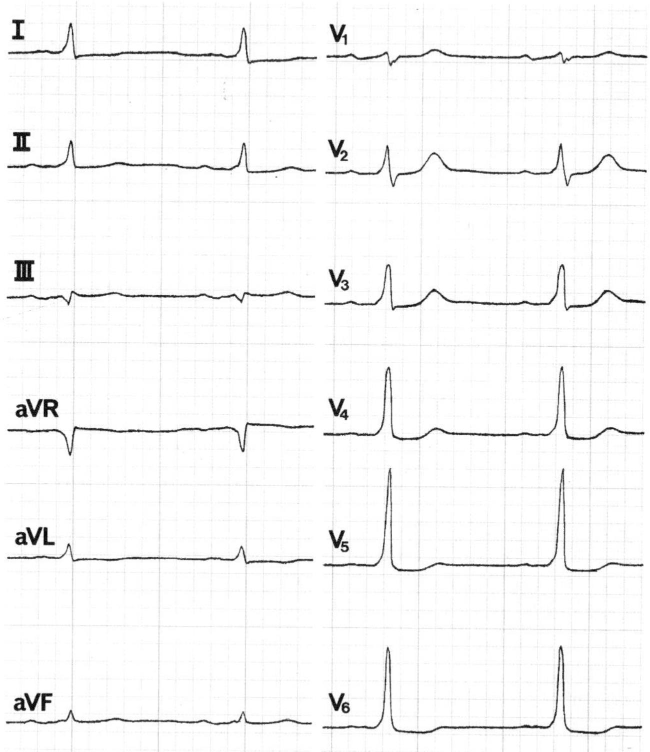

Abb. 177 Supraventrikuläre Tachykardie beim WPW-Syndrom. Antidrome AV-junktionale Reentry-Tachykardie. Dieselbe Patientin wie in Abb. **176**. Deutlichere QRS-Verbreiterung als vorher. P-Zacken regelmäßig in ST-Strecken zu sehen (siehe V_5). Ausgeprägte Störung des Erregungsrückgangs.
▼

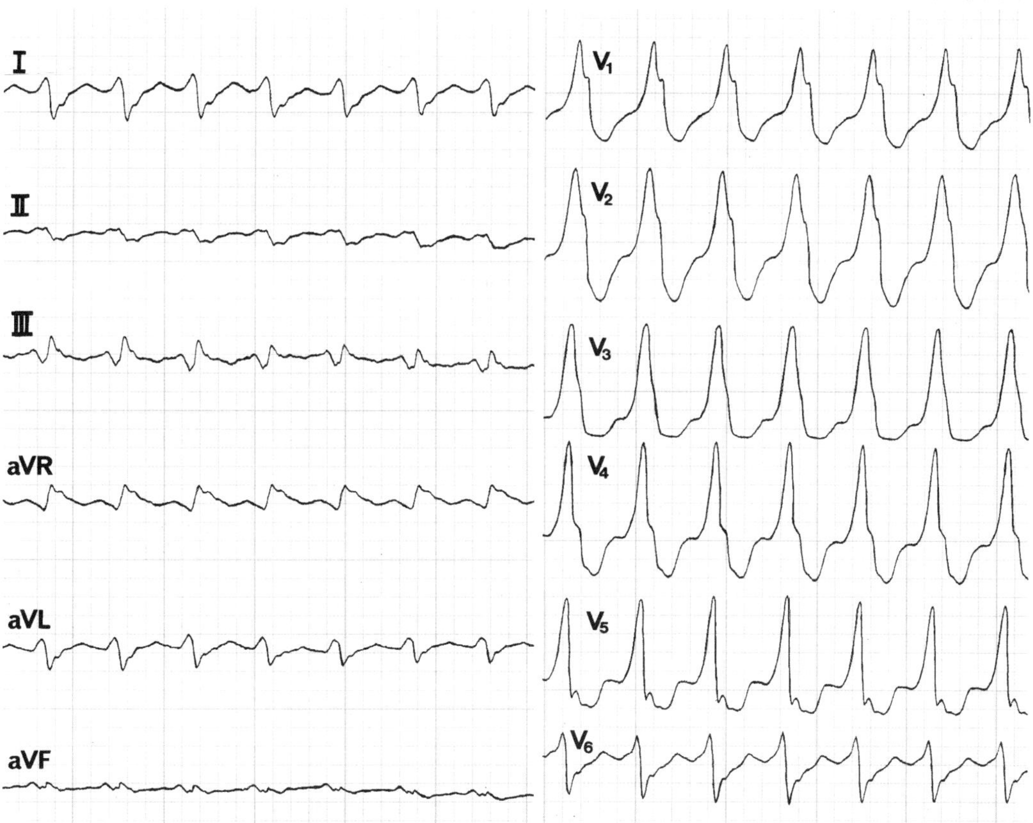

Vorhofflimmern, Vorhofflattern, supraventrikuläre und ventrikuläre Extrasystolen sowie AV-Block I. und II. Grades vor; sie sind jedoch – abgesehen vom Vorhofflimmern – selten.

Vorhofflimmern

Einen besonderen Stellenwert besitzt das Vorhofflimmern, das in etwa 20% der Fälle auftritt. Sollte das Kent-Bündel eine kürzere Refraktärphase haben, kann eine schnelle supraventrikuläre Erregung zu einer schnellen Überleitung auf die Kammer führen und verbreiterte, schenkelblockartige Kammerkomplexe bewirken, die zum Kammerflimmern und plötzlichen Tod führen können. Bei einem kurzen RR-Intervall (< 250 msec) ist das Risiko eines plötzlichen Herztodes erhöht. In diesem Fall ist Digitalis kontraindiziert, weil durch Digitalis einerseits die AV-Überleitung verzögert wird, andererseits die Refraktärzeit des Kent-Bündels weiter verkürzt werden kann.

7. Elektrophysiologische Untersuchungen beim WPW-Syndrom

Zur genauen Diagnostik, vor allem zur Rhythmusanalyse und deren therapeutischer Beeinflußbarkeit, wird beim WPW-Syndrom eine elektrophysiologische Untersuchung herangezogen, nämlich die His-Bündel-Elektrographie (HBE) mit Vorhofstimulation.

Nach dem His-Bündel-Elektrogramm bedeutet, wie früher bereits im Kapitel der His-Bündel-Elektrographie (s. S. 29) beschrieben, das PA-Intervall die intraatriale Überleitungszeit, das AH-Intervall die Überleitungszeit vorwiegend im AV-Knotenbereich und das HV-Intervall die Überleitungszeit vom His-Bündel zur Kammerdepolarisation.

Normalerweise beträgt das PA-Intervall 20 – 40 msec, das AH-Intervall 70 – 110 msec und das HV-Intervall 35 – 55 msec. Im Fall der PQ-Verkürzung, wie beim WPW-Syndrom und LGL-Syndrom, kann geprüft werden, ob das PH-Intervall oder das HV-Inter-

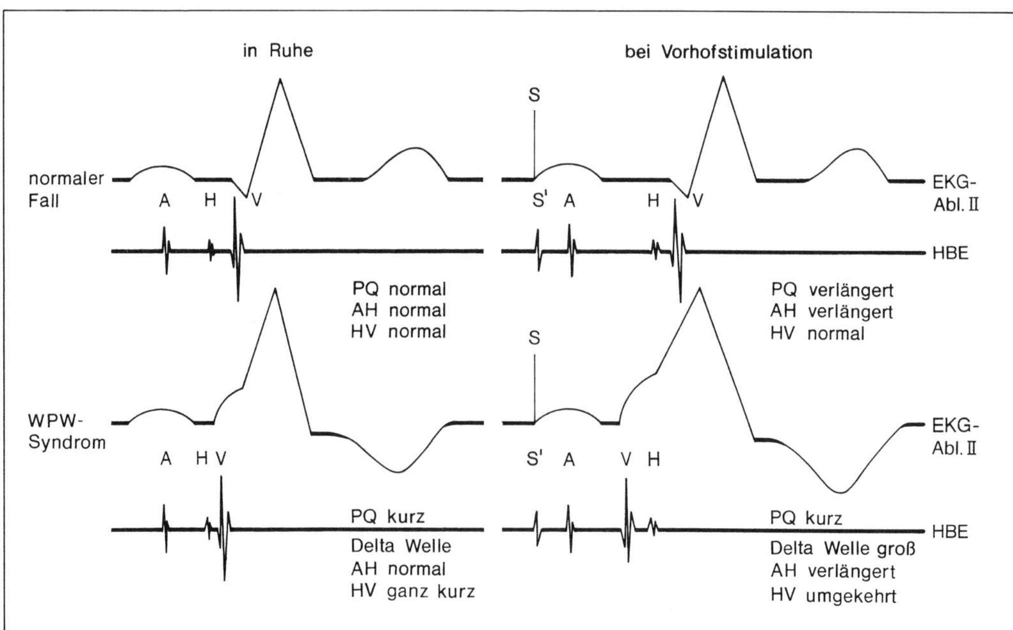

Abb. 178 Schematische Darstellung der elektrophysiologischen Untersuchung bei normalem Fall und beim WPW-Syndrom mit und ohne Vorhofstimulation. HBE: His-Bündel-Elektrogramm, A: Vorhofpotential, H: His-Bündel-Potential, V: Kammerpotential, S: Vorhofstimulation, S′: Stimulationsartefakt.

vall verkürzt ist. Ebenso kann bei PQ-Verlängerung verfahren werden (s. Kapitel „His-Bündel-Elektrographie").

Bei hochfrequenter Vorhofstimulation verlängert sich normalerweise das SV-Intervall zwischen dem Stimulationssignal (S) und der Kammerdepolarisation (V), und zwar im AH-Intervall, während das HV-Intervall unverändert bleibt.

Beim WPW-Syndrom zeigt das Oberflächen-EKG im Fall des Kent-Bündels bekanntlich folgendes Bild: eine kurze PQ-Zeit, eine Delta-Welle, einen breiten QRS-Komplex und eine ST-Senkung sowie eine negative T-Zacke. Im HBE finden wir ein normales AH-Intervall; das HV-Intervall ist verkürzt, da die Kammerdepolarisation infolge der Präexzitation frühzeitig erfolgt. Die über den AV-Knoten laufende normale Erregungswelle erreicht das His-Bündel zum normalen Zeitpunkt, aber die Kammerdepolarisation kommt durch das Kent-Bündel frühzeitig zustande. Daher liegen das H-Potential und die Delta-Welle nebeneinander. Manchmal kann das H(His)-Potential nach dem Beginn des V-Potentials auftreten, so daß statt der normalen Reihenfolge A – H – V ein sogenanntes negatives HV-Intervall in der Reihenfolge A – V – H vorkommen kann.

Bei hochfrequenter Vorhofstimulation ändert sich das verkürzte SV-Intervall nicht, weil die kurze Überleitung durch das Kent-Bündel unverändert bleibt. Dagegen verlängert sich das AH-Intervall durch die verzögerte Überleitung im AV-Knoten während der atrialen Stimulation. Das H-Potential erscheint immer mehr nach dem V-Potential. Dabei wird der QRS-Komplex sukzessiv breiter, weil die Kammer mehr und mehr durch das Kent-Bündel erregt wird (Abb. 178).

Ferner werden bei der elektrophysiologischen Untersuchung die Leitungs- und Refraktärzeiten der akzessorischen Leitungsbahn untersucht. Bei kurzen Refraktärzeiten kann die Tachyarrhythmie bei Vorhofflimmern zum Kammerflimmern führen. Außerdem überprüft man die Wirksamkeit der Antiarrhythmika durch die Katheterstimulation. Zusätzlich wird eine exakte Bestimmung der akzessorischen Leitungsbahn vorgenommen, die Voraussetzung für die chirurgische Therapie und Katheterablation ist.

8. Genese des WPW-Syndroms

Die Ursache des WPW-Syndroms ist noch nicht restlos geklärt. Im allgemeinen werden folgende Theorien diskutiert:

a) Kent-Bündel

Kent stellte 1893 und 1913 in Tierversuchen eine akzessorische Leitungsbahn zwischen rechtem Vorhof und rechtem Ventrikel fest. Später konnten solche Muskelverbindungen sowohl auf der rechten als auch auf der linken Herzseite auch beim Menschen nachgewiesen werden. Diese Muskelbrücken sind sehr schmal; deren Durchmesser beträgt weniger als 2 mm, jedoch sind sie sowohl mikroskopisch als auch histologisch darstellbar. Diese Theorie ist einleuchtend und wird meist anerkannt. Doch gab es auch Patienten mit WPW-Syndrom, bei denen diese Muskelverbindungen nicht nachweisbar waren.

b) Beschleunigte Überleitung des AV-Knotens

Prinzmetal konnte 1952 tierexperimentell nachweisen, daß die beschleunigte Überleitung („accelerated conduction") durch eine funktionslose Teilbahn des AV-Knotens bedingt ist. Die physiologische Leitungsverlangsamung fehlt dann bei einem Teil des AV-Knotens. Diese Prinzmetal-Theorie hat aber keine allgemeine Anerkennung gefunden, da es zweifelhaft ist, ob es sich bei den tierexperimentell nachgewiesenen EKG-Veränderungen wirklich um ein WPW-Syndrom handelt.

c) Longitudinale Dissoziation (synchronized sinoventricular conduction)

Normalerweise bevorzugt der Sinusimpuls im AV-Knoten und His-Bündel einen bestimmten Leitungsweg, was eine normale PQ-Dauer und einen normalen QRS-Komplex hervorruft. Wenn ein Sinusimpuls einen anderen Leitungsweg benutzt und den AV-Knoten durchläuft oder wenn ein ektopischer Reiz im posterioren Internodalbündel entsteht, ist die Erregungsfront bei Erreichen des His-Bündels verändert. Die Erregungswellen werden dann im His-Bündel in verschiedene Faszikeln verteilt und rufen eine vorzeitige Erregung des Kammerseptums hervor, wodurch sich im EKG ein WPW-Bild ergeben kann. Das ist eine Erklärung des WPW-Bildes durch die sog. „Synchronized-sinoventricular-conduction"-Theorie von Sherf und James, ein Beispiel einer „longitudinalen Dissoziation".

d) Abnorme Erregbarkeit der Ventrikel

Holzmann und Scherf (1932) vertraten die Ansicht, daß eine abnorme Übererregbarkeit aufgrund der Ischämie oder Entzündung in basalen Kammerpartien bestehen kann. Die Ventrikel würden dann mechanisch oder elektrisch durch die Vorhofaktion vorauserregt.

e) Mahaim-Bündel

Das Mahaim-Bündel ist eine akzessorische Leitungsbahn, die die oberen oder die unteren Teile des His-Bündels mit dem Ventrikel verbindet. Daher ist in diesem Fall die PQ-Zeit normal, wobei eine Delta-Welle mit ver-

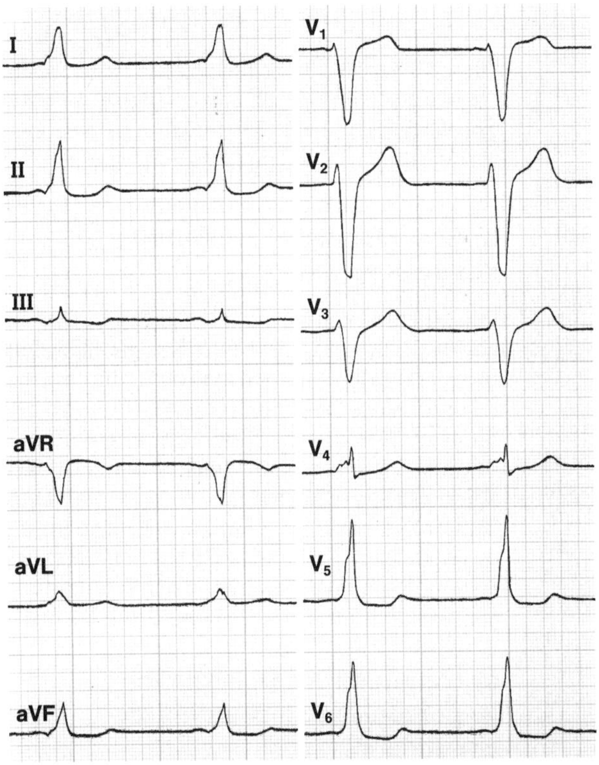

Abb. 179 WPW-Syndrom, Typ B. EKG: Normales P. PQ 0,10 sec. Deutliche Delta-Welle in I, II, III sowie aVL, aVF und V_4 bis V_6. QRS-Komplex linksschenkelblockähnlich deformiert und mit 0,14 sec deutlich verbreitert. V_1 zeigt vorwiegend negative Zacke (rS).
Vektorkardiogramm: Nach links unten und etwas vorn gerichtete QRS-Schleife mit Deformierung und Verlangsamung des initialen Schleifenteils. Delta-Welle auf der frontalen Ebene am deutlichsten zu sehen. Die QRS-Schleife läuft zuerst im Gegenuhrzeigersinn und später im Uhrzeigersinn. Diskordante T-Schleife auf allen Ebenen.

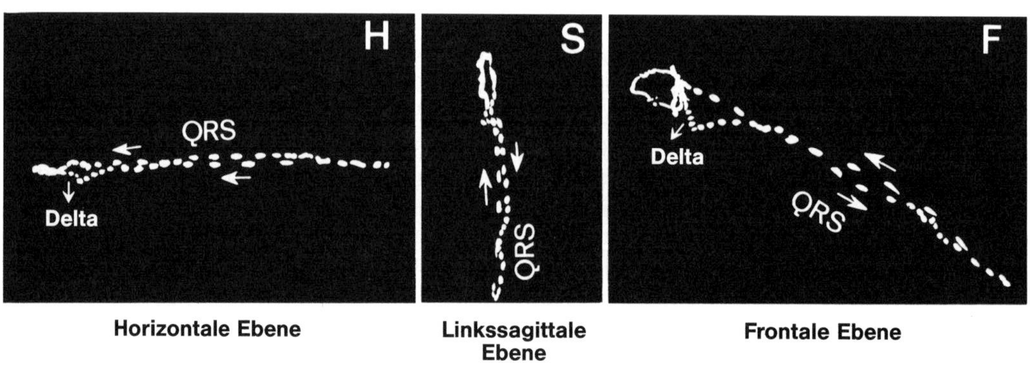

Horizontale Ebene | **Linkssagittale Ebene** | **Frontale Ebene**

breitertem QRS-Komplex, also eine seltene Form des WPW-Syndroms, besteht.

Es darf angenommen werden, daß das WPW-Syndrom sowohl angeboren vorkommt – in Form einer spezifischen Leitungsbahn (z. B. Kent-Bündel) zwischen Vorhof und Ventrikel – als auch erworben wird, z. B. infolge einer durch Krankheit entstandenen Übererregbarkeit des Herzmuskels in bestimmten Teilen der Ventrikel, z. B. in basalen Kammerpartien.

9. Therapie des WPW-Syndroms

Eine Therapie des WPW-Syndroms ohne Arrhythmie ist nicht erforderlich. Die begleitenden Rhythmusstörungen bei WPW-Trägern werden wie üblich behandelt.

Besteht jedoch beim WPW-Syndrom eine schwere Rhythmusstörung, wie z. B. Tachyarrhythmie-Anfälle bei Vorhofflimmern, die medikamentös therapieresistent sind, kann man eventuell erwägen, das Kent-Bündel (die akzessorische Leitungsbahn) operativ zu durchtrennen. Die Erfolgsrate liegt hier bei über 90%. Vorher muß jedoch durch elektrophysiologische Untersuchungen mit Elektrodenkathetertechnik die akzessorische Leitungsbahn genau lokalisiert werden.

Neben dem interventionellen elektrophysiologischen Behandlungsverfahren von Kammer-Reentry-Tachykardien können Patienten mit WPW-Syndrom gegebenenfalls mit Elektroablation behandelt werden. So ist bekannt, daß die risikoarme Hochfrequenzstromablation bei akzessorischen Leitungsbahnen durchführbar ist. Die Erfolgsrate liegt bei über 90%.

WPW-Syndrom

EKG-Merkmale:

- kurze PQ-Zeit ($\leqq$ 0,12 sec)
- Delta-Welle
- QRS-Komplex schenkelblockartig deformiert und breit
  Typ A: Rechtsschenkelblock-ähnlich
  Typ B: Linksschenkelbock-ähnlich
- Störung des Erregungsrückgangs

Charakteristika:

- Vorkommen überwiegend bei gesunden männlichen Jugendlichen
- Neigung zur AV-junktionaler Tachykardie

Genese:

- Kent-Bündel
- beschleunigte Überleitung in Teilen des AV-Knotens
- longitudinale Dissoziation
- abnorme Erregbarkeit der Ventrikel
- Mahaim-Bündel

LGL-Syndrom (Lown-Ganong-Levine-Syndrom)

1952 haben Lown, Ganong und Levine ein elektrokardiographisches Syndrom mit kurzer PQ-Zeit unter 0,12 sec bei normalem QRS-Komplex beschrieben. Eine ST-Senkung ist nicht vorhanden, die T-Zacke ist normal.

Ferner fallen beim LGL-Syndrom nach eigenen Untersuchungen elektrokardiographisch eine kleine und oft spitz-positive P-Zacke und ein relativ schmaler QRS-Komplex auf.

Die Häufigkeit schwankt bei Erwachsenen zwischen 0,2 und 2%.

Meist handelt es sich um jüngere Frauen oder Kinder ohne Herzerkrankungen, bei denen oft (wie beim WPW-Syndrom) eine supraventrikuläre Tachykardie (in etwa 30% der Fälle) auftritt. Auch sind Vorhofflimmern, Vorhofflattern und Kammertachykardie bekannt. Häufig leiden diese Patienten an vegetativer Dystonie. Die klinische Untersuchung deckt häufig eine respiratorische Arrhythmie und einen betonten ersten Herzton auf.

Als Ursache des LGL-Syndroms werden mehrere Theorien diskutiert. Lown, Ganong und Levine nahmen an, daß eine ausgeprägte vegetative Dystonie sowie eine Überfunktion der Nebennierenrinde sowohl für die kurze PQ-Zeit als auch für die paroxysmalen Tachykardien verantwortlich gemacht werden können.

James konnte eine spezifische Leitungsbahn nachweisen, die am Sinusknoten beginnt und am distalen Teil des AV-Knotens oder am proximalen Teil des His-Bündels endet. So läuft die Erregung, den AV-Knoten umgehend, ungebremst zum ventrikulären Leitungssystem, wodurch im EKG eine kurze PQ-Zeit bei normalem QRS-Komplex erscheint (Abb. **156** u. **183a**).

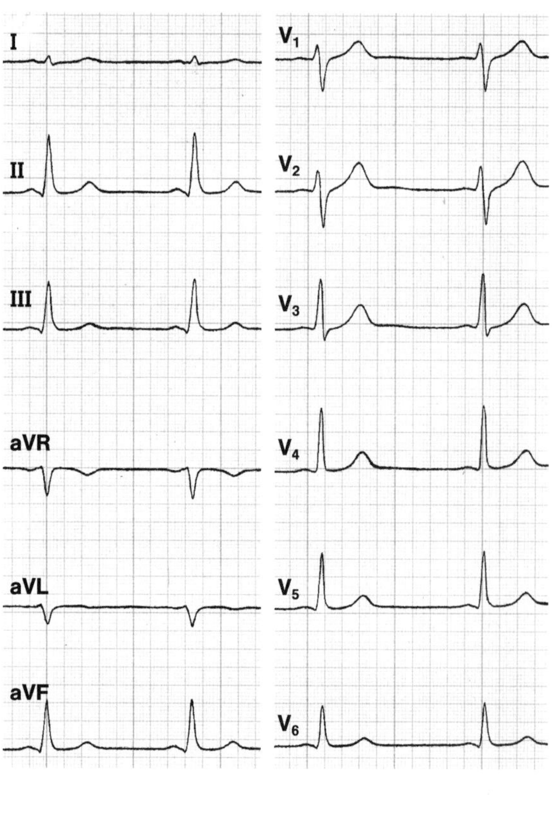

Abb. 180 LGL-Syndrom. 30jährige Frau mit paroxysmaler Tachykardie in der Anamnese. Kurze PQ-Zeit (0,10 sec) mit normalem QRS-Komplex und T. Auffällig kleines P.

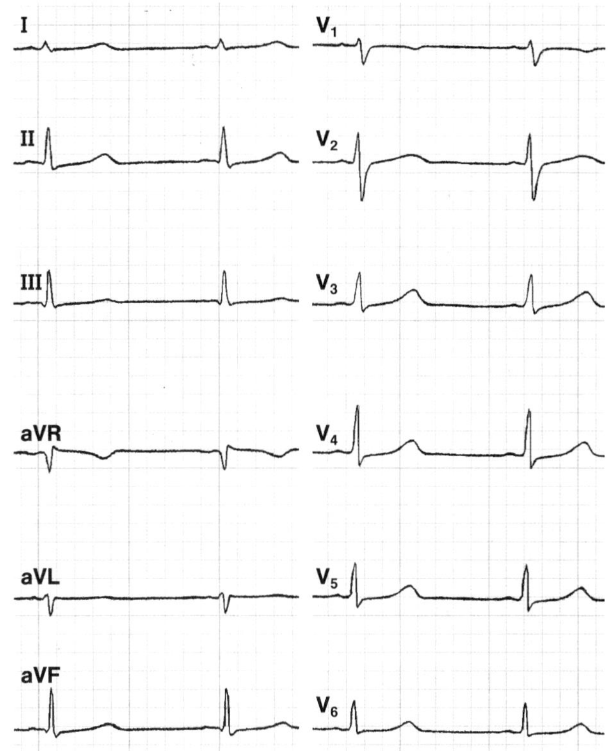

Abb. 181 LGL-Syndrom. Sehr kurze PQ-Zeit (0,09 sec), kleines P, normaler, jedoch schmaler QRS-Komplex mit normalem T.

Wie kommt aber die supraventrikuläre Tachykardie beim LGL-Syndrom zustande? Dies kann man folgendermaßen erklären: Eine Vorhofextrasystole erreicht schnell antegrad den AV-Knoten, passiert einerseits das His-Bündel und die Tawara-Schenkel und erregt die Kammer; andererseits passiert die Erregungswelle retrograd vom AV-Knoten das James-Bündel, den Vorhof und wieder den AV-Knoten. So kommt es zu einer Kreisbewegung.

Jedoch scheint der umgekehrte Leitungsweg häufiger. Nämlich läuft die Vorhoferregung zuerst über das James-Bündel zum His-Bündel, dann erreicht sie wieder den Vorhof und zwar retrograd über den AV-Knoten (Abb. **183b**).

In den letzten Jahren wurden elektrophysiologische Untersuchungen mit Hilfe von His-Bündel-Elektrogrammen bei Patienten mit LGL-Syndrom durchgeführt. Dabei ergaben sich jedoch uneinheitliche Ergebnisse: Caracta und Seipel fanden unabhängig voneinander, daß die AH-Zeit (Vorhof bis zur His-Bündel-Erregung) verkürzt ist, während die HV-Zeit (His-Bündel bis zur Kammererregung) normal war. Diese Ergebnisse könnten für einen totalen oder partiellen anatomischen Bypass des AV-Knotens sprechen.

Bei Vorhofstimulation bleibt das kurze AH-Intervall unverändert, da die Stimulation mit Hilfe des James-Bündels den AV-Knoten umgeht; auch das normale HV-Intervall bleibt unverändert. Die Vorhofstimulation bringt also beim LGL-Syndrom keine Änderung (Abb. 184). Nicht selten wird aber das AH-Intervall bei Vorhofstimulation in der Tat verlängert, wie in normalen Fällen. Daher kann angenommen werden, daß das James-Bündel nicht immer als Ursache des LGL-Syndroms in Frage kommt. Ferner vertreten mehrere Autoren die Ansicht, daß auch eine internodale Längsdissoziation der Erregungsleitung als Ursache eines LGL-Syndroms nicht ausgeschlossen werden kann.

Offenbar kommen beim LGL-Syndrom verschiedene Ursachen in Frage. Bei manchen Patienten besteht tatsächlich ein sogenanntes James-Bündel. Dies trifft zu bei den

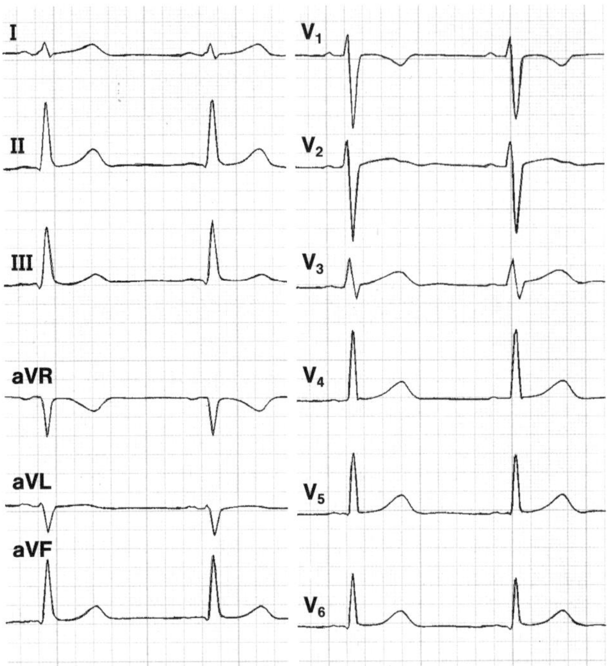

Abb. 182a LGL-Syndrom (klassische Form). 21jährige Patientin. Kurze PQ-Zeit (PQ 0,11 bis 0,12 sec). Normaler QRS-Komplex, normaler ST-T-Abschnitt.

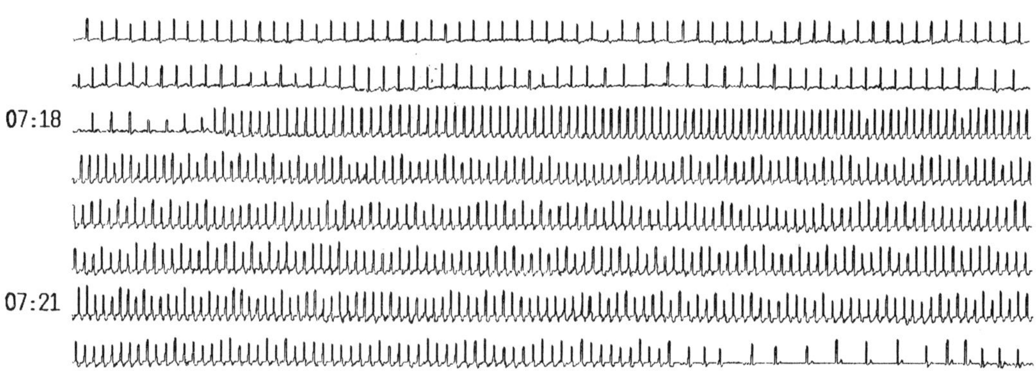

Abb. 182b Langzeit-EKG beim LGL-Syndrom. Dieselbe Patientin wie in Abb. **182a**. Von 7 Uhr 18 Minuten bis 7 Uhr 22 Minuten eine AV-(Knoten)-Tachykardie deutlich dargestellt. Danach zuerst ein AV-(Knoten)-Rhythmus, später ein Sinusrhythmus.

Patienten mit kurzer AH-Zeit und normaler HV-Zeit, wobei sich diese kurze AH-Zeit bei Vorhofstimulation nicht ändert. Bei den meisten ist aber das LGL-Syndrom meiner Meinung nach Ausdruck der kurzen AV-Überleitungszeit bei kleinem AV-Knoten bzw. kleinem Herzen, also es handelt sich um eine physiologische Variante. Dafür spricht, daß diese Patienten, wie bereits beschrieben, neben der kurzen PQ-Zeit eine schmale P-Zacke und einen, zwar normalen, jedoch relativ schmalen QRS-Komplex haben. Bei ihnen wird das AH-Intervall im HBE bei Vorhofstimulation wie in normalen Fällen verständlicherweise verlängert, da hier kein James-Bündel, also keine Kurzschlußbahn, besteht.

Die Prognose des LGL-Syndroms ist nach den bisherigen Erfahrungen als günstig zu bezeichnen.

Unter dem LGL-Syndrom verstehen wir gewöhnlich die kurze PQ-Zeit mit normalem

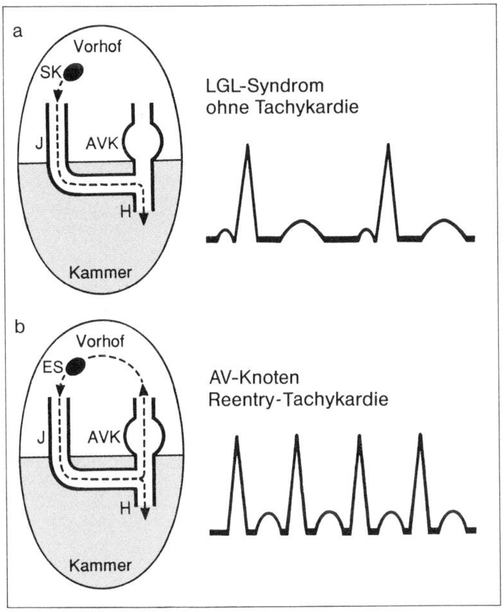

Abb. 183 Schematische Darstellung der AV-Knoten-Tachykardie beim LGL-Syndrom. SK = Sinusknoten, AVK = AV-Knoten, J = James Bündel, H = His-Bündel, ES = Vorhofextrasystole.

QRS-Komplex und normalem ST-T-Abschnitt. In der alltäglichen kardiologischen Praxis begegnen wir jedoch immer wieder Fällen mit einer kurzen PQ-Zeit, aber Veränderungen im QRS-Komplex und/oder in den ST-T-Abschnitten, wie dies z. B. manchmal beim Herzinfarkt der Fall ist.

Diese atypische Form des LGL-Syndroms würde ich als LGL-Syndrom Typ B bezeichnen und die klassische Form, also die meisten Fälle, als LGL-Syndrom Typ A. Nach eigenen Untersuchungen konnten wir 1975 in unserem eigenen Krankengut bei 179 Fällen mit einer kurzen PQ-Zeit, jedoch ohne WPW-Syndrom, nachweisen, daß in 131 Fällen (73%) der Typ A, in 48 Fällen (27%) der Typ B bestand.

Beim Typ B handelte es sich im Unterschied zu Typ A um herzkranke Patienten, die eine koronare Herzkrankheit, eine arterielle Hypertonie oder einen Schenkelblock hatten.

Für die Genese dieser Form der kurzen PQ-Zeit mit ST-T-Veränderungen, also des LGL-Syndroms Typ B, kommt meiner Meinung nach eine intranodale Längsdissoziation bei ischämiebedingter Schädigung des Erregungsleitungssystems in Frage.

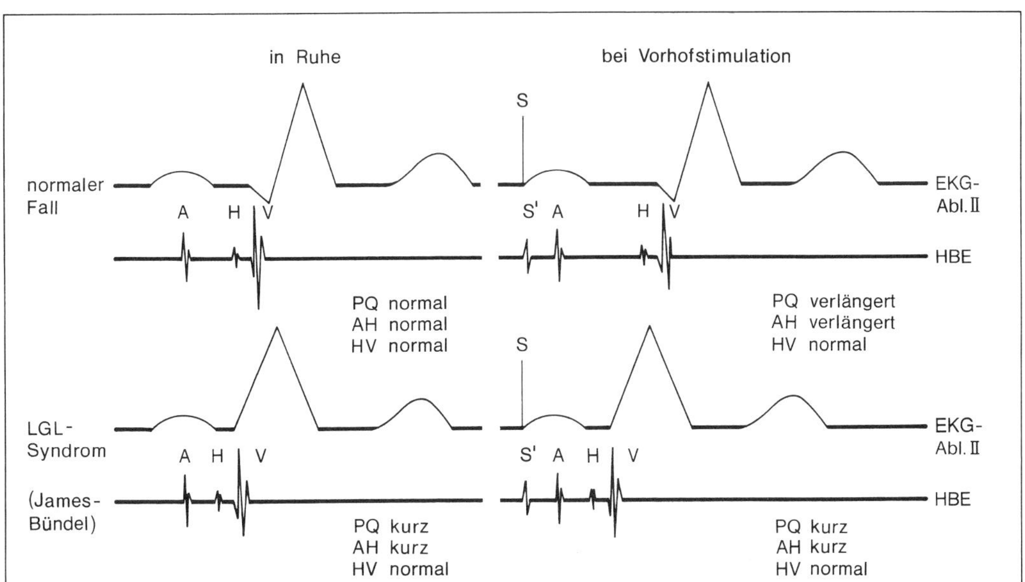

Abb. 184 Schematische Darstellung des His-Bündel-Elektrogramms bei elektrophysiologischer Untersuchung mit Vorhofstimulation beim LGL-Syndrom.

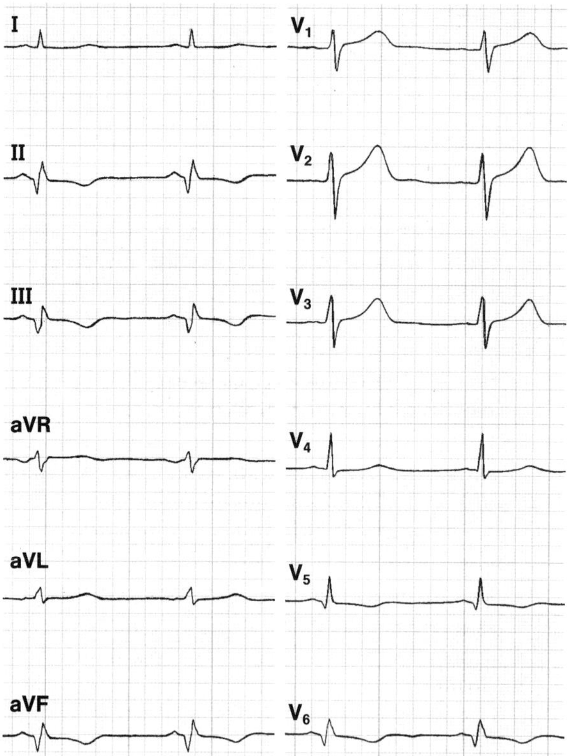

Abb. 185 a Alter inferolateraler Infarkt beim LGL-Syndrom (Typ B). 54jähriger Patient. Kleines P, kurze PQ-Zeit von 0,11 sec, tiefes Q, ST-Senkung und negatives T in II, III, aVF sowie in V_5 und V_6.

LGL-Syndrom

EKG-Merkmale:

- kurze PQ-Zeit (≦0,12 sec)
- keine Delta-Welle
- QRS-Komplex normal
- ST, T normal

Charakteristika:

- Vorkommen überwiegend bei gesunden Frauen und Kindern
- Neigung zur AV-Knoten-Tachykardie

Genese:

- James-Bündel
- kleiner AV-Knoten bzw. kleines Herz

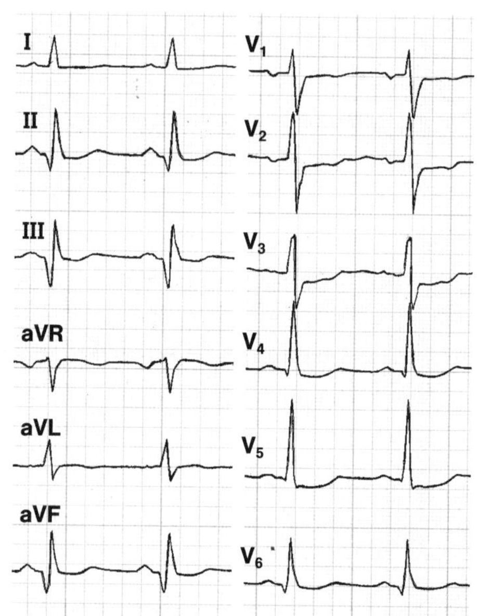

Abb. 185 b Alter inferiorer Infarkt beim LGL-Syndrom (atypische Form, Typ B). 70jährige Patientin. Kurze PQ-Zeit von 0,11 sec. Tiefes Q in II, III und aVF. ST-Senkung (teilweise muldenförmig) und abgeflachtes T in I, II, III, aVF und V_2 bis V_6.

Cor pulmonale

1. Akutes Cor pulmonale

Das akute Cor pulmonale tritt bei plötzlicher Drucksteigerung im Lungenkreislauf (akute pulmonale Hypertonie) auf. Dadurch wird das Herz abrupt überlastet und es kommt zu einer Dilatation.

Die häufigste Ursache ist bekanntlich die Lungenembolie. Das akute Cor pulmonale kommt aber auch, wenngleich seltener, bei Luft- und Fettembolie, bei einem schweren Asthmaanfall und bei ausgedehnter Pneumonie vor.

Die EKG-Veränderungen des akuten Cor pulmonale können unterschiedlich ausfallen. Als charakteristisch gilt der plötzlich auftretende sogenannte S_I-Q_{III}-Typ. In der Ableitung I findet sich eine tiefe S-Zacke und in Ableitung III eine Q-Zacke, die oft groß ist. Die ST-Strecke kann in I, wo eine tiefe S-Zacke besteht, gesenkt und in III, wo eine Q-Zacke besteht, angehoben sein. Die ST-Hebung in Ableitung III ist manchmal nur diskret. Wichtig ist, daß die T-Zacke in III terminal-negativ ist. Somit stellen wir insgesamt in Ableitung III eine breite und tiefe Q-Zacke, eine ST-Hebung und ein terminal-negatives T fest. Diese Veränderungen in Ableitung III sind jedoch – anders als man erwarten könnte – in Ableitung aVF nicht vorhanden. Wir bezeichnen diese EKG-Veränderungen beim S_I-Q_{III}-Typ als McGinn-White-Syndrom.

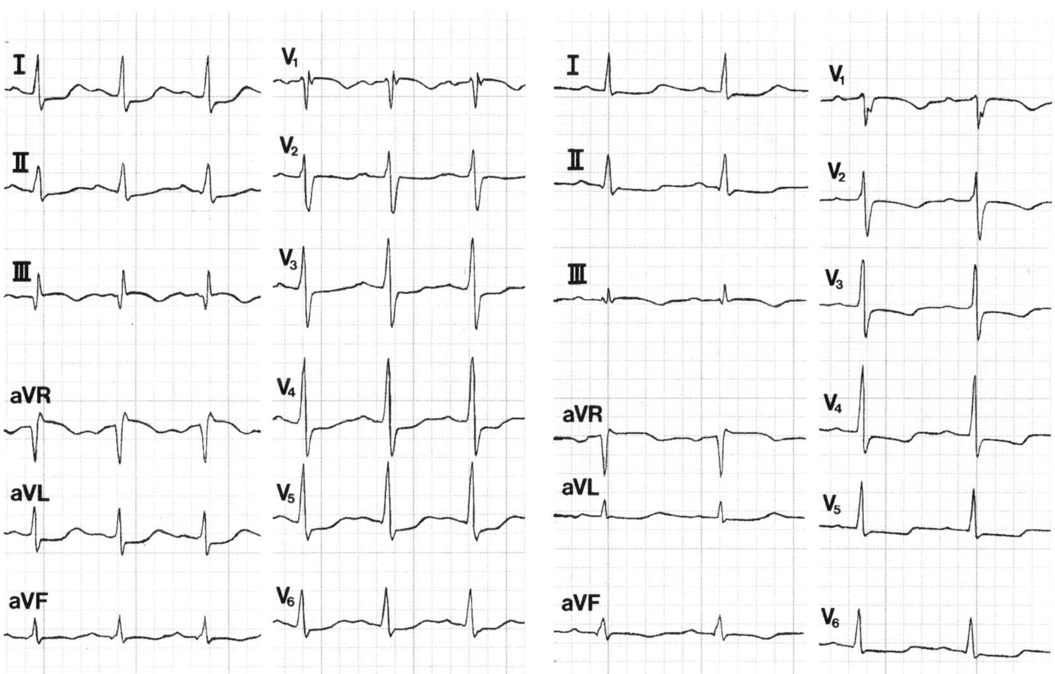

Abb. 186 **Links:** Akute Lungenembolie. 68jährige Patientin. Sinustachykardie mit einer Ventrikelfrequenz von 130/min. SI-QIII-Typ und ST-Senkung in I, aVL und ST-Hebung in III sowie negatives T in III (McGinn-White-Syndrom). Unvollständiger Rechtsschenkelblock. Störung des Erregungsrückgangs in den gesamten Thorax-Ableitungen. **Rechts:** Dieselbe Patientin zwei Tage nach der akuten Lungenembolie. Ventrikelfrequenz 96/min. Linkstyp, kein McGinn-White-Syndrom, kein unvollständiger Rechtsschenkelblock mehr. Nur noch deutliche Störung des Erregungsrückgangs.

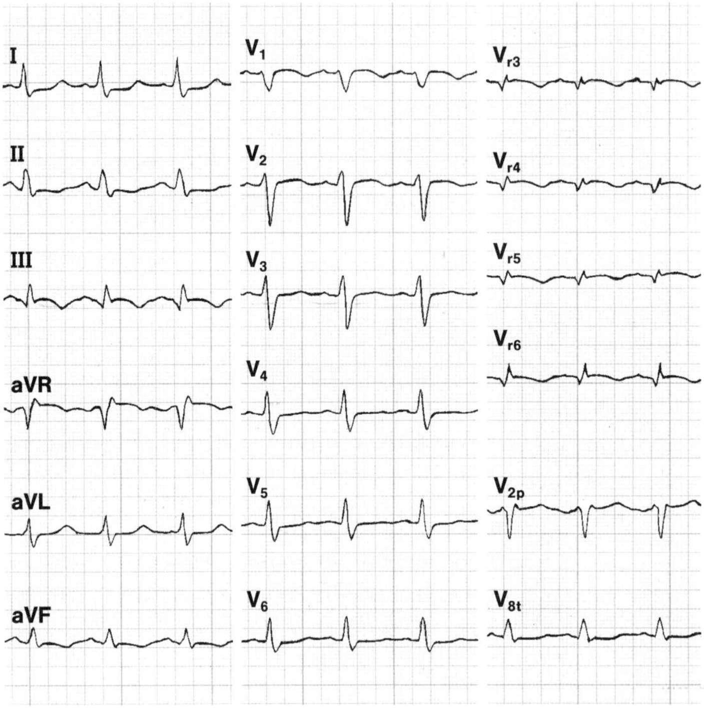

Abb. 187 Akute Lungenembolie. 44jährige Patientin 1 Tag nach dem akuten Ereignis. SI-QIII-Typ. ST-Senkung in I und diskrete konvexbogige ST-Hebung mit terminal negativem T in III (McGinn-White-Syndrom). Relativ hohe R-Zacke in V_{r6}. Rechtsventrikuläre Erregungsrückbildungsstörung.

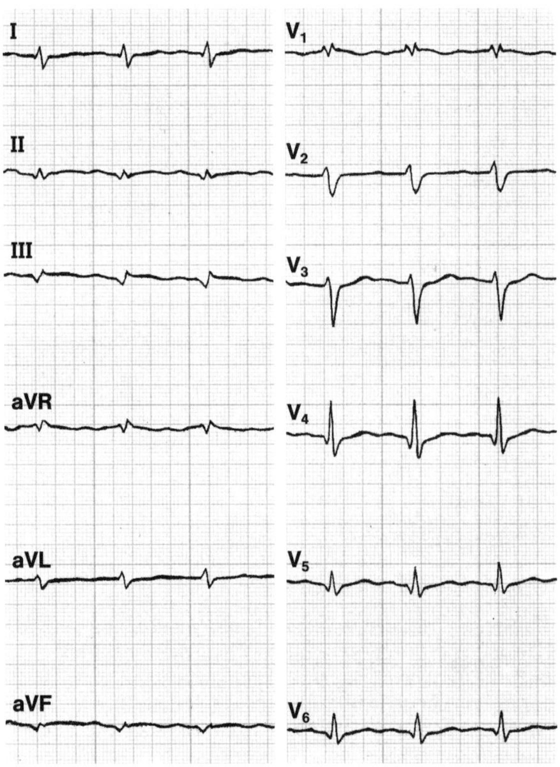

Abb. 188 Akutes Cor pulmonale bei Lungenembolie. SI-QIII-Typ. Großes Q und ST-Hebung in III. McGinn-White-Syndrom. Sinustachykardie bei Ventrikelfrequenz von 137/min. Unvollständiger Rechtsschenkelblock. Periphere Niedervoltage.

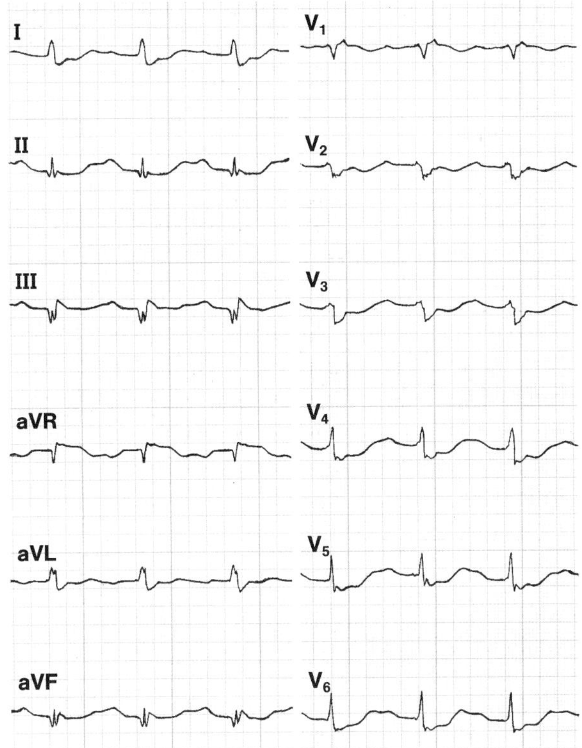

Abb. 189 Akute Lungenembolie. SI-QIII-Typ. Deutliche ST-Senkung in I, II, III und aVF. Tiefes Q in III und aVF. Nicht ganz typisches McGinn-White-Syndrom. Vollständiger Rechtsschenkelblock. QRS-Komplex mit 0,12 sec verbreitert. Deutliche Erregungsrückbildungsstörung.

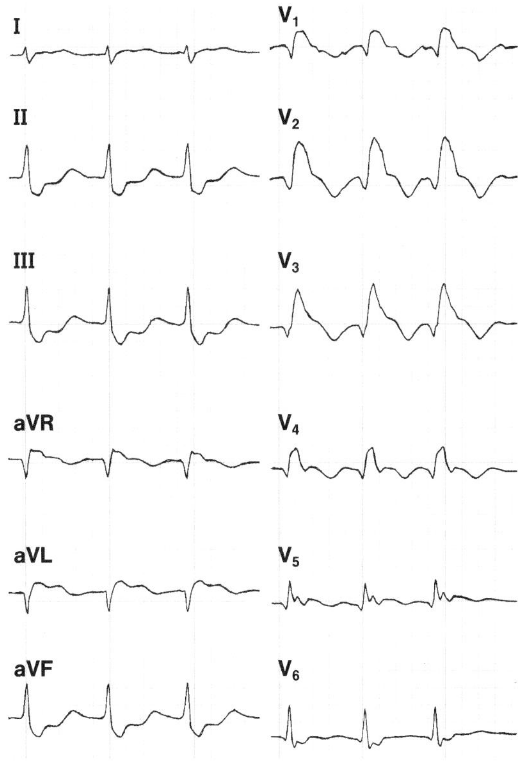

Abb. 190 Akute schwere fulminante Lungenembolie mit tödlichem Ausgang. 85jährige Patientin. Rechtstyp. Vollständiger Rechtsschenkelblock. Dabei großes Q in V_1 bis V_4, jedoch kein Vorderwandinfarkt, Erregungsrückbildungsstörung.

Dieser S_I-Q_{III}-Typ, gelegentlich auch S_I-S_{II}-S_{III}-Typ, entsteht dadurch, daß sich das Herz nicht nur um seine Längsachse im Uhrzeigersinn, sondern auch infolge der plötzlichen Rechtsbelastung um die Transversalachse nach hinten dreht. Diese plötzliche Änderung in Form eines S_I-Q_{III}-Typs währt nur kurz. Sie ist nur wenige Stunden bis maximal ein bis drei Tage nachweisbar. Das McGinn-White-Syndrom ist zwar sehr spezifisch für die akute Lungenembolie, wird jedoch wegen seiner Flüchtigkeit nicht immer festgestellt. Zusätzlich zu dem S_I-Q_{III}-Typ wird die Übergangszone oft nach links verschoben. In V_5 und V_6 findet sich eine tiefe S-Zacke.

Bei akuter massiver Dilatation des rechten Herzens bei Lungenembolie können eine rechtstypische Herzachse (Rechtstyp oder Steiltyp), außerdem ein unvollständiger oder vollständiger Rechtsschenkelblock, je nach dem Dilatationsgrad, auftreten. Tritt ein vollständiger Rechtsschenkelblock auf, ist die Prognose ernst. Deutliche Rechtshypertrophie-Zeichen, hohes R in V_1 und/oder V_{r4}, und tiefes S in V_5 und V_6 sind gelegentlich vorhanden.

Im Unterschied zu den obengenannten Veränderungen, die nicht in jedem Fall nachzuweisen sind, ist die deutlich negative T-Zacke in V_1 bis V_4, manchmal bis V_6, ein relativ häufiger Befund. Diese T-Negativität bildet sich im Lauf von Tagen allmählich zurück. Gelegentlich tritt in V_1 und V_2 statt einer negativen T-Zacke eine ST-Hebung mit positiver T-Zacke auf, so daß irrtümlicherweise ein Vorderwandinfarkt diagnostiziert werden kann.

Die P-Zacke ist mehr oder weniger im Sinn eines P dextro-atriale verändert, da der rechte Vorhof sekundär auch überlastet ist.

Rhyhtmusstörungen wie z. B. Sinustachykardie, Vorhofflimmern und Vorhof- oder ventrikuläre Extrasystolen werden beobachtet. Bei fulminanter Lungenembolie kommt eine Kammertachykardie oder sogar Kammerflimmern vor.

Das EKG ist bei akutem Cor pulmonale nicht immer charakteristisch verändert, wenn man das EKG nicht sofort registriert und nicht oft kontrolliert, da es sich rasch ändert. So können sich die typischen EKG-Veränderungen innerhalb einer Woche manchmal fast völlig zurückbilden. Trotz bestehender Lungenembolie zeigt das EKG manchmal nur einen Wandel des Lagetyps. So kann ein plötzlich auftretender Rechtstyp zusammen mit dem klinischen Befund für eine Lungenembolie sprechen.

Differentialdiagnostisch wichtig ist der sog. Hinterwandinfarkt, der ebenfalls eine große Q-Zacke in Ableitung III verursacht. Bei ihm ist aber eine große Q-Zacke mit negativer T-Zacke nicht nur in III, sondern meist

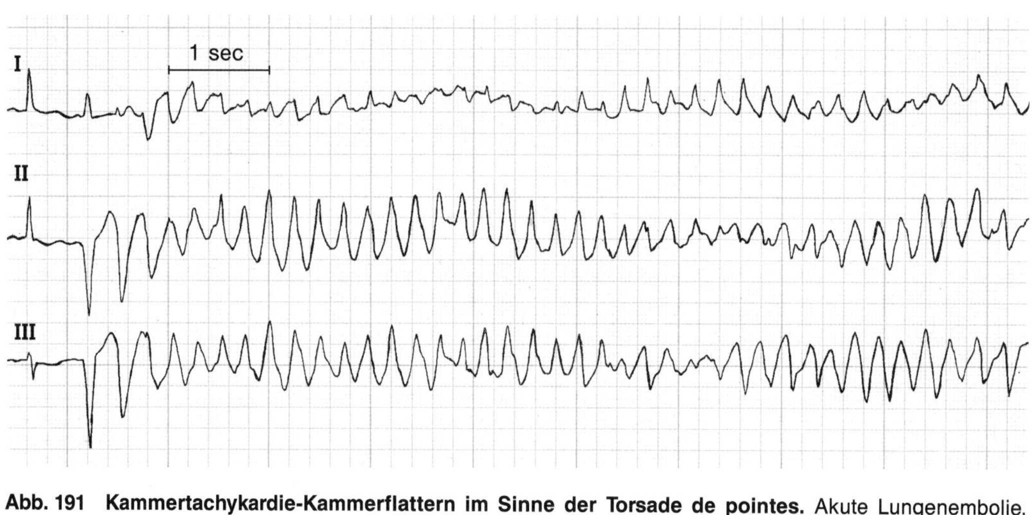

Abb. 191 Kammertachykardie-Kammerflattern im Sinne der Torsade de pointes. Akute Lungenembolie. Ventrikelfrequenz ca. 250–270/min. Zuerst ein normaler QRS-Komplex, dann polymorphe Kammertachykardie. QRS und T nicht immer abgrenzbar. Papiergeschwindigkeit 25 mm/sec.

auch in II, vor allem aber in aVF nachweisbar. Dagegen sind ein Rechtsschenkelblock und/oder eine negative T-Zacke in V_1 bis V_4 bei Hinterwandinfarkt ungewöhnlich; die Übergangszone ist nicht nach links verschoben. Ein P dextro-atriale ist ebenfalls nicht vorhanden, statt dessen gelegentlich ein P sinistro-atriale.

2. Chronisches Cor pulmonale

Das chronische Cor pulmonale geht mit der Hypertrophie des rechten Ventrikels einher, entstanden auf dem Boden einer funktionellen oder strukturellen Affektion der Lungen. Eine sekundäre Rechtsherzbelastung infolge primärer Erkrankung des linken Herzens oder eines Herzfehlers wird nicht dazugezählt.

Ursache des chronischen Cor pulmonale ist in erster Linie ein Lungenemphysem bzw. eine Emphysembronchitis, außerdem das Asthma bronchiale und die Lungenfibrose verschiedener Ätiologie. Gelegentlich kommen aber auch rezidivierende Lungenembolien und degenerative, entzündliche, thrombotische Lungenprozesse in Frage. Selten löst auch eine primäre pulmonale Hypertonie ein chronisches Cor pulmonale aus.

In den sechziger Jahren wurde in deutschsprachigen Ländern bekannt, daß die Einnahme von manchen Appetitzüglern zu einer primär vaskulären pulmonalen Hypertonie und somit zum chronischen Cor pulmonale führen kann.

Pathologisch-anatomisch bestehen beim chronischen Cor pulmonale eine pulmonale Hypertonie und eine Hypertrophie des rechten Ventrikels.

Es gelingt aber nicht immer, Rechtshypertrophie-Zeichen elektrokardiographisch festzustellen, da das häufig bestehende Lungenemphysem ohne pulmonale Hypertonie bereits das EKG verändert, wodurch eine genaue Beurteilung erschwert sein kann.

Wichtig sind zunächst die EKG-Befunde beim Emphysem ohne pulmonale Hypertonie. Infolge der Lungenblähung und des Zwerchfell-Tiefstandes dreht sich das Herz

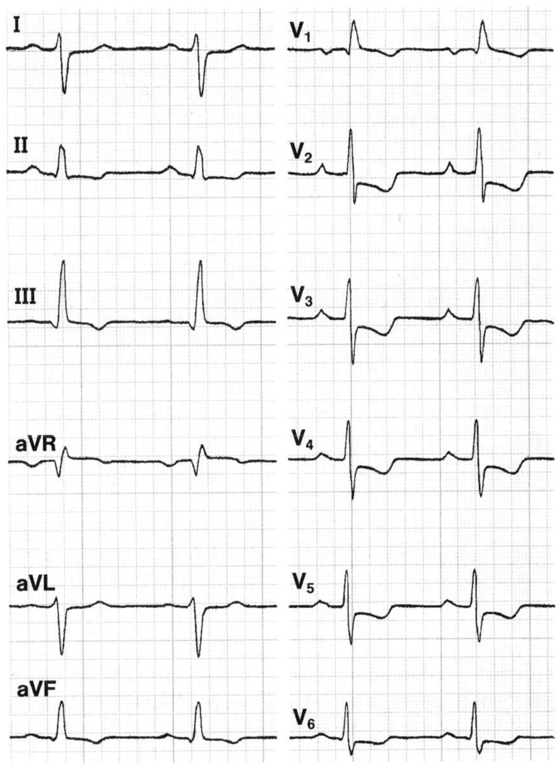

Abb. 192 Ausgeprägtes chronisches Cor pulmonale. 34jährige Patientin mit pulmonaler Hypertonie nach Einnahme von Appetitzügler. Deutliche Rechtshypertrophie-Zeichen (Rechtstyp mit ST-Senkung und negativem T in II, III und aVF), hohes verspätetes R in V_1, deutliche ST-Senkung und negatives T in V_1 bis V_6, P dextro-atriale (s. V_2 und V_3).

um die Transversalachse nach hinten und um die Längsachse im Uhrzeigersinn. So entsteht eine rechtstypische elektrische Herzachse, häufig ein Steiltyp bzw. ein Semivertikaltyp; man findet sogar im fortgeschrittenen Stadium des Lungenemphysems gelegentlich einen sogenannten SI-QIII-Typ bzw. SI-SII-SIII-Typ, der als Sagittaltyp bezeichnet wird. Ein McGinn-White-Syndrom ist hier nicht nachweisbar.

Beim Sagittaltyp ist es möglich, daß ein kleiner Winkelunterschied auf der frontalen Ebene die Amplitude deutlich verkleinern kann. So finden sich bei sagittal gedrehten Herzachsen nicht selten ungewöhnliche Lagetypen, z. B. ein überdrehter Rechts- oder Linkstyp, die mit der anatomischen Herzachse nicht korreliert werden können.

In den Thorax-Ableitungen treten kleine Ausschläge auf, vor allem in V_5 und V_6, da die Entfernung von den Elektroden bis zum Herzen infolge der Lungenblähung sehr groß und das Herz außerdem nach hinten verlagert ist. Oft ist hier eine r/S-Form mit einer tiefen S-Zacke festzustellen.

Bei den Patienten mit Lungenemphysem und pulmonaler Hypertonie finden sich zusätzlich zu den rechtstypischen Lagetypen oder dem Sagittaltyp und der r/S-Form in V_5 und V_6 Rechtshypertrophie-Zeichen. Die R- oder R'-Zacke ist in V_1 hoch, der obere Umschlagspunkt dabei verspätet, und die S-Zacke ist klein; so beträgt der R/S-Wert in V_1 mehr als 1. Diese hohe R-Zacke in V_1 kommt dadurch zustande, daß sich der QRS-Hauptvektor auf der horizontalen Ebene wie bei der schweren Druckbelastung des rechten Ventrikels weit nach rechts und vorn im Uhrzeigersinn dreht. Manchmal ist aber die R-Zacke nicht in V_1 überhöht, sondern in den erweiterten rechtspräkordialen Ableitungen V_{r3} bis V_{r6} (s. Kapitel „Rechtsventrikuläre Hypertrophie").

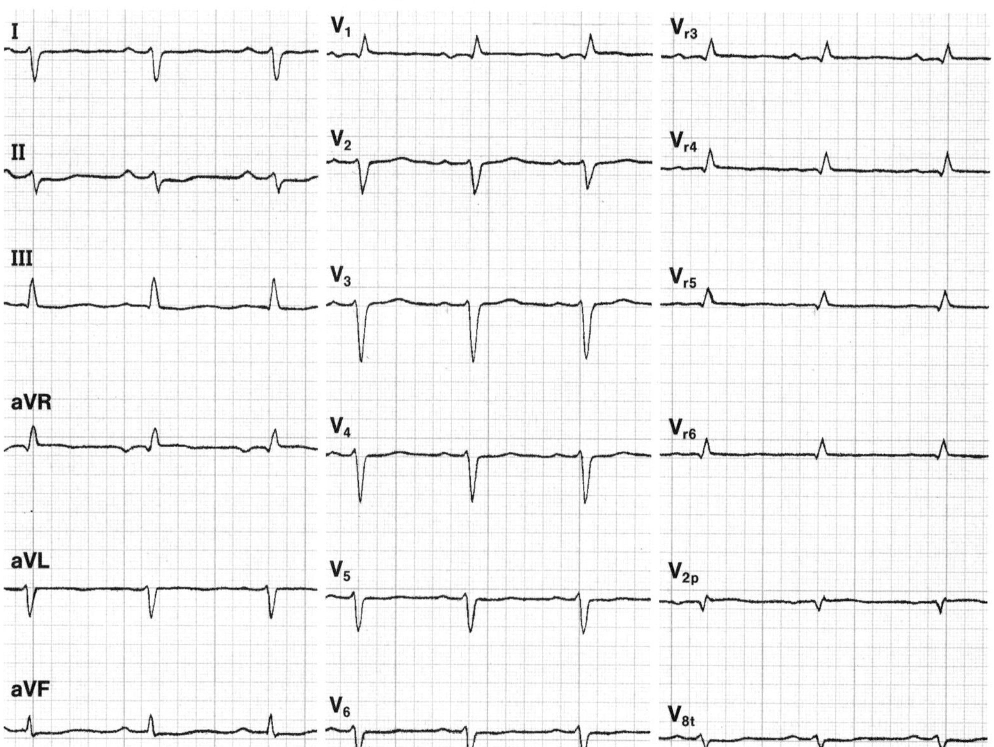

Abb. 193 Chronisches Cor pulmonale bei Emphysembronchitis. 65jährige Patientin. Überdrehter Rechtstyp. Deutliche Rechtshypertrophie-Zeichen (tiefes S in I, aVL und V_2 bis V_6, hohes R in III, aVR, aVF und in V_1, V_{r3}, V_{r4}, V_{r5} und V_{r6}). Der QRS-Hauptvektor ist nach rechts hinten und oben gerichtet. Relativ hohes P in II. Störung des Erregungsrückgangs.

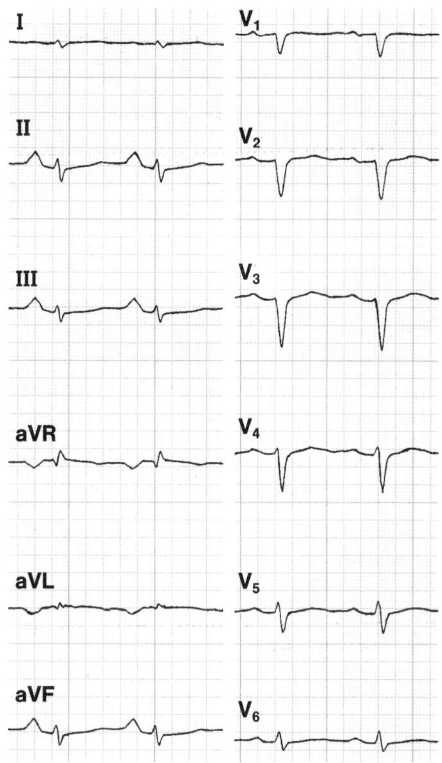

Abb. 194 Chronisches Cor pulmonale. 61jährige Patientin mit ausgeprägtem Lungenemphysem. Sagittaltyp. Deutliches P dextro-atriale. Hohes verspätetes R in aVR. Relativ tiefes S in V_4 bis V_6.

In aVR ist ebenfalls oft eine hohe R-Zacke vorhanden, da der QRS-Hauptvektor nicht nur nach rechts vorn, sondern auch nach oben gerichtet ist, während er bei gewöhnlicher Rechtshypertrophie ohne Lungenemphysem, z. B. Pulmonalstenose oder Eisenmenger-Syndrom, nach rechts vorn und unten gerichtet ist.

Als eine Besonderheit der Rechtshypertrophie beim chronischen Cor pulmonale stellt sich ein QRS-Vektor dar, der sich auf der horizontalen Ebene nicht nach rechts vorn, sondern eigenartigerweise nach rechts hinten dreht. In diesen Fällen ist oft eine r/S-Form von V_1 bis V_6 zu sehen. Die S-Zacke ist sogar in V_2 und V_3 (wie bei der Linkshypertrophie) tief, da der Hauptvektor oder der Terminalvektor vom Nullpunkt weit weg nach hinten gerichtet ist. Daher werden die Rechtshypertrophie-Zeichen sehr oft nur in den erweiterten rechtspräkordialen Ableitungen ($V_{r3}-V_{r6}$) nachweisbar sein. Hier lohnt sich ein Vektorkardiogramm, das es ermöglicht, sich räumlich genau zu orientieren und eine Rechtshypertrophie festzustellen. Der nach rechts hinten und oben gerichtete QRS-Hauptvektor ist in den Fällen mit Rechshypertrophie ohne Lungenemphysem kaum nachweisbar. So kann angenommen werden, daß diese Vektordrehung durch den Emphysemthorax bedingt ist.

Die P-Zacke ist im Sinn eines P dextro-atriale verändert. Man muß aber berücksichtigen, daß die Ausschläge bei Lungenemphysem infolge der Lungenblähung relativ klein sind, so daß eine verhältnismäßig hohe und spitz-positive P-Zacke unter Umständen auch auf das P dextro-atriale hinweisen kann, obwohl die P-Höhe absolut gesehen, nicht unbedingt pathologisch ist.

Bei den Patienten mit verschiedener Genese des chronischen Cor pulmonale ohne Lungenemphysem finden sich ähnliche EKG-Veränderungen, wobei die sagittale Drehung der Herzachse ungewöhnlich ist.

Die Erkennung der rechtsventrikulären Hypertrophie) im EKG ist beim chronischen Cor pulmonale oft schwierig. Da die Muskelmasse des linken Ventrikels im mittleren und höheren Alter die des rechten Ventrikels deutlich übersteigt, kommt vor allem eine leichte Hypertrophie des rechten Ventrikels schwer zur Geltung. Ferner muß gesagt werden, daß bei Patienten mit chronischem Cor pulmonale zusätzlich koronare Herzerkrankung, arterielle Hypertonie oder Linksherzinsuffizienz mit und ohne linksventrikukäre Hypertrophie bestehen können, was die Diagnose der Rechtsbelastung weiter erschwert. Während im EKG die Trefferquote der Rechtsbelastungszeichen ohne chronisches Cor pulmonale ca. 80% beträgt, wird sie bei chronischem Cor pulmonale in der Literatur mit ca. 60% angegeben.

Heute wird das chronische Cor pulmonale klinisch gewöhnlich in drei Stadien eingeteilt: Stadium I (latentes), Stadium II (manifestes) und Stadium III (dekompensiertes Cor pulmonale).

Die Trefferquote für die Feststellung der Rechtshypertrophie mit Hilfe von zwölf Standard-Ableitungen beträgt beim chronischen Cor pumonale nach eigenen Untersuchungen

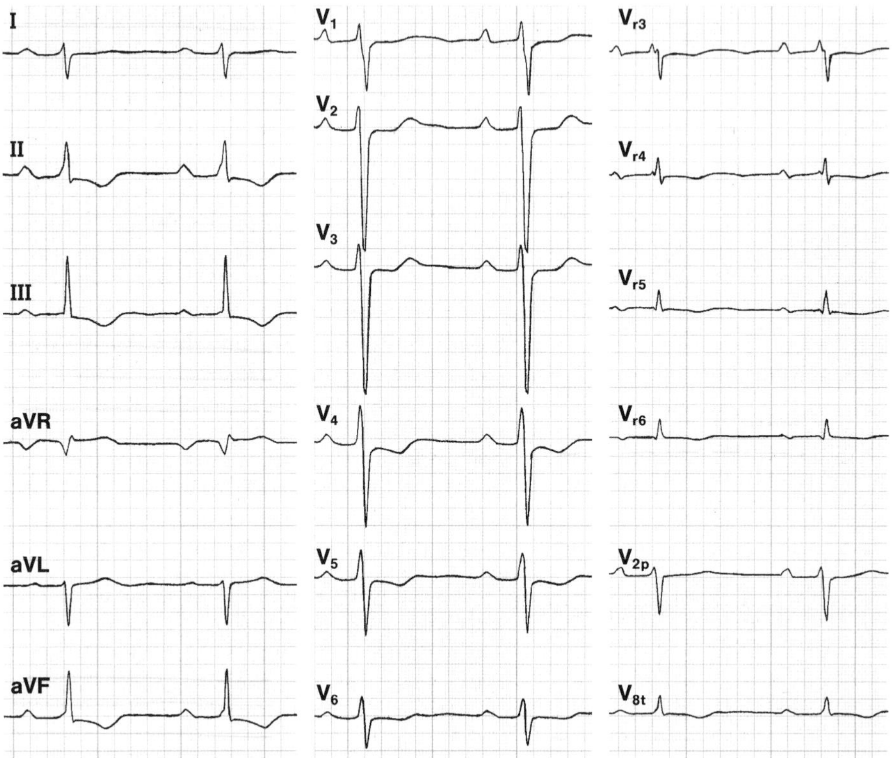

Abb. 195 Schweres chronisches Cor pulmonale. 45jährige Frau mit rezidivierenden Lungenembolien. Druck in der A. pulmonalis 110/70 mmHg. Rechtstyp. AV-Block 1. Grades (PQ-Zeit 0,23 sec). P dextro-atriale. In V_1 kein hohes R, jedoch R in V_{r4} bis V_{r6} erhöht. Der QRS-Hauptvektor ist nach rechts unten und hinten, danach nach vorne gerichtet (Sonderform der Rechtshypertrophie).

im Stadium I nur 12%, im Stadium II dagegen 56% und im Stadium III 85%. Werden die zusätzlichen rechtspräkordialen Ableitungen von V_{r3} bis V_{r6} (s. Kapitel „Rechtshypertrophie") berücksichtigt, beträgt die Trefferquote im Stadium I 16%, im Stadium II 70% und im Stadium III 90%. Nahm man alle Fälle von Stadium I bis III zusammen, konnte die Rechtshypertrophie bei Cor pulmonale in 56% ohne zusätzliche rechtspräkordiale Ableitungen und in 65% mit zusätzlichen rechtspräkordialen Ableitungen festgestellt werden. Also insgesamt in etwa 10% der untersuchten Fälle mit einem klinisch festgestellten chronischen Cor pulmonale war die Diagnose der Rechtshypertrophie nur mit Hilfe der zusätzlichen rechtspräkordialen Ableitungen möglich.

Akutes Cor pulmonale:

- S_I-Q_{III}-Typ + ST-Senkung in I und ST-Hebung in III, sowie negatives T in III (McGinn-White-Syndrom)
- Rechtsschenkelblock
- Rechtshypertrophie-Zeichen (hohes R in V_1, selten)
- Negatives T in V_1 bis V_4
- P dextro-atriale
- Rhythmusstörungen, vor allem Sinustachykardie

Chronisches Cor pulmonale:

- Rechtstypischer Lagetyp, Sagittaltyp
- Rechtshypertrophie-Zeichen (hohes R in V_1 bzw. V_{r3} bis V_{r6}, Rechtsschenkelblock, hohes R in aVR, r/S Form in V_1 bis V_6, tiefes S in V_6 häufig)
- P dextro-atriale

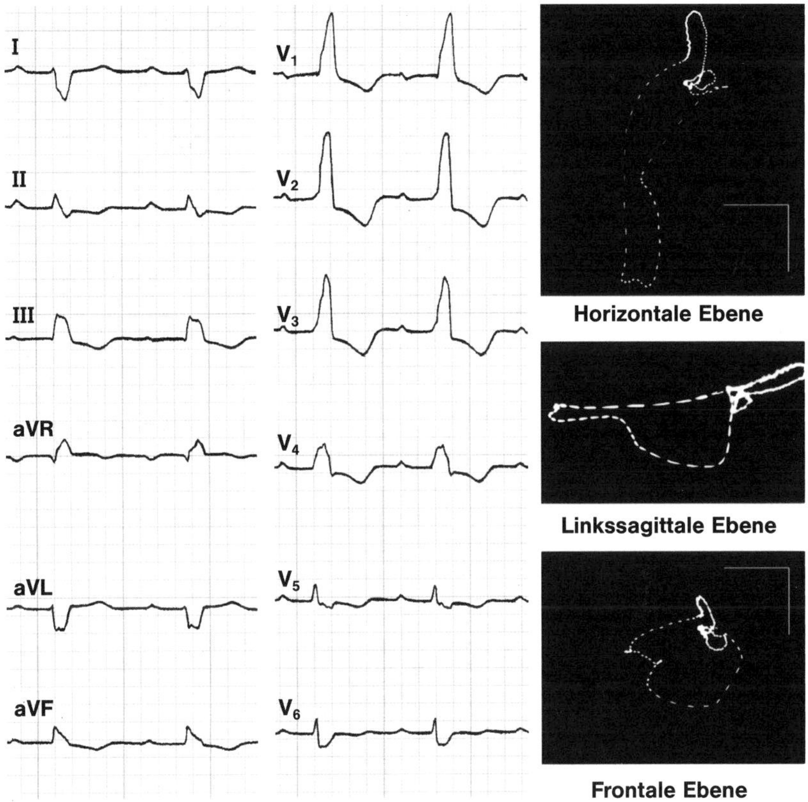

Abb. 196 Schweres chronisches Cor pulmonale. Rechtstyp. AV-Block 1. Grades (PQ-Zeit 0,24 sec). Klassische Form des vollständigen Rechtsschenkelblocks. Tiefes breites S in I, aVL und V_6. Hohes verspätetes und breites R in V_1 bis V_4.
Vektorkardiogramm: Haupt-QRS-Vektor deutlich nach vorne und rechts unten gerichtet. Deutliche scharfe Eindellung in der ersten QRS-Schleife. T-Vektor auf allen drei Ebenen diskordant. Eichung = 0,5 mV.

Herzinfarkt

Der Herzinfarkt ist die Folge eines akuten Verschlusses einer Koronararterie. Der Verschluß führt zur Nekrose eines bestimmten Bezirkes der Herzmuskulatur. Meist bestehen bei einem akuten Herzinfarkt atherosklerotisch veränderte Koronararterien (Koronarsklerose). Manchmal sind aber auch entzündliche oder allergische Veränderungen in der Gefäßwand die Ursache.

Gelegentlich tritt der Herzinfarkt auch einmal infolge einer Koronararterien-Embolie oder eines Verschlusses des Koronar-Ostiums bei syphilitischer Mesaortitis und Koronariitis ein.

Von den Herz- und Kreislaufkrankheiten mit letalem Ausgang ist der akute Herzinfarkt die wichtigste. Als Risikofaktoren für den Herzinfarkt sind bekannt:

- Hyperlipoproteinämie,
- Nikotinabusus,
- arterielle Hypertonie und
- Diabetes mellitus.

Nach diesen vier wichtigsten Risikofaktoren seien noch folgende genannt: Adipositas, Streß, bestimmte Krankheiten (u. a. Gicht, Hypothyreose), Bewegungsmangel, Persönlichkeitsstruktur und erbliche Belastung.

Als wichtiger klinischer Hinweis auf einen Herzinfarkt gelten plötzlich einsetzende anhaltende retrosternale Schmerzen, die in den linken Arm ausstrahlen, verbunden mit Todesangst und Kreislaufschock. Zur Sicherung der Diagnose müssen jedoch das Elektrokardiogramm und das Verhalten der Serumenzyme (CK, CK-MB, GOT, LDH und Alpha-HBDH) herangezogen werden.

Besonders wichtig ist die Analyse der Serumenzyme, wenn die für den Herzinfarkt typischen EKG-Veränderungen maskiert sind, z. B. bei Schenkelblockbildern, vor allem Linksschenkelblock, bei WPW-Syndrom, Rezidiv eines Infarktes oder Zustand nach Herzschrittmacher-Implantation.

In eigenen Vergleichsuntersuchungen zwischen EKG und Serumenzymen konnte jedoch eindeutig nachgewiesen werden, daß nach wie vor dem EKG die größte Aussagekraft in der Diagnostik des Herzinfarkts zukommt, und zwar besonders im akuten Stadium, in dem die Serumenzyme noch in einem

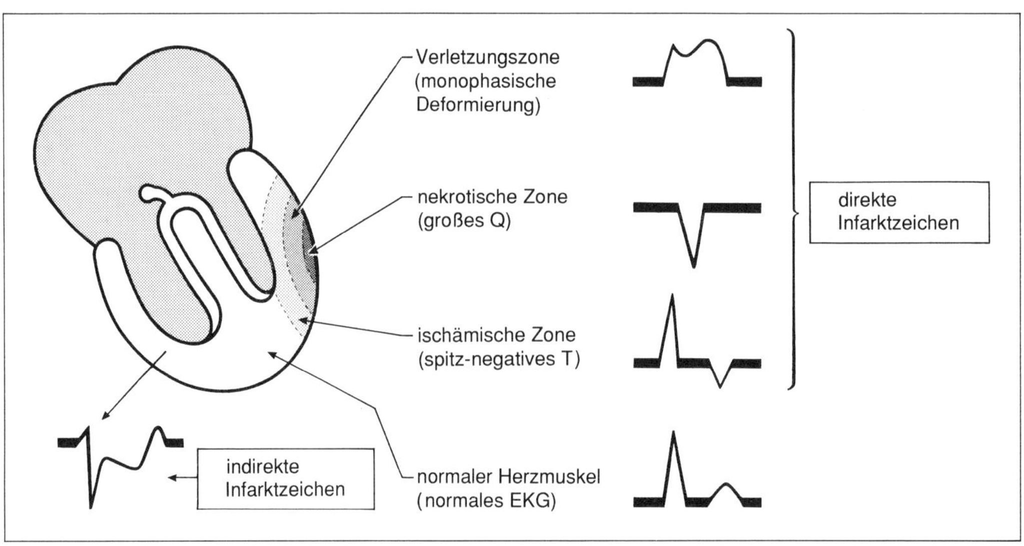

Abb. 197 Schematische Darstellung der einzelnen EKG-Abschnitte beim Herzinfarkt.

relativ hohen Prozentsatz negativ sind. Außerdem soll erwähnt werden, daß die EKG-Untersuchung jederzeit ohne großen Aufwand wiederholt werden kann, im Gegensatz zur Enzymbestimmung. Das ist deshalb wichtig, weil auch beim EKG die Verlaufsbeobachtung oft aufschlußreich ist, z. B. beim protrahiert verlaufenden Infarkt, nicht-transmuralen Infarkt und Infarkt mit Rhythmusstörungen. Andererseits kann ein akuter Herzinfarkt ausgeschlossen werden, wenn bei Kontrolluntersuchungen über drei Tage stets ein normales EKG erstellt wird.

1. Deutung der einzelnen EKG-Abschnitte beim Infarkt

Große Q-Zacke (nekrotische Zone)

Infolge der Nekrose werden im Bereich des Herzinfarkts keine elektromotorischen Kräfte mehr gebildet. Der Gesamtvektor ist von der nekrotischen Zone weggerichtet. So findet sich im EKG eine tiefe und breite Q-Zacke in den Ableitungen, die direkt über dem Infarktbezirk liegen.

ST-Hebung (Verletzungszone)

Die nekrotische Zone ist von der sogenannten Verletzungszone umgeben. Das verletzte Gewebe ist im Vergleich zum gesunden Gewebe am Ende der Depolarisation der Ventrikel elektrisch weniger negativ, da es schlechter erregbar ist. So entsteht ein Vektor in der Verletzungszone, welcher der ST-Strecke entspricht und von der elektrisch negativen zu der elektrisch weniger negativen, das heißt, zu der elektrisch relativ positiven Stelle gerichtet ist. Dabei kommt es elektrokardiographisch zu einer ST-Hebung in der Verletzungszone.

Spitz-negative T-Zacke (ischämische Zone)

Die ischämische Zone zeigt elektrokardiographische Veränderungen in der Phase der Repolarisation. Der Vektor der Repolarisation läuft dabei vom ischämischen zum gesunden Gebiet. Im Fall einer Außenschichtschädigung ist der Vektor von außen nach innen gerichtet. Daher zeigt sich in den Ableitungen, die normalerweise eine positive T-Zacke haben, jetzt eine spitz-negative T-Zacke.

2. EKG-Veränderungen im akuten und im chronischen Stadium

Der Herzinfarkt kann elektrokardiographisch eingeteilt werden in einen frischen und einen alten Infarkt bzw. in ein akutes und ein chronisches Stadium oder aber in hyperakutes Stadium, erstes Stadium, Zwischenstadium, zweites und drittes Stadium.

Hyperakutes Stadium

Als allererstes Infarktzeichen findet sich im hyperakuten Stadium (Initialstadium) flüchtig eine hochpositive, schmale T-Zacke, das sogenannte Erstickungs-T (Schütz), das sogar der ST-Hebung vorausgeht. Diese EKG-Veränderung wird aber wegen ihrer Flüchtigkeit nur selten beobachtet, meist nur in Tierexperimenten. In diesem Stadium ist eine ST-Hebung nicht oder nur geringgradig nachweisbar.

Die hohen T-Zacken bilden sich, weil die Kammerinnenschichten infolge der Ischämie verlangsamt erregt werden, so daß die Vektoren am Ende der Repolarisation noch deutlich von innen nach außen gerichtet sind.

Stadium 1

Das Stadium 1 ist durch eine deutliche ST-Hebung und eine positive T-Zacke in Form einer monophasischen Deformierung gekennzeichnet. Diese ST-Hebung geht aus dem absteigenden Schenkel der R-Zacke hervor und zeigt fast stets eine nach oben verlaufende konvexe Form. Die T-Zacke ist häufig nicht klar abgrenzbar.

Die R-Zacke kann klein sein, da die elektromotorischen Kräfte infolge des Infarkts schwächer sind als normal. Hält der Verschluß der Koronararterie an, wird die Verletzungszone ischämisch und schließlich nekrotisch. Als Zeichen der Nekrose entsteht im EKG eine tiefe und breite Q-Zacke. Im allgemeinen ist aber die Q-Zacke im ersten Stadium noch nicht sehr groß. Dieses Stadium dauert bis zu einigen Tagen. Zeigt sich dieses EKG-Bild aber länger als eine Woche, sollte man differentialdiagnostisch an ein Herzwandaneurysma denken.

EKG-Stadium		EKG-Veränderungen		
		Typisches Bild	Wichtige Merkmale	Dauer der Veränderungen
frischer Infarkt (akutes Stadium)	hyperakutes Stadium	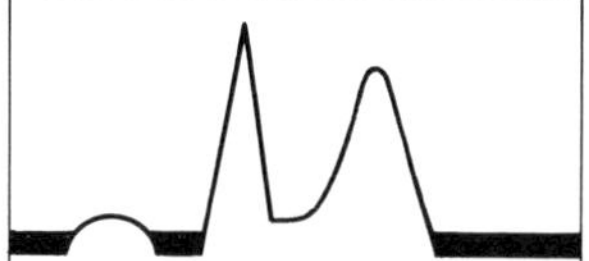	1. T überhöht 2. Evtl. leichte ST-Hebung 3. R normal 4. kein Q	einige Stunden
	Stadium I	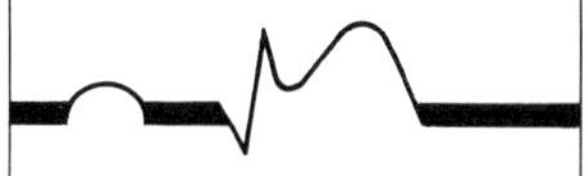	1. deutliche ST-Hebung 2. T deutlich positiv 3. R klein 4. Q evtl.noch klein 5. Evtl. P sinistroatriale	einige Stunden bis ca. 5 Tage
	Zwischen-stadium	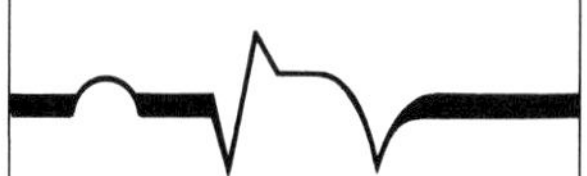	1. leichte ST-Hebung 2. T spitz-negativ 3. Q groß 4. R klein	ca. 1 bis 7 Tage
alter Infarkt (chronisches Stadium)	Stadium II	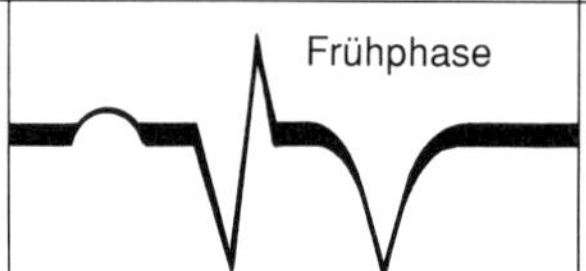	1. T tief spitz-negativ 2. Q sehr groß 3. R klein 4. keine ST-Hebung	ca. 1 bis 2 Wochen
		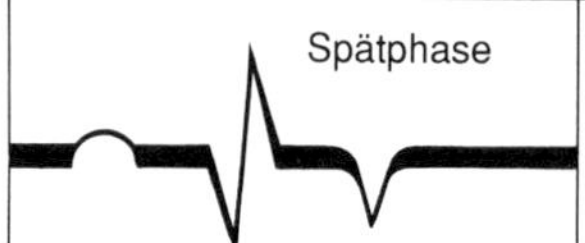	1. T spitz-negativ 2. Q noch groß 3. R noch klein 4. keine ST-Hebung	ca. 2 Wochen bis $\frac{1}{2}$ Jahr
	Stadium III	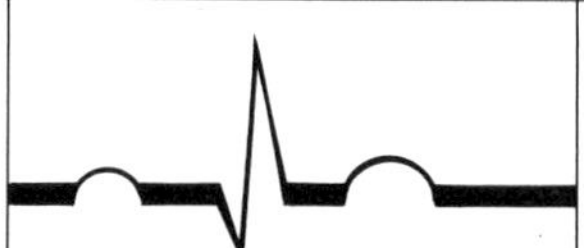	1. Q noch pathologisch 2. T bereits positiv 3. R normal 4. keine ST-Hebung	ca. $\frac{1}{2}$ Jahr bis mehrere Jahre

Abb. 198 EKG-Stadien im Verlauf des Herzinfarkts.

Zwischenstadium

Während die ST-Hebung langsam zurückgeht, aber noch nachweisbar ist, wird die positive T-Zacke bereits leicht bis deutlich terminal spitz-negativ. Die Q-Zacke kann in diesem Stadium groß sein. Stadium 1 und Zwischenstadium gehören zusammen mit dem hyperakuten Stadium (Initialstadium) zum frischen Infarkt.

Der Herzinfarkt ist in diesem Stadium – zumindest elektrokardiographisch gesehen – in einer Konsolidierung begriffen. Dieses Zwischenstadium kann bereits am ersten Tag nach dem Herzinfarkt auftreten, gewöhnlich ist es in den ersten Tagen und längstens eine Woche nachweisbar. Es kann als Zeichen eines normalen Infarktverlaufes gedeutet werden. Meist ist das Zwischenstadium nur flüchtig nachweisbar. Wir können sein EKG-Bild nur dann erhalten, wenn wir täglich eine EKG-Kontrolle durchführen, wie dies auf jeder Intensivstation geschieht. Für die Prognose des Herzinfarktes ist die Erkennung des Zwischenstadiums wichtig.

Stadium 2

Die ST-Hebung bildet sich völlig zurück, die ST-Strecke kann eventuell etwas gesenkt sein; dabei ist die T-Zacke tiefspitz-negativ und symmetrisch, etwa V-förmig (terminal negatives T-Holzmann, koronares T-Pardée).

Diese symmetrisch spitz-negative T-Zacke ist für sich allein gesehen für den Herzinfarkt nicht spezifisch, weil sie auch bei koronarer Herzkrankheit im Angina-pectoris-Anfall oder bei Myokarditis auftreten kann. Interessant ist hierbei, die Tiefe der spitz-negativen T-Zacke beim Infarkt zu beachten. Im Stadium 2 wird die T-Zacke zunächst sehr tief negativ, im Laufe der nächsten Tage bildet sie sich langsam zurück. Die negative T-Zacke ist durch die ischämische Reaktion im Randgebiet des Infarktbezirks bedingt. Je tiefer die spitz-negative T-Zacke, desto frischer ist der Herzinfarkt. Das EKG zeigt also in der Frühphase des zweiten Stadiums eine spitz-negative, tiefe T-Zacke, die sich in der Spätphase langsam zurückbildet.

Die Q-Zacke bildet sich im zweiten Stadium voll aus.. Die R-Zacke, die nach der großen Q-Zacke entsteht, bleibt klein, sie kann, vor allem beim Vorderwandinfarkt, in einer großen Q-Zacke bzw. einem QS-Komplex völlig versenkt und überhaupt nicht nachweisbar oder manchmal nur angedeutet sichtbar sein. Die winzige R-Zacke im QS-Komplex wird als „embryonales R" oder „versenktes R" bezeichnet. Das zweite Stadium tritt etwa zwischen dem dritten und siebten Tag nach dem Herzinfarkt auf und kann noch bis zu einem halben Jahr deutlich nachweisbar sein. Jedoch kann dieses elektrokardiographische Bild über mehrere Jahre unverändert bleiben, obwohl der Herzinfarkt ausgeheilt ist.

Stadium 3

Die Q-Zacke ist noch breit und/oder tief (Pardée-Q). Sie kann sich im Laufe mehrerer Jahre infolge Schrumpfung der Infarktnarbe und besserer kollateraler Anastomosenbildung weiter verkleinern. Damit ist diese Q-Zacke das einzige Zeichen, das auf einen alten Infarkt hinweist. Die T-Zacke ist dann bereits positiv. Die R-Zacke wird wieder deutlich höher, sie kann manchmal auch normal sein.

Das Stadium 3 tritt elektrokardiographisch gewöhnlich etwa ein halbes Jahr nach dem Infarkt auf. Das EKG kann trotz vollkommener klinischer Heilung des Herzinfarkts im Stadium 3 verbleiben, besonders, wenn der Herzinfarkt groß und ausgedehnt war. In seltenen Fällen normalisiert sich nach mehreren Jahren das EKG.

Die elektrokardiographischen Stadien des Infarkts sind individuell verschieden. Jedoch sind die Veränderungen durch den frischen Infarkt, das heißt, des ersten Stadiums, des Zwischenstadiums und eventuell sogar des beginnenden zweiten Stadiums (Frühphase) meist einheitlich und auch in bezug auf die zeitlichen Abstände verhältnismäßig konstant. Obwohl es hier verständlicherweise keine feste Regelung gibt, sollte man sich grundsätzlich an diese Stadieneinteilung gewöhnen.

Die Schätzung des Alters des Herzinfarkts kann zwar nur grob sein, ist aber vor allem wegen der therapeutischen Konsequenzen wichtig. Oft ändert sich das Infarktbild von Tag zu Tag, sogar von Stunde zu Stunde. Die tägliche Kontrolle eines akuten Herzinfarkts ist daher dringend erforderlich. Wenn der Infarktpatient das akute Stadium erst überstanden hat, verlaufen die Veränderungen langsamer und uneinheitlich.

Rein formal gehören zum frischen Infarkt (akutes Stadium) die EKG-Bilder des hyperakuten, des ersten und des Zwischenstadiums und zum alten Infarkt (chronisches Stadium) das EKG-Bild des zweiten und dritten Stadiums. Das zweite Stadium kann ferner in eine Früh- und eine Spätphase eingeteilt werden, wobei zur Frühphase die tiefe spitz-negative T-Zacke gehört, während in der Spätphase die T-Zacke nicht mehr so tief spitz-negativ ist. Die Übergänge zwischen diesen zwei Phasen sind fließend, so daß es keinen absoluten Grenzwert für die negative T-Zacke gibt.

Die Q-Zacke wird dann als pathologisch angesehen, wenn ihre Breite 0,04 sec oder mehr beträgt und/oder ihre Amplitude mehr als ein Viertel der Amplitude der R-Zacke aufweist (Pardée-Q). In diesem Fall ist die Diagnose „abgelaufener Infarkt" sehr wahrscheinlich. Es sei nochmal erwähnt, daß es für die Größe der Q-Zacke keinen sicheren absoluten Wert gibt; man muß vielmehr die Q-Zacke immer auch in Relation zur Größe des QRS-Komplexes sehen.

Hinsichtlich der Breite der Q-Zacke stellt die Zahl 0,04 sec einen Grenzwert dar. Nimmt man 0,04 sec als pathologisch, dann ergeben sich meines Erachtens viele falsch-positive Befunde. Das gilt zum Beispiel für die Q-Zacken in den linkspräkordialen Ableitungen V_5 und V_6 bei Volumenbelastung des linken Ventrikels, zum Beispiel durch Aorteninsuffizienz. Hier findet sich häufig eine breite Q-Zacke. Bekanntlich besteht auch bei schwerer Septumhypertrophie aufgrund der hypertrophischen Kardiomyopathie nicht selten eine breite und tiefe Q-Zacke in I, aVL und V_6. In diesem Fall würde man eine falsche Diagnose stellen, wenn man sich schematisch an die Regel hielte: „breite Q-Zacke gleich Herzinfarkt". Andererseits muß man auch bedenken, daß wohl noch als normal geltende kleine Q-Zacken, zum Beispiel 0,03 sec in I, auch bei gesichertem anteroseptalen Infarkt vorkommen können, vor allem, wenn die Q-Zacke tief ist und die nachfolgende R-Zacke kaum nachweisbar ist. Deshalb möchte ich die Zahl 0,04 sec hinsichtlich der Q-Breite nur als Grenzwert gelten lassen; von Fall zu Fall muß bei der Diagnosestellung das gesamte EKG-Bild berücksichtigt werden. So wurde in diesem Buch in der Regel eine Q-Breite bis 0,04 sec als noch normal eingestuft.

3. Einteilung des Infarktes nach der Lokalisation

Herzinfarkte werden elektrokardiographisch nach Lokalisation und Ausdehnung eingeteilt. Man unterscheidet in erster Linie zwischen Vorderwandinfarkt und Hinterwandinfarkt. Nach den großen Statistiken kommen Vorderwandinfarkte (ca. 55%) etwas häufiger vor als Hinterwandinfarkte (ca. 40%). Die Herzinfarkte, die Vorder- *und* Hinterwand befallen, machen nur etwa 5% aus.

Vorderwandinfarkte können weiterhin in anteroseptal-laterale, anteroseptale, apikale, anterolaterale und hochsitzende anterolaterale Infarkte eingeteilt werden. Grundsätzlich finden sich aber elektrokardiographisch bei jedem Infarkt unabhängig von der Lokalisation, qualitativ gesehen, je nach Stadium die gleichen typischen Veränderungen.

Die Veränderungen sind beim anteroseptal-lateralen Infarkt in den Ableitungen I, aVL und außerdem in V_2 bis V_5, auch oft bis V_6 und beim anteroseptalen Infarkt vorwiegend in den Ableitungen I, aVL und V_2 bis V_3, beim anterolateralen Infarkt in den Ableitungen I, aVL und V_5 bis V_6 nachweisbar.

Beim sog. Hinterwandinfarkt (inferioren Infarkt) unterscheidet man einen inferioren von einem infero-lateralen und einem streng posterioren Infarkt.

Dabei finden sich die typischen Veränderungen beim inferioren Infarkt in den Ableitungen II, III, aVF und V_8, zwei ICR tiefer (V_{8t}) bzw. D nach Nehb. Beim infero-lateralen Infarkt ist das Infarktbild in den Ableitungen II, III, aVF und V_5 bis V_6, ferner in V_8, zwei ICR tiefer (V_{8t}) und D nach Nehb vorhanden.

Wie bereits im Kapitel „Koronararterien" erwähnt, sind die Herzkranzgefäße starken individuellen Schwankungen unterworfen. Neben dem Normalversorgungstyp, dem Rechts- und dem Linksversorgungstyp gibt es mehrere Varianten. So kann z. B. der R. interventricularis anterior besonders stark entwickelt sein, um die Herzspitze herum nach hinten führen und den spitznahen Teil der inferioren Wand mitversorgen. In diesem Fall kann ein Verschluß in diesem Bereich zum inferioren Infarkt führen.

So läßt sich aus dem Bild eines Infarkt-EKGs zwar mit großer Wahrscheinlichkeit der Sitz des Infarkts erschließen, jedoch nicht immer dem Verschluß eines bestimmten Gefäßes zuordnen.

4. Direkte Infarktzeichen

Die bisher erwähnten EKG-Veränderungen, u. a. monophasische Deformierung oder aber großes Q mit ST-Senkung und negativem T, finden sich in den über dem infarzierten Herzmuskel liegenden Ableitungen. So werden sie als „direkte Herzinfarktzeichen" bezeichnet. Die EKG-Diagnose des Herzinfarktes stützt sich primär auf diese direkten Infarktzeichen (sie wurden im Abschnitt „EKG-Veränderungen im akuten und im chronischen Stadium" ausführlich beschrieben.

Die direkten Infarktzeichen sind sowohl beim Vorderwandinfarkt als auch beim inferioren Infarkt (Hinterwandinfarkt) nachweisbar. Jedoch ist ihr Erscheinungsbild unterschiedlich stark ausgeprägt. So kommt beispielsweise eine monophasische Deformierung in Form einer ST-Hebung und positiven T-Zacke beim Vorderwandinfarkt viel deutlicher zum Ausdruck als beim inferioren Infarkt. Im akuten Stadium beträgt die ST-Hebung in den Thorax-Ableitungen, zum Beispiel V_3 und V_4, nicht selten über 10 mm; eine solche Höhe ist bei inferiorem Infarkt in den Ableitungen II, III und aVF nur ganz selten feststellbar. Dieser quantitative Unterschied betrifft mehr oder weniger auch andere Abschnitte, wie die Q-Zacke und die negative T-Zacke.

Je höher die ST-Hebung, desto frischer ist der Infarkt. Außerdem ist zu bemerken, daß das Verhältnis R-Zacke zu ST-Hebung (anders als bei der Perikarditis) zugunsten der ST-Hebung verschoben ist (s. „Differentialdiagnose des Herzinfarkt-EKG“). Je größer die Q-Zacke und je mehr Ableitungen betroffen sind, desto größer ist auch der Nekrosebezirk. Diese allgemeine Regel gilt nur innerhalb derselben Infarktform, z. B. des Vorderwandinfarktes oder des sog. Hinterwandinfarktes.

Die unterschiedlich starken Ausprägungen des EKG-Bildes bei Vorderwand- und inferiorem Infarkt resultieren aus den unterschiedlichen Erfassungsmethoden der Infarkte. Beim Vorderwandinfarkt sind die Thorax-Ableitungen zur Erfassung des Infarktes wichtig, und die Ableitungen V_1 bis V_6 liegen direkt auf dem vorderen Infarktbezirk. Der Abstand zwischen der Infarktstelle und der Thoraxwand mit den jeweiligen Elektroden ist sehr kurz. Daher wird ohne wesentlichen Potentialverlust das Infarktbild direkt auf dem EKG-Papier wieder erscheinen.

Beim inferioren Infarkt (sog. Hinterwandinfarkt) ist die Situation ganz anders als beim Vorderwandinfarkt. Wir kennen keine direkte Methode, mit der man die diaphragmale Wand, in welcher der Infarkt sitzt, erfassen kann. Daher müssen wir uns mit einer annähernden Methode begnügen, d. h. mit den Extremitäten-Ableitungen II, III und aVF. Diese Ableitungen sind von der Infarktstelle weit entfernt. Deshalb kommen die Infarktzeichen, zum Beispiel die ST-Hebung, beim inferioren Infarkt weniger deutlich zum Ausdruck als beim Vorderwandinfarkt.

5. Indirekte Infarktzeichen

In den Ableitungen, die dem Infarktbezirk gegenüberliegen, treten häufig spiegelbildliche Veränderungen auf, und zwar besonders im akuten Stadium. Gelegentlich sind diese indirekten Infarktzeichen sogar noch deutlicher ausgeprägt als die direkten, etwa beim sog. akuten Hinterwandinfarkt (inferioren Infarkt).

So zeigt der akute sog. Hinterwandinfarkt (inferiore Infarkt) eine ST-Hebung mit positivem T häufig in Form einer monophasischen Deformierung in II, III, aVF und V_8, zwei ICR tiefer. In I und aVL, außerdem in V_1 bis V_4, finden sich dagegen eine deutliche ST-Senkung und ein negatives T, die besser als die direkten Hinterwandinfarktzeichen zum Ausdruck kommen können.

Da diese Veränderungen nur das Spiegelbild darstellen, sollten sie ohne weiteren Hinweis nicht als zusätzliche Ischämie an der Vorderwand gedeutet werden. Die ausgeprägten indirekten Infarktzeichen treten erfahrungsgemäß bei Patienten mit ausgedehntem inferiorem Infarkt auf, bei denen oft eine Mehrgefäß-Erkrankung gefunden wird.

Tab. **9** zeigt, wie Herzinfarkte nach der Lokalisation eingeteilt und welche Ableitungen entsprechend bevorzugt davon betroffen werden.

6. Großer Vorderwandinfarkt (Anteroseptal-lateraler Infarkt)

Hier handelt es sich um einen großen Infarkt, bei dem die ganze Vorderwand des linken Ventrikels betroffen ist. Er entsteht durch einen hochsitzenden Verschluß des R. interventricularis anterior der linken Koronararterie. Da außerdem der vordere Abschnitt des Septums einbezogen ist, können Herzrhythmusstörungen (Sinustachykardie, ventrikuläre Extrasystolie, selten Kammertachykardie und Kammerflimmern) auftreten.

Die in der Horizontalebene normalerweise weit offene, ovale, mit dem Hauptvektor nach links gerichtete QRS-Vektorschleife ist beim Vorderwandinfarkt, vor allem aber beim großen Vorderwandinfarkt vollständig verändert.

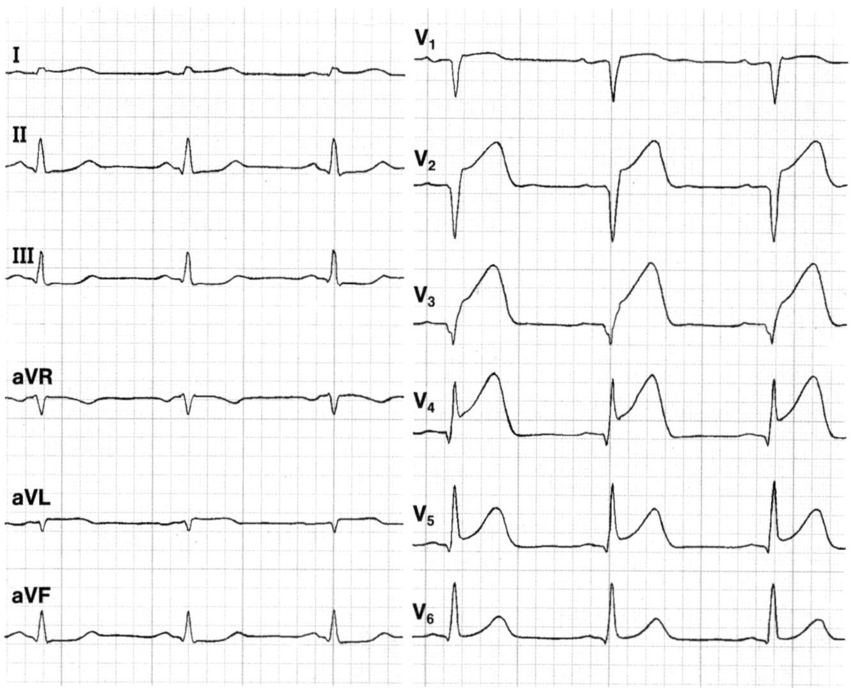

Abb. 199 Akuter großer Vorderwandinfarkt (anteroseptal-lateraler Infarkt, 1. Stadium). Deutliche ST-Hebung und positives T in V_2 bis V_5. Ausgeprägte monophasische Deformierung in V_3. Leichte ST-Hebung und positives T in V_1 und V_6. Leichte ST-Senkung in II, III und aVF.

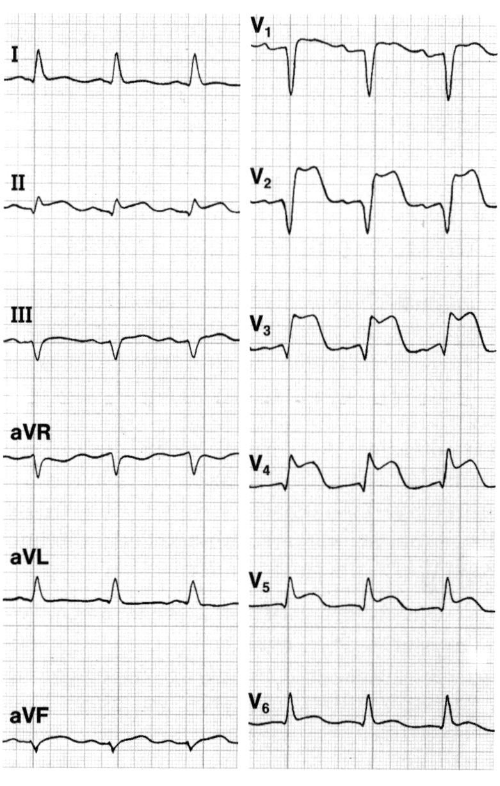

Der Hauptvektor ist beim großen Vorderwandinfarkt immer deutlich nach hinten gerichtet, weil der Infarkt an der vorderen Wand sitzt. Aus diesem Grunde kann der initiale Vektor, der normalerweise nach vorn gerichtet ist, nicht zustande kommen. So werden die R-Vektoren im Vorderwandbereich, also die R-Zacken in V_2 bis V_5, beim Vorderwandinfarkt nicht gebildet, und wir finden hier eine große Q-Zacke.

Der Lagetyp ist beim großen Vorderwandinfarkt meist linkstypisch. Es kommen auch andere Typen vor, wie zum Beispiel ein überdrehter Linkstyp als Zeichen eines linksanterioren Hemiblocks. Manchmal findet sich ein Rechtstyp, der dadurch zustande kommt, daß in Ableitung I eine große Q-Zacke besteht, die größer ist als die folgende R-Zacke. In den Ableitungen II und III findet sich eine relativ hohe R-Zacke. Nicht selten ist

Abb. 200 Akuter großer Vorderwandinfarkt (anteroseptal-lateraler Infarkt, 1. Stadium). Deutliche ST-Hebung mit positivem T in II und V_1 bis V_5 und außerdem in geringem Maß in III und aVF sowie V_6.

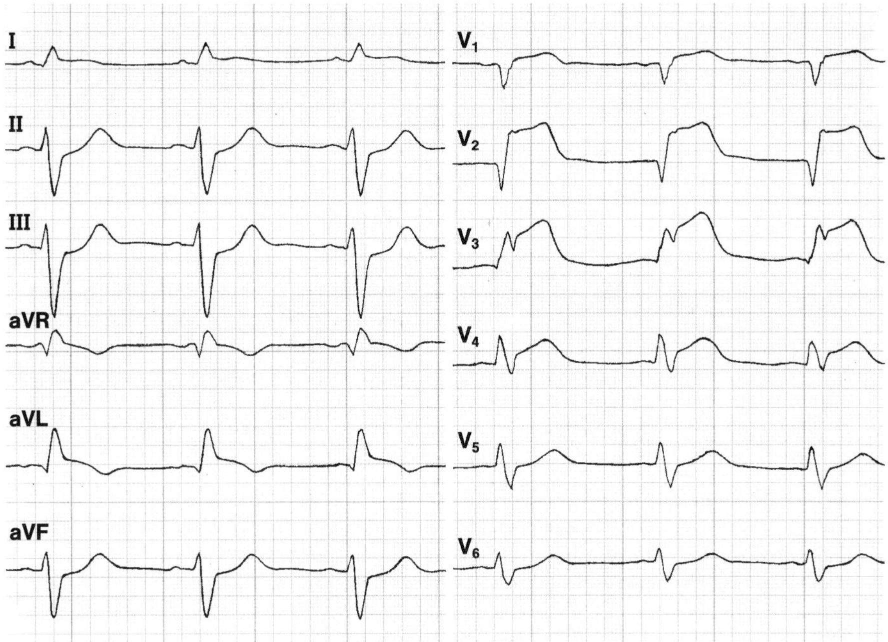

Abb. 201 Akuter großer Vorderwandinfarkt (anteroseptal-lateraler Infarkt, 1. Stadium). 70jähriger Patient, zwei Stunden nach dem Angina-pectoris-Anfall. Herzenzyme noch normal. Deutliche ST-Hebung und positives T in I, aVL und V_1 bis V_4. Deutliche monophasische Deformierung in V_2. Großes Q in V_1 und V_2. Überdrehter Linkstyp (linksanteriorer Hemiblock). Kurze PQ-Zeit (0,12 s in II) im Sinn des atypischen LGL-Syndroms (Typ B).

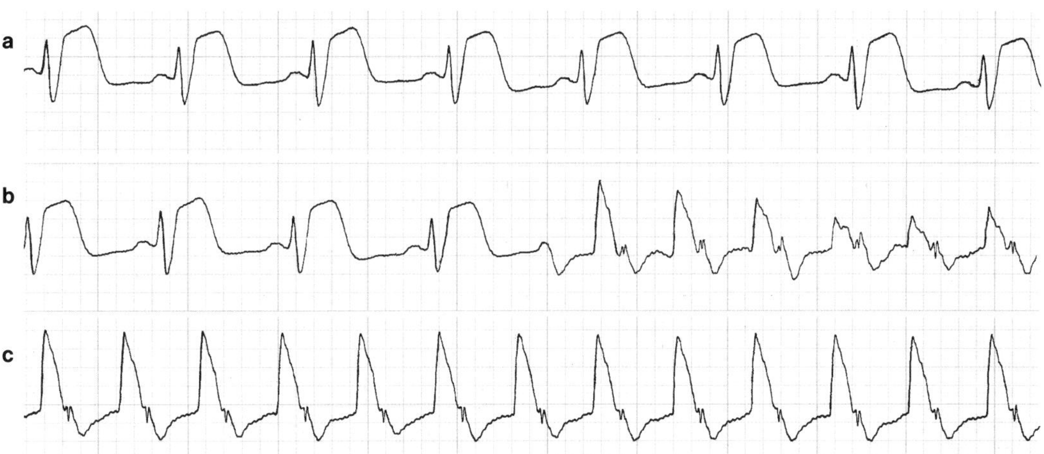

Abb. 202 a Monitor-Ableitung auf Intensivstation. Dieselbe Patientin wie in Abb. **201**. Exzessive ST-Hebung vier Stunden nach dem Angina-pectoris-Anfall. Jetzt massiver Anstieg der Herzenzyme (z. B. CK 1906 E).

Abb. 202 b Nach dem 4. Ausschlag plötzlich Kammertachykardie mit einer Frequenz von 140/min. Nach dem QRS-Komplex fragliche ventrikuläre Spätpotentiale.

Abb. 202 c Weiterhin Kammertachykardie. Fortlaufende Registrierung.

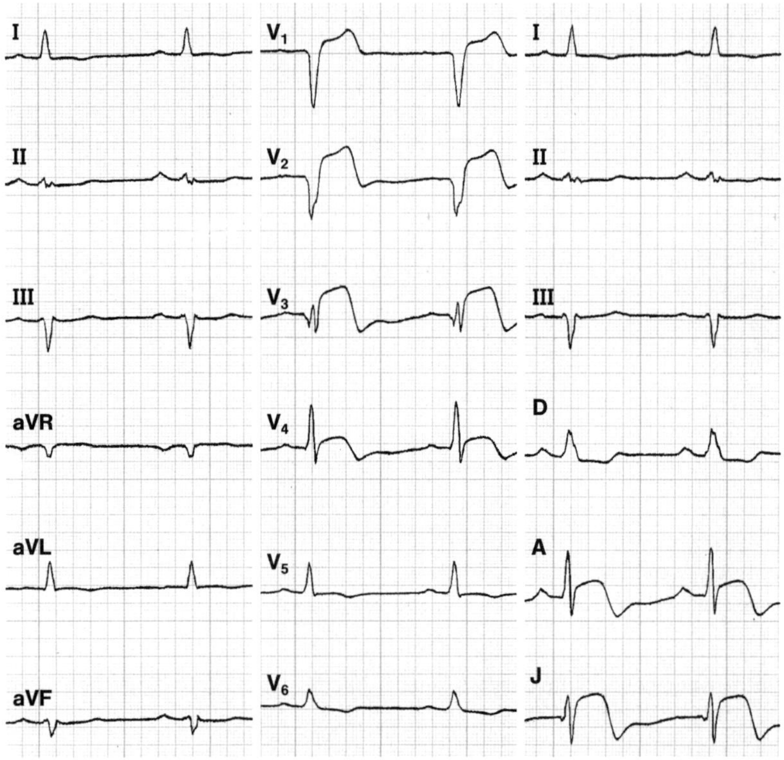

Abb. 203 Akuter Vorderwandinfarkt (anteroseptaler Infarkt, 1. Stadium). Hohe ST-Hebung und positives T in V_1 bis V_4, ferner in A und J. Großes Q in V_1 bis V_3. T in V_3 und V_4 sowie in A und J leicht terminal negativ. ST-Senkung und negatives T in I und V_6. ST-Senkung und biphasisches T in II.

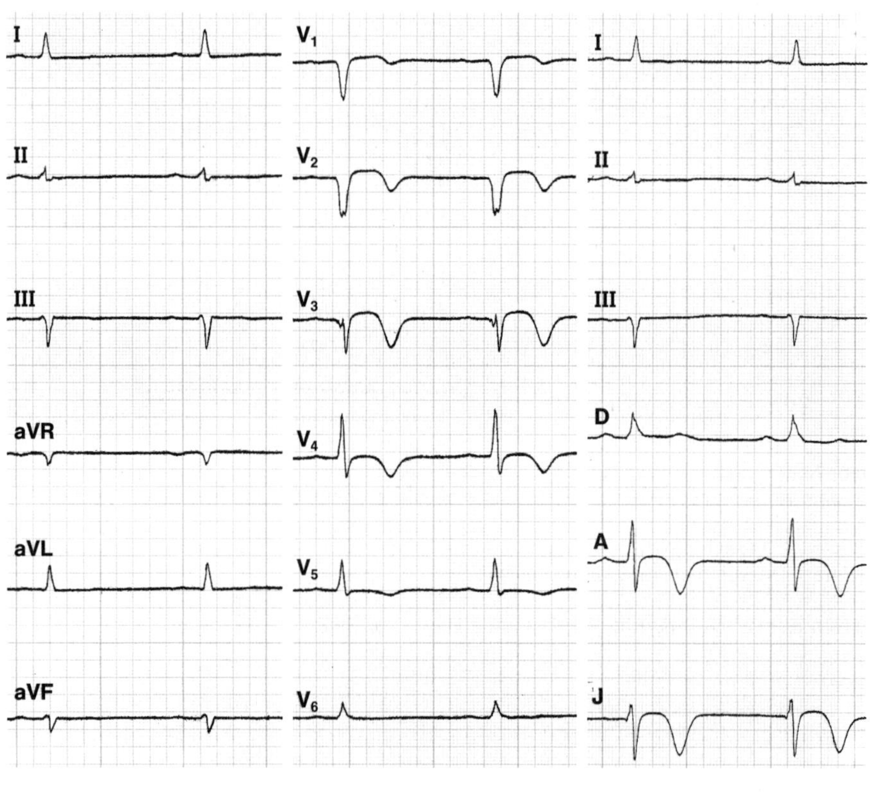

die Amplitude in den Extremitäten-Ableitungen sehr klein, weil der Vektor eher sagittal gestellt ist.

Die Hauptveränderungen des großen Vorderwandinfarktes sind, wie die Hauptvektorschleife zeigt, in den Thorax-Ableitungen zu sehen. So soll unser Augenmerk dahin gelenkt werden.

Typischerweise findet sich im ersten Stadium eine monophasische Deformierung in Form einer deutlichen ST-Hebung mit hohem T in I, aVL und eventuell in II und V_1, aber besonders in V_2 bis V_5, oft auch bis V_6; das Q ist gewöhnlich noch nicht sehr groß (direkte Infarktzeichen).

In den gegenüberliegenden Ableitungen, d.h. in III, aVF sowie V_8, zwei ICR tiefer, bzw. in D nach Nehb finden sich indirekte Infarktzeichen (ST-Senkung und negatives T). In diesem akuten Stadium tritt in besonders schweren Fällen ein P sinistro-atriale auf.

Im Zwischenstadium zeigen sich folgende Veränderungen:

Die monophasische Deformierung bildet sich in den ersten Tagen verhältnismäßig rasch zurück, jedoch ist die ST-Hebung noch nachweisbar, wobei die positive T-Zacke terminal spitz-negativ geworden ist. Zusätzlich tritt häufig ein großes Q bzw. QS in V_2 bis V_5 auf (Zwischenstadium). Wenn die ST-Hebung aber über eine Woche hinaus nicht zurückgeht, besteht der Verdacht auf ein Herzwandaneurysma. Nach drei Wochen ist diese Diagnose fast sicher. Je höher die ST-Hebung und je breiter der QRS-Komplex, desto größer das Aneurysma. Außerdem finden sich häufiger Niedervoltage und Herzrhythmusstörungen, vor allem Sinustachykardie und ventrikuläre Extrasystolie sowie Kammertachykardie als bei Infarktpatienten ohne Aneurysma.

Im zweiten Stadium des großen Vorderwandinfarkts ist die ST-Hebung in I, aVL und V_2 bis V_5 nicht mehr nachweisbar, dagegen ist die T-Zacke in diesen Ableitungen symmetrisch spitz-negativ (sogenanntes koronares T).

Je tiefer die T-Zacke ist, desto jünger ist der Infarkt. So spricht die sehr tief spitz-negative T-Zacke für einen noch relativ frischen Infarkt, also eine Frühphase des zweiten Stadiums.

Später wird die T-Zacke weniger negativ. In dieser Spätphase des zweiten Stadiums sind die lebensbedrohlichen Herzrhythmusstörungen selten.

Die normalerweise kleine R-Zacke in den Ableitungen V_2 und V_3 ist beim transmuralen großen Vorderwandinfarkt des zweiten Stadiums versenkt (versenktes oder embryonales R) oder nicht sichtbar.

Hat der Infarkt das dritte Stadium erreicht, so ist im EKG praktisch nur ein pathologisches Q, d.h. eine verbreiterte (mehr als 0,04 sec) und/oder tiefe Q-Zacke (größer als 1/4 von R) nachweisbar. Die T-Zacke ist in diesem Stadium normal positiv, die R-Zacke meist normal hoch.

Großer Vorderwandinfarkt (Anteroseptal-lateraler Infarkt):

- Verschluß des R. interventricularis anterior der linken Koronararterie
- Akutes Stadium: monophasische Deformierung
- Chronisches Stadium: großes Q, ST-Senkung und negatives T
- Infarktveränderungen in I, aVL, V_2 bis V_6
- Eventuell Sinustachykardie, ventrikuläre Extrasystolie

Abb. 204 Verlauf eines akuten Vorderwandinfarkts (anteroseptaler Infarkt, 2. Stadium). Derselbe Patient wie in Abb. **203**, drei Wochen nach dem akuten Infarktereignis. Große Q-Zacke und tief spitz-negative T-Zacke in V_2 und V_3. Großes Q in V_1. Tief negatives T in V_4 und V_5 sowie in A. Kleines Q und tief negatives T in J.

7. Anteroseptaler Infarkt

Der anteroseptale Infarkt (der supra-apikale Infarkt) umfaßt nur einen kleinen Infarktbezirk im Vorderwandbereich, da hier nur ein kurzer Seitenast des Ramus interventricularis anterior der linken Koronararterie (z. B. R. septalis) betroffen ist. Die Laborbefunde sind nicht ausgeprägt. Die Prognose eines solchen Infarkts ist im allgemeinen günstig.

Der initiale Vektor, der im anteroseptalen Bereich entsteht, ist vom Vorderwandbereich weg nach hinten gerichtet. Denn durch die Nekrose im anteroseptalen Bereich kommen infolge des Infarktes die normalerweise nach vorn gerichteten elektromotorischen Kräfte am Anfang der Kammererregung nicht zustande. Da der Infarkt klein ist, ist auch der betroffene Teil der Vektorschleife klein. Infolgedessen finden wir einen R-Verlust beziehungsweise eine große Q-Zacke nur in einem kleinen Bereich, also in V_2 und V_3.

Die Extremitäten-Ableitungen spielen in der Diagnostik des anteroseptalen Infarkts eine untergeordnete Rolle. Da dieser nur wenig ausgedehnt ist und die pathologischen Vektoren sich sagittal projizieren, sind die Extremitäten-Ableitungen nicht oder nur geringfügig verändert. Die Diagnose ist deshalb oft nur aus den Thorax-Ableitungen möglich, da diese sich direkt über dem Infarktgebiet befinden.

Die typische ST-Hebung mit positiver T-Zacke im Sinne einer monophasischen Deformierung ist im ersten Stadium in V_2 und V_3, manchmal auch in V_1 und sogar in V_4, jedoch nicht in V_5 und V_6 nachweisbar. Dabei kann bereits ein R-Verlust auftreten. Die Extremitäten-Ableitungen sind dagegen kaum verändert. Differentialdiagnostische Schwierigkeiten können Linkshypertrophie, Linksschenkelblock, EKG bei Sportherz und vegetative Dystonie bereiten, wenn sie mit einer deutlichen ST-Hebung einhergehen.

Es ist eher eine Seltenheit, daß man bei einem kleinen anteroseptalen Infarkt in I und aVL eine große Q-Zacke bereits im akuten Stadium findet. Hier erweckt vielmehr eine an sich normale, aber in Relation zu der nachfolgenden R-Zacke doch relativ große Q-Zacke den Verdacht auf einen Infarkt im anteroseptalen Vorderwandbereich. Diese Erkenntnis wird in der kardiologischen Praxis sehr wenig beachtet.

Häufig tritt ein Zwischenstadium bereits am zweiten Tag ein. Die Q-Zacke ist in V_2 und V_3 bzw. V_1 bis V_4 infolge der Verschmelzung mit der S-Zacke (QS) groß, die ST-Hebung nicht mehr so deutlich, die T-Zacke aber terminal spitz-negativ.

Im zweiten Stadium läßt sich eine große Q- bzw. QS-Zacke in V_1 bis V_3, in ausgeprägten Fällen auch in V_4 nachweisen. Die T-Zacke ist noch tiefer spitz-negativ (manchmal 1 bis 2 mV), die ST-Strecke gesenkt. Erst in diesem Stadium finden sich gewöhnlich in den Extremitätenableitungen, vor allem in I und aVL, gelegentlich auch in II, ebenfalls eine leichte ST-Senkung und eine spitz-negative T-Zacke, die im nachfolgenden Heilungsprozeß zunehmend positiv wird.

Im dritten Stadium normalisiert sich die infarktbedingte negative T-Zacke. Sie braucht aber in V_1 und V_2 nicht immer deutlich positiv zu werden, da sie auch bei Gesunden negativ sein kann. Die unter die isoelektrische Linie gesunkene R-Zacke tritt langsam wieder hervor, jedoch ist sie häufig sehr klein. Ist die R-Zacke in V_1 niedrig, aber deutlich vorhanden, während sie in V_2 und/oder V_3 verschwindet und in V_4 wieder auftaucht, kann allein schon dies diskret auf einen alten anteroseptalen Infarkt hinweisen.

Manchmal sind diese Veränderungen minimal. Dann ist es möglich, mit Hilfe der Thorax-Ableitungen ein und zwei ICR höher und tiefer weiter zu differenzieren.

Anteroseptaler Infarkt:

- Verschluß eines kleinen Seitenastes des R. interventricularis anterior (z. B. R. septalis)
- Kleiner Vorderwandinfarkt im anteroseptalen Bereich
- Akutes Stadium: monophasische Deformierung
- Chronisches Stadium: großes Q, ST-Senkung und negatives T
- Infarktveränderungen: vorwiegend in V_2 und V_3

Tabelle 9 Einteilung des Herzinfarktes nach betroffenen EKG-Ableitungen

EKG-Ableitungen	Infarkttyp						
	Vorderwandinfarkte				Hinterwandinfarkte		
	Antero-septaler Infarkt	Apikaler Infarkt	Großer Vorderwand-infarkt	Antero-lateraler Infarkt	Infero-lateraler Infarkt	Inferiorer Infarkt (sog. Hinter-wandinfarkt)	Streng posteriorer Infarkt
I	+		+	+			
II					+ +	+ +	
III					+ +	+ +	
aVR							
aVL	+		+	+			
aVF					+ +	+ +	
V_1	+		+				+ + *
V_2	+ +		+ +				+ + *
V_3	+ +	+ +	+ +				
V_4		+ +	+ +				
V_5		+	+ +	+ +	+ +		
V_6			+	+ +	+ +		
V_8 2 ICR tiefer					+	+	
Nehb-D					+	+	

+ + = deutliche direkte Infarktveränderungen, + = leichte Infarktveränderungen, * = indirekte Infarktveränderungen

8. Apikaler Infarkt

Der apikale Infarkt umfaßt einen kleinen Bezirk im Vorderwandspitzenbereich. In diesem Fall besteht ein peripherer Verschluß des R. interventricularis anterior der linken Koronararterie. Da es sich um einen kleinen Infarkt handelt, ist die Prognose im allgemeinen günstig, sofern nicht ein Rezidiv auftritt.

Im ersten Stadium kommt es zu einer monophasischen Deformierung (ST-Hebung mit positiver T-Zacke in einer konvexbogigen Konfiguration) in den Thorax-Ableitungen V_3 und V_4, eventuell in V_5. Mit der Ableitung V_4 kann man am besten den apikalen Infarkt erfassen, da V_4 etwa in der Herzspitzengegend plaziert wird. In den Extremitäten-Ableitungen finden wir dagegen kaum charakteristische Infarktveränderungen.

Im Zwischenstadium ist zwar noch eine geringe ST-Hebung in diesen Ableitungen zu sehen, jedoch ist die T-Zacke terminal-spitz-negativ. Diese Veränderungen sind nur kurze Zeit vorhanden.

Im zweiten Stadium werden wir gewöhnlich eine große Q-Zacke und eine verspätete, kleine R-Zacke oder eventuell keine R-Zacke und nur eine große Q-Zacke in V_3 und V_4 finden, zusätzlich besteht hier eine ST-Senkung mit einer spitz-negativen T-Zacke. Manchmal beobachtet man diese Veränderungen in den 1 und 2 ICR tiefer plazierten Thorax-Ableitungen eher als bei normaler Elektrodenlage. Erst in diesem Stadium könnten Infarktveränderungen auch in den Extremitäten-Ableitungen, meist in III und aVF, sichtbar werden.

Das dritte Stadium tritt praktisch nach der klinischen Ausheilung des Infarktes auf. So ist die T-Zacke in den Ableitungen V_3 bis V_5 normal positiv; die früher nicht vorhandenen oder aber erniedrigten R-Zacken sind jetzt fast normal groß; praktisch deutet als einziges pathologisches Zeichen eine Q-Zacke auf den Herzinfarkt hin. Die Extremitäten-Ableitungen sind schon normal.

Apikaler Infarkt:

- Verschluß des peripheren R. interventricularis anterior der linken Koronararterie
- Kleiner Vorderwandinfarkt im Spitzenbereich
- Akutes Stadium: monophasische Deformierung leichten Grades
- Chronisches Stadium: großes Q und eventuell ein negatives T
- Infarktveränderungen: V_3 und V_4, eventuell V_5

Tabelle 10 Infarkttyp, koronare Verschlüsse und betroffene EKG-Ableitungen

Infarkttyp	koronare Verschlüsse	betroffene EKG-Ableitungen
großer Vorderwandinfarkt	RIVA (proximal)	$V_2 - V_6$ (I, aVL)
antero-septaler Infarkt	RIVA (z.B. R. septalis)	V_2, V_3, (I, aVL)
apikaler Infarkt	RIVA (peripher)	V_3, V_4 (V_5)
antero-lateraler Infarkt	RIVA (z.B. R. diagonalis), R. circumflexus	V_5, V_6, (I, aVL)
inferiorer Infarkt	A. coronaria dextra (proximal oder RIVP) R. circumflexus	II, III, aVF, D, V_{8t}
infero-lateraler Infarkt	R. circumflexus (z.B. postero-lateralis sinister)	II, III, aVF, V_5, V_6 (D, V_{8t})
streng posteriorer Infarkt	R. circumflexus (R. marginalis sinister), RIVP (peripher)	V_1

R. = Ramus
RIVA = R. interventricularis anterior.
RIVA, R. septalis, R. diagonalis, R. circumflexus gehören zur A. coronaria sinister.
RIVP (= R. interventricularis posterior) gehört zur A. coronaria dextra.

9. Anterolateraler Infarkt

Der anterolaterale Infarkt ist ein meist kleiner Infarkt im anterolateralen Bereich des linken Ventrikels. Dabei ist ein Seitenast des R. interventricularis anterior oder manchmal des R. circumflexus (Marginalast) der linken Koronararterie betroffen.

Beim anterolateralen Infarkt ist der Vektor von der Infarktstelle, also vom anterolateralen Bereich, weg gerichtet. So neigt sich der Hauptvektor leicht nach rechts, aber deutlich nach hinten.

Der Lagetyp zeigt beim anterolateralen Infarkt oft einen Rechtstyp oder eine rechtstypische Herzachse. Dies kommt dadurch zustande, daß der Vektor von links nach rechts gedreht ist und dazu noch eine sagittalle Achsendrehung macht.

Im ersten Stadium ist eine monophasische Deformierung (ST-Hebung mit positiver T-Zacke) in den Extremitäten-Ableitungen I und aVL nur in ausgeprägten Fällen nachweisbar; dagegen ist sie in den linkspräkordialen Ableitungen V_5 und V_6 deutlich und gelegentlich auch in V_4 vorhanden. Gewöhnlich ist die ST-Hebung nicht so hoch wie bei ausgedehnten großen Vorderwandinfarkten. Es kann eine relativ große Q-Zacke auftreten. Die R-Zacke hingegen ist klein.

Im Zwischenstadium ist noch eine geringe ST-Hebung vorhanden, die T-Zacke aber ist bereits terminal spitz-negativ.

Im zweiten Stadium, das gewöhnlich nach wenigen Tagen auftritt, findet man eine große bzw. relativ große Q-Zacke, eine kleine R-Zacke und eine spitz-negative T-Zacke mit ST-Senkung in V_5 und V_6. Die gleichen Veränderungen sind dann oft auch in I und aVL, evtl. in II deutlich sichtbar. Die symmetrisch spitz-negative, koronare T-Zacke ist wie bei anderen Infarkten mit guter Prognose zunächst tief, wird aber später allmählich wieder weniger negativ. Die R-Zacke steigt langsam an.

Im dritten Stadium ergibt sich in den Ableitungen I, aVL, V_5 und V_6 eine positive T-Zacke; die R-Zacke ist wieder normal groß. Nur die Q-Zacke ist noch tief und/oder breit. Daran kann man den alten Infarkt erkennen.

Die Aussagekraft der Standardableitungen ist in der Diagnostik des anterolateralen Infarkts wie beim anteroseptalen Infarkt bescheiden. Jedoch kommt es vor, daß die Ableitungen aVL und I als einzige Ableitungen ein infarktverdächtiges Bild zeigen, so z. B. im Falle des hochsitzenden anterolateralen Infarkts.

Anterolateraler Infarkt:

- Verschluß eines lateralen Seitenastes des R. interventricularis anterior (z. B. R. diagonalis)
- Kleiner Vorderwandinfarkt im anterolateralen Bereich
- Akutes Stadium: monophasische Deformierung
- Chronisches Stadium: großes Q, ST-Senkung und negatives T
- Infarktveränderungen: V_5 und V_6, wenig in V_4, I und aVL

10. Hochsitzender anterolateraler Infarkt

Ein isolierter Lateralinfarkt ist zwar denkbar, jedoch kommt diese Art des Herzinfarktes in der Praxis extrem selten vor. Gelegentlich werden wir aber konfrontiert mit einem hochsitzenden, anterolateralen Infarkt, z. B. durch Verschluß des R. diagonalis oder des R. circumflexus (Marginalast) der linken Koronararterie. Da der Infarkt nicht vorn sitzt, wird der Hauptvektor auf der horizontalen Ebene nicht von vorn nach hinten – wie beim großen Vorderwandinfarkt, – sondern von links nach rechts gedrängt und ist außerdem auf der frontalen Ebene von unten deutlich nach oben und rechts gerichtet.

Aus diesem Grunde finden sich im EKG praktisch nur in den Extremitäten-Ableitungen die Infarktveränderungen, und zwar in den Ableitungen I und aVL als breite und tiefe Q-Zacke. Diese Veränderungen sind so auffällig, daß man sie sofort erkennen kann und muß. Nicht selten ist eine rechtstypische Herzachse auszumachen.

In den Thorax-Ableitungen werden gewöhnlich keine Infarktveränderungen zu fin-

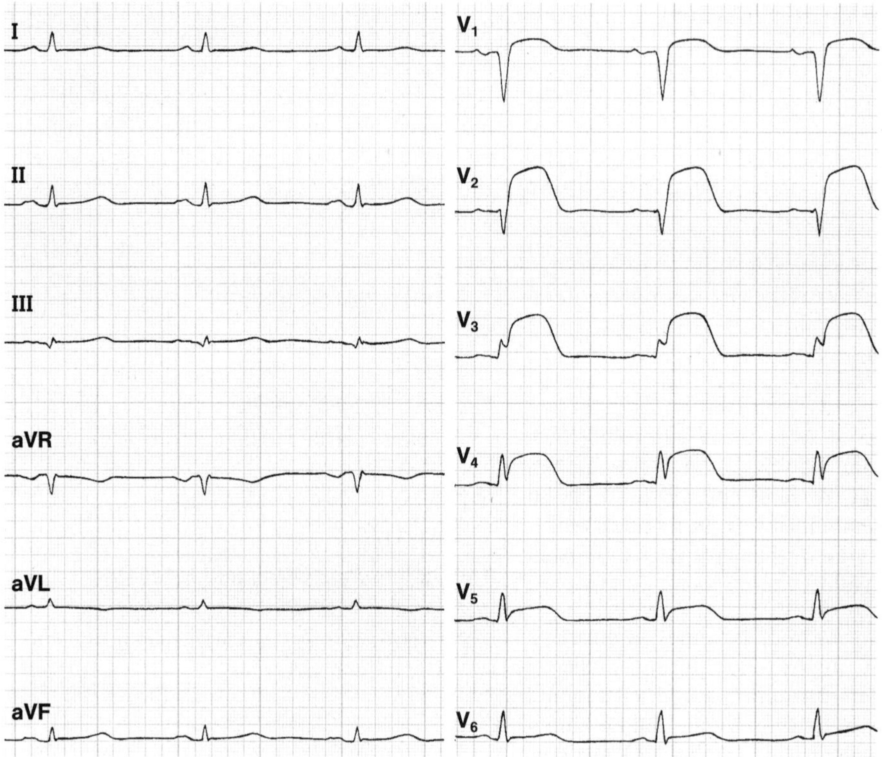

Abb. 205 Akuter ausgedehnter Vorderwandinfarkt. Anteroseptal-lateraler Infarkt, 1. Stadium. 52jähriger Patient. ST-Hebung und positives T, besonders in V_1 bis V_6. Exzessive ST-Hebung (monophasische Deformierung) in V_2 >10 mm. Noch kein für den Infarkt typisches Q! Herzenzyme noch völlig normal, erst in zwei Tagen deutlich erhöht (CK 400 E).

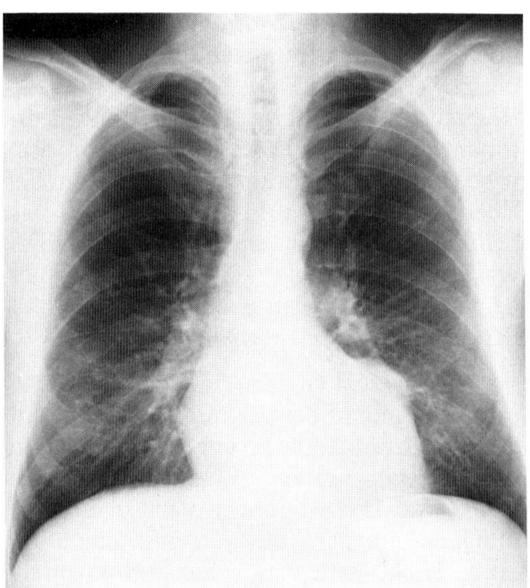

Abb. 206 Röntgen-Thorax-Aufnahme: Derselbe Patient wie in Abb. 205. Deutliche Aneurysmabildung im anterolateralen Bereich des Herzens.

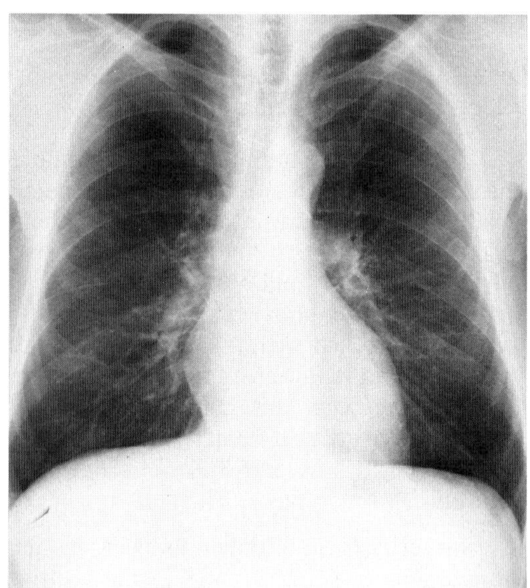

Abb. 207 Nach Aneurysmektomie keine Ausbuchtung mehr im anterolateralen Bereich des Herzens sichtbar. Derselbe Patient wie in Abb. 205.

den sein, also keine Q-Zacke bzw. R-Verlust oder spitz-negative T-Zacke. Wohl aber sind bei genauer Betrachtung kleine R-Zacken von V_2 bis V_5 und außerdem abgeflachte T-Zacken in den linkspräkordialen Ableitungen V_4 bis V_6 zu sehen, die den Verdacht auf einen Infarkt im hochsitzenden lateralen Bereich erwecken müssen. Es ist dann dringend zu empfehlen, daß man zusätzlich 1 und 2 ICR höher abgeleitete Thorax-Ableitungen registriert.

Hochsitzender anterolateraler Infarkt:

- Verschluß des R. diagonalis oder des R. circumflexus der linken Koronararterie
- Kleiner Infarkt im hohen anterolateralen Bereich
- Akutes Stadium: monophasische Deformierung
- Chronisches Stadium: großes Q und negatives T
- Infarktveränderungen: I und aVL

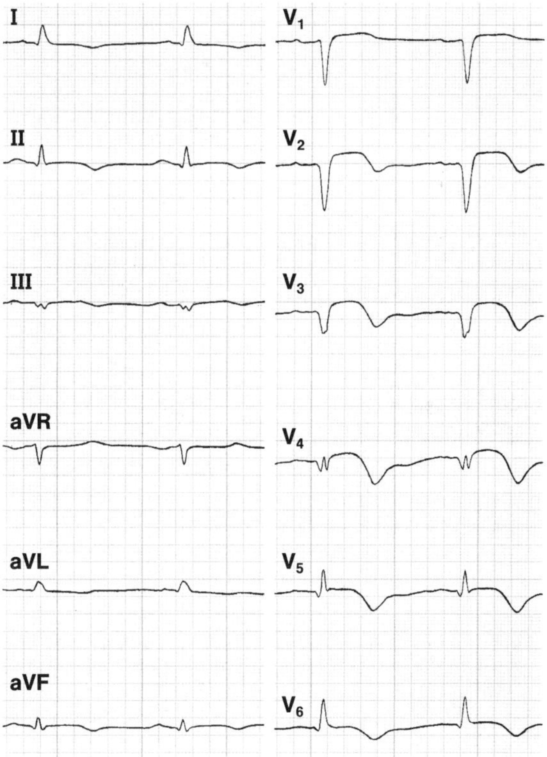

Abb. 208 Großer Vorderwandinfarkt (anteroseptal-lateraler Infarkt). Zwischenstadium. Großes Q, noch vorhandene ST-Hebung und tief spitznegatives T in V_2 bis V_4. T in I, II, aVL, V_5 und V_6 negativ.

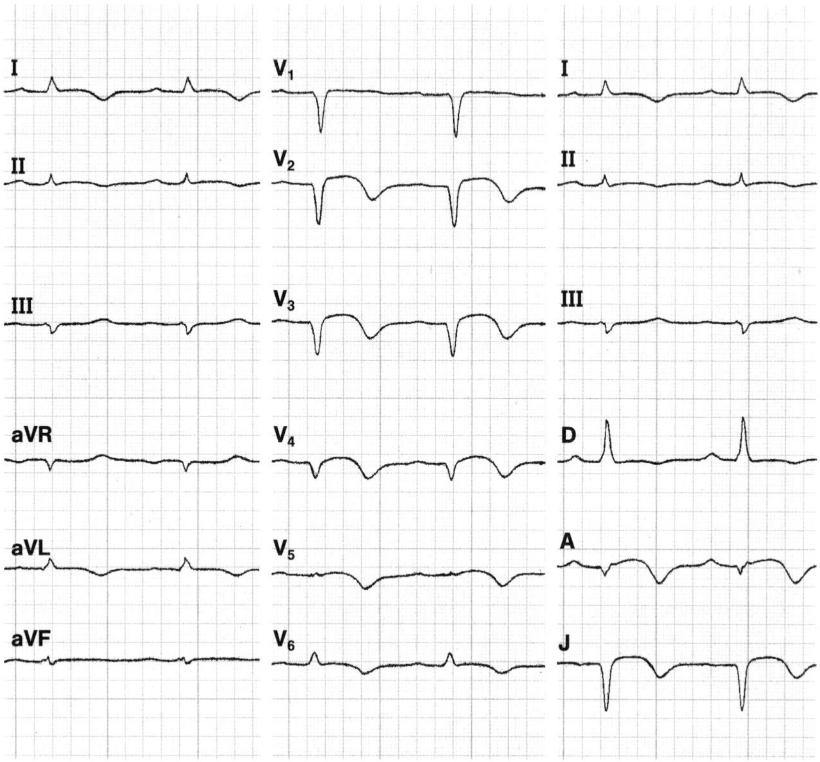

Abb. 209 Vorderwandinfarkt (anteroseptal-lateraler Infarkt). Zwischenstadium. Großes Q in V_1 bis V_4. ST-Hebung in V_2 bis V_5 und ferner in A und J vorhanden, jedoch ist T bereits tief spitz-negativ. T außerdem in I, II, aVL und V_6 negativ.

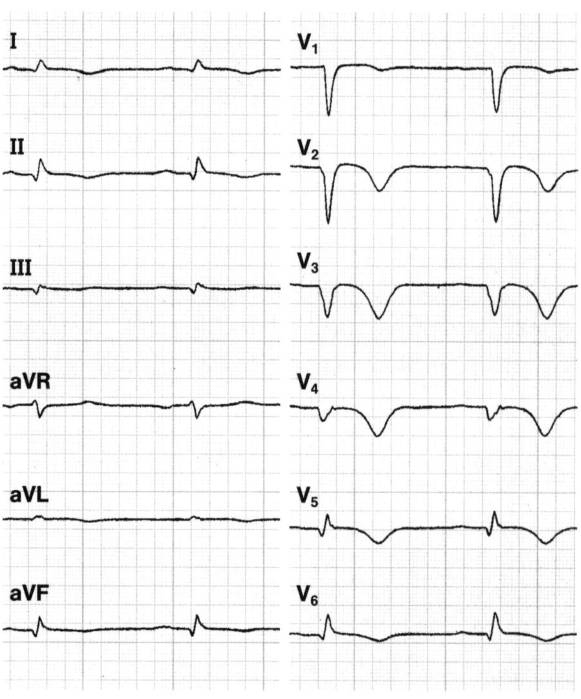

Abb. 210 Vorderwandinfarkt (anteroseptal-lateraler Infarkt), 2. Stadium, Frühphase. Großes Q und deutlich tief spitz-negatives T in V_2 bis V_5 nachweisbar. T in I, II, III, aVF und V_6 negativ. Relativ großes Q in II, III und aVF weist außerdem auf den zusätzlichen inferioren Infarkt hin.

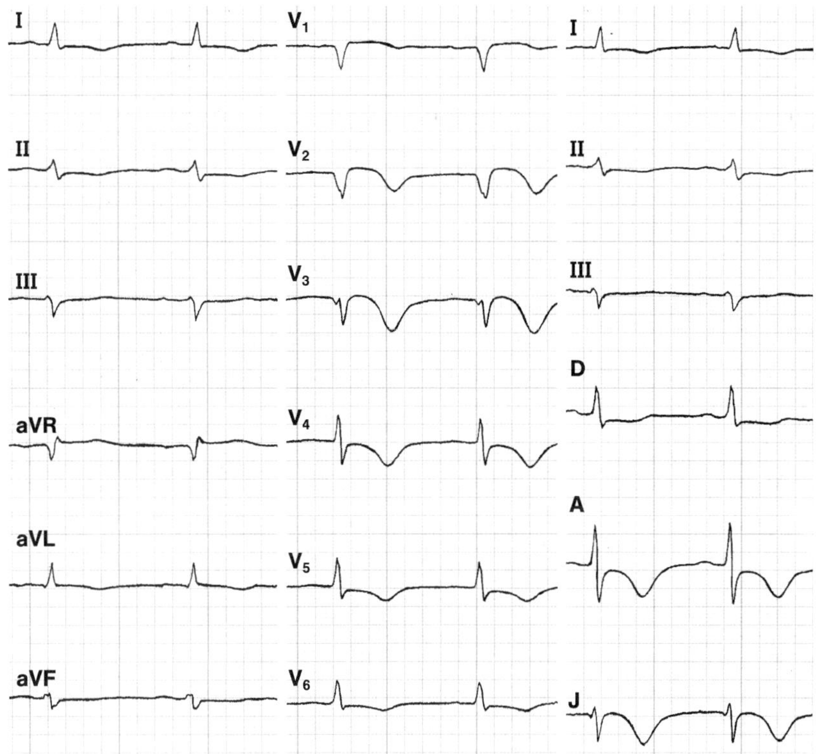

Abb. 211 Vorderwandinfarkt (anteroseptaler Infarkt), 2. Stadium, Frühphase. Großes Q und tief spitz-negatives T in V_2 bis V_3. Großes Q in V_1. Tief spitz-negatives T in I, II, aVL, A und J. Deutliche ST-Senkung und negatives T in D. In J ein kleines Q. In Nehb-Ableitungen keine sicheren transmuralen Infarktveränderungen wie in den Wilson-Ableitungen nachweisbar.

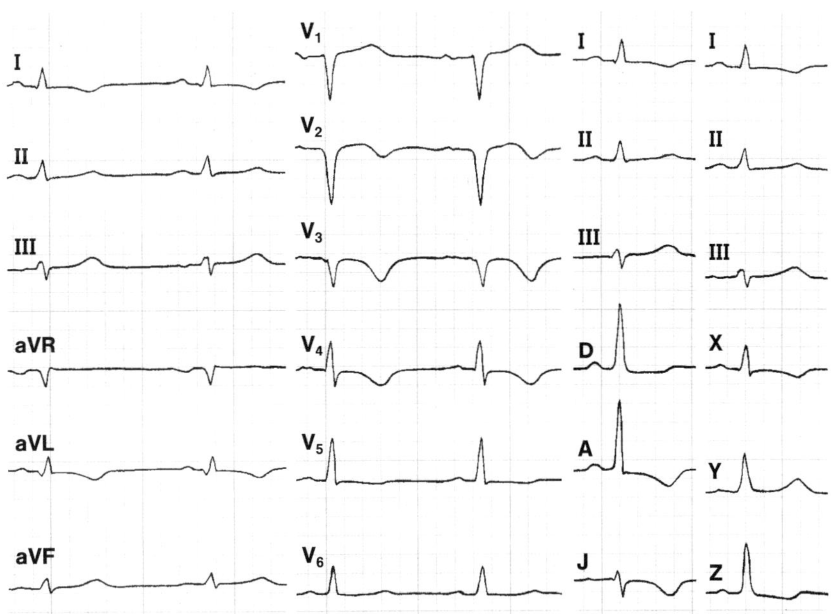

Abb. 212 Alter Vorderwandinfarkt (anteroseptaler Infarkt), 2. Stadium, Spätphase. Großes Q und negatives T in V_2 und V_3. T in I, , aVL, V_4, V_5, A und J deutlich negativ. Großes R in Z. Nehb-Ableitungen zeigen keine eindeutigen Infarktveränderungen.

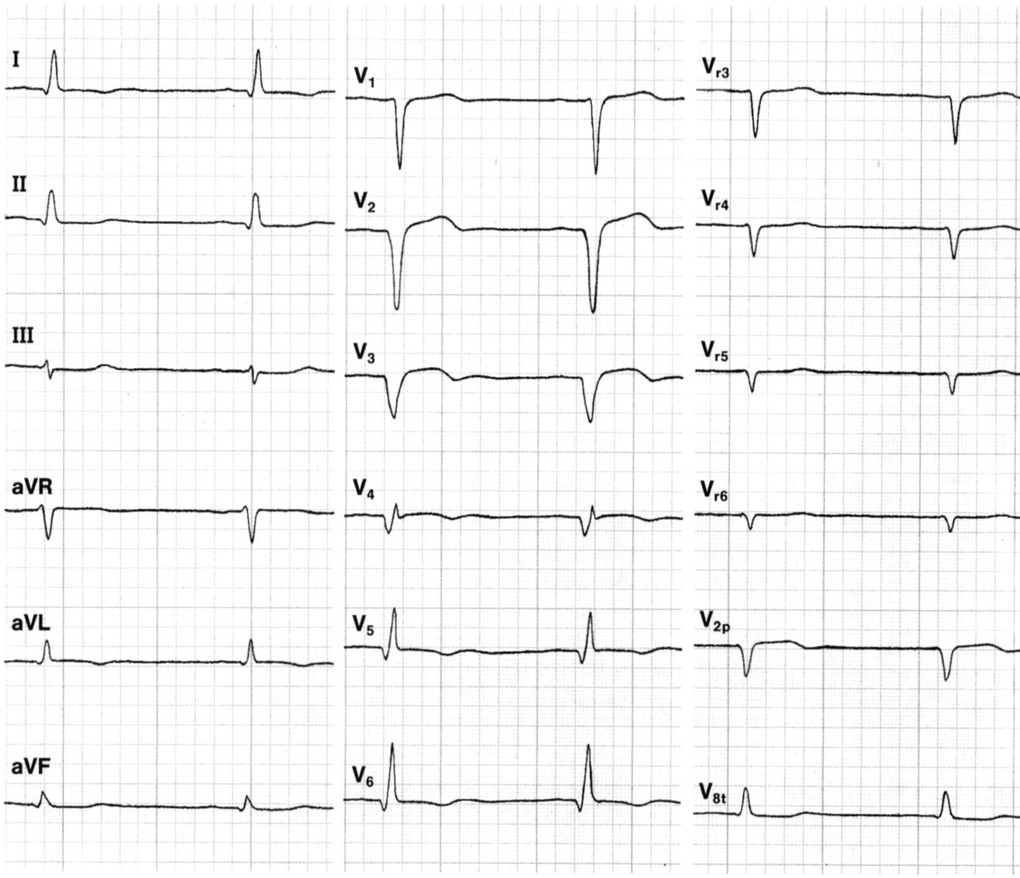

Abb. 213 a Alter Vorderwandspitzeninfarkt (anteroseptal-lateraler Infarkt, 3. Stadium). EKG: Tiefes und breites Q in V_2 bis V_4. Relativ großes Q in V_5 und V_6. Kleines Q in I, II, aVL und aVF. Spitz-negatives T in I, aVL, V_4 bis V_6.

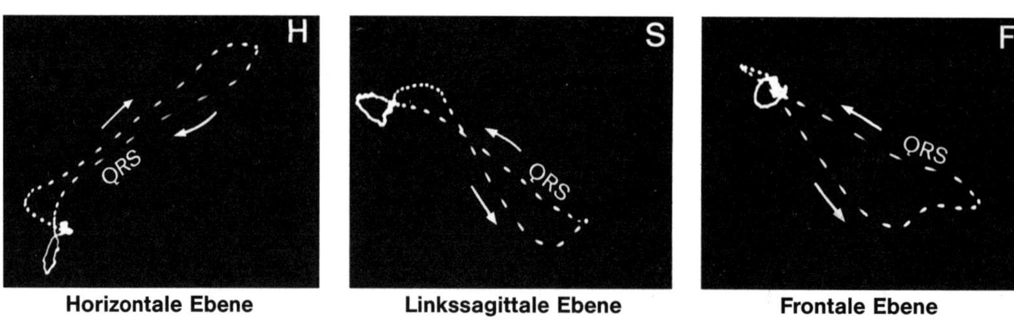

Abb. 213 b Vektorkardiogramm: Die QRS-Schleife ist zuerst wegen des Vorderwandinfarkts von vorn weg nach rechts hinten oben und dann nach links hinten unten gerichtet. T-Schleife auf drei Ebenen diskordant.

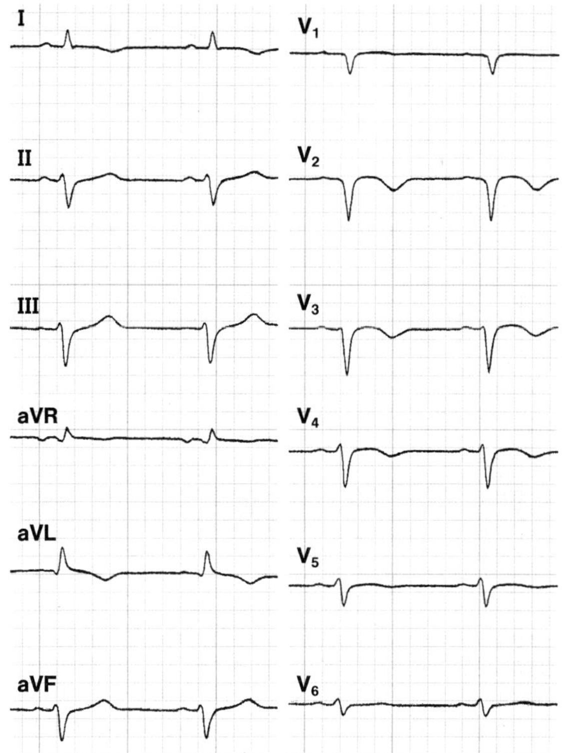

Abb. 214 Alter Vorderwandinfarkt (anteroseptaler Infarkt, 2. Stadium, Spätphase). Linksanteriorer Hemiblock. Großes Q und negatives T in V_2. Negatives T in I, aVL und V_3 bis V_5. Kurze PQ-Zeit (PQ 0,11 s in II).

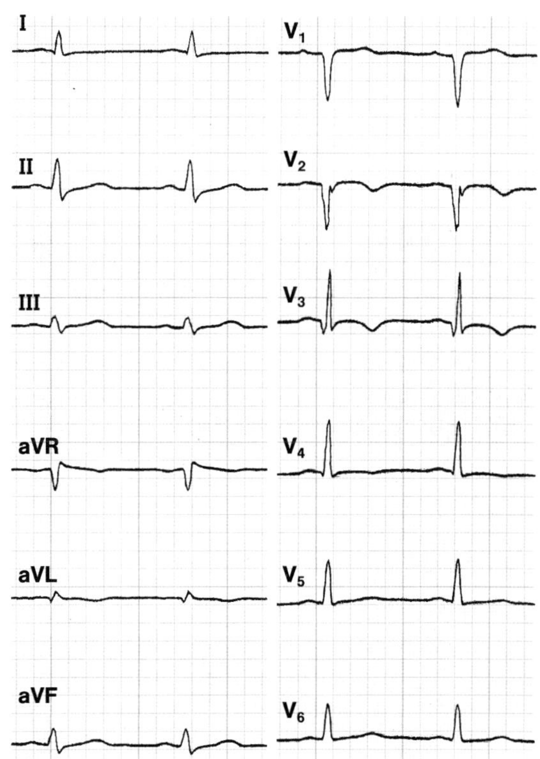

Abb. 215 Alter Vorderwandinfarkt (kleiner anteroseptaler Infarkt, 2. Stadium, Spätphase). Großes Q und negatives T in V_2 und V_3. Negatives T in aVL.

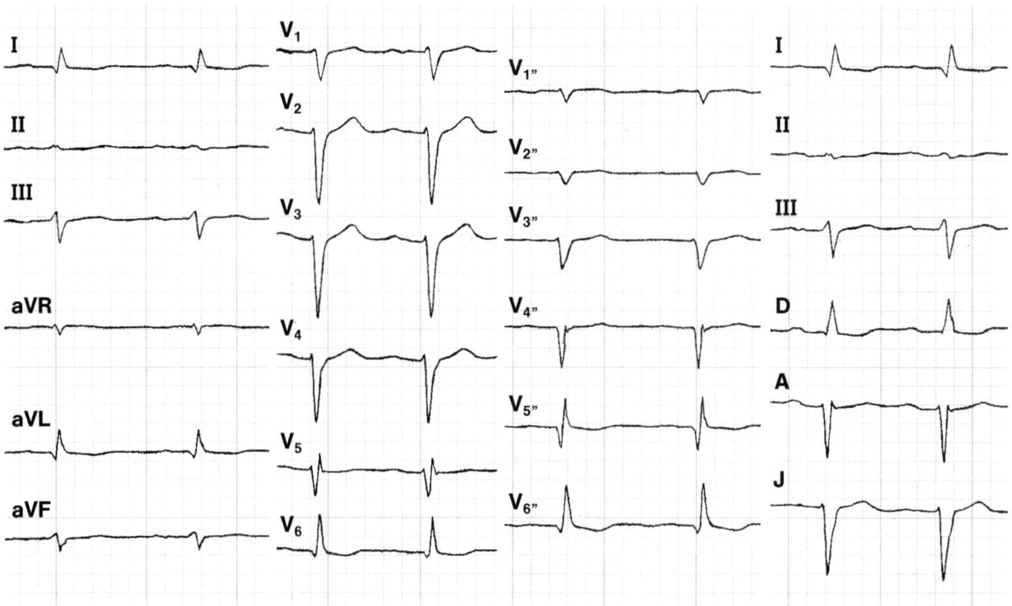

Abb. 216 Hochsitzender Vorderwandinfarkt (hochsitzender apikaler Infarkt). Großes Q nur in zwei ICR-höheren Thorax-Ableitungen, d. h. in V_4'' und V_5'' nachweisbar. Infarktzeichen weder in gewöhnlichen Wilson-Ableitungen noch in den Nehb-Ableitungen feststellbar. Relativ großes Q in I und aVL. P sinistro-atriale.

Abb. 217a–c EKG und Koronarangiographie. Infarktereignis vor vier Jahren, jetzt häufig Angina pectoris und ventrikuläre Tachykardie. Risikofaktor: Starke Hypercholesterinämie.

a EKG: Alter ausgedehnter Vorderwandinfarkt mit Aneurysmabildung. Kleines Q, geringe ST-Hebung und angedeutet negatives T in I und aVL. Großes Q, deutliche ST-Hebung und positives T in V_2 bis V_5 (Aneurysma-Zeichen).

b und c Koronarangiographie: Verschluß des R. interventricularis anterior etwa 1 cm nach seinem Ursprung (siehe Pfeil). Kräftig ausgebildeter R. circumflexus sinister (Linksversorgungstyp). Mäßig ausgeprägte Wandunregelmäßigkeiten. Die A. coronaria dextra (**b**) ist dünn und zeigt leichte Wandunregelmäßigkeiten.

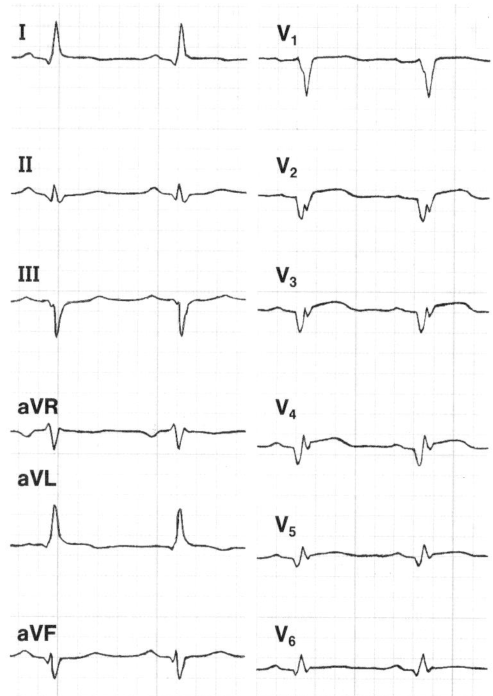

a

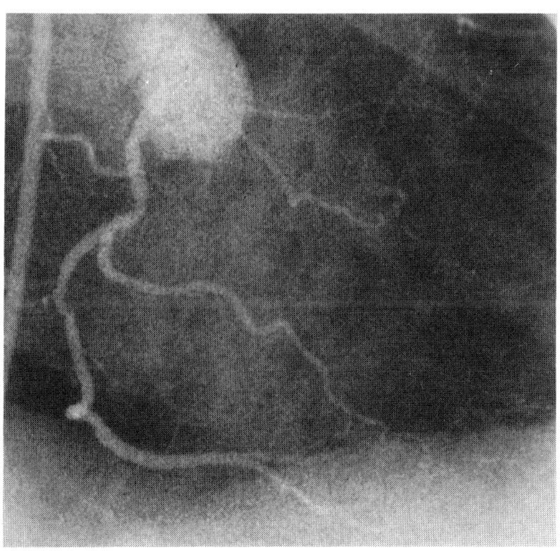

b A. coronaria dextra

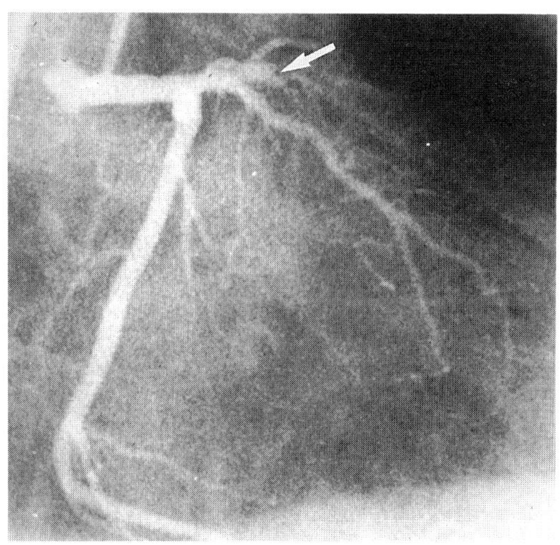

c A. coronaria sinistra

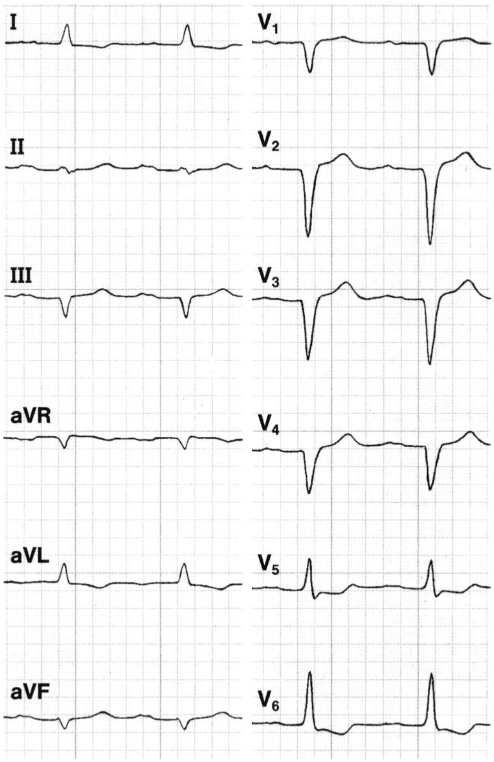

Abb. 218 Alter Vorderwandinfarkt (anteroseptaler Infarkt, 3. Stadium). Großes Q in V_1 bis V_4. ST-Senkung und negatives T in I, aVL, V_5 und V_6.

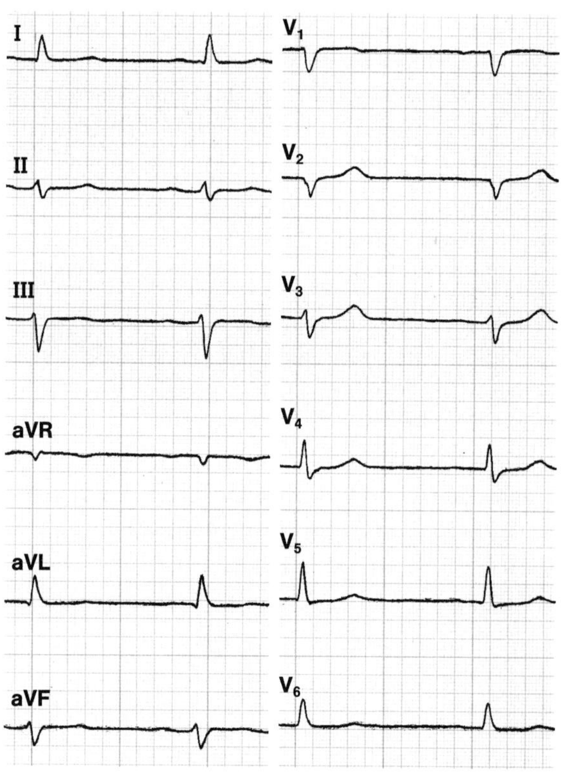

Abb. 219 Alter kleiner Vorderwandinfarkt (kleiner anteroseptaler Infarkt, 3. Stadium). Großes Q (embryonales R) in V_2, sonst kein Infarktzeichen.

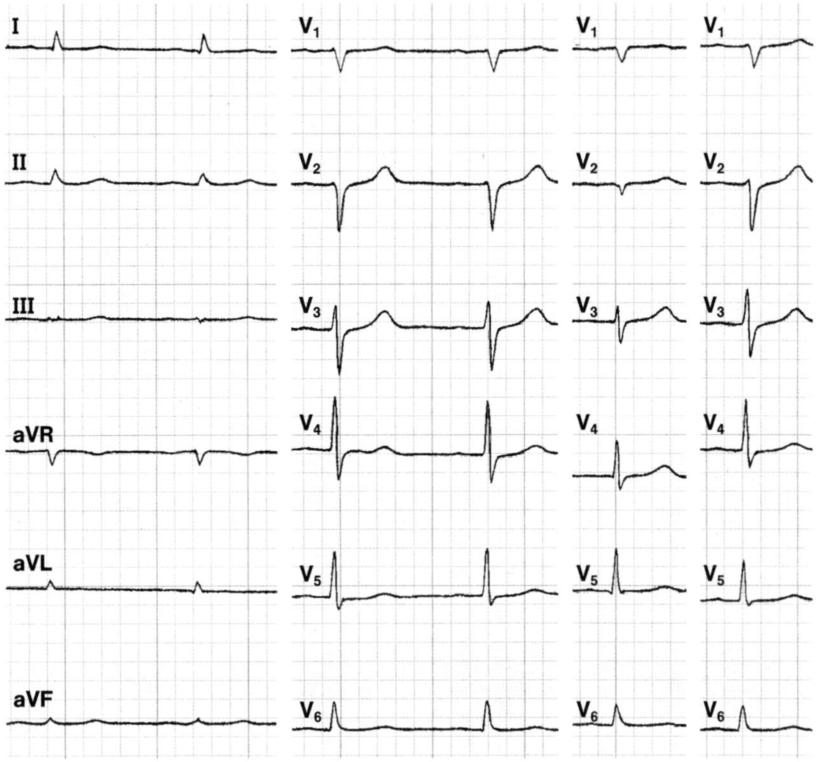

Abb. 220 Alter kleiner hochsitzender Vorderwandinfarkt (kleiner hochsitzender anteroseptaler Infarkt, 3. Stadium). Sehr kleines R in V_2, jedoch kein Q, also kein Beweis für Infarkt. Erst ein deutliches Q (versenktes R) in V_2 in den zwei ICR-höheren, jedoch nicht tieferen Thorax-Ableitungen nachweisbar.

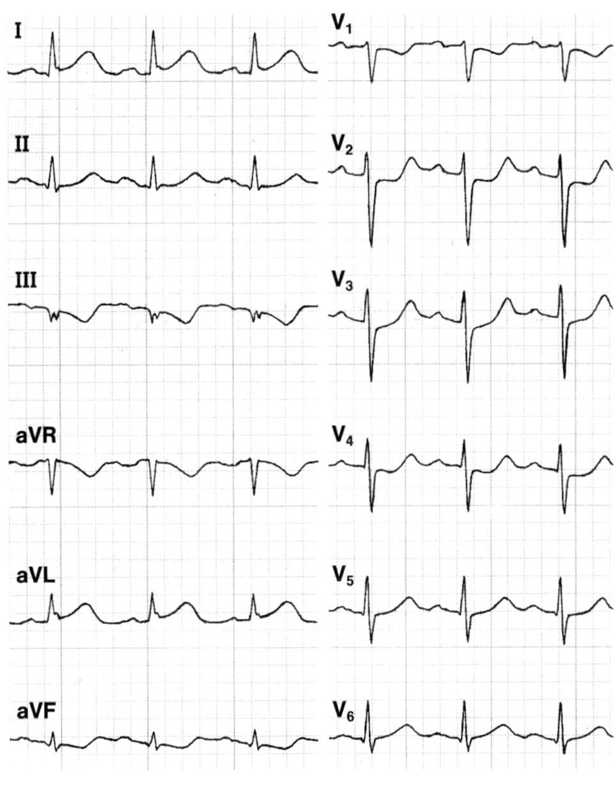

Abb. 221 Hochsitzender Vorderwandinfarkt (hochsitzender antero-lateraler Infarkt). Leichte ST-Hebung und hohes T (hyperakutes Stadium, direktes Infarktzeichen) nur in I und aVL nachweisbar. Dagegen deutliche ST-Senkung und negatives T (indirektes Infarktzeichen) in III, aVF, V_1 bis V_4 vorhanden. P. sinistroatriale.

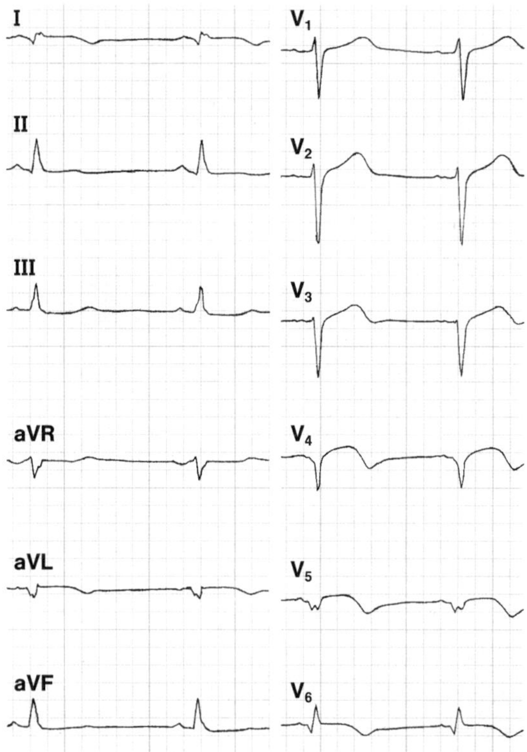

Abb. 222 Akuter Vorderwandinfarkt (antero-lateraler Infarkt, Zwischenstadium). Großes Q, ST-Hebung und negatives T in I, aVL und V_4 bis V_6. Kurze PQ-Zeit (PQ in II 0,11 s).

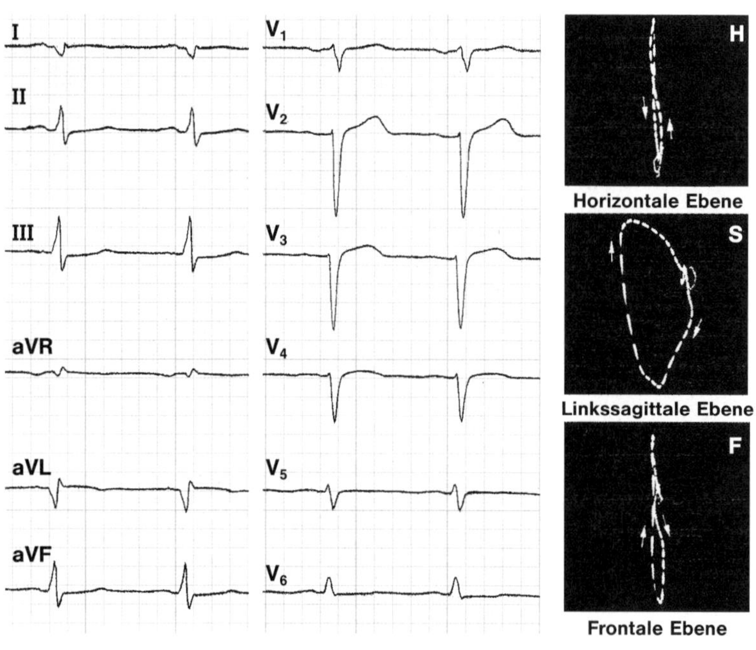

Abb. 223 Hochsitzender Vorderwandinfarkt (hochsitzender anterolateraler Infarkt). Breites und tiefes Q in I und aVL, sonst keine sicheren Infarktzeichen im EKG. P sinistro-atriale (P II 0,12 s). **Vektorkardiogramm:** QRS-Schleife nicht nach links vorne wie in normalen Fällen, sondern deutlich nach hinten und oben gerichtet und schmal.

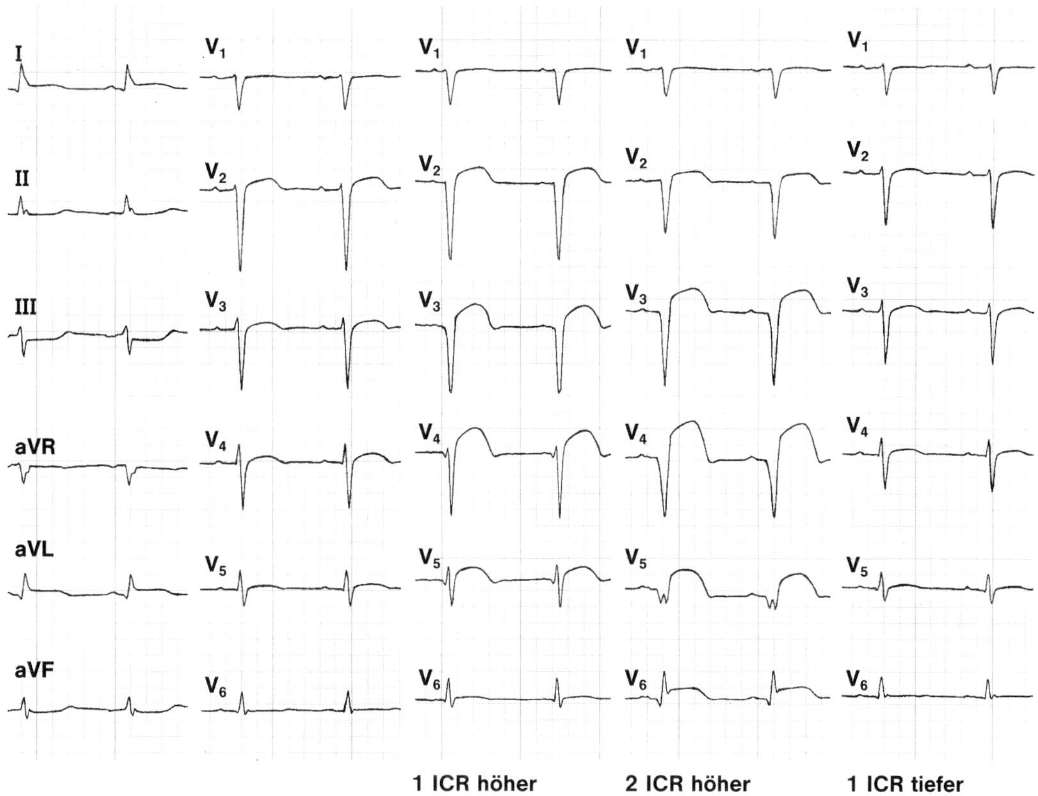

Abb. 224 Akuter hochsitzender Vorderwandinfarkt (hochsitzender anteroseptal-lateraler Infarkt, 1. Stadium). Leichte ST-Hebung und positives T in I und aVL erwecken bereits den Verdacht auf einen hochsitzenden antero-lateralen Infarkt. Indirekte Vorderwand-Infarktzeichen in III und aVF. Leichte ST-Hebung in V_2 bis V_5 kein sicherer Nachweis für einen Vorderwandinfarkt. Erst deutliche ST-Hebung und positives T in V_2 bis V_6 (monophasische Deformierung in V_3 bis V_5) in den 1 und 2 ICR höheren Thorax-Ableitungen sprechen für einen hochsitzenden ausgedehnten, d.h. anteroseptal-lateralen Infarkt: Ein ICR- und zwei ICR- (nicht abgebildet) tiefere Thorax-Ableitungen zeigen keine für den Infarkt beweisenden Veränderungen.

11. Inferiorer Infarkt (sog. Hinterwandinfarkt)

Der sog. Hinterwandinfarkt entsteht durch einen Verschluß des R. interventricularis posterior oder noch im proximalen Bereich der rechten Koronararterie oder des R. circumflexus der linken Koronararterie. Da die rechte Koronararterie den AV-Knoten versorgt, kann gelegentlich ein AV-Block, vor allem in Form einer Wenckebach-Periodik oder seltener eines totalen AV-Blocks, auftreten, der unter Umständen zum Herzstillstand führt. Außerdem können Sinusbradykardie und Vorhof- oder ventrikuläre Extrasystolie vorkommen (s. Kapitel „Hemiblock und faszikuläre Blockbilder").

Dieser sog. Hinterwandinfarkt befindet sich „in situ" nicht im Bereich der Hinterwand, sondern in der diaphragmalen Wand, weshalb er zu Recht in der angloamerikanischen Literatur als inferiorer Infarkt oder als diaphragmaler Infarkt bezeichnet wird.

Der Verlauf der Vektorschleife ist beim inferioren Infarkt völlig anders als beim Vorderwandinfarkt. Normalerweise läuft die Vektorschleife auf der frontalen Ebene nach links und unten. Da der Infarkt auf der diaphragmalen Wand sitzt, kommt ein nach links unten gerichteter Vektor nicht zustande. Der Hauptvektor ist mehr oder weniger von links unten nach oben verschoben, weshalb eine große Q-Zacke in II, III und aVF entsteht. Auf der horizontalen Ebene ist jedoch der Vektorverlauf fast normal. Deshalb finden wir in den Thorax-Ableitungen beim inferioren Infarkt keine pathologischen Veränderungen.

Infolgedessen können wir Veränderungen durch einen inferioren Infarkt nur mit den Extremitäten-Ableitungen erfassen. So zeigen die Ableitungen II, III und aVF auf den Infarkt hinweisende direkte Zeichen. Trotzdem kann es wegen der weiten Entfernung der Elektroden schwierig sein, den inferioren Infarkt mit diesen Ableitungen genau nachzuweisen. Es werden darum oft zusätzliche Ableitungen und indirekte Infarktzeichen herangezogen.

Im ersten Stadium des inferioren Infarkts findet sich eine monophasische Deformierung des QRS-Komplexes (ST-Hebung mit positivem T) als direktes Infarktzeichen in II, III, aVF und V_8, zwei ICR tiefer (V_{8t}) bzw. D nach Nehb. In den Thorax-Ableitungen V_2 bis V_4 und in den Extremitäten-Ableitungen I und aVL werden manchmal indirekte Infarktzeichen erkennbar, d.h. eine ST-Senkung und eine negative T-Zacke. Diese indirekten Infarktzeichen, die nach der neueren Literatur möglicherweise auf eine Mehrgefäß-Erkrankung hinweisen, können manchmal beim inferioren Infarkt deutlicher ausgeprägt sein als die direkten.

Beim inferioren Infarkt muß zum Lagetyp Folgendes gesagt werden. Einmal ist hier obligatorisch eine große Q-Zacke in II, III und aVF vorhanden. So besteht meist ein Linkstyp, nicht selten, besonders beim großen inferioren Infarkt, ein überdrehter Linkstyp. Man darf aber nicht aufgrund des überdrehten Linkstyps auf einen linksanterioren Hemiblock schließen.

Ein linksanteriorer Hemiblock bei inferiorem Infarkt ist dann anzunehmen, wenn der QRS-Komplex in den Ableitungen II, III und aVF ausschließlich aus einer tiefen Q-Zacke besteht. Gegen einen Hemiblock spricht eine verspätete R-Zacke in diesen Ableitungen. Vektorkardiographisch ist die Differentialdiagnose noch leichter möglich.

Im Zwischenstadium ist die monophasische Deformierung verschwunden; es findet sich in den obengenannten Ableitungen immer noch eine leichte ST-Hebung, aber die T-Zacke ist bereits terminal negativ, außerdem kann eine große Q-Zacke vorhanden sein.

Im zweiten Stadium wird die T-Zacke tief-spitz-negativ; außerdem besteht ein großes Q. Die tief-spitz-negative T-Zacke wird später allmählich weniger negativ.

Trotz klinischer Ausheilung können die EKG-Veränderungen beim sog. Hinterwandinfarkt im zweiten Stadium stehenbleiben. Die Rückbildungstendenz ist jedoch bei Hinterwandinfarkten deutlicher als bei Vorderwandinfarkten.

Im dritten Stadium ist nur ein tiefes und breites Q in III, aVF, V_8, zwei ICR tiefer bzw. D nachweisbar. Die R-Zacke ist oft deutlich, die T-Zacke nicht mehr negativ, sondern normal positiv.

Das pathologische Q III kann bei stummer Anamnese differentialdiagnostisch manchmal große Schwierigkeiten bereiten. Ein großes, aber nicht infarktbedingtes Q kann auch bei Herzgesunden auftreten, z.B. bei ausgeprägter Linkslage des Herzens (QS), Adipositas, Schwangerschaft und WPW-Syndrom, und auch bei anderen Krankheiten wie akutem Cor pulmonale (Lungenembolie), oder Rechts- bzw. Linkshypertrophie sowie hypertrophischer Kardiomyopathie. Es ist nicht gerechtfertigt, allein aus einem tiefen und breiten QIII (tiefer als 1/4 von R und breiter als 0,04 sec), einen sog. Hinterwandinfarkt zu diagnostizieren.

Zur Differentialdiagnose der großen Q-Zacke in Ableitung III kann in zweifelhaften Fällen ein EKG bei Exspiration und Inspiration registriert werden. Das bei Exspiration scheinbar pathologische QIII wird bei tiefer Inspiration deutlich kleiner oder verschwindet. Die Herzachse dreht sich dabei deutlich rechts.

Beim sog. Hinterwandinfarkt wird zwar das pathologische QIII bei Inspiration ebenfalls kleiner, jedoch bleiben die Charakteristika des Hinterwandinfarkts vor allem aufgrund der negativen T-Zacke zumindest qualitativ noch erhalten, so daß die Diagnose Hinterwandinfarkt möglich ist (s. Kapitel „Differentialdiagnose des Herzinfarkt-EKG").

Manchmal ist die Ableitung D nach Nehb nützlich. Sie zeigt beim inferioren In-

Tabelle 11 Pathologisches QIII beim inferioren Infarkt und großes QIII ohne inferioren Infarkt

Pathologisches Q beim inferioren Infarkt	Großes Q ohne inferioren Infarkt
1. QIII tief (tiefer als 1/4 von R) und breit (>0,04 sec)	1. Q kann tief sein, aber selten breiter als 0,04 sec
2. tiefes und breites Q ebenfalls in aVF, V_8, 2 ICR tiefer, bzw. D und II	2. großes Q meistens nicht in anderen Ableitungen
3. zusätzlich oft ST-Senkung und negatives T in III, außerdem in V_8, 2 ICR tiefer, bzw. D und evtl. II	3. zusätzliche ST-Senkung und negatives T nicht häufig
4. tiefes Q, oft bei Inspiration nicht wesentlich kleiner, jedoch T eher tiefer negativ	4. lagebedingtes Q bei Inspiration wesentlich kleiner, T weniger negativ
5. Delta-Welle, P dextro-atriale, Rechts- oder Linkshypertrophie sehr selten	5. Delta-Welle, P dextro-atriale, Rechts- oder Linkshypertrophie nicht allzu selten
6. Vorkommen: inferiorer Infarkt, infero-lateraler Infarkt	6. Vorkommen: Quer-(Links)-Lage, Rechtslage, Adipositas, Schwangerschaft, Linkshypertrophie, Rechtshypertrophie, WPW-Syndrom, Lungenembolie, hypertrophische Kardiomyopathie

farkt ähnliche Veränderungen wie III und aVF. Ein großer Nachteil ist, wie heute im allgemeinen angenommen wird, daß die Ableitung D wegen ihrer herznahen Lage allzu empfindlich ist. So finden sich gelegentlich auch bei Personen ohne koronare Herzkrankheit eine ST-Senkung und ein negatives T.

Etwa der Ableitung Nehb-D entspricht die unipolare Ableitung V_8, zwei ICR tiefer als normal, die auch als V_{8t} bezeichnet wird (So, Klepzig und Bilger). Bei herzgesunden Personen ist die T-Zacke in V_8 gelegentlich negativ, aber in V_8, zwei ICR tiefer, findet sich bei Herzgesunden nie ein negatives T. So weist ein negatives T in V_8, zwei ICR tiefer, zusammen mit einem großen Q, nach eigenen Untersuchungen stets auf einen krankhaften Befund, d. h. inferioren Infarkt, hin.

Wie bereits im Kapitel „Hemiblock und faszikuläre Blockbilder" ausführlich besprochen, treten bradykarde Rhythmusstörungen, wie die Sinusbradykardie oder verschiedene AV-Blockierungen, besonders die Wenckebach-Periodik und ventrikuläre Extrasystolie beim inferioren Infarkt häufig auf.

Inferiorer Infarkt (sog. Hinterwandinfarkt):

- Verschluß des R. interventricularis posterior der rechten Koronararterie
- Infarktveränderungen in II, III, aVF, V_8, zwei ICR tiefer, D nach Nehb
- Akutes Stadium: monophasische Deformierung
- Chronisches Stadium: großes Q, ST-Senkung und negatives T
- Eventuell AV-Block (Wenckebach-Periodik), Sinusbradykardie, ventrikuläre Extrasystolie

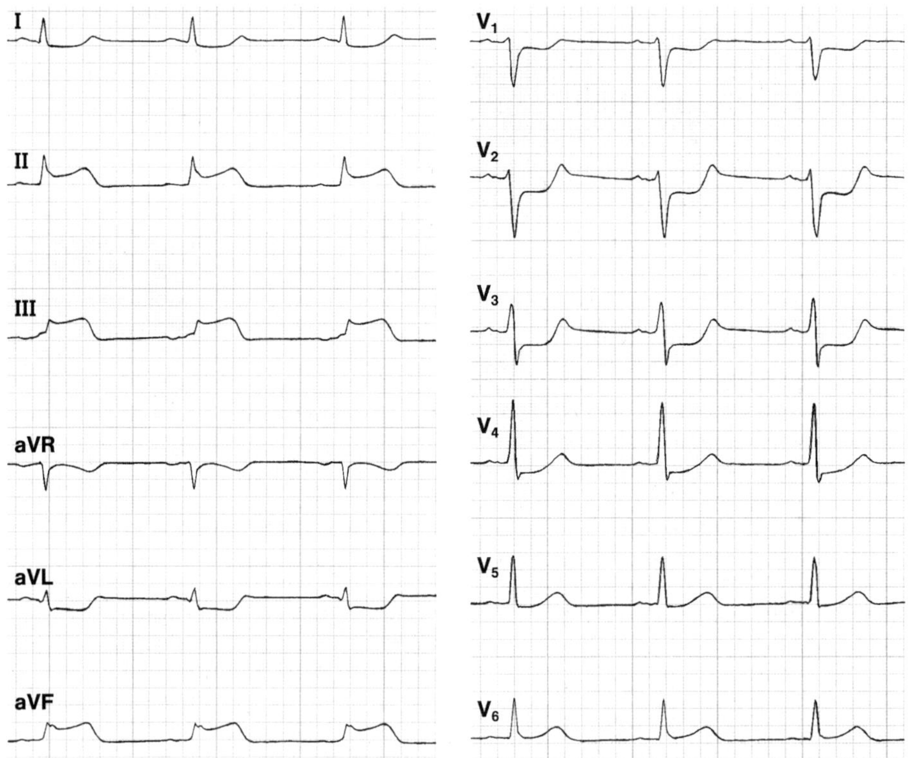

Abb. 225 Akuter inferiorer Infarkt (sog. Hinterwandinfarkt), 1. Stadium. Hohe ST-Hebung und positives T als direktes Infarktzeichen in II, III und aVF (monophasische Deformierung in III). Noch kein Q. Deutliche ST-Senkung und negatives bzw. leicht biphasisches T als indirektes Infarktzeichen in I, aVL und V_1 bis V_3.

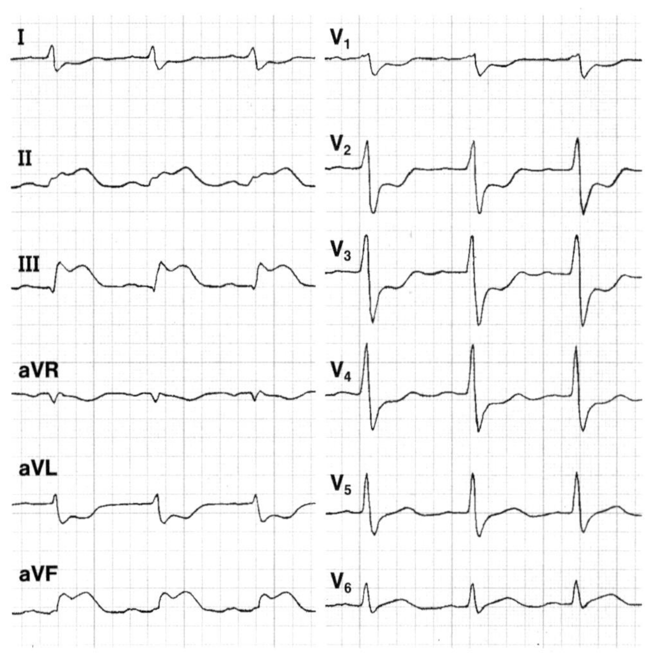

Abb. 226 Akuter inferiorer Infarkt (1. Stadium). Deutliche ST-Hebung und positives T in II, III und gering in V_6 (direkte Infarktzeichen). Dagegen deutliche ST-Senkung und biphasisches oder negatives T in I, aVL und V_1 bis V_4 (indirekte Infarktzeichen).

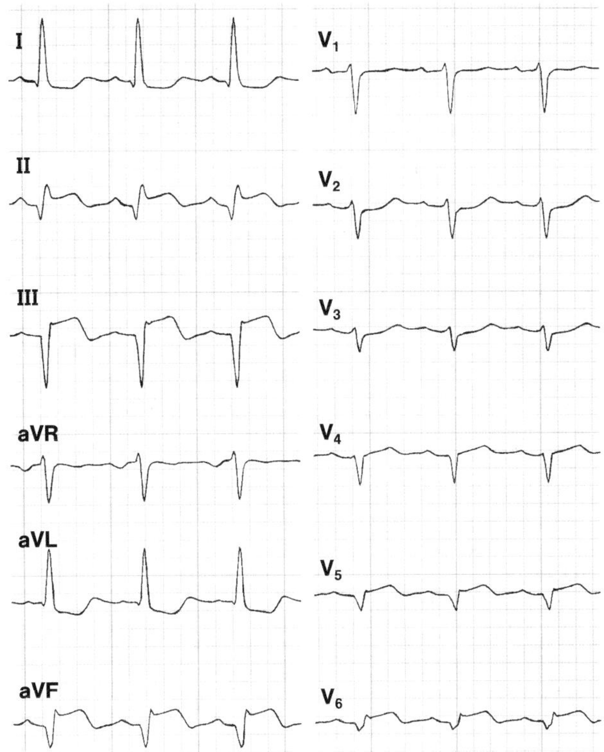

Abb. 227 Akuter inferolateraler Infarkt (1. Stadium). Großes Q, ST-Hebung und positives T in II, III, aVF sowie V_5 und V_6. Hohes R, ST-Senkung und negatives T in I und aVL als Hinweis auf linksventrikuläre Hypertrophie.

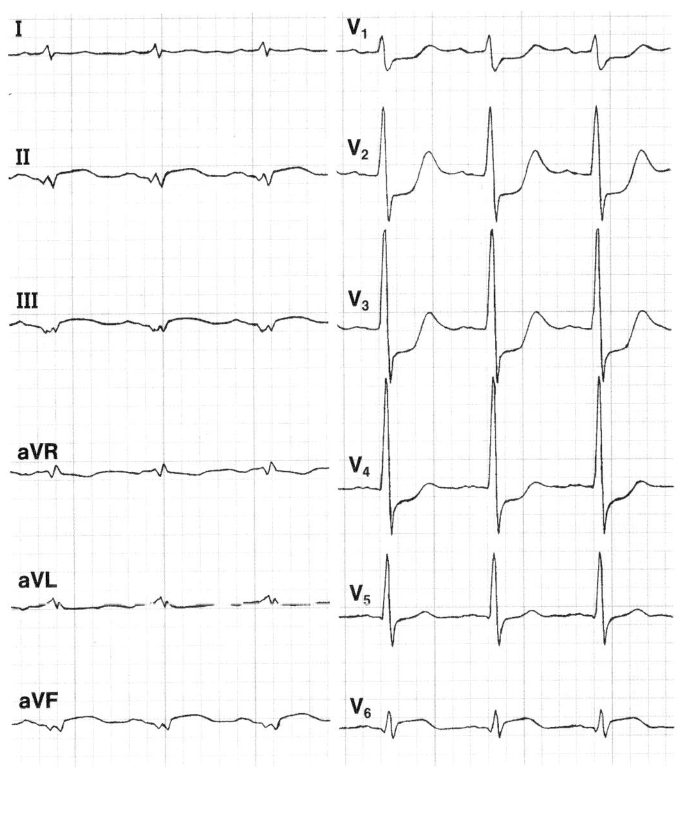

Abb. 228 Akuter inferolateraler Infarkt (1. Stadium). Großes Q, deutliche ST-Hebung und positives T in II, III, aVF und V_6 (direkte Infarktzeichen). Deutliche ST-Senkung und biphasisches T in V_1 bis V_4 (indirekte Infarktzeichen).

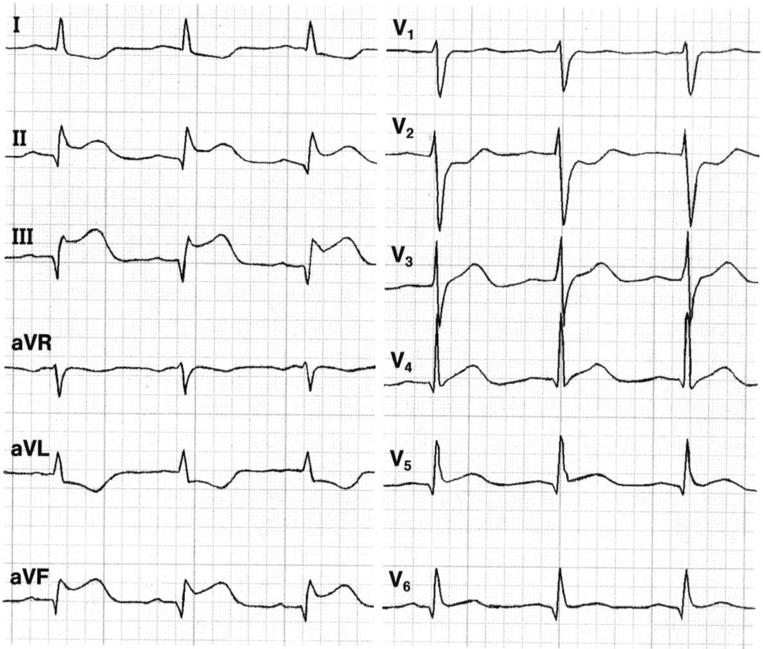

Abb. 229 Frischer Hinterwandinfarkt (inferolateraler Infarkt, 1. Stadium). Deutliche ST-Hebung und positives T (monophasische Deformierung) in II, III, aVF, außerdem geringe ST-Hebung und positives T in V_5 und V_6, ferner tiefes Q in III und aVF (direkte Infarktzeichen). ST-Senkung und negatives T in I, aVL und V_2 (indirekte Infarktzeichen).

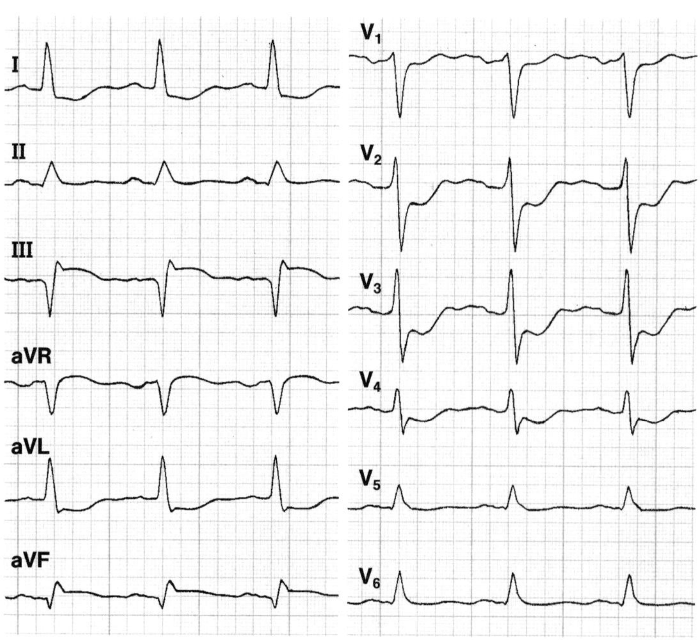

Abb. 230 Akuter inferiorer Infarkt (sog. Hinterwandinfarkt), 1. Stadium. Großes Q, ST-Hebung und positives T in III und aVF (direkte Infarktzeichen). Ausgeprägte ST-Senkung und negatives T vor allem in I, aVL und V_2 bis V_4. Diese indirekten Infarktzeichen sind im Vergleich zum direkten Infarktzeichen deutlicher ausgeprägt.

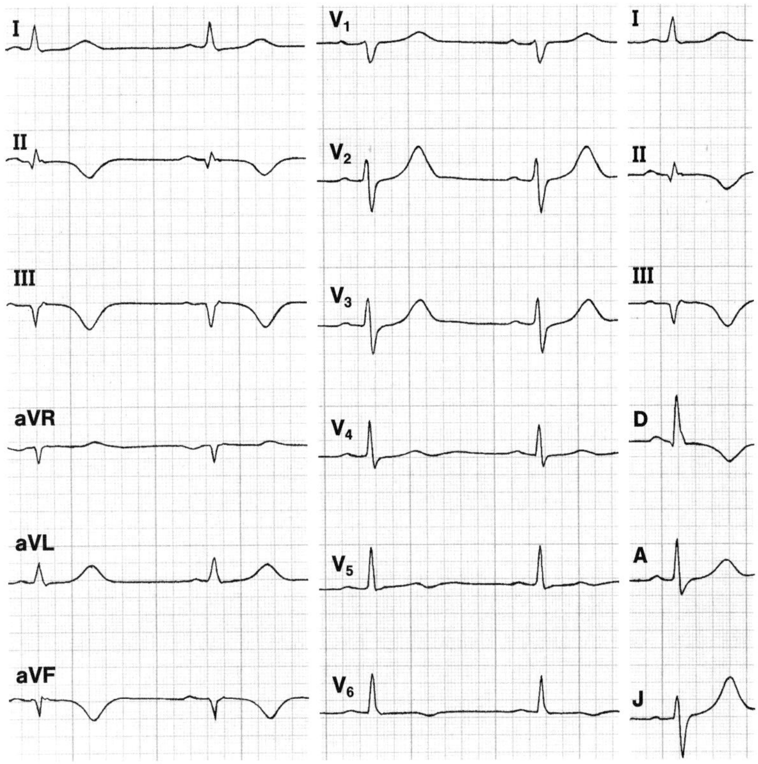

Abb. 231 Inferiorer Infarkt (2. Stadium, Frühphase). Relativ tiefes Q, jedoch sehr tiefes T in II. Sehr tiefes Q und T in III und aVF. Negatives T größer als Q spricht für Frühphase des 2. Stadiums. In D ist zwar negatives T sehr tief, jedoch kein für den Infarkt hinweisendes Q nachweisbar.

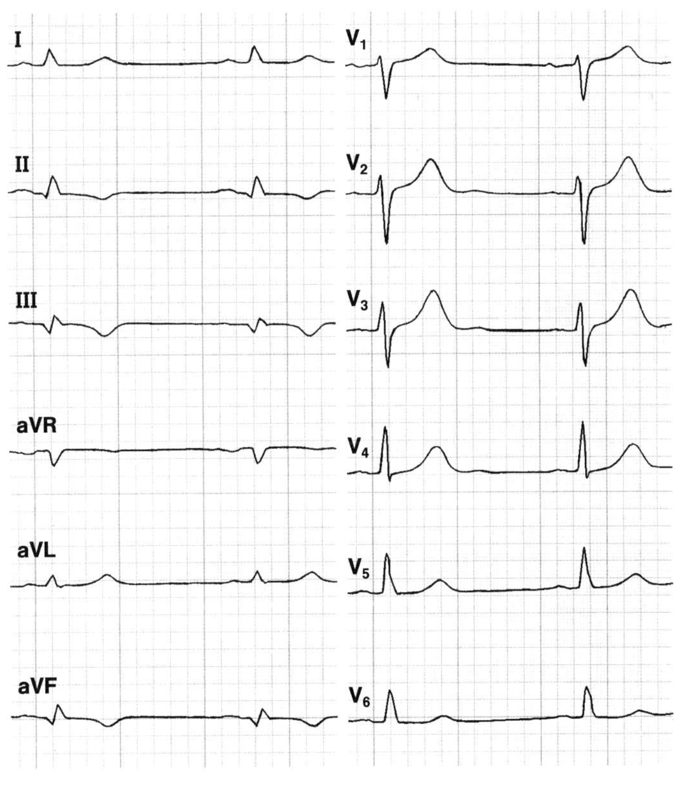

Abb. 232 Inferiorer Infarkt (2. Stadium). 54jähriger Patient. Kleines Q und negatives T in II, großes Q und deutlich negatives T in III und aVF. Thorax-Ableitungen unauffällig.

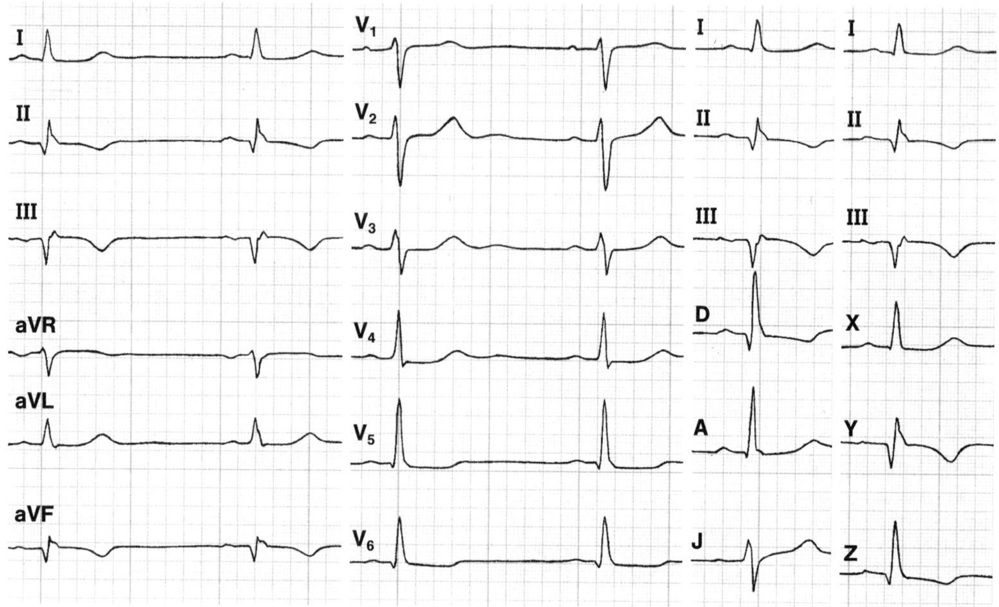

Abb. 233 Alter inferiorer Infarkt (2. Stadium, Spätphase). Großes Q und tiefes negatives T in II, III und aVF sowie in D und Y. ST-Senkung und negatives T in V_5 und V_6.

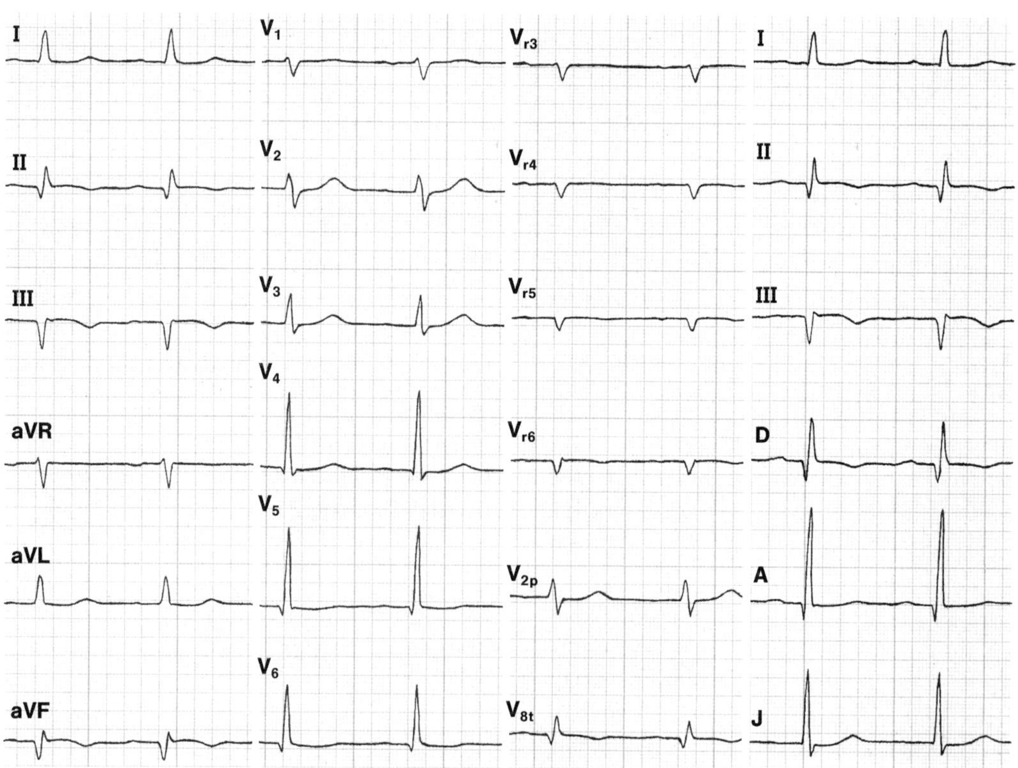

Abb. 234 Alter inferiorer Infarkt. Infarkt zehn Tage alt. Tiefes Q und etwas negatives T in II. Tiefes Q und negatives T in III, aVF, V_{8t} sowie in D. Leichte ST-Senkung und abgeflachtes T in V_5, V_6 A und J.

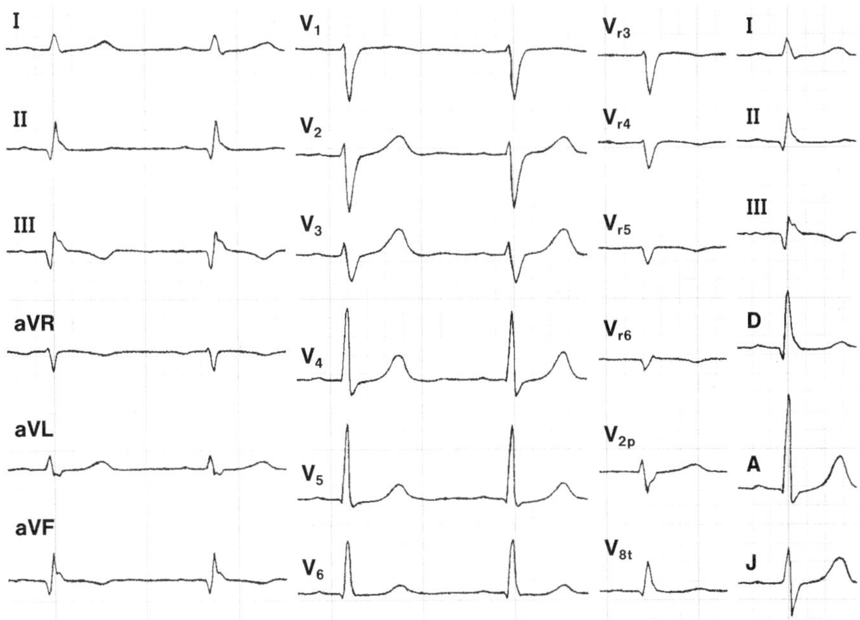

Abb. 235 Alter inferiorer Infarkt. Akutes Infarktereignis vor einem halben Jahr. 51jähriger Patient. Etwas tiefes Q in II. Tiefes Q und negatives T in III und aVF. Weder V_{8t} noch D zeigt Infarktveränderungen. Der Infarkt sitzt im vorderen Teil der diaphragmalen Wand.

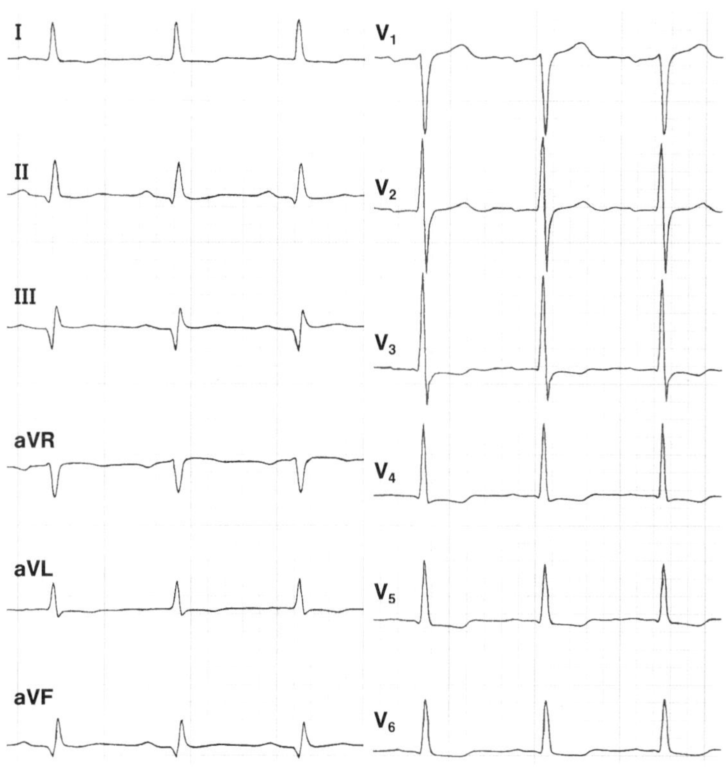

Abb. 236 Alter inferiorer Infarkt (3. Stadium). Tiefes Q in III und aVF als einziges Zeichen, das auf den alten inferioren Infarkt hinweist. Deszendierende ST-Senkung und negatives T in V_3 bis V_6 als Zeichen einer zusätzlichen Myokardischämie im Vorderwandbereich.

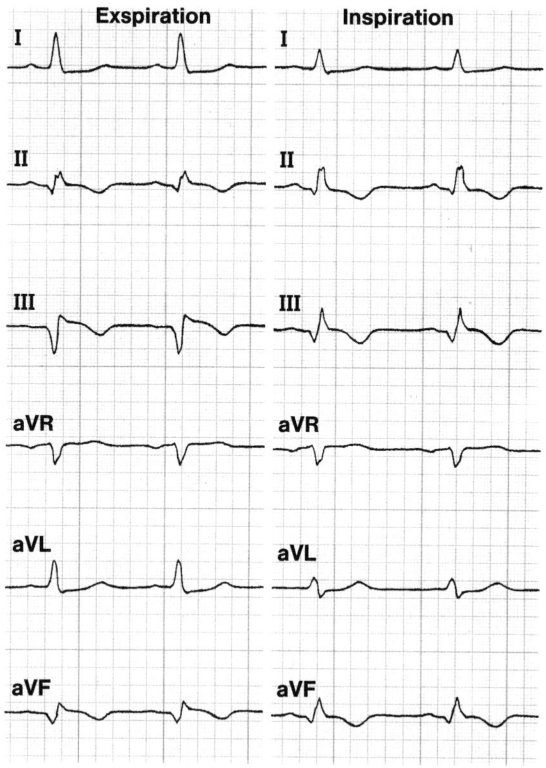

Abb. 237 Verhalten der großen Q-Zacke beim inferioren Infarkt. Bei Inspiration Q in II, III und aVF kleiner, jedoch ist das T hier deutlicher negativ, ferner Herzachse rechtstypisch.

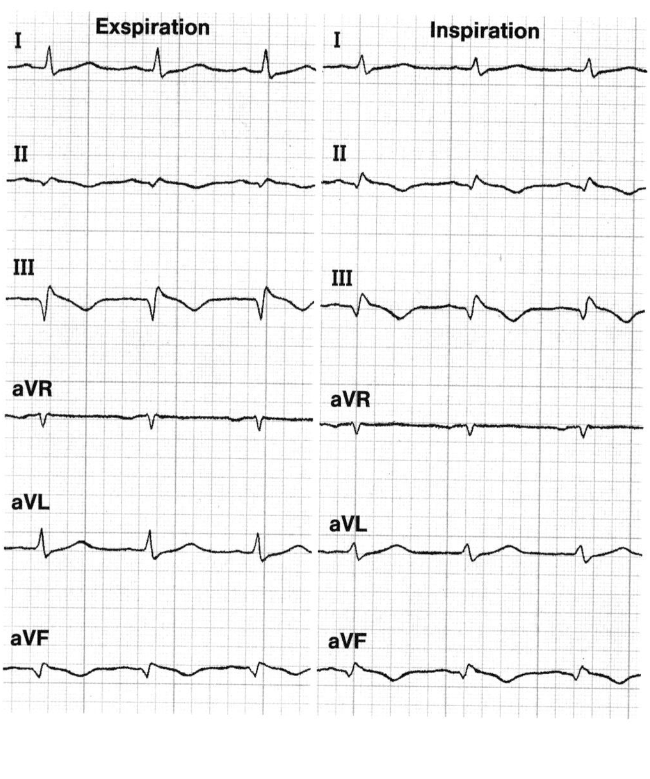

Abb. 238 Verhalten der großen Q-Zacke beim inferioren Infarkt. Bei Inspiration Q in II, III und aVF kleiner, jedoch das negative T deutlich nachweisbar, d.h. Q/T zugunsten der negativen T-Zacke verschoben.

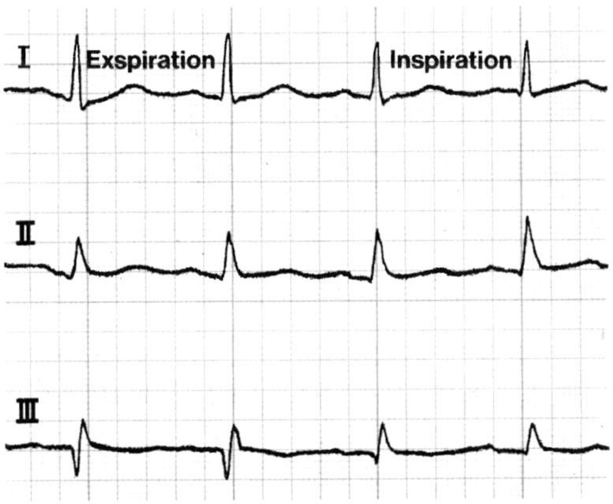

Abb. 239 Große Q-Zacke bei Adipositas. Das während der Exspiration tiefe Q III verschwindet in Inspiration nahezu, die Herzachse wird rechtstypisch. Kein sog. Hinterwandinfarkt.

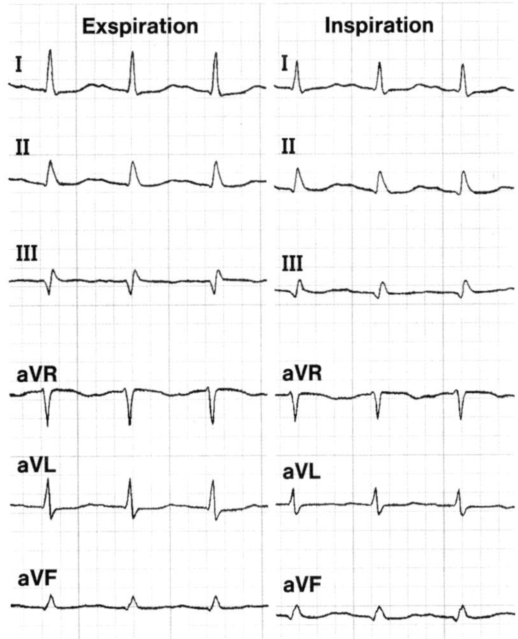

Abb. 240 Verhalten der großen Q-Zacke bei Adipositas. Bei Adipositas kein großes Q in aVF. Das große Q in III verschwindet bei Inspiration nahezu, das T wird nicht negativ.

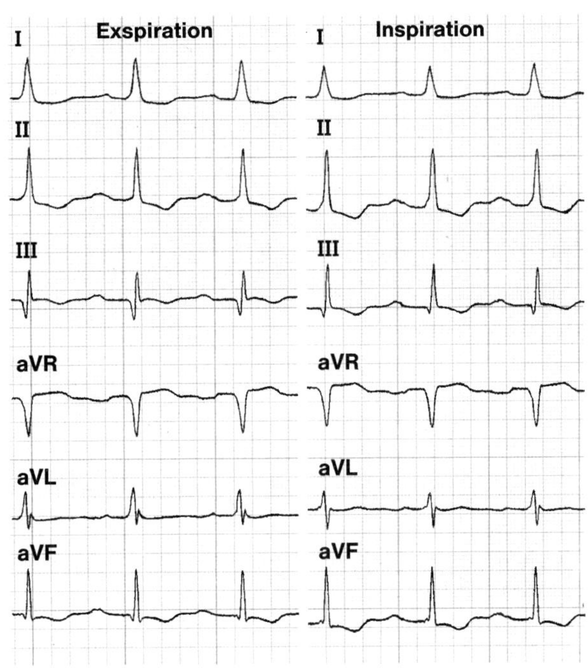

Abb. 241 Verhalten der großen Q-Zacke bei linksventrikulärer Hypertrophie. Großes Q in III wird bei Inspiration wesentlich kleiner, also normal groß, jedoch bleibt der T-Vektor noch deutlich negativ.

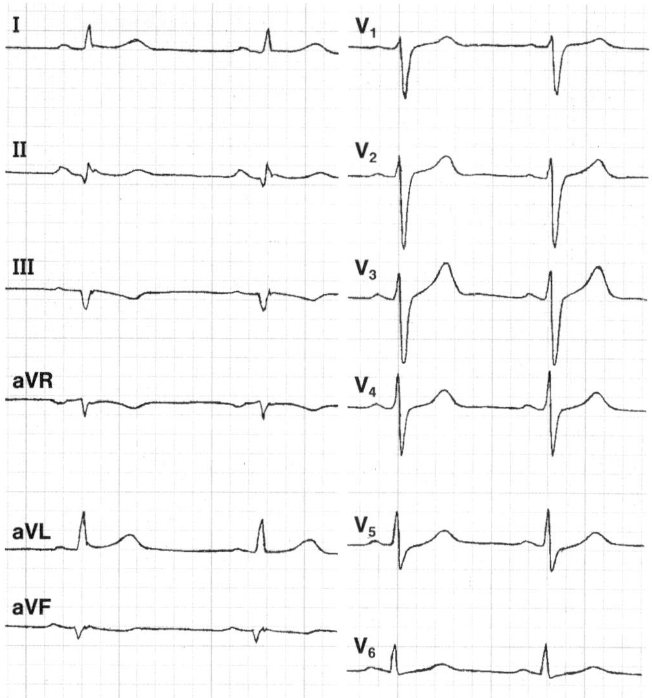

a

Abb. 242a–c EKG und Koronarangiographie beim inferioren Infarkt. 45jähriger Patient, der ein Jahr zuvor einen sog. Hinterwandinfarkt erlitten hatte, klagt seitdem ständig über stenokardische Beschwerden. Risikofaktoren: Hypertonie (295/70 mmHg), Diabetes mellitus, Hypercholesterinämie.
a EKG: In II nicht verbreitertes tiefes Q, T aber positiv, in III und aVF breites und tiefes Q sowie spitz-negatives T. Sog. Hinterwandinfarkt, 2. Stadium. Sonst keine pathologischen Veränderungen, vor allem im Bereich der Vorderwand kein Verdacht auf Ischämie oder Infarkt.
b–c Koronarangiographie: Zwei noch durchgängige, aber deutliche Stenosen, außerdem diffuse sklerotische Veränderungen der A. coronaria dextra, dagegen nur einzelne Plaques der A. coronaria sinistra. Hier ist eine aortokoronare Bypass-Operation zur Überbrückung der Stenosen der A. coronaria dextra indiziert.

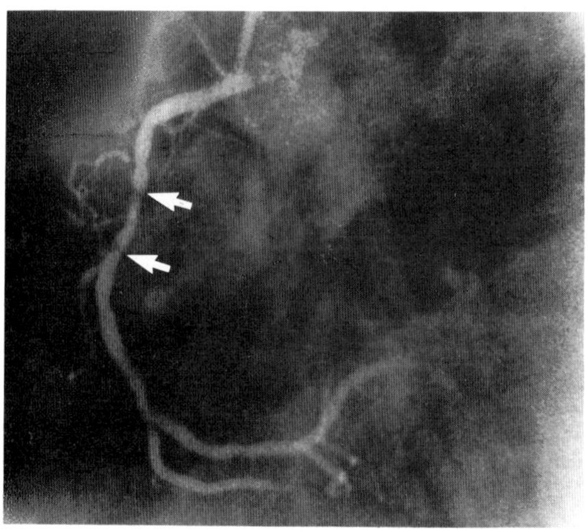

b A. coronaria dextra

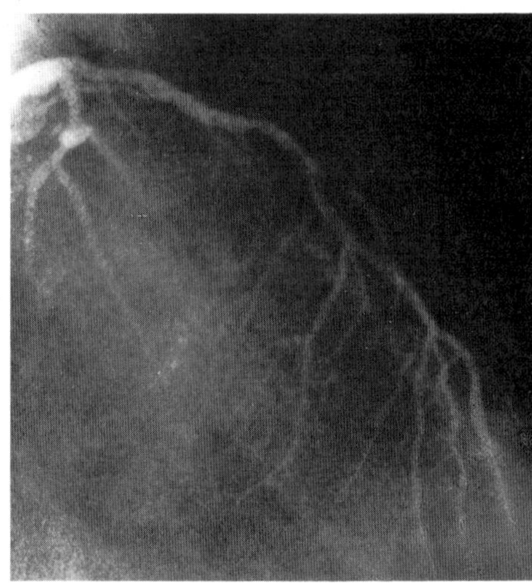

c A. coronaria sinistra

12. Infero-lateraler Infarkt

Beim infero-lateralen Infarkt handelt es sich koronarangiographisch um einen Verschluß des R. circumflexus bzw. eines oder mehrerer Äste desselben (z. B. R. posterolateralis sinister) der linken Koronararterie. Der Infarkt sitzt in der diaphragmalen und anterolateralen Wand des linken Ventrikels. Da der Infarkt, genau genommen, nicht an der hinteren Wand lokalisiert ist, soll er nicht wie früher als postero-lateraler Infarkt bezeichnet werden.

Im ersten Stadium des infero-lateralen Infarkts findet sich eine ST-Hebung mit positiver T-Zacke in Form einer monophasischen Deformierung in II, III, aVF, V_8, zwei ICR tiefer, in D nach Nehb und außerdem in V_5 und V_6. Die ST-Hebung ist gewöhnlich nicht sehr ausgeprägt. Im Unterschied zu diesen direkten Infarktzeichen treten die sogenannten indirekten Infarktzeichen in den Ableitungen V_1 bis V_3, außerdem in I und aVL hervor. Die Herzachse ist häufig linkstypisch.

In den nächsten Tagen geht die ST-Hebung in den obengenannten Ableitungen deutlich zurück; sie ist gerade noch nachweisbar, aber die T-Zacke ist bereits spitz-negativ; außerdem ist die große bzw. relativ große Q-Zacke oft in diesem Stadium deutlich feststellbar (Zwischenstadium).

Ist der Verlauf normal, tritt das zweite Stadium wenige Tage nach dem akuten Infarktereignis auf. Die ST-Hebung ist in keiner Ableitung mehr vorhanden; die Q-Zacke ist in II, III, aVF, V_5, V_6, V_8, 2 ICR tiefer und in D deutlich. In diesen Ableitungen ist außerdem eine deutlich spitz-negative koronare T-Zacke sichtbar, die im Lauf mehrerer Wochen allmählich weniger negativ wird.

Im dritten Stadium ist die spitz-negative T-Zacke weitgehend verschwunden. Den alten infero-lateralen Infarkt erkennt man nur an einer verbreiterten und tiefen Q-Zacke in den oben genannten Ableitungen.

Infero-lateraler Infarkt:

- Verschluß des R. circumflexus bzw. mehrerer seiner Äste
- Kleiner Infarkt auf dem diaphragmalen und lateralen Bereich
- Akutes Stadium: monophasische Deformierung
- Chronisches Stadium: großes Q, ST-Senkung und negatives T
- Infarktveränderungen: II, III, aVF, V_8, zwei ICR tiefer, D und außerdem V_5 und V_6

13. Streng-posteriorer („strictly posterior") Infarkt

Gewöhnlich sitzt der Infarkt beim sog. Hinterwandinfarkt, wie bereits beschrieben, in der diaphragmalen Wand (s. Abschnitt „Inferiorer Infarkt"). Ist der Infarkt aber genau im Bereich der Hinterwand lokalisiert, spricht man von einem streng-posterioren Infarkt (*„strictly posterior"* bzw. *„true posterior"* oder postero-basaler Infarkt). In anderen Worten: Beim streng posterioren Infarkt kommt der normalerweise nach links und eventuell nach hinten gerichtete Vektor nicht zustande. Der Hauptvektor wird von links hinten deutlich nach rechts und vorn verschoben, da der Infarkt tatsächlich in der posterioren Wand sitzt.

Koronarangiographisch findet sich häufig ein Verschluß im R. circumflexus (Marginalast) oder im peripheren Bereich des R. interventricularis posterior beim Rechtsversorgungstyp, gelegentlich auch in beiden Arterien.

Das EKG zeigt ein eigentümliches Bild. Die gewohnten Infarktveränderungen stellen sich nicht dar. Wir sehen nur die Potentialverschiebungen von links hinten nach rechts vorn infolge des Potentialverlustes im Bereich der Hinterwand. Eine normalerweise auf den Infarkt hinweisende Veränderung wie z. B. ein R-Verlust, eine Q-Zacke oder eine symmetrische, tief spitz-negative T-Zacke besteht nicht (Abb. **245**)..

Theoretisch kann man sich zwar vorstellen, daß die direkten Infarktzeichen beim streng posterioren Infarkt in V_8 2 ICR höher oder tiefer nachweisbar sein könnten. Jedoch ist dies vor allem wegen der weiten Entfernung von der Hinterwand des Herzens nicht gut realisierbar. So müssen wir uns auf die indirekten Infarktzeichen verlassen.

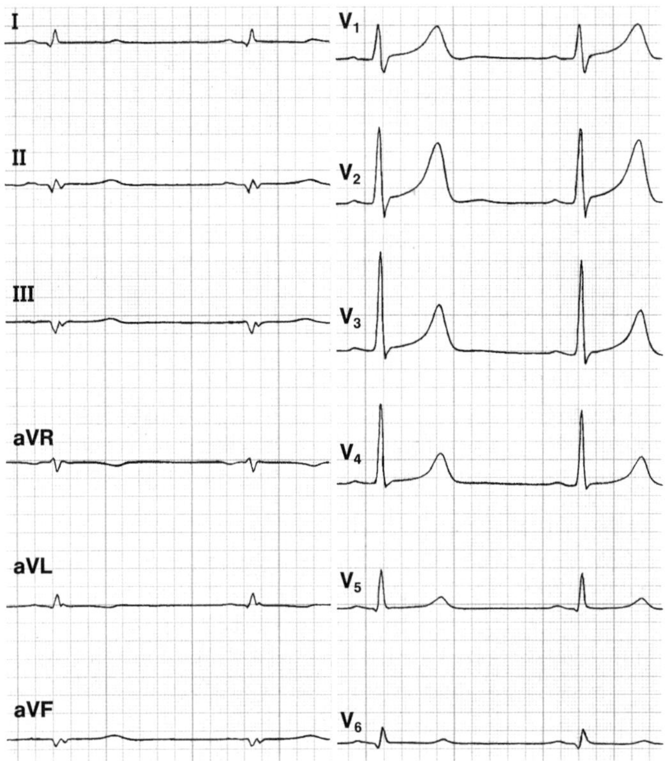

Abb. 243 „Strictly" posteriorer Infarkt mit inferiorer Mitbeteiligung. Hohes, jedoch nicht verspätetes R mit hoch positivem T in V_1. Kleines R in V_6. Großes Q in II, III und aVF.

Es findet sich nur eine hohe R-Zacke in V_1 und V_2, wobei keine Q-Zacke und keine zweite R-Zacke bestehen. Das R/S-Verhältnis ist in V_1 größer als 1. Häufig ist eine S-Zacke vorhanden, die in der Regel klein ist. Die Übergangszone ist nach rechts verschoben. Der OUP ist dabei nicht oder kaum verspätet, da die R-Zacke meist schmal ist. So ist diese hohe und schmale R-Zacke in V_1 zwar ein seltenes Bild beim Herzinfarkt, sie soll jedoch nicht als Zeichen einer Rechtsbelastung gedeutet werden. Diese hohe R-Zacke in V_1 kommt dadurch zustande, daß die elektromotorischen Kräfte infolge des Infarktes im Bereich der Hinterwand bzw. der postero-basalen Wand des linken Ventrikels einfach nach rechts vorn verschoben sind, ohne daß dabei eine Rechtshypertrophie zugrundeliegt (Abb. **245**).

Das Verhalten der R-Zacke ist in den linkspräkordialen Ableitungen beim streng-posterioren Infarkt ungewöhnlich. Da der Vektor nach rechts vorn verschoben ist, zeigt sich in den linkspräkordialen Ableitungen V_5 und V_6 eine sehr kleine R-Zacke, manchmal sogar ein R-Verlust; man spricht daher von einem sogenannten „Amplitudensturz".

Die T-Veränderungen sind bei streng-posteriorem Infarkt nicht einheitlich. Sie hängen nicht nur vom Stadium des Infarkts ab, sondern mehr von der Lage des Hauptvektors. Je nachdem, ob sich der Haupt-QRS-Vektor in der horizontalen Ebene auf der linken oder rechten Seite befindet, kann die T-Zacke sekundär verändert und positiv oder negativ sein. Typischerweise ist die T-Zacke deutlich positiv. Die ST-Strecke verhält sich auch unterschiedlich; sowohl eine Hebung als auch eine Senkung kann vorkommen.

Dieser seltene „strictly-posterior"-Infarkt ist meist mit dem inferioren Infarkt kombiniert, so daß trotz des ungewöhnlichen Bildes diagnostisch keine Schwierigkeiten bestehen. Diese Infarkte werden als postero-inferiorer oder postero-lateraler Infarkt bezeichnet.

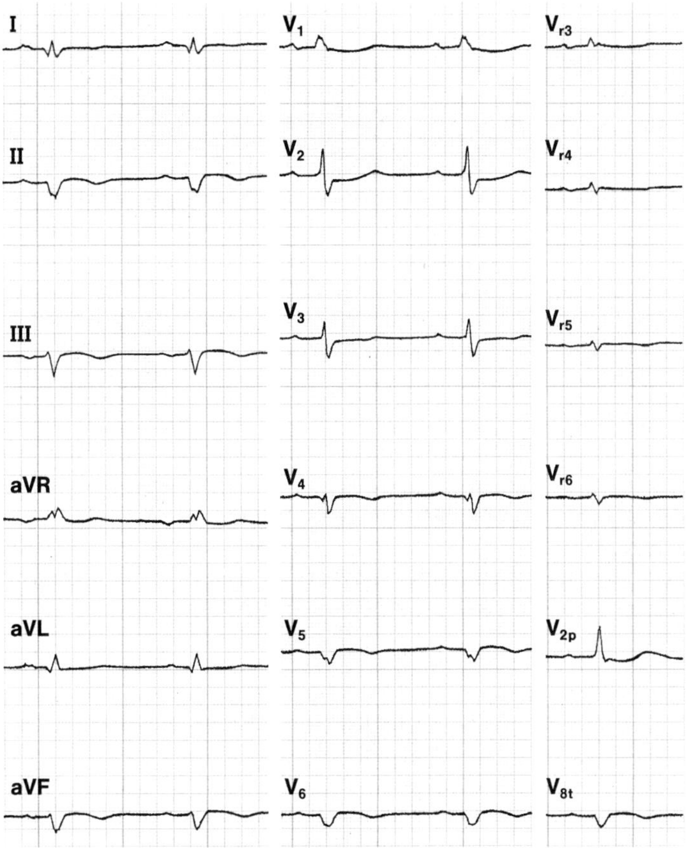

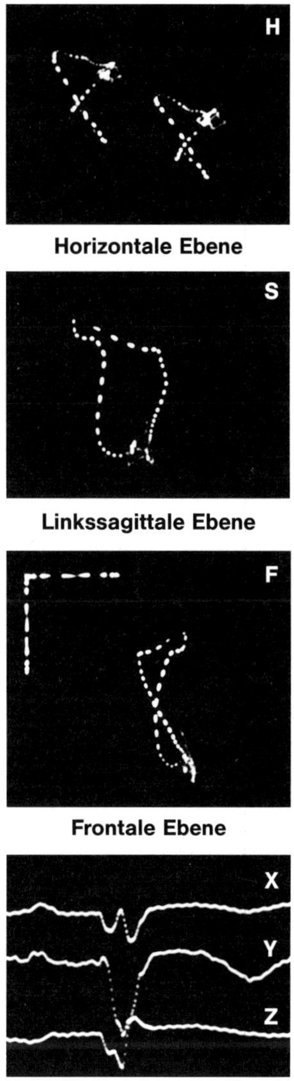

Abb. 244 „Strictly“ posteriorer Infarkt mit anterolateraler Mitbeteiligung. Hohes, bizarres und kaum verspätetes R, ST-Senkung und negatives T in V_1. Großes Q und negatives T in I, II, V_5 und V_6 sowie in V_{8t}. Die Ableitung V_{2p} zeigt eine ungewöhnlich hohe und schmale R-Zacke mit ST-Senkung und biphasischem T. Hohes R in Z.
Vektorkardiogramm: QRS-Schleife von links deutlich nach rechts vorne und oben verschoben. Auf der horizontalen und frontalen Ebene zeigt sie eine 8-Form-Änderung.

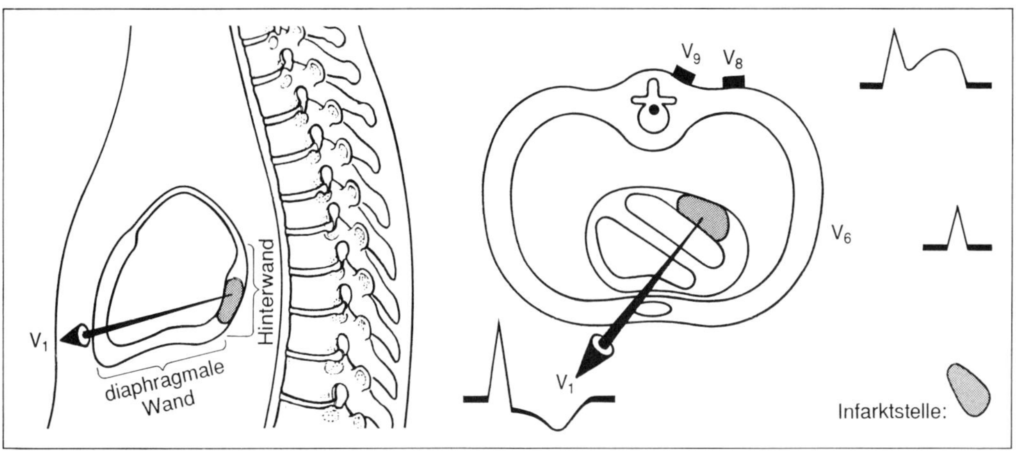

Abb. 245 Entstehung der hohen R-Zacke in V_1 bei streng posteriorem Infarkt.

Streng-posteriorer Infarkt:

- Verschluß des R. circumflexus der linken Koronararterie oder Verschluß des R. interventricularis posterior der rechten Koronararterie
- Meist kleiner Infarktbezirk

Akutes Stadium:

- Monophasische Deformierung in V_8, 2 ICR tiefer (selten), hohes und schmales R in V_1 und V_2, dagegen sehr kleines oder fehlendes R in V_5 und V_6 (häufig)
- Oft kombiniert mit einem inferioren Infarkt

Chronisches Stadium:

- R in V_1 kleiner, in V_6 größer
- Keine monophasische Deformierung in V_8, 2 ICR tiefer

14. Multiple Infarkte

Bei Patienten mit schwerer Koronarsklerose können mehrere Infarkte gleichzeitig oder nacheinander in verschiedenen Koronargefäßgebieten auftreten. So finden wir gelegentlich einen Vorderwand- und einen sog. Hinterwandinfarkt nebeneinander in einem EKG.

Die elektrokardiographischen Veränderungen dieser multiplen Infarkte sind verschieden. Der eine Infarkt, z. B. der Vorderwandinfarkt, kann frisch sein und im EKG eine ST-Hebung mit einem positiven T zeigen, der andere Infarkt, z. B. der sog. Hinterwandinfarkt, dagegen kann alt sein und ein großes Q, eine ST-Senkung und eine spitz-negative T-Zacke in den betroffenen Ableitungen erkennen lassen.

Die Differentialdiagnose zwischen einem sogenannten „Rieseninfarkt" und multiplen Infarkten ist schwierig. Beim Rieseninfarkt handelt es sich um einen akuten Verschluß des Hauptstamms der linken Koronararterie: Das EKG zeigt dabei ausgeprägte Veränderungen eines Vorderwand- und eines sog. Hinterwandinfarkts.

Multiple Infarkte:

- Verschluß in verschiedenen Koronargefäßgebieten
- Meist Zeichen des Vorderwand- und des inferioren Infarkts
- Oft der eine Infarkt frisch, der andere dagegen alt

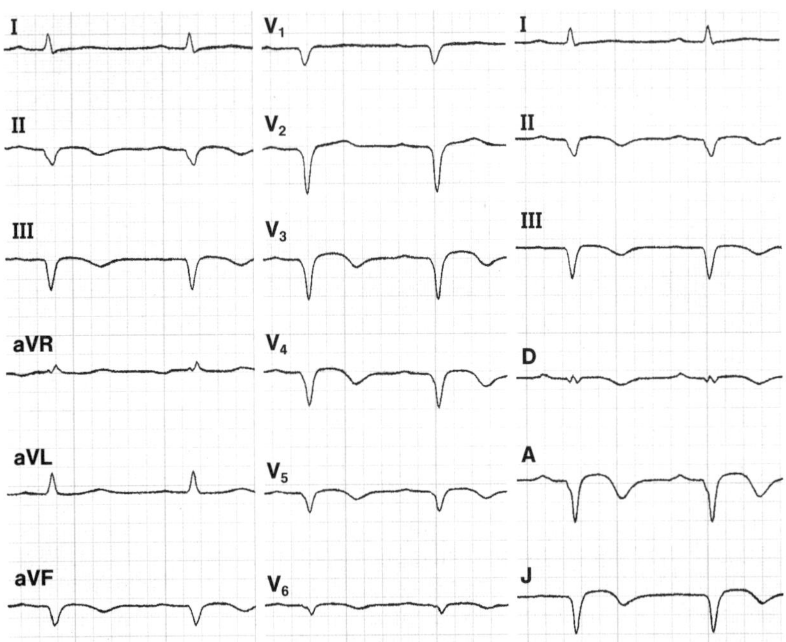

Abb. 246 Großer Vorderwand- und inferiorer Infarkt. Sehr breites und tiefes Q und negatives T in II, III, aVF und V_3 bis V_6, ferner in A und J. Großes Q in V_1 und V_2. Breites Q und negatives T in D.

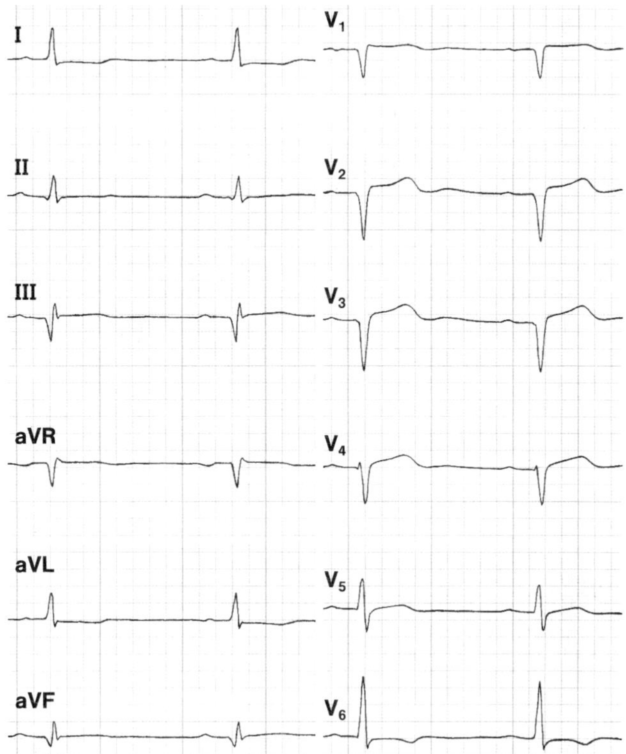

Abb. 247 Alter Vorderwand- und inferiorer Infarkt. Gering verbreitertes, aber tiefes Q in III und aVF (alter inferiorer Infarkt). Breites und tiefes Q in V_1 bis V_3 (alter Vorderwandinfarkt). ST-Senkung und negatives T in I und aVL, T in V_6 negativ. T in II fast isoelektrisch. Kleines Q vor dem R in V_4.

15. Nicht-transmuraler Infarkt (rudimentärer Infarkt)

Spricht man von einem Herzinfarkt, meint man gewöhnlich einen „transmuralen" Infarkt. Es gibt aber auch einen nicht-transmuralen Infarkt.

Pathologisch-anatomisch handelt es sich beim nicht-transmuralen Infarkt um kleine Nekroseherde, meistens in der Mittelschicht des Myokards, aber auch subendokardial oder subepikardial, d. h. nicht-transmural. Die Serumenzyme (CK, CK-MB, GOT, LDH und α-HBDH) sind nicht oder nur geringgradig erhöht.

Die elektrokardiographischen Hauptmerkmale sind im Gegensatz zu den bisher besprochenen transmuralen Infarkten in der Regel auf den Erregungsrückgang (ST-Strecke und T-Zacke) beschränkt. Sehr wichtig ist, daß der QRS-Komplex normal oder nahezu normal ist. Es sollten keine Veränderungen des QRS-Komplexes auftreten, vor allem eine auf Nekrose hinweisende Q-Zacke sollte nicht nachweisbar sein.

Im akuten Stadium findet sich eine nur geringe ST-Senkung, aber eine sehr tiefe spitz-negative, symmetrische koronare T-Zacke bei normalem QRS-Komplex. Diese EKG-Veränderungen sind in der Mehrzahl der nicht-transmuralen Vorderwandinfarkte in den Thorax-Ableitungen, und zwar in V_2 bis V_4, nachweisbar. Sie können jedoch auch von V_1 bis V_6 reichen.

Im chronischen Stadium wird diese tiefe spitz-negative T-Zacke langsam weniger negativ; die ST-Senkung ist nicht mehr vorhanden.

Beim nicht-transmuralen sog. Hinterwandinfarkt beobachten wir die obengenannten Veränderungen in den Ableitungen II, III und aVF.

Differentialdiagnostisch sollte man beim nicht-transmuralen Infarkt nicht nur an Perikarditis und Lungenembolie, sondern auch an eine Koronarinsuffizienz denken, da letztere ebenfalls eine negative T-Zacke mit oder ohne ST-Senkung zeigt.

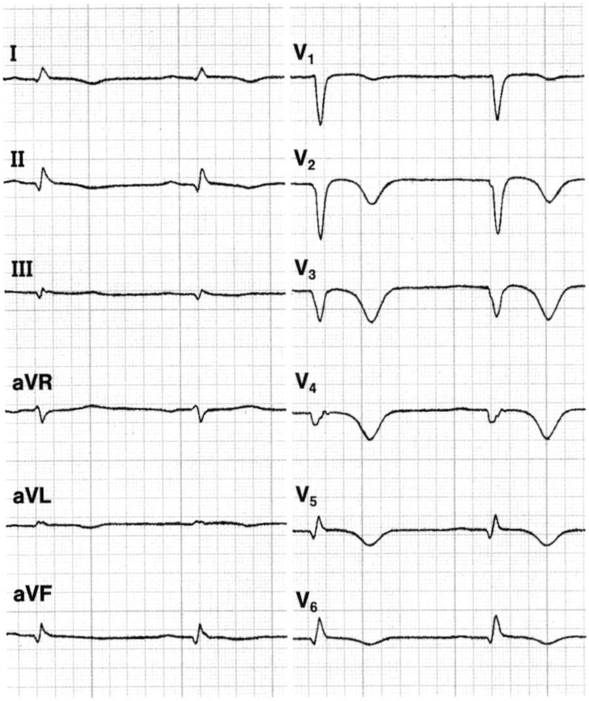

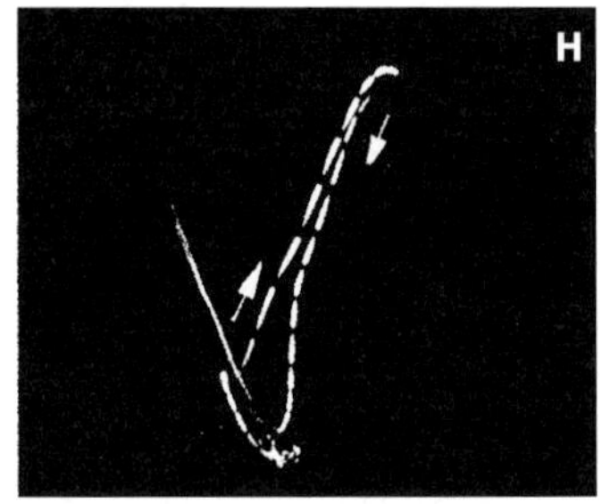

Horizontale Ebene

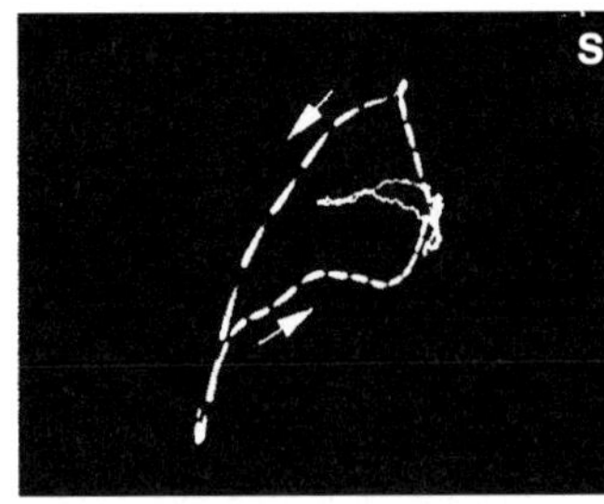

Linkssagittale Ebene

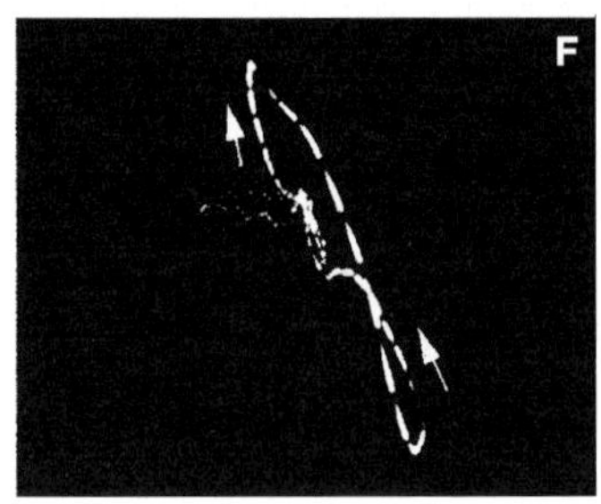

Frontale Ebene

Abb. 248 Vorderwandinfarkt (2. Stadium, Frühphase) und inferiorer Infarkt (2. Stadium, Spätphase).
EKG: Tiefes Q und leicht negatives T in II, III und aVF. Großes Q und sehr tiefes T in V_2 bis V_5. T in I, aVL und V_6 negativ.
Vektorkardiogramm: QRS-Schleife wegen Vorderwandinfarkt auf der horizontalen Ebene von vorn weg und zuerst nach rechts hinten, dann links hinten gerichtet und im Uhrzeigersinn gedreht. T-Vektor ungewöhnlich groß und negativ. Wegen inferioren Infarktes ist die QRS-Schleife auf der frontalen Ebene deutlich nach oben gerichtet, sie zeigt eine Eindellung in der frontalen und sagittalen Ebene in der 2. Hälfte der Schleife.

Für den nicht-transmuralen Infarkt spricht eine spitz-negative symmetrische T-Zacke, vorwiegend in V_2 bis V_4, die sich in wenigen Tagen in ihrer Amplitude ändert. Ist die negative T-Zacke ein konstanter Befund und ist sie außerdem vorwiegend in den linkspräkordialen Ableitungen V_5 bis V_6 lokalisiert, spricht das lediglich für eine Koronarinsuffizienz.

Unter dem sog. „Infarkt ohne Q-Zacke (non Q-Infarction)“ versteht man im amerikanischen Schriftum einen Herzinfarkt ohne Q-Zacke im EKG. ST-T-Veränderungen können vorhanden sein. In 20% der Fälle ist jedoch das EKG normal. So kann die Diagnose des „Infarkts ohne Q-Zacke“ manchmal nur mit Hilfe klinischer Zeichen und des Enzymanstiegs gestellt werden.

Es wurde früher, wie bereits erwähnt, angenommen, daß die pathologische Q-Zacke für den Nachweis eines transmuralen Infarktes erforderlich ist. Nach neuen Erkenntnissen kann gesagt werden, daß die pathologische Q-Zacke zur Differenzierung transmuraler Infarkte von nicht transmuralen Infarkten nicht immer angewendet werden kann, obwohl sie statistisch mehr bei transmuralen Infarkten (70%) als bei nichttransmuralen Infarkten (30%) gefunden wird. Die pathologische Q-Zacke ist also beim transmuralen Infarkt nicht obligatorisch. So kommen andererseits auch nicht-transmurale Infarkte mit pathologischen Q-Zacken vor.

Nicht-transmuraler Infarkt:

- Kleine Nekroseherde in der Mittelschicht des Myokards
- Spitz-negatives T und ST-Senkung
- ORS-Komplex unauffällig
- Betroffene EKG-Ableitungen häufig V_2 bis V_4

16. Innenschichtinfarkt (subendokardialer Infarkt)

Es handelt sich beim Innenschichtinfarkt um eine Infarzierung innerer Schichten der freien Wand des linken Ventrikels. Aufgrund von Tierexperimenten erwarten wir hierbei Potentialabweichungen, aber nicht in den Extremitäten-Ableitungen.

In den Thorax-Ableitungen, hier meist von V_2 bis V_5, finden sich deutliche, muldenförmige ST-Senkungen. Dabei ist der QRS-Komplex normal konfiguriert; vor allem zeigt die R-Zacke eine normale Höhe entsprechend der Ableitung. Die T-Zacke kann negativ oder terminal etwas positiv sein. Derartige Veränderungen beobachten wir auch bei akuter Koronarinsuffizienz und Digitalisierung. Allerdings ist die relative QT-Zeit bei Myokardischämie verlängert, bei Digitalisierung verkürzt. Jedoch müssen Anamnese und hohe Enzymaktivitäten die Diagnose sichern.

Häufig stellt sich der Innenschichtinfarkt als Prodromalstadium eines transmuralen Infarktes dar, so daß es oft mit der zunehmenden Penetrierung des Infarktes zum typischen transmuralen Infarkt kommt. Dann finden wir schlagartig einen R-Verlust, also eine Q-Zacke, eine ST-Senkung und ein tiefnegatives, symmetrisches T. Diese Veränderungen sehen wir nicht nur in den Thorax-Ableitungen, sondern auch in den Extremitäten-Ableitungen.

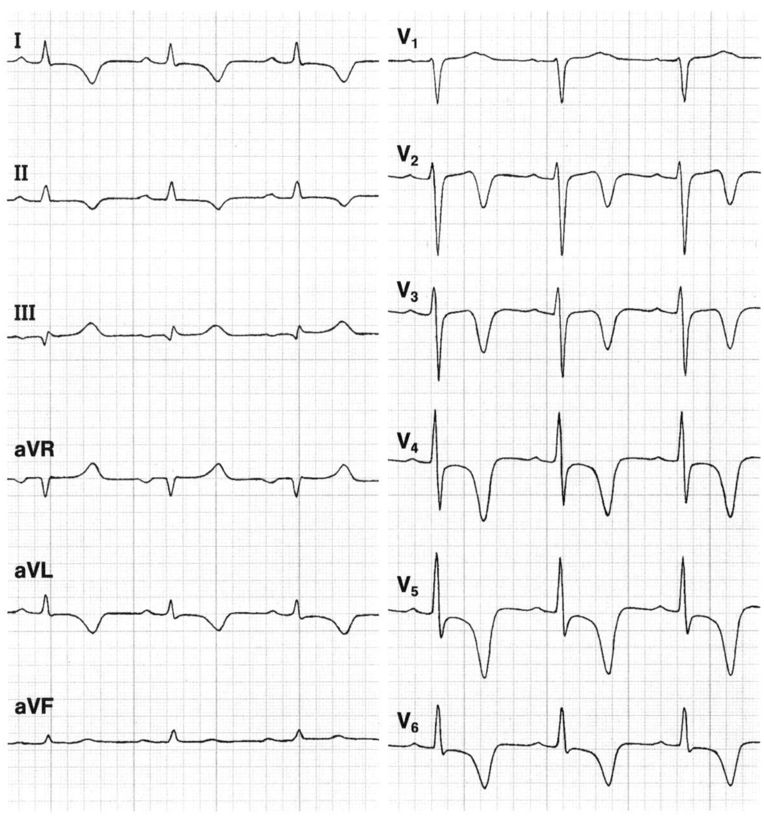

Abb. 249 Akuter ausgedehnter nicht transmuraler Vorderwandinfarkt. Sehr tiefes symmetrisches negatives T (koronares T) in I, II, aVL, besonders V_2 bis V_6. QRS-Komplex dabei normal, vor allem kein Q.

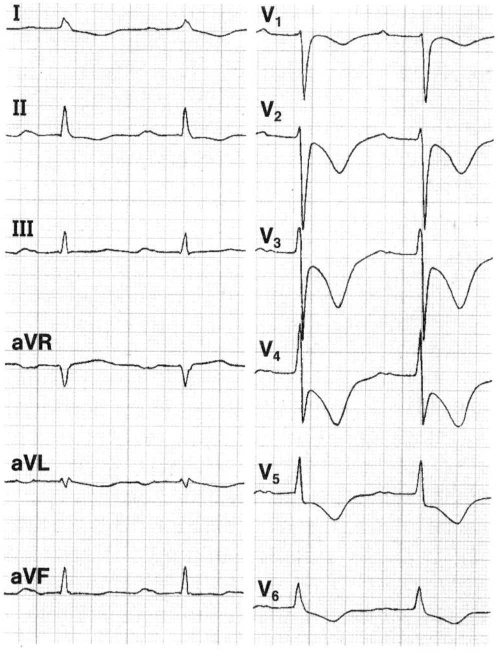

Abb. 250 Akuter nicht transmuraler Vorderwandinfarkt. ST-Senkung und negatives T in I, II, aVL, aVF und V_1 bis V_6, besonders in den Thorax-Ableitungen.

Innenschichtinfarkt:

- Infarkt nur innerer Schichten der linken Kammer
- Muldenförmige ST-Senkung
- QRS-Komplex normal
- Veränderungen meist in V_2 bis V_5

17. Isolierter Septuminfarkt

Der isolierte Septuminfarkt ist extrem selten. Typische Infarktzeichen sind meist nicht vorhanden; wohl ist aber ein vollständiger Rechtsschenkelblock bzw. ein Linksschenkelblock feststellbar. Sollten daher beim Schenkelblock zusätzlich Infarktzeichen, meist im Sinne eines Vorderwandinfarkts, nachweisbar sein und außerdem Rhythmusstörungen, besonders AV-Blockierungen, auftreten, dann besteht der Verdacht auf einen zusätzlichen Septuminfarkt beim Vorderwandinfarkt. In der Klinik begegnet man so einem Fall sehr selten; seine Prognose ist sehr ernst.

18. Rechtsventrikulärer Infarkt

Spricht man von einem Herzinfarkt, meint man damit in der Regel den transmuralen In-

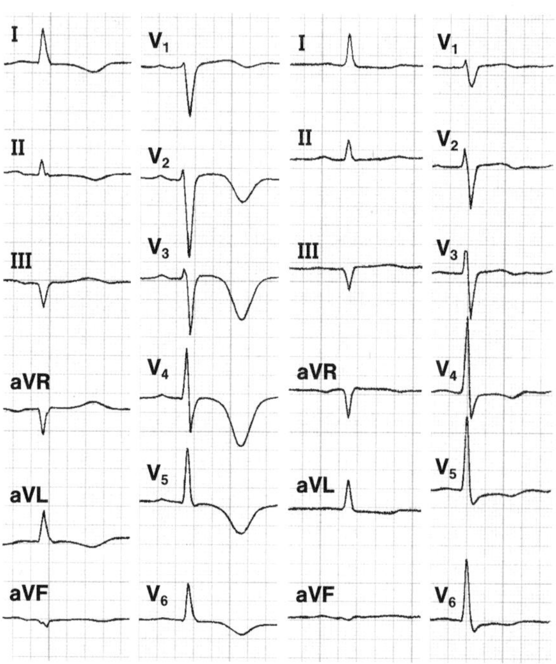

Abb. 251 Verlauf eines akuten nichttransmuralen Vorderwandinfarktes. 81jähriger Patient.
EKG links bei stationärer Aufnahme: Tiefes symmetrisches T in I, II, aVL und aVF, besonders in V_2 bis V_6.
EKG rechts 8 Wochen später: Geringe ST-Senkung und leicht negatives T in I, aVL, V_4 und V_5.

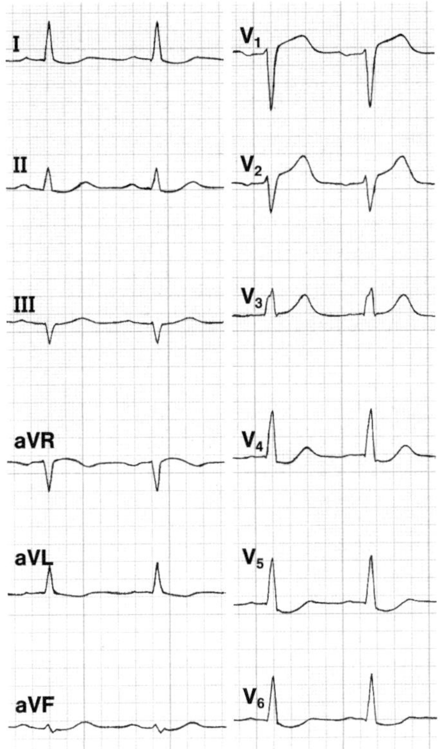

Abb. 252 a

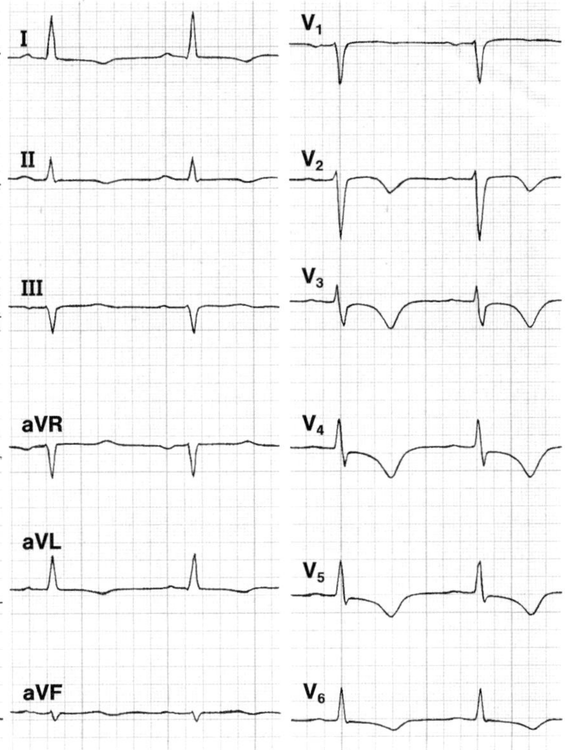

Abb. 252 b

Abb. 252 a Verlauf eines Innenschichtinfarktes. 53jähriger Patient. Stationärer Aufnahme wegen instabiler Angina pectoris. Keine Digitalis-Medikation. Herzenzyme unauffällig. Deutliche muldenförmige ST-Senkung in I, II und vor allem in V_4 bis V_6. ST-Hebung und positives T in V_1 und V_2.

Abb. 252 b Verlauf eines Innenschichtinfarktes. Derselbe Patient wie in Abb. **251 a**. Ein Tag nach der Aufnahme. ST-Senkung und tief-spitz negative T-Zacke in I und V_3 bis V_6. Negatives T in II, aVL und V_2.

farkt im Bereich des linken Ventrikels. Der isolierte rechtsventrikuläre Infarkt ist extrem selten; denn der rechte Ventrikel besitzt eine dünne freie Wand, und außerdem ist die rechtsventrikuläre Durchblutung, relativ gesehen, viel besser als die des linken Ventrikels.

Der rechtsventrikuläre Infarkt kommt in etwa 25% der Fälle zusammen mit einem sogenannten Hinterwandinfarkt vor, aber nicht in Verbindung mit einem Vorderwandinfarkt.

Im EKG werden zunächst infarkttypische Veränderungen auftreten, die dem inferioren Infarkt entsprechen. Sollten zusätzlich Infarktveränderungen, wie z. B. ST-Hebung mit positivem T, in den erweiterten rechtspräkordialen Ableitungen sichtbar sein, besteht der Verdacht auf einen zusätzlichen rechtsventrikulären Infarkt. Die ST-Hebung in den erweiterten rechtspräkordialen Ableitungen, z. B. in V_{r4} und zusätzlich eine deutliche ST-Hebung in V_1, gilt als gutes Merkmal für den rechtsventrikulären Infarkt. Doch werden die erweiterten rechtspräkordialen Ableitungen im Infarktstadium selten geschrieben; außerdem läuft bereits die entsprechende Therapie aufgrund des diagnostizierten inferioren Infarkts.

19. Vorhofinfarkt

Der Vorhofinfarkt wird extrem selten diagnostiziert. Die Vorhöfe werden ja nicht wie die Kammern im Hinblick auf Infarzierung untersucht; außerdem verursacht der Vorhofinfarkt wenig eindeutige klinische Symptome, und das EKG zeigt nur diskrete Veränderungen.

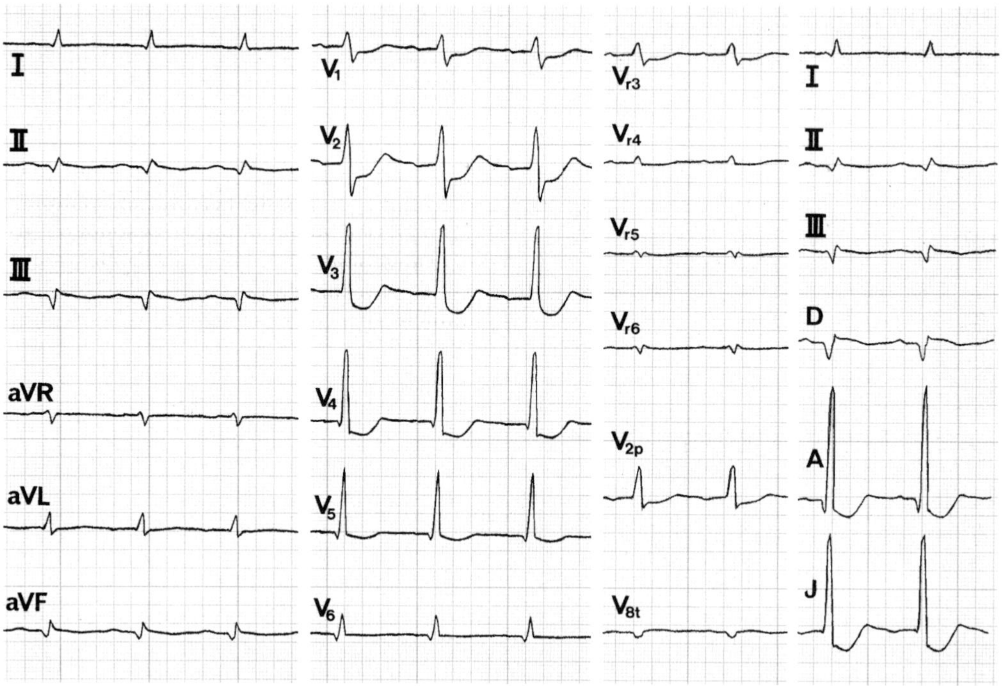

Abb. 253 Akuter Innenschichtinfarkt bei altem inferiorem Infarkt. ST-Senkung und negatives T in V_1 bis V_5, vor allem tiefe muldenförmige ST-Senkung in V_3 bis V_5, sowie in A und J. Tiefes Q und negatives T in II, III und aVF. Großes Q in V_{8t} und D.

Häufig sind dabei die P-Zacken verändert, und zwar in den Ableitungen I, II, III und aVF M-förmig oder W-förmig verbreitert oder gekerbt. Vorhofarrhythmien können auftreten. Die Hauptveränderung ist jedoch in der sogenannten PTa-Strecke zu sehen. Die Repolarisation der Vorhoferregung ist die Ta-Welle. Diese Ta-Welle ist negativ – im Unterschied zur Kammerrepolarisation, bei der sie positiv ist. Außerdem ist die Ta-Welle meist im QRS-Komplex verborgen und deshalb nicht zu sehen. Daher spielt sie bei der Diagnostik des Vorhofinfarktes keine Rolle.

Dagegen ist bei der Vorhofinfarkt-Diagnostik die PTa-Strecke wichtig. Bei der Herzkammer beginnt die Repolarisation mit der ST-Strecke. Vergleichbar zur Kammerrepolarisation beginnt die Vorhofrepolarisation mit der PTa-Strecke. Sie umfaßt den Abschnitt vom Ende der P-Welle bis zur Ta-Welle. Die PTa-Strecke und die Ta-Welle können nur dann komplett sichtbar werden, wenn zum Beispiel ein totaler AV-Block besteht, so daß nach der P-Zacke ein QRS-Komplex fehlt. In der Tat entspricht die PQ-Strecke dem Anfangsteil der PTa-Strecke. Die PQ-Strecke ist beim Vorhofinfarkt deutlich angehoben. Dieses Phänomen entspricht etwa der ST-Hebung im Akutstadium eines transmuralen Herzinfarktes. Neben diesen Veränderungen werden oft ein sog. Hinterwandinfarkt und außerdem ein totaler AV-Block beobachtet.

Insgesamt kann gesagt werden, daß der Vorhofinfarkt schwer diagnostizierbar ist. Trotzdem kann eine deutliche Hebung der PTa-Strecke mit einer Deformierung der P-Zacke einen Hinweis auf einen Vorhofinfarkt geben, besonders dann, wenn zusätzlich ein sog. Hinterwandinfarkt und/oder ein totaler AV-Block bestehen.

Vorhofinfarkt:

- Extrem selten
- Hebung der PTa-Strecke
- P deformiert
- Zusätzlich inferiorer Infarkt

20. Herzwand-Aneurysma

Der Herzinfarkt zeigt elektrokardiographisch einen bestimmten Verlauf in einem bestimmten Zeitraum. So sind im akuten Stadium bekanntlich eine ST-Hebung, ein positives T meist in Form einer monophasischen Deformierung und ein großes Q nachweisbar. Diese ST-Hebung geht gewöhnlich innerhalb einer Woche zurück. Wenn die ST-Hebung aber nicht zurückgeht, sondern über eine Woche hinaus nachweisbar ist, besteht bereits der Verdacht auf ein Herzwand-Aneurysma. Nach drei Wochen ist diese Diagnose fast sicher. Je höher die ST-Hebung und je breiter die Q-Zacke, desto größer ist das Aneurysma. Zusätzlich finden sich häufiger Niedervoltage und Herzrhythmusstörungen als bei Patienten mit Herzinfarkt, aber ohne Aneurysma.

Im allgemeinen wird angenommen, daß bei einem Herzwand-Aneurysma weiterhin Muskelfibrillen im Randgebiet des Aneurysmas zugrunde gehen; deshalb zeigt das EKG noch das akute Stadium. Die Mehrzahl der Aneurysmen liegt im Bereich der apikalen inferioren Wand und im Bereich der Vorderwand des linken Ventrikels. Nach der neueren Literatur konnten vor allem bei Patienten mit Herzwand-Aneurysma häufig die ventrikulären Spätpotentiale gefunden werden. Die Häufigkeit des Herzwand-Aneurysmas nach einem Herzinfarkt schwankt zwischen 10% und 40%.

Die Erkennung des Herzwand-Aneurysmas ist klinisch wichtig. Einmal besteht bei diesen Patienten eine Perforationsgefahr, so daß bei der Rehabilitation besondere Vorsicht angebracht ist, zum anderen sollten sie unter Umständen der chirurgischen Behandlung zugeführt werden, da sie sonst nur eine kurze Überlebenszeit haben.

21. Schrittmacher-EKG bei Herzinfarkt

Die elektrische Stimulation des Herzens ändert das EKG grundsätzlich. Vor dem QRS-Komplex findet man das Reizpotential des Impulsgenerators, das im EKG fast eine Strichform zeigt. Der QRS-Komplex selbst ist je nach dem Elektrodensitz verschiedenartig geformt. Daher sollte man beim Kammer-Bedarfsschrittmacher (VVI) eine EKG-Registrierung gegebenenfalls für eine längere Zeitdauer durchführen, um im Eigenrhythmus einen Herzinfarkt ausschließen oder aber erkennen zu können.

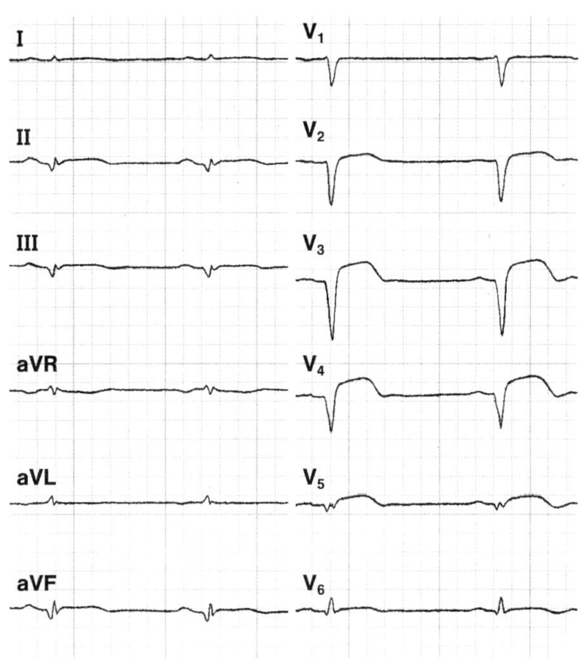

Abb. 254 Akutes Herzwandaneurysma bei Vorderwand- und inferiorem Infarkt. 60jähriger Patient. Infarktereignis vor fünf Wochen. Periphere Niedervoltage. Großes Q und monophasische Deformierung in II und V_2 bis V_5. Leichte ST-Hebung und positives T in I, III, aVF und V_6. Tiefes Q in III und aVF.

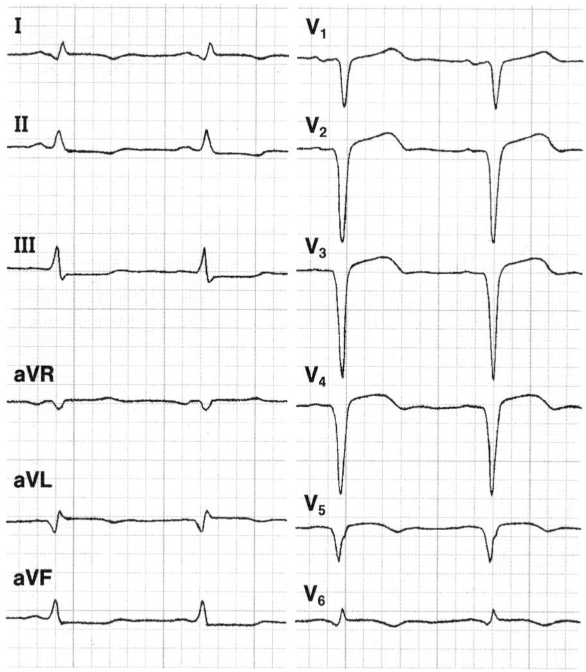

Abb. 255 Chronisches Vorderwandaneurysma bei großem Vorderwandinfarkt. Infarktereignis vor zwei Jahren. 60jähriger Patient. Breites und tiefes Q sowie leichte ST-Hebung mit negativem T in I, aVL, V_5 und V_6. Großes Q in V_1. Breites und sehr tiefes Q, ferner ST-Hebung und positives T (monophasische Deformierung) in V_2 bis V_5 typisch für Vorderwandaneurysma.

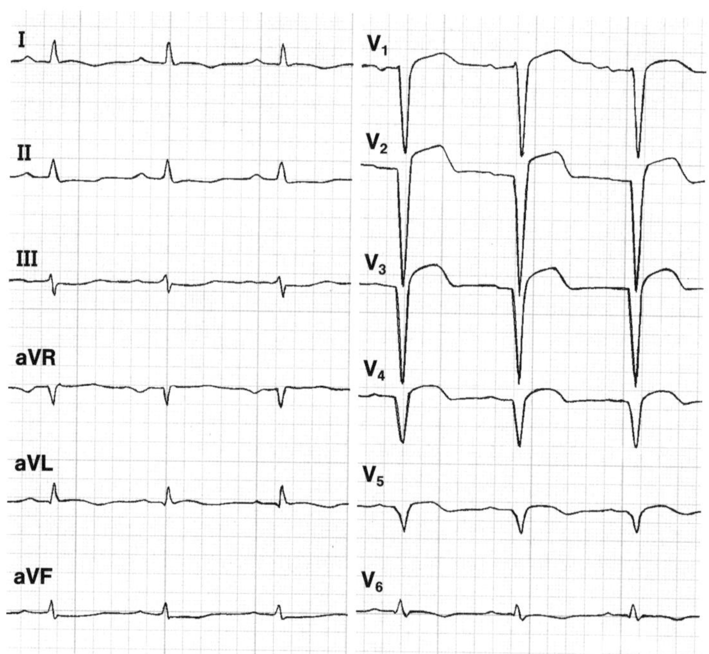

Abb. 256 Chronisches Vorderwandaneurysma bei altem Vorderwandinfarkt. Infarktereignis vor einem Jahr. ST-Hebung und positives T in V_1 bis V_5 (monophasische Deformierung in V_3 bis V_5). T in I, II, aVF und V_6 negativ.

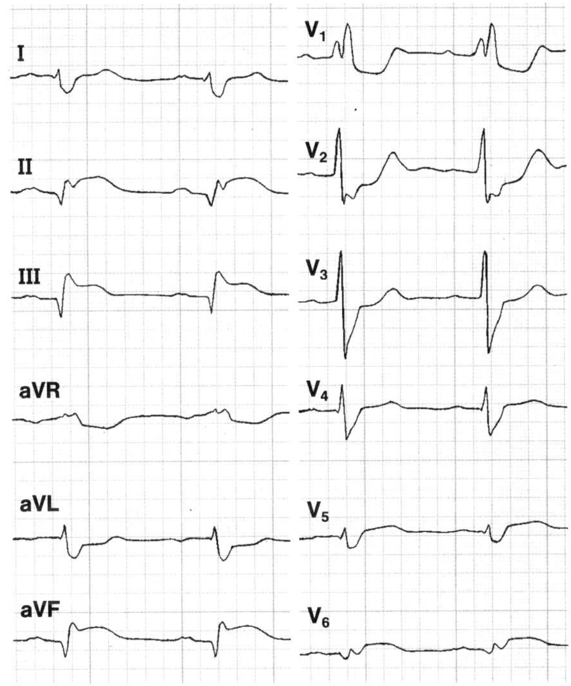

Abb. 257 Akuter inferolateraler Infarkt mit vollständigem Rechtsschenkelblock. Tiefes Q, deutliche ST-Hebung und positives T in II, III und aVF sowie in V_5 und V_6. QRS-Komplex mit 0,12 sec deutlich verbreitert, S in I und aVL breit und tief und R in V_1 M-förmig aufgesplittert.

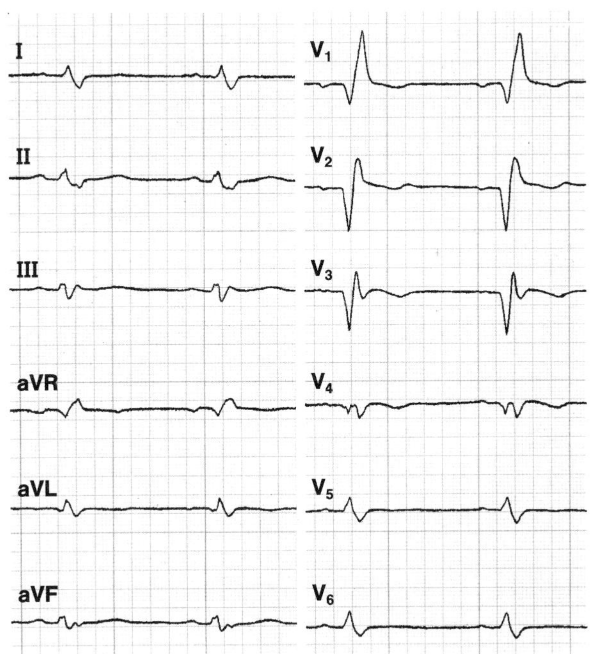

Abb. 258 Alter Vorderwandinfarkt mit vollständigem Rechtsschenkelblock (Arborisationsblock). QRS-Komplex mit 0,15 sec (V_1) erheblich verbreitert. Die Ableitungen V_1 bis V_3 zeigen ein großes Q, da hier wegen Vorderwandinfarkt die initiale R-Zacke fehlt. Breites und tiefes S in I, II, III, aVL und V_4 bis V_6. Periphere Niedervoltage.

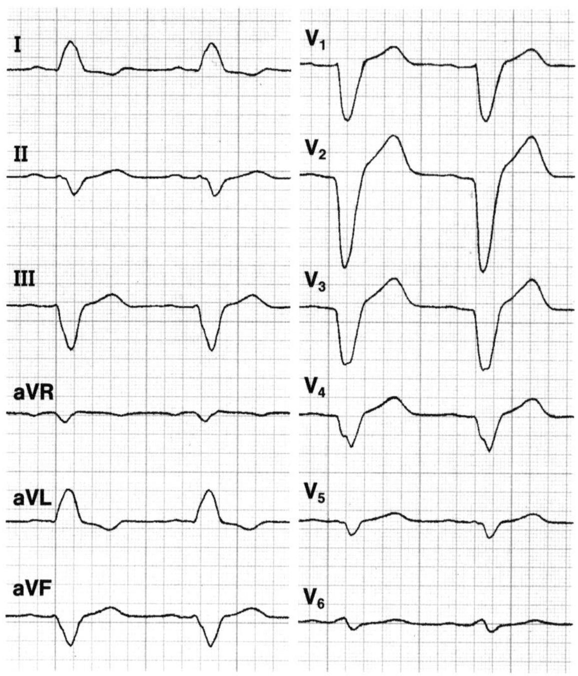

Abb. 259 Alter Vorderwandinfarkt mit vollständigem Linksschenkelblock. QRS-Komplex mit 0,15 sec deutlich verbreitert. Überdrehter Linkstyp. Breites und tiefes S in V_1, jedoch R-Verlust und erheblich verbreitertes Q in V_2 bis V_5 sprechen für den alten Vorderwandinfarkt beim Linksschenkelblock.

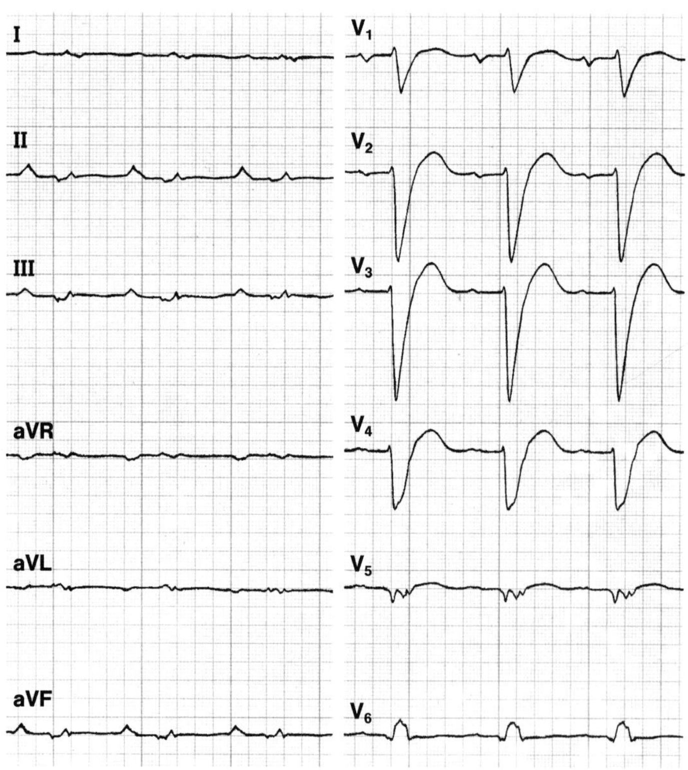

Abb. 260 Alter inferolateraler Infarkt mit Arborisationsblock (vollständiger Linksschenkelblock und periphere Niedervoltage). QRS-Komplex mit 0,14 sec verbreitert. Breites und tiefes S in V_1 bis V_4. Breites Q in II, III, aVF, V_5 und V_6. P dextro-atriale.

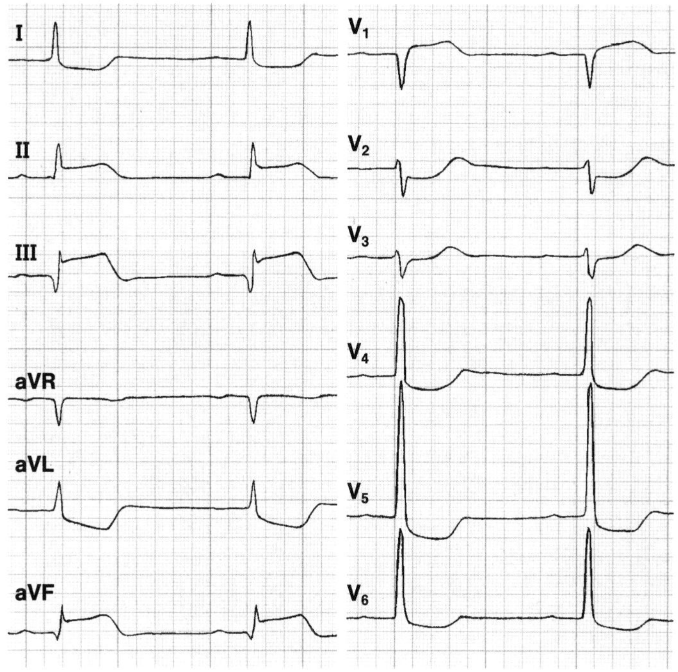

Abb. 261 Verlauf eines rechtsventrikulären Infarktes und eines akuten inferioren Infarktes (1. Stadium). 59jährige Patientin. Drei Stunden nach Angina-pectoris-Anfall. Herzenzyme noch normal. Hohe ST-Hebung und positives T in II, III und aVF, außerdem in V_1 und V_{r4} (nicht abgebildet). Tiefes Q in III. Hohes R in V_5 und V_6 (linksventrikuläre Hypertrophiezeichen). Deutliche ST-Senkung und negatives T in I, aVL (indirekte Infarktzeichen).

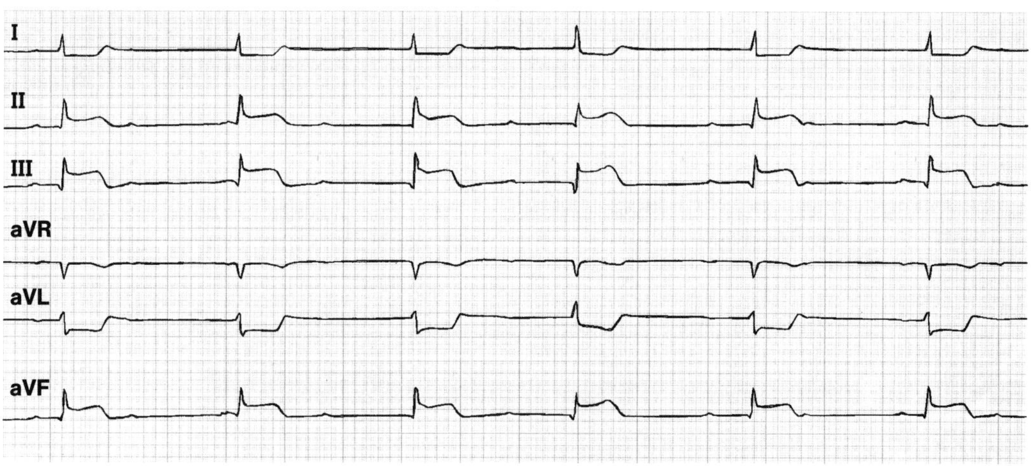

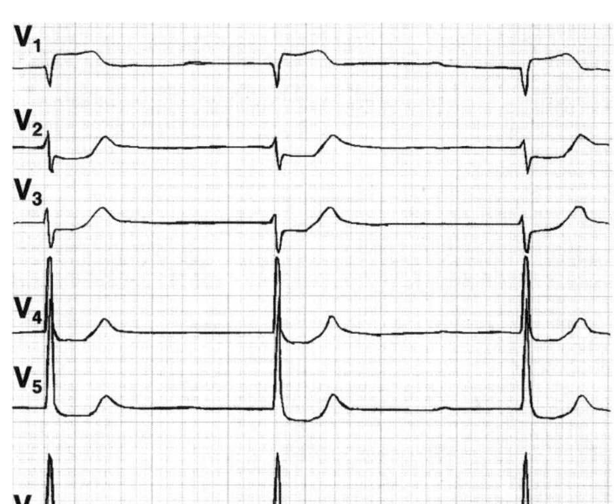

Abb. 262 EKG zwei Tage später. Dieselbe Patientin wie in Abb. **261**. Nach wie vor deutliche Infarktzeichen (ST-Hebung und positives T in II, III, aVF und ferner in V_1 und V_{r4}; (nicht abgebildet). Die ST-Hebung in V_1 betrug bei Aufnahme 2 mm, jetzt 4 mm, also das rechtsventrikuläre Infarktzeichen hat zugenommen. Ferner ein totaler AV-Block nachweisbar. Vorhoffrequenz 73/min und Kammerfrequenz 43/min.

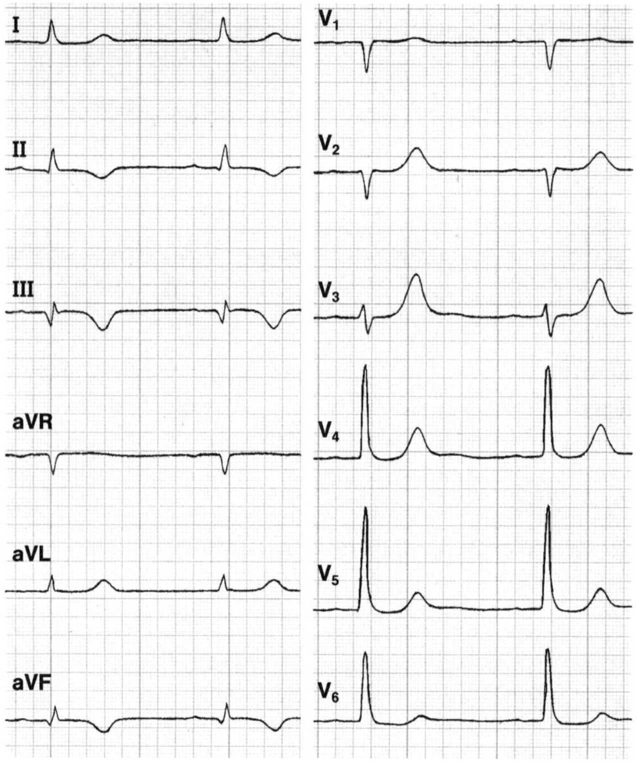

Abb. 263 EKG zwei Wochen später. Dieselbe Patientin wie in Abb. **261** und **262**. Tiefes Q in III, tief negatives T in II, III und aVF, dabei negatives T größer als Q. Inferiorer Infarkt, 2. Stadium, Frühphase. Totaler AV-Block und rechtsventrikuläre Infarktzeichen nicht mehr nachweisbar. Die linksventrikulären Hypertrophiezeichen mit akuter Myokardischämie haben sich deutlich gebessert. So betrug die R-Höhe in V_5 bei der Aufnahme 36 mm, ST-Senkung 5 mm. Jetzt R-Höhe 28 mm und keine ST-Senkung.

Im Gegensatz dazu ist es beim konstanten Schrittmacherrhythmus sehr schwierig, einen akuten oder chronischen Herzinfarkt zu erkennen oder auszuschließen. In der Mehrzahl der Fälle tritt nach Schrittmacherimplantation eine negative T-Zacke, vor allem in den links-präkordialen Ableitungen V_5 und V_6 auf; dies ist jedoch kein Zeichen für einen Infarkt, sondern möglicherweise durch die lokale myokardiale Irritation bedingt.

Das akute Infarktzeichen wie die monophasische Deformierung ist infolge der starken Deformierung des QRS-Komplexes meist nicht feststellbar. Bei ungewöhnlich hohen ST-Hebungen kann evtl. trotzdem bei genauer Kurvenanalyse der Infarkt erkannt werden.

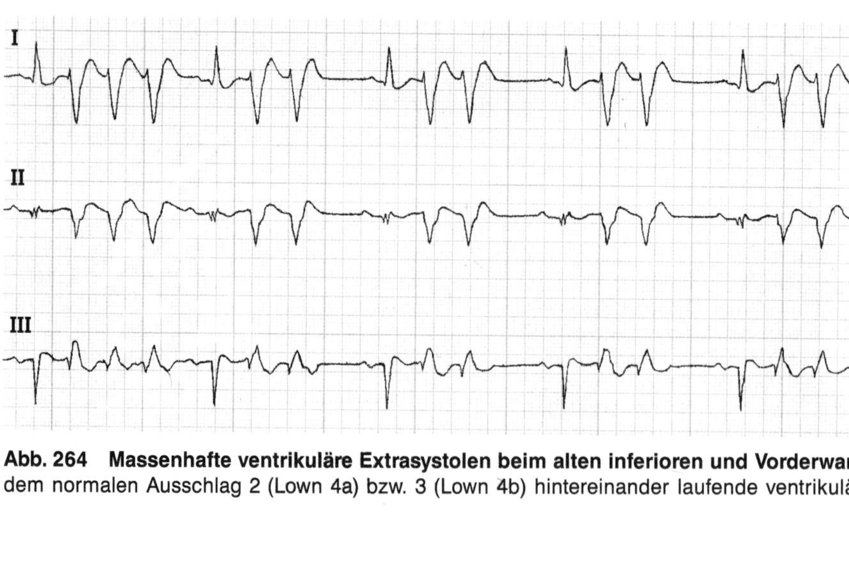

Abb. 264 Massenhafte ventrikuläre Extrasystolen beim alten inferioren und Vorderwandinfarkt. Nach jedem normalen Ausschlag 2 (Lown 4a) bzw. 3 (Lown 4b) hintereinander laufende ventrikuläre Extrasystolen.

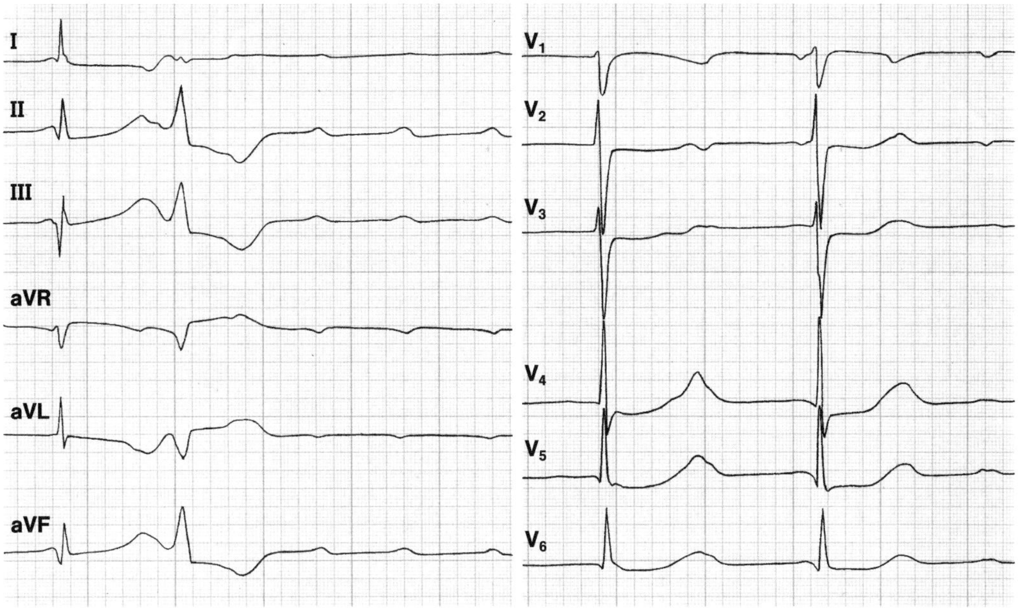

Abb. 265 Ungewöhnlicher totaler AV-Block bei altem inferiorem Infarkt. 61jährige Patientin. Stationäre Aufnahme wegen gehäuften Adams-Stokes-Anfällen. Tiefes Q in II, III und aVF. Eine ventrikuläre Extrasystole, danach kurzdauernde Kammerasystolie. Kammerfrequenz sonst ca. 46/min, Vorhoffrequenz 100/min.

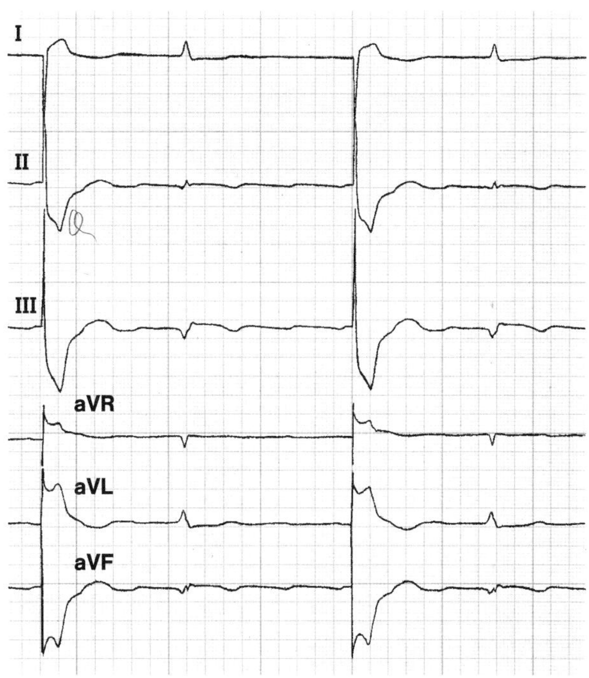

Abb. 266 Alter inferiorer Infarkt bei Zustand nach Kammer-Bedarfs(VVI)-Schrittmacherimplantation. Trotz Schrittmacher-EKG alte inferiore Infarktzeichen (breites Q und negatives T in II, III und aVF) nachweisbar.

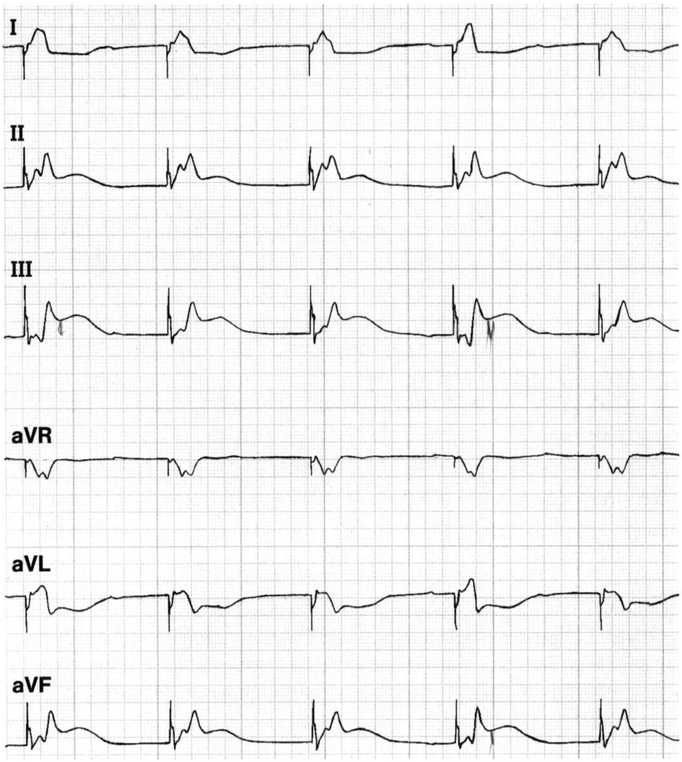

Abb. 267 Schrittmacher-EKG beim akuten inferioren Infarkt. Notaufnahme auf Intensivstation wegen eines akuten inferioren Infarktes. Zusätzlich totaler AV-Block. Deshalb war passagere Schrittmachersonde erforderlich. Trotzdem ein akutes inferiores Infarktzeichen (ST-Hebung und positives T in II, III und aVF) nachweisbar.

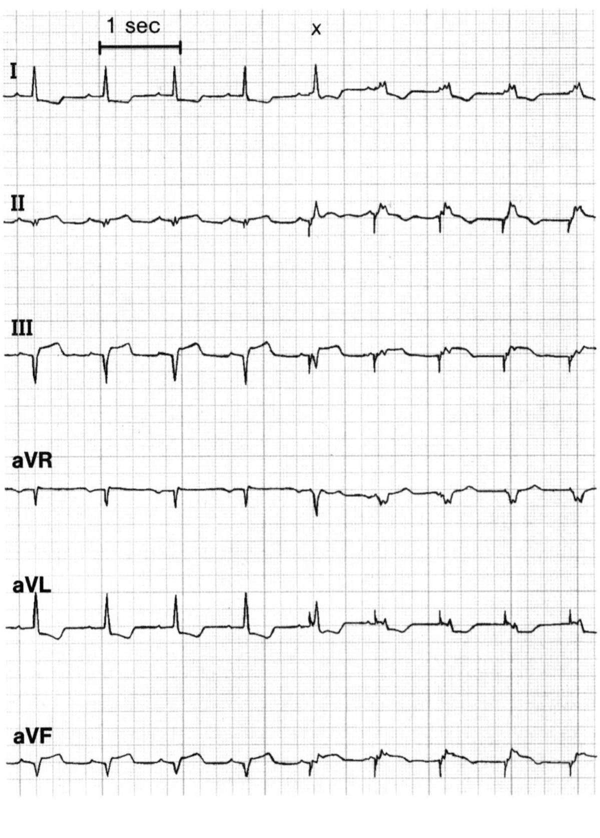

Abb. 268 Akuter inferiorer Infarkt mit und ohne Herzschrittmacherfunktion. 82jähriger Patient. Akuter inferiorer Infarkt mit totalem AV-Block, deshalb passagerer Schrittmacher. Zunächst Eigenrhythmus, danach nach einem Kombinationsausschlag (x) ein konstanter Schrittmacherrhythmus wegen Bradykardie. Trotz Schrittmacher-EKG akute inferiore Infarktzeichen (ST-Hebung und positives T in III und aVF, ST-Hebung und negatives T in II) nachweisbar.

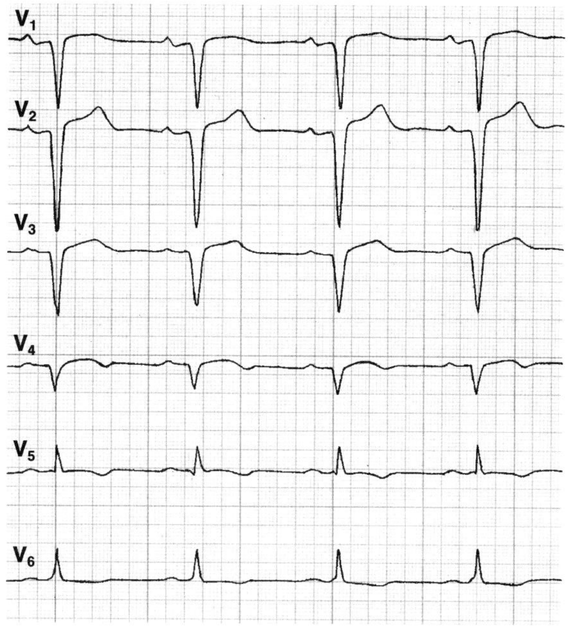

Abb. 269 Alter Vorderwandinfarkt mit und ohne Schrittmacherfunktion. EKG ohne Schrittmacherfunktion. 79jähriger Patient mit altem Vorderwandinfarkt (breites und tiefes Q in V_1 bis V_4). T in V_4 bis V_6 negativ.

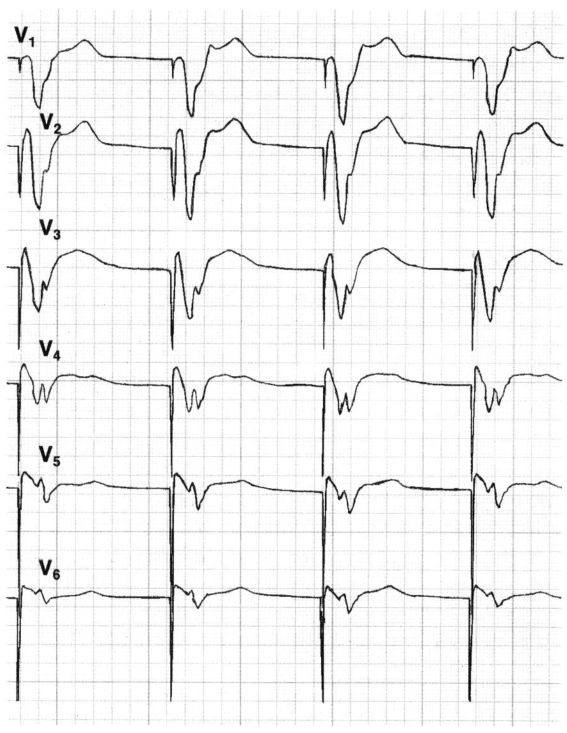

Abb. 270 Schrittmacher-EKG bei demselben Patienten wie in Abb. 269. Wegen Auftreten eines totalen AV-Blocks eine permanente Schrittmacherimplantation erforderlich. Danach ein intaktes Schrittmacher-EKG, jedoch ein Vorderwandinfarktzeichen nicht mehr nachweisbar.

22. Schenkelblock bei Herzinfarkt

Bei Herzinfarkt kann durch Beteiligung des Erregungsleitungssystems im Septumbereich zusätzlich eine intraventrikuläre Leitungsstörung in Form eines Schenkelblocks auftreten. Die Häufigkeit beträgt etwa 10% aller Infarktfälle. Dann ist die Prognose ernst.

Vorderwandinfarkt bei Rechtsschenkelblock

Die Erkennung des Vorderwandinfarktes bei vollständigem Rechtsschenkelblock ist nicht schwierig. Die Extremitäten-Ableitungen verändern sich durch den Rechtsschenkelblock kaum. Die Thorax-Ableitungen zeigen eine Kombination des Vorderwandinfarktes und des vollständigen Rechtsschenkelblockes. So werden zunächst die initialen QRS-Vektoren durch den Vorderwandinfarkt und später die terminalen QRS-Vektoren durch den Rechtsschenkelblock beeinflußt. Daher finden sich im akuten Stadium ein großes Infarkt-Q und eine monophasische Deformierung in V_1 bis V_5, je nach der Ausdehnung des Infarkts. Außerdem erscheint ein hohes, verspätetes R in V_1 bei breitem QRS-Komplex als Zeichen eines vollständigen Rechtsschenkelblockes. Der OUP ist dabei deutlich verspätet. Im chronischen Stadium sind eine breite und tiefe Q-Zacke, ein verspätetes und hohes R und eine ST-Senkung sowie ein spitz-negatives T in V_1 und V_2 nachweisbar.

Inferiorer Infarkt bei Rechtsschenkelblock

Im Gegensatz zum Vorderwandinfarkt in Verbindung mit einem vollständigen Rechtsschenkelblock ist die Kombination des inferioren Infarktes mit einem vollständigen Rechtsschenkelblock eher selten. Sie zu erkennen, ist jedoch nicht schwierig. Die Infarktveränderungen werden in den Ableitungen II, III und aVF nachweisbar. Außerdem kommen die Veränderungen des vollständigen Rechtsschenkelblocks in den Thorax-Ableitungen, vor allem in V_1 und V_6, genauso wie ohne Infarkt deutlich zum Ausdruck.

Vorderwandinfarkt bei Linksschenkelblock

Die Diagnose eines Vorderwandinfarkts bei Linksschenkelblock ist oft schwierig. Da ein Linksschenkelblock ohne weiteres ein großes Q durch Septumerregung von rechts nach links mit R-Verlust verursacht, eine ST-Hebung und ein positives T in V_1 und V_2 auslösen kann, ist das Infarktbild gelegentlich maskiert. Auf den zusätzlichen Vorderwandinfarkt weisen jedoch ein für den Linksschenkelblock nicht typisches Q in I und aVL und vor allem ein plötzliches Verschwinden der R-Zacke im Bereich von V_2 bis V_5 hin, bei Vorhandensein einer R-Zacke in V_1 oder V_1 und V_2.

Man muß aber davor warnen, aufgrund der ST-Hebung in V_1 bis V_3 einen Vorderwandinfarkt zu diagnostizieren, da die ST-Hebung beim Linksschenkelblock auch ohne Infarkt in diesen Ableitungen in der Regel deutlich ausgeprägt ist (s. Kapitel „Differentialdiagnose des Herzinfarkt-EKG“).

Inferiorer Infarkt bei Linksschenkelblock

Bei dieser seltenen Kombination ist die Erkennung des Infarktes schwierig. Es ist möglich, daß bei reinem vollständigem Linksschenkelblock eine große Q-Zacke bereits in II, III und aVF besteht. Trotz Auftreten des zusätzlichen Infarktes ändert sich offenbar nicht das Schenkelblockbild. Aus diesem Grunde ist ein inferiorer Infarkt beim Linksschenkelblock schwer diagnostizierbar, es sei denn, es bestand früher in den Ableitungen II, III und aVF eindeutig eine R-Zacke, die später verschwand, und Anamnese und klinischer Befund, zum Beispiel Enzymaktivitäten, passen dazu.

Vorderwandinfarkt bei linksanteriorem Hemiblock

Beim linksanterioren Hemiblock findet sich ein überdrehter Linkstyp. Dieser maskiert das Bild des Vorderwandinfarktes nicht, so daß die Kombination ohne weiteres im EKG erkannt werden kann.

Vorderwandinfarkt bei linksposteriorem Hemiblock

Die Erkennung des linksposterioren Hemiblocks zusammen mit einem Vorderwandinfarkt ist extrem schwierig. Beim linksposterioren Hemiblock besteht ein Rechtstyp oder ein überdrehter Rechtstyp. Wir wissen aber, daß bei Vorderwandinfarkt häufig eine rechtstypische Herzachse durch eine sagittale Achsendrehung auftreten kann. Daher ist eine rechtstypische Herzachse viel häufiger durch einen Infarkt bedingt als durch einen linksposterioren Hemiblock, zumal der linksposteriore Hemiblock extrem selten vorkommt. Die Diagnose eines solchen kann nur dann gestellt werden, wenn plötzlich ein Rechtstyp auftritt, der früher trotz des Vorderwandinfarktes, nicht bestanden hat.

Inferiorer Infarkt bei linksanteriorem und bei linksposteriorem Hemiblock

Die Diagnose des ersten ist bereits im Kapitel des inferioren Infarkts erwähnt. Die zweite Kombination ist bildmäßig möglich, tritt jedoch extrem selten auf.

23. Rhythmusstörungen bei Herzinfarkt

Rhythmusstörungen bei Herzinfarkt treten auf, entweder weil das Reizbildungs- oder Erregungsleitungssystem direkt vom Infarkt betroffen ist oder weil sie im infarzierten Bereich der Arbeitsmuskulatur, wahrscheinlich in der Randzone des Infarkts entstehen, möglicherweise infolge eines Kaliumsaustritts aus den geschädigten Zellen. Sehr häufig hat man ventrikuläre Spätpotentiale bei Herzinfarkt-Patienten gesehen, bei denen dann ein Herzwand-Aneurysma und außerdem eine ventrikuläre Tachykardie auftraten. Die Erkennung und Behandlung der Herzrhythmusstörungen beim Herzinfarkt ist sehr wichtig, denn diese Patienten sind von einem plötzlichen Herztod bedroht.

Sinustachykardie

Die Häufigkeit beträgt etwa 20%. Meist tritt sie bei Vorderwandinfarkt auf, gewöhnlich nur im akuten Stadium und für kurze Zeit. Wenn sie länger besteht, ist sie Ausdruck einer muskulären Herzinsuffizienz, und die Prognose ist schlecht.

Sinusbradykardie

Eine Sinusbradykardie tritt in etwa 15% der Infarktfälle auf und entwickelt sich vorwiegend bei inferiorem Infarkt, da die Sinusknoten-Arterie aus der A. coronaria dextra abgeht.

Supraventrikuläre Arrhythmie

Es können Vorhofextrasystolen in etwa 30% entstehen, Vorhofflattern in etwa 2% und Vorhofflimmern in etwa 10% bis 20%. Supraventrikuläre Arrhythmien sind etwas günstiger zu beurteilen als ventrikuläre Arrhythmien. Das Vorhofflimmern ist dabei oft ein Hinweis auf eine linksventrikuläre Insuffizienz.

Ventrikuläre Arrhythmien

Da die Patienten heute in der Akutphase eines Infarktes auf der Intensivstation kontinuierlich mit Monitor überwacht werden, beobachtet man nahezu bei 100% in der Akutphase ventrikuläre Extrasystolen. Dabei sind die ventrikulären Extrasystolen nach Lown-Klasse IVa (Couplet) und IVb (Salve von mehr als drei aufeinander folgenden ventrikulären Extrasystolen) besonders behandlungsbedürftig, da diese Patienten durch einen plötzlichen Herztod gefährdet sind.

AV-Block

Der AV-Block stellt unter den Rhythmusstörungen beim Herzinfarkt einen wichtigen Befund dar. Er kann sowohl beim Vorderwandinfarkt als auch beim inferioren Infarkt (sog. Hinterwandinfarkt) auftreten. Die Häufigkeit wird auf etwa 10% geschätzt. Dabei ist interessant, daß beim inferioren Infarkt sowohl der partielle als auch der totale AV-Block etwa viermal häufiger ist als beim Vorderwandinfarkt.

Der inferiore Infarkt entsteht aufgrund eines Verschlusses im Bereich der A. coronaria dextra. Es ist bekannt, daß der AV-Knoten etwa 90% des Blutes aus der AV-Knoten-Arterie der A. coronaria dextra erhält. Auch der Sinusknoten bezieht das Blut vom proximalen Teil der A. coronaria dextra (ca. 70%). Aus diesem Grunde ist verständlich, daß im Fall des inferioren Infarktes immer wieder eine Sinusbradykardie und relativ häufig eine AV-Blockierung verschiedenen Grades beobachtet werden (s. Kapitel „Hemiblock und faszikuläre Blockbilder“).

Klinisch bedeutsam ist außerdem, daß diese bradykarde Rhythmusstörung symptomatischer Natur ist, daß sie also mit der Besserung des Infarktes verschwindet. Selbst, wenn ein totaler AV-Block vorliegt, genügt häufig beim inferioren Infarkt eine temporäre Schrittmachertherapie von wenigen Tagen, da der totale AV-Block oft zur spontanen Rückbildung neigt. Infolgedessen ist eine permanente Herzschrittmacherimplantation beim inferioren Infarkt in der Regel nicht erforderlich.

Im Unterschied dazu geht der Vorderwandinfarkt im Fall des totalen AV-Blocks mit einer schlechten Prognose einher. Der totale AV-Block tritt hier zwar viermal seltener auf als beim inferioren Infarkt. Wenn er aber beobachtet wird, ist er als Zeichen einer ausgedehnten Herzmuskelnekrose zu deuten, mit einer Mortalität von etwa 60%. Trotz einer prophylaktischen temporären oder permanenten Schrittmachertherapie ist die Letalität solcher Patienten infolge eines zusätzlich auftretenden kardiogenen Schocks sehr hoch.

24. Differentialdiagnose des Herzinfarkt-EKG

Bei der differentialdiagnostischen EKG-Beurteilung muß berücksichtigt werden, daß der akute Myokardinfarkt in der Regel in drei Stadien abläuft, die durch bestimmte Zeichen charakterisiert sind. Diese Stadien des Herzinfarkts sind in Abb. 198 schematisch dargestellt.

Auch wenn in jedem Stadium des Infarkts mehrere Merkmale genannt werden, lassen sich doch zwei Kriterien herausheben, und zwar die ST-Hebung in Form der monophasischen Deformierung ohne Q-Zacke oder mit großer Q-Zacke im akuten Stadium und die große Q-Zacke mit negativer T-Zacke oder ohne negative T-Zacke im chronischen Stadium.

Hier sollen darum die Differentialdiagnosen der ST-Hebung und dann die Differentialdiagnosen der großen Q-Zacke bzw. des R-Verlusts abgehandelt werden.

Auf die Differentialdiagnose der anderen ST-T-Veränderungen soll hier nicht näher eingegangen werden, da sie ja beim transmuralen Infarkt stets in Kombination mit einem der oben genannten Merkmale auftreten und für die diagnostische Entscheidung: Infarkt ja oder nein – nicht von entscheidender Bedeutung sind.

Differentialdiagnose der ST-Hebung ohne Q-Zacke (akutes Stadium)

Es gibt EKG-Bilder, bei denen eine ST-Hebung regelmäßig zu beobachten ist, obwohl kein Infarkt vorliegt. Diese werden der Reihe nach jeweils mit den Punkten angeführt, die bei genauer Betrachtung gegen die Diagnose eines Infarkts sprechen (S. 321, Abb. 352).

Sinusbradykardie

- Die ST-Hebung ist meist nur gering ausgeprägt und im Gegensatz zum akuten Infarkt praktisch in allen Ableitungen nachweisbar.
- ST und T lassen sich gut gegeneinander abgrenzen (keine monophasische Deformierung).
- Die R-Zacke ist normal oder leicht erhöht.
- Das EKG ist auch sonst unauffällig, eben abgesehen von der Sinusbradykardie und der leichten ST-Hebung.

Die Vagotonie kann häufig elektrokardiographisch ähnliche Veränderungen wie die Sinusbradykardie zeigen.

Akute Perikarditis

- Die ST-Hebung ist gering, aber wie beim Infarkt nur in bestimmten Ableitungen, also nicht in allen nachweisbar.
- Die ST-Hebung geht vom aufsteigenden Schenkel der S-Zacke und nicht vom absteigenden Schenkel der R-Zacke aus.
- Die R-Zacke ist normal groß.
- Das Verhältnis R-Zacke zu ST-Hebung ist zugunsten der R-Zacke verschoben (beim Infarkt zugunsten der ST-Hebung).

Linksventrikuläre Hypertrophie

- Die ST-Hebung ist nur in den Ableitungen V_1 bis V_3 (evtl. Ableitung III) nachweisbar. Es findet sich keine Q-Zacke, abgesehen von seltenen Fällen, und es bietet sich damit, auch wenn eine R-Zacke vorhanden ist, die Differentialdiagnose zum akuten anteroseptalen Infarkt an. ST-Hebungen in anderen Ableitungen sind auch bei Linkshypertrophie immer verdächtig auf einen akuten Infarkt.

- Die ST-Hebung in den Ableitungen V_1 und V_2 ist in der Regel nicht so ausgeprägt wie beim Infarkt, wird allerdings um so höher, je tiefer die S-Zacke ist.
- ST und T sind meist gut gegeneinander abgrenzbar (keine monophasische Deformierung).

Differentialdiagnose der ST-Hebung mit großer Q-Zacke (akutes Stadium)

Es gibt einige Krankheitsbilder, die die Merkmale des akuten Infarkts, nämlich ST-Hebung und große Q-Zacke, imitieren können. Es sind dies z. B. die akute Lungenembolie, das Herzwand-Aneurysma und der Linksschenkelblock.

Akute Lungenembolie

- $S_I - Q_{III}$-Typ.
- In Ableitung III ist eine deutliche Q-Zacke vorhanden, dabei ist die ST-Strecke, wenn auch gering, angehoben und konvexbogig konfiguriert, dabei ist die T-Zacke negativ; dagegen ist in Ableitung I eine S-Zacke nachweisbar, wobei die ST-Strecke gesenkt ist (McGinn-White-Syndrom).
- Eine Q-Zacke ist in der Ableitung aVF nicht immer nachweisbar.
- Sinustachykardie oder andere tachykarde Rhythmusstörungen und Rechtsbelastungszeichen sind häufig zusätzlich vorhanden.

Das EKG-Bild einer akuten Lungenembolie kann mit einem inferioren Infarkt verwechselt werden. Als wichtiger Hinweis auf die akute Lungenembolie sind hier unter den obengenannten Veränderungen die Rechtsbelastungszeichen zu werten. Sicherer wird die Diagnose noch, wenn ein Vor-EKG ohne diese Rechtsbelastungszeichen vorliegt oder die beobachteten Rechtsbelastungszeichen später verschwinden.

Herzwand-Aneurysma

- Die ST-Hebung ist häufig in Form einer monophasischen Deformierung deutlich nachweisbar, jedoch gewöhnlich nicht so ausgeprägt wie beim akuten Infarkt.
- Es sind, neben der ST-Hebung, ungewöhnlich breite und tiefe Q-Zacken zu sehen.
- Das Bild bleibt über Monate gleich. Im Zweifelsfall kommt hier der Verlaufsbeobachtung die entscheidende Rolle zu; die Serumenzyme sind in wiederholten Untersuchungen völlig normal.

Linksschenkelblock

Beim Linksschenkelblock liegen die Dinge sehr ähnlich wie bei der oben beschriebenen linksventrikulären Hypertrophie, abgesehen von der Verbreiterung des QRS-Komplexes. Zusätzlich wird beim Linksschenkelblock gelegentlich ein R-Verlust in Ableitung V_1 oder V_1 und V_2 beobachtet, auch wenn kein Infarkt vorliegt.

Q-Zacke bei WPW-Syndrom

Beim Wolff-Parkinson-White-(WPW-)Syndrom Typ B finden sich nicht selten aufgrund der vektoriell nach links oben und hinten gerichteten atypischen initialen Kammererregung in den Ableitungen II, III, aVF und V_1 auffällig tiefe und breite Q-Zacken mit ST-Hebung, die durch die negative Delta-Welle verursacht werden, ohne daß ein Herzinfarkt besteht.

Andererseits muß man wissen, daß ein WPW-Syndrom einen tatsächlich vorhandenen Infarkt vollkommen verdecken kann. Wenn es der Zustand des Patienten erlaubt, sollte man versuchen, durch bestimmte Maßnahmen – leichte Belastung, Lagewechsel oder medikamentös mit Verapamil oder Ajmalin – das WPW-Syndrom wenigstens vorübergehend zu beseitigen. Zu erwähnen ist ferner, daß die große Q-Zacke in den Ableitungen II, III und aVF auch beim Typ A des WPW-Syndroms vorkommen kann.

White-Bland- und Garland-Syndrom

Es handelt sich hier um ein seltenes Krankheitsbild. Es ist eine angeborene Koronaranomalie, so daß früher die Betroffenen das Kindesalter nicht überlebten. Hier geht die A. coronaria sinistra nicht wie gewöhnlich

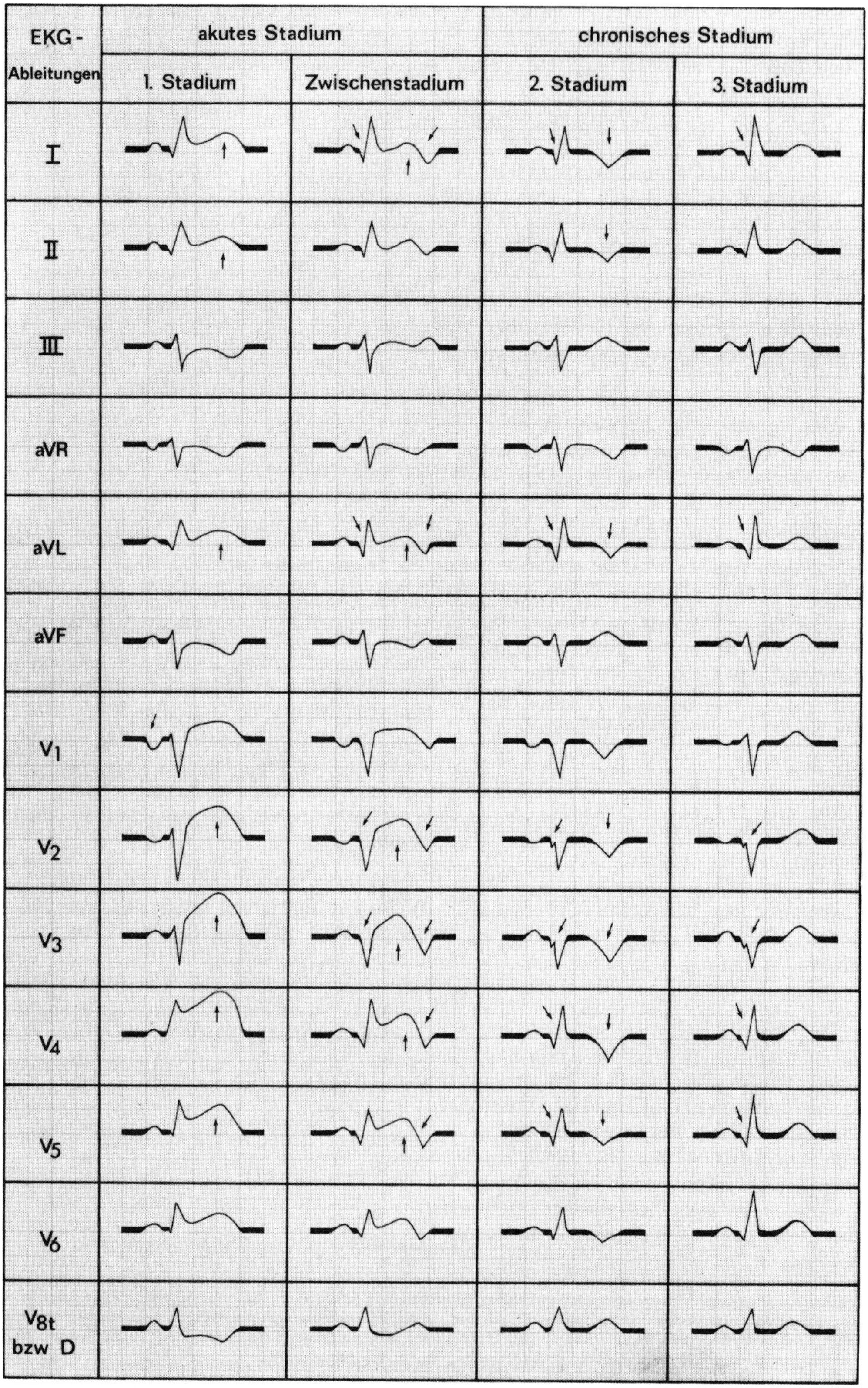

Abb. 271 Schematische Darstellung des typischen Verlaufs beim Vorderwandinfarkt.

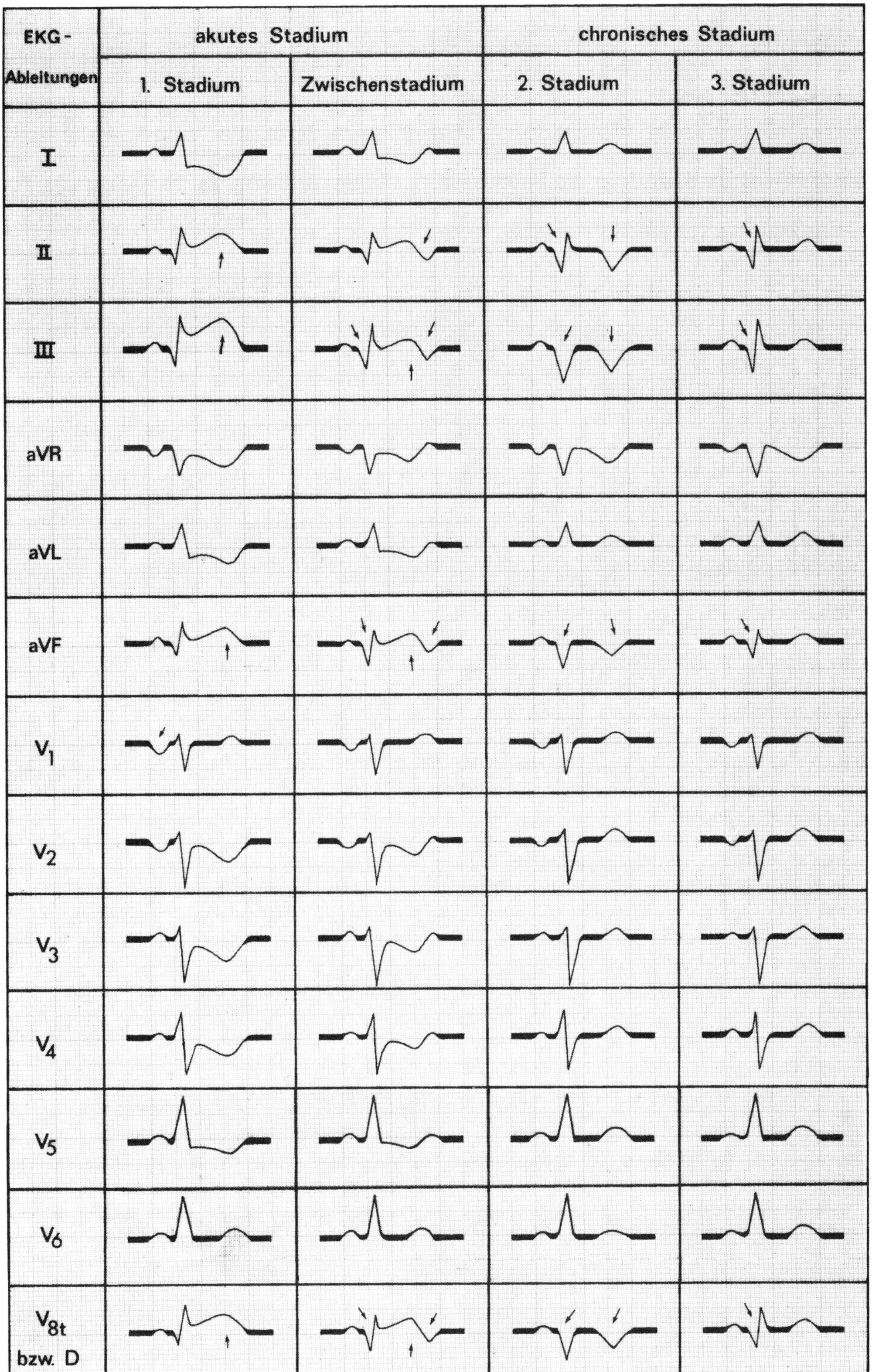

Abb. 272 Schematische Darstellung des typischen Verlaufs beim Hinterwandinfarkt.

aus der Aorta ab, sondern aus dem Hauptstamm der A. pulmonalis. Infolgedessen wird der größte Teil des linken Ventrikels zwangsläufig mit venösem Blut versorgt. Die Symptome sind Atemnot, Zyanose und Husten.

Im EKG beobachten wir eigenartigerweise bereits im Säuglingsalter Veränderungen wie beim anterolateralen Infarkt des akuten Stadiums. So ist eine ST-Hebung in I und aVL, vor allem in V_5 und V_6, vorhanden; die T-Zacke ist hier positiv, sie kann auch terminal negativ sein. Ferner ist auch in diesen Ableitungen eine tiefe Q-Zacke zu beobachten. Dieser Zustand bleibt unverändert bestehen. Therapeutisch ist heute eine chirurgische Intervention möglich; deren Ergebnisse sind ermutigend.

Differentialdiagnose der großen Q-Zacke ohne ST-Hebung (chronisches Stadium)

Während bei der ST-Hebung stets ein akuter Infarkt ausgeschlossen werden muß, stellt sich bei einer großen Q-Zacke bzw. einem R-Verlust immer die Frage nach einem bereits abgelaufenen Infarkt. Deshalb soll jetzt auf die Probleme eingegangen werden, die sich bei der Diagnose „alter Infarkt" stellen.

Große Q-Zacke in II, III und aVF

Beim inferioren Infarkt, dem sogenannten Hinterwandinfarkt, sind tiefe und breite Q-Zacken (größer als ein Viertel von R und breiter als 0,04 sec) in den Ableitungen II, III und aVF zu beobachten. In anderen Fällen sind aber die Q-Zacken entweder nicht so deutlich ausgeprägt und/oder nicht in allen drei Ableitungen nachweisbar. Dann stellt sich die Frage: Ist hier ein inferiorer Infarkt abgelaufen, oder ist das Q durch andere Gegebenheiten bedingt?

In welchen Ableitungen ist die große Q-Zacke nachweisbar? Man sollte prüfen, in welchen Ableitungen ein auffällig großes Q vorhanden ist. Zeigt nur die Ableitung III ein großes Q, so spricht dies für ein lagebedingtes Q. Sind dagegen auch in den Ableitungen II, aVF, V_8, zwei ICR tiefer oder gar in V_5 und V_6 (anterolaterale Beteiligung) auffällige Q-Zacken zu beobachten, so liegt ein inferiorer Infarkt vor.

Lagebedingtes Q III

Die lagebedingte große Q-Zacke in Ableitung III kommt bei Adipositas bzw. Zwerchfellhochstand vor. Da es aber bei tiefertretendem Zwerchfell im Zuge der Inspiration zu einer Drehung der Herzachse nach rechts unten kommt, verschwindet ein lagebedingtes Q bei Inspiration vollständig oder wird zumindest deutlich kleiner.

Das pathologische Q III beim inferioren Infarkt wird zwar bei der Inspiration ebenfalls kleiner, aber nicht in dem Maße wie ein lagebedingtes Q, so daß die Charakteristika des Infarkt-Q III meist noch erhalten bleiben. Als weiterer wichtiger Anhaltspunkt ist das Verhalten der Nachschwankung bei Inspiration zu werten: Ein negatives T in den Ableitungen III und aVF ohne Infarkt nimmt bei Inspiration ab, beim Infarkt dagegen bleibt das negative T unverändert oder verstärkt sich sogar noch.

Große Q-Zacke in V_5 und V_6 bei Linkshypertrophie (Volumenbelastung)

Bei Volumenbelastung des linken Ventrikels, z. B. bei Mitralinsuffizienz, Aorteninsuffizienz und offenem Ductus arteriosus Botalli, finden sich elektrokardiographisch oft große Q-Zacken in V_5 und V_6; jedoch sind meist, neben den großen Q-Zacken, hohe R-Zacken und eventuell positive T-Zacken, beim anterolateralen Infarkt dagegen, neben den großen Q-Zacken, häufig kleine R-Zacken und negative T-Zacken nachweisbar.

Hypertrophische Kardiomyopathie

Eine Sonderform der Linkshypertrophie stellt die hypertrophische Kardiomyopathie dar, bei der es zu einer deutlichen Hypertrophie des Septums und einer leichten Hypertrophie der freien linksventrikulären Hinterwand kommt. Auch hier treten in den Ableitungen I, aVL, V_5 und V_6 häufig breite und tiefe Q-Zacken auf, die durch die septale Hypertrophie bedingt sind.

Progressive Muskeldystrophie (Typ Duchenne)

Hier ist häufig eine kardiale Beteiligung nachweisbar. Im EKG finden wir teils Veränderungen wie beim inferioren (breites Q in II, III und aVF), teils wie beim anterolateralen (breites Q in I, aVL, V_5 und V_6) oder streng posterioren Infarkt (hohes R mit hohem und breitem T in V_1 bis V_3).

Bösartige Herztumoren

Metastasierende Tumoren, die das Herz infiltrieren, können infarktähnliche EKG-Veränderungen verursachen. Diese sind z. B. eine ST-Hebung, eine große Q-Zacke bzw. ein R-Verlust und manchmal auch ein negatives T.

Lageanomalien des Herzens

Lageanomalien des Herzens sind selten und werden daher in der Praxis leicht verkannt. Auch ihre Röntgenbilder sind manchmal schwer zu deuten, besonders dann, wenn zusätzlich angeborene Herzfehler bestehen.

Prinzipiell unterscheidet man bei den Lageanomalien, also bei der Dextrokardie, folgende Formen:

- Situs inversus
- Dextropositio cordis
- Dextroversio cordis

Diese Lageanomalien des Herzens kann man unter dem Oberbegriff der Dextrokardie zusammenfassen. Da die anatomischen Gegebenheiten manchmal sehr kompliziert sind, ist eine sorgfältige EKG-Analyse erforderlich. Zur genauen Untersuchung bietet sich hier die Vektorkardiographie an, deren Stärke in der räumlichen Erfassung liegt.

Situs inversus

Das Herz liegt beim Situs inversus spiegelbildlich zur normalen Lage im Thorax auf der rechten Seite. Man spricht daher auch von einer Spiegelbilddextrokardie. Beim Situs inversus befinden sich der venöse Vorhof (rechter Vorhof) links vorn, die venöse Kammer (rechter Ventrikel) rechts vorn und die arterielle Kammer (linker Ventrikel) sowie der arterielle Vorhof (linker Vorhof) rechts hinten. Unter den Lageanomalien des Herzens ist der Situs inversus am häufigsten. Fehlen dabei zusätzliche Herzmißbildungen, ist der elektrokardiographische Nachweis nicht schwer.

Als charakteristisches Zeichen tritt eine negative P-Zacke in Ableitung I auf, manchmal auch in II. Sie weist als ein isolierter Befund bereits auf den Situs inversus hin, falls keine falsche Polung vorliegt (s. Kapitel über Vorhofveränderungen). Auch der QRS-Komplex ist überwiegend negativ; die T-Zacke in der Ableitung I ebenfalls. Dagegen sind die P-Zacken, die QRS-Komplexe und die T-Zacken in den Ableitungen II und III sowie aVF positiv.

Die negative P-Zacke in Ableitung I wird beim Situs inversus durch die umgekehrte Lage der beiden Vorhöfe verursacht. Der rechte Vorhof mit dem Sinusknoten liegt beim Situs inversus links; dagegen liegt der linke Vorhof auf der rechten Seite. Die anatomischen Verhältnisse des Situs inversus sind im Vergleich zum Normalfall seitenverkehrt. Daher entsteht bei der Vorhoferregung ein nach unten und rechts gerichteter Vektor. Da der P-Vektor vom positiv gepolten Ableitungspunkt, nämlich der Ableitung I (linker Arm) wegläuft, projiziert er sich auf den negativen Sektor der Ableitung I (rechter Arm). Daraus resultiert die negative P-Zacke in Ableitung I.

Sollte also bei einem röntgenologisch rechtsverlagerten Herzen eine negative P-Zacke in I gefunden werden, handelt es sich mit großer Wahrscheinlichkeit um einen Situs inversus.

Bekanntlich sind der QRS-Vektor und der T-Vektor beim normalen Herzen nach links und unten gerichtet, beim Situs inversus verlaufen sie nach rechts und unten. Entsprechend entstehen negative Ausschläge in Ableitung I und positive Ausschläge in den Ableitungen II und III.

Die Thorax-Ableitungen geben ebenfalls die im Vergleich zur normalen Herzlage veränderten anatomischen Verhältnisse wieder. In den linkspräkordialen Ableitungen V_4 bis V_6 sind nur kleine R-Zacken, dagegen große S-Zacken (rS-Zacken) und außerdem abgeflachte oder häufig negative T-Zacken erkennbar. In den rechtspräkordialen Ableitungen (V_{r5} und V_{r6}, aber auch häufig in V_1, V_{r3} und V_{r4}) entstehen dagegen hohe R-Zacken und positive T-Zacken, weil QRS- und T-Vektor auf diese Ableitungspunkte zulaufen und sich somit auf den positiven Sektor der entsprechenden Ableitungslinie projizieren.

Wir werden bei korrigierter Elektrodenlage, d. h. spiegelbildlicher Elektrodenplazierung, immer dann einen normalen Herzstromverlauf feststellen, wenn es sich nur um

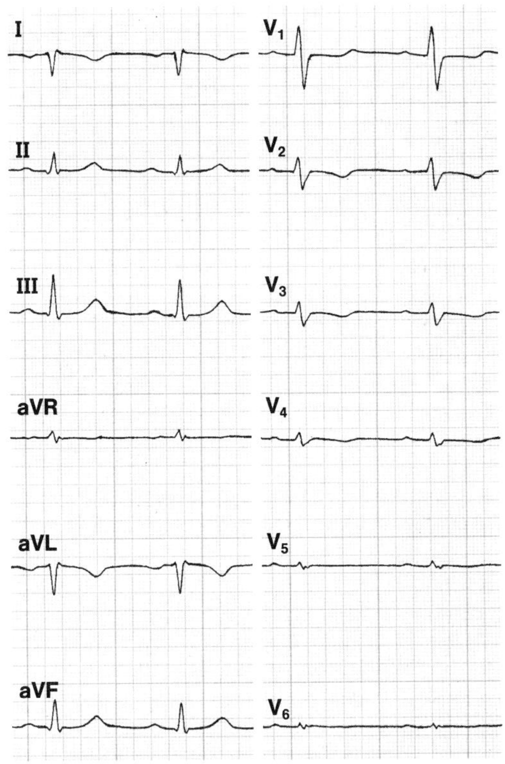

Abb. 273 Situs inversus. 47jährige herzgesunde Patientin. P in I negativ, QRS-Komplex und T ebenfalls hier negativ. In den normalen Thorax-Ableitungen V_3 bis V_6 sehr kleine Ausschläge mit negativen T-Zacken.

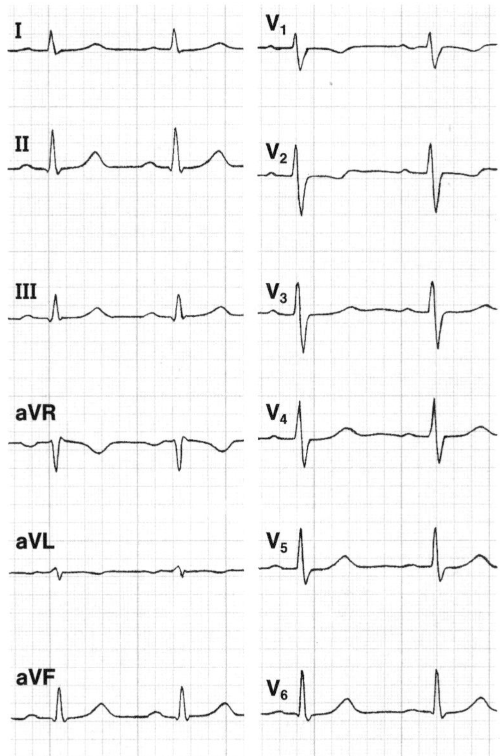

Abb. 274 Situs inversus. Dieselbe Patientin wie in Abb. **273**. Kabelaustausch sowohl in den Extremitäten- als auch in den Thorax-Ableitungen. Die Reihenfolge der konventionellen Thorax-Ableitungen sind folgende: V_2, V_1, V_{r3}, V_{r4}, V_{r5}, V_{r6} (s. Text). Normales EKG.

einen Situs inversus ohne sonstige Herzkomplikationen handelt.

Sollte jedoch zusätzlich eine koronare Herzkrankheit bestehen, werden wir in den erweiterten rechtspräkordialen Ableitungen eine ST-Senkung und eine negative T-Zacke beobachten.

Bereits beim Verdacht auf einen Situs inversus muß man eine Kontroll-EKG-Untersuchung mit umgekehrter Elektrodenlage vornehmen. Die Elektroden des linken und rechten Armes müssen umgetauscht werden, die linkspräkordialen Ableitungen V_5 und V_6 auf der rechten Seite angelegt werden.

Beim Verdacht auf einen Situs inversus ist folgendes Vorgehen empfehlenswert:

1. Zunächst sollten zusätzlich zu den zwölf Standard-Ableitungen die erweiterten rechtspräkordialen Ableitungen (V_{r3} bis V_{r6}) registriert werden. In V_{r5} und V_{r6} beobachten wir beim Situs inversus normal hohe R-Zacken wie in V_5 und V_6 bei normalen Fällen außerdem eine positive P- und T-Zacke.
2. Bestätigt sich der Verdacht, wird ein spiegelbildliches EKG abgeleitet; das heißt: Die Kabel der beiden Arme und der unteren Extremitäten werden miteinander vertauscht. Die Brustwandelektroden werden statt wie normal von V_1 bis V_6 in folgender Reihenfolge auf der rechten Seite abgeleitet: V_2, V_1, V_{r3}, V_{r4}, V_{r5}, V_{r6}. So entsprechen beim Situs inversus:

- V_1 der Ableitung V_2,
- V_2 der Ableitung V_1,
- V_3 der Ableitung V_{r3},
- V_4 der Ableitung V_{r4},
- V_5 der Ableitung V_{r5} und
- V_6 der Ableitung V_{r6}.

In der täglichen Praxis kommt immer wieder ein EKG-Bild wie beim Situs inversus

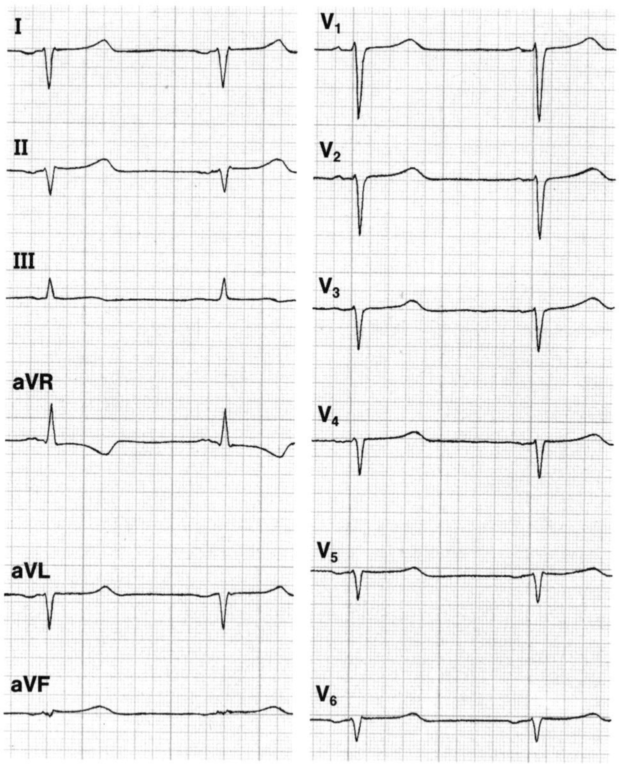

Abb. 275 Situs inversus. 60jähriger Patient mit Angina-pectoris-Beschwerden. P in I negativ, ebenfalls QRS negativ, aber T positiv. In V_4 bis V_6 r/SForm, dabei S größer als r.

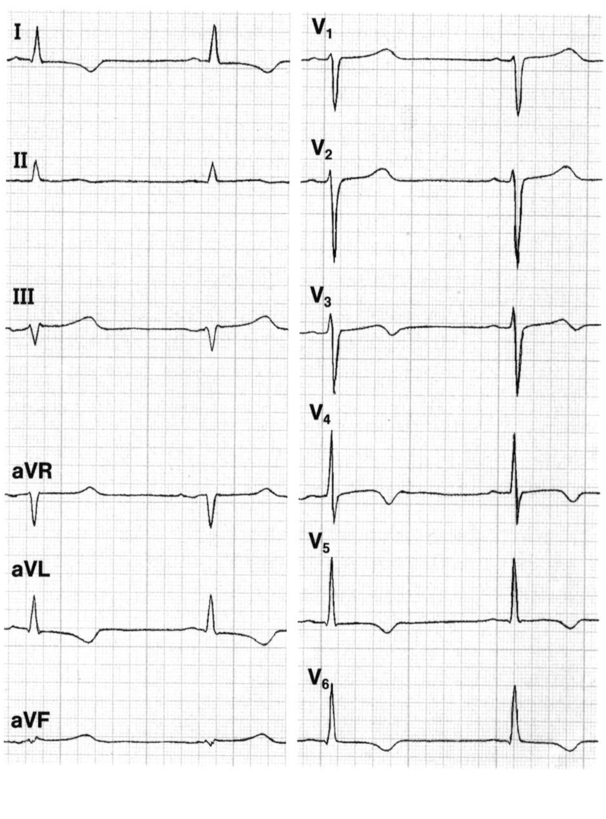

Abb. 276 Situs inversus. Derselbe Patient wie in Abb. **275**. Nach Kabelaustausch (s. Text) deutliche Zeichen für koronare Herzkrankheit (ST-Senkung und tief-negatives T in I und aVL, deutliches negatives T in V_4 bis V_6).

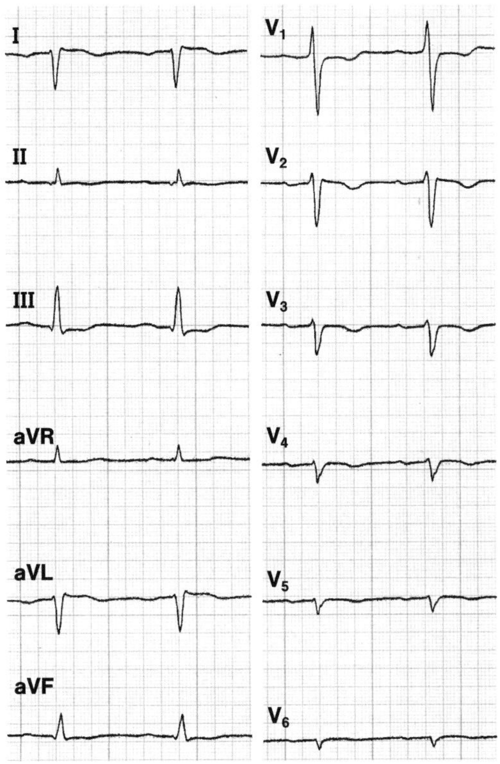

Abb. 277 Situs inversus. 56jähriger Patient mit koronarer Herzkrankheit. P in I negativ, außerdem QRS-Komplex und T hier ebenfalls negativ. V_4 bis V_6 r/S-Form, dabei S tiefer als r.

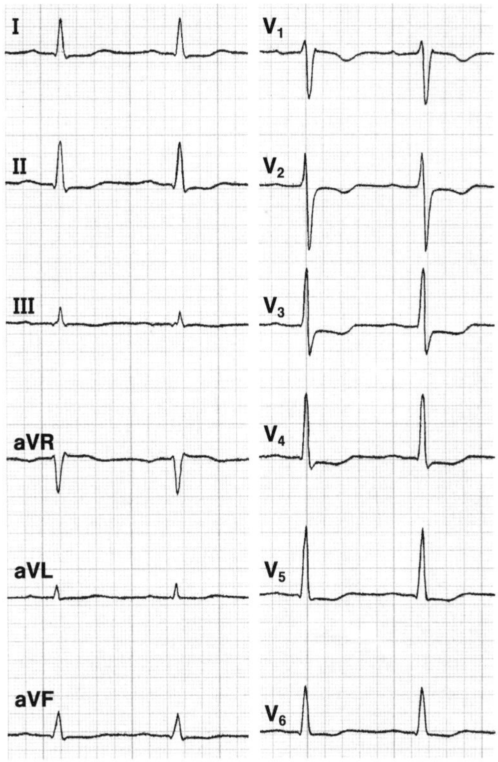

Abb. 278 Situs inversus. Derselbe Patient wie in Abb. **277**. Armelektroden vertauscht und Thorax-Ableitungen nach rechts abgeleitet (s. Text). ST-Senkung und gering biphasisches T in I, II und aVL. Negatives T in V_1 bis V_6 sowie in aVF. Angedeuteter physiologischer unvollständiger Rechtsschenkelblock. KHK.

vor. Dabei ist vor allem die P-Zacke in I negativ. Meistens sind dann die Armelektroden vertauscht. Das ist leicht zu erkennen, wenn die Thorax-Ableitungen (anders als beim Situs inversus) ein normales Bild zeigen.

Dextropositio cordis

Bei der Dextroposition ist ein anatomisch normal aufgebautes Herz durch extrakardiale Faktoren mehr oder weniger auf die rechte Thoraxhälfte verlagert. Dabei kann es sich zum Beispiel um eine Zwerchfellhernie, einen Lungentumor, starke rechtsseitige pleuroperikardiale Verschwielungen oder eine linksseitige Lungenzyste handeln.

Die Dextroposition ändert das EKG nur wenig, da das Herz lediglich nach rechts verlagert ist. Die Extremitäten-Ableitungen sind praktisch regelrecht – mit einer eher rechtstypischen Herzachse. In den linkspräkordialen Ableitungen V_5 und V_6 finden wir jedoch deutlich kleinere Ausschläge als üblich infolge des größeren Abstandes des Herzens zur linken Thoraxwand. So ist die R-Zacke in V_5 und V_6 klein; P- und T-Zacke sind positiv.

Dextroversio cordis

Bei der Dextroversion ist das Herz derart nach rechts gedreht wie eine Buchseite, die umgeschlagen wird. So tritt bei der Dextroversion der arterielle linke Ventrikel mehr nach vorn und der venöse rechte Ventrikel liegt hinten.

Die EKG-Veränderungen hängen sehr stark vom Ausmaß der Drehung des Herzens ab. So können die Extremitäten-Ableitungen bei einer leichten Dextroversio unauffällig sein. Die Thorax-Ableitungen hingegen zeigen deutliche Abweichungen, z. B. eine hohe

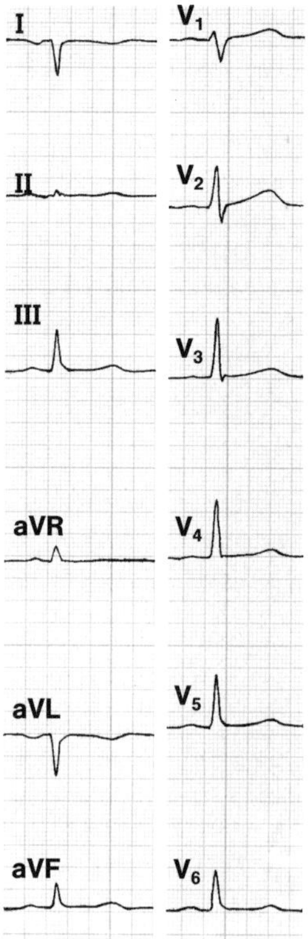

Abb. 279

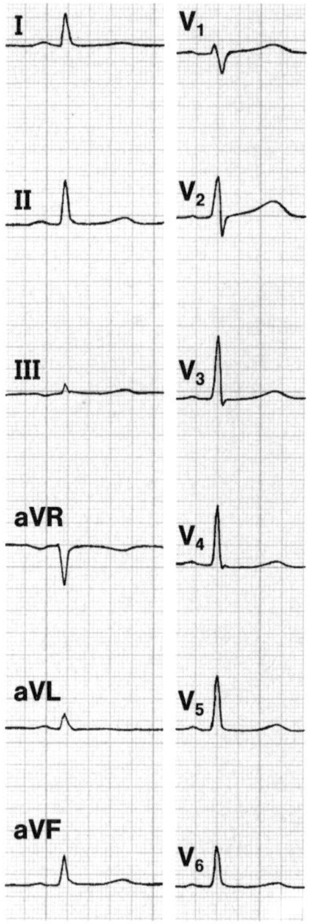

Abb. 280

Abb. 279 Beispiel einer falschen Polung. 40jähriger herzgesunder Mann. Kabelaustausch der Armelektroden. P in I negativ, QRS-Komplex und T wie beim Situs inversus negativ. Jedoch finden sich in den Thorax-Ableitungen normale R/S-Verhältnisse und positive T-Zacken in V_5 und V_6.

Abb. 280 Beispiel einer falschen Polung. Derselbe Mann wie in Abb. **279**. Normale Ableitungen mit korrekt plazierten Elektroden. Normaler EKG-Stromverlauf.

Tabelle 12 EKG-Veränderungen bei Dextrokardie

	Lagetyp	P in Ableitung I	T in Ableitung I	Thorax-Ableitungen, V_5 und V_6	erweiterte Thorax-Ableitungen, $V_{r5}-V_{r6}$ (R in V_1)
Situs inversus	starker Rechtstyp	negativ	negativ	R klein S tief T negativ	hohes R T positiv (R in V_1 relativ hoch)
Dextroposition	eher rechtstypisch	positiv	positiv	R klein T positiv	rS, T negativ (R in V_1 relativ hoch)
starke Dextroversion	eher normal tiefes Q I	positiv	negativ	R klein T negativ	hohes R T positiv (R in V_1 hoch)

R-Zacke in V_1, V_{r3} bis V_{r6}, denn der Hauptvektor (linker Ventrikel) ist nach rechts vorn gedreht. Der Lagetyp ist meist normal.

Bei einer starken Drehung des Herzens zeigt das EKG auffällige Veränderungen. In Ableitung I treten eine tiefe Q-Zacke und außerdem eine negative T-Zacke auf, da sich der QRS-Hauptvektor infolge der Drehung des Herzens zum größten Teil auf dem negativen Sektor befindet. Hierdurch entsteht in der Ableitung I eine tiefe und breite Q-Zacke. Auch die negative T-Zacke ist in der Ableitung I durch die Drehung des Herzens entstanden. Die R-Zacke ist in der Ableitung I normal bis hoch-positiv. So scheint das EKG der Dextroversion dem EKG der linksventrikulären Hypertrophie sehr ähnlich zu sein. Der Unterschied liegt in der kleinen Amplitude der R-Zacke in den linkspräkordialen Ableitungen V_5 und V_6 bei der Dextroversion, während bei der linksventrikulären Hypertrophie bekanntlich hohe R-Zacken gefunden werden.

Bei der Dextroversion sind die Vorhöfe nicht invertiert, weshalb die normale Richtung des P-Vektors erhalten bleibt. Aus diesem Grunde ist im Gegensatz zum EKG beim Situs inversus in Ableitung I eine positive P-Zacke vorhanden.

Bei der Dextroversio cordis liegt etwa in 60% zusätzlich ein angeborener Herzfehler vor, beim Situs inversus in ca. 5%.

Situs inversus:

- Spiegelbilddextrokardie
- Rechtstyp
- Negatives P und T in I
- rS-Form mit negativem T in V_5 und V_6
- Hohes R in V_{r5} und V_{r6}

Dextropositio cordis:

- Herz sekundär nach rechts verlagert
- Rechtstypische Herzachse
- P in I positiv
- R in V_1 relativ hoch
- rS-Form in V_5 und V_6

Dextroversio cordis:

- Linke Kammer rechts vorn
- Normaltyp
- Q und negatives T in I
- Kleines R in V_5 und V_6
- P in I positiv
- Hohes R in V_1 sowie V_{r3} bis V_{r6}

Kardiomyopathien

Die Kardiomyopathien werden eingeteilt in primäre mit unbekannter Genese und in sekundäre, die als Folge oder Begleiterkrankungen bestimmter anderer Grundkrankheiten entstehen. Die Vielfalt der sekundären Kardiomyopathien ist im Kapitel „Myokarditis" gesondert zusammengestellt (S. 310, Tab. 14).

Unter den primären Kardiomyopathien faßt man Herzerkrankungen zusammen, bei denen eine primäre Veränderung der Herzmuskulatur besteht. Es müssen also andere Herzerkrankungen, wie zum Beispiel koronare Herzkrankheit, arterielle Hypertonie oder Herzklappenfehler mit entsprechender Druck- oder Volumenbelastung ausgeschlossen werden.

Die primären Kardiomyopathien werden wie folgt eingeteilt:

1. die *dilatative Kardiomyopathie* (DCM), die früher überwiegend als kongestive Kardiomyopathie bezeichnet wurde (COCM),
2. die *hypertrophischen Kardiomyopathien*, darunter
   a) die *hypertrophische, obstruktive Kardiomyopathie* (HOCM), die man früher als idiopathische hypertrophe Subaortenstenose (IHSS) bezeichnet hat,
   b) die *hypertrophische, nichtobstruktive Kardiomyopathie* (HNCM),
3. die *restriktiv-obliterative Kardiomyopathie* (ROCM).

Einteilung der primären Kardiomyopathien:

1. dilatative Kardiomyopathie (DCM)
2. hypertrophische Kardiomyopathie (HCM)
   a) hypertrophische, obstruktive Kardiomyopathie (HOCM)
   b) hypertrophische, nichtobstruktive Kardiomyopathie (HNCM)
3. restriktiv-obliterative Kardiomyopathie (ROCM)

1. Dilatative Kardiomyopathie (DCM)

Die dilatative Kardiomyopathie gehört zu den Erkrankungen des Herzmuskels bisher unbekannter Genese, wobei das männliche Geschlecht dreimal häufiger betroffen ist als das weibliche. Es tritt eine Dilatation des linken, oft auch des rechten Ventrikels auf, so daß sich pathophysiologisch ein vergrößertes endsystolisches und ein enddiastolisches Volumen vor allem mit verminderter systolischer Funktion ergibt. Dabei sind Ventrikelwand und Septum nicht verdickt. Histologisch sind meist die typischen Zeichen einer zellulären Hypertrophie zu erkennen; zusätzlich tritt oft eine diffuse Vermehrung des interstitiellen Bindegewebes auf.

Die Symptomatik der dilatativen Kardiomyopathie ist vor allem abhängig vom Schweregrad der linksventrikulären Funktionseinschränkung. Bei der leichten Form können die Patienten völlig asymptomatisch sein. In den fortgeschrittenen Stadien sehen wir Patienten mit körperlicher Leistungsminderung, schwerer Ruhedyspnoe, kardialer Stauungssymptomatik mit deutlichen Beinödemen und Lebervergrößerung, schweren Herzrhythmusstörungen sowie thromboembolischen Komplikationen. Ebenso kommen relative Mitral- und Trikuspidalinsuffizienzen vor.

Im EKG zeigen sich in über der Hälfte der Fälle (55%) Zeichen der linksventrikulären Hypertrophie, ferner sehr häufig ST-T-Veränderungen (50%). Bei 30% der Fälle, schon viele Jahre vor der eigentlichen symptomatischen Phase, zeigt sich ein Linksschenkelblock, häufig mit starker Aufsplitterung des QRS-Komplexes, außerdem bei 23% ein linksanteriorer Hemiblock. Weiterhin beobachtet man gehäuft ein P sinistroatriale und Niedervoltage.

Eigenartigerweise berichten viele Autoren von einem dem Vorderwandinfarkt ähnlichen EKG-Bild (20%). Interessant ist, daß

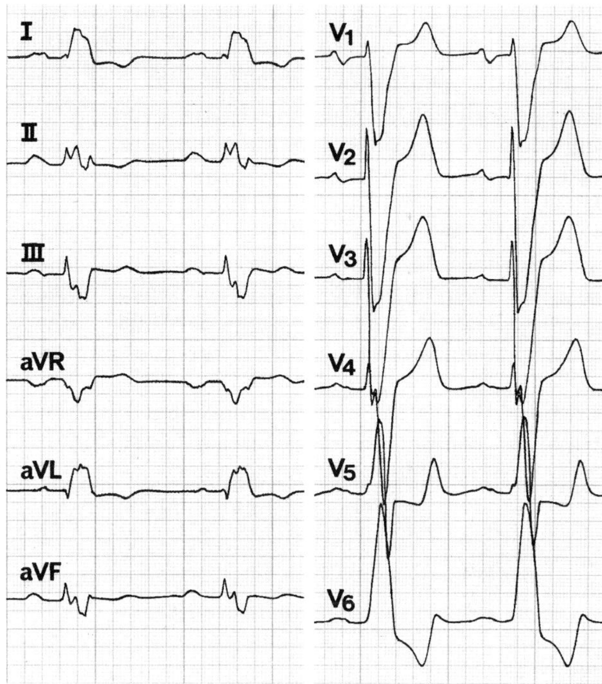

Abb. 281 Schwere dilatative Kardiomyopathie. Typisches Bild eines ausgeprägten vollständigen Linksschenkelblocks. QRS-Komplex mit 0,18 sec erheblich verbreitert und deformiert. Breites und tiefes S in V_1, hohes und verspätetes R in V_6. Erhebliche Erregungsrückbildungsstörung linkspräkordial. P sinistroatriale.

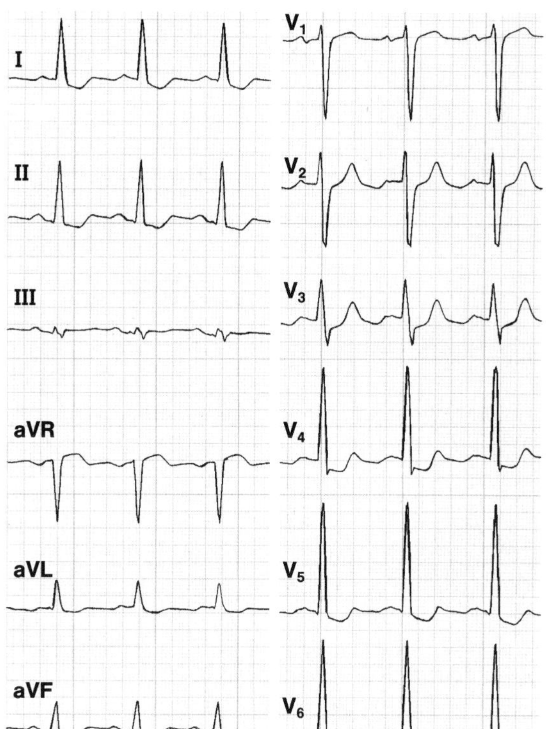

Abb. 282 Dilatative Kardiomyopathie. 61jährige Patientin mit schwerer globaler Herzinsuffizienz. Linksventrikuläre Hypertrophiezeichen (hohes R, ST-Senkung und negatives T in I und V_4 bis V_6, tiefes S in V_1).

ein Rechtsschenkelblock ganz selten (unter 2%) nachgewiesen wird.

An Rhythmusstörungen stellen sich oft Sinustachykardien, supraventrikuläre und ventrikuläre Extrasystolien, Vorhofflimmern, AV-Block sowie Kammertachykardien dar. Wichtig sind dabei die ventrikulären Arrhythmien (93% mit einfachen und komplexen ventrikulären Extrasystolen), die praktisch bei jeder dilatativen Kardiomyopathie auftreten. Dabei konnten in nahezu der Hälfte der Fälle Kammertachykardien festgestellt werden. So muß bei diesen Patienten evtl. mit einem plötzlichen Herztod gerechnet werden. Allerdings konnte man in bisherigen Untersuchungen zwischen dem Schweregrad der DCM und dem Auftreten der Kammertachykardien keine eindeutige Beziehung nachweisen.

Ein Verdacht auf eine dilatative Kardiomyopathie läßt sich durch nichtinvasive Methoden wie zum Beispiel Echokardiographie sowie die erwähnten EKG-Veränderungen erhärten. Der notwendige Ausschluß anderer Herzerkrankungen zieht jedoch oft eine invasive Diagnostik nach sich unter Einbeziehung der Herzkatheteruntersuchung (Ventrikulographie und Koronarangiographie ggf. mit Myokardbiopsie).

Daß es sich bei der dilatativen Kardiomyopathie um eine fortschreitende, ernst zu nehmende Krankheit handelt, zeigt die Zwei-Jahres-Überlebensrate von nur 37% bei schwer erkrankten Patienten mit NYHA-Klassifikation IV. Die Patienten mit weniger stark ausgeprägten Kardiomyopathien haben natürlich auch eine bessere Prognose.

Die jährliche Letalität wird nach Diagnosestellung mit ca. 10% angegeben. Die 5 Jahresletalität beträgt ca. 50%, wobei in ca. 20–60% der Fälle ein plötzlicher Herztod festgestellt wurde.

2. Hypertrophische obstruktive Kardiomyopathie (HOCM)

Die hypertrophische obstruktive Kardiomyopathie ist eine konzentrische linksventrikuläre, seltener biventrikuläre Hypertrophie, vor

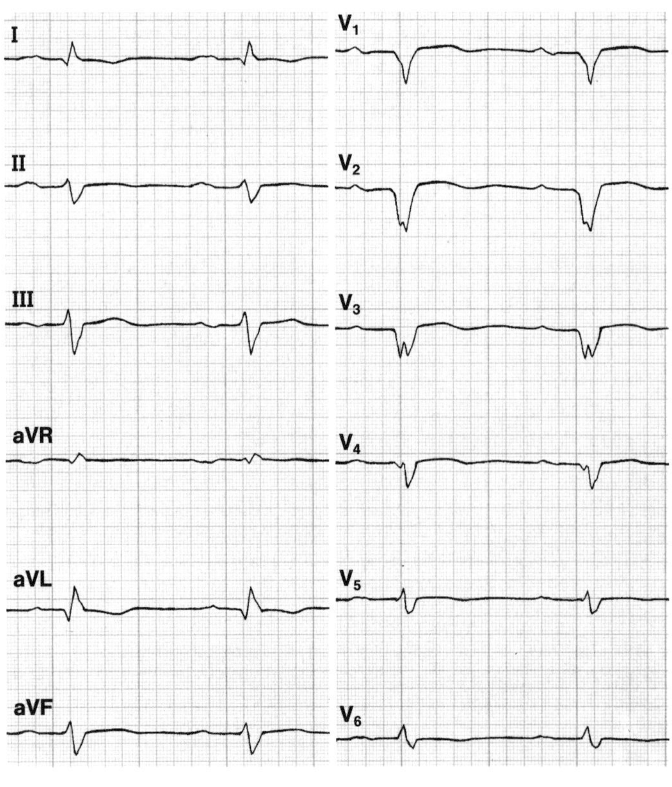

Abb. 283 Dilatative Kardiomyopathie. 41jährige Patientin. Stationäre Aufnahme wegen Herzinsuffizienz und ventrikulärer Extrasystolie. Deutliche intraventrikuläre Erregungsausbreitungsstörung (QRS-Komplex mit 0,12 sec, teilweise mit 0,15 sec [V_2] deutlich verbreitert). R-Verlust in V_1 bis V_4 wie beim Vorderwandinfarkt, jedoch koronarangiographisch kein Infarktnachweis. Überdrehter Linkstyp. P sinistro-atriale. AV-Block 1. Grades. Erregungsrückbildungsstörung.

allem des Septums. Dabei besteht eine subvalvuläre, intraventrikuläre Stenosierung der linksventrikulären Ausflußbahn. Pathologisch-anatomisch stellt sich eine massive Septumhypertrophie ohne Veränderungen an der eigentlichen Aortenklappe dar. Daraus resultiert eine dynamische Stenosierung, wobei sich bei zunehmender Ventrikelkontraktion eine deutliche Einengung im subvalvulären Bereich ergibt. Diese Stenose während der Systole wird durch eine systolische Vorwärtsbewegung (systolic anterior movement = SAM) des vorderen Mitralsegels gegen das intraventrikuläre Septum hervorgerufen. Da die Dicke des Septums viel stärker zunimmt als die der freien linken Kammerwand, spricht man von einer asymmetrischen Septumhypertrophie. Eine begleitende Mitralinsuffizienz kann vorhanden sein. Pathophysiologisch besteht neben der Kammerentleerungsstörung vor allem eine eingeschränkte diastolische Dehnbarkeit.

Die hypertrophische obstruktive Kardiomyopathie tritt nicht nur isoliert, sondern gelegentlich auch im Rahmen anderer Erkrankungen auf, wie z.B. der Friedreichschen Ataxie oder der Lentiginosis. Auch ist hier wie bei der HNCM eine gewisse familiäre Häufigkeit in ca. 15% der Fälle bekannt; sie wird autosomal dominant vererbt, und zwar durch einen Chromosomfehler 14.

Die bekannten Symptome sind Angina pectoris, Atemnot, Schwindel, Synkope und Rhythmusstörungen.

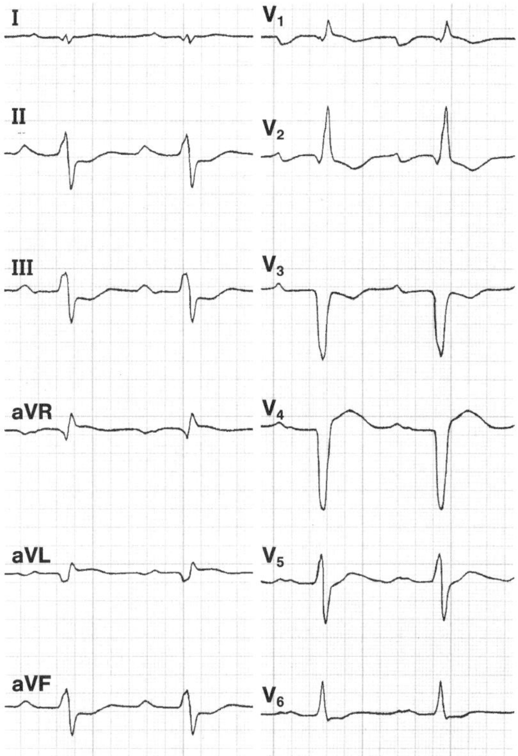

Abb. 284 Dilatative Kardiomyopathie. 18jähriger Patient. SI-SII-SIII-Typ. P sinistro-atriale (P in I und II breit, außerdem negativer Anteil der P-Zacke in V_1 tief und breit). R-Verlust in V_1 bis V_4 wie beim Vorderwandinfarkt, jedoch koronarangiographisch kein Infarkt nachweisbar. Unvollständiger Rechtsschenkelblock. Erregungsrückbildungsstörung.

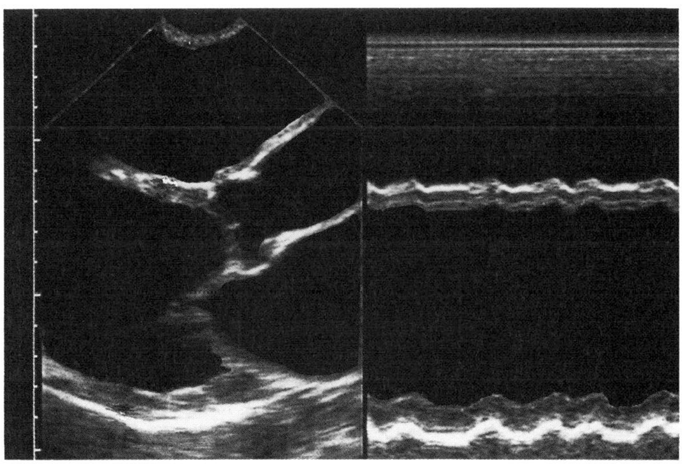

Abb. 285 Echokardiogramm (1D und 2D) bei einer dilatativen Kardiomyopathie. Großer linker und rechter Ventrikel und großer linker Vorhof. Interventrikuläres Septum dünn und Septumbewegung deutlich eingeschränkt.

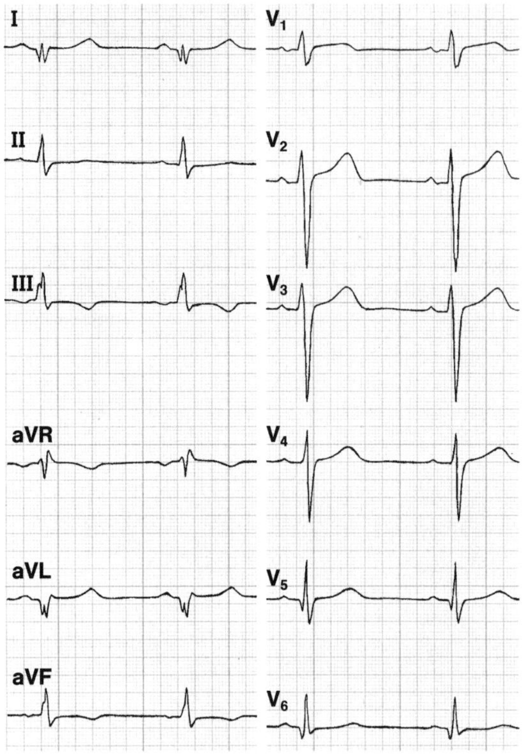

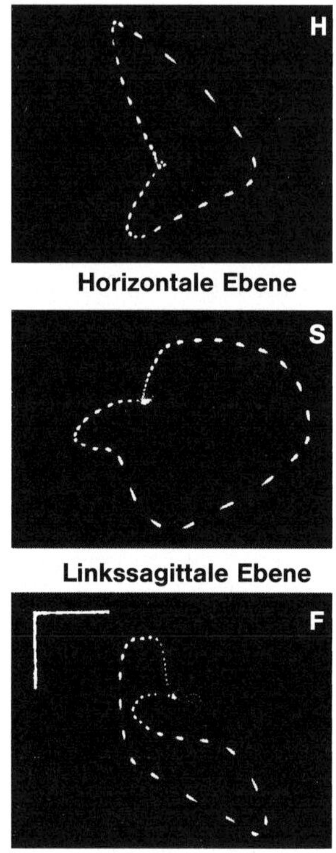

Abb. 286 Hypertrophische obstruktive Kardiomyopathie. EKG: Großes Q in I und aVL, relativ großes Q in V_5 und V_6. Hohes R in V_1.
Vektorkardiogramm: Initiale QRS-Schleife erheblich nach rechts vorn (Septumhypertrophie), danach plötzlich nach links unten und hinten (Linkshypertrophie) gerichtet. Zum Schluß läuft sie nach rechts hinten und oben (Rechtshypertrophie). Das Vektorkardiogramm veranschaulicht viel deutlicher die hämodynamischen Veränderungen der hypertrophischen Kardiomyopathie (Eichung: 0,5 mV).

Das EKG zeigt in der Hälfte der Fälle linksventrikuläre Hypertrophie-Zeichen mit hohen R-Zacken in V_5 und V_6 (45%), manchmal auch das Katz-Wachtel-Zeichen. Wie bei der dilatativen Kardiomyopathie findet man auch hier meist deutliche ST-T-Veränderungen mit und ohne linksventrikuläre Hypertrophiezeichen (72%).

Außerdem werden häufig pathologische P-Zacken (60%), ein linksanteriorer Hemiblock (40%), und ein Linksschenkelblock (4%) jedoch selten ein Rechtsschenkelblock (1,5%) beobachtet.

Charakteristischerweise tritt in etwa einem Drittel der Fälle eine auffällig tiefe und manchmal auch breite Q-Zacke auf in den Ableitungen I und aVL oder manchmal in II, III und aVF, besonders aber in den linkspräkordialen Ableitungen V_5 und V_6. Diese große Q-Zacke entspricht der Septumhypertrophie. Gerade in diesen Fällen beobachten wir in unserem eigenen Krankengut – wenn auch in der Literatur kaum erwähnt – immer wieder eine hohe und schmale R-Zacke, gefolgt von einer tiefen S-Zacke in V_1 und oft auch V_2. Diese hohe R-Zacke in V_1 entsteht, weil der initiale QRS-Vektor auf der horizontalen Ebene, welcher der Septumerregung entspricht, aufgrund der Septumhypertrophie erheblich vergrößert ist.

Der initiale Vektor ist normalerweise auf der horizontalen Ebene immer nach rechts vorn gerichtet. Die elektromotorischen Kräfte sind jedoch klein, so daß sich in V_1 nur eine kleine R-Zacke bildet. Bei schwerer Septumhypertrophie im Rahmen der HOCM ist der initiale Vektor auch nach rechts vorn gerichtet, jedoch erheblich vergrößert, so daß hier eine hohe R-Zacke zustandekommt.

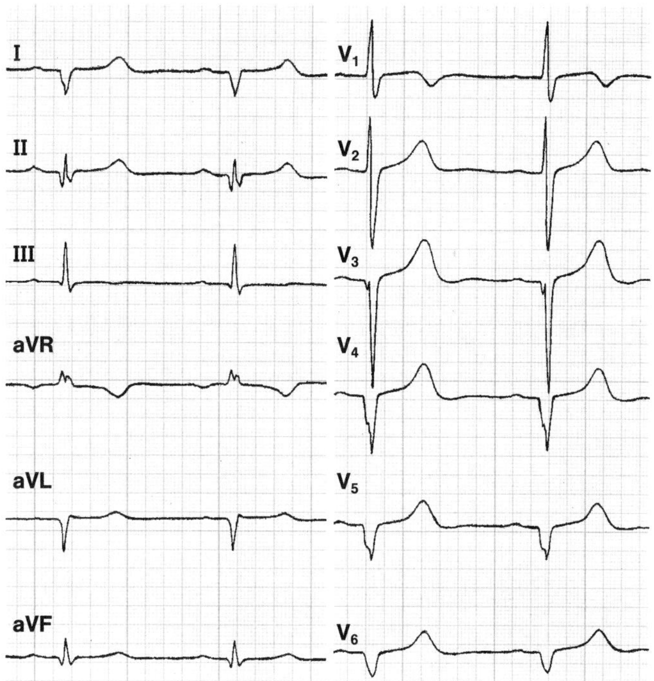

Abb. 287 Hypertrophische obstruktive Kardiomyopathie. 23jährige Patientin. Großes Q in I, II, aVL und V_3 bis V_6. Hohes R in V_1 und aVR. Dieses EKG-Bild ist pathogonomisch für die HOCM.

Da die Septumerregung auf der horizontalen Ebene nach rechts vorn gerichtet ist, ist der Vektor vom linken Ventrikel weggerichtet, so daß in V_5 und V_6 zu Beginn der Kammer-Depolarisation zwangsläufig eine negative Zacke, also eine Q-Zacke, entsteht. Je stärker das Septum hypertrophiert ist, desto höher ist die R-Zacke in V_1 und desto tiefer die Q-Zacke in V_5 und V_6. Die Q-Zacke bei HOCM ist, wie in der Literatur beschrieben, auf die Septumhypertrophie zurückzuführen; sie ist jedoch auf der horizontalen Ebene ein sekundäres Phänomen. Die Septumhypertrophie ist primär an der hohen R-Zacke in V_1 zu erkennen.

Gewöhnlich ist die Q-Zacke in I und aVL sehr klein, weil sich die Septumerregung auf der frontalen Ebene auch klein darstellt. Wegen des großen initialen QRS-Vektors entsprechend der Septumhypertrophie wird bei HOCM in I und aVL eine ungewöhnlich tiefe und manchmal auch breite Q-Zacke gebildet, da der initiale Vektor auf der frontalen Ebene, viel deutlicher als normalerweise, nach rechts – entsprechend der Q-Zacke – gerichtet ist.

Das Vektorkardiogramm kann diese oben beschriebene Darstellung hervorragend wiedergeben, wie dies am eigenen Krankengut (Abb. 286) demonstriert wird.

Im EKG findet man ferner die gleichen, bereits bei DCM beschriebenen Rhythmusstörungen, d. h. Sinustachykardien, supraventrikuläre (95%) und ventrikuläre (90%) Extrasystolen, Vorhofflimmern und – seltener – Kammertachykardien (7%).

Das Hauptinstrument der nicht invasiven Diagnostik bei der HOCM ist die Echokardiographie. Zur Bestätigung der Diagnose ist jedoch eine Ventrikulographie mit Koronarangiographie durchzuführen.

3. Hypertrophische nichtobstruktive Kardiomyopathie (HNCM)

Ursächlich liegt hier eine linksventrikuläre Hypertrophie mit asymmetrischer Septumhypertrophie vor allem im Spitzenbereich des linken Ventrikels vor. Die Zunahme der Septumdicke ist deutlicher ausgeprägt als die der freien linken Kammerwand. Hier besteht im Gegensatz zur HOCM weder in Ruhe noch bei Belastung ein intraventrikulärer Druckgradient. Diese nichtobstruktive Form findet

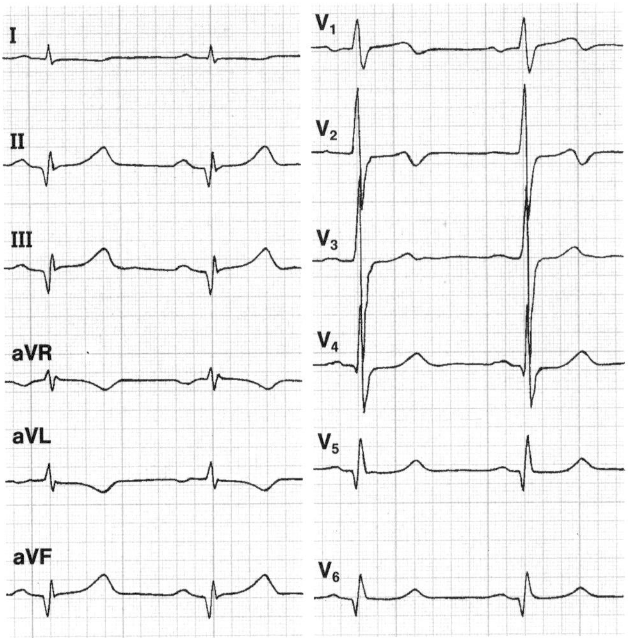

Abb. 288 Hypertrophische nichtobstruktive Kardiomyopathie. 44jähriger Patient. Tiefes Q in II, III und aVF, ferner in V_5 und V_6. Katz-Wachtel-Zeichen (V_1 bis V_4).

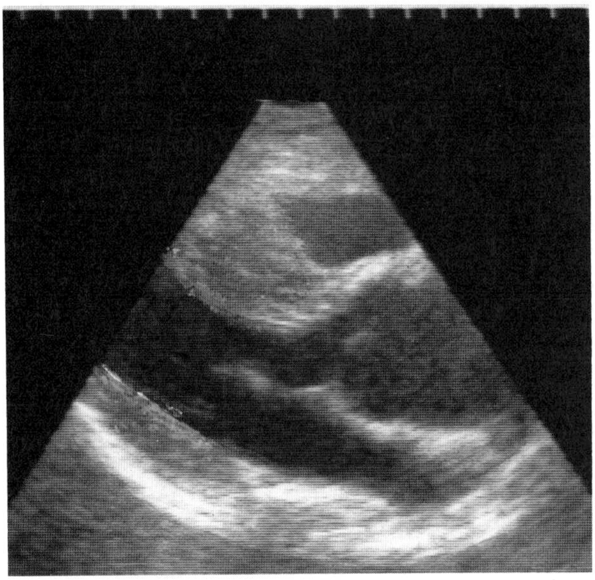

Abb. 289 2D-Echokardiogramm bei einer hypertrophischen Kardiomyopathie. Derselbe Patient wie in Abb. **288**. Erhebliche asymmetrische Septumhypertrophie deutlich erkennbar. Die linksventrikuläre Kavumgröße vermindert.

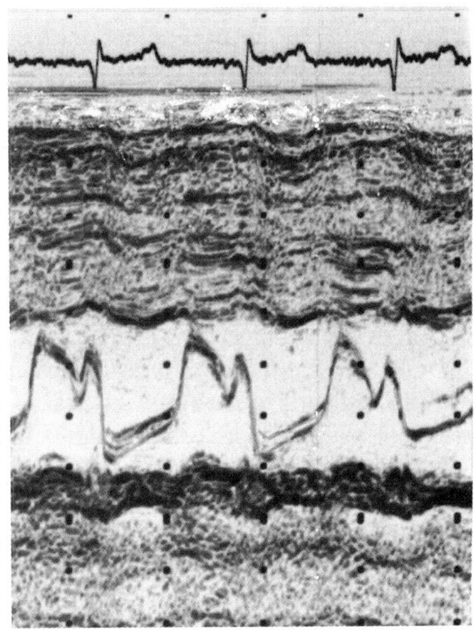

Abb. 290 Echokardiogramm (M-Mode) bei einer hypertrophischen Kardiomyopathie. Derselbe Patient wie in Abb. **288**. Erheblich verdicktes Septum von 3,5 cm. Kein sog. SAM („systolic anterior movement") von Teilen des Mitralklappenapparates.

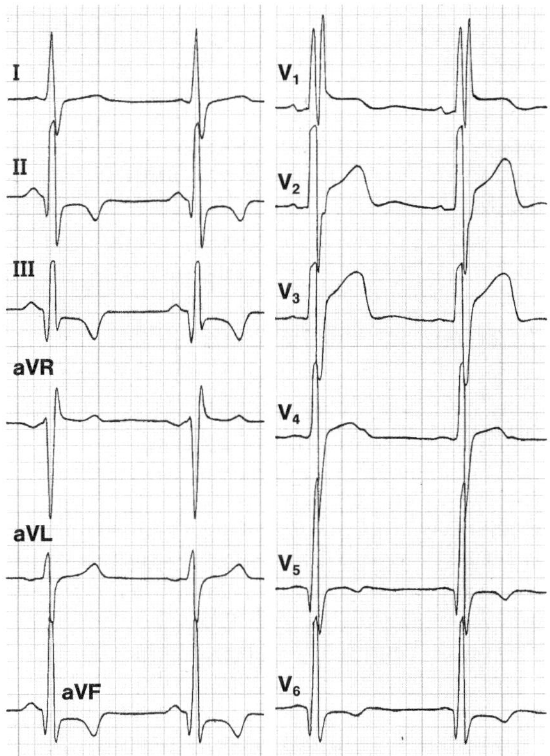

Abb. 291 Biventrikuläre Hypertrophie bei hypertrophischer obstruktiver Kardiomyopathie (HOCM). Tiefes Q in II, III, aVF, V_5 und V_6. In V_1 hohes R′ bei unvollständigem Rechtsschenkelblock. Hohes R in V_5 und V_6. Erregungsrückbildungsstörung in II, III, aVF, V_5 und V_6. Kurze PQ-Zeit von 0,12 sec (LGL-Syndrom, Typ B).

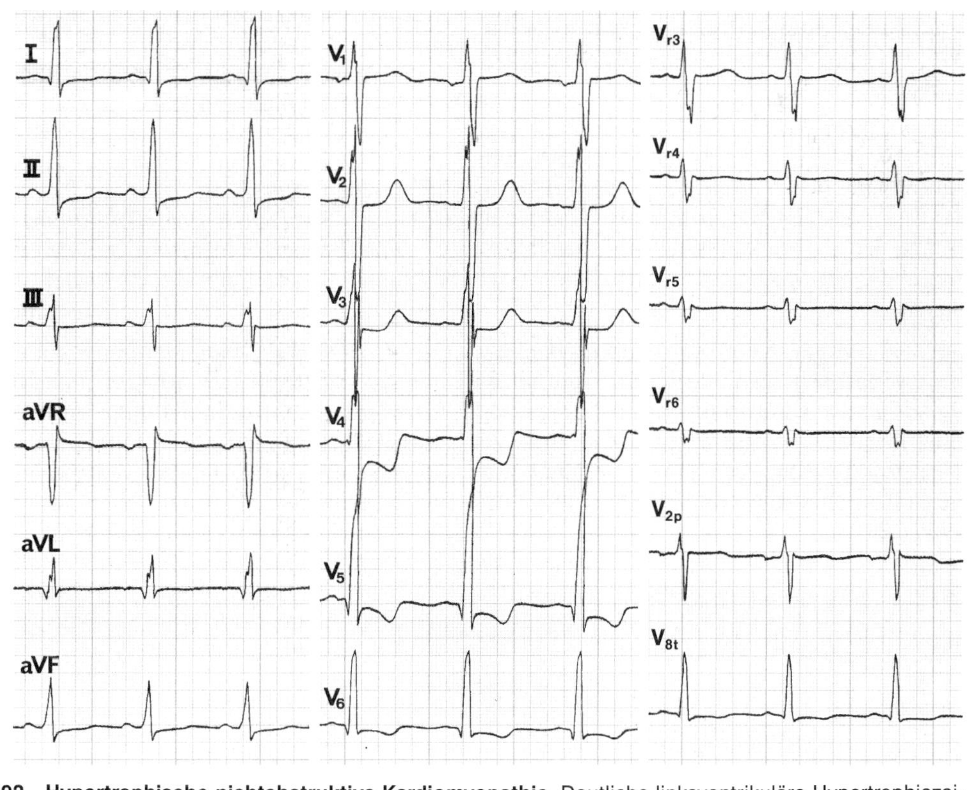

Abb. 292 Hypertrophische nichtobstruktive Kardiomyopathie. Deutliche linksventrikuläre Hypertrophiezeichen (hohes R, ST-Senkung und negatives T in V_4, V_5 und V_6 sowie in V_{8t}), außerdem biventrikuläre Hypertrophiezeichen (Katz-Wachtel-Zeichen) in V_1 –V_4.

sich bei Verwandten von Patienten in ca. 15% der Fälle.

Leitsymptome der hypertrophischen nichtobstruktiven Kardiomyopathie sind die Dyspnoe, gefolgt von Schwindelanfällen, Herzrhythmusstörungen sowie pektanginösen Beschwerden.

Im EKG sieht man als erstes Zeichen oft eine Erregungsrückbildungsstörung, also ein negatives T in I, aVL sowie V_4 bis V_6, ferner die Zeichen der linksventrikulären Hypertrophie. Erst später treten auch extrem tiefe, überwiegend symmetrische negative T-Zacken auf.

Darüber hinaus erscheinen die gleichen Veränderungen, wie bei der HOCM, also ein überdrehter Linkstyp (linksanteriorer Hemiblock), ein kompletter Linksschenkelblock, nur selten ein Rechtsschenkelblock. Eine tiefe, manchmal auch breite Q-Zacke als Zeichen einer Septumhypertrophie ist in ca. einem Drittel der Fälle in I, aVL, evtl. in II, III und aVF sowie V_5 und V_6 nachweisbar. Außerdem bestehen verschiedene Rhythmusstörungen wie z. B. Sinustachykardien, supraventrikuläre und ventrikuläre Extrasystolen, Vorhofflimmern sowie Kammertachykardien.

Auch bei der HNCM läßt sich die Diagnose vorwiegend durch die Echokardiographie stellen. Als häufige Komplikationen treten ischämische Myokardnekrosen oder Embolien im großen Kreislauf auf, vor allem, wenn die Septumhypertrophie 20 mm übersteigt.

Die Prognose der hypertrophischen Kardiomyopathie scheint besser zu sein als die der dilatativen Kardiomyopathie. So beträgt die jährliche Letalität ca. 3% und die 5-Jahres-Letalität ca. 15%, wobei eine Haupttodesursache (60%) der plötzliche Herztod ist.

4. Restriktiv-obliterative Kardiomyopathie (ROCM)

Hierbei liegt eine Verdickung und Fibrosierung des Endomyokards vor, wodurch es zu einer wechselnd stark ausgeprägten Obliteration eines oder auch beider Ventrikel kommt. Daher ist die diastolische Füllung behindert. Die fibrotische Verdickung des Endokards und ferner bindegewebige Umwandlung des Myokards führen klinisch zu einem Perikarditis-ähnlichen Bild. Meist werden eine deutlich ausgeprägte Lungenstauung und eine Rechtsherzinsuffizienz beobachtet. Man unterscheidet zwei Arten von restriktiv-obliterativer Kardiomyopathie, wobei es sich – endgültige Ergebnisse stehen noch aus – möglicherweise um dieselbe Erkrankung handelt.

a) Endo-/Myokardfibrose mit endemischem Vorkommen in Süd- bzw. Westafrika und seltenes Auftreten in Europa. Dabei wird das weibliche Geschlecht deutlich bevorzugt. Klinisch besteht eine ausgeprägte Herzinsuffizienz, radiologisch imponiert dagegen nur eine leichte Kardiomegalie. Zusätzlich lassen sich in einer Vielzahl der Fälle auch eine relative Mitral- und Trikuspidalinsuffizienz nachweisen.

   Auch hier liegt die Domäne des nichtinvasiven Nachweises in der Echokardiographie. Ein endgültiger Nachweis dieser seltenen Erkrankung kann erst durch die Ventrikulographie mit Koronarangiographie (ggf. zusätzlich mit Endomyokardbiopsie) geführt werden. Dabei gelingt meist der direkte Nachweis der mehr oder weniger ausgeprägten Obliteration der Ventrikel mit dem typischen Befund von Restlakunen im befallenen Anteil des rechten Ventrikels.

b) Beim Spezialfall der *eosinophilen fibroplastischen Endocarditis parietalis* Löffler handelt es sich um dieselben Befunde. Zusätzlich besteht jedoch eine Eosinophilie.

Die EKG-Veränderungen sind in beiden Formen der ROCM uncharakteristisch. Häufig findet man unspezifische ST-T-Veränderungen und einen Rechtsschenkelblock. Die linksventrikulären Hypertrophiezeichen sind selten nachweisbar. Dagegen zeigen sich immer wieder Rhythmusstörungen wie AV-Block 1. Grades, Vorhofflimmern sowie Vorhoftachykardien. Neuerdings wurde ein deutliches P dextro-atriale in der Literatur beschrieben.

Häufige Komplikationen der restriktiv-obliterativen Kardiomyopathie sind vor allem Embolien im großen Kreislauf. Differentialdiagnostisch ist die ROCM gegen die heute seltene Pericarditis constrictiva und gegen die Amyloidose und den Morbus Boeck mit Herzbeteiligung abzugrenzen.

Dilatative Kardiomyopathie:

- Herzmuskelerkrankung
- Kardiomegalie mit systolischer Funktionsstörung
- Meist Linkshypertrophie-Zeichen (55%) und ST-T-Veränderungen (50%)
- Vorderwandinfarkt-ähnliches Bild (20%)
- Sonst Linksschenkelblock, linksanteriorer Hemiblock, ventrikuläre Extrasystolen, Kammertachykardie häufig

Hypertrophische Kardiomyopathie:

- Herzmuskelerkrankung
- Asymmetrische Septumhypertrophie mit diastolischer Funktionsstörung
- Meist Linkshypertrophie-Zeichen (45%) und ST-T-Veränderungen (ca. 70%)
- Großes Q in I, aVL, V_5 und V_6 typisch (30%)
- Sonst häufig linksanteriorer Hemiblock, ventrikuläre und supraventrikuläre Extrasystolie

Erregungsrückbildungsstörungen

Es gibt verschiedene Krankheitsbilder, die Erregungsrückbildungsstörungen, also ST-T-Veränderungen, verursachen. Dabei ist die Myokardischämie (Koronarinsuffizienz) nur eine von mehreren Möglichkeiten. Die klinisch wichtigen Krankheitsbilder werden in der folgenden Tabelle zusammengefaßt, wobei in diesem Kapitel als Beispiele vegetative Dystonie, ventrikuläre Schädigungszeichen und neurologische Erkrankungen erwähnt werden. Sonstige Erkrankungen werden extra im jeweiligen Kapitel behandelt.

Klinisch wichtige Erregungsrückbildungsstörungen

A. Kardial bedingte Erregungsrückbildungsstörungen:

1. primär kardial bedingt:
   (1) Myokardischämie
   (2) Herzinfarkt
   (3) Myokarditis
   (4) Perikarditis
   (5) primäre und sekundäre Kardiomyopathie
   (6) Mitralklappenprolaps-Syndrom
2. sekundär kardial bedingt:
   (1) Schenkelblock
   (2) Kammerhypertrophie
   (3) ventrikuläre Extrasystolie
   (4) WPW-Syndrom

B. Nicht kardial bedingte Erregungsrückbildungsstörungen:

1. vegetative Dystonie (z. B. Sympathikotonie, Parasympathikotonie)
2. Elektrolytstörungen (z. B. Hypo- oder Hyperkaliämie)
3. medikamentöse Einflüsse (z. B. Digitalis, Antiarrhythmika, Antidepressiva, Zytostatika)
4. neurologische Erkrankungen (z. B. Friedreichsche Ataxie, progressive Muskeldystrophie, Subarachnoidalblutung)
5. Stoffwechselstörungen (z. B. Hyper- und Hypothyreose)

Ferner sollen differentialdiagnostische Möglichkeiten durch verschiedene Tests dargelegt werden.

1. Vegetative Dystonie

In der täglichen Praxis sind wir häufig mit Patienten konfrontiert, deren Beschwerdebild mit Symptomen wie Unruhe, allgemeine Müdigkeit, Kopfschmerzen usw. einer vegetativen Dystonie entspricht. Diese Patienten klagen außerdem nicht selten über Herzschmerzen, Herzjagen und Leistungsminderung. Daher ist eine genaue Diagnostik und auch eine korrekte EKG-Interpretation erforderlich.

Im EKG finden wir häufig eine leichte Erregungsrückbildungsstörung in Form einer leicht abgeflachten T-Zacke, meist in den Ableitungen I, aVL, V_5 und V_6. Eine ST-Senkung in aszendierender Form kann auftreten; sie ist meist in III und aVF zu sehen. Da die Veränderungen harmloser Natur sind, verschwinden sie in der Regel bei einer Wiederholung zu anderen Tageszeiten, am besten im nüchternen Zustand. Sollten sie unverändert nachweisbar sein, ist zur weiteren Abklärung eine Funktions-EKG-Untersuchung wie z. B. ein dosiertes Belastungs-EKG, ein Kalium-Belastungs-EKG oder ein Betablocker-Test zu empfehlen.

Da bei Patienten mit vegetativer Dystonie bei genauer Untersuchung häufig eine Sympathikotonie oder eine Parasympathikotonie gefunden wird, werden im folgenden die entsprechenden EKG-Veränderungen näher erörtert.

a) Sympathikotonie-EKG

Häufig besteht hier eine Tachykardie-Neigung. So ist das Sympathikotonie-EKG dem Tachykardie-EKG ähnlich. Die P-Zacke ist in den Ableitungen II, III und aVF spitz-positiv, manchmal gekerbt, jedoch nicht verbreitert. Aufgrund der Tachykardie sind die PQ- und

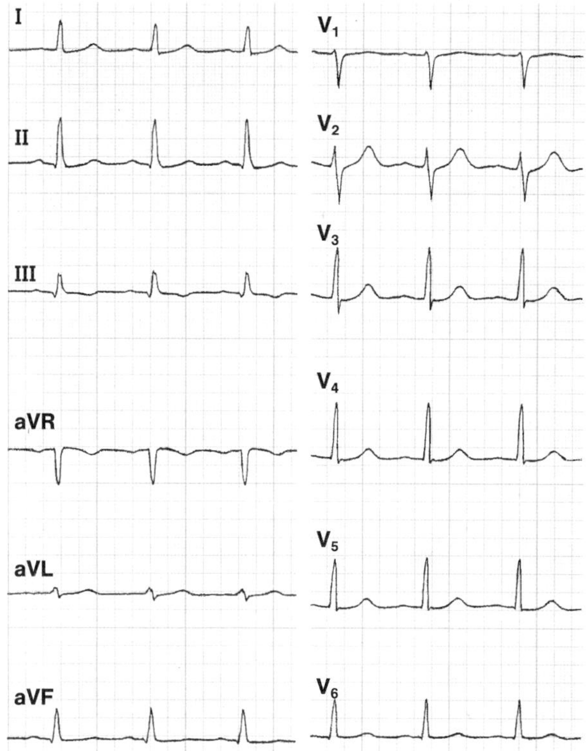

Abb. 293 Vegetative Dystonie. 33jährige Patientin. Sinustachykardie mit einer Kammerfrequenz von 111/min. Geringe aszendierende ST-Senkung und T-Abflachung in II und aVF. T in V_6 abgeflacht. Sympathikotonie-EKG.

QT-Zeit entsprechend verkürzt. Der QRS-Komplex ist nicht verbreitert, jedoch kommt relativ häufig ein physiologischer Rechtsschenkelblock (unvollständiger Rechtsschenkelblock Typ I) vor. Eine ST-Senkung und eine negative T-Zacke können auftreten; sie sind meist in II, III, aVF sowie in V_5 und V_6 zu sehen. Typisch ist dabei, daß die ST-Senkung aszendierend verläuft. Die T-Zacke ist in diesen Ableitungen leicht abgeflacht. Eine isoelektrische oder eine negative T-Zacke ist selten; allerdings kann die T-Zacke in III negativ sein.

Das Sympathikotonie-EKG wird neben der vegetativen Dystonie bei hyperkinetischem Herzsyndrom und Hyperthyreose, auch bei Fieber, psychischer Erregung und nach körperlicher Belastung beobachtet.

b) Parasympathikotonie-(Vagotonie-)EKG

Im Unterschied zur Sympathikotonie besteht hier eine Neigung zur Bradykardie. Die P-Zacke ist abgeflacht, aber nicht verbreitert. Die PQ- und QT-Zeit sind entsprechend der Bradykardie verlängert. Der QRS-Komplex ist nicht verbreitert. Manchmal werden verschiedene Rhythmusstörungen neben der Sinusbradykardie beobachtet. So kommen z. B. eine Verlängerung der PQ-Zeit in Form eines AV-Block 1. Grades, die Wenckebach-Periodik oder ein oberer AV-(Knoten-)Rhythmus vor, die aber bei körperlicher Belastung verschwinden.

Die ST-Strecke ist häufig in den Ableitungen II, III, aVL, aVF und V_4 bis V_6, manchmal auch in V_1 bis V_3 gering erhöht, die T-Zacke ist dabei hoch oder gelegentlich exzessiv erhöht, so daß hier eine akute Perikarditis oder sogar ein akuter Herzinfarkt fälschlich diagnostiert werden kann. Manchmal kommt es vor, daß aufgrund der – wenn auch seltenen – hohen ST-Hebung mit ebenfalls hoher T-Zacke (keine monophasische Deformierung) irrtümlich ein akuter Vorderwandinfarkt angenommen wird. In diesen Fällen kann ein dosiertes Belastungs-EKG oder eine EKG-Kontrolle nach Alupent-Gabe zur Differentialdiagnose beitragen. Die funktionellen Veränderungen müssen dabei verschwinden.

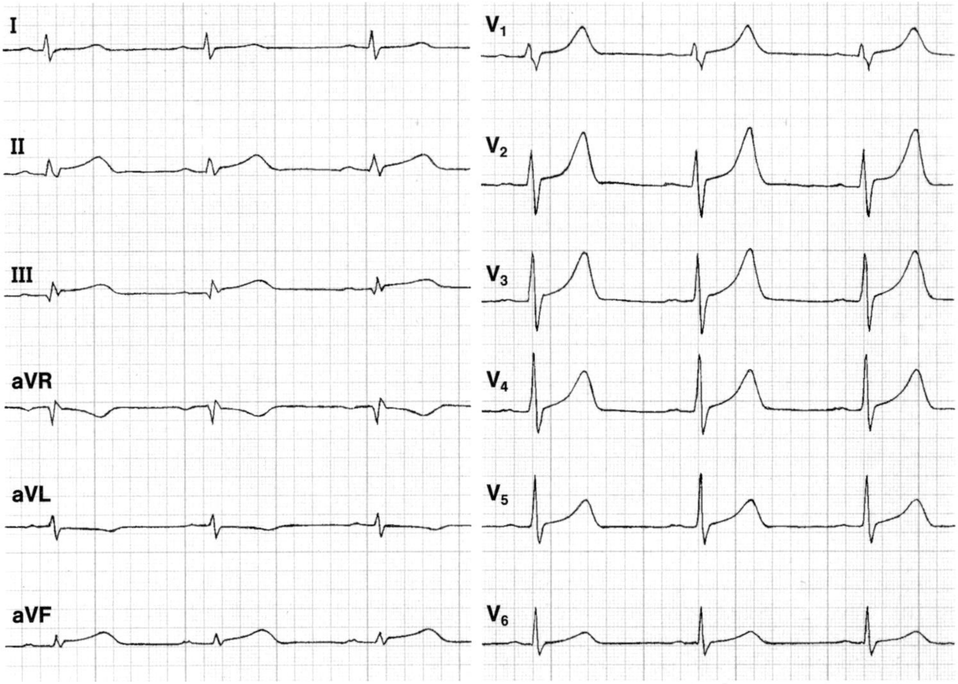

Abb. 294 Vegetative Dystonie. 25jähriger Patient. ST-Hebung und positives T in allen Ableitungen außer aVR und aVL. Besonders ist die ST-Hebung mit spitz-positivem hohem T in V_1 bis V_3 ausgeprägt. Parasympathikotonie-EKG. Keine Perikarditis.

Das Parasympathikotonie-EKG sehen wir neben der vegetativen Dystonie bei Hypotonie, chronischem Ulkusleiden und Hirndruckerhöhung, ferner bei Hochleistungssportlern.

2. Ventrikuläre Schädigungszeichen

a) Linksventrikuläre Schädigungszeichen

Die linksventrikuläre Hypertrophie wird, wie wir bereits kennengelernt haben, in erster Linie durch die Erhöhung der R-Zacken-Amplitude in den linkspräkordialen Ableitungen diagnostiziert. Zusätzlich kommt aber nicht selten eine Erregungsrückbildungsstörung in Form einer ST-Senkung und negativen T-Zacke, z. B. in den Ableitungen I, aVL und außerdem V_4 bis V_6, vor. Diese Erregungsrückbildungsstörungen haben verschiedene mögliche Ursachen. So kann z. B. dieses Bild bei einer schweren Druckbelastung des linken Ventrikels, etwa bei einer Aortenstenose, auf eine funktionelle koronare Durchblutungsminderung hinweisen. Andererseits kann auch diese Veränderung ohne koronare Durchblutungsminderung auftreten, z. B. infolge einer Hypertrophie. Bei einer Kammerhypertrophie ist die intraventrikuläre Erregungsausbreitung verändert. So kann die Erregungsrückbildung gestört sein. Daher ist der Ausdruck „Linksschädigungszeichen" nur rein deskriptiver Natur, wobei ursächlich verschiedene Gründe vorliegen können.

b) Rechtsventrikuläre Schädigungszeichen

Die rechtsventrikulären Hypertrophiezeichen werden, wie bei der Hypertrophie der linken Herzkammer, meist aufgrund der Amplitudenerhöhung in den rechtspräkordialen Ableitungen festgestellt. Zusätzlich beobachten wir manchmal eine deutliche ST-Senkung und eine präterminal-negative T-Zacke in II, III und aVF sowie V_1 und V_2. Die Deutung dieser rechtspräkordialen Ableitungen V_1 und V_2 ist sicherlich schwierig, weil in diesen

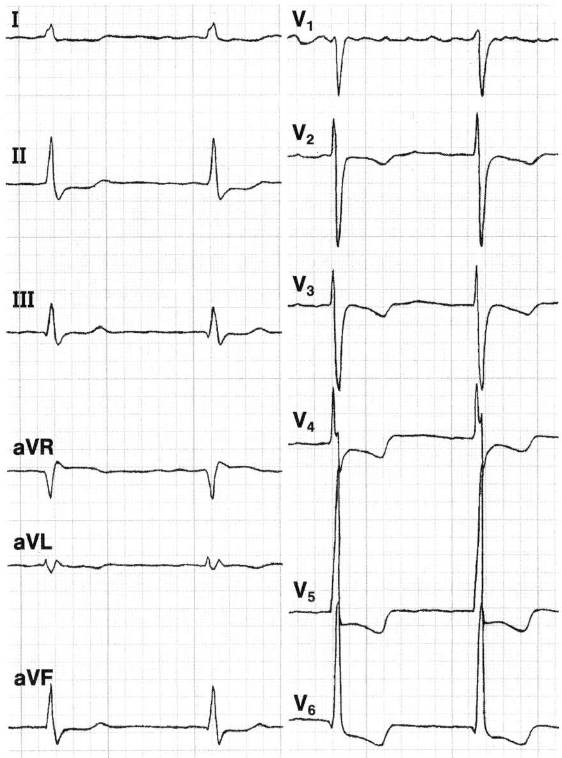

Abb. 295 Schwere Mitralinsuffizienz. Keine koronare Herzkrankheit. Vorhofflimmern. Ausgeprägte Linkshypertrophiezeichen (hohes R in V_5 und V_6, tiefes S in V_2). Deutliche Erregungsrückbildungsstörung (ST-Senkung und negatives T in V_5 und V_6) als Zeichen einer linksventrikulären Schädigung.

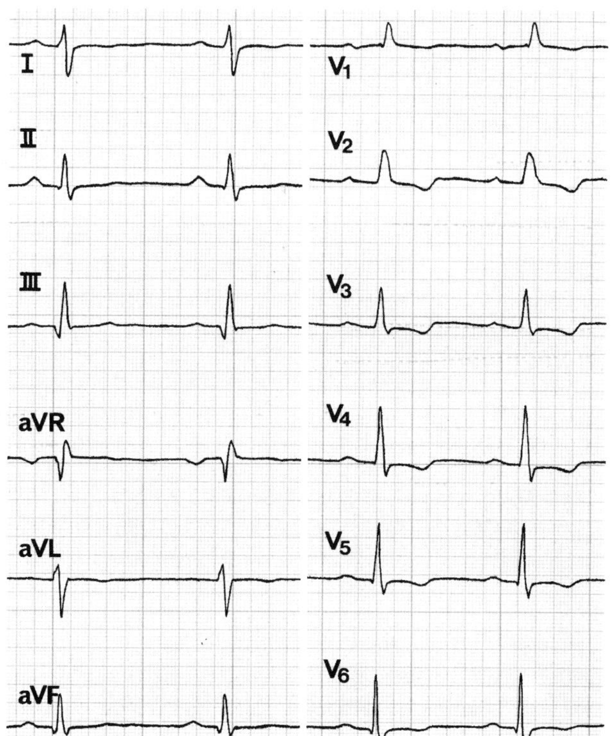

Abb. 296 Schwere angeborene Mitralstenose. 18jähriges Mädchen. Deutliche Rechtshypertrophiezeichen (Rechtstyp, angedeutetes P dextro-atriale, hohes R in V_1. Störung der Erregungsrückbildung.

Ableitungen sowieso physiologischerweise eine ST-Senkung und negative T-Zacke vorhanden sein können. Eine Rechtsschädigung können wir nur dann annehmen, wenn diese ST-Senkung und außerdem eine negative T-Zacke deutlich ausgeprägt sind.

Da bei den Rechtsschädigungszeichen wie bei den Linksschädigungszeichen verschiedene Ursachen zugrunde liegen können, sollte man ihr Auftreten in erster Linie rein deskriptiv betrachten.

3. Neurologische Erkrankungen

a) Friedreichsche Ataxie

Interessanterweise werden auch bei neurologischen Erkrankungen, wie z. B. Friedreichscher Ataxie oder progressiver Muskeldystrophie, EKG-Veränderungen beobachtet. Die Friedreichsche Ataxie ist eine chronische Erkrankung des Zentralnervensystems. Es handelt sich dabei um eine spinale und zerebellare Ataxie mit Hypotonie der Extremitäten-Muskulatur und Fehlen der Sehnenreflexe. Wie wir mehrfach berichtet haben, besteht in der Regel in allen Fällen eine kardiale Mitbeteiligung. Echokardiographisch kann eine asymmetrische Septumhypertrophie nachgewiesen werden. Bei unseren Patienten stellten wir immer eine leichte bis schwere Erregungsrückbildungsstörung in Form einer T-Negativität mit oder ohne ST-Senkung fest. Zusätzlich bestanden in den meisten Fällen (70%) linksventrikuläre Hypertrophiezeichen.

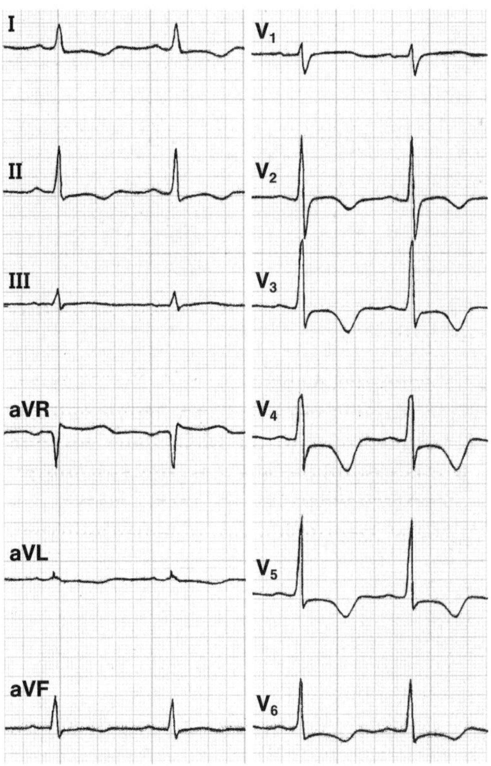

Abb. 297 Friedreichsche Ataxie. 30jährige Patientin. ST-Senkung und negatives T in I, II, aVL, aVF und vor allem in V_3 bis V_6. T in V_2 negativ.

Die progressive Muskeldystrophie (Typ Duchenne) wurde bereits im Kapitel „Differentialdiagnose des Herzinfarkt-EKG" besprochen.

b) Subarachnoidale Blutungen

Eigenartigerweise zeigen subarachnoidale Blutungen gelegentlich deutliche EKG-Veränderungen. So sehen wir sehr breite negative T-Zacken meist in den Ableitungen V_2 bis V_4. Diese negativen T-Zacken mit geringer ST-Senkung sind zunächst flach-negativ, dann langsam zunehmend tief-negativ. Dabei zeigt die Spitze eine eher halbrunde Form, aber keine spitz-negative Konfiguration wie bei koronarem T. Diese Veränderungen werden bei großen Hirnblutungen beobachtet, jedoch kaum bei gewöhnlichen ischämischen Insulten. Die QT-Zeit ist verlängert. Zugleich wird die sogenannte J-Welle gefunden. Die J-Welle wird gewöhnlich bei Hypothermie, also bei extremer Unterkühlung beschrieben; sie findet sich am Ende des QRS-Komplexes als kleine positive Zacke.

Erregungsrückbildungsstörungen, wichtige Formen:

- Kardial:
  Myokardischämie
  Myokarditis
  Kammerhypertrophie
  Schenkelblock
- Nicht kardial:
  vegetative Dystonie
  Elektrolytstörungen
- Neurologisch:
  Friedreichsche Ataxie
  subarachinoidale Blutungen

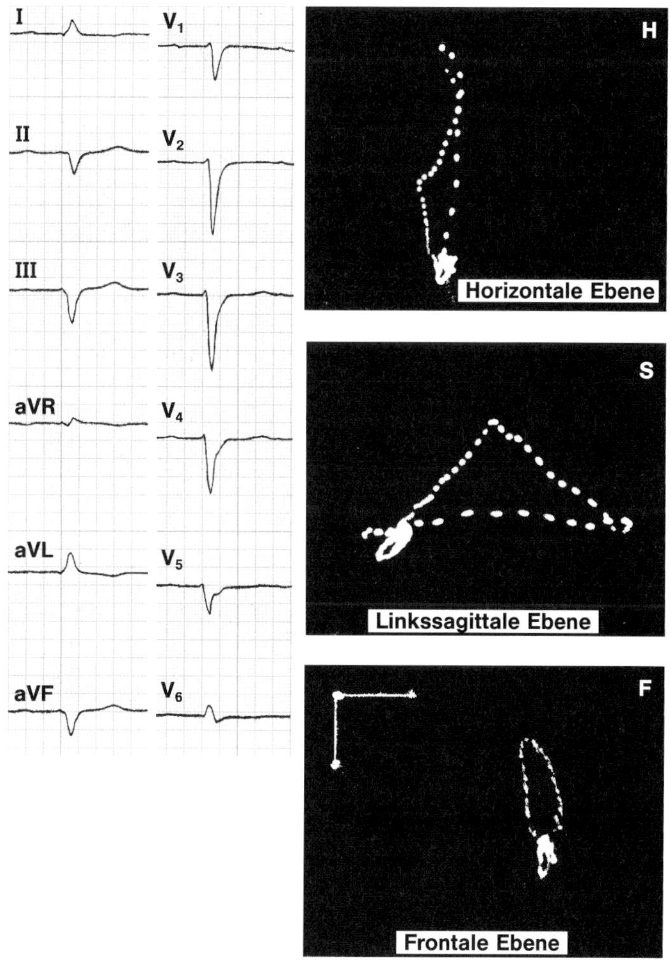

Abb. 298 Friedreichsche Ataxie. 22jährige Patientin.
EKG: Überdrehter Linkstyp (linksanteriorer Hemiblock). Kleine R-Zacken in V_1 bis V_6. Erregungsrückbildungsstörung.
Vektorkardiogramm: Haupt-QRS-Vektor deutlich nach oben und hinten gerichtet und atypisch in der horizontalen Ebene 8förmig konfiguriert. QRS-T-Vektor diskordant in allen 3 Ebenen.

4. Zur Differentialdiagnose der Erregungsrückbildungsstörung

Die Deutung der Erregungsrückbildungsstörung ist nicht nur vielschichtig, sondern manchmal auch schwierig. Häufig wird man in der täglichen Praxis mit der Frage konfrontiert, ob es sich bei der festgestellten Erregungsrückbildungsstörung mit ST-T-Veränderungen um eine organische kardiale Schädigung oder um eine harmlose funktionelle Veränderung handelt.

Zur weiteren Differenzierung gibt es zwar das Belastungs-EKG, das sicherlich zur Diagnostik der koronaren Herzkrankheit beitragen kann. Wir wissen aber, daß sich beim Belastungs-EKG auch falsch-positive Befunde zeigen können. Daher sollte dabei an verschiedene Möglichkeiten gedacht werden (s. Abb. 319 u. 320).

Wenn die Anamnese und die klinischen Befunde nicht bekannt sind, sollte man bei der Beurteilung nur die tatsächlich gefundenen EKG-Befunde, wie z.B. die Störung des Erregungsrückgangs, angeben, wofür verschiedene Deutungen offenbleiben müssen.

Um bestehende ST-T-Veränderungen diagnostisch weiter abzuklären, ist es wünschenswert, die funktionellen Faktoren so weit wie möglich auszuschließen, wenn die EKG-Befunde nicht typisch sind. Diese Überlegung ist deshalb wichtig, weil jemand, der über uncharakteristische Herzbeschwerden klagt, nicht durch einen banalen EKG-Befund zum Herzpatienten gestempelt werden darf.

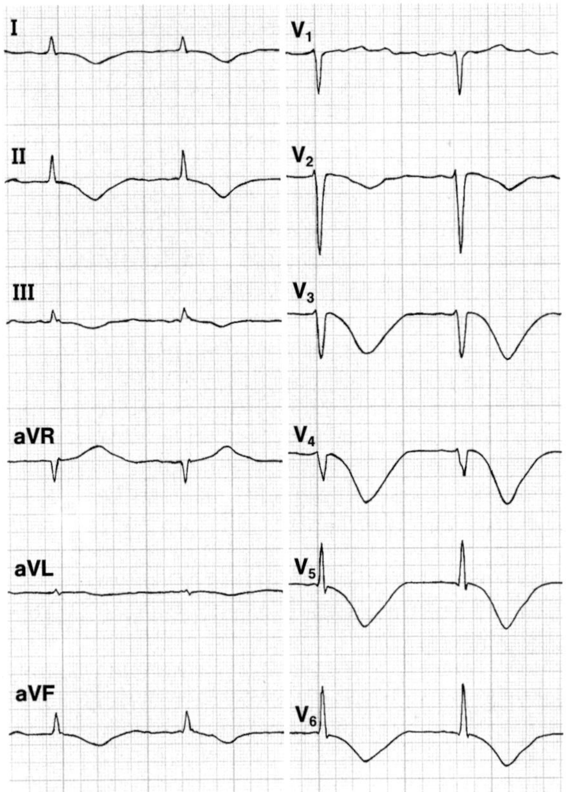

Abb. 299 Apoplex mit Hirnmassenblutungen. 83jährige Patientin. Sehr breite, tiefe negative T-Zacke (kein koronares T) in V_2 bis V_6. QT-Zeit mit 0,50 sec deutlich verlängert. Vorhofflimmern.

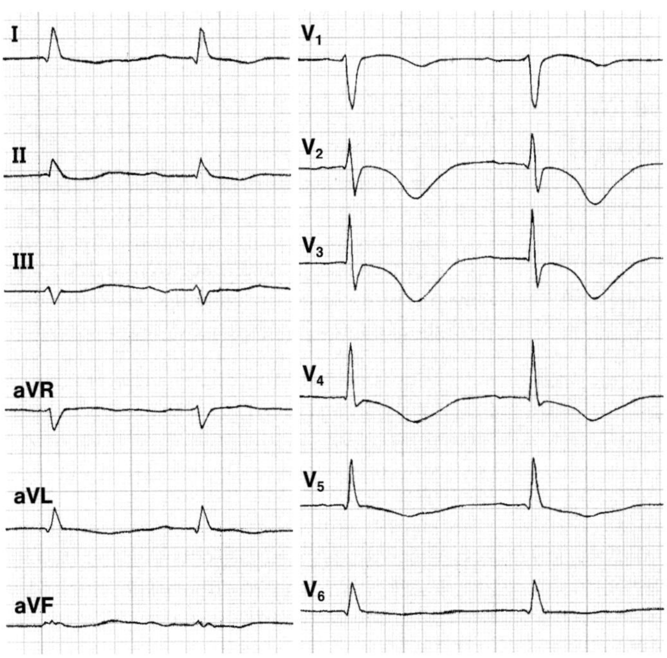

Abb. 300 Subarachnoidalblutungen. 75jähriger Patient. Breite tiefe negative T-Zacke in I, II und aVL, aber besonders in V_1 bis V_5. QT-Zeit mit 0,63 sec erheblich verlängert.

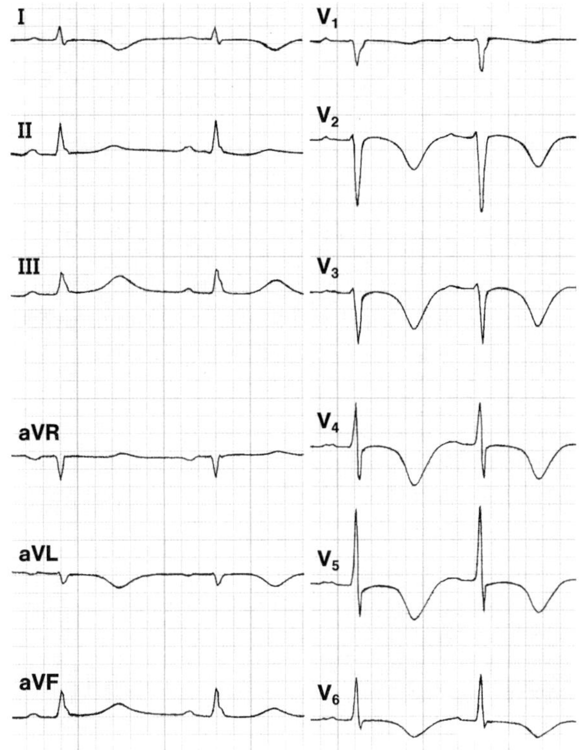

Abb. 301 Subarachnoidalblutungen. 59jährige Patientin. Breite tiefe negative T-Zacke in I, aVL und V_2 bis V_6. QT-Zeit mit 0,52 sec verlängert.

Zur Differenzierung von ST-T-Veränderungen extrakardialer Genese gegenüber den primär kardial bedingten gibt es mehrere Untersuchungsmöglichkeiten, die auch einfach in der Praxis durchgeführt werden können. Diese sind

1. das Nüchtern-EKG,
2. das Kalium-Belastungs-EKG,
3. der Betablocker-Test und
4. der Nitrat-Test.

a) Nüchtern-EKG

Ist der EKG-Befund nicht einwandfrei, dann ist zunächst eine einfache Wiederholung empfehlenswert. Tagesschwankungen im EKG sind eine bekannte Tatsache. Ist die Störung des Erregungsrückgangs primär kardial bedingt, so ist derselbe Befund bei Wiederholungen unverändert nachweisbar.

Da außerdem das EKG bei vegetativer Dystonie eine leichte T-Abflachung oder eine leichte T-Negativität mit einer ST-Senkung zeigen kann, trägt auch hier eine Wiederholung zur weiteren Klärung bei. Die Wiederholung sollte, wenn möglich, in nüchternem Zustand durchgeführt werden, da Nahrungsaufnahme eventuell die Nachschwankung ändert.

In eigenen Untersuchungen konnte nachgewiesen werden, daß in etwa 30% der Fälle mit funktionellen Beschwerden die Nüchtern-EKG-Kontrollen bereits normal waren, bei denen vorher eine Erregungsrückbildungstörung vorlag.

b) Kalium-Belastungs-EKG

Zur Differenzierung extrakardialer ST-T-Veränderungen gegenüber den primär kardial bedingten ist ferner das Kalium-Belastungs-EKG zu empfehlen. Ist die Nachschwankungsänderung nicht kardial bedingt, findet sich nach Kalium-Einnahme in nüchternem Zustand meist eine völlige oder weitgehende Normalisierung der scheinbar pathologischen T-Zacke und ST-Senkung.

Dieses Kalium-Belastungs-EKG kann einfach durchgeführt werden, indem man dem Patienten im nüchternen Zustand ca. 50 mval Kalium verabreicht und nach einer Stunde ein zweites EKG registriert.

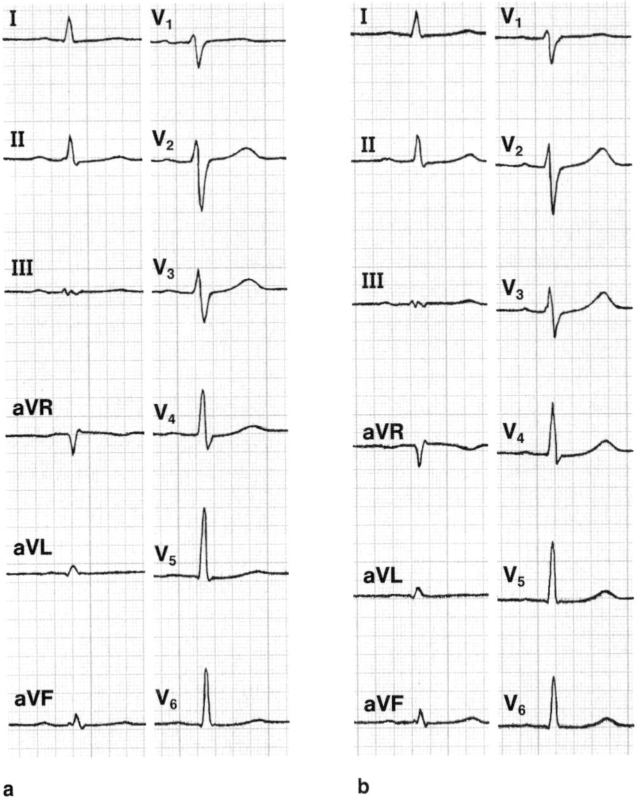

Abb. 302 Vegetative Dystonie. 45jähriger Patient.
a Leichte ST-Senkung und abgeflachtes T in I, II, aVL und V_4 bis V_6.
b Nach oraler Kaliumgabe (s. Text) normaler EKG-Stromverlauf.

An Herzgesunden konnten wir in eigenen Untersuchungen feststellen, daß sich nach Kalium-Belastung insgesamt in etwa 95% die pathologische Kurve normalisierte; bei Patienten mit organischen Herzleiden dagegen nur in rund 10% der Fälle.

c) Betablocker-Test

Neben der Kalium-Belastung können Beta-Sympathikolytika, z. B. Dociton, herangezogen werden, um die ST-T-Veränderungen zu differenzieren. Zweck dieser Untersuchung ist, die sympathikotonie-bedingten Veränderungen, z. B. ST-Senkung und negative T-Zacke, zu beheben. Methodisch geht man folgendermaßen vor: Nach Registrierung eines Ruhe-EKGs, bei dem eine pathologische ST-T-Veränderung vorhanden war, gibt man 1 Tablette Dociton à 40 mg; zwei Stunden danach wird ein Kontroll-EKG mit Fahrradergometer-Belastung geschrieben.

Bei etwa 70% der Herzgesunden gehen diese ST-T-Veränderungen zurück, bei Patienten mit organischen Herzerkrankungen hingegen nur in 20% der Fälle. Somit ist das Kalium-Belastungs-EKG im Vergleich zum Betablocker-Test aussagekräftiger.

d) Nitrat-Test

Man verabreicht 10 mg Isosorbid-Dinitrat (keine Retard-Form) perlingual. Dieses Mittel wird schnell resorbiert, die Wirkung tritt nach 2 bis 5 Minuten ein und hält mehrere Stunden an. Man führt ca. 30 Minuten nach Einnahme von Isosorbid-Dinitrat eine Fahrradergometer-Belastung durch. Nach zahlreichen Untersuchungen weiß man, daß sich die ST-T-Veränderungen beim Vorhandensein einer koronaren Herzkrankheit nach Einnahme von Isosorbid-Dinitrat bessern. Sollten die ST-T-Veränderungen nach Isosorbid-Dinitrat-Gabe unverändert nachweisbar sein, dann wird angenommen, daß diese Veränderungen nicht durch eine koronare Herzkrankheit bedingt sind.

Allerdings muß hier einschränkend gesagt werden, daß sich die ST-T-Veränderungen auch bei Patienten mit Myokarditis, dilatativer Kardiomyopathie und vegetativer Dystonie, also ohne Koronarsklerose, bessern können.

Belastungs-EKG

1. Allgemeines

Die Myokardischämie (Koronarinsuffizienz) spielt bekanntlich bei der Entstehung des Herzinfarktes die wichtigste Rolle. Alarmierend ist dabei die Tatsache, daß die Zahl juveniler Herzinfarkte größer geworden ist. Daher ist man heute bestrebt, möglichst frühzeitig eine Myokardischämie zu erfassen. Bevor diese klinisch manifest wird, können bereits viele Jahre lang koronarsklerotische Veränderungen vorliegen.

Im Falle einer leichten Koronarsklerose ist die Ruhedurchblutung des Herzens noch ausreichend. Jedoch ist die Koronarreserve eingeschränkt. So zeigt das Ruhe-EKG nicht immer charakteristische Veränderungen. Nach der Literatur kann das Ruhe-EKG trotz gesicherter Koronarinsuffizienz in bis zu 50% der Fälle normal sein.

Das Belastungs-EKG dient hauptsächlich dazu, eine solche latente Koronarinsuffizienz zu erkennen, die erst zu einer Mangeldurchblutung des Herzmuskels führt, wenn der Erkrankte körperlich belastet wird. So sind auch im EKG erst dann pathologische Veränderungen nachweisbar.

2. Indikationen

Bereits mit Hilfe einer sorgfältigen Anamnese ist es in den meisten Fällen möglich, aufgrund des typischen Beschwerdebildes der Angina pectoris die Diagnose „koronare Herzkrankheit“ zu stellen. Bei manchen Patienten ist die Anamnese jedoch so uncharakteristisch, daß sie allenfalls nur vage Hinweise geben kann. Um die koronare Herzkrankheit zu objektivieren, ist nach dem Ruhe-EKG in erster Linie das Belastungs-EKG erforderlich, vor allem wenn das Ruhe-EKG keinen eindeutigen Hinweis liefert. Das Belastungs-EKG ist relativ einfach durchzuführen, aber sehr aussagekräftig, weshalb es die wichtigste nichtinvasive Untersuchungsmethode ist.

Für die dosierte Belastung der Patienten gelten folgende, allgemein anerkannte, für die Praxis wichtige Indikationen:

- Nachweis oder Ausschluß einer koronaren Herzkrankheit,
- Verlaufskontrolle nach Behandlung eines koronaren Herzleidens,
- Feststellung des Schweregrades der Koronarinsuffizienz und der körperlichen Leistungsfähigkeit nach einem durchgemachten Herzinfarkt oder nach einer aortokoronaren Bypass-Operation,
- Diagnostik belastungsinduzierter Herzrhythmusstörungen,
- Kontrolle einer antiarrhythmischen Therapie,
- Beurteilung hypertoner Kreislauf-Dysregulationen,
- Beurteilung der Leistungsfähigkeit von Patienten mit Herzvitien,
- Beurteilung der körperlichen Leistungsfähigkeit von Herzgesunden,
- Kontrolle des Trainingszustandes bei Sportlern.

3. Kontraindikationen

Kontraindikationen für das Belastungs-EKG sind im allgemeinen:

- schwere Angina pectoris bei Belastung,
- gravierende Rhythmusstörungen,
- akuter Herzinfarkt vor weniger als vier Wochen,
- Herzwandaneurysma,
- dekompensierte Herzinsuffizienz,
- schwere arterielle Hypertonie,
- schwere Aortenstenose,
- Endo- bzw. Myokarditis,
- Thrombophlebitis,
- anamnestisch Zustand nach mehreren Lungenembolien,
- Leistungseinschränkung im Alter (keine allgemeinverbindliche Grenze).

Es ist zu betonen, daß bei Belastung von Patienten mit ausgeprägter linksventrikulärer

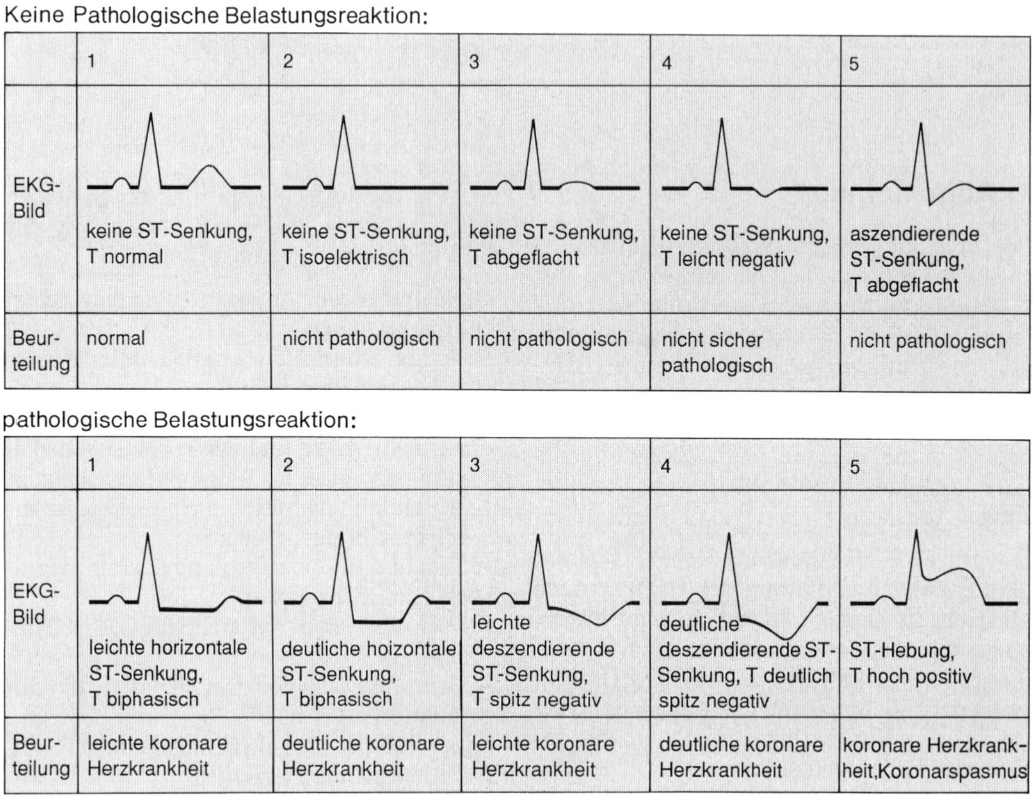

Abb. 303 Beurteilung des EKG-Bildes beim Belastungstest.

Hypertrophie, vor allem mit Aortenstenose große Vorsicht geboten ist, da die plötzliche und oft auch ungewohnte körperliche Belastung hier ein akutes Linksherzversagen, d. h. ein Lungenödem oder Kammerflimmern auslösen kann.

4. Belastungsmethoden

Bei der Durchführung des Belastungs-EKG bedient man sich verschiedener Methoden, die unterschiedliche Aussagekraft besitzen. Es gibt ältere und neuere Belastungsarten mit Vor- und Nachteilen.

a) Kniebeugen-Belastung

Sie ist eine früher vielgeübte einfache Untersuchung. Die Nachteile sind: keine Standardisierung, zu geringe Belastung und fehlende EKG-Registrierung während der Belastung. Aus diesen Gründen sollte heute diese Methode nicht mehr angewandt werden.

An dieser Stelle soll jedoch erwähnt werden, daß der Kniebeugeversuch seine Bedeutung auf dem Gebiet der Funktions-Elektrokardiographie nicht verloren hat: Ist z. B. die PQ-Zeit verlängert und ist es unklar, ob dies durch die Vagotonie bei jüngeren Menschen oder durch einen echten AV-Block I. Grades bedingt ist, kann der Kniebeugeversuch helfen, den Befund auf einfache Weise weiter abzuklären. Verkürzt sich bei Belastung die PQ-Zeit, spricht dies für eine funktionelle Genese.

Ferner verschwindet die harmlose Art des AV-Rhythmus, z. B. ein oberer AV-Rhythmus im Stehen oder nach leichter Kniebeuge-Belastung. Manchmal gelingt es auch, das WPW-Syndrom durch Kniebeugenversuche kurzzeitig zu normalisieren.

b) Drehkurbelergometer

Der Proband bewegt im Stehen mit den Händen eine Kurbel. Durch den Einsatz vieler verschiedener Muskelpartien tritt selten eine vorzeitige Ermüdung auf, jedoch erschweren die starken Thoraxbewegungen die EKG- und Blutdruckregistrierung.

c) Stufentest

Ein-Stufen-Test nach Pitteloid/Forster, Zwei-Stufen-Test nach Master. Hierbei handelt es sich in beiden Fällen um standardisierte Untersuchungen. Nach dem Takt eines Metronoms steigt der Proband eine oder zwei Stufen von 46 cm Höhe hinauf und herunter. Die dadurch erreichte körperliche Leistung ist im Vergleich zu anderen Methoden kleiner. Wegen des geringen räumlichen und apparativen Aufwandes war die Methode ein weitverbreiteter Test.

d) Isometrische Belastung (hand-gripping)

Die isometrische Arbeit der Arme eignet sich zu genauen hämodynamischen Untersuchungen. Die Kreislaufveränderungen sind charakterisiert durch eine ausgeprägte arterielle Druckerhöhung ohne periphere Vasodilatation; die Steigerung der Herzfrequenz und des Herzminutenvolumens ist nur mäßig. Als Screening-Methode der koronaren Herzkrankheit ist sie dem Fahrradergometer und Laufband allerdings unterlegen.

e) Kletterstufentest nach Klepzig und Kaltenbach

Eine Kombination von Bein- und Armarbeit stellt die Kletterstufe dar. Hierbei steigt der Proband eine Stufe von bestimmter Höhe hinauf und herunter. An einer vor ihm angebrachten Leiter wird durch die Arme zusätzliche Arbeit geleistet.

f) Laufband

Die Belastung auf dem Laufband, vor allem in den USA verbreitet, bereitet anfangs oft Koordinationsschwierigkeiten. Nach entsprechender Adaptation jedoch können durch Beanspruchung vieler Muskelgruppen maximale Leistungen erreicht werden. Der apparative Aufbau, die räumlichen und vor allem akustischen Probleme haben bisher die weitere Verbreitung verhindert.

g) Fahrradergometer in liegender oder sitzender Körperhaltung

Bei dieser in Europa am meisten verbreiteten Methode hat der Proband Fahrradpedale mit einer vorgegebenen Geschwindigkeit zu treten. Es wird vorwiegend die Beinmuskulatur beansprucht. Im Sitzen ist der Tretvorgang leichter durchführbar und physiologischer als im Liegen, jedoch müssen hier eventuell orthostatische Einflüsse berücksichtigt werden. Die liegende Position bietet den Vorteil der guten Registrierbarkeit des EKGs und die Erleichterung der Blutdruckmessungen. Nachteilig ist manchmal die rasche Ermüdung der Beine. Bei Patienten mit Linksherzinsuffizienz tritt früher als in sitzender Position durch die Druckerhöhung im kleinen Kreislauf Atemnot auf.

h) Sonstige Methoden

Im Hypoxietest atmet der Patient Luft mit vermindertem Sauerstoffgehalt. Bei der hochfrequenten Vorhofstimulation kann eine Tachykardie provoziert werden. Dadurch manifestiert sich eventuell eine Koronarinsuffizienz. Beide Methoden sind kostspielig und aufwendig. Deshalb sind sie für die Praxis nicht geeignet; außerdem ist die Aussagekraft gering.

Sympathikomimetika (z. B. Alupent-Infusion) können eventuell auch eine Ischämiereaktion durch Tachykardie hervorrufen. Die Telemetrie und das Langzeit-EKG sind zwar keine Belastungstests zur Erkennung der koronaren Herzerkrankung, sie können jedoch auch bei nicht belastbaren bzw. bettlägerigen Patienten angewendet werden, um festzustellen, ob eine pathologische Veränderung während einer längeren Zeitspanne, z. B. in der Nacht, auftritt (stumme Myokardischämie).

5. Komplikationen

Es sind Fälle beschrieben worden, in denen es während der Durchführung des Belastungs-EKGs zu schwerwiegenden Komplikationen, wie z. B. dem Auftreten von Kammertachykardien, Kammerflattern oder Kammerflimmern sowie Herzinfarkten, zum Teil sogar mit Todesfolge, kam. Bei Beachtung der allgemein anerkannten Richtlinien können diese Komplikationen jedoch weitgehend vermieden werden.

In der Literatur wird die Häufigkeit eines Herzinfarktes bei einer dosierten Belastung mit 2,4 Fällen auf 10000 durchgeführte Belastungs-EKGs, des Kammerflimmerns mit 2,5 Fällen und des plötzlichen Herztodes mit einem Fall angegeben. In einem größeren Kollektiv mit 50000 Probanden, das Lepeschkin, Surawicz und Terrien aus der Fachliteratur zusammengestellt haben, fanden sich sechs Fälle, in denen ein Herzinfarkt am Tag der Belastung auftrat.

Sehr wichtig ist daher die strenge Einhaltung der bereits aufgeführten Kontraindikationen und die Abbruchkriterien, um Komplikationen zu vermeiden. Gerade nach sofortigem Ende der Belastung ist es notwendig, den Patienten weiter zu beobachten. Dies gilt auch für die anschließende Erholungsphase, damit ein eventuelles Auftreten einer Kammertachykardie beziehungsweise eines Herzinfarkts nicht übersehen wird.

Eine viel diskutierte Frage ist auch, ob ein Defibrillator und ein Intubationsbesteck bei jedem Belastungs-EKG verfügbar sein müssen. Diese Frage ist absolut zu bejahen, wenn auch ernste Zwischenfälle nur selten auftreten, wie dies in Abb. **309** klar demonstriert wird (diese Abbildung wurde mir freundlicherweise von einem niedergelassenen Kollegen überlassen).

6. Durchführung des Belastungs-EKGs

a) Vorbereitung

Vor Beginn des Belastungs-EKGs wird der Patient über den Vorgang aufgeklärt, da wir bei dieser Untersuchung absolut auf seine Mitarbeit angewiesen sind. Danach registriert man Blutdruck, Herzfrequenz und schließlich ein Ruhe-EKG mit zwölf Standardableitungen, um Kontraindikationen, z. B. einen frischen Herzinfarkt oder lebensbedrohliche Herzrhythmusstörungen nicht zu übersehen.

Steht der Patient unter einer Medikation mit Herzglykosiden, sollten diese unter Kontrolle des Digitalisspiegels etwa 2–3 Wochen vorher, je nach Präparat, abgesetzt werden, da sie bekanntlich von sich aus schon eine ST-Senkung mit T-Abflachung oder T-Negativierung verursachen können. Ebenfalls sollten Nitrate, β-Rezeptorenblocker und Calcium-Antagonisten, wenn möglich, vor dem Belastungs-EKG frühzeitig abgesetzt werden.

Um das Belastungs-EKG durchführen zu können, benötigt man die in der nachstehenden Tabelle aufgeführte Ausrüstung.

Ausrüstung für das Belastungs-EKG:

1. Fahrradergometer
2. EKG-Gerät (Drei- oder Sechsfach-Schreiber)
3. EKG-Monitor
4. Blutdruckapparat
5. Stoppuhr
6. Defibrillator
7. Intubationsbesteck
8. Sauerstoffgerät
9. Notfallmedikamente, z. B. Nitroglyzerin, Noradrenalin, Alupent, Atropin, Xylocain, Propafenon, Lasix, Digitalis

b) Wahl des Ableitungssystems

Es gibt zahlreiche Ableitungsprogramme beim Belastungs-EKG. Auf jeden Fall sollten die beiden folgenden Bedingungen erfüllt sein:

1. Die linkspräkordialen Ableitungen müssen enthalten sein. Beim Belastungs-EKG ist eine mögliche ST-Senkung der wichtigste Befund. Es ist bekannt, daß die ST-Senkung häufig in den Ableitungen auftritt, in denen die R-Zacke hoch ist, daher müssen wir auf jeden Fall die linkspräkordialen Ableitungen V_5 und/oder V_6 in unser Programm aufnehmen.
2. Minimierung von Störfaktoren: In der Tat kommt es in der täglichen Praxis vor, daß das Belastungs-EKG aufgrund der schlechten Qualität nicht auswertbar ist. Die Qualität des Belastungs-EKGs hängt im wesentlichen davon ab, wie gut die Patienten vorbereitet sind. Daher müssen die Elektroden gut und störungsfrei plaziert werden, auch die sorgfältige Hautvorbereitung durch Reinigung mit Alkohol, Abrasieren der Haare und die Anwendung von Silberchlorid-Elektroden sind notwendig. Ferner ist Voraussetzung, daß der Patient

während des Tretvorgangs möglichst ruhig auf dem Fahrradergometer sitzen bleibt.

Folgende Ableitungsprogramme werden häufig in der Praxis und Klinik angewendet, wobei in der Praxis beim Drei-Kanal-Schreiber das Programm bei jeder Belastungsstufe einmal mehr umgeschaltet wird.

1. Ableitungen I, II, III, V_2 (bzw. V_1), V_4 und V_6
2. Ableitungen I, II, III, V_4, V_5 und V_6

Hinsichtlich der bipolaren Ableitungen muß gesagt werden, daß sie einerseits zwar eine höhere Amplitude und eine geringere Störanfälligkeit zeigen, jedoch andererseits häufig falsch-positive ST-T-Veränderungen verursachen können.

c) Praktisches Vorgehen beim Belastungs-EKG

Will man die Koronarinsuffizienz durch die Belastung nachweisen, ist prinzipiell eine kurze, aber schnell ansteigende Belastung anzustreben. Nur damit kann man überhaupt in kurzer Zeit die submaximale effektive Belastungsstufe erreichen. In der Praxis weiß man, daß viele Patienten, besonders Frauen, die submaximale Belastung nicht erreichen können, wenn die jeweilige Belastungsdauer auf einer Belastungsstufe zu lange ist. Im Gegensatz dazu ist bei Herzgesunden, z. B. bei Sportlern, die maximale Belastung im Hinblick auf die Frage nach der körperlichen Leistungsfähigkeit sicherlich anzustreben.

Wir belasten den Patienten am Fahrradergometer submaximal, d. h. mit 80% der maximalen Leistung seiner Alters- und Geschlechtsgruppe. Als submaximale Belastung gilt, wenn eine Herzfrequenz von 200/min minus Lebensalter erreicht wird:

Submaximale Belastung:

Herzfrequenz = 200/min – Lebensalter

Zur maximalen Belastung wird man den Patienten nach der folgenden Formel, nämlich 220/min – Lebensalter, belasten:

Maximale Belastung:

Herzfrequenz = 220/min – Lebensalter

Mit dem Fahrradergometer kann man die Patienten exakt dosiert belasten. Gewöhnlich beginnen wir bei Männern mit 50 Watt, bei Frauen, älteren Menschen oder Herzpatienten mit 25 Watt.

Dabei entsprechen
25 Watt langsamem Gehen in der Ebene,
50 Watt normalem Gehen,
75 Watt schnellem Gehen oder langsamem Treppensteigen,
100 Watt schnellem Gehen bergauf oder mittelschnellem Treppensteigen,
150 Watt Laufen oder schnellem Treppensteigen,
200 Watt schnellem Laufen oder schwerer körperlicher Arbeit.

150 bis 200 Watt können als Leistungsgrenze gesunder Männer betrachtet werden. Nach durchgemachtem Herzinfarkt beginnt man in der Rehabilitationsklinik mit 25 Watt. In unserer Klinik wird in der Regel die Belastung alle zwei Minuten um 25 Watt bis 150 oder 200 Watt, je nach Leistungsfähigkeit des Patienten, gesteigert.

Als Mindestleistung gesunder Personen bei Fahrradergometer-Belastung im Liegen werden von Klepzig folgende Werte angegeben:

Tabelle 13 Mindestleistung in Watt von gesunden Probanden bei Fahrradergometrie im Liegen

Alter	20 – 30	30 – 40	40 – 50	50 – 60	60 – 70
Männer	175 W	150 W	125 W	100 W	75 W
Frauen	150 W	125 W	100 W	75 W	50 W

Die Leistung im Sitzen sollte durchschnittlich um 25 Watt höher sein als im Liegen. Während der Belastung wird das EKG ständig über den Monitor kontrolliert, im Minutenabstand ein kurzer Streifen geschrieben und der Blutdruck jede zweite Minute gemessen. Die Geschwindigkeit des Papiervorschubs beträgt beim Registrieren des EKGs 50 mm/sec. In der Erholungsphase (ca. 3 – 6 min) sollte das EKG ebenfalls in kurzen Abständen geschrieben werden, da pathologische Veränderungen auch erstmals dann auftreten können, wenn die Belastung bereits beendet ist.

7. Abbruch-Kriterien

Sollte eine ST-Senkung schon während der Belastung deutlich nachweisbar werden, kann diese vorzeitig beendet werden. Andererseits muß die Belastung sofort abgebrochen werden, wenn folgende subjektiven und/oder objektiven Beschwerden beziehungsweise Befunde auftreten:

1. starke Angina pectoris mit und ohne objektive Befunde
2. deutliche horizontale oder deszendierende ST-Senkung um mehr als 2 mm
3. ST-Hebung
4. zunehmende gehäufte ventrikuläre Extrasystolen
5. ventrikuläre Tachykardie
6. paroxysmales Vorhofflimmern
7. paroxysmale supraventrikuläre Tachykardie
8. SA-Block 2. und 3. Grades
9. Rechtsschenkelblock oder Linksschenkelblock
10. systolischer Blutdruck über 250 mmHg bei jüngeren (bis 60 Jahre) und 230 mmHg bei älteren Patienten
11. diastolischer Blutdruck über 120 mmHg
12. Blutdruckabfall oder Pulsfrequenzabfall
13. deutliche inadäquate Atemnot
14. starke Müdigkeit, Schwindelgefühl und Blässe

8. Pathophysiologie

Die Umstellung des Organismus vom Ruhezustand in den einer körperlichen Arbeit bedingt ein Zusammenwirken von humoralen, metabolischen, neurogenen und hämodynamischen Faktoren mit dem Ziel, ein maximales Sauerstoffangebot für den erhöhten Sauerstoffverbrauch der stärker beanspruchten Herz- und Skelettmuskulatur zu gewährleisten.

Es gibt zwei Möglichkeiten der Anpassung:
1. die Steigerung des Herzminutenvolumens,
2. die Steigerung der arterio-venösen Differenz.

Die weitere Sauerstoffausschöpfung ist praktisch nur im Skelettmuskel möglich, da im Koronarsystem schon in Ruhe die arteriovenöse Differenz sehr groß ist.

Das Herzminutenvolumen (HMV) kann durch die Zunahme der Herzfrequenz und/oder des Schlagvolumens gesteigert werden. So ist die Skelettmuskeldurchblutung bei maximaler Arbeit 18fach größer als in Ruhe. Dies wird durch die Umverteilung des HMV von Magen, Darm, Niere, Gehirn und Haut in die Muskulatur erreicht. Der Anteil der Skelettmuskulatur am HMV nimmt von 21% in Ruhe auf 88% bei maximaler Arbeit zu. Dabei wächst das HMV von 5,8 auf 25 l/min. Die HMV-Steigerung wird ermöglicht durch die Senkung des peripheren Widerstandes und die Verbesserung des venösen Rückflusses.

Die Herzfrequenzerhöhung ist bedingt durch den vermehrten Sympathikotonus und zirkulierende Katecholamine im Plasma.

Die koronare Durchblutung bedarf einer besonderen Betrachtung, da sie bei der koronaren Herzkrankheit, also einer Stenose der Koronargefäße, infolge der Erhöhung des koronaren Gefäßwiderstandes beeinträchtigt ist. Der myokardiale Stoffwechsel benötigt eine sofortige adaptive Steigerung des O_2-Angebotes an den momentanen O_2-Verbrauch. Höherer Aortendruck, sympathische Stimulation und chemische Substanzen (Adenosin) bewirken eine erhöhte Koronardurchblutung; eine Verminderung des Koronarflusses dagegen tritt ein bei einer Verminderung der Diastolenzeit, z. B. bei stark erhöhter Herzfrequenz oder verlängerter Systole.

Der myokardiale Sauerstoffverbrauch wird durch die Druckbelastung des linken

Ventrikels (arterielle Hypertonie, Aortenstenose) mit einer konsekutiven intramyokardialen Druckerhöhung gesteigert, gleichsinnig wirken die verstärkte Kontraktilität, hoher Katecholaminspiegel und eine Dilatation des Ventrikels. Da die myokardiale O_2-Spannung vom Epikard zum Endokard hin abnimmt, entsteht am ehesten in den subendokardialen Bezirken eine Ischämie. Dieser Innenschicht-Ischämie entsprechen elektrokardiographisch die ST-Strecken-Senkung in den linkspräkordialen Ableitungen V_5 und V_6, der pektanginöse Schmerz und der ischämische Stoffwechsel mit einer erhöhten Laktatabgabe in das Koronarsinusblut (s. Kapitel „Myokardischämie", S. 290).

9. EKG-Veränderungen und deren Beurteilung

Physiologische Veränderungen beim Belastungs-EKG

Bevor wir das Belastungs-EKG richtig beurteilen können, ist es notwendig, zunächst einmal den normalen Kurvenverlauf beim Belastungs-EKG des Herzgesunden kennenzulernen. Grundsätzlich tritt während steigender Belastung eine zunehmende Sinustachykardie auf, dies ist eine normale Reaktion. Sollte trotz zunehmender Belastung keine Sinustachykardie auftreten, ist dies als pathologisches Zeichen zu deuten.

Die P-Zacken werden besonders bei Jugendlichen oder im Kindesalter in II und III spitz-positiv und etwas höher, so daß sie wie ein P dextro-atriale aussehen. Dies ist auf die Sympathikotonie infolge der erhöhten Adrenalin-Ausschüttung zurückzuführen.

Die PQ-Zeit verkürzt sich, dabei kann die PQ-Strecke gesenkt sein. Nach der halbrunden Senkung der PQ-Strecke folgt weiterhin eine halbrunde, von einem gesenkten J-Punkt ausgehende aszendierende ST-Senkung. Diese Form der halbrundlichen Senkung der PQ-Strecke und ST-Strecke ist als physiologisch zu deuten. Im pathologischen Fall liegt der J-Punkt viel tiefer als die PQ-Strecke, was man als pathologische Senkung des J-Punktes bezeichnet.

Hinsichtlich des QRS-Komplexes kann gesagt werden, daß die R-Amplitude bei

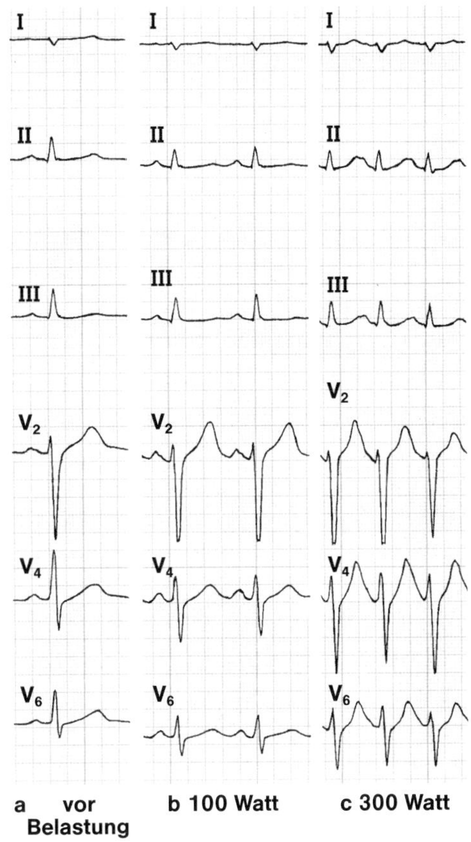

Abb. 304 Belastungs-EKG. 16jähriger jugendlicher Sportler.

a EKG vor Belastung: Unauffälliges EKG. RR 115/80 mmHg. Frequenz 78/min.

b Belastung mit 100 Watt: Aszendierende ST-Senkung in V_4. RR 150/80 mmHg. Frequenz 130/min.

c Belastung mit 300 Watt: Aszendierende ST-Senkung in V_4 und V_6. Frequenz 215/min.

Herzgesunden offenbar abnimmt, worüber später noch ausführlich diskutiert wird.

Die ST-Strecke wird in der Regel gesenkt und zwar auf folgende Art: Je höher die Belastung, desto tiefer ist die ST-Senkung. Bei Herzgesunden verläuft die ST-Senkung praktisch nur aszendierend. Die T-Zacke nimmt in ihrer Amplitude ab und zeigt eine abgeflachte Form. Sie wird jedoch durch die Belastung nicht negativ.

Pathologische Veränderungen beim Belastungs-EKG

Grundsätzlich muß man beim Belastungs-EKG bestimmte Veränderungen beachten,

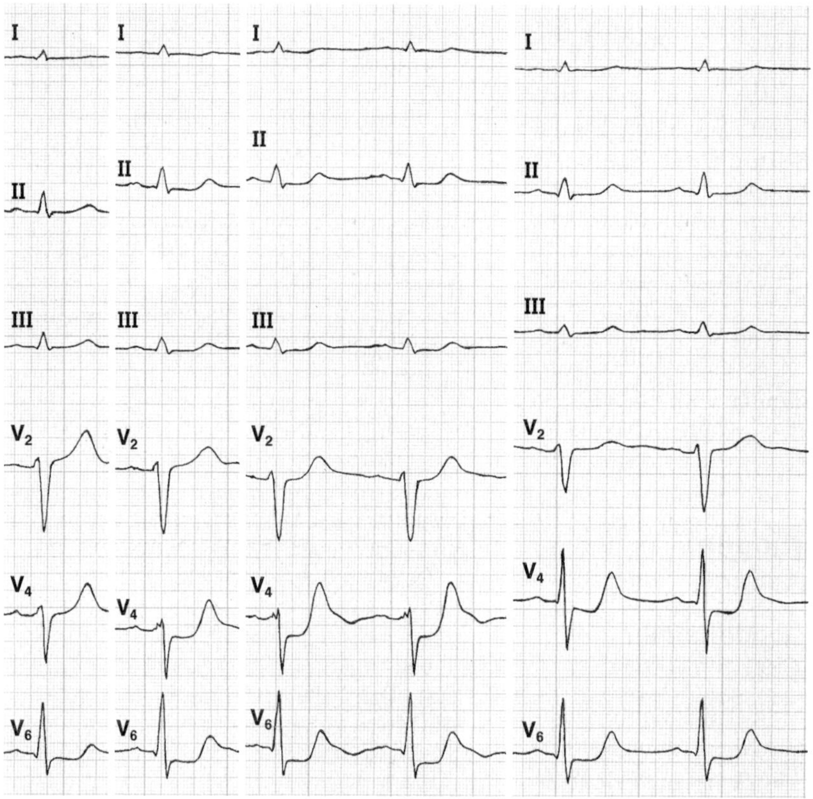

a vor Belastung **b** 50 Watt **c** 75 Watt **d** 3 min nach Belastung

Abb. 305 Belastungs-EKG. 49jähriger Patient **mit schwerer koronarer Herzkrankheit.** Koronarangiographisch gesicherte 75%ige 3-Gefäß-Erkrankung.
a Vor Belastung: Bereits in Ruhe leichte deszendierende ST-Senkung (1 mm) in V_6 nachweisbar.
b Belastung mit 50 Watt: ST-Senkung in V_4 0,2 mV, in V_6 0,25 mV nachweisbar.
c Belastung mit 75 Watt: Horizontale ST-Senkung in V_4 0,5 mV und in V_6 0,3 mV feststellbar. Deutlich negative U-Welle in V_4 und V_6. P sinistro-atriale.
d 3 Minuten nach Belastung. Noch deszendierende ST-Senkung in V_4 (0,3 mV) und V_6 (0,2 mV) nachweisbar. Negative U-Welle kaum nachweisbar. Kein P sinistro-atriale mehr vorhanden.

Pathologische Veränderungen beim Belastungs-EKG:

1. Horizontale oder deszendierende ST-Senkung mit negativer T-Zacke um mehr als 1 mm
2. ST-Hebung mit positiver T-Zacke (monophasische Deformierung)
3. Spät-negative U-Welle
4. Evtl. Zunahme der R-Amplitude
5. Schenkelblock, vor allem Linksschenkelblock
6. Rhythmusstörungen, wie ventrikuläre Extrasystolie bzw. ventrikuläre Tachykardie oder AV-Block

die gewöhnlich als pathologisch zu bewerten sind. Sie sind in der Zusammenfassung „Pathologische Veränderungen beim Belastungs-EKG“ aufgezeigt.

Die pathologischen Veränderungen sollten im folgenden ausführlich besprochen werden.

a) ST-Senkung

Der wichtigste Befund ist die ST-Senkung, wenn sie horizontal oder deszendierend verläuft und mehr als 0,1 mV (1 mm) beträgt. Je

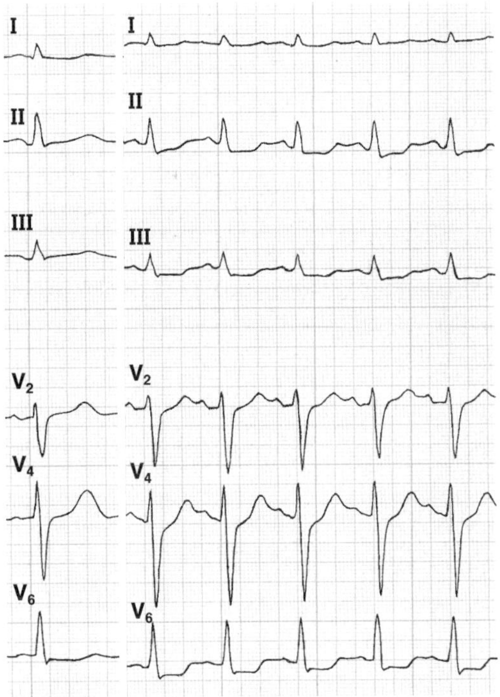

a vor Belastung b 100 Watt

Abb. 306 Belastungs-EKG: Angina pectoris bei koronarer Herzkrankheit. 56jähriger Patient.
a Vor Belastung: Geringe horizontale ST-Senkung (0,5 mm) in V_6.
b Belastung mit 100 Watt: Deutliche horizontale ST-Senkung (2 mm) in V_6.

tiefer die ST-Senkung, desto sicherer ist die Diagnose und desto schwerer ist die Koronarinsuffizienz.

Da die horizontale oder deszendierende ST-Senkung bei Herzgesunden sowohl in Ruhe als auch unter Belastung nicht nachweisbar ist, wird sie als ischämische ST-Senkung bezeichnet. Tritt sie unter Belastung auf, kann eine latente Koronarinsuffizeinz angenommen werden. In diesem Fall werden außerdem eine vermehrte Laktatabgabe und ein Anstieg des links-ventrikulären Drucks beobachtet.

Die ST-Senkung als Zeichen einer Koronarinsuffizienz kann man nach folgenden Gesichtspunkten beurteilen (Abb. **309a**):

- Morphologisch: Eine horizontale oder deszendierende ST-Senkung ist als pathologisch zu deuten. Dabei wird der deszendierenden Form eine noch gravierendere pathologische Bedeutung beigemessen als der horizontalen ST-Senkung.
- Quantitative Beurteilung der ST-Strecke: Je tiefer (>1 mm) die ST-Senkung, desto schwerer ist die Koronarinsuffizienz. Beträgt die ST-Senkung in den linkspräkordialen Ableitungen (V_4 bis V_6) mehr als 2 mm und in den Extremitäten-Ableitungen mehr als 1 mm, dann ist dies ein hochsignifikanter Befund. Bei einer ST-Senkung von 2 mm besteht mit großer Wahrscheinlichkeit eine Zwei- oder Dreigefäßerkrankung. Die Ableitung III sollte nur in Verbindung mit der Ableitung II zur Auswertung herangezogen werden, da die Ableitung III schon in Ruhe eine ST-Senkung zeigen kann.
- Zeitpunkt des Auftretens der ST-Senkung: Je früher die ST-Senkung auftritt, desto schwerer ist die Koronarinsuffizienz.
- Gesamtdauer der ST-Senkung: Je länger die ST-Senkung besteht, desto sicherer liegt eine koronare Herzkrankheit vor. Die ST-Senkung soll außerdem bei jedem Herzausschlag mindestens 0,08 sec dauern. Daher sollte die Messung der ST-Senkung möglichst 0,08 sec nach dem J-Punkt erfolgen.
- Betroffene Ableitungen der ST-Senkung: Je mehr Ableitungen die ST-Senkung aufweisen, desto sicherer und schwerer ist die Koronarinsuffizienz. Da sich die Koronarinsuffizienz in der Regel im linken Ventrikel manifestiert, wird die deutliche ST-Senkung am häufigsten in V_5 und V_6 festgestellt.
- Späteres Auftreten der ST-Senkung: Sollte sie nach der Belastung auftreten, wird sie gleichwertig behandelt wie die pathologische ST-Senkung während der Belastung.

Im allgemeinen gilt die aszendierende ST-Senkung mit einem rundlichen Bogen, wie bereits beschrieben, nicht als Zeichen einer Koronarinsuffizienz. Meines Erachtens gibt die folgende Form der aszendierenden ST-Senkung trotzdem einen Hinweis auf eine Koronarinsuffizienz:

- Wenn die aszendierende ST-Senkung deutlich ausgeprägt ist und nicht wie üblich eine halbrundliche Konfiguration, sondern eine gerade Linie zeigt.
- Wenn diese aszendierende ST-Senkung außerdem am Ende, d. h. am Übergang zur T-

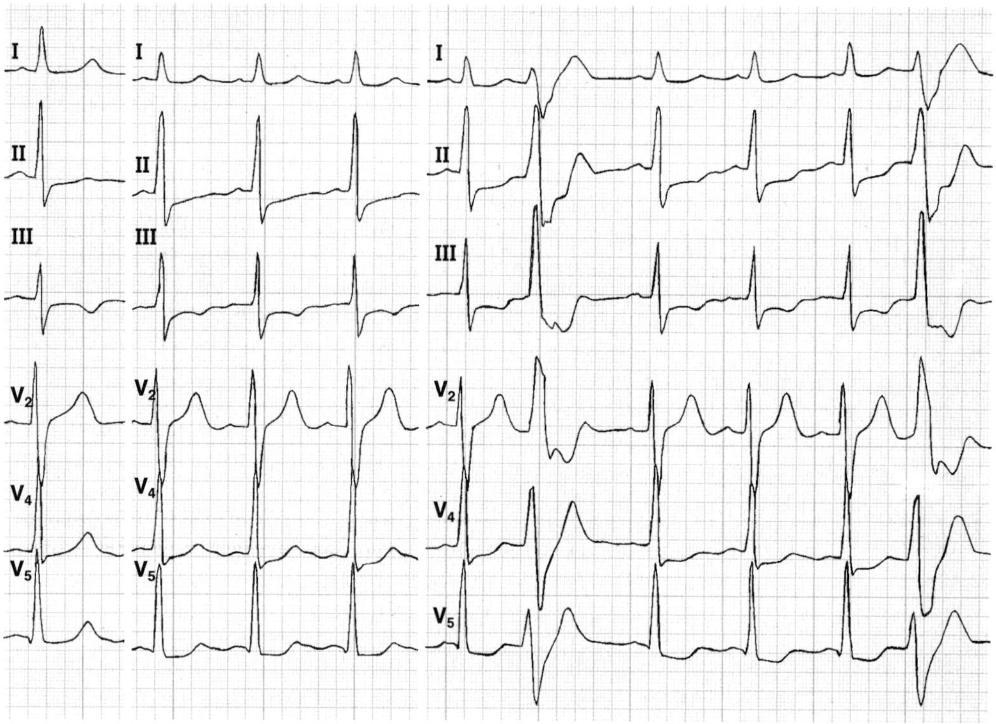

a vor Belastung b 75 Watt (nach 1 min) c 75 Watt (nach 6 min)

Abb. 307 Belastungs-EKG. Angina pectoris bei einem 48jährigen Patienten.
a Vor Belastung: Geringe aszendierende ST-Senkung in V_5 (0,5 mm). ST-Senkung und negatives T in III.
b Fahrradergometer-Belastung mit 75 Watt: Deutliche horizontale ST-Senkung in III, V_4 und V_5. ST-Senkung in V_5 2 mm. Deutlich negative U-Welle in V_4 und V_5.
c Fahrradergometer-Belastung mit 75 Watt nach 6 Minuten: Horizontale ST-Senkung und negatives T in II, III und V_4. Deszendierende ST-Senkung (3 mm), negatives T sowie negative U-Welle in V_6. Linksventrikuläre Extrasystolen.

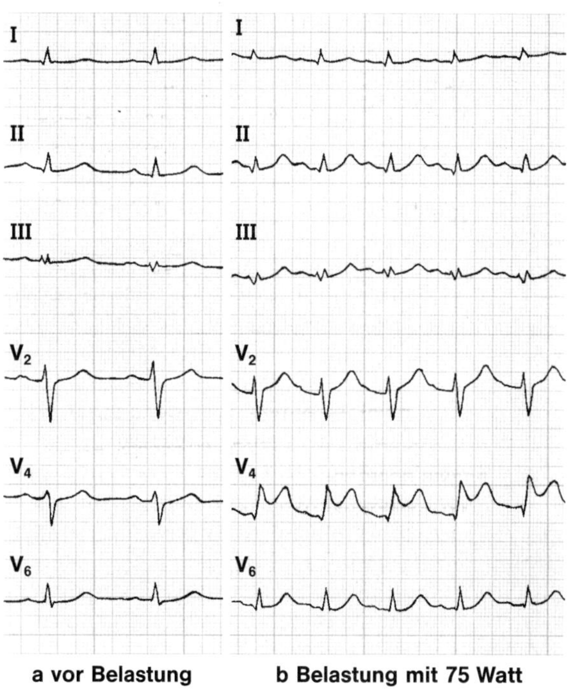

a vor Belastung b Belastung mit 75 Watt

Abb. 308 Belastungs-EKG. Koronare Herzkrankheit bei 58jährigem Patienten.
a Vor Belastung: Völlig normales EKG.
b Fahrradergometer-Belastung mit 75 Watt: Deutliche ST-Hebung und positives T in V_4 wie beim akuten Vorderwandinfarkt.

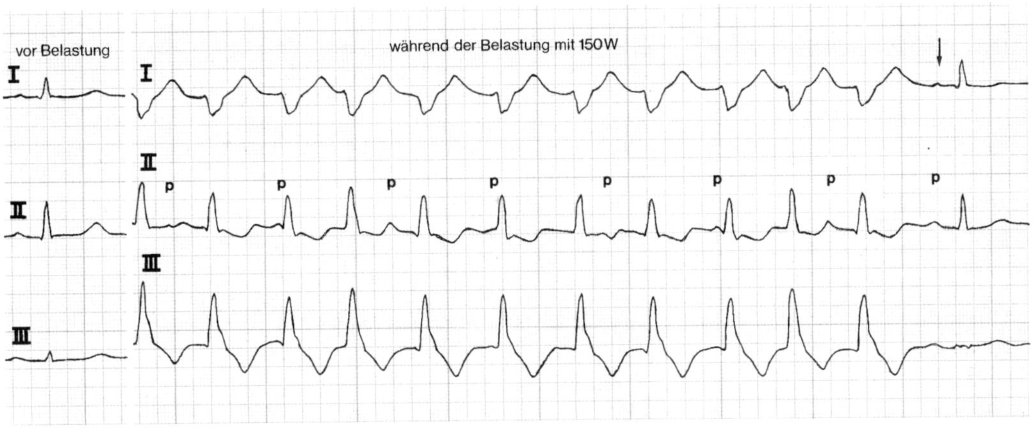

Abb. 309 40jähriger Patient mit unklaren Herzbeschwerden. EKG vor Belastung normal. Während der Fahrradergometer-Belastung plötzliches Auftreten einer ventrikulären Tachykardie mit einer Ventrikelfrequenz von 150/min. QRS-Komplex rechtsschenkelblock-ähnlich deformiert und verbreitert (0,13 sec). Vorhoffrequenz 98/min. Deutliche Störung des Erregungsrückgangs. Spontanes Sistieren der ventrikulären Tachykardie (Pfeil).

Zacke unterhalb der Null-Linie eine Knickbildung zeigt, so daß hier am ST-T-Übergang eine scharfe Ecke besteht. In diesen Fällen könnte man die ST-Senkung auch quantitativ 0,08 sec nach dem J-Punkt messen.

b) ST-Hebung

Selten findet sich unter Belastung eine ST-Hebung in Form einer monophasischen Deformierung. Ihre Bedeutung wird unterschiedlich beurteilt. Offenbar besteht in den meisten Fällen koronarangiographisch eine proximale Stenose (meist Hauptstamm der linken Koronararterie oder R. interventricularis anterior) oder ein Ventrikelwand-Aneu-

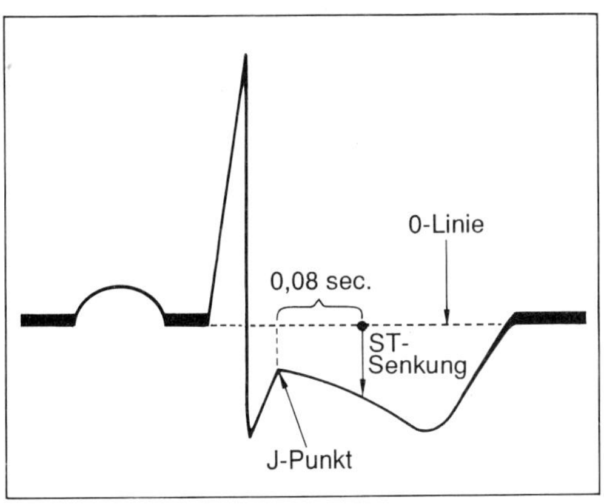

Abb. 309a Meßmethode der ST-Senkung bei Belastungs-EKG. Bei der ST-Senkung wird die Tiefe der ST-Strecke von der O-Linie aus gemessen, und zwar 0,08 sec nach dem J-Punkt.

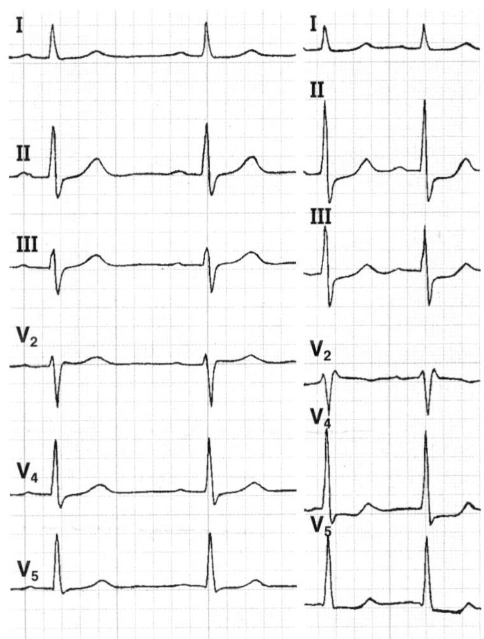

a vor Belastung **b 50 Watt**

Abb. 310 Belastungs-EKG. 62jähriger Patient mit **Angina pectoris.**
a Vor Belastung: Normales EKG.
b Fahrradergometer-Belastung mit 50 Watt: Retrosternales Brennen. Leicht deszendierende bzw. horizontal ST-Senkung beträgt nur 1,5 mm in V_4, jedoch ist ein unvollständiger Rechtsschenkelblock neu aufgetreten.

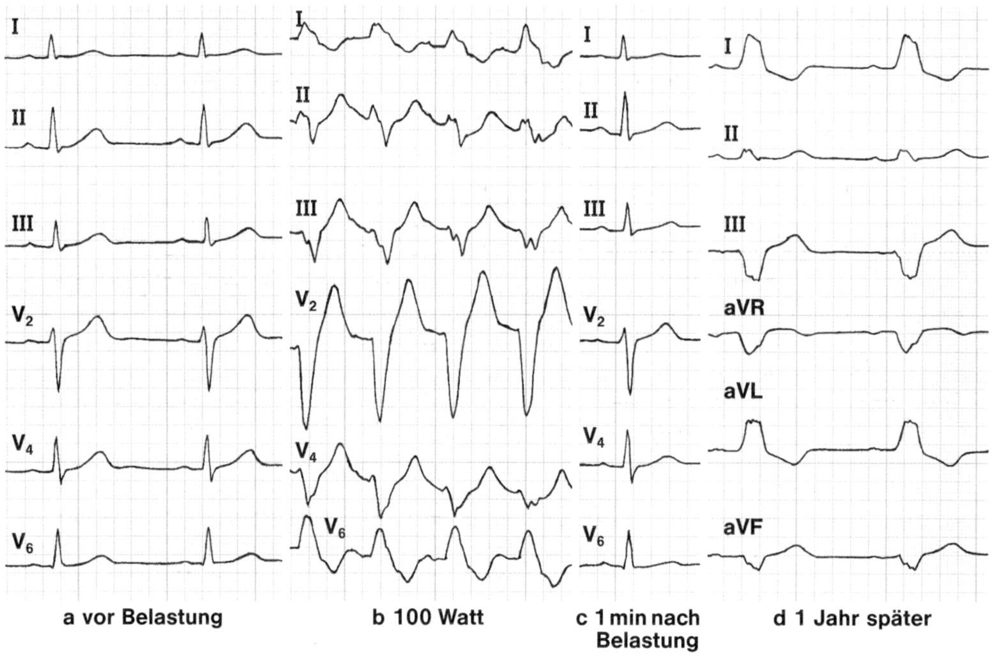

Abb. 311 Belastungs-EKG. 50jähriger Patient mit koronarer Herzkrankheit.
a Vor Belastung: normales EKG.
b Fahrradergometer-Belastung mit 100 Watt: Vollständiger Linksschenkelblock.
c Eine Minute nach Belastung: wieder ein normales EKG. Nur T in V_6 gering abgeflacht.
d Ein Jahr später: Konstant ein vollständiger Linksschenkelblock nachweisbar. Kein frequenzbedingter Linksschenkelblock.

rysma. Dieses Phänomen läßt sich folgendermaßen erklären: In der Randzone eines alten Infarktbezirks oder an einer schlecht durchbluteten Stelle entsteht bei Belastung infolge Sauerstoffmangels ein Verletzungsstrom, der zu dieser monophasischen Deformierung führt. In diesem Bereich besteht eine Akinesie oder Dyskinesie der Kammer. Allerdings kann diese während der Belastung auftretende ST-Hebung auch auf einen Koronarspasmus hinweisen, der irgendwo im Bereich einer stenosierten Koronararterie entstanden ist. Die Prognose dieser Patienten ist als ernst anzusehen.

c) Spät-negative U-Welle

Beim Herzgesunden ist die U-Welle leicht positiv, aber sehr klein und nicht immer in allen Ableitungen gut sichtbar.

Eine spät-negative U-Welle ist pathologisch. Tritt sie während der Belastung oder auch erst nach Belastung in Ruhe auf, kann sie isoliert als Zeichen einer Koronarinsuffizienz gedeutet werden. Hier kann eine proximale Stenose am R. interventrikularis anterior vorliegen.

d) R-Amplitude

Über die R-Zacken-Amplitude wird hinsichtlich der Diagnose der koronaren Herzkrankheit in letzter Zeit kontrovers diskutiert. Die R-Zacke nimmt gewöhnlich bei Herzgesunden in den linkspräkordialen Ableitungen in ihrer Amplitude während der Belastung ab. Dies kommt offenbar dadurch zustande, daß das linksventrikuläre Volumen mit der Belastung bei Sinustachykardie abnimmt (Brody-Effekt). Sollte dieses Verhalten fehlen, also die Amplitude der R-Zacke zunehmen, wird dieses Phänomen als Hinweis auf eine Myokardischämie gedeutet. Diese These ist heute jedoch umstritten.

Die R-Zacken-Amplitude korreliert mit dem Ausmaß der ST-Senkung. Daher kann bei kleiner R-Amplitude z. B. eine ST-Senkung von 0,8 mm eventuell auch als eine ischämische ST-Senkung angenommen werden.

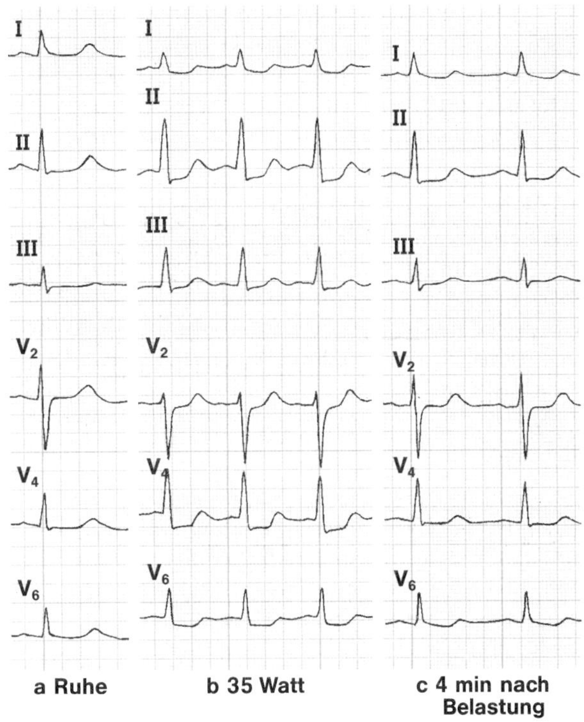

Abb. 312 Dosiertes Belastungs-EKG mit Fahrradergometer und Koronarangiographie bei koronarer Herzkrankheit. 53jährige Patientin mit Angina pectoris. Risikofaktoren: Nikotinabusus, Hypertonie, Diabetes mellitus, Hypercholesterinämie und Streß
a Ruhe-EKG: Normal.
b Belastung mit 35 Watt: Sinustachykardie mit einer Frequenz von 145/min. Deutliche horizontale ST-Senkung in II und V_4, ebenfalls deutliche ST-Senkung mit leicht deszendierendem Verlauf in I und V_6 als Zeichen einer Koronarinsuffizienz.
c 4 min nach Belastung: Immer noch angedeutete ischämische ST-Senkung in I, II, V_4 und V_6.
Koronarangiographie: Diffuse schwere sklerotische, teilweise sogar stenotische Veränderungen sowohl im Bereich der A. coronaria dextra als auch der A. coronaria sinistra. Dabei ist die A. coronaria dextra stärker pathologisch verändert als die A. coronaria sinistra.

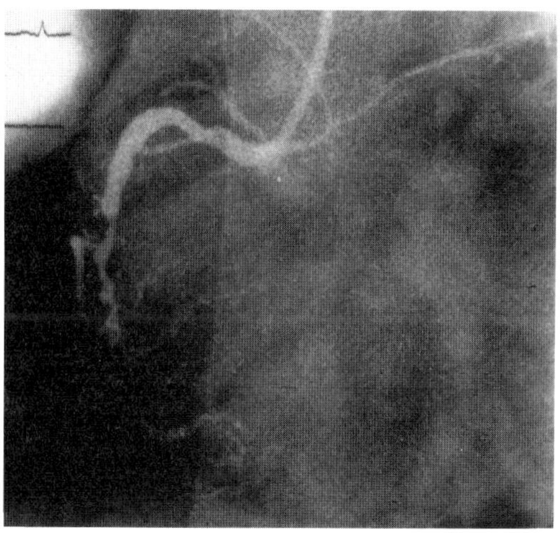

A. coronaria dextra

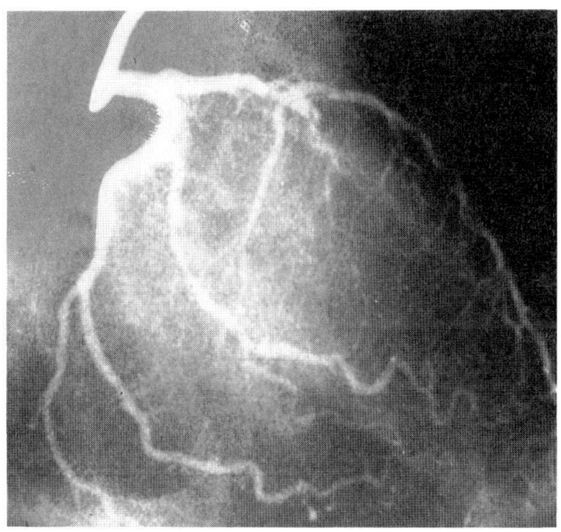

A. coronaria sinistra

e) Schenkelblock

Während der Belastung kann es zu einer deutlichen QRS-Verbreiterung in Form eines Schenkelblockes kommen. Meist findet man dabei einen Rechtsschenkelblock. Dabei handelt es sich um eine aberrierende ventrikuläre Leitung, die durch die Frequenzsteigerung induziert wird. Diese Schenkelblockbildung tritt intermittierend auf und verschwindet nach Beendigung der Belastung. Die Deutung dieses Befundes ist noch nicht restlos geklärt. Der Schenkelblock kann zwar durch die Frequenzsteigerung aufgetreten sein, jedoch ist eine koronare Herzkrankheit nicht auszuschließen. Besonders wird das Auftreten eines vollständigen Linksschenkelblockes als pathologisch betrachtet.

Es ist auch möglich, daß während der Belastung nicht nur ein Schenkelblock, sondern auch ein Hemiblock, wie z. B. ein linksarteriorer oder aber ein linksposteriorer Hemiblock intermittierend in Erscheinung tritt.

Es sollte aber dennoch bei jüngeren Menschen trotz Erfüllung der obengenannten Bedingungen eher an die Möglichkeit einer Myokarditis, arteriellen Hypertonie, dilatativen Kardiomyopathie oder an eine infektiös-toxische Myokardaffektion gedacht werden, bevor man eine koronare Herzkrankheit diagnostiziert.

f) T-Zacke

Ein isoliert abgeflachtes T oder eine gering negative T-Zacke ohne ST-Senkung während und nach Belastung spricht nicht für eine Koronarinsuffizienz. Die frühere irrtümliche Annahme, die abgeflachte oder negative T-Zacke sei Ausdruck einer Koronarinsuffizienz, führte für viele Jahre zu einer Fehleinschätzung der Aussagekraft des Belastungs-EKGs.

Häufig zeigen sich diese Veränderungen bei einer vegetativen Labilität oder Sympathikotonie. So fand Robb im Rahmen einer zehnjährigen Beobachtung bei Personen mit dieser T-Veränderung während der Belastung hinsichtlich der Mortalität und Morbidität bezüglich des Herzinfarkts keinen signifikanten Unterschied im Vergleich zu einer Gruppe herzgesunder Menschen.

Die isolierte T-Zacken-Negativität kann eventuell in folgenden Situationen einen Hinweis auf eine Koronarinsuffizienz geben:

- wenn die T-Zacke symmetrisch und tief spitz-negativ ist,
- wenn bei negativer T-Zacke die QT-Zeit verlängert ist,
- wenn die negative T-Zacke zusammen mit einer niedrigen Herzfrequenz auftritt.

Sollte eine negative T-Zacke während der Belastung positiv werden, dann kann hier eventuell beim Auftreten der Angina pectoris eine Myokardischämie angenommen werden.

g) P-Zacke

Die P-Zacken sind beim Belastungs-EKG in erster Linie zur Erfassung der Vorhofarrhythmien wichtig. Daneben kommt bei sorgfältiger Beobachtung der Kurven ein P sinistro-artriale bei Vorhofbelastung durch Linksherzinsuffizienz vor.

h) Rhythmusstörungen

Rhythmusstörungen, z. B. Vorhof- oder ventrikuläre Extrasystolie, die während der Belastung verschwinden, können grundsätzlich als funktioneller Natur gedeutet werden. Sie sind aber pathologisch, wenn sie während der Belastung zunehmen oder gar massenhaft neu auftreten.

Wir wissen außerdem, daß Herzrhythmusstörungen auch bei verschiedenen Herzvitien, dilatativer Kardiomyopathie, hypertrophischer Kardiomyopathie, Myokarditis oder auch bei Hypokaliämie auftreten können.

Die Sinustachykardie ist, wie bereits erwähnt, eine physiologische Begleiterscheinung beim Belastungs-EKG. Sollte eine Belastungsbradykardie auftreten, wird dies prognostisch als ungünstig betrachtet, da bei diesen Patienten mit inadäquatem Frequenzanstieg häufig ein plötzlicher Herztod, eine koronare Herzkrankheit oder eine linksventrikuläre Insuffizienz gefunden wird.

Selbst bei Herzgesunden können ventrikuläre Extrasystolen auftreten. Folgende Formen der ventrikulären Extrasystolen geben eventuell zusammen mit ST-Senkung einen zusätzlichen Hinweis auf eine Koronarinsuffizienz:

- neu aufgetretene heterotope ventrikuläre Extrasystolen, Couplets oder salvenartige ventrikuläre Extrasystolen,
- ventrikuläre Tachykardien,
- ventrikuläre Extrasystolen, deren Häufigkeit unter Belastung deutlich zunimmt.

Ein AV-Block 1. Grades kann bei Vagotonikern oder bei Hochleistungssportlern während der Belastung verschwinden. Sollte ein AV-Block oder SA-Block während der Belastung neu auftreten, ist das als pathologisch zu deuten.

10. Blutdruckverhalten unter Belastung

Bei normaler Kreislaufregulation steigt während der körperlichen Anstrengung der systolische Blutdruck stark, der diastolische Wert nur wenig an. So können Werte von 230/110 mmHg bei submaximaler Belastung durchaus noch als physiologisch gelten. Als Faustregel gilt ein Blutdruck von 200/100 mmHg bei einer Belastung von 100 Watt als oberster Grenzwert. Altersbezogen kann gesagt werden, daß ein systolischer Blutdruck von 200 mmHg nicht überschritten werden sollte, bevor eine Belastungsstufe von 200 Watt minus Lebensalter erreicht ist.

Bei Patienten mit einer koronaren Herzkrankheit liegt in den meisten Fällen eine normale Blutdruckregulation vor. Das Auftreten von ST-Senkung und pektanginösen Beschwerden hat per se keinen Einfluß auf den arteriellen Blutdruck. Bei einer kleinen Gruppe von Patienten fällt jedoch nach dem Auftreten von Angina-pectoris-Beschwerden der Blutdruck ab. Thomson konnte nachweisen, daß in diesen Fällen besonders schwere Koronarstenosen vorlagen. Nach einer Steigerung der Koronardurchblutung durch eine Bypass-Operation waren Angina-pectoris-Beschwerden und ST-Senkung behoben oder gebessert, gleichzeitig normalisierte sich bei diesen Patienten der arterielle Blutdruck während der Belastung. Nicht selten treten bei Patienten mit Hypotonie atypische Herzschmerzen auf. Während der Ergometerbelastung kommt es in diesen Fällen häufig zu einer überschießenden Herzfrequenzsteigerung ohne ausreichenden Blutdruckanstieg.

11. Erschwerte Interpretation des Belastungs-EKGs

a) Vollständiger Rechtsschenkelblock

Sollte bei Patienten mit einem bereits bestehenden vollständigen Rechtsschenkelblock eine Belastung durchgeführt werden, ist eine Interpretation des EKGs nicht schwierig. Gewöhnlich besteht beim vollständigen Rechtsschenkelblock in den linkspräkordialen Ableitungen (V_5 und V_6) keine ST-T-Veränderung. Sollte in diesen Ableitungen während der Belastung eine signifikante horizontale ST-Senkung oder eine deszendierende ST-Senkung von mehr als 1–2 mm auftreten, dann ist dies als Zeichen einer koronaren Herzkrankheit zu werten.

b) Vollständiger Linksschenkelblock

Beim vollständigen Linksschenkelblock ist ohnehin bereits in Ruhe eine deutliche Erregungsrückbildungsstörung in den linkspräkordialen Ableitungen vorhanden. So ist eine ST-Senkung in den Ableitungen V_5 und V_6 nachweisbar; die T-Zacken sind hier auch deutlich negativ. Daher ist beim Vorhandensein eines vollständigen Linksschenkelblockes eine Koronarinsuffizienz schwer nachzuweisen. Dennoch können folgende Befunde eventuell auf eine koronare Herzkrankheit hinweisen, obwohl sie mit Vorsicht zu behandeln sind.

- Die ST-Senkung ist am J-Punkt bei Belastung noch deutlicher ausgeprägt als vorher.
- Die ST-Strecke verläuft mehr horizontal als deszendierend.

c) WPW-Syndrom

Beim WPW-Syndrom Typ B ist, wie beim vollständigen Linksschenkelblock, ebenfalls in Ruhe bereits eine deutliche Erregungsrückbildungsstörung vorhanden. So finden wir häufig eine deutliche ST-Senkung mit einer negativen T-Zacke in den linkspräkordialen Ableitungen V_5 und V_6. Eine Interpretation ist hier wie beim vollständigen Linksschenkelblock extrem schwierig. Dennoch kann beim WPW-Syndrom ein Belastungs-EKG durchgeführt werden, da möglicherweise das WPW-Syndrom durch die Belastung vorübergehend verschwinden kann. In diesem Fall ist dann eine Beurteilung der ST-T-Strecke wie gewohnt möglich.

Im Gegensatz zum WPW-Syndrom Typ B ist die Beurteilung des Belastungs-EKGs beim WPW-Syndrom Typ A mit Rechtsschenkelblock-ähnlichem Bild leicht (s. Kapitel „Vollständiger Rechtsschenkelblock").

d) Linksventrikuläre Hypertrophie

Bei linksventrikulärer Hypertrophie sind häufig in den linkspräkordialen Ableitungen

V_5 und V_6 Linksschädigungszeichen vorhanden. So können eine ST-Senkung und eine negative T-Zacke in diesen Ableitungen schon in Ruhe nachweisbar sein. In diesem Falle ist ein Belastungs-EKG zum Nachweis einer zusätzlichen Koronarinsuffizienz wenig sinnvoll. Sollten trotz linksventrikulärer Hypertrophie keine ST-T-Veränderungen in Ruhe nachweisbar sein, kann allerdings ein Belastungs-Test durchgeführt werden. Jedoch ist ein sicherer Nachweis einer Myokardischämie auch dann nicht möglich, weil die Linksschädigungszeichen, die vor der Belastung nicht erkennbar waren, erst jetzt durch die Belastung zum Ausdruck kommen können und damit wiederum keinen eindeutigen Hinweis auf eine koronare Herzkrankheit liefern.

12. Klinische Wertigkeit

Sprechen die im Belastungs-EKG erhobenen Befunde für das Vorliegen einer Koronarinsuffizienz, so ist das immer noch kein endgültiger Nachweis für eine Koronarstenose.

Gewißheit schafft erst die Koronarangiographie. Ein positives Belastungs-EKG (z. B. horizontale oder deszendierende ST-Strecken-Senkung von mehr als 0,2 mV = 2 mm) gilt erst als bestätigt, wenn an mindestens einem Koronargefäß eine über 50%ige Stenose nachgewiesen wird. Dann besitzt das Belastungs-EKG eine spezifische Aussagekraft. Die spezifische Aussagekraft beträgt bei der Ergometer- oder Laufbandbelastung etwa 70–90%, die Sensitivität 60–70%, beim Stufentest nach Master die Sensitivität ca. 20%.

Falsch-negative Tests bedeuten ein normales Belastungs-EKG bei Koronarstenosen über 50%. Die genaue Untersuchung von Patienten mit Koronarinsuffizienz und normalem Belastungs-EKG zeigte, daß sich bei Drei-Gefäß-Erkrankungen in 25%, jedoch bei Ein-Gefäß-Erkrankungen in 75% ein falsch-negativer Test ergab, vor allem dann, wenn die Patienten nicht genügend belastet worden waren.

Die Frage, ob nach einem Koronarverschluß eine gute Kollateralbildung erfolgt ist oder nicht, kann durch das Belastungs-EKG nicht beantwortet werden. Meist ist eine ausgeprägte Kollateralbildung Zeichen einer schweren und fortgeschrittenen koronaren Herzkrankheit. Ein normales Belastungs-EKG nach einem Herzinfarkt wird nach Blomquist durch eine Vernarbung des Infarktes erklärt; eine später erneut auftretende Ischämiereaktion ist nach dieser Vorstellung durch eine Stenose im Bereich eines anderen Gefäßes zu erklären. Eine Aussage über die Lokalisation der Stenose bei ischämischen ST-Senkungen ist nicht möglich.

Für falsch-positive Belastungs-EKG-Befunde in ca. 8%, also ein normales Koronarangiogramm bei scheinbar pathologischem Belastungs-EKG, gibt es bisher keine einheitliche allgemein gültige Erklärung. Es werden folgende Möglichkeiten diskutiert: Von James wird als Begründung die inkorrekte Interpretation des Koronarangiogramms angeführt, so daß kleinere Stenosen in kleinen Gefäßbezirken nicht objektiviert werden können. Dies ist z. B. bei Mikroangiopathie bzw. „small vessel disease" der Fall. Eliot macht Störungen in der Hämoglobin-O_2-Bindungskurve für diese Diskrepanz verantwortlich. Reversible Thrombozytenaggregate in Form von Mikroembolien könnten zu einer Störung in der Mikrozirkulation führen. Haerem konnte bei Herzinfarkt-Patienten massive Thrombozytenaggregate in den Koronargefäßen nachweisen.

Falsch-positive Befunde kommen bekanntlich auch bei digitalisierten Patienten, Hypokaliämie, Sympathikotonie oder orthostatischen Regulationsstörungen, Einnahme von Antiarrhythmika, trizyklischen Antidepressiva, Zytostatika und Mitralklappenprolaps-Syndrom vor. Bei Frauen werden außerdem die niedrige Inzidenz und eine mögliche Beeinflussung der ST-Strecke durch den Östrogenspiegel diskutiert.

In den letzten Jahren konnte man durch eingehende hämodynamische Untersuchungen feststellen, daß der enddiastolische Druck des linken Ventrikels während eines Angina-pectoris-Anfalls deutlich ansteigt. Dies wird vor allem durch die sekundäre Kontraktionsinsuffizienz des linken Ventrikels verursacht. Entsprechend kommt es dabei zu einem diastolischen Druckanstieg in der A. pulmonalis. Der enddiastolische Pulmonalarteriendruck korreliert eng mit dem mittleren pulmonalen Kapillardruck und entspricht bei fehlender Lungenerkrankung etwa dem linksventrikulären enddiastolischen Druck. So wird in manchen Kliniken nicht allein die ischämische ST-Senkung beurteilt, sondern als ein zusätzlicher Parameter der enddiastolische Pulmonalisdruck mit Hilfe eines Einschwemmkatheters gemessen, um die Koronarinsuffizienz sicher zu diagnostizieren.

Bei atrioventrikulären Leistungsstörungen mit Bradykardie beobachten wir unter Belastung oft eine ungenügende Herzfrequenzsteigerung mit Zeichen der Linksherzinsuffizienz. Andererseits zeigen vor allen Dingen junge Patienten häufig einen ausreichenden Frequenzanstieg, das Verschwinden von Extrasystolen und eine gute körperliche Leistungsfähigkeit. Im letzten Fall ist eine weitere Therapie nicht erforderlich. Das Auftreten supraventrikulärer oder ventrikulärer Extrasystolen in Ruhe ist nicht selten. Kommt es unter Belastung zu einer Häufung der Extrasystolie, so kann ein Therapieerfolg durch ein zweites Belastungs-EKG objektiviert werden.

Die Diagnose „Koronarinsuffizienz" aufgrund eines pathologischen Belastungs-EKGs umfaßt in vielen Fällen koronare Durchblutungsstörungen schweren Grades. Nach den Untersuchungen von Mattingly tritt in 24% der Fälle mit pathologischem Belastungs-EKG innerhalb von fünf Jahren ein Myokardinfarkt auf.

Spricht bei jüngeren Patienten das Belastungs-EKG zusammen mit dem klinischen Befund für eine koronare Herzkrankheit, sollte möglichst bald koronarangiographiert werden, um die stenosierenden Veränderungen an den Koronararterien genau zu lokalisieren und gegebenenfalls die Indikation zur aortokoronaren Bypass-Operation bzw. PTCA (perkutane transluminale koronare Angioplastie) stellen zu können.

Belastungs-EKG:

- Dosierte Belastung mit Fahrradergometer (Standardmethode)
- Pathologische Befunde:

1. Horizontale oder deszendierende ST-Senkung mit negativem T mehr als 1 mm in den Extremitäten-Ableitungen, mehr als 2 mm in den linkspräkordialen Ableitungen
2. Dauer der ST-Senkung $\geqq$0,08 sec (80 msec)
3. Geradlinige aszendierende ST-Senkung mit Knickbildung am ST-T-Übergang
4. ST-Hebung
5. Spät-negative U-Welle
6. Auftreten eines Rechts- oder Linksschenkelblocks
7. Zunehmende ventrikuläre Extrasystolen oder Auftreten einer ventrikulären Tachykardie
8. Blutdruckabfall und inadäquater Pulsfrequenzanstieg

Myokardischämie

Bisher haben wir in diesem Buch zunächst die allgemeinen Grundlagen der Elektrokardiographie kennengelernt. Danach haben wir uns beschäftigt mit den P-Zacken-Veränderungen bei Vorhofhypertrophie und ferner den QRS-Veränderungen bei Kammerhypertrophie und Schenkelblock sowie beim WPW-Syndrom. Beim Herzinfarkt waren sowohl der QRS-Komplex als auch die ST-T-Abschnitte verändert. Nun werden wir uns mit den Krankheitsbildern, die sich vorwiegend im Bereich der ST-T-Abschnitte zeigen, beschäftigen.

Elektrokardiographisch entspricht die Erregungsrückbildung dem Abschnitt nach der Kammerdepolarisation. Er beginnt mit dem J-Punkt und reicht bis zum Ende der T-Zacke. Es gibt zu diesen Abschnitten im deutschsprachigen Raum verschiedene Ausdrucksweisen, die gleiche Bedeutung haben. Diese sind insgesamt:

- Erregungsrückbildung
- Erregungsrückgang
- ST-T-Abschnitt
- Repolarisationsphase

Gewöhnlich verläuft die ST-Strecke weitgehend geradlinig. Die T-Zacke ist deutlich positiv, zum Beispiel in den auf den linken Ventrikel hinweisenden Ableitungen (I, II, aVL, V_4 bis V_6). Sollte die ST-Strecke gesenkt sein und/oder die T-Zacke abgeflacht, biphasisch oder negativ, dann spricht man von einer Störung der Erregungsrückbildung beziehungsweise des Erregungsrückganges.

Die Störung der Erregungsrückbildung ist vieldeutig. Sie kann sowohl funktionell als auch organisch bedingt sein. Daher läßt sie sich schwerer beurteilen als die Störung der intraventrikulären Erregungsausbreitung z. B. beim Schenkelblock. Die frühere irrtümliche Annahme, die abgeflachte oder angedeutet negative T-Zacke sei Ausdruck einer Koronarinsuffizienz, führte dazu, daß die Aussagekraft der Elektrokardiographie viele Jahre nicht richtig eingeschätzt wurde (s. Kapitel „Erregungsrückbildungsstörungen").

Nicht kardial bedingte Störungen des Erregungsrückgangs findet man u. a. als Tagesschwankungen bei vegetativer Dystonie, bei Elektrolytentgleisungen, Vergiftungen und medikamentösen Einflüssen.

Bei den kardial bedingten Störungen des Erregungsrückgangs unterscheidet man primäre und sekundäre Veränderungen. Die letzteren finden sich als Folge von Veränderungen des QRS-Komplexes, z. B. bei Schenkelblock, ventrikulären Extrasystolen und WPW-Syndrom. Eine besondere Bedeutung kommt den Nachschwankungen in diesen Fällen von vornherein nicht zu.

Die primären Störungen des Erregungsrückgangs können beispielsweise bei Myokardischämie, Herzinfarkt, infektiös-toxischer Myokardaffektion, Myokarditis und Perikarditis auftreten. Man muß daher die klinischen Befunde mit berücksichtigen, wenn man die Störungen des Erregungsrückgangs beurteilt. Unter den genannten Krankheitsbildern ist die Myokardischämie (Koronarinsuffizienz) mit dem Bild der Angina pectoris bei koronarer Herzkrankheit wohl am wichtigsten, die folgende Symptome zeigt:

- *Lokalisation:* Die Patienten klagen typischerweise mehr über retrosternale Schmerzen als über Schmerzen in der Herzspitzengegend. Sie strahlen häufig in den linken Arm aus.

- *Dauer:* Charakteristisch ist die kurze Dauer dieser retrosternalen Schmerzen, die gewöhnlich nur einige Minuten, allenfalls eine Viertelstunde ausmacht.

- *Auslösbarkeit:* Die restrosternalen Schmerzen treten bevorzugt bei körperlicher Belastung auf und verschwinden wieder in Ruhe. Sie können aber auch durch seelische Erregung ausgelöst werden oder beim Hinaustreten in die Kälte vorkommen.

- *Ansprechbarkeit:* Die Patienten mit Angina-pectoris-Anfall reagieren gut auf Nitroglyzerin-Kapseln. Herzgesunde Patienten verspüren vor allem deutliche Kopfschmerzen.

Die Myokardischämie (Koronarinsuffizienz) ist Ausdruck eines Mißverhältnisses zwischen dem koronaren Sauerstoff-Angebot und dem Sauerstoff-Bedarf des Myokards. Meist liegt bei älteren Menschen pathologisch-anatomisch eine Koronarsklerose als Ursache vor. Wichtig ist auch die Koronar-Abgangsstenose bei Aortenlues.

Der Koronarfluß hängt vom koronaren Perfusionsdruck und dem linksventrikulären Füllungsdruck, ferner von der Diastolenlänge sowie vom Gefäßkaliber ab, wobei folgende Faktoren eine wichtige Rolle spielen: Noradrenalin, ATP, Acetylcholin, Serotonin und endotheleigener Relaxationsfaktor.

Die myokardiale Sauerstoff-Versorgung kann auch bei intakten Koronarien mangelhaft sein; wir sprechen dann von einer relativen Koronarinsuffizienz. Hierher gehören Herzfehler mit Hypertrophie eines oder beider Ventrikel, die arterielle Hypertonie oder auch eine schwere Anämie. Bekanntlich kommt bei Patienten mit Aortenstenose infolge verminderten koronaren Perfusionsdruckes und linksventrikulärer Hypertrophie oft eine schwere Angina pectoris vor. Bei schwerer Blutungsanämie tritt infolge der mangelhaften Sauerstoffversorgung des Myokards besonders bei älteren Menschen eine Angina pectoris auf.

EKG-Veränderungen

Die charakteristischen EKG-Veränderungen sind bei Koronarinsuffizienz eine horizontale oder deszendierende ST-Senkung mit einer terminal oder präterminal tief-spitz-negativen T-Zacke. Eine spät-negative U-Welle ist gelegentlich nachweisbar.

Diese Veränderungen sind häufig in I, II, aVL, vor allem aber in V_5 und V_6 ausgeprägt. Somit sind die pathologischen Veränderungen mehr in den Ableitungen nachweisbar, die auf die linksventrikulären bioelektrischen Vorgänge hinweisen, da die Koronarinsuffizienz vorwiegend den linken Ventrikel betrifft. Bei rechtstypischer Herzachse oder Beteiligung der inferioren Wand sind die pa-

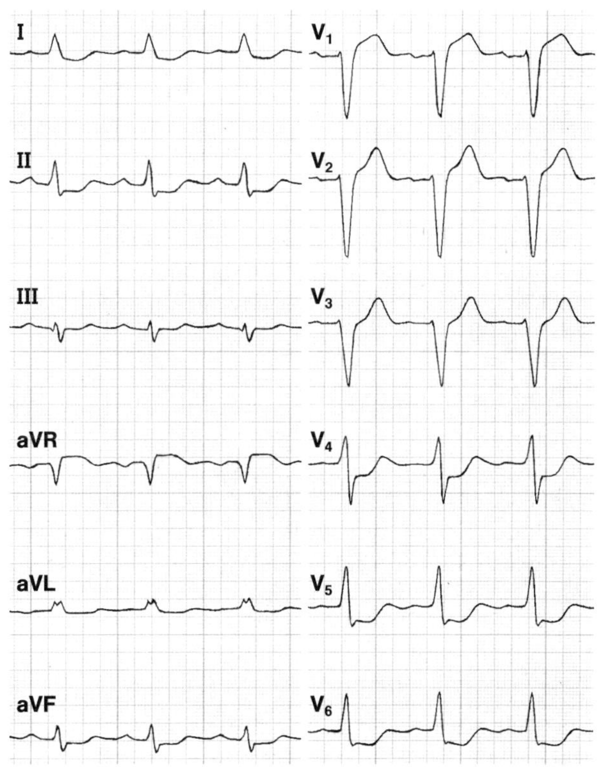

Abb. 313 Schwere koronare Herzkrankheit. 68jähriger Patient mit Angina pectoris. Teils deutlich horizontale und teils etwas deszendierende ST-Senkung mit T-Negativität. Die ST-Senkung beträgt in V_5 0,3 mV (3 mm).

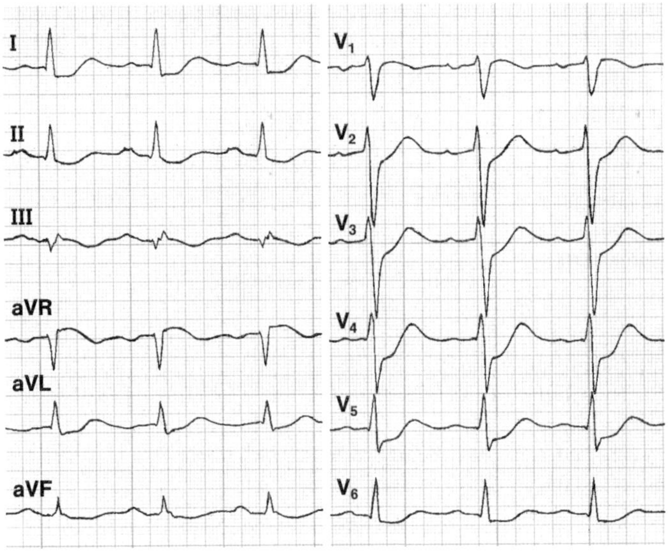

Abb. 314 Ausgeprägte Angina pectoris bei schwerer koronarer Herzkrankheit. 62jährige Patientin. EKG im Anfall (nachts 3.00 Uhr) aufgenommen. Ausgeprägte ST-Senkung, mehr horizontale Form in den Thorax-Ableitungen (0,4 mV in V_4). 3-Gefäß-Erkrankung (mehr als 75prozentige Stenose am R. interventricularis anterior, R. circumflexus und an der proximalen rechten Koronararterie).

thologischen Veränderungen mehr in II, III und aVF zu sehen.

1. ST-Senkung

Gewöhnlich kommt es bei einem Angina-pectoris-Anfall zu einer subendokardialen Minderdurchblutung. So finden wir eine ST-Senkung und eine negative T-Zacke in den linkspräkordialen Ableitungen V_5 und V_6, außerdem in I, II, aVL oder gelegentlich in III und aVF.

Die ST-Senkung verläuft aszendierend, muldenförmig, horizontal oder deszendierend. Sicher ist eine ST-Senkung aber nur dann als pathologisch zu betrachten, wenn sie mehr als 0,1 mV (1 mm) beträgt und zusätzlich eine horizontale oder deszendierende Form zeigt.

2. Negative T-Zacke

Die T-Zacke wird gewöhnlich als abgeflacht bezeichnet, wenn sie $\frac{1}{7}$ der Amplitude der vorangegangenen R-Zacke nicht erreicht. Ferner kann die T-Zacke pathologischerweise eine biphasische Form (oft nach Art eines *Roller-coaster*-Syndroms = ST-Senkung und biphasisches T, s. S. 296) bzw. präterminal negative oder etwa symmetrisch-gleichschenklig spitz-negative Form (koronares T) zeigen.

Die negative T-Zacke kann vektoriell folgendermaßen erklärt werden: Die innere

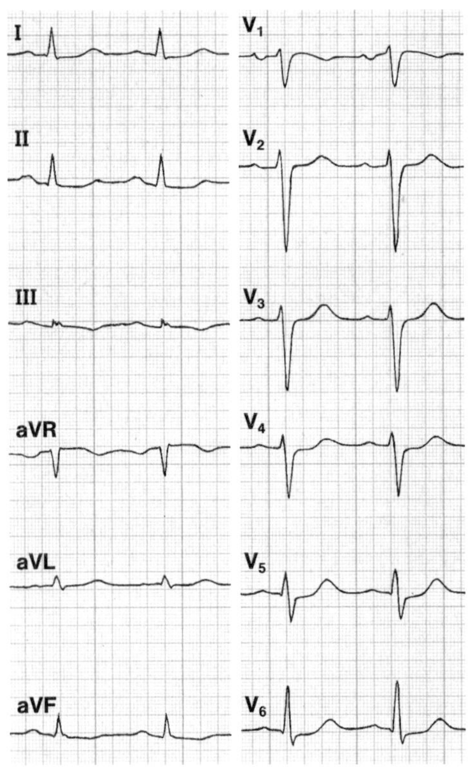

Abb. 315 EKG ein Jahr nach aortokoronarer Bypassoperation. Dieselbe Patientin wie in Abb. **314**. Die horizontale ST-Senkung in V_6 beträgt 0,1 mV. Nach zwei Jahren sowohl Ruhe-EKG als auch Belastungs-EKG bei 100 Watt (nicht abgebildet) völlig normal und Patientin beschwerdefrei.

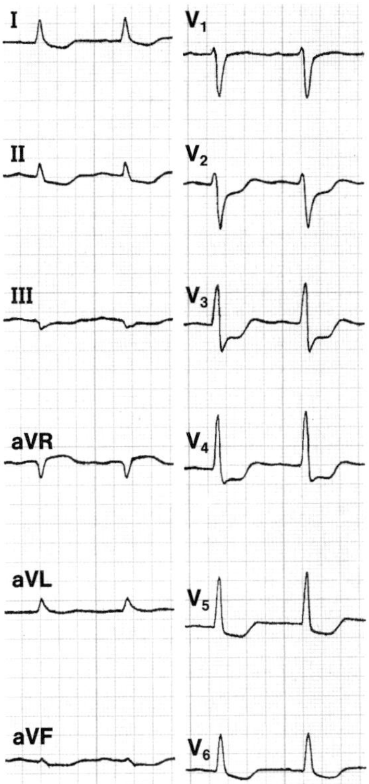

Abb. 316 Schwerer Angina-pectoris-Anfall bei koronarer Herzkrankheit. Angina-pectoris-Anfall vor einer geplanten Augenoperation. 70jähriger Patient. Deutliche, teils horizontale und teils deszendierende ST-Senkung mit negativem T in I, II, III, aVF und V_2 bis V_6 (ST-Senkung in V_4 0,3 mV).

Schicht des linken Ventrikels ist infolge der Schädigung bei ungenügender Durchblutung schlecht erregbar. So ist die Außenseite des Myokards am Ende der intraventrikulären Erregungsausbreitung bereits elektronegativ. Es entsteht eine Potentialdifferenz zwischen innen und außen. Der Vektor ist also von außen nach innen gerichtet, da die Innenschicht relativ elektropositiv ist und der Vektor immer in die Richtung der elektropositiven Seite zeigt. Von den linksventrikulären Ableitungen ist der T-Vektor weggerichtet, weshalb die T-Zacken in I, II, aVL, V_5 und V_6 negativ sind.

Ausnahmsweise kann ein sehr hohes spitz-positives T (Erstickungs-T) im Angina-pectoris-Anfall flüchtig auftreten.

3. Post-extrasystolische T-Zacken

Ausschläge, die einer Vorhof- oder ventrikulären Extrasystolie folgen, zeigen gewöhnlich

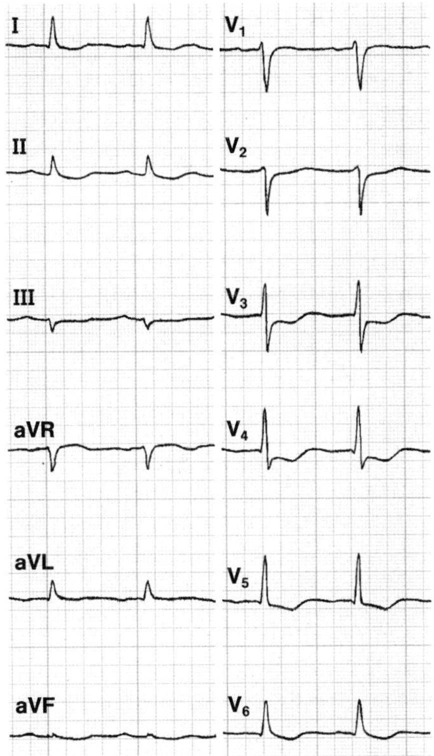

Abb. 317 EKG nach Behandlung der Angina pectoris. Derselbe Patient wie in Abb. **316**. ST-Senkung und negatives T jetzt weniger ausgeprägt. ST-Senkung in V_4 0,2 mV.

keine Änderung hinsichtlich des ST-T-Abschnitts. Zumindest werden die ST-Senkung und/oder die negative T-Zacke nicht deutlicher negativ als zuvor. Manchmal kommt es jedoch vor, daß nach der Extrasystolie eine ST-Senkung und/oder eine negative T-Zacke neu auftritt oder aber diese Veränderungen deutlicher als zuvor nachweisbar sind. Diese ST-T-Veränderungen betreffen gewöhnlich nur einen einzigen Ausschlag, besonders nach der Extrasystole, sie können jedoch auch in mehreren Ausschlägen nachweisbar sein, wobei die ST-T-Veränderungen langsam zurückgehen. Sollten diese Veränderungen in den linkspräkordialen Ableitungen, besonders V_5 und V_6, auftreten, dann gelten sie als Hinweis auf eine koronare Herzkrankheit (Abb. **446**).

4. U-Welle

Wie mehrfach bereits beschrieben, ist die U-Welle sehr klein. Es handelt sich um ein

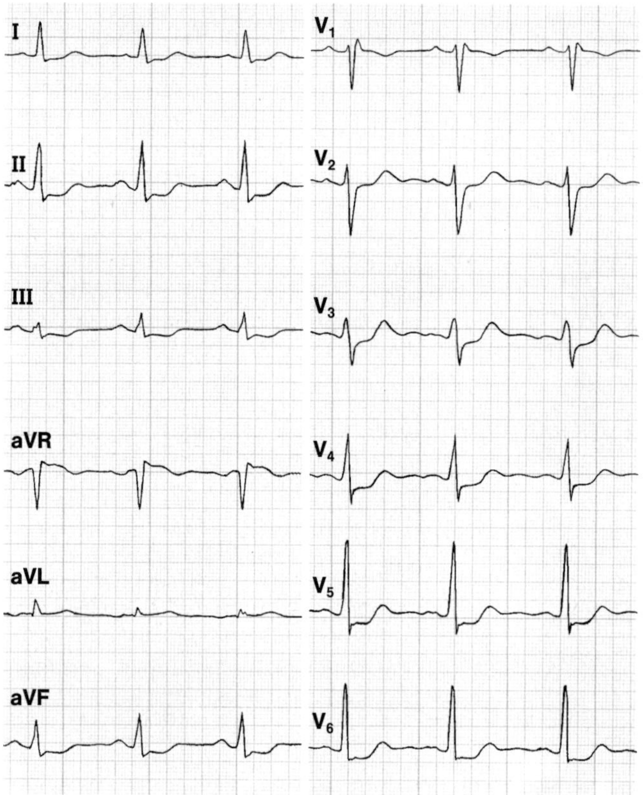

Abb. 318 Angina pectoris bei koronarer Herzkrankheit. 70jähriger Patient. Deutliche horizontale ST-Senkung in II, aVF und V_4 bis V_6. ST-Senkung in V_5 0,22 mV.

Nachpotential der Kammererregung. Sie kann möglicherweise die Repolarisation des His-Purkinje-Systems darstellen.

Die U-Welle ist normalerweise in den Ableitungen II und V_2 bis V_6 immer positiv. Eine negative U-Welle ist immer krankhaft. Besonders ist eine spät auftretende, negative U-Welle auch als ein isolierter Befund pathologisch und spricht für eine koronare Herzkrankheit. Auch wenn die U-Welle nach der Extrasystole erscheint und negativ wird, ist dies ebenfalls als Zeichen für eine koronare Herzkrankheit zu deuten.

5. Vollständiger Rechtsschenkelblock

Der vollständige Rechtsschenkelblock kommt u. a. bei Patienten mit Myokarditis, infektiös-toxischer Myokardschädigung und rechtsventrikulärer Hypertrophie vor. Es ist aber auch eine angeborene Form bekannt. Dennoch sollte man bei älteren Patienten in erster Linie an eine koronare Herzkrankheit denken, besonders dann, wenn hier eine zusätzliche ST-T-Veränderung in den linkspräkordialen Ableitungen auftritt.

6. Vollständiger Linksschenkelblock

Der vollständige Linksschenkelblock ist sicherlich seltener als der vollständige Rechtsschenkelblock. Er findet sich bei schweren Aortenvitien, dilatativer Kardiomyopathie, arterieller Hypertonie und Myokarditis. Bei älteren Menschen kommt in erster Linie eine koronare Herzkrankheit in Frage. Der Vollständigkeit halber sollte man hier am Rande auch den linksanterioren und den linksposterioren Hemiblock erwähnen, die meist im Rahmen einer koronaren Herzkrankheit auftreten.

7. Rhythmusstörungen

Bei stark ausgeprägten Störungen des Erregungsrückganges bei Myokardischämie werden oft Rhythmusstörungen (z. B. supraventrikuläre oder ventrikuläre Extrasystolie, Vor-

T-Form	Bezeichnung	Vorkommen	Beurteilung
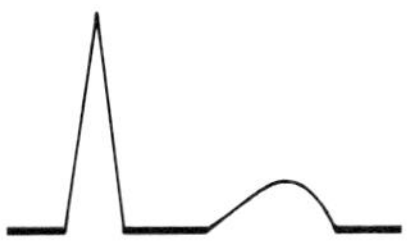	normal hohes T (T > 1/7 von R)	normaler Fall	normal
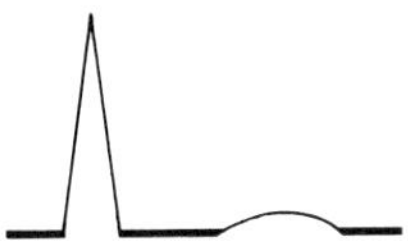	abgeflachtes T (T < 1/7 von R, aber positiv)	vegetative Dystonie oder Sympathikotonie bei jüngeren Menschen, Digitalisierung	meist funktionell
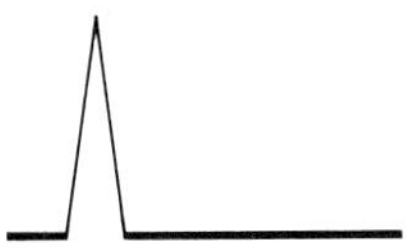	isoelektrisches T	vegetative Dystonie oder Sympathikotonie	funktionell
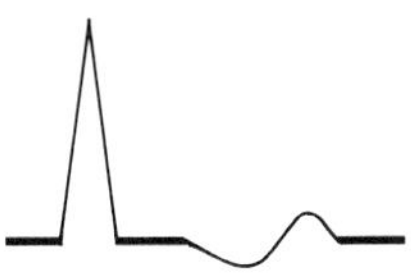	biphasisches T	eventuell Tachykardie oder Sympathikotonie, Koronarinsuffizienz	funktionell oder organisch
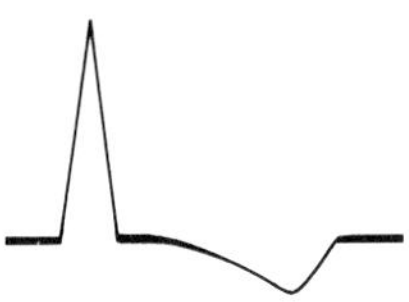	präterminal negatives T	Koronarinsuffizienz, eventuell Hypertrophie	organisch
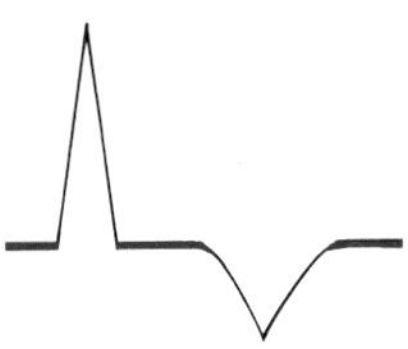	terminal negatives T, spitz-negatives, gleichschenklig negatives T, koronares T	Koronarinsuffizienz, Perikarditis, Myokarditis, infektiös-toxische Myokardaffektion	organisch

Abb. 319 Klinische Bedeutung der verschiedenen T-Zacken-Veränderungen.

ST-T-Form	Bezeichnung	Vorkommen	Beurteilung
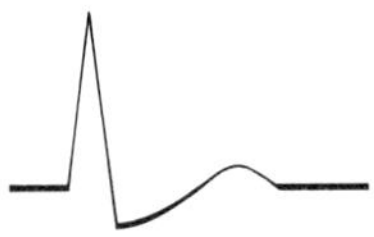	aszendierende ST-Senkung und abgeflachtes T	Tachykardie, häufig vegetative Dystonie	funktionell
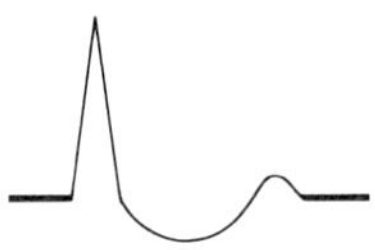	muldenförmige ST-Senkung und abgeflachtes T	Digitalisierung, eventuell Koronarinsuffizienz	funktionell, eventuell organisch
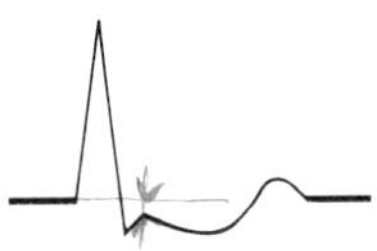	leicht deszendierendes ST und präterminal negatives bzw. biphasisches T (Roller-coaster-Syndrom)	Elektrolytstörungen (Hypokaliämie, Hypomagnesiämie), Vergiftungen, Koronarinsuffizienz	organisch
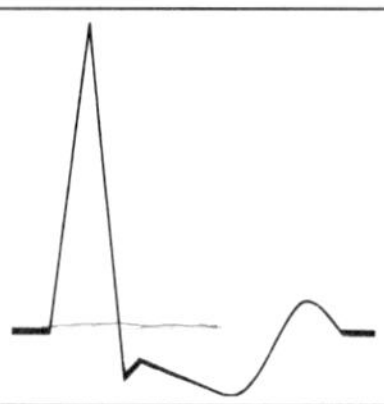	deszendierende ST-Senkung und präterminal negatives bzw. biphasisches T (Roller-coaster-Syndrom) hohes R	sekundäre Koronarinsuffizienz bei Hypertrophie	organisch
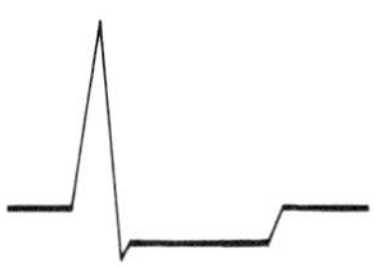	horizontale (ischämische) ST-Senkung und negatives T	Koronarinsuffizienz	organisch
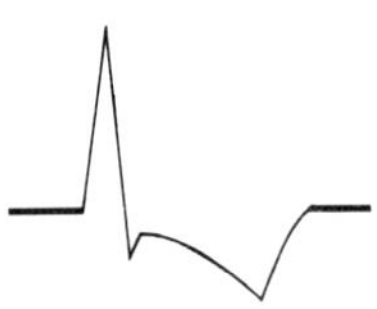	deszendierende (ischämische) ST-Senkung und spitz-negatives T	Koronarinsuffizienz, Herzinfarkt, Perikarditis	organisch

Abb. 320 Klinische Bedeutung der verschiedenen ST-Strecken- und T-Zacken-Veränderungen.

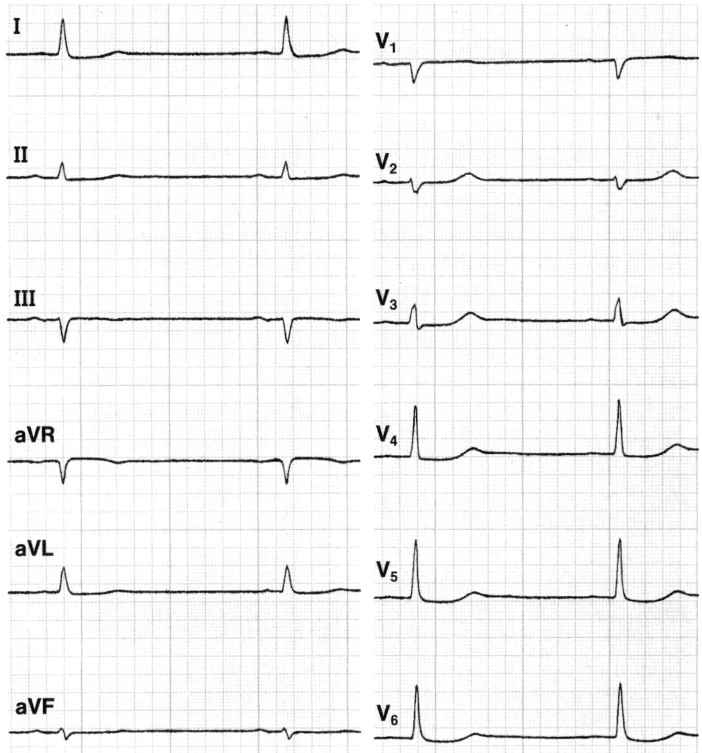

Abb. 321 Globale Herzinsuffizienz. 72jähriger Patient nach Digitalisierung. Muldenförmige ST-Senkung besonders in V_4 bis V_6 als Zeichen einer Digitalisierung.

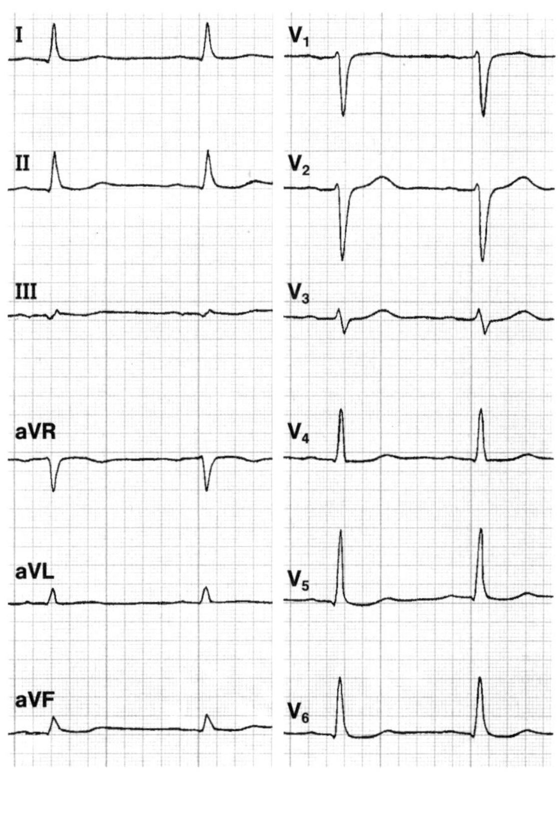

Abb. 322 Globale Herzinsuffizienz. 65jähriger Patient nach Digitalisierung. Leichte muldenförmige ST-Senkung in II, aVF, V_5 und V_6.

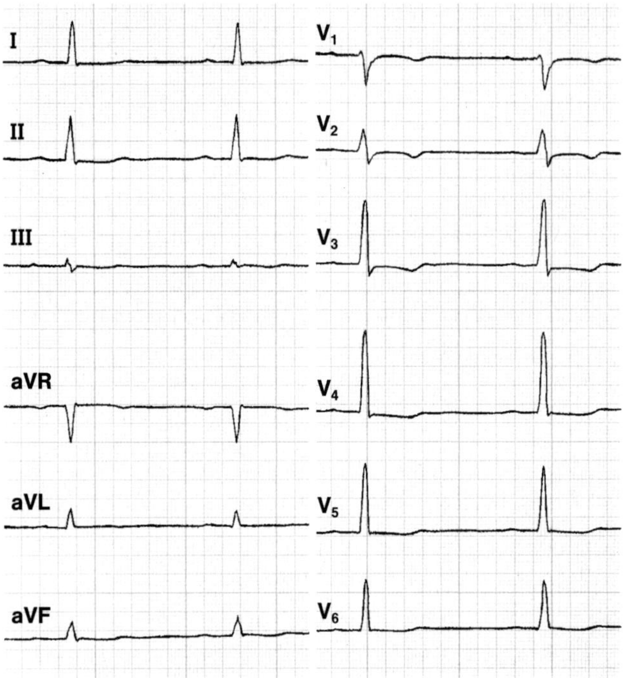

Abb. 323 Koronarinsuffizienz. 60jähriger Patient mit Angina-pectoris-Anfall in der Anamnese. Dieses EKG wurde im anfallfreien Intervall registriert. Geringe ST-Senkung (deszendierende Form) und leicht spitz-negatives T in V_1 bis V_4. Leichte ST-Senkung und angedeutet biphasisches T in II, aVF, V_5 und V_6.

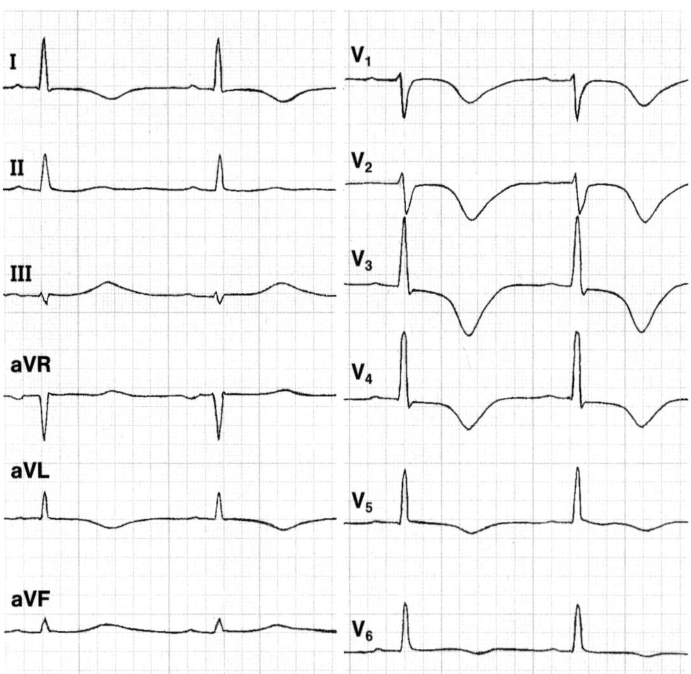

Abb. 324 Angina-pectoris-Anfall bei Koronarinsuffizienz. Dieses EKG wurde während eines schweren Angina-pectoris-Anfalls bei demselben Patienten wie in Abb. **323** aufgenommen. Deszendierende ST-Senkung mit tief spitz-negativem (koronarem) T in I, aVL, aber vor allen in V_1 bis V_5.

hofflimmern) und außerdem ein P sinistroatriale beobachtet.

Vor allem wichtig ist hierbei die Beurteilung der gehäuften ventrikulären Extrasystolen. Offenbar haben die ventrikulären Extrasystolen der Lown-Klassen I und II eine deutlich bessere Prognose als die der Lown-Klassen III und IVa, vor allem IVb. Heute weiß man nach eingehenden Untersuchungen mit Langzeit-EKGs, daß die Patienten mit ventrikulären Arrhythmien ab Lown-Klasse IVa bei koronarer Herzkrankheit dringend suffizient behandelt werden sollen, da sie sonst durch den plötzlichen Herztod gefährdet sind. So haben die ventrikulären Extrasystolen eine wichtige prognostische Bedeutung (s. Kapitel „ventrikuläre Extrasystolie").

Einige Autoren konnten durch programmierte Ventrikelstimulation bei Patienten mit koronarer Herzkrankheit ventrikuläre Tachykardien auslösen. Auch sind bei Patienten mit koronarer Herzkrankheit sogenannte ventrikuläre Spätpotentiale (20 bis 40%) nach dem QRS-Komplex nachweisbar.

Bestehen ausgeprägte EKG-Veränderungen, wie sie besonders beim Angina-pectoris-Anfall deutlich zu sehen sind, so kann durch den EKG-Befund allein eine Myokardischämie mit großer Wahrscheinlichkeit angenommen werden. In der täglichen Praxis findet sich jedoch oft eine leichte Störung des Erregungsrückgangs, manchmal ist im EKG nur eine uncharakteristische Veränderung nachweisbar. Schließlich kann trotz typischer Angina-pectoris-Anamnese das EKG ausnahmsweise sogar überhaupt keine pathologischen Veränderungen zeigen. In diesen Fällen läßt sich aus dem Ruhe-EKG die Diagnose einer Myokardischämie nicht stellen.

Es ist bekannt, daß bei etwa 50% der Patienten, bei denen eine deutliche stenosierende Koronarsklerose besteht, ein normales Ruhe-EKG vorliegt, da die EKG-Registrierung nicht im Angina-pectoris-Anfall vorgenommen wird. Andererseits finden wir bei Patienten mit koronarer Herzkrankheit eine muldenförmige oder eine deszendierende ST-Senkung mit tiefer, spitz-negativer T-Zacke im Angina-pectoris-Anfall schon im Ruhe-EKG. In diesen Fällen müssen die Enzymaktivitäten im Serum (CK, CK-MB, GOT, LDH und Alpha-HBDH) nicht pathologisch angestiegen sein. Sollten sie aber eindeutig erhöht sein, dann kommt eher ein Innenschichtinfarkt oder ein nicht-transmuraler Infarkt bzw. „Herzinfarkt ohne Q-Zacke" („non-Q-Infarkt" s. Kapitel „Herzinfarkt") in Frage.

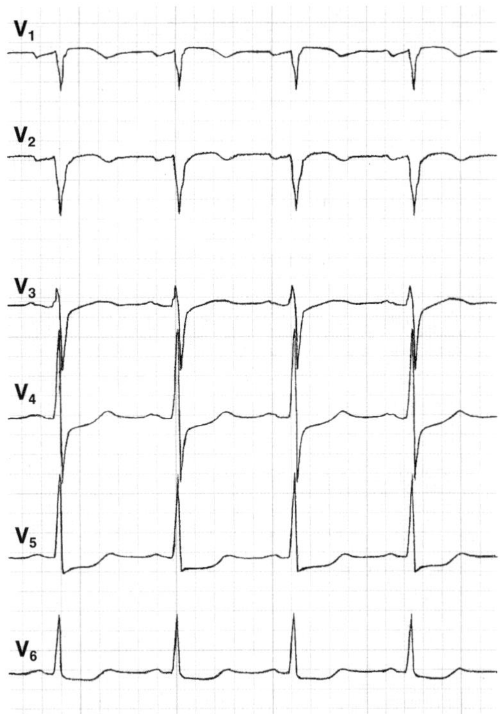

Abb. 325 Schwere Koronarinsuffizienz. 35jähriger Patient mit einem Präinfarktsyndrom. Deutliche horizontale bzw. deszendierende ST-Senkung und negatives T in V_5 und V_6. Aszendierende ST-Senkung in V_4. Angedeutetes P sinistro-atriale. Extremitäten-Ableitungen normal. Koronarangiographisch schwere diffuse sklerotische Veränderungen in drei Hauptgefäßen (R. interventricularis anterior, R. circumflexus sinister, A. coronaria dextra).

Myokardischämie:

- deszendierende oder horizontale ST-Senkung
- negatives T
- R normal hoch
- meist in I, II, V_4–V_6

Prinzmetal-Angina

Selten kann es bei einem Angina-pectoris-Anfall in Ruhe auch zu einer subepikardialen Schädigung kommen. Dabei wird ganz kurzfristig eine deutliche monophasische Deformierung mit ST-Hebung und positivem T beobachtet. Die ST-Hebung kann bis zu 5 mm betragen. Die T-Zacke ist zwar normalerweise deutlich positiv, sie kann aber auch negativ sein.

Diese EKG-Veränderungen werden meist in I und aVL, sowie in V_4 bis V_6 beobachtet. Nach dem Anfall sind im EKG keinerlei Infarktveränderungen sichtbar. So ist die EKG-Stromkurve vollkommen wieder normal.

Diese ungewöhnliche Form der Angina-pectoris wurde erstmals 1960 von Prinzmetal beobachtet und beschrieben. So wird dies speziell als Prinzmetal-Angina (Synonyma: Variant-Angina, vasospastische Angina) bezeichnet. Bekanntlich tritt bei klassischer Form der Angina pectoris eine subendokardiale Läsion auf, die im Gegensatz zur Prinzmetal-Angina mit einer ST-Senkung einhergeht.

Die Prognose der Prinzmetal-Angina ist als ernst zu bezeichnen. So tritt ein Herzinfarkt oder plötzlicher Herztod nach dem ersten Symptom bei mehr als der Hälfte der Fälle auf.

Typisch für Prinzmetal-Angina sind folgende Punkte:

1. Die sehr heftigen retrosternalen Schmerzen treten in Ruhe spontan auf und werden nicht wie bei der klassischen Angina pectoris durch körperliche Belastung oder seelische Aufregung ausgelöst.
2. Gewöhnlich wird die flüchtige monophasische Deformierung mit ST-Hebung und positivem T beobachtet. Manchmal kann jedoch eine ST-Senkung mit negativem T auftreten.

Offenbar besteht bei der Prinzmetal-Angina momentan eine schwere koronare Mangeldurchblutung, hervorgerufen durch einen heute wieder diskutierten Koronarspasmus bei bestehender Koronarsklerose, die jedoch nicht zur Infarzierung des Herzmuskels geführt hat. Es wird diskutiert, daß insbesondere die exzentrisch liegenden Koronarstenosen die Koronargröße subtotal, jedoch nur vorübergehend verengen. Aus diesem Grund ist die monophasische Deformierung, die im EKG-Monitor oder Bandspeichergerät festgestellt wird, oft nur sekunden- oder minutenlang nachweisbar.

Heute weiß man, daß die Prinzmetal-Angina mit flüchtiger monophasischer Deformierung nach den koronarangiographischen Befunden in erster Linie, wie bereits beschrieben, durch eine schwere Stenose der Koronararterien, zum Beispiel durch eine Stenose des linken Hauptstamms zum Tragen kommt. Aber auch proximale Stenosen des R. interventricularis anterior können dieses Phänomen zeigen. Außerdem wird dieser seltene Befund auch bei normalen Koronararterien beobachtet. Hier wird die Prinzmetal-Angina ebenfalls durch einen Koronarspasmus ausgelöst. Sie kommt ferner bei einem linksventrikulären Aneurysma und einer schweren linksventrikulären Funktionsstörung bei Zustand nach Herzinfarkt vor. Interessant ist, daß im Thallium-Szintigramm während der Prinzmetal-Angina ein transmuraler Perfusionsausfall festgestellt wird.

Prinzmetal-Angina:

- Angina pectoris in Ruhe
- flüchtige monophasische Deformierung
- Ursache: Spasmus der Koronararterie bei Koronarsklerose

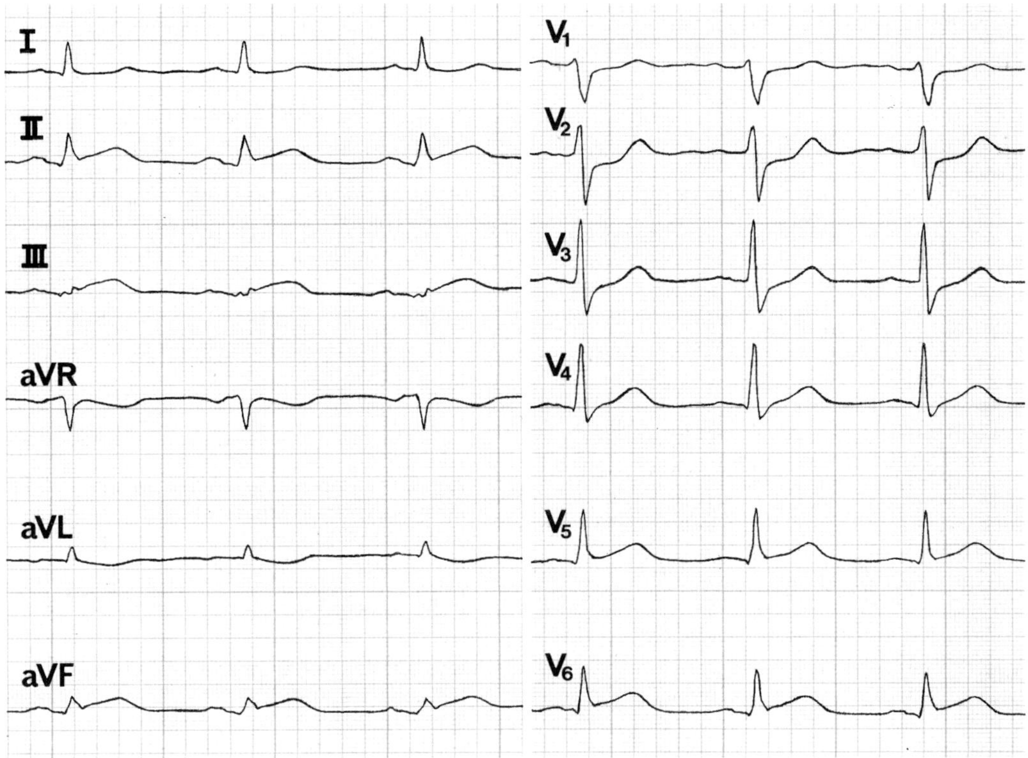

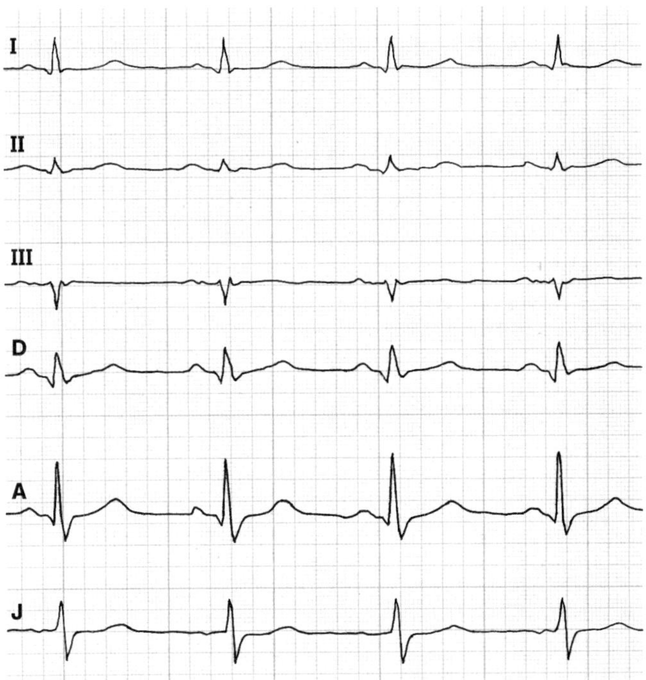

Abb. 326 Oben: Prinzmetal-Angina. Schwerer Angina-pectoris-Anfall in Ruhe. Deutliche ST-Hebung und positives T (monophasische Deformierung) in II, III und aVF. Ferner leichte Veränderung in V_5 und V_6 wie bei einem akuten inferioren Infarkt mit anterolateraler Beteiligung. Indirekte Infarktzeichen in aVL und V_1 bis V_3 zu sehen.

Unten: Eine Stunde nach dem Angina-pectoris-Anfall keine ST-Hebung mehr; insgesamt normales EKG.

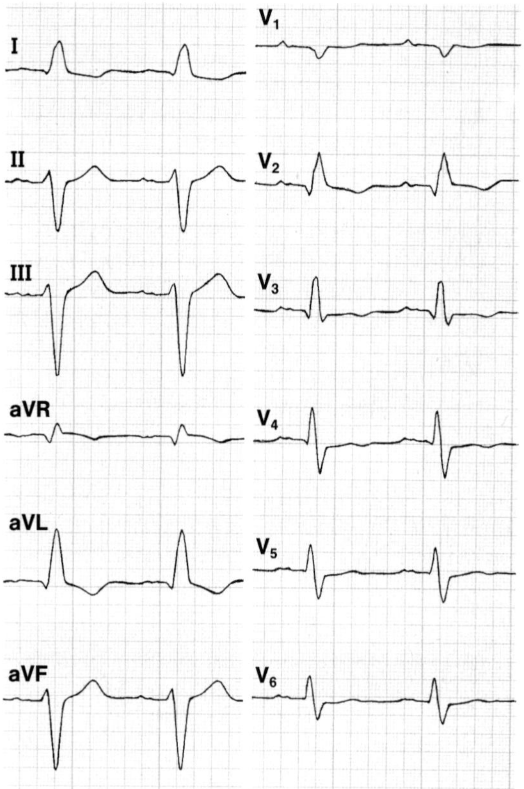

a

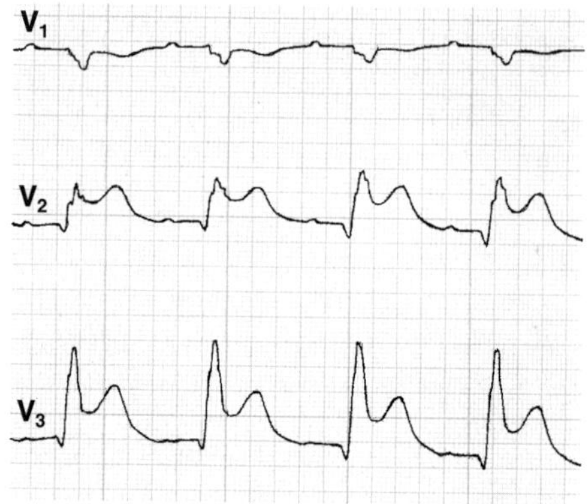

b

Abb. 327a Prinzmetal-Angina bei einem 78jährigen Patienten. Überwachung auf Intensivstation wegen eines Schwindelgefühls bei einem bifaszikulären Block (linksanteriorer Hemiblock und atypischer vollständiger Rechtsschenkelblock) beim alten Vorderwandinfarkt.

Abb. 327 b Prinzmetal-Angina bei demselben Patienten wie in Abb. **327a**. Plötzliches Auftreten einer deutlichen ST-Hebung und positives T in V_2 und V_3 als Zeichen einer Prinzmetal-Angina. Subjektiv dabei Angina-pectoris-Beschwerden, jedoch keine Herzenzymveränderungen. ST-Hebung nur vorübergehend für ca. 10 min nachweisbar.

Stumme Myokardischämie

Neben Myokardinfarkt, instabiler und stabiler Angina pectoris sowie Prinzmetal-Angina gehört auch die sogenannte stumme Myokardischämie zu den Erscheinungsformen der koronaren Herzkrankheit. Sie ist definiert als eine objektiv nachweisbare ischämische Phase (z. B. im Belastungs- und Langzeit-EKG als ST-Strecken-Senkung oder als Perfusionsdefekten im Thalliumszintigramm) bei der keine subjektiv empfundenen Symptome einer Angina pectoris auftreten. Bei koronarangiographischen Untersuchungen lassen sich jedoch Koronargefäßveränderungen im Sinne einer Koronarstenose nachweisen.

Pathophysiologisch kann die stumme Myokardischämie wie die symptomatische Myokardischämie erklärt werden. So besteht hier auch ein Mißverhältnis zwischen Sauerstoffbedarf und -angebot. Dies hängt ab vom Koronarfluß, wobei der koronare Perfusionsdruck, die Füllungsperiode, der linksventrikuläre enddiastolische Druck, sowie das Gefäßkaliber eine wichtige Rolle spielen. Dazu tragen noch folgende Faktoren bei: Noradrenalin, ATP, Acetylcholin, Serotonin, endotheleigener Relaxationsfaktor, ferner Arteriosklerose. Die Patienten mit stummer Myokardischämie haben offenbar eine höhere Schmerzschwelle. Man vermutet, daß die Schmerzfreiheit der Patienten mit einer erhöhten Endorphin-Produktion zusammenhängt.

Patienten mit stummer Myokardischämie werden nach Cohn in drei Kategorien eingeteilt:

1. Total asymptomatischer Typ: Zufällig werden hier ischämische Phasen entdeckt, ohne daß eine Angina-pectoris-Symptomatik besteht (2,5% der gesunden Population).
2. Partiell asymtomatischer Typ: Diese Patienten werden meist nach überstandenem Myokardinfarkt asymptomatisch.
3. Gemischter Typ: Stumme und symptomatische Phasen wechseln sich ab.

Die hämodynamischen Folgen der stummen Myokardischämie können schwerwiegend sein. Wie beim typischen Angina-pectoris-Anfall ist auch bei der stummen Ischämie ein erhöhter linksventrikulärer enddiastolischer Druck nachweisbar. Auch Myokardperfusionsausfälle konnten während der stummen Ischämiephasen nachgewiesen werden. Nach Untersuchungen mittels Positronen-Emissions-Tomographie mit Rubidium sowie mittels Thallium-Szintigraphie fand man eindeutig segmentale Ausfälle der Perfusion, die koronarangiographisch bestätigt werden konnten.

Für die Kliniker stehen zur Diagnose der stummen Myokardischämie zwei Untersuchungsmethoden zur Verfügung: das dosierte Belastungs-EKG und das Langzeit-EKG.

Im Belastungs-EKG sind P-Zacke und QRS-Komplex bei einer stummen Myokardischämie unverändert. Als typisches Zeichen sind während der Belastung auftretende horizontale oder deszendierende ST-Strecken-Senkungen mit T-Negativität zu werten. Das Ausmaß der ST-Strecken-Senkung korreliert dabei mit dem Ausmaß der myokardialen Sauerstoff-Minderversorgung. Auch konnte nachgewiesen werden, daß stumme Ischämiephasen um so häufiger auftreten, je früher man im Belastungs-EKG signifikante ST-Strecken-Veränderungen findet.

Das Langzeit-EKG mit 24-Stunden-Registrierung ist die einzige Methode, mit der man die stumme Myokardischämie kontinuierlich und ohne Provokation während des normalen täglichen Lebens nachweisen kann. So ist das Langzeit-EKG, neben dem Belastungs-EKG, die nichtinvasive Untersuchungsmethode der Wahl und vor allem zur Beurteilung von Schwere und Dauer der Ischämieattacken bei gewohntem Alltagsleben gut geeignet. Neben guter Aufnahmequalität ist eine computergestützte Analyse der ST-Strecke zu fordern.

Auch im Langzeit-EKG zeigt sich als Äquivalent einer Myokardischämie eine je

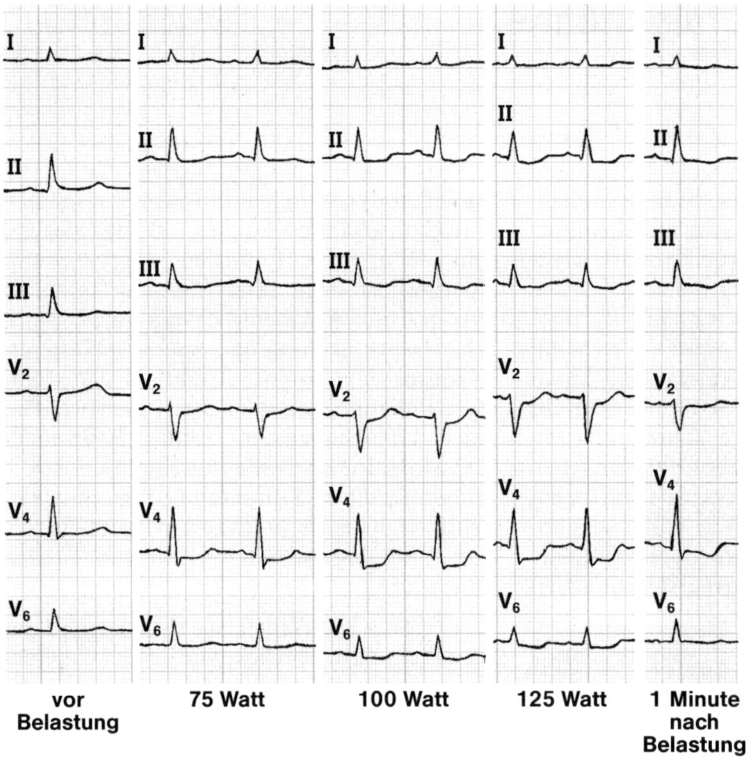

Abb. 328 Stumme Myokardischämie. 42jähriger Patient. Vor Belastung normales EKG. Während der Belastung am Fahrradergometer, keine Angina-pectoris-Beschwerden, jedoch deutliche ischämische ST-Senkung (z. B. in V_4: 2,5 mm bei 125-Watt-Belastung. Koronarangiographisch 75prozentige Stenose von R. interventricularis anterior und R. circumflexus.

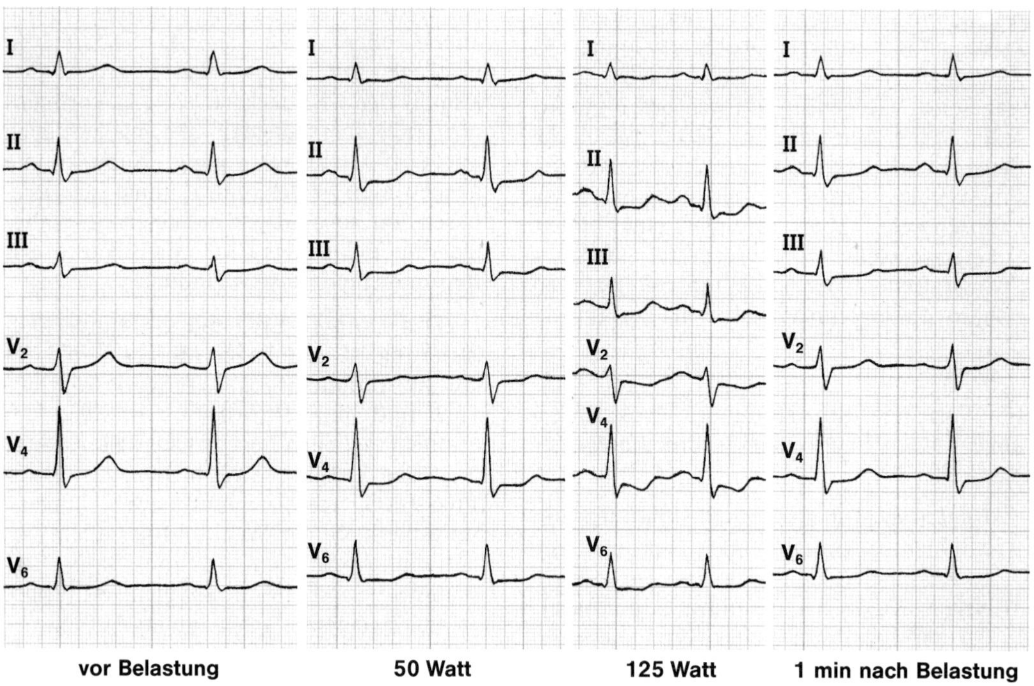

Abb. 329 Stumme Myokardischämie. 52jähriger Patient. Vor Belastungs-EKG normales Bild. Deutlich zunehmende deszendierende ST-Senkung. Bei 125-Watt-Belastung ST-Senkung von 2,5 mm in V_4. Geringe ST-Senkung eine Minute nach Belastung noch nachweisbar. Keine Angina-pectoris-Beschwerden.

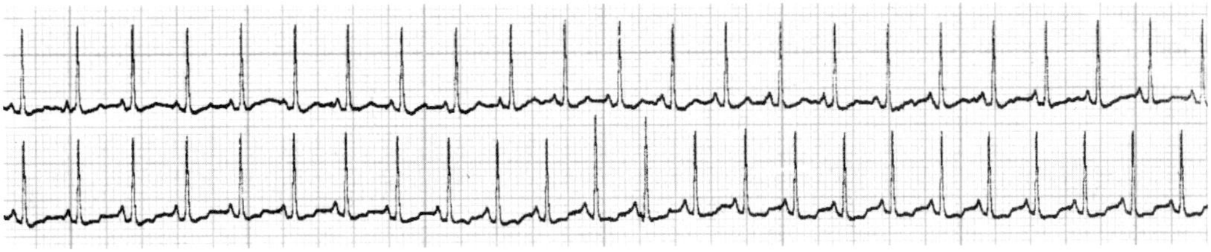

Abb. 330 Stumme Myokardischämie. 62jährige Patientin. Im Langzeit-EKG zunächst nur eine aszendierende ST-Senkung, später in der 2. Zeile eine horizontale ST-Senkung nachweisbar.

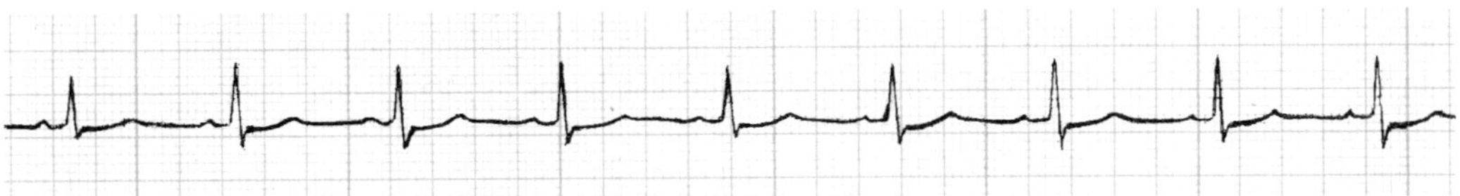

6 : 20

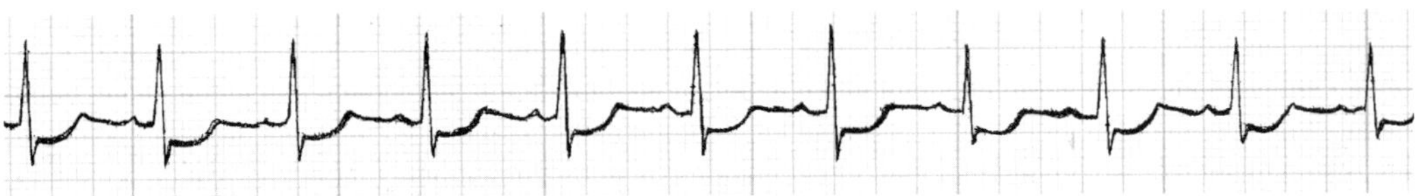

Abb. 331 Stumme Myokardischämie. 64jähriger Patient mit einem alten inferioren Infarkt. Im Langzeit-EKG um 6 Uhr 20 Minuten deutliche ST-Senkung von 2 mm, jedoch ohne Angina-pectoris-Beschwerden. Zuvor keine sichere ischämische ST-Senkung. Papiergeschwindigkeit 25 mm/sec.

nach Schwere der Ischämie verschieden stark ausgeprägte horizontale oder auch deszendierende ST-Strecken-Senkung mit T-Negativität. Vorteilhaft ist beim Langzeit-EKG, daß die Dauer und in gewissem Umfang auch das Ausmaß von Ischämien abgeschätzt werden können. Besonderes Augenmerk ist hier – auch zur Differenzierung von Artefakten – den Anfangs- und Endphasen der ST-Strecken-Veränderungen zu schenken, da sie bei typischem Verlauf zunächst langsam beginnen, d. h., die ST-Senkung nimmt langsam zu, erreicht dann ein Maximum und bildet sich dann langsam zurück. Im allgemeinen wird eine ST-Senkung als Zeichen einer Myokardischämie angenommen, wenn sie

- länger als 1 min dauert,
- mehr als 1 mm beträgt und
- mindestens 1 min von der nächsten ST-Senkung getrennt ist.

Aufgrund der Langzeit-EKG-Untersuchungen weiß man heute, daß die stummen Ischämie-Attacken viermal häufiger auftreten als Angina-pectoris-Anfälle. Dies bedeutet, daß nur 25% der ischämischen Phasen mit Angina pectoris einhergehen. Auch ist bekannt, daß das Maximum der stummen Myokardischämie zwischen 6.00 und 16.00 Uhr auftritt. Man führt dies auf einen erhöhten Gefäßtonus zurück, der wiederum zu dieser Zeit aufgrund des gesteigerten Sympathikotonus erhöht ist.

Aus den entsprechenden Untersuchungsergebnissen ergibt sich heute eine Behandlungsindikation. Es werden, wie bei der Angina-pectoris-Therapie, überwiegend Nitrate, dann Betablocker und Calcium-Antagonisten eingesetzt, wobei die stumme Myokardischämie prognostisch relativ günstig zu sein scheint.

Stumme Myokardischämie:

- ST-Senkung im Belastungs-EKG oder Langzeit-EKG
- dabei keine Angina pectoris
- Ischämie meist symptomlos

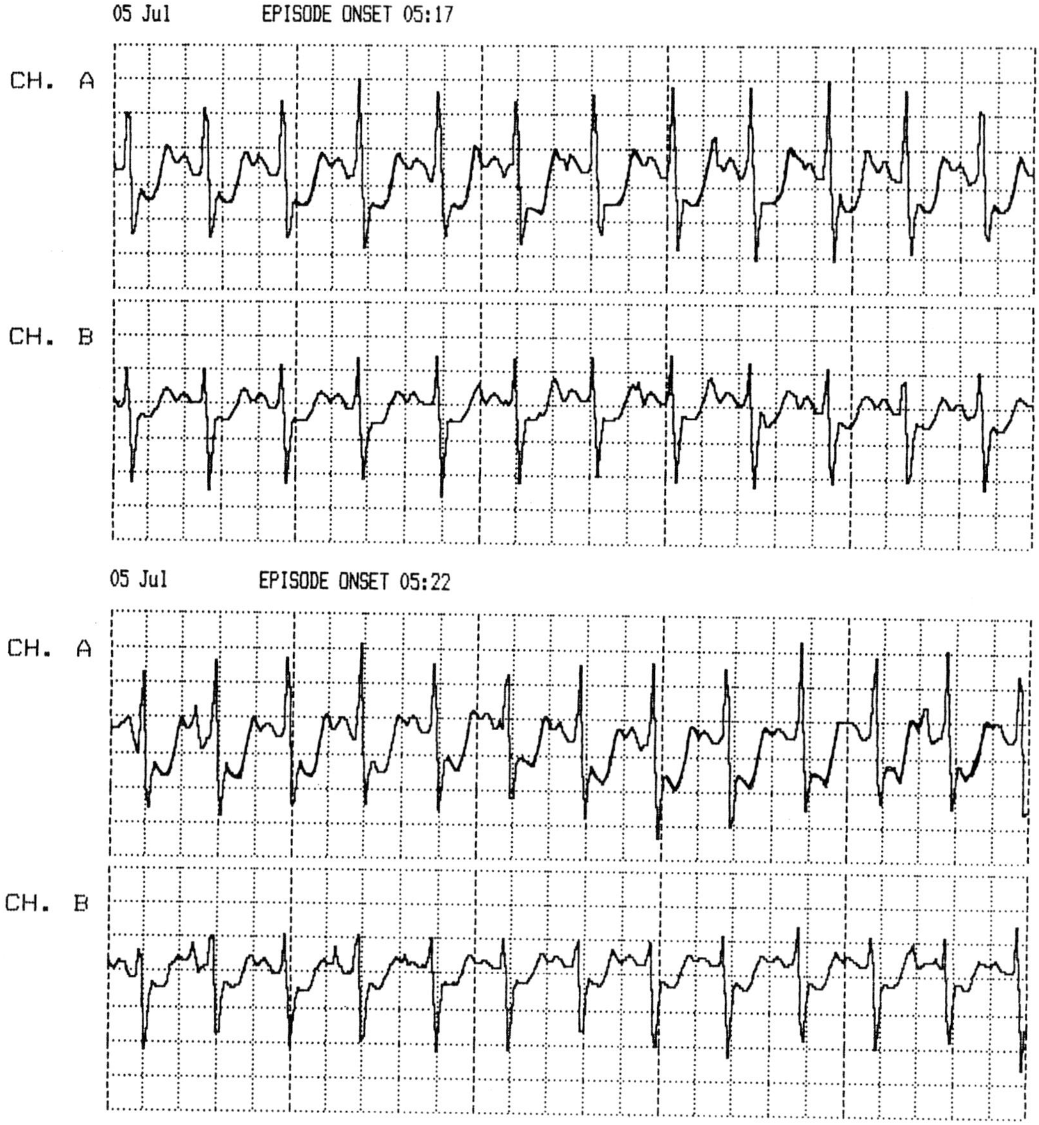

Abb. 332 Stumme Myokardischämie. 58jährige Patientin. Ruhe-EKG unauffällig. Im Langzeit-EKG zweimal im Schlaf starke ST-Senkung registriert, und zwar zuerst um 5 Uhr 17 Minuten ST-Senkung von 6 mm, dann etwas später um 5 Uhr 22 Minuten ST-Senkung von 6 mm.

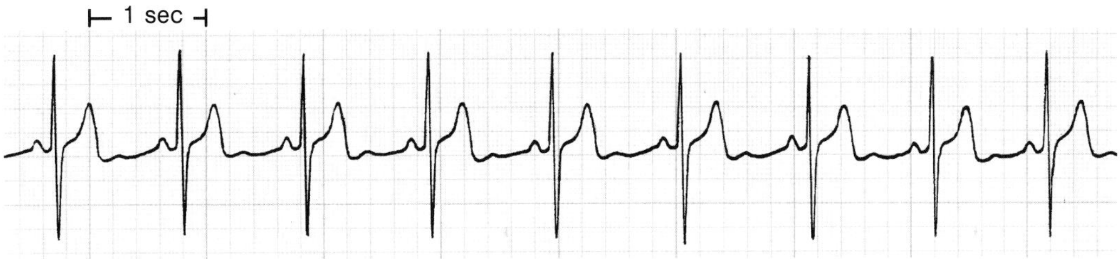

a 14:30 Mittagsschlaf

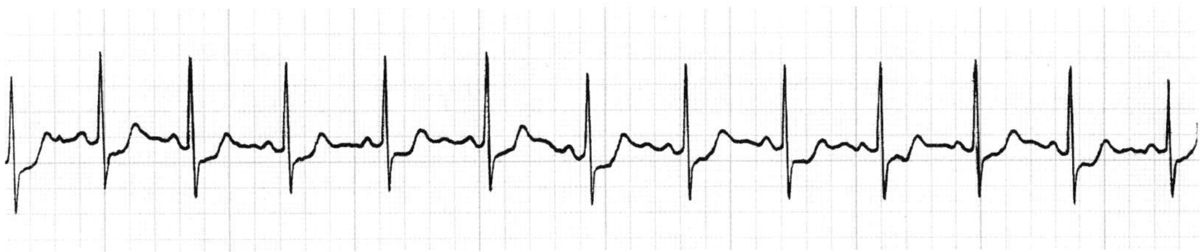

b 15:39 Spazierengehen

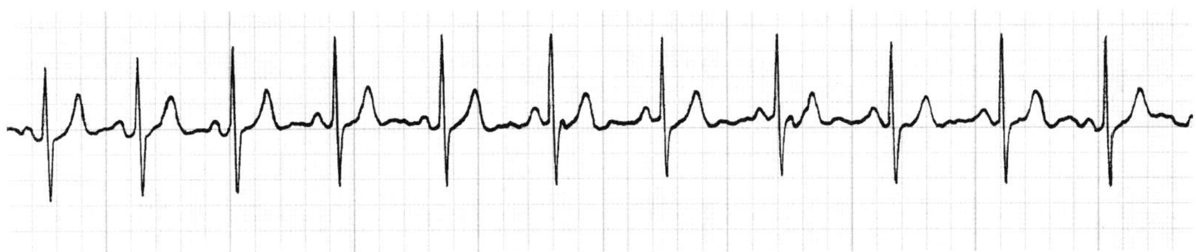

c 22:40 geruht im Bett

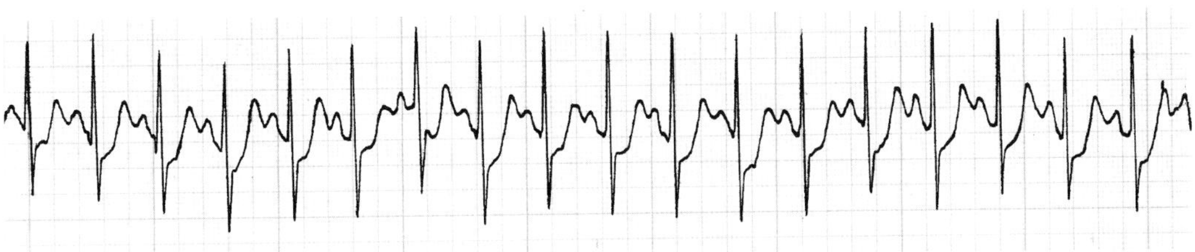

d 3:24 im Schlaf

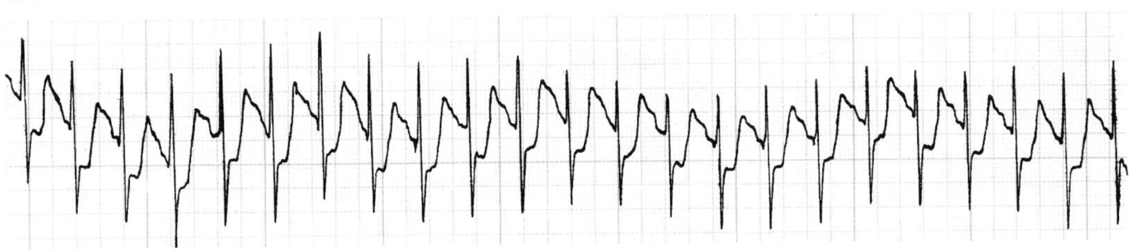

e 4:26 im Schlaf

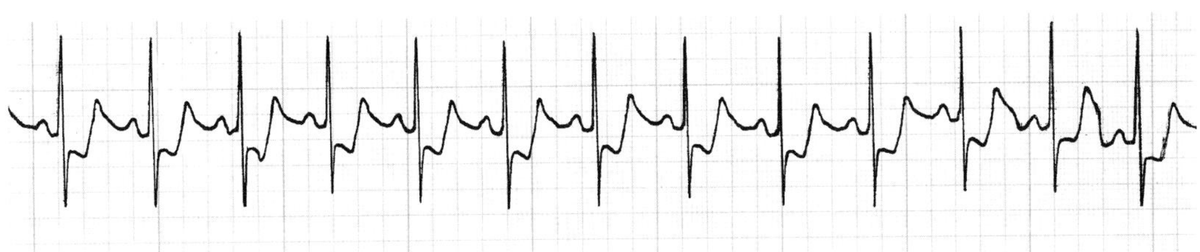

f 4:30 im Schlaf

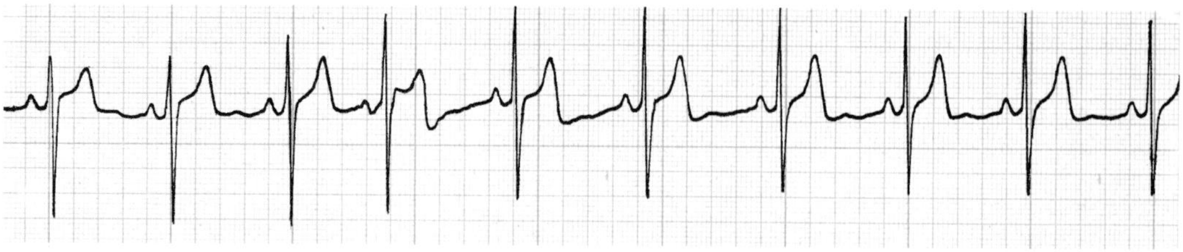

g 5 : 16 vor dem Aufstehen

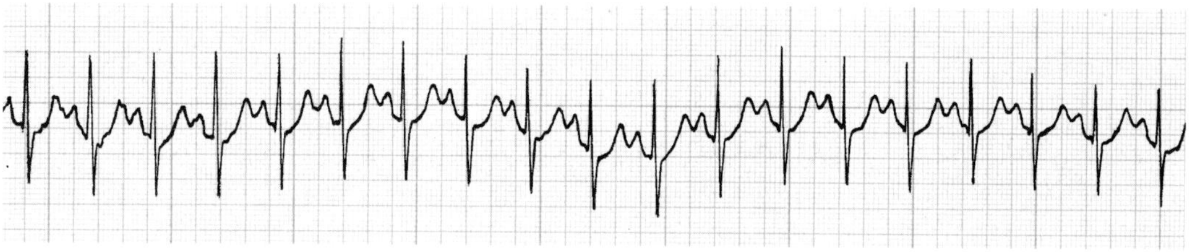

h 8 : 09 Spazierengehen

Abb. 333 Stumme Myokardischämie. 56jähriger Patient ohne Angina-pectoris-Beschwerden. **a, c, g** und **h** normale Kurven ohne ischämische ST-Senkung; **b** beim Spazierengehen deutliche horizontale ST-Senkung von 2 mm nachweisbar; **d, e** und **f** im Schlaf ausgeprägte teils horizontale und teils deszendierende ST-Senkung, maximal bis 6 mm (**e**). Papiergeschwindigkeit 25 mm/sec.

Myokarditis

Heute werden die Erkrankungen des Myokards unter den Sammelbegriff der „Kardiomyopathie“ eingeordnet, wenn eine Hypertrophie des Myokards, wie z. B. bei Herzvitien, oder eine koronare Herzkrankheit ausgeschlossen worden ist. Dabei gibt es wieder die primäre und die sekundäre Kardiomyopathie. Bei den primären Kardiomyopathien, die in einem eigenen Kapitel besprochen wurden, ist die Genese bis heute nicht eindeutig geklärt.

Bei den sekundären Kardiomyopathien sind die Ursachen bekannt. Da diese sehr zahlreich sind, werden in der Tabelle 14 nur die wichtigsten, allgemein bekannten Ursachen zusammengestellt.

In diesem Kapitel wird das klinisch wichtige Thema Myokarditis behandelt.

Eine isolierte Form der Myokarditis ist selten. Auch ist sie im Erwachsenenalter eine äußerst seltene Erkrankung. Meist tritt diese Krankheit zu Beginn oder im Verlauf einer Infektion auf. Die bekannten Krankheitsbilder sind:

- Grippe-Myokarditis
- diphtherische Myokarditis
- rheumatische Myokarditis
- Scharlach-Myokarditis
- Chagas-Myokarditis
- andere Infektionskrankheiten, z. B. Coxsackie-Virus, vorwiegend der Gruppe B, Mononukleose (Pfeiffersches Drüsenfieber), Tuberkulose, Typhus, Salmonella-Erkrankungen, Toxoplasmose, AIDS-Infektion (HIV-III-Positivität)

Die Symptome der Myokarditis sind bei den verschiedenen Formen ähnlich. So klagen die Patienten über Palpitationen, Atemnot, Herzschmerzen, Leistungsminderung und unregelmäßigen Herzschlag.

Die EKG-Veränderungen sind bei der Myokarditis nicht einheitlich. Es finden sich verschiedene Formen der Reizbildungs- und Erregungsleitungsstörungen.

Bei rheumatischer Myokarditis ist eine PQ-Verlängerung oder eine wechselnde PQ-Zeit häufig. Rechts- oder Linksschenkelblock-Bilder werden im allgemeinen nur bei ausgedehnter Myokarditis gefunden. Die Verlängerung der QT-Zeit kommt auch vor. Sinustachykardie, supraventrikuläre Tachykardie, Vorhofextrasystolie, ventrikuläre Extrasystolie, AV-Rhythmus, AV-Dissoziation und Vorhofflimmern, ferner Niedervoltage sind bekannt.

Oft ist eine mehr oder weniger ausgeprägte Störung des Erregungsrückgangs in Form einer leicht negativen T-Zacke mit oder ohne ST-Senkung nachweisbar. Diese Veränderungen sind vorwiegend in den linkspräkordialen Ableitungen V_5 und V_6 vorhanden, jedoch sind gelegentlich auch die rechtspräkordialen Ableitungen V_1 und V_2 betroffen.

Eine Störung des Erregungsrückgangs tritt zwar häufiger auf als Reizbildungs- und

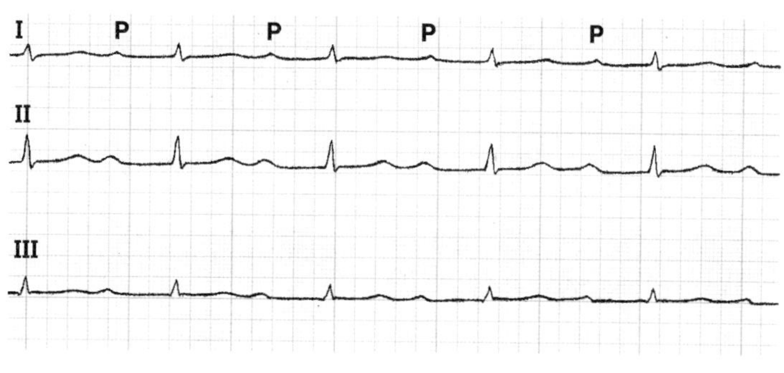

Abb. 334 Myokarditis. 26jährige Patientin. PQ-Zeit mit 0,34 sec deutlich verlängert (AV-Block I. Grades).

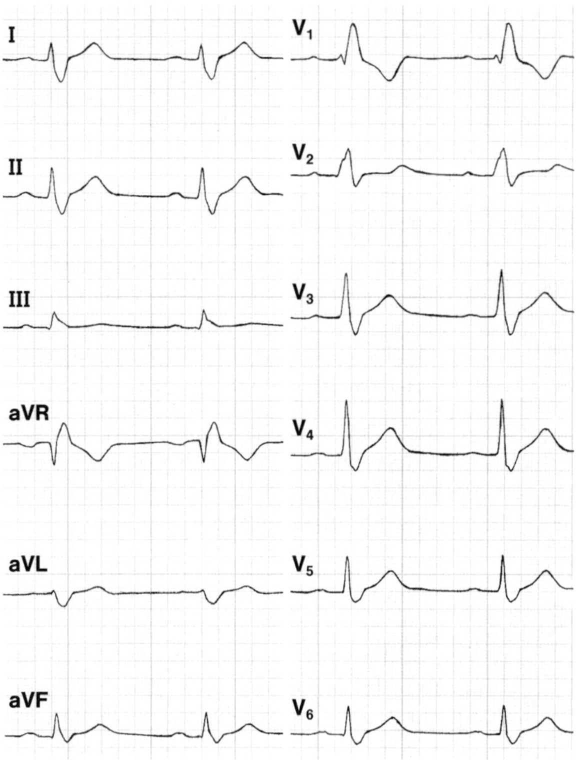

Abb. 335 Akute Myokarditis. 19jähriger Patient. Coxsackie-Virus-Titer deutlich erhöht. Vollständiger Rechtsschenkelblock (QRS-Komplex mit 0,12 sec verbreitert und deformiert. Breites und tiefes S in I, aVL und V_4 bis V_6, etwa m-förmige Konfiguration des QRS-Komplexes in V_1).

Tabelle 14 Einteilung und Ursachen der klinisch wichtigen sekundären Kardiomyopathien:

1. Infektiöse Genese:
   a) Bakterien
   b) Viren
   c) Parasiten
2. Entzündlich-allergische Genese:
   a) rheumatische Krankheiten
   b) Lupus erythematodes
   c) Wegenersche Granulomatose
   d) Sklerodermie
   e) Postkardiotomie-Syndrom
   f) Postherzinfarkt-Syndrom
3. Toxische Genese:
   a) Alkohol
   b) Kobalt, Arsen, Wismut und Blei
   c) Kohlenmonoxid
   d) verschiedene Arzneimittel
4. Nutritiv-metabolische Genese:
   a) Eiweißstoffwechselstörungen
   b) Thiaminmangel
   c) Eisenstoffwechselstörungen
   d) Amyloidose
   e) Gicht
   f) Hypo- und Hyperkaliämie
   g) Hypo- und Hyperthyreose
   h) primärer Hyperaldosteronismus
   i) Nebennierenrinden-Insuffizienz
   j) Akromegalie
   k) Anämien
   l) Urämie
   m) Diabetes mellitus
5. Infiltrative Genese:
   a) Tumoren
   b) Sarkoidose
   c) maligne Lymphome
6. Neurologische Genese:
   a) Friedreichsche Ataxie
   b) progressive Muskeldystrophie
7. Physikalische Einflüsse:
   a) Trauma
   b) Bestrahlung

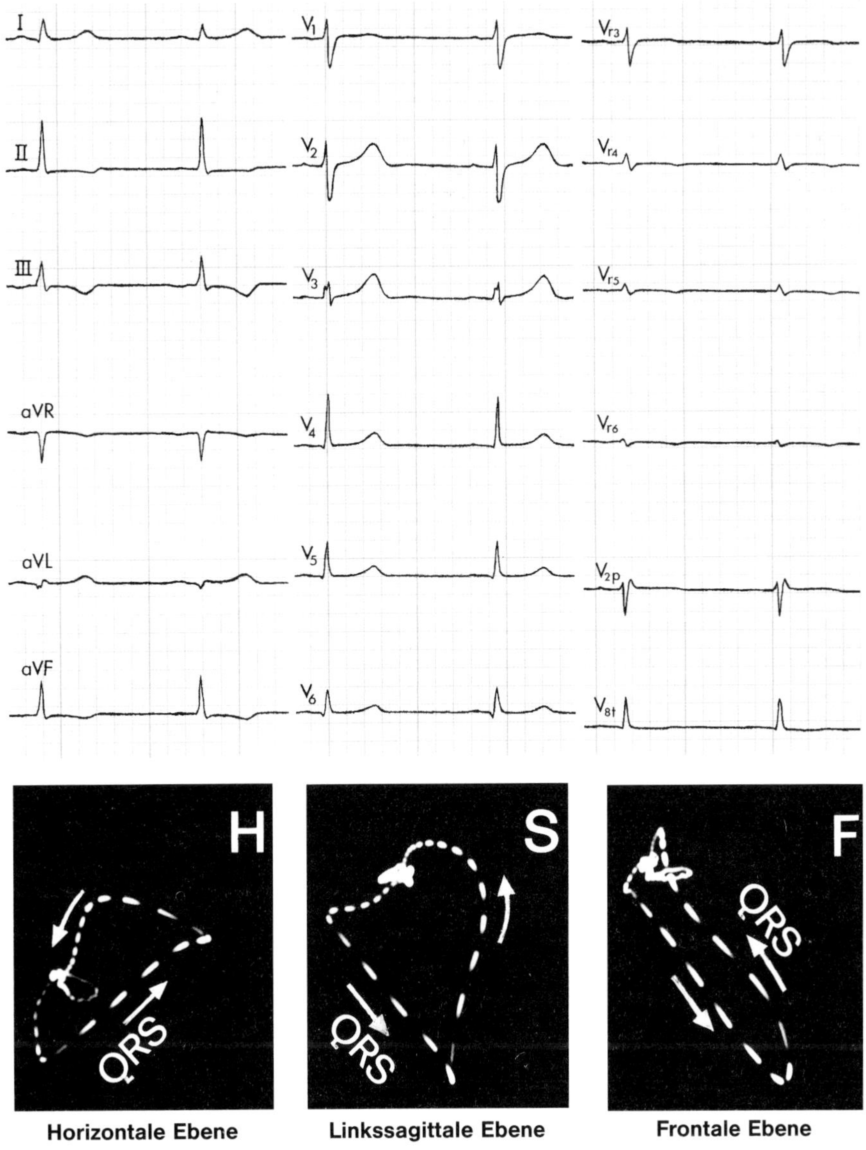

Abb. 336 Myokarditis. 30jährige Patientin.
EKG: ST-Senkung und negatives T in II, III, aVF und V_8, zwei ICR tiefer (V_{8t}).
Vektorkardiogramm: Initiale QRS-Schleife nach rechts vorn und etwas unten gerichtet. Die Haupt-QRS-Schleife ist abrupt nach links hinten und unten gerichtet und zeigt eine abnorme Form in der horizontalen Ebene. Die T-Schleife auf der linkssagittalen und frontalen Ebene diskordant.

Erregungsleitungsstörungen; in praxi ist jedoch die Störung des Erregungsrückgangs bei Myokarditis schwierig zu beurteilen.

Von einer Myokarditis sind meist jüngere Patienten betroffen. Da bei ihnen oft eine leichte Störung des Erregungsrückgangs durch vegetative Dystonie auftreten kann, sollte man bei der Diagnosestellung vorsichtig sein. Zur weiteren Differenzierung ist gegebenenfalls ein Kalium-Belastungs-EKG durchzuführen (s. Kapitel „Erregungsrückbildungsstörungen").

Die infektiös-toxische Myokardaffektion bei Fokalinfekten zeigt ein ähnliches Bild wie bei Myokarditis, jedoch sind die Veränderungen meist auf den ST- und T-Ab-

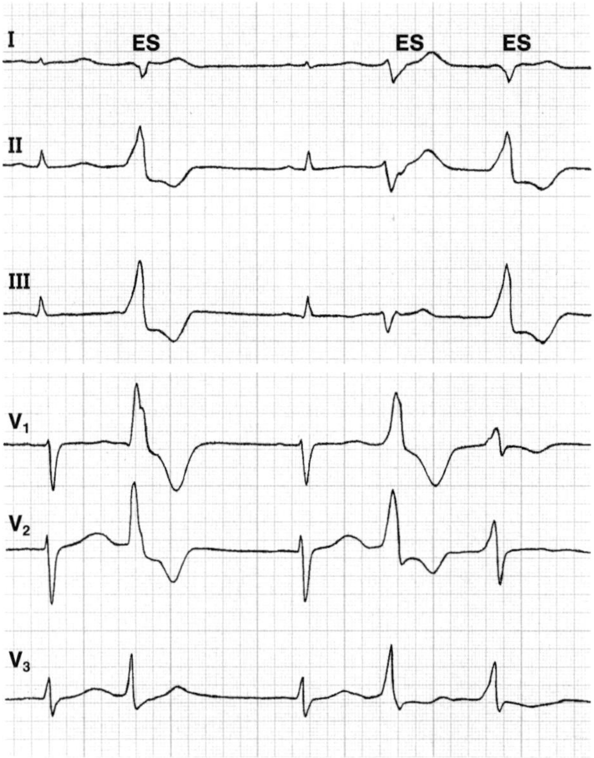

Abb. 337 Akute Myokarditis. Siebenjähriges Mädchen. Mehrere Rechtsschenkelblock-artige, ventrikuläre Extrasystolen teils in Form eines Bigeminus, teils eines Trigeminus aus verschiedenen linksventrikulären Ursprungsorten.

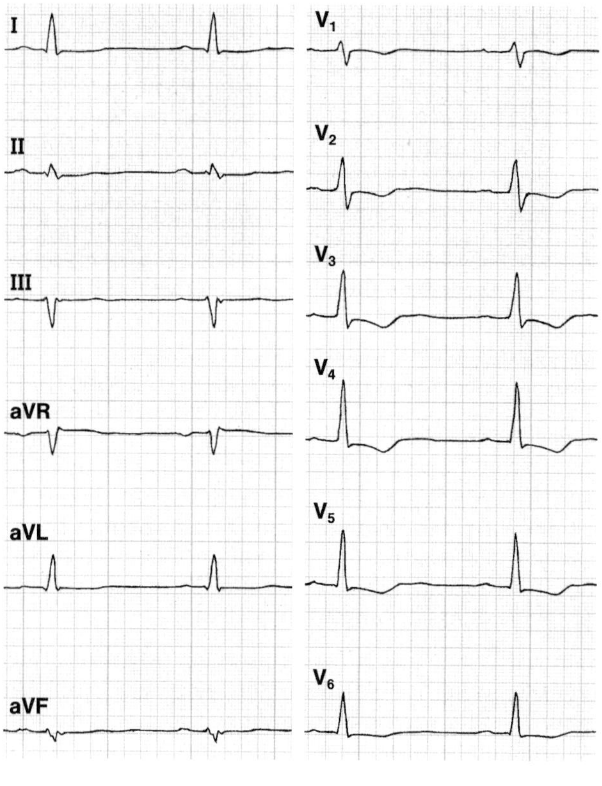

Abb. 338 Myokarditis. Coxsackie-Viren nachgewiesen. 20jähriger Patient. ST-Strecken-Senkung und isoelektrisches T in I, II, aVL und aVF. Deszendierende ST-Strecken-Senkung und negative T-Zacke in V_3 bis V_6. Zusammen mit dem klinischen Befund kann der EKG-Befund für die Myokarditis sprechen.

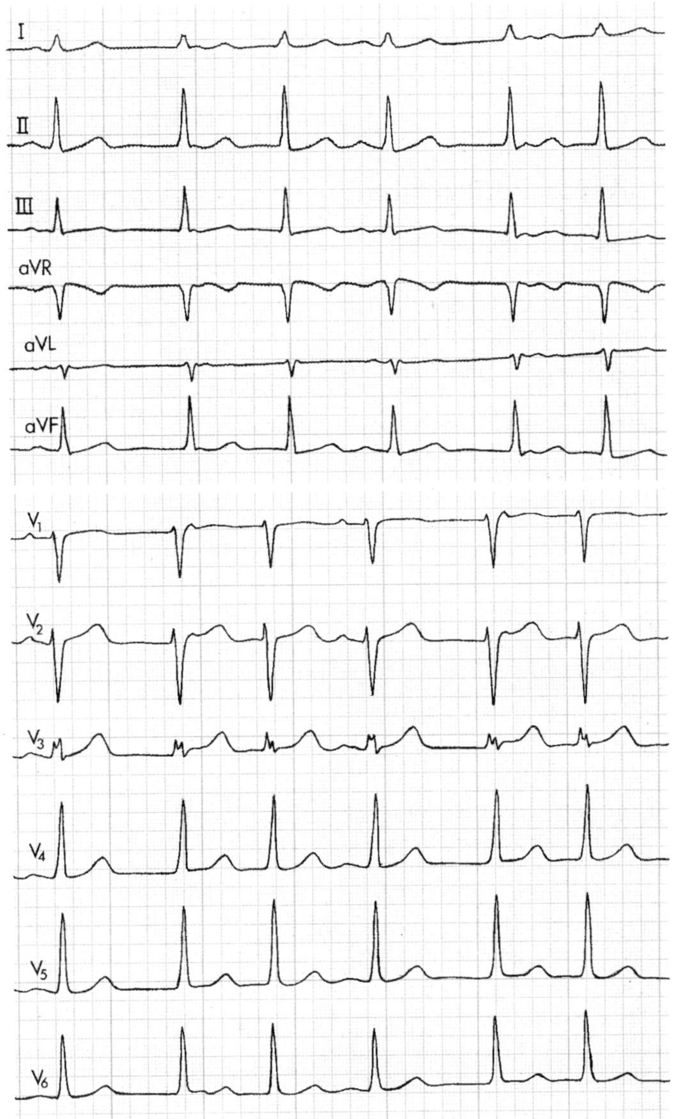

Abb. 339 Akute rheumatische Myokarditis. AV-Dissoziation. 26jährige Patientin. Jeweils zweiter, dritter, fünfter und sechster Ausschlag in den Extremitäten- und den Thorax-Ableitungen von AV-Region ausgehend. P-Zacke im oder hinter dem QRS-Komplex, daher gleichfrequente inkomplette AV-Dissoziation.

schnitt beschränkt, wobei die pathologischen Abweichungen weniger ausgeprägt sind. Nach Fokalsanierung verschwinden bei infektiös-toxischer Myokardaffektion in der Regel die pathologischen EKG-Veränderungen, während sie bei der Myokarditis manchmal trotz klinischer Ausheilung für längere Zeit nachweisbar sind.

Myokarditis:

- negatives T mit ST-Senkung
- PQ-Verlängerung
- Rechts- oder Links-Schenkelblock
- Rhythmusstörungen

Perikarditis

1. Akute Perikarditis

Die aktue Perikarditis kann tuberkulös, rheumatisch oder urämisch bedingt sein; die häufigste Form ist jedoch die idiopathische bzw. sogenannte unspezifische benigne Perikarditis. Diese setzt typischerweise beim jungen Menschen akut ein und geht mit atemabhängigen präkordialen Schmerzen einher. Ist dabei ein Perikard-Reibegeräusch nachweisbar, kann man mit großer Wahrscheinlichkeit eine akute Perikarditis annehmen. Bevor aber die idiopathische Form der Perikarditis diagnostiziert wird, müssen die anderen genannten Ursachen ausgeschlossen werden.

Im akuten Stadium einer Perikarditis zeigt das EKG folgende charakteristische Veränderungen:

Das wichtigste EKG-Zeichen ist dabei die Hebung der ST-Strecke mit positiver T-Zacke, welche einem Verletzungsstrom entspricht.

Die ST-Hebung ist in den Extremitäten-Ableitungen, vor allem in I, II, aVL und au-

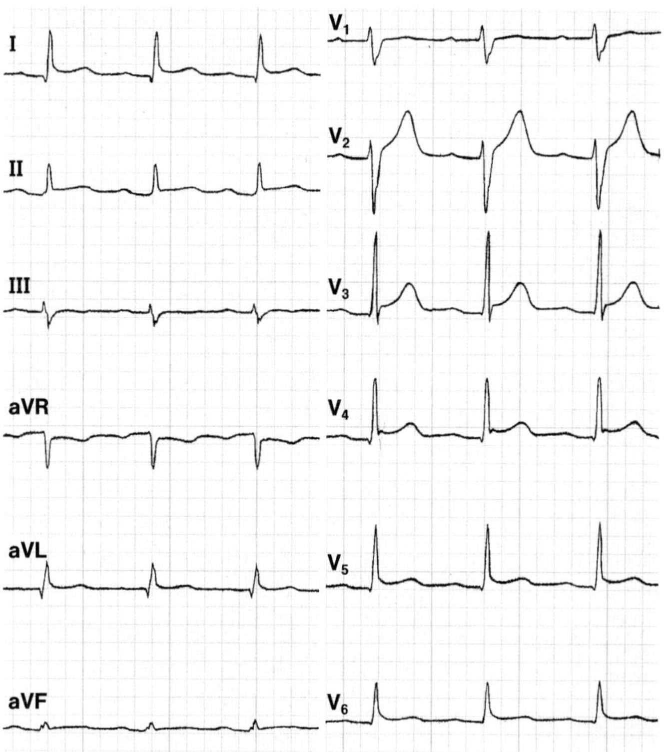

Abb. 340

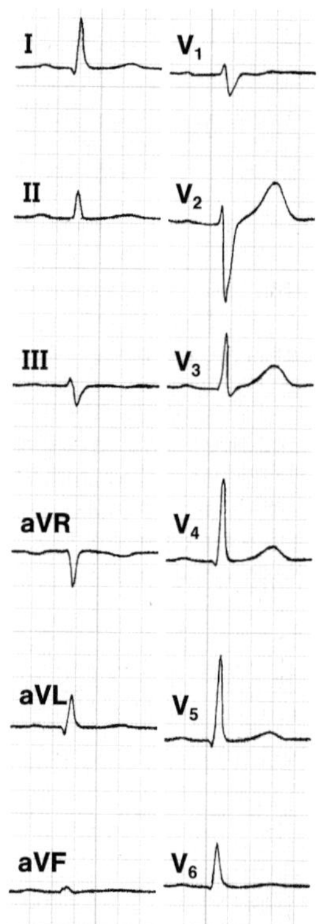

Abb. 341

Abb. 340 Akute Perikarditis. 38jähriger Patient. Typische ST-Hebung mit positiver T-Zacke in I, II, aVL und V_2 bis V_6. Besonders in V_3 und V_4 geht die ST-Hebung von der S-Zacke ab.

Abb. 341 Zustand nach akuter Perikarditis. Derselbe Patient wie in Abb. **340**. Drei Wochen später fast eine normale EKG-Strom-Kurve. Nur geringe Erregungsrückbildungsstörung.

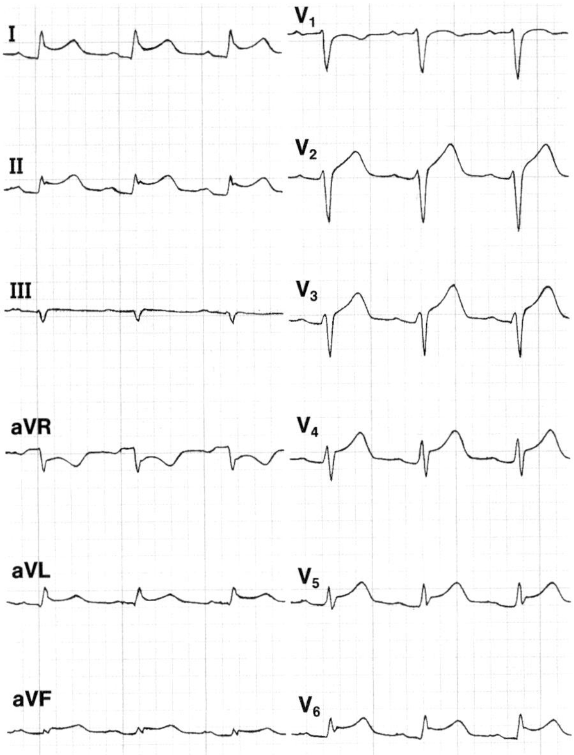

Abb. 342

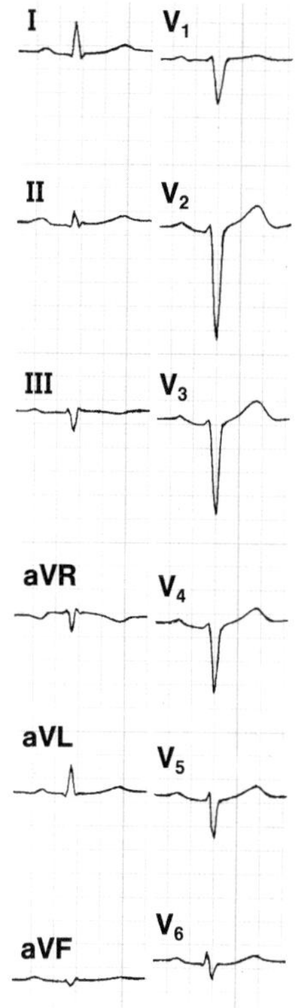

Abb. 343

Abb. 342 Akute Perikarditis. 47jähriger Patient. Typische von der S-Zacke abgehende ST-Hebung und positive T-Zacke, besonders in II, aVF und V_4 bis V_6. Außerdem ST-Hebung in I, aVL, V_2 und V_3. Die ST-Hebung zeigt in II, aVF, V_5 und V_6 eine konkave Form.

Abb. 343 Zustand nach akuter Perikarditis. Ein Jahr später derselbe Patient wie in Abb. **342.** Nur geringe konkave ST-Hebung in I und II.

ßerdem in den linkspräkordialen Ableitungen V_4 bis V_6 vorhanden. Sie ist in den Extremitäten-Ableitungen manchmal deutlicher nachweisbar als in den Thorax-Ableitungen.

Als ein charakteristisches Merkmal gilt die nach unten konkave Form der ST-Hebung. Bei akutem Herzinfarkt dagegen zeigt diese oft eine konvexe Form. Ferner ist die ST-Hebung bei der akuten Perikarditis nicht so stark ausgeprägt; die Relation der R-Höhe/ST-Hebung ist im Gegensatz zum akuten Herzinfarkt zugunsten der R-Höhe verschoben.

Außerdem geht die ST-Hebung typischerweise nicht wie beim akuten Herzinfarkt vom absteigenden Schenkel der R-Zacke, sondern vom sog. aufsteigenden Schenkel der S-Zacke ab. So kann die angehobene ST-Strecke bei der akuten Perikarditis in der Regel von der R-Zacke einwandfrei abgetrennt werden.

Besteht ein deutlicher Perikard-Erguß, kann eine Niedervoltage in Erscheinung treten. Trotz Perikard-Erguß wird das EKG-Bild qualitativ nicht verändert. Der QRS-Komplex bleibt durch die akute Perikarditis unbeeinflußt, was als ein differentialdiagnostisches Merkmal zum Herzinfarkt gilt. Ebenfalls zeigen die P-Zacken keine Besonderheiten. Oft ist aber eine Sinustachykardie nachweisbar.

Diese akuten Zeichen bleiben nur einige Tage bestehen, dann finden sich die chronischen Zeichen. Die Hebung der ST-Strecke ist verschwunden; an ihrer Stelle ist eine spitznegative T-Zacke mit oder ohne ST-Senkung nachweisbar. Die Tiefe der negativen T-Zacke ist nicht sehr ausgeprägt. Nur bei Außen-

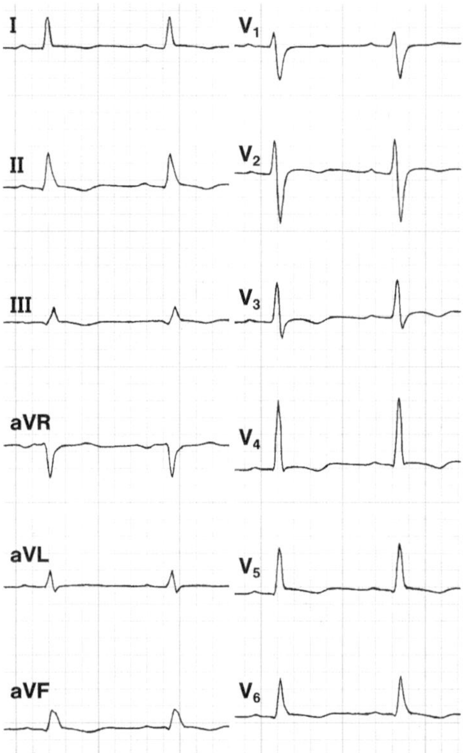

Abb. 344

Abb. 344 Ausgeprägte akute Pericarditis exsudativa. 41jähriger Patient. T-Negativität in I, II, aVF und V_2 bis V_6, dabei ST-Strecke gering angehoben.

Abb. 345 Echokardiogramm (2 D) bei ausgeprägter Pericarditis exsudativa. Derselbe Patient wie in Abb. **344**. Ausgeprägter Perikarderguß rings um das linke und rechte Herz (ca. 2 cm breit) sichtbar (swinging heart).

Abb. 346 Echokardiogramm (M-Mode) bei ausgeprägter Pericarditis exsudativa. Breite Perikardergußbildung. SAM (systolische Vorwärtsbewegung der Mitralklappe).

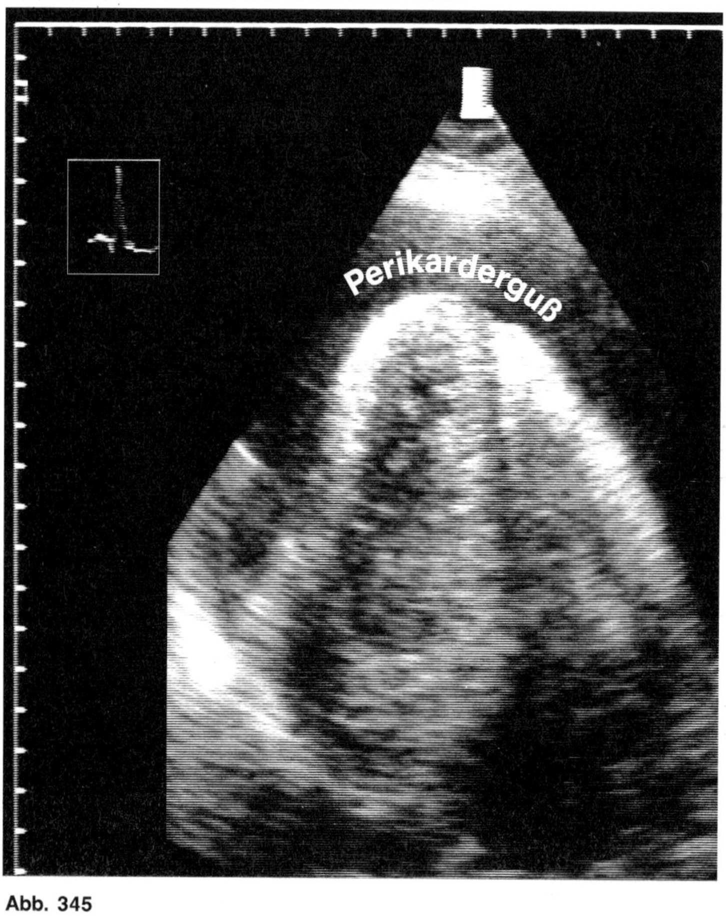

Abb. 345

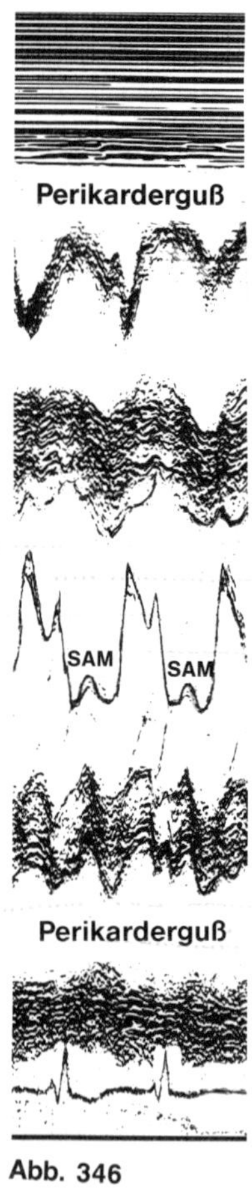

Abb. 346

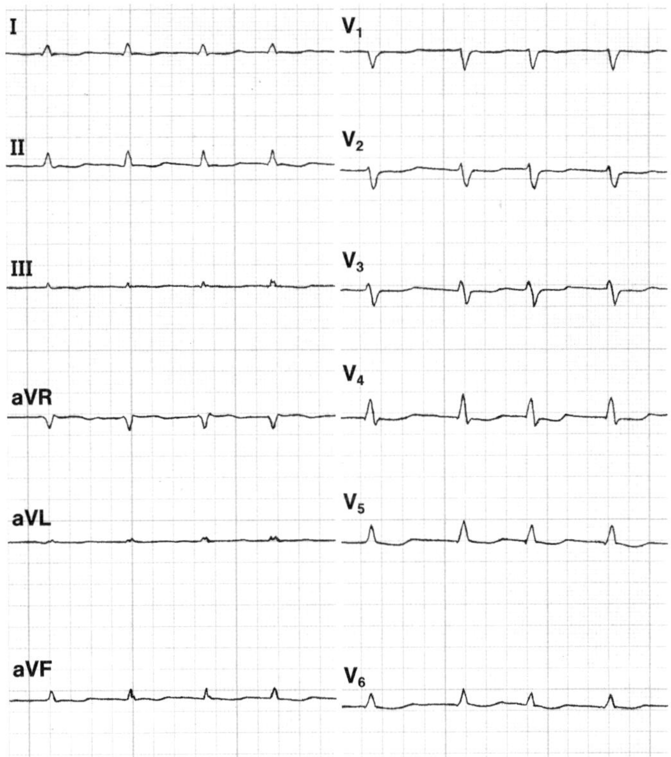

Abb. 347 Ausgeprägte Pericarditis exsudativa. Tachyarrhythmie bei Vorhofflimmern. Frequenz ca. 150/min. Deutliche Niedervoltage (QRS-Amplitude in den Extremitäten-Ableitungen maximal 0,4 mV, in den Thorax-Ableitungen 0,6 mV). Leichte Störung des Erregungsrückganges in I, II, III, aVF und V_1 bis V_6.

schichtschädigung nach einer Herzoperation (post-operative Perikarditis) entstehen tiefspitz-negative T-Zacken in mehreren Ableitungen, oft sogar in nahezu sämtlichen Ableitungen. Die T-Negativität nimmt allmählich ab und kehrt dann wieder zur Ausgangsposition zurück.

Die negative T-Zacke kann bei post-operativer Außenschichtschädigung bis zu einem halben Jahr sichtbar sein. Bei sonstigen Formen der Perikarditis sind diese negativen T-Zacken gewöhnlich nur einige Wochen zu erkennen, vor allem bei idiopathischer benigner Perikarditis.

Bei Perikarditis besitzt das EKG einen großen diagnostischen Stellenwert, da sämtliche klinische Befunde und Laboruntersuchungen negativ ausfallen können. Plötzlich einsetzende Brustschmerzen mit diskreten, aber sicheren EKG-Veränderungen sind bei jüngeren Menschen zusammen mit einem Perikard-Reibegeräusch charakteristisch für die akute Perikarditis.

So kann nicht genug betont werden, wie wichtig die elektrokardiographische Differentialdiagnose der ST-Hebung ist, zumal man weiß, daß gelegentlich Fälle vorkommen, in denen jüngere Patienten trotz der idiopathischen, benignen Perikarditis wegen der ST-Hebung einfach als Infarktkranke deklariert und für längere Zeit mit Bettruhe und Nitropräparaten behandelt werden.

Perikarditis

- Häufig idiopathische Genese
- Akutes Stadium: ST-Hebung (konkave Form), nicht hoch, vom aufsteigenden S ausgehend, T positiv
- Chronisches Stadium: spitz-negatives T bis zu einigen Wochen

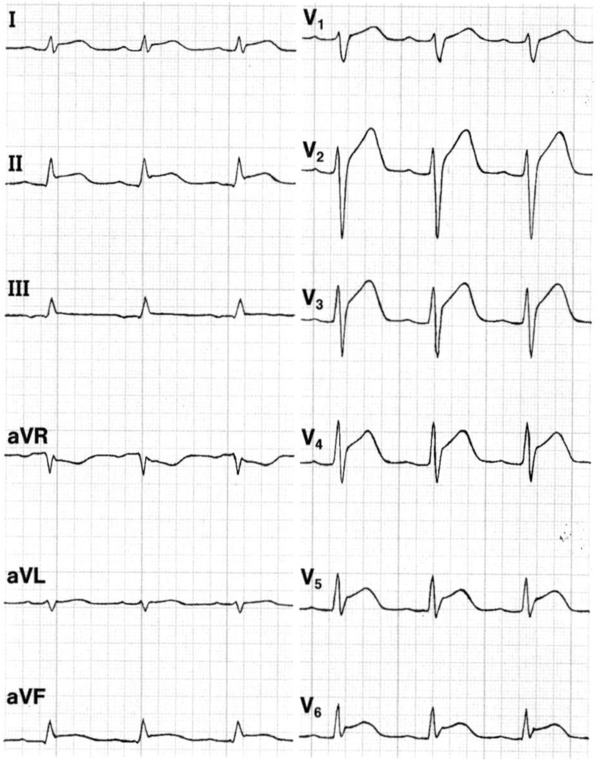

Abb. 348 Akute exsudative Perikarditis. 17jähriger Patient mit akuten Herzschmerzen. Typische von der S-Zacke abgehende ST-Hebung und positive T-Zacke in I, II, aVF sowie V_2 bis V_6.

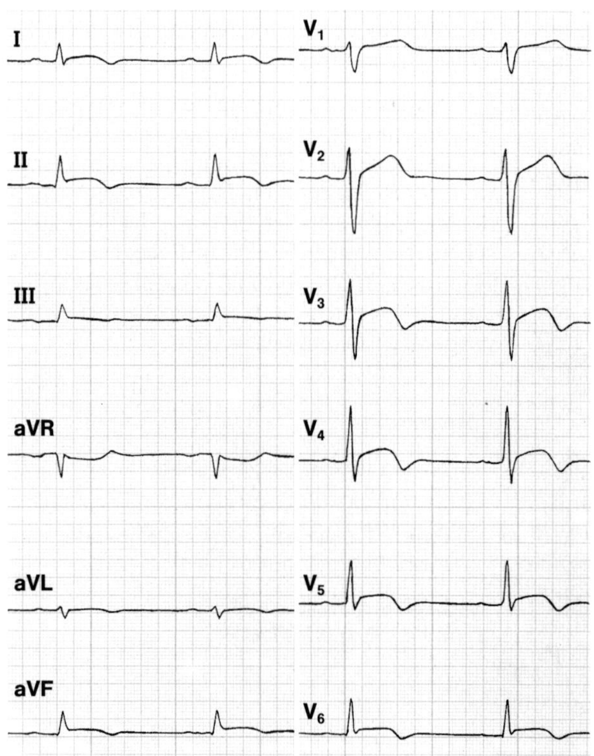

Abb. 349 Subakute Perikarditis (Zwischenstadium). Derselbe Patient wie in Abb. **348**. 1 Tag später ST-Hebung noch in I, II, aVF sowie V_2 bis V_6 nachweisbar, jedoch ist sie zurückbildend, und abgesehen von V_2 ist bereits eine terminal negative T-Zacke nachweisbar.

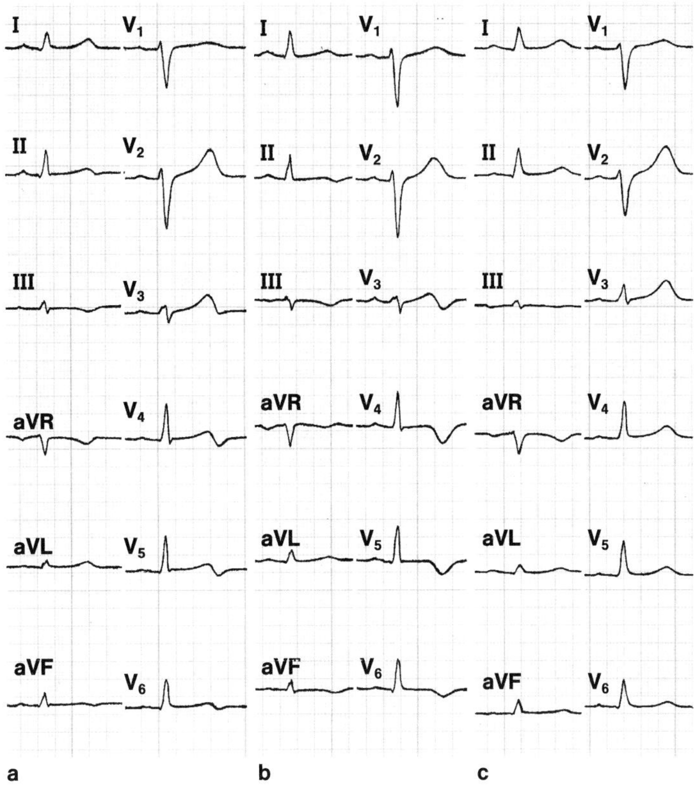

Abb. 350 Verlauf einer Perikarditis bei 26jähriger Frau.
a Subakute Perikarditis (Zwischenstadium). Konkave ST-Hebung und terminal negatives T in V_4 bis V_6.
b Chronische Perikarditis (2. Stadium). T deutlich spitz-negativ.
c Normales EKG.

	Klinisches Bild	Akuter Herzinfarkt	Akute Perikarditis
1	Alter	meist ältere Patienten	meist jüngere Patienten
2	Schmerzlokalisation	retrosternal	in der ganzen Herzgegend
3	Schmerzdauer	lang	atemabhängig
4	Perikardreiben	selten	meist vorhanden
5	Serumenzyme	deutlich erhöht	nicht erhöht
6	RR	eventuell niedrig	normal
7	Schock	in schweren Fällen	keiner

	EKG-Befund	Akuter Herzinfarkt	Akute Perikarditis
1	ST-Hebung	hoch	gering
2	ST-Form	konvex	konkav
3	R	häufig klein	normal
4	R/ST-Wert	klein	groß
5	ST-Abgang	v. absteigenden R ausgehend	v. aufsteigenden S ausgehend
6	Q	im Verlauf groß	im Normbereich
7	P sinistro-atriale	In schwerer Fällen	gelegentlich vorhanden
8	Rhythmusstörungen	sehr häufig	sehr selten
9	typisches Bild	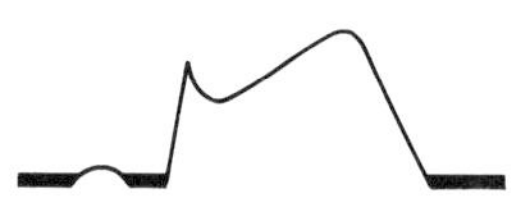	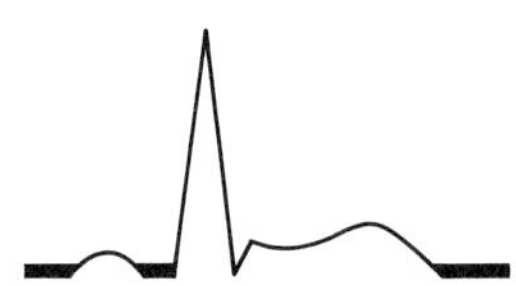

Abb. 351 Differentialdiagnose des akuten Herzinfarkts und der akuten Perikarditis

	Diagnose	EKG-Bild	Nachweisbare Ableitungen	EKG-Merkmale
1	normal	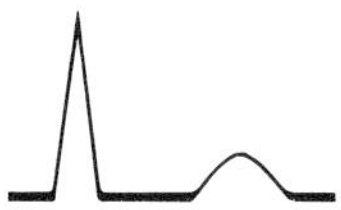	I, II, aVL, aVF, V_5 und V_6	1. R normal 2. keine ST-Senkung 3. keine ST-Hebung
2	Vagotonie, Sportherz, Bradykardie	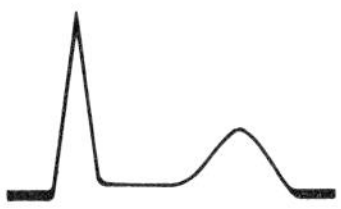	I, II, aVL, aVF, V_5 und V_6	1. R normal 2. ST-Hebung gering 3. ST-Hebung in allen linkspräkordialen Ableitungen vorhanden
3	Perikarditis, akute Form	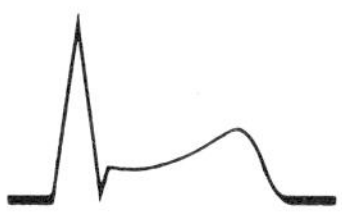	über Perikarditisstelle	1. R normal 2. ST-Hebung leicht und T positiv 3. ST beginnt vom aufsteigenden Schenkel von S 4. R-Höhe/ST-Hebung zugunsten der R-Höhe verschoben
4	Herzinfarkt 1. Stadium	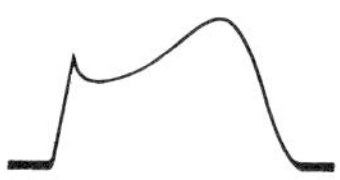	über Infarktstelle	1. R eher klein 2. ST-Hebung deutlich und T positiv (monophasische Deformierung) 3. ST beginnt vom absteigenden Schenkel von R 4. R-Höhe/ST-Hebung zugunsten der ST-Hebung verschoben
5	Aneurysma bei Herzinfarkt	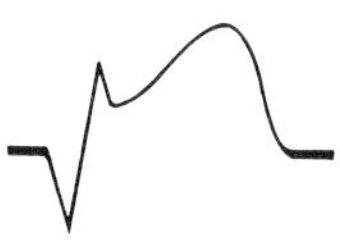	über Aneurysmastelle, oft in mehreren Ableitungen	1. R klein oder nicht vorhanden 2. ST-Hebung nicht sehr hoch und T positiv 3. Q groß 4. unverändertes Bild über Wochen bzw. Monate
6	Linkshypertrophie	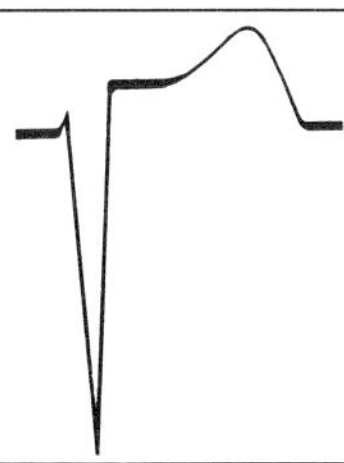	III, V_1 und V_2	1. R klein 2. ST-Hebung deutlich und T positiv 3. ST-Hebung zeigt aber keine monophasische Deformierung wie beim Infarkt 4. Je tiefer die S-Zacke, desto höher ist die ST-Hebung
7	Linksschenkelblock	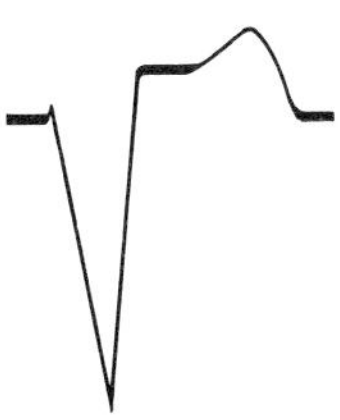	III, V_1 und V_2	1. R kann fehlen 2. ST-Hebung deutlich und T positiv 3. ST-Hebung zeigt aber keine monophasische Deformierung 4. Je tiefer die S-Zacke, desto höher ist die ST-Hebung 5. QRS über 0,11 s (WPW-Syndrom, wenn zusätzlich Delta-Welle existiert)

Abb. 352 Differentialdiagnose der ST-Hebung mit positivem T

2. Pericarditis constrictiva (Panzerherz)

Die Pericarditis constrictiva stellt eine Sonderform der Perikarditis dar. Sie entwickelt sich aus der akuten Perikarditis.

Ätiologisch steht die Tuberkulose bei weitem an erster Stelle. Bei der Pericarditis constrictiva besteht eine Verschwielung oder Verkalkung, wodurch vor allem die diastolische Ausdehnungsfähigkeit der Ventrikel eingeschränkt ist. Daher treten klinisch Zeichen der Rechtsherzinsuffizienz mit deutlich gestauten Halsvenen, vergrößerter Leber, Aszites und Beinödemen auf.

Am charakteristischsten ist im EKG zunächst eine mehr oder weniger ausgeprägte Niedervoltage. Der QRS-Komplex ist nicht verbreitert.

Diese Niedervoltage kommt vorwiegend durch den Potentialverlust des Perikards infolge der deutlichen Verschwielung oder Verkalkung zustande. Der Lagetyp zeigt gewöhnlich beim sogenannten „Umlagerungsversuch" (Links- oder Rechtsseitenlage) eine fixierte elektrische Herzachse.

Spitz-negative T-Zacken mit leichter ST-Senkung sind typischerweise in mehreren Ableitungen, manchmal fast in sämtlichen Ableitungen festzustellen.

Auch beim Herzinfarkt ist eine spitz-negative T-Zacke im zweiten Stadium vorhanden, jedoch ist diese meist nur auf wenige Ableitungen beschränkt; außerdem findet sich zusätzlich eine auf den Herzinfarkt hinweisende Q-Zacke.

Somit kann gesagt werden, daß die spitz-negativen T-Zacken in mehreren Ableitungen zusammen mit der Niedervoltage und der fixierten elektrischen Herzachse für die Pericarditis constrictiva pathognomonisch sind.

Die P-Zacke ist gelegentlich verbreitert und zeigt ein P sinistro-atriale, da die Verkalkung oft im Sulcus atrioventricularis entsteht, wodurch vor allem der linke Vorhof belastet wird. Rhythmusstörungen wie supraventrikuläre oder ventrikuläre Extrasystolie und Vorhofflimmern kommen vor.

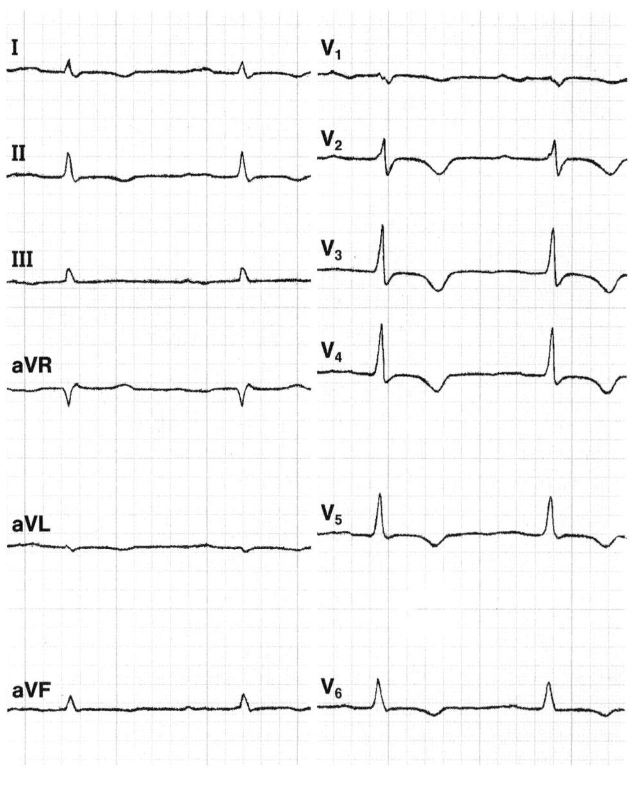

Abb. 353 Pericarditis constrictiva. 35jähriger Patient. P sinistro-atriale. AV-Block 1. Grades (PQ-Zeit 0,30 sec). Präterminal negatives T in I, II, aVL, aVF und V_1 bis V_6.

Abb. 354 Ausgeprägte Pericarditis constrictiva (Panzerherz). 47jähriger Patient. Leichte ST-Senkung und negatives T in I, II, III, aVF sowie V_5 und V_6. Diskrete konkavförmige ST-Hebung und positives T in V_3.

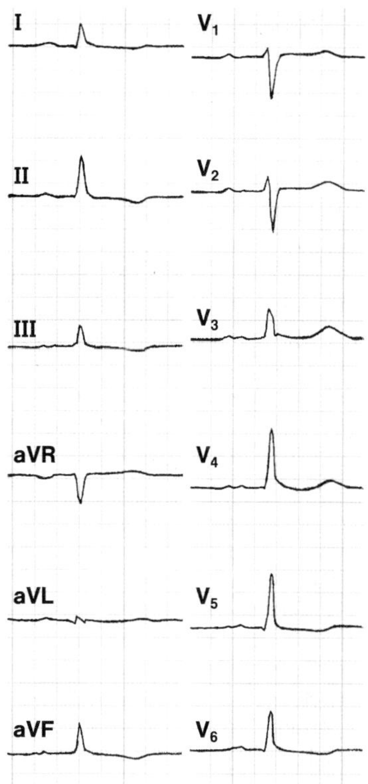

Abschließend muß nochmals darauf hingewiesen werden, daß bei der Beurteilung eines EKGs mit ST-Hebungen bzw. spitz-negativen koronaren T-Zacken eine sorgfältige Analyse zur Differentialdiagnose Herzinfarkt – Perikarditis erforderlich ist.

Pericarditis constrictiva:

- Ätiologie meist tuberkulös
- Niedervoltage
- spitz-negatives T mit ST-Senkung in mehreren Ableitungen
- fixierte elektrische Herzachse
- P sinistro-atriale

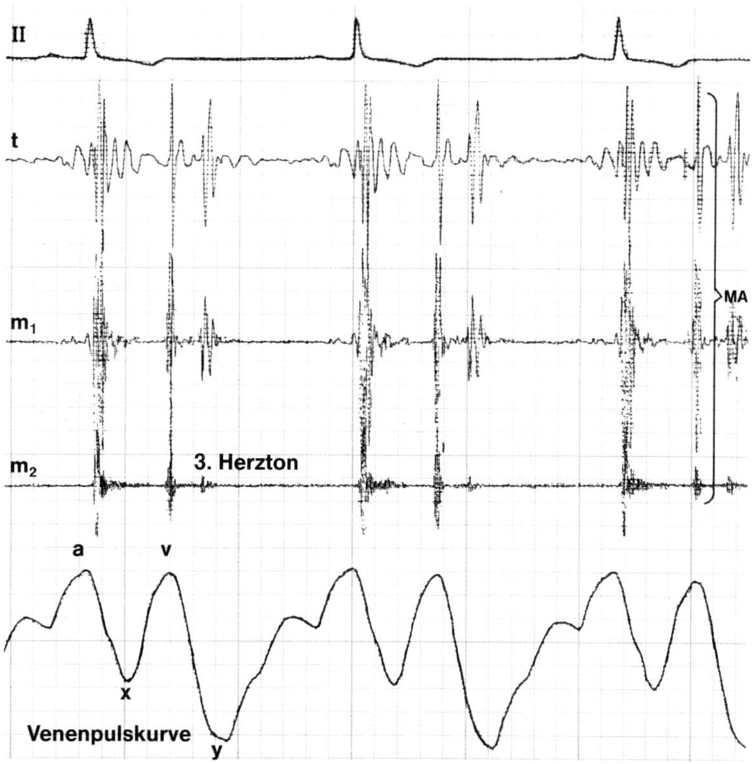

Abb. 355 Typisches Phonokardiogramm und charakteristische Venenpulskurve bei Pericarditis constrictiva (Panzerherz). Derselbe Patient wie in Abb. **354**. Der sogenannte Panzerherzton, d. h. der frühe dritte Herzton (early 3rd heart sound) 0,14 sec nach dem 2. Herzton. Deutlicher V/Y-Abfall, der mit dem 3. Herzton zusammentrifft.

Mitralklappenprolaps-Syndrom

Mitralklappensegel, die mißgebildet oder ungenügend verankert sind, können sich früh-, spät- oder holosystolisch in den linken Vorhof vorwölben. Dieses Phänomen wird als Mitralklappenprolaps-Syndrom bezeichnet. Oftmals sind auch nur umschriebene Anteile des vorderen Segels betroffen. Durch Verlust der Adaptation der Klappenränder kann es zur Mitralinsuffizienz kommen. Der Mitralklappenprolaps ist jedoch in den meisten Fällen eine harmlose Klappenanomalie und ein Zufallsbefund.

Das Mitralklappenprolaps-Syndrom ist nicht extrem selten und wird in der Gesamtbevölkerung in ca. 4% gefunden. Am häufigsten betroffen sind junge Frauen, asthenische Patienten und Patienten mit angeborenen Herzfehlern, wie z. B. dem Vorhofseptumdefekt, dem offenen Ductus Botalli oder der hypertrophen obstruktiven Kardiomyopathie.

Patienten mit Mitralklappenprolaps-Syndrom klagen oft über pseudopektanginöse Beschwerden, die nicht belastungsabhängig sind. Dabei werden die Schmerzen meist linksthorakal lokalisiert und als Stechen oder dumpfer Druck empfunden. Ferner treten bei physischer oder psychischer Belastung Zustände mit unangenehmem Herzklopfen, Herzstechen, Schwindelanfällen, manchmal begleitet von Atemnot, Hyperhidrosis und Angst auf.

Gewöhnlich ist das Mitralklappenprolaps-Syndrom asymptomatisch und als harmlose Normvariante anzusehen. Eine Behandlung ist nicht erforderlich. Eine jährliche Kontrolluntersuchung ist ausreichend, um eine höhergradige Mitralinsuffizienz auszuschließen. Es sind in einzelnen asymptomatischen Fällen auch Komplikationen beschrieben worden. Dazu zählt zunächst die erhöhte Inzidenz bakterieller Endokarditiden. Erwähnenswert sind weiterhin, wenn auch selten, ventrikuläre Tachykardien, Kammerflimmern und plötzlicher Herztod. Hier liegen häufig Mitralinsuffizienzen oder begleitende kardiale Defekte vor. Die Bedeutung des Mitralklappenprolaps-Syndroms für thromboembolische Komplikationen ist umstritten. Nur in sehr seltenen Fällen ist wegen progredienter Mitralinsuffizienz ein klappenchirurgischer Eingriff notwendig.

Diagnostisch ist zunächst der charakteristische Auskultationsbefund zu erwähnen. Man findet einen meso- bis spätsystolischen Klick, der durch Anpassung und Dehnung der Chordae tendineae und Mitralklappensegel verursacht ist und mit Prolapsbeginn auftritt. Besteht zusätzlich eine Mitralinsuffizienz, ist ein Spätsytolikum zu auskultieren.

Die Echokardiographie ist die Nachweismethode der Wahl für das Mitralklappenprolaps-Syndrom. Sind die Mitralsegel bei M-Mode-Registrierung holosystolisch um mindestens 3 mm oder spätsystolisch um mindestens 2 mm prolabiert, so sind die Kriterien für das Mitralklappenprolaps-Syndrom erfüllt. In der zweidimensionalen Darstellung findet man eine Vorwölbung von Anteilen der Segel in den linken Vorhof.

Angiokardiographisch läßt sich die systolische Vorwölbung der Mitralsegel in den linken Vorhof ebenfalls gut darstellen, und ein eventueller Reflux kann hier beurteilt werden.

Das EKG zeigt in bis zu 60% der Patienten mit Mitralklappenprolaps verschiedene Veränderungen. Man findet besonders Abflachungen der T-Zacke. Sie sind meist in den Ableitungen II, III und aVF sowie in V_4 bis V_6 nachzuweisen. Auch eine Negativierung der T-Zacke in diesen Ableitungen tritt häufig auf. Dazu sind auch ST-Strecken-Senkungen erwähnenswert, die jedoch meist angedeutet in den oben angegebenen Ableitungen zu finden sind. Diese ST-T-Veränderungen können manchmal einen aszendierenden, manchmal sogar einen deszendierenden Verlauf zeigen, so daß in der Praxis der Abgrenzung zur koronaren Herzkrankheit eine große Bedeutung zukommt.

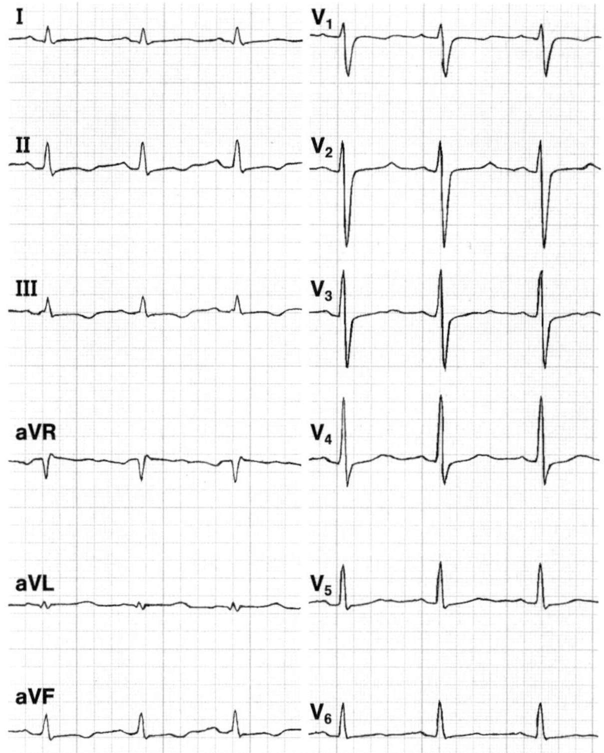

Abb. 356 Mitralklappenprolaps-Syndrom. 22jährige Patientin. ST-Senkung und negatives T in II, III, aVF. Aszendierende ST-Senkung und abgeflachtes T in V_5 und V_6. QT-Zeit nicht verlängert.

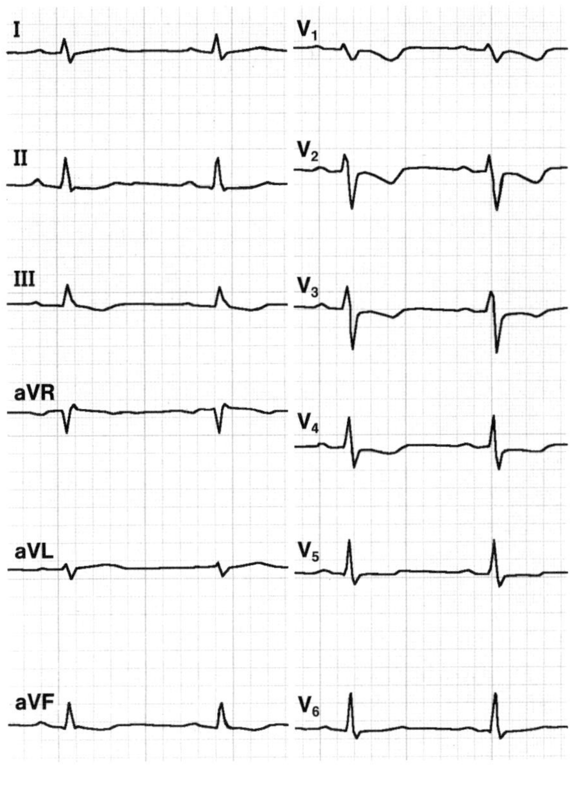

Abb. 357 Mitralklappenprolaps-Syndrom. 47jährige Patientin. ST-Senkung und negatives T in III, aVF und V_1 bis V_5. ST-Senkung und angedeutet biphasisches T in II und V_6.

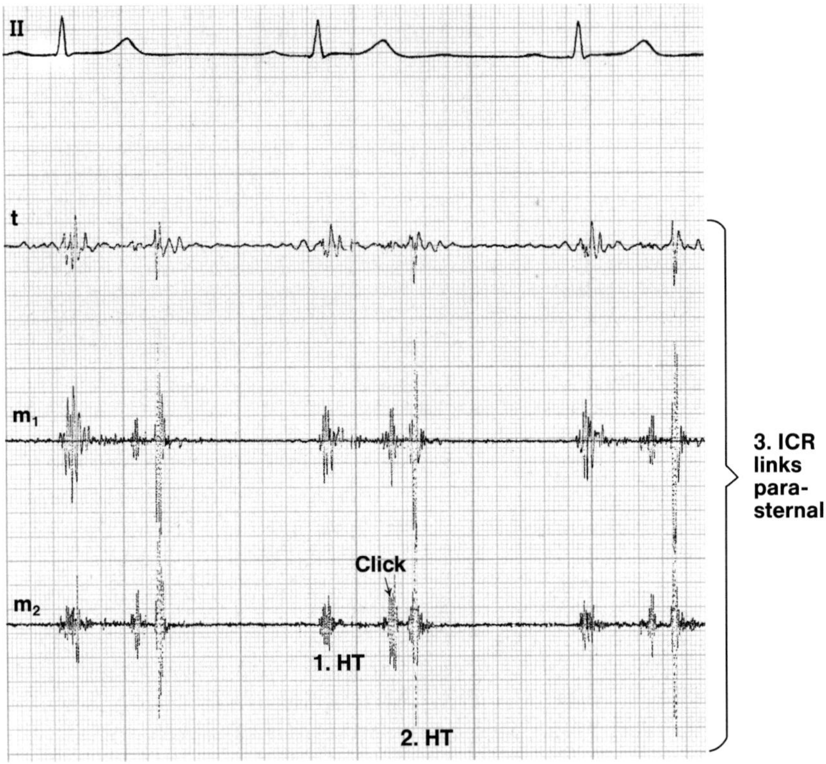

Abb. 358 Charakteristisches Phonokardiogramm bei Mitralklappenprolaps-Syndrom. 57jährige Patientin. EKG unauffällig. Lauter spätsystolischer click über dem 3. ICR linksparasternal.

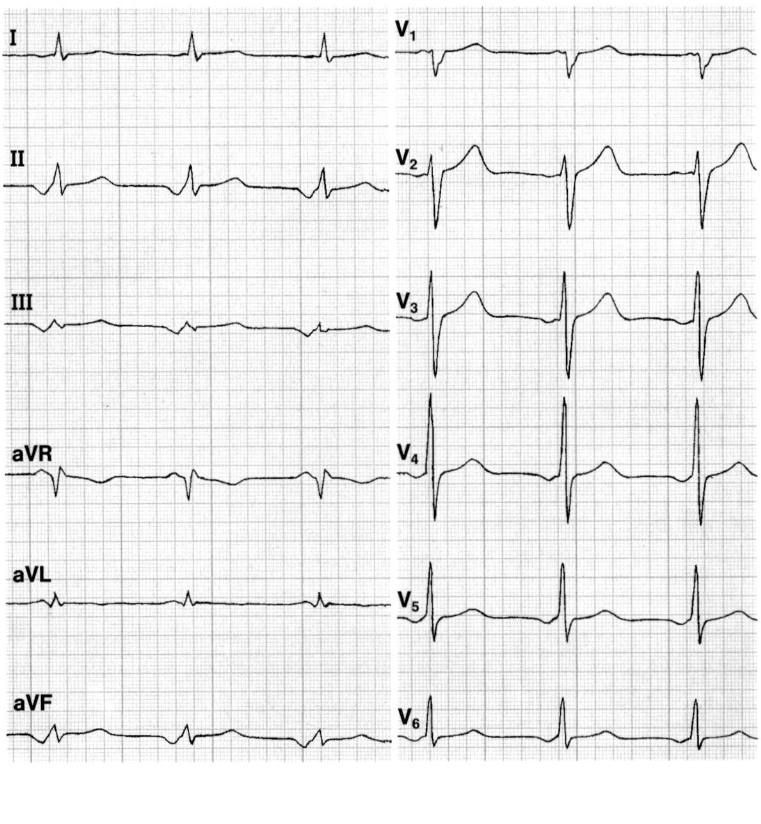

Abb. 359 Mitralklappenprolaps-Syndrom. 41jährige Patientin. Oberer AV-(Knoten-)Rhythmus (negatives P in II, III und aVF). Kurze PQ-Zeit von 0,12 sec. Seltene Rhythmusstörung bei Mitralklappenprolaps-Syndrom.

Jedenfalls ist eine große spontane Variabilität der EKG-Veränderungen hinsichtlich der Erregungsrückbildungsstörung bekannt.

Zur Differenzierung eignet sich besonders das Belastungs-EKG: Belastungsabhängige Erregungsrückbildungsstörungen zeigen bei koronarer Herzkrankheit während der Belastung eine Zunahme der ST-Strecken-Senkung und T-Negativierung. Die ST-Strekken-Veränderungen treten dabei entweder früh zu Beginn der Belastung auf und zeigen dann zunehmende Tendenz oder erst später bei höherer Belastung und dauern dann bis weit in die Phase nach der Belastung hinein an. Beim Mitralklappenprolaps-Syndrom bessern sich diese Erregungsrückbildungsstörungen während und nach der Belastung häufig. Beim hämodynamisch wirksamen Mitralklappenprolaps-Syndrom mit Mitralinsuffizienz zeigen sich im EKG Zeichen der Volumenbelastung des linken Ventrikels und ein P sinistro-atriale wie bei rheumatisch bedingter Mitralinsuffizienz. Auch kommt eine verlängerte QT-Zeit vor.

Wenn Patienten mit Mitralklappenprolaps-Syndrom über Schwindelzustände und Synkopen klagen, muß nach Ausschluß einer Kreislaufdysregulation eine Langzeit-EKG-Untersuchung durchgeführt werden. Hier sind gehäuft supraventrikuläre und ventrikuläre Extrasystolen nachweisbar. Es finden sich außerdem supraventrikuläre Tachykardien, Vorhofflimmern, komplexe ventrikuläre Arrhythmien wie Salven, selten ventrikuläre Tachykardien und Kammerflimmern. Sowohl supraventrikuläre als auch ventrikuläre Arrhythmien werden in 40–90% der Fälle festgestellt. Bei schweren Rhythmusstörungen ist eine suffiziente Therapie sicherlich indiziert, um die Möglichkeit eines beim Mitralklappenprolaps-Syndrom bekanntlich auftretenden plötzlichen Herztodes zu verhindern.

Mitralklappenprolaps-Syndrom:

- Systolische Prolabierung der Mitralklappe in den linken Vorhof
- Meist harmlose Normvariante
- Spätsystolischer Klick und systolisches Geräusch
- T-Abflachung bzw. Negativierung in II, III, aVF, V_4–V_6
- Supraventrikuläre und ventrikuläre Arrhythmie

Niedervoltage

Unter Niedervoltage bzw. Niederspannung versteht man extrem kleine Ausschläge des QRS-Komplexes sowohl in den Extremitäten- als auch in den Thorax-Ableitungen. Dabei sind die Ausschläge im allgemeinen in den Extremitäten-Ableitungen kleiner als oder gleich 0,5 mV und in den Thorax-Ableitungen kleiner als oder gleich 0,7 mV.

Sind die kleinen Ausschläge aber nur in den Extremitäten-Ableitungen vorhanden, spricht man von einer peripheren Niedervoltage, die u. a. bei sagittal gedrehter Herzachse und gelegentlich bei Jugendlichen auftreten kann. Auch wenn die QRS-Amplitude nicht so klein ist wie bei definitionsgemäßer Niedervoltage, können solche kleinen Ausschläge als „annähernde Niedervoltage“ bezeichnet werden, da die klinische Bedeutung gleich ist.

Die Niedervoltage kann primär kardial oder nicht kardial bedingt sein. So wird sie entweder myokardial, perikardial oder extrakardial hervorgerufen.

Die myokardiale Niedervoltage infolge eines myokardialen Potentialverlustes findet sich bei schweren Herzkrankheiten, wie z. B. aufgrund einer fortgeschrittenen koronaren Herzkrankheit, dilatativen Kardiomyopathie, Myokarditis oder Herzamyloidose. Im EKG treten häufig neben der Niedervoltage Vorhofflimmern, gehäufte Vorhof- und/oder ventrikuläre Extrasystolen und eine deutliche Störung des Erregungsrückgangs in Form einer ST-Senkung und negativen T-Zacke auf.

Die perikardial bedingte Niedervoltage, die infolge eines perikardialen Potentialverlustes auftritt, ist oft ein charakteristisches und führendes Zeichen bei der Diagnostik von Pericarditis constrictiva (Panzerherz), Pericarditis exsudativa oder Perikardtumoren. Hier finden sich zusätzlich oft eine fixierte Herzachse, Vorhofflimmern und eine Störung des Erregungsrückgangs, wie bereits im Kapitel „Pericarditis constrictiva“ erwähnt wurde. Außerdem kommt bei Pericarditis constrictiva eine Änderung des Vorhofteils im Sinne eines P sinistro-atriale bei Sinusrhythmus vor.

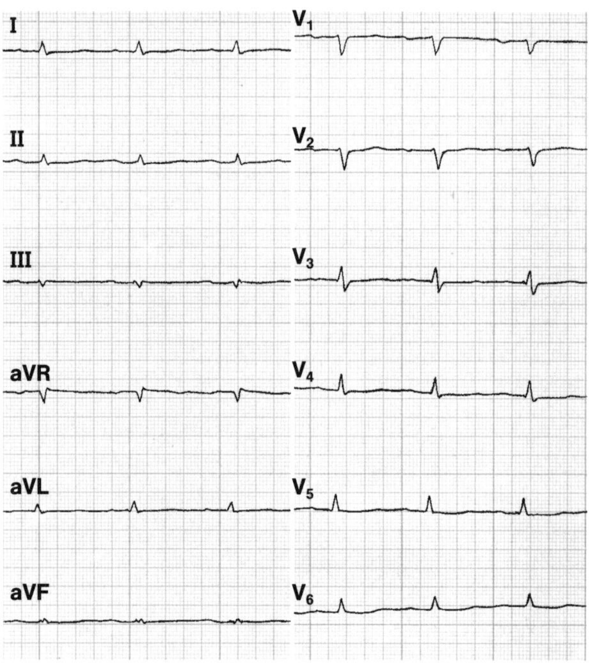

Abb. 360 Ausgeprägte Pleuraergüsse. 60jährige Patientin mit Pleuraergüssen und globaler Herzinsuffizienz bei koronarer Herzkrankheit. Deutliche Niedervoltage (QRS-Amplitude in den Extremitäten-Ableitungen maximal 0,38 mV, in den Thorax-Ableitungen 0,62 mV). Leichte Störung des Erregungsrückgangs in I, II, aVL und V_3 bis V_6.

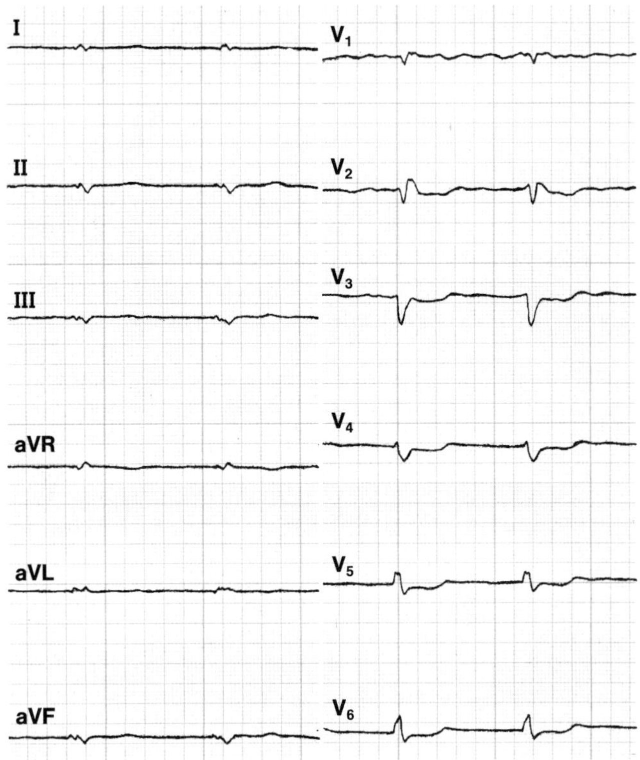

Abb. 361 Dilatative Kardiomyopathie. Vorhofflimmern, Niedervoltage, überdrehter Linkstyp (linksanteriorer Hemiblock). Deutliche Störung des Erregungsrückgangs in V_2 bis V_6. Angedeuteter unvollständiger Rechtsschenkelblock.

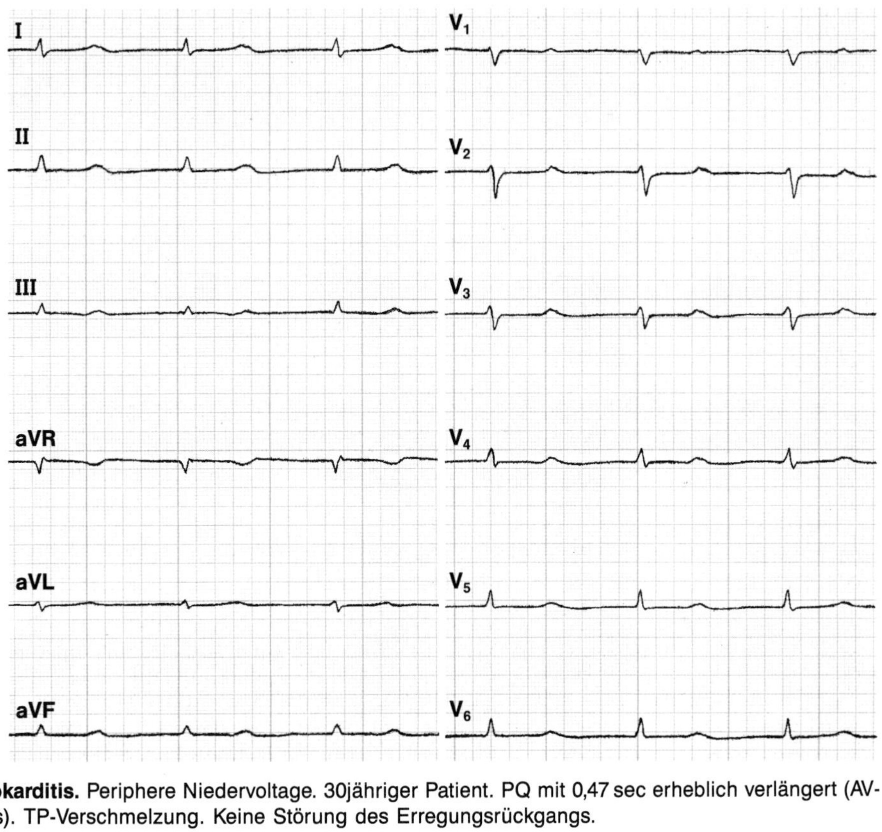

Abb. 362 Myokarditis. Periphere Niedervoltage. 30jähriger Patient. PQ mit 0,47 sec erheblich verlängert (AV-Block I. Grades). TP-Verschmelzung. Keine Störung des Erregungsrückgangs.

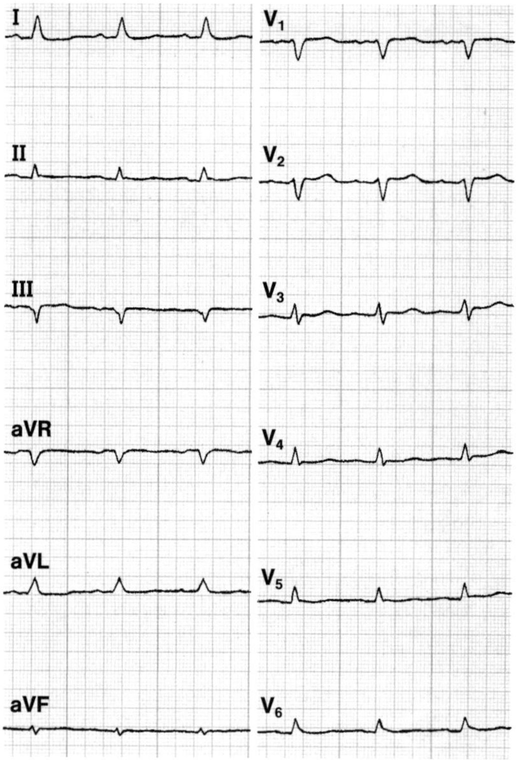

Abb. 363 Ausgedehnte Pleuraergüsse. 60jährige Patientin mit schwerer globaler Herzinsuffizienz. Niedervoltage. Erregungsrückbildungsstörungen.

Ist die Niedervoltage extrakardial durch erhöhte Widerstände oder vermehrte Kurzschlüsse bedingt, so sollten zunächst ein Myxödem oder generalisierte Ödeme ausgeschlossen werden. Als sonstige Ursachen sind Lungenemphysem, Pleura-Erguß oder ausgeprägte Adipositas zu nennen. In diesen Fällen sind sonstige EKG-Veränderungen im allgemeinen nicht so ausgeprägt wie bei myokardial oder perikardial bedingter Niedervoltage.

Die Niedervoltage braucht nicht immer ein konstantes Bild zu zeigen. Ist eine entsprechende, erfolgreiche Therapie durchgeführt, so verschwindet das Bild der Niedervoltage häufig ganz oder nahezu, wie dies z.B. bei einem suffizient behandelten Myxödem der Fall ist.

Niedervoltage:

- QRS-Komplex in den Extremitäten-Ableitungen ≦ 0,5 mV und in den Thorax-Ableitungen ≦ 0,7 mV
- Myokardiale Niedervoltage: koronare Herzkrankheit, dilatative Kardiomyopathie, Myokarditis
- Perikardiale Niedervoltage: Pericarditis constrictiva, Pericarditis exsudativa
- Extrakardiale Niedervoltage: Myxödem, Lungenemphysem, Pleura-Erguß, generalisierte Ödeme, Adipositas

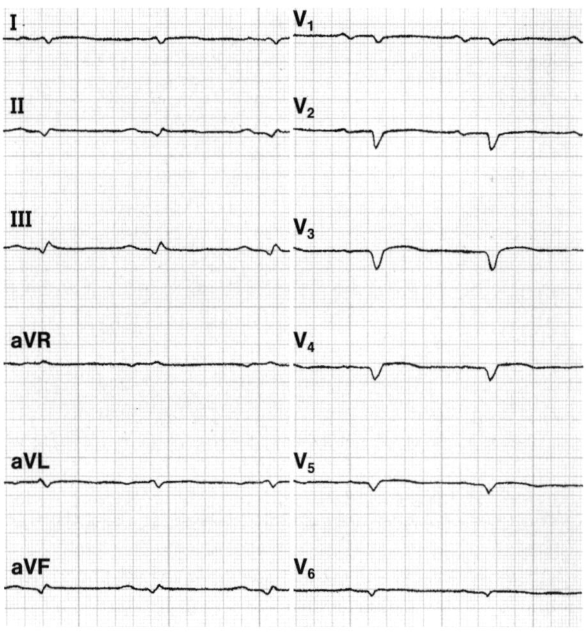

Abb. 364 Multiple Infarkte (Vorderwandinfarkt und inferiorer Infarkt). Infarktereignis vor sechs Wochen. Jetzt großess Herzwandaneurysma im Vorderwandbereich. Schwere globale Herzinsuffizienz. 66jährige Patientin. Niedervoltage. Großes Q in II, III, aVF und V_1 bis V_6. Ferner ST-Hebung und positives T in V_2 bis V_5.

Orthostatische EKG-Veränderungen

Das Steh-EKG stellt eine einfache Prüfung der Kreislauffunktion dar. Beim Gesunden ist im Stehen gewöhnlich die elektrische Herzachse durch vertikale Stellung mehr nach rechts gedreht als im Liegen, die P-Zacken werden etwas spitz-positiv, die T-Zacken etwas flacher; außerdem nimmt die Frequenz zu. Insgesamt zeigt das EKG jene Veränderungen, die bei sympathikotonen Einflüssen gefunden werden.

Bestehen orthostatische EKG-Veränderungen, so findet sich eine deutliche Achsendrehung nach rechts, die P-Zacken werden deutlicher spitz-positiv, vor allem aber die T-Zacken deutlich flacher, manchmal sogar negativ. Ferner kann eine ST-Senkung auftreten; schließlich läßt sich oft eine ausgesprochene Sinustachykardie nachweisen.

Diese orthostatischen Veränderungen können sofort oder fünf bis zehn Minuten nach dem Aufstehen nachweisbar sein. Sie sind vorwiegend in II, III und aVF zu sehen. Vektoriell gesehen, werden T-Vektoren durch vertikale Stellung des Herzens aus den QRS-Vektoren herausgedreht, ohne daß dabei eine primäre T-Abnormität besteht. Es ist daher nicht gerechtfertigt, aus den flachen oder negativen T-Zacken im Steh-EKG, mit oder ohne ST-Senkung, Rückschlüsse auf eine kardiale Schädigung, z. B. koronare Herzkrankheit, zu ziehen.

Die Störung des Erregungsrückgangs kann, wie bereits in anderen Kapiteln erwähnt, sowohl funktionelle als auch organische Ursachen haben. Beim Orthostase-EKG ist sie funktionell bedingt. So verschwinden die Orthostase-EKG-Veränderungen bei leichter körperlicher Belastung.

Die orthostatischen EKG-Veränderungen finden sich oft bei vegetativ labilen Menschen, Kindern während schneller Wachstumsphasen, schlanken Personen, besonders bei Frauen und bei Patienten mit Kollapsneigung im Stehen. Jedoch muß hier darauf hingewiesen werden, daß sie nicht immer mit einer orthostatischen Kreislauf-Regulationsstörung, z. B. nach Schellong, zusammentreffen. Bestehen orthostatische Beschwerden und fällt mindestens einer dieser Tests positiv aus, kann die Diagnose einer orthostatischen Kreislauf-Dysregulation gestellt werden. Die EKG-Veränderung sichert dabei die klinisch festgestellte Diagnose.

Orthostatische Veränderungen:

- rechtstypische Herzachse
- spitz-positives P
- abgeflachtes bzw. negatives T
- Sinustachykardie

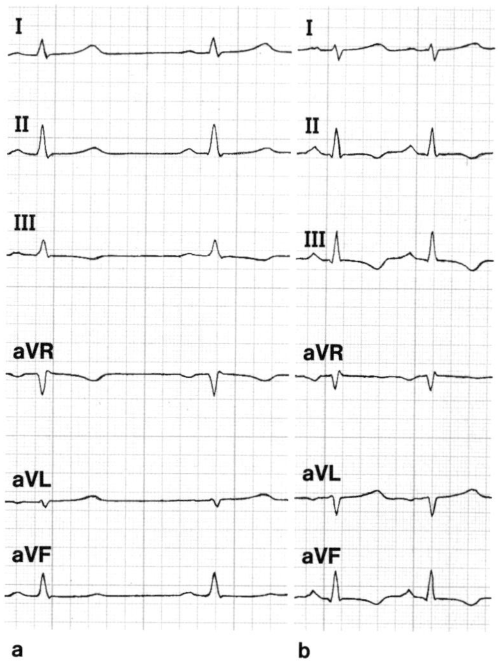

Abb. 365 Typische orthostatische EKG-Veränderung. 22jährige asthenische Frau mit Schwindelgefühl.
a Ruhe-EKG: T in I und II normal hoch, in III negativ und aVF leicht abgeflacht. Steiltyp. Kammerfrequenz 64/min.
b Steh-EKG: Deutliches negatives T in II, III und aVF. Rechtstyp. Kammerfrequenz 111/min.

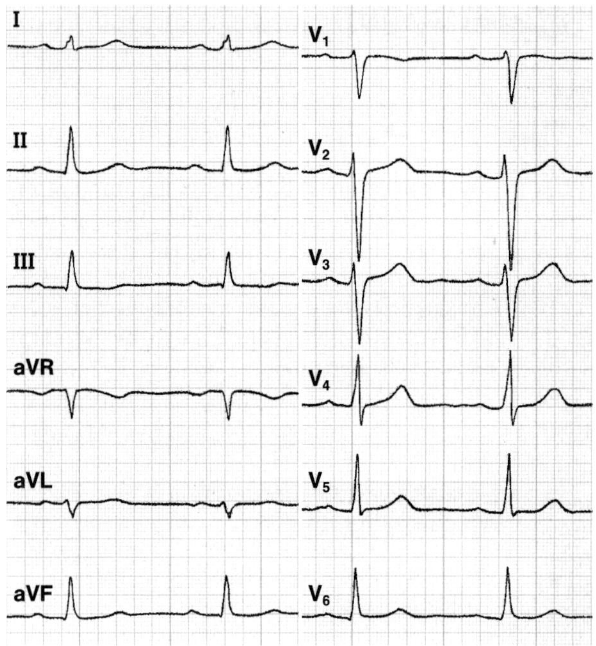

Abb. 366 Deutliche Orthostase-EKG-Veränderung. 27jährige Patientin mit Schwindelgefühl im Stehen und Palpitationen. Oben: Ruhe-EKG. Steiltyp. Ventrikelfrequenz 70/min. Normales EKG-Bild. Unten: **a** Steh-EKG: Ventrikelfrequenz von 97/min. Tiefes S in I und aVL. Die frontale Herzachse ist noch rechtstypischer geworden. P II positiver als vorher. T in II und III sowie aVF spitz-negativ. **b** Nach 20 Kniebeugen: Sinustachykardie mit Ventrikelfrequenz von 109/min. T nicht mehr negativ, sondern nur abgeflacht. **c** EKG 5 min nach Belastung: fast normales EKG, wie in Ruhe.

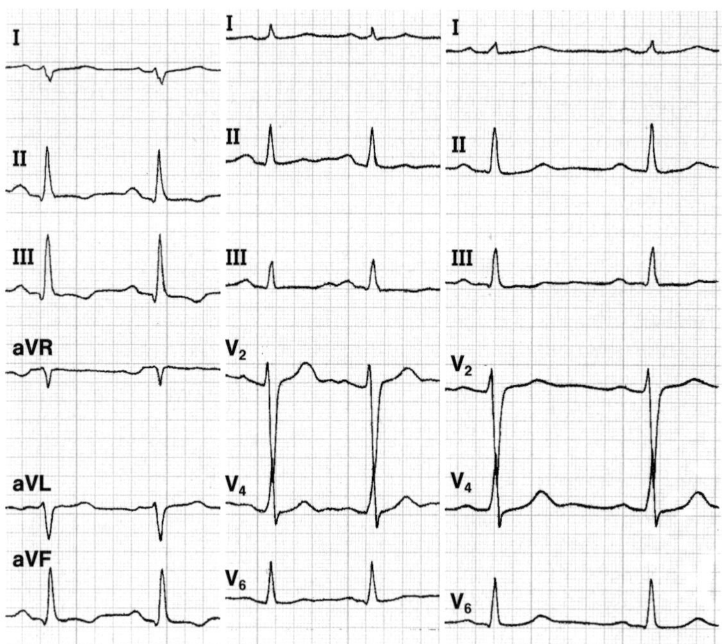

a **b** **c**

Stoffwechselstörungen

Krankheiten mit Stoffwechselstörungen verursachen oft auch EKG-Alterationen. Häufig ist eine Störung des Erregungsrückgangs nachweisbar. Die klinisch wichtigsten Krankheitsbilder sind dabei Hyperthyreose und Hypothyreose.

1. Hyperthyreose

Bei Hyperthyreose finden sich im EKG besonders bei jüngeren Patienten oft hohe oder relativ hohe P-Zacken in Form eines P dextroatriale. Außerdem läßt sich eine ST-Senkung mit biphasischen oder sogar negativen T-Zacken, vor allem in II, III, aVF, V_5 und V_6 feststellen. Diese Veränderungen sind vorwiegend auf die gleichzeitige konstant bestehende Sinustachykardie (keine respiratorische Arrhythmie) zurückzuführen.

Wenn die Hyperthyreose nicht behandelt wird, kann es zu Rhythmusstörungen und Herzinsuffizienz kommen. Dabei treten im EKG neben der Störung des Erregungsrückgangs häufig Vorhofflimmern in Form einer Tachyarrhythmie besonders bei älteren Patienten, selten Vorhofflattern und eine leichte Verbreiterung des QRS-Komplexes auf. Die pathologisch-anatomischen Untersuchungen in schweren Fällen zeigen deutliche degenerative Veränderungen des Herzmuskels, die nicht nur eine direkte Folge der Thyroxinwirkung, sondern wahrscheinlich auch Folge der starken Beanspruchung des Myokards durch die Tachykardie sind.

Hyperthyreose:

- hohe P-Zacke
- negatives oder abgeflachtes T mit ST-Senkung
- Sinustachykardie

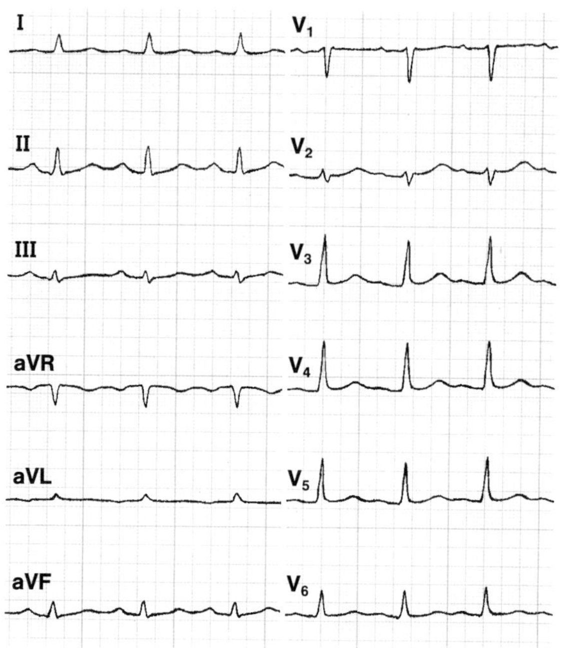

Abb. 367 Sinustachykardie bei Hyperthyreose. 17jährige Patientin. Ausgeprägte Hyperthyreose. Sinustachykardie mit Ventrikelfrequenz von 120/min. Leichte aszendierende ST-Senkung und PQ-Senkung in II, III und aVF. Angedeuteter unvollständiger Rechtsschenkelblock (Typ I).

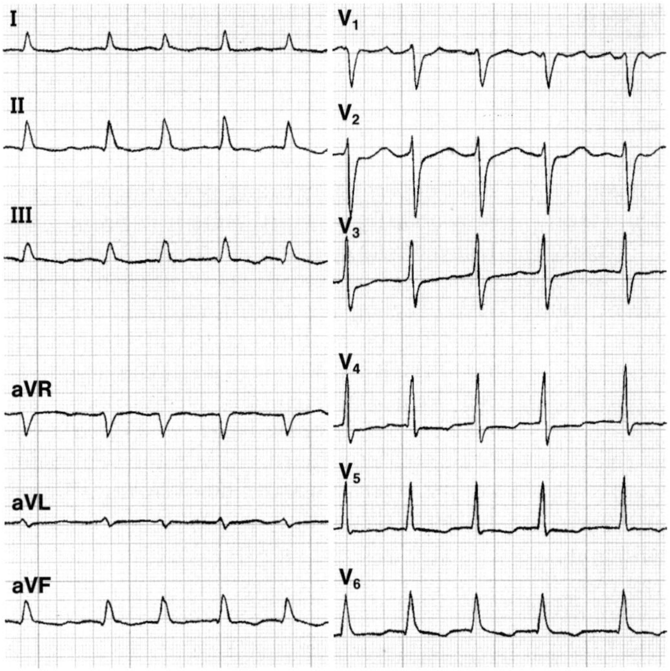

Abb. 368 Schwere Hyperthyreose bei 45jähriger Patientin. Tachyarrhythmie bei Vorhofflimmern. Frequenz etwa 170/min. ST-Senkung und negatives T in II, III, aVF, V_4 bis V_6.

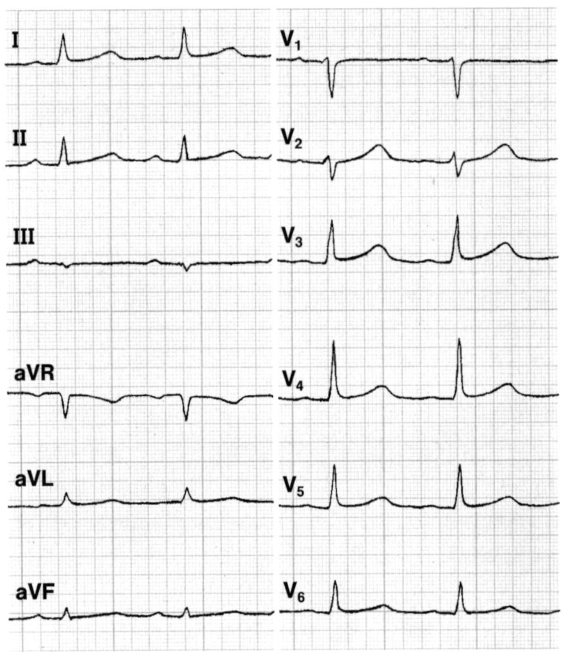

Abb. 369 Normales EKG nach Behandlung der Hyperthyreose mit Favistan. Dieselbe Patientin wie in Abb. **368**. Ventrikelfrequenz 90 bzw. 88/min. Keine ST-Senkung. T deutlich positiver als vor der Behandlung. Keine PQ-Senkung.

2. Hypothyreose

Bei der ausgeprägten Hypothyreose (Myxödem) zeigt das EKG recht charakteristische Zeichen, nämlich Bradykardie (oft Sinusbradykardie), Niedervoltage, abgeflachte bis leicht negative T-Zacke mit ST-Senkung sowie eine QT-Verlängerung.

Die Niedervoltage ist teils durch den Potentialverlust des myxödematös veränderten Myokards, teils durch den erhöhten Hautwiderstand infolge allgemeiner Ödembildung bedingt. Diese Veränderungen sind in den meisten Fällen reversibel. Nach erfolgreicher Therapie wird eine nahezu vollkommene Rückbildung erzielt.

Hypothyreose:

- Bradykardie
- Niedervoltage
- abgeflachtes oder negatives T mit ST-Senkung
- QT-Verlängerung

3. Coma hepaticum und Coma diabeticum

Meist sind uncharakteristische Veränderungen in Form einer Störung des Erregungsrückgangs mit einer QT-Verlängerung nachweisbar. Die begleitenden Elektrolytstörungen können aber ebenfalls ein solches Bild verursachen.

4. Urämie

Bei Urämie werden Elektrolytentgleisungen, arterielle Hypertonie und Perikarditis beobachtet, die ihrerseits EKG-Veränderungen verursachen. Außerdem finden sich im EKG möglicherweise toxisch bedingte Repolarisationsstörungen. Es treten gelegentlich negative T-Zacken auf, auch wenn eine Perikarditis, koronare Herzkrankheit oder Elektrolytstörungen nicht nachweisbar sind.

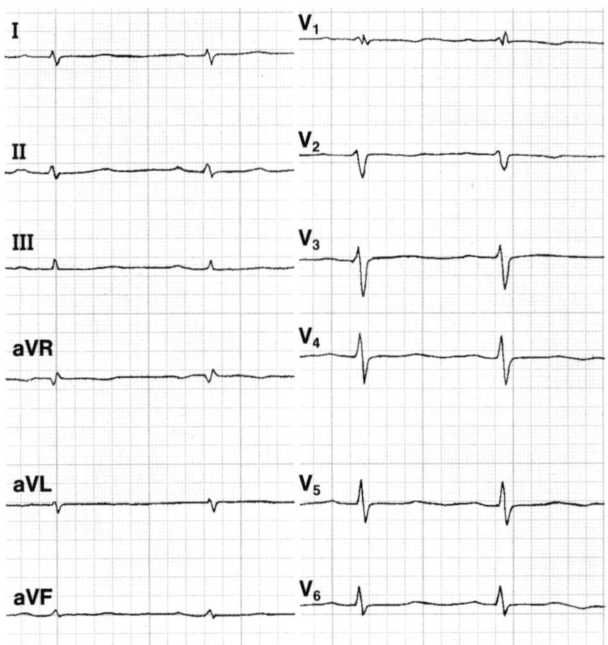

Abb. 370 Myxödem nach Strumektomie. 21jährige Patientin. Annähernd Niedervoltage. Ventrikelfrequenz von 72/min. ST-Senkung und angedeutet biphasisches T in III, aVF, V_5 und V_6. T in V_3 und V_4 abgeflacht. Unvollständiger Rechtsschenkelblock (Typ II).

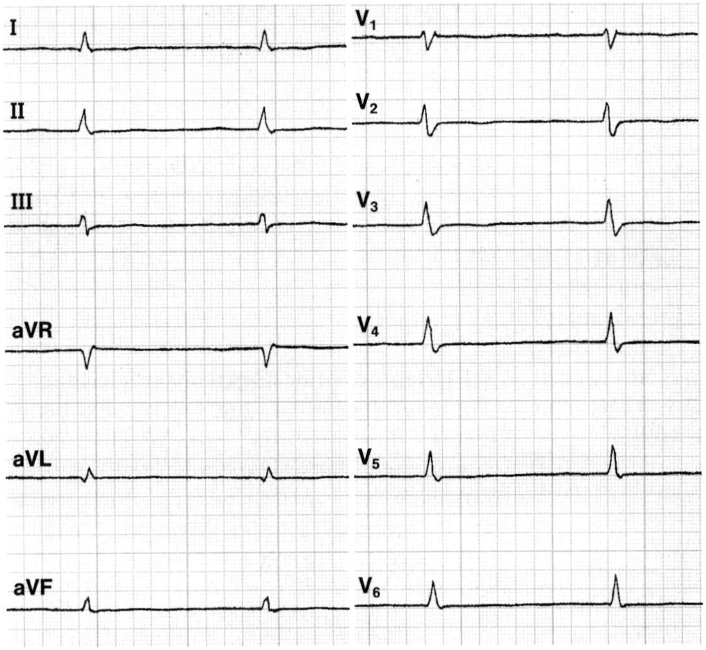

Abb. 371 Myxödem. 56jährige Patientin. Ventrikelfrequenz 60/min. Insgesamt kleine Amplitude des QRS-Komplexes. Abflachung der P- und T-Zacken. Unvollständiger Rechtsschenkelblock (Typ I). Erregungsrückbildungsstörung. AV-Block I. Grades (PQ-Zeit mit 0,28 sec verlängert).

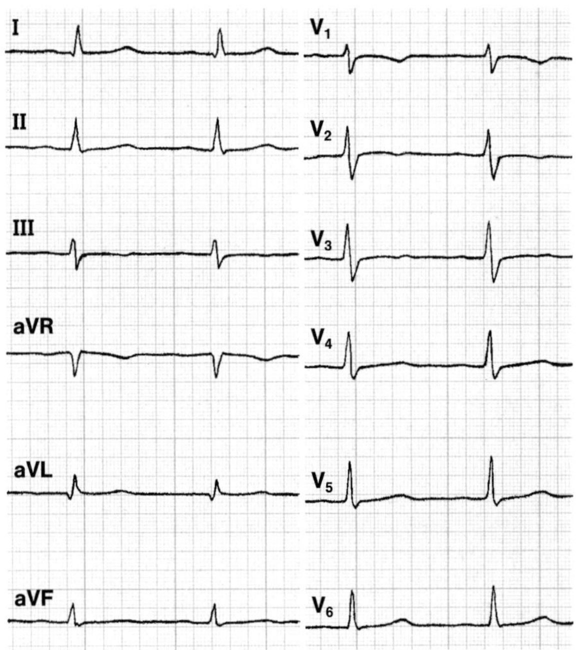

Abb. 372 Myxödem. Dieselbe Patientin wie in Abb. **371**. Nach Substitutionsbehandlung mit Schilddrüsenhormon Ventrikelfrequenz 77/min. PQ-Zeit jetzt 0,20 sec, normal. Amplitude der P-Zacke, des QRS-Komplexes und der T-Zacke deutlich größer als vorher.

Elektrolytstörungen

Für den regelrechten Ablauf aller Stoffwechselreaktionen des Organismus sind ein ungestörter Wasser-Elektrolyt- und Säure-Basen-Haushalt Grundvoraussetzung. Klinisch relevante Elektrolytstörungen treten nicht nur im Rahmen innerer Krankheiten auf, sondern sind auch als Nebenwirkungen verschiedener Pharmaka gefürchtet. Für ihre Erkennung und Verlaufsbeobachtung ist das EKG zweifellos ein gutes Hilfsmittel.

Der Abfall oder Anstieg bestimmter Elektrolyte ändert den EKG-Befund, und zwar im Bereich der P-Welle, des QRS-Komplexes, der ST-Strecke und T-Zacke sowie U-Welle; ferner werden häufig Rhythmusstörungen beobachtet.

Liegen ausgeprägte Elektrolytstörungen vor, ist das EKG-Bild nicht nur sehr oft, sondern auch charakteristisch verändert. Es veranlaßt nicht selten dazu, die Serumelektrolyte zu bestimmen. Auch bei leichten Störungen kann man bei genauem Hinsehen oft diskrete EKG-Veränderungen erkennen.

Je akuter und stärker die Elektrolytstörung ist, desto deutlicher verändert sich das EKG. Gelegentlich bringen das erst Verlaufsbeobachtungen zutage. Das Entgleisen der Elektrolyte Kalium und Calcium ist in diesem Zusammenhang in der Klinik und internistischen Praxis besonders wichtig.

Im Unterschied zu den Elektrolytstörungen spielt das EKG bei entgleistem Wasser- und Säure-Basen-Haushalt, vor allem bei ersterem, offenbar nur eine untergeordnete Rolle. Daher soll in diesem Kapitel zuerst über EKG-Veränderungen infolge von Elektrolytstörungen, danach über solche aufgrund eines gestörten Säure-Basen- und Wasserhaushalts gesprochen werden.

1. Hypokaliämie

Unter allen Elektrolytstörungen wird die Hypokaliämie in der Klinik und Praxis am häufigsten beobachtet. Sie tritt bei Durchfall, Erbrechen, Laxantienabusus, Ileus, Anorexia nervosa, bei langzeitiger Cortisontherapie

Klinisch wichige Ursachen für Hypokaliämie

a) Mangelernährung:

1. Anorexia mentalis
2. Unterernährung
3. chronische Erkrankung des oberen Gastrointestinaltrakts
4. Dauerinfusion von kaliumfreier Lösung

b) Gastroenterale Kaliumverluste:

1. Erbrechen
2. Durchfälle
3. Laxantienabusus
4. Gastroenteritis
5. Pylorusstenose
6. Zollinger-Ellison-Syndrom
7. Malabsorptionssyndrom
8. Colitis ulcerosa
9. enterale Fisteln

c) Renale Kaliumverluste:

1. chronische Pyelonephritis
2. chronische Glomerulonephritis
3. polyurische Phase bei Schockniere
4. Tubulopathie
5. Nephropathie
6. Saluretika, Antihypertonika
7. Corticosteroide
8. primärer Hyperaldosteronismus (Cushing-Syndrom, Conn-Syndrom)
9. sekundärer Hyperaldosteronismus (hydropisch dekompensierte Herzinsuffizienz, dekompensierte Leberzirrhose, nephrotisches Syndrom)

d) Verteilungshypokaliämie:

1. Insulingabe bei Diabetes
2. familiäre hypokaliämische periodische Muskellähmung
3. metabolische Alkalose

und bei primärem (Conn-Syndrom) oder sekundärem Hyperaldosteronismus (Leberschädigung) auf. Seit der Einführung der Saluretika wird bei hydropisch dekompensierten Patienten mit Rechtsherzinsuffizienz häufig eine Hypokaliämie festgestellt.

Aktionspotential bei Hypokaliämie

Um die EKG-Veränderungen bei Hypokaliämie zu verstehen, ist es zweckmäßig, zunächst die Elektrophysiologie des Aktionspotentials bei gesunden Menschen und bei Patienten mit Hypokaliämie zu besprechen. Das Aktionspotential beim gesunden Herzen wurde bereits im Kapitel „Elektrophysiologische Grundlagen" ausführlich besprochen.

Eine erniedrigte extrazelluläre Serumkaliumkonzentration führt zur sog. Hyperpolarisation. Dies bedeutet:

1. Erhöhung des Aktionspotentials mit steiler Anstiegsgeschwindigkeit;
2. Verlängerung der Dauer des Aktionspotentials;
3. Verlängerung der Repolarisationsphase, d. h., die Repolarisation läuft flacher und länger als normal;
4. Verspätete Beendigung der Repolarisationskurve mit einem ungewöhnlich großen Nachpotential;
5. Steigerung der Spontanautomatie.

Aufgrund dieser Hyperpolarisation stellte Surawicz (1967) fest, daß mit sinkender extrazellulärer Kaliumkonzentration das Plateau des Aktionspotentials nach und nach verschwindet, und sich die Repolarisation verlangsamt. Daraus leitet er die fortschreitende Senkung der ST-Strecke, die Abnahme der Amplitude der T-Zacke und die Zunahme der U-Welle ab.

EKG-Veränderungen

Als charakteristische Zeichen der Hypokaliämie werden im EKG folgende kombinierte Veränderungen genannt:

1. ST-Senkung,
2. flache, biphasische oder negative T-Zacke,
3. große U-Welle,
4. U-Welle größer als T-Welle,
5. Rhythmusstörungen.

Besteht zunächst eine leichte Hypokaliämie (Serum-Kaliumwert zwischen 2,5 und 3,7 mval/l), dann ist die T-Zacke leicht abgeflacht, eventuell ist eine geringe ST-Senkung nachweisbar, es findet sich aber vor allem eine breite U-Welle.

Bei ausgeprägter Hypokaliämie (Serum-Kaliumwert unter 2,5 mval/l) sind die Veränderungen stärker. Das EKG zeigt oft ein eigentümliches Bild, nämlich eine ST-Senkung von tief deszendierender Form; die T-Zacke ist negativ; es findet sich zusätzlich eine ungewöhnlich hoch-positive, breite U-Welle, die oft größer sein kann als die T-Zacke. Diese große U-Welle kann als das führende charakteristische Zeichen des Hypokaliämie-EKGs bezeichnet werden. Da diese hohe U-Welle lange Zeit als T-Zacke angesehen wurde,

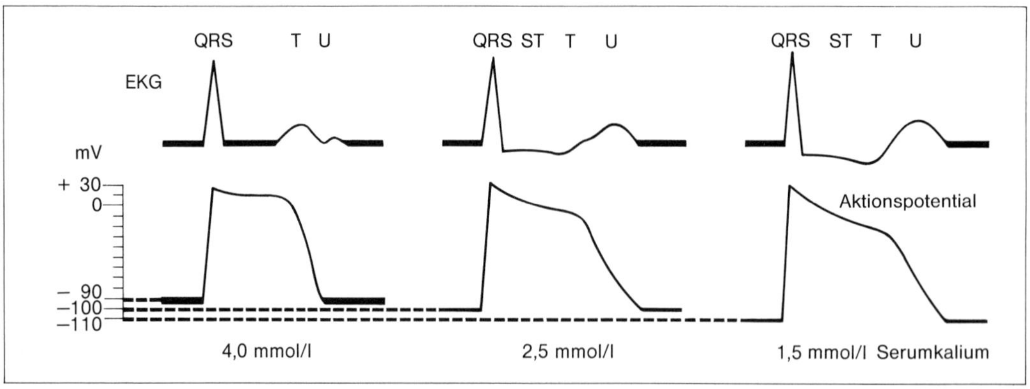

Abb. 373 EKG-Veränderungen bei Normo- und Hypokaliämie.

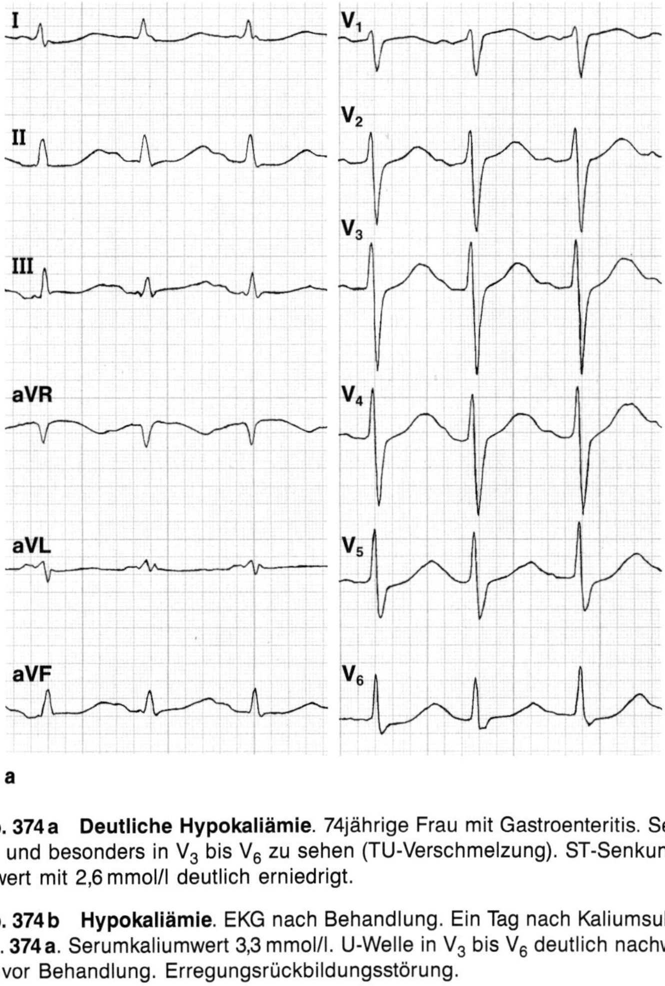

a

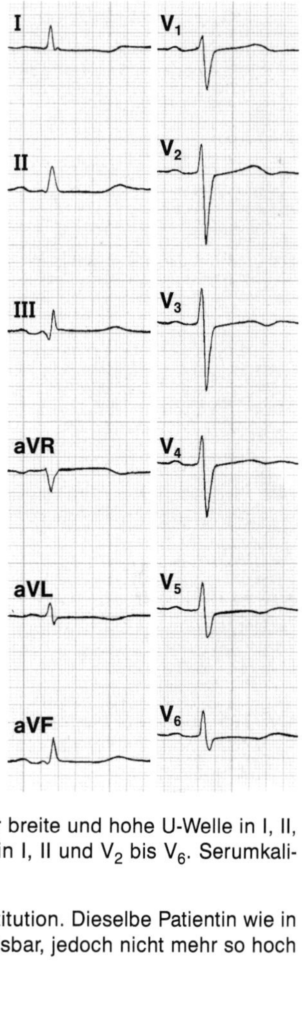

b

Abb. 374 a Deutliche Hypokaliämie. 74jährige Frau mit Gastroenteritis. Sehr breite und hohe U-Welle in I, II, aVF und besonders in V_3 bis V_6 zu sehen (TU-Verschmelzung). ST-Senkung in I, II und V_2 bis V_6. Serumkaliumwert mit 2,6 mmol/l deutlich erniedrigt.

Abb. 374 b Hypokaliämie. EKG nach Behandlung. Ein Tag nach Kaliumsubstitution. Dieselbe Patientin wie in Abb. **374 a**. Serumkaliumwert 3,3 mmol/l. U-Welle in V_3 bis V_6 deutlich nachweisbar, jedoch nicht mehr so hoch wie vor Behandlung. Erregungsrückbildungsstörung.

sprach man fälschlicherweise von einer QT-Verlängerung bei Hypokaliämie. Es muß betont werden, daß eine QT-Verlängerung bei einer isolierten Hypokaliämie nicht besteht (eine QT-Verlängerung spricht für eine zusätzliche Hypokalzämie oder einen sonstigen Zustand).

Die EKG-Veränderungen sind in den Ableitungen am meisten ausgeprägt, in denen große QRS-Komplexe bestehen, d. h. im allgemeinen in den Ableitungen I, II und in V_3 bis V_6. Vor allem eignet sich die Ableitung V_3 gewöhnlich zur genauen Betrachtung der U-Welle gut. Die QT-Zeit läßt sich infolge der TU-Verschmelzung manchmal schwer bestimmen. So wird zur Festlegung des Endes der T-Zacke empfohlen, die Tangente entlang der absteigenden T-Zacke bis zum Schnittpunkt mit der isoelektrischen Linie zu ziehen.

Sonstige EKG-Veränderungen bei Hypokaliämie sind uncharakteristisch. Eine PQ-Verlängerung kommt vor, ist aber selten. Der QRS-Komplex ist eher schmal als breit. Infolge der erhöhten Erregbarkeit des Herzmuskels bei Hypokaliämie können supraventrikuläre und ventrikuläre Extrasystolie, AV-Tachykardie und Kammerflimmern auftreten.

Wichtige EKG-Veränderungen bei Hypokaliämie:

1. ST-Senkung
2. T flach, biphasisch, negativ
3. großes U
4. T/U < 1
5. Rhythmusstörungen (Sinustachykardie, supraventrikuläre und ventrikuläre Extrasystolie, Kammerflimmern)

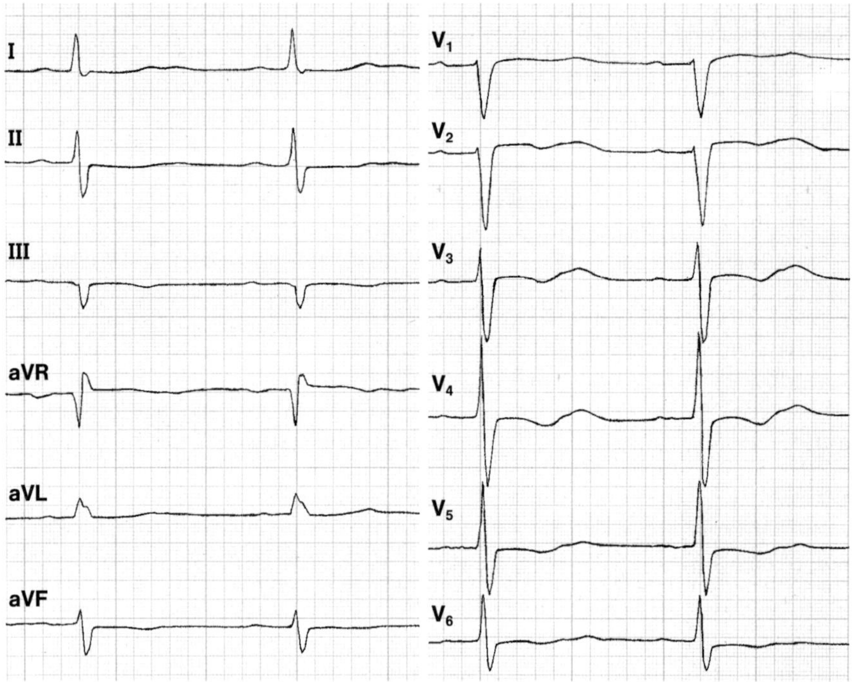

Abb. 375 Schwere Hypokaliämie. 80jährige Patientin. Serumkaliumwert mit 2,2 mmol/l erheblich erniedrigt. Gigantisch hohe und breite U-Welle, besonders in den Thorax-Ableitungen V_1 bis V_4 nachweisbar. Erregungsrückbildungsstörung.

Liegt ein Kaliummangel-EKG bei Herzinsuffizienz-Patienten vor, dann besagt der normale Serum-Kaliumwert nicht viel, da der intra-extrazelluläre K^+-Ionen-Gradient trotz normalen Serum-Kaliumwertes unbekannt ist. Eine Kaliumzufuhr ist in diesem Fall, d.h. bei Herzinsuffizienz-Patienten, angezeigt, da bei ihnen ohnehin die Gefahr einer Kaliumverarmung des Herzmuskels besteht, besonders wenn sie mit Herzglykosiden und Saluretika behandelt werden.

Die Abhängigkeit des Aktionspotentials einer Herzmuskelzelle von den extrazellulären (Serum-)Ionenkonzentrationen legt nahe, daß immer wieder nach einer Korrelation zwischen Konzentrationen der Serumelektrolyte und EKG-Veränderungen gesucht wurde. Nach den Ergebnissen einer Reihe von Autoren stimmt nur in wenigen Fällen die Schwere des Serum-Kaliummangels mit dem Ausmaß und der Häufigkeit der EKG-Veränderungen überein. Diesen Arbeiten widersprechen andere Mitteilungen, die eine relativ gute oder

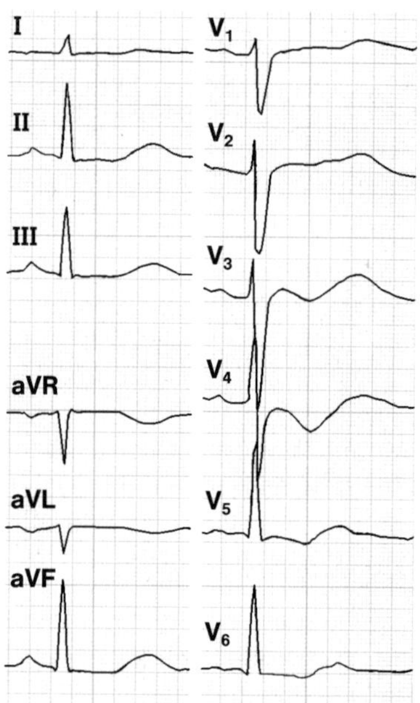

Abb. 376 Schwere Gastroenteritis. 17jähriger Patient. Serumkalium 1,6 mmol/l. ST-Senkung, negatives T und großes breites U, vor allem in V_3 bis V_6 (charakteristisches Bild bei Hypokaliämie).

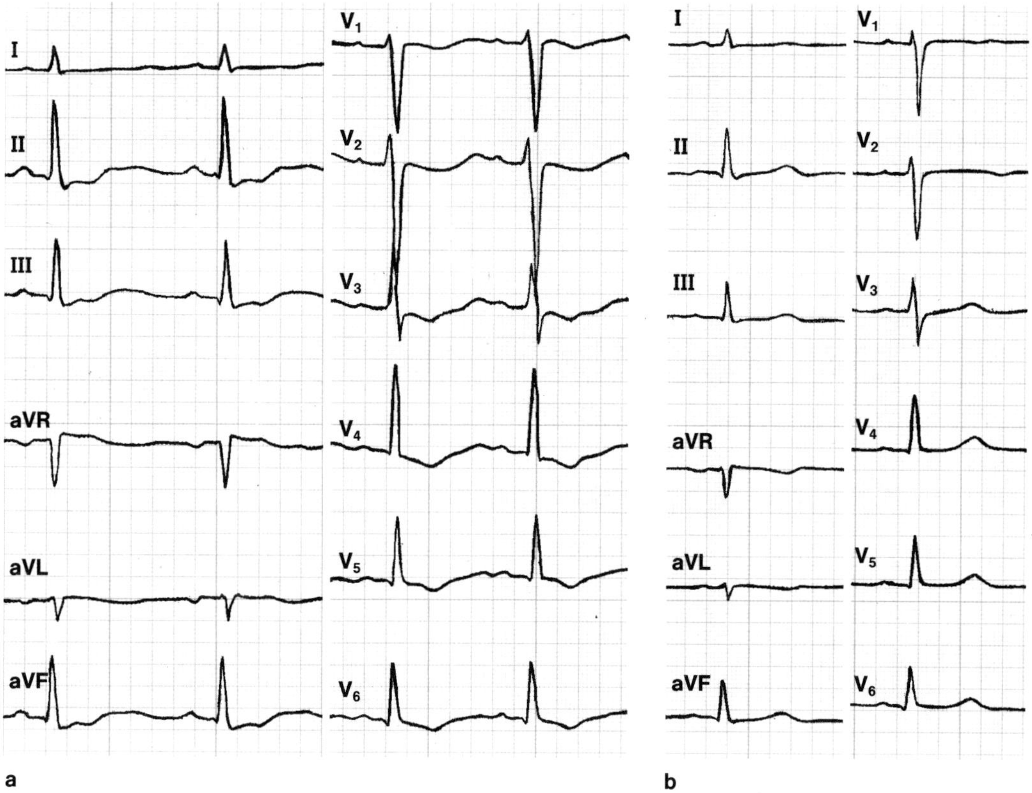

Abb. 377 a Hypokaliämie-EKG nach Laxantienabusus. 21jähriges Mädchen. Serumkalium: 2,4 mmol/l. ST-Senkung, negatives T, aber vor allem große U-Welle, besonders in V_2 bis V_5.

Abb. 377 b Nach Behandlung derselben Patientin mit Kaliumtabletten erhöhte sich das Serumkalium auf 4,0 mmol/l. Normales EKG, keine ST-Senkung, keine negative T-Zacke, U-Welle nicht groß.

sehr gute Übereinstimmung angeben. Diese bewegt sich etwa zwischen 60 und 100%.

Es wird angenommen, daß bei extrazellulärer Hypokaliämie eine Zunahme des K^+-Gradienten an der Zellmembran besteht. Im Unterschied dazu wird bei extrazellulärer Hyperkaliämie eine Abnahme des K^+-Gradienten an der Zellmembran beobachtet. Kühns zeigte im Tierversuch, daß das Gefälle von der intra- zur extrazellulären Kaliumkonzentration entscheidend für das Auftreten der EKG-Veränderungen infolge entgleisten Kaliumstoffwechsels sei. Demgegenüber behauptet Bellet sogar, das Bestimmen des intra- und extrazellulären Kaliums bringe keinen entscheidenden Vorteil gegenüber der einfachen Serum-Kaliumbestimmung.

Kaliummangelsymptome

a) Allgemeinsymptome:

Müdigkeit
Apathie

b) Neuromuskuläre Zeichen:

Muskelschwäche bis zur Lähmung
Reflexverminderung

c) Intestinale Zeichen:

Obstipation
paralytischer Ileus

d) Kaliopenische Nephropathie:

Isosthenurie
Polyurie, Polydypsie

e) Kardiovaskuläre Zeichen:

EKG-Veränderungen
Rhythmusstörungen
Digitalis-Überempfindlichkeit
Hypotonie

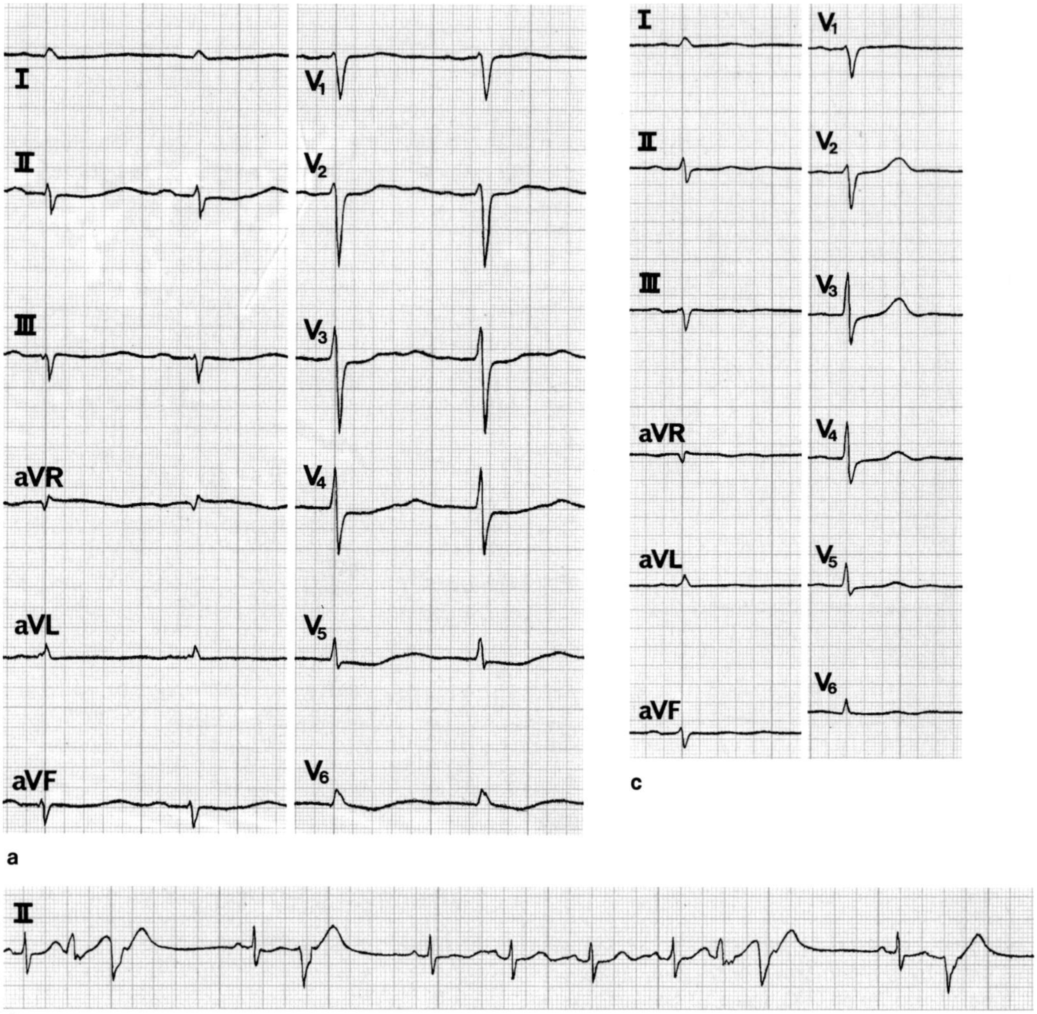

Abb. 378 Hypokaliämie mit Herzrhythmusstörungen. a EKG nach Behandlung mit Digitalis und Antihypertonikum. Serumkalium: 3,3 mmol/l. ST-Senkung, vorwiegend negatives T und großes U in I, II, III, aVF und V_2 bis V_6 (s. V_3 bis V_5). Überdrehter Linkstyp. **b** Zusätzlich gehäufte ventrikuläre Extrasystolen. Papiergeschwindigkeit: 25 mm/sec. Überdrehter Linkstyp. **c** Nach Kaliumsubstitution kein sicheres Hypokaliämiezeichen, jedoch noch deutlich sichtbares U in II, III und aVF. Überdrehter Linkstyp.

Die scheinbare Diskrepanz hinsichtlich der Trefferquote hat mehrere Ursachen. Entscheidend ist wohl, daß bis auf wenige Ausnahmen Probanden ohne Unterschied, ob mit oder ohne nachweisbare Herzleiden, sei es Hypertonie, Vitium, Myokardischämie, Herzinfarkt, Myokarditis oder Perikarditis, in die Studie aufgenommen wurden. Die Hypo- bzw. Hyperkaliämie-Alterationen im EKG können ohne weiteres durch Herzerkrankungen maskiert sein.

Wegen der ohnehin großen biologischen Streuung wird das Beurteilen der Befunde erschwert, wenn man nicht auch eine größere Zahl von exzessiv hohen oder niedrigen Serum-Kaliumwerten in die Betrachtung miteinbezieht. In eigenen Untersuchungen konnten bei Herzgesunden mit einer leichten Hypokaliämie (Serum-Kaliumkonzentrationen von 2,5 bis 3,8 mval/l) in 62%, mit schwerer Hypokaliämie (unter 2,5 mval/l) in 81%, dagegen an Herzkranken insgesamt nur in 22% der Fälle die typischen EKG-Veränderungen nachgewiesen werden.

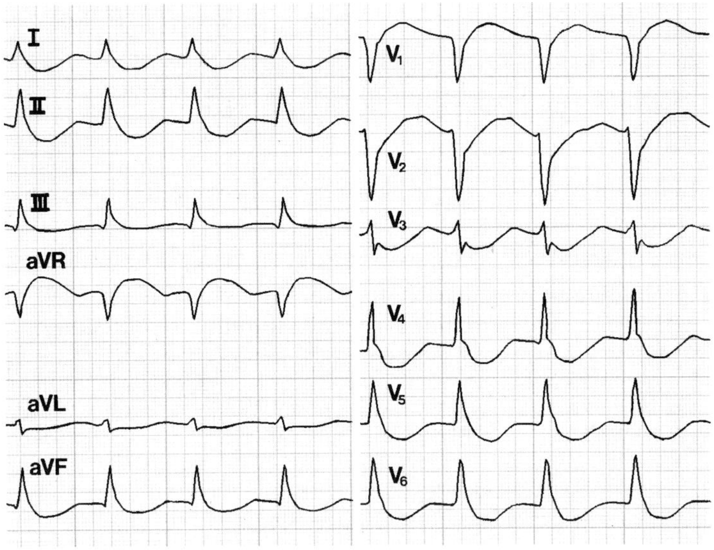

Abb. 379 Schwerer Diabetis mellitus. Serumkalium 1,8 mmol/l. AV-Knoten-Tachykardie mit einer Ventrikelfrequenz von 126/min. Ausgeprägte ST-Senkung, negatives T und großes U in I, II, aVL, V_1 bis V_3. P-T-U-Verschmelzung.

Bezeichnung	EKG-Bild	Charakteristische Merkmale
Normal Serum-Kalium 3,8–5 mval/l bzw. mmol/l	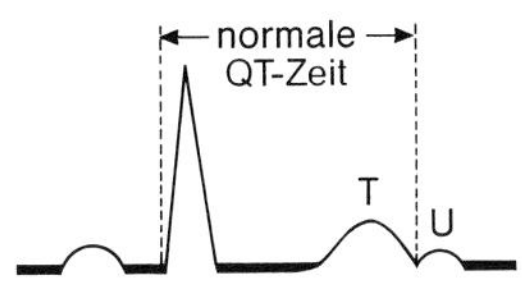	keine ST-Senkung T > 1/7 von R U eventuell angedeutet QT nicht verlängert
Leichte Hypokaliämie Serum-Kalium 2,5–3,7 mval/l bzw. mmol/l	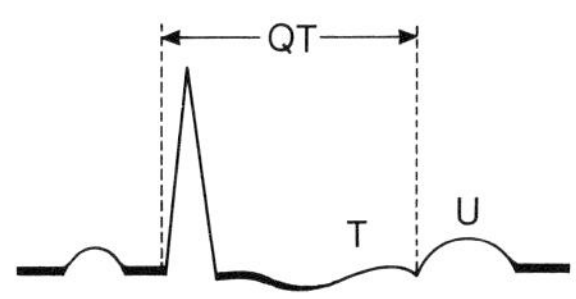	angedeutete ST-Senkung T biphasisch bzw. leicht negativ U deutlich positiv, eventuell TU-Verschmelzung QT nicht verlängert
Ausgeprägte Hypokaliämie Serum-Kalium < 2,5 mval/l bzw. mmol/l	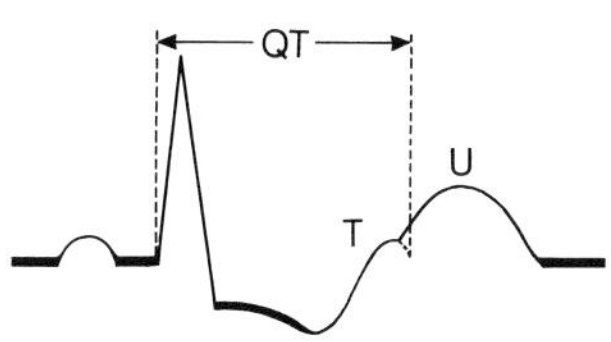	deutliche ST-Senkung T biphasisch, eventuell deutlich negativ U deutlich positiv, TU-Verschmelzung QT nicht verlängert

Abb. 380 EKG-Veränderungen bei Hypokaliämie

Hypokaliämie:

- Genese: Durchfall, Erbrechen, lange Behandlung mit Saluretika, Laxantienabusus
- leichte Fälle: abgeflachtes T, breite U-Welle
- schwere Fälle: ST-Senkung mit negativem T, hoch-positive, breite U-Welle

2. Hyperkaliämie

Die Hyperkaliämie tritt seltener als die Hypokaliämie auf. Sie wird in der Klinik meist bei schwerer Niereninsuffizienz (Urämie, Anurie) und bei schwerer Nebenniereninsuffizienz (Morbus Addison) beobachtet.

Aktionspotential bei Hyperkaliämie

Eine erhöhte extrazelluläre Kaliumkonzentration führt im Gegensatz zur Hypokaliämie zu folgenden elektrophysiologischen Veränderungen des Herzens:

1. Abnahme der maximalen Anstiegsgeschwindigkeit des Aktionspotentials,
2. schnelle Repolarisationsphase,
3. Verkürzung der Dauer des Aktionspotentials,
4. Abnahme des Aktionspotentials,
5. Abnahme der Spontanautomatie.

Da die Dauer und Amplitude des Aktionspotentials der Herzmuskelzelle abnimmt, ergibt sich eine Verlangsamung der intraventrikulären Erregungsausbreitung und eine Verkürzung des Repolarisationsvorgangs. Aus der Verkürzung des Aktionspotentials und der rascheren Repolarisation der Zellen kann die Zunahme der Amplitude der schmalen T-Zacke erklärt werden. Bei exzessiver Hyperkaliämie kommt es wohl infolge der Erregungsausbreitungsverzögerung zu einer schenkelblockförmigen QRS-Verbreiterung und Deformierung.

EKG-Veränderungen

Charakteristischerweise ist das EKG bei Hyperkaliämie folgendermaßen verändert:

1. T-Zacke schmalbasig, spitz-positiv und hoch, später aber breit und hoch,
2. QRS-Komplex breit und S-Zacke plump,
3. P-Zacke flach und PQ-Zeit verlängert,
4. Rhythmusstörungen.

Wie im Falle der Hypokaliämie sind diese Veränderungen umso deutlicher nachweisbar, je akuter und stärker die Hyperkaliämie ausgeprägt ist. Sie sind in denselben Ableitungen wie bei der Hypokaliämie gut erkennbar.

Besteht nur eine leichte Hyperkaliämie (Serum-Kaliumkonzentration zwischen 5,1 und 6,5 mval/l), findet sich zunächst eine zeltförmige, schmalbasige, symmetrische, hohe T-Zacke. Eine solch hohe, spitz-positive T-Zacke kann auch bei herzgesunden Jugendlichen, besonders infolge vegetativer Dystonie, auftreten. Als charakteristisch kann man bezeichnen, daß diese hohe T-Zacke bei Hyperkaliämie erstens eine schmale Basis hat und zweitens keine konvexe Form besitzt wie bei vegetativem T, Linkshypertrophie oder Linksschenkelblock, sondern eine konkave.

Diese T-Veränderung ist das früheste Zeichen einer Hyperkaliämie, noch bevor der QRS-Komplex irgendeine Deformierung aufweist. Ist diese eigenartig gebildete T-Zacke das einzige auf Hyperkaliämie hinweisende Zeichen ohne sonstige Merkmale wie z. B.

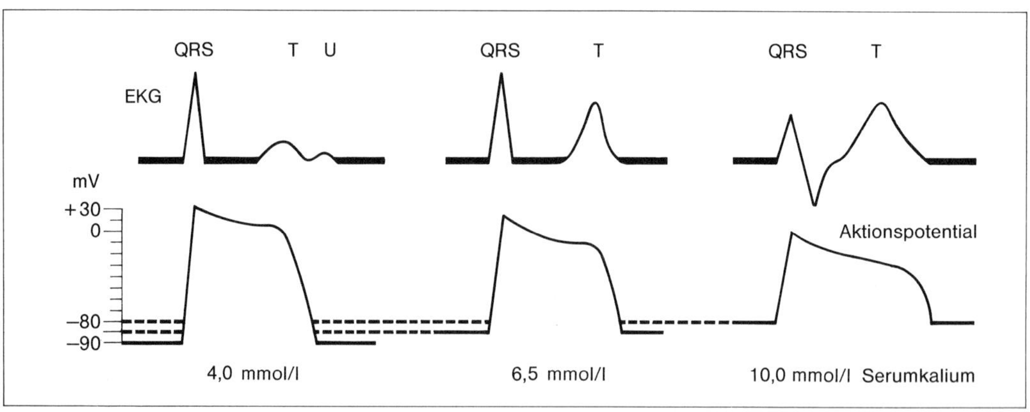

Abb. 381 Aktionspotential und EKG-Veränderungen bei Normo- und Hyperkaliämie.

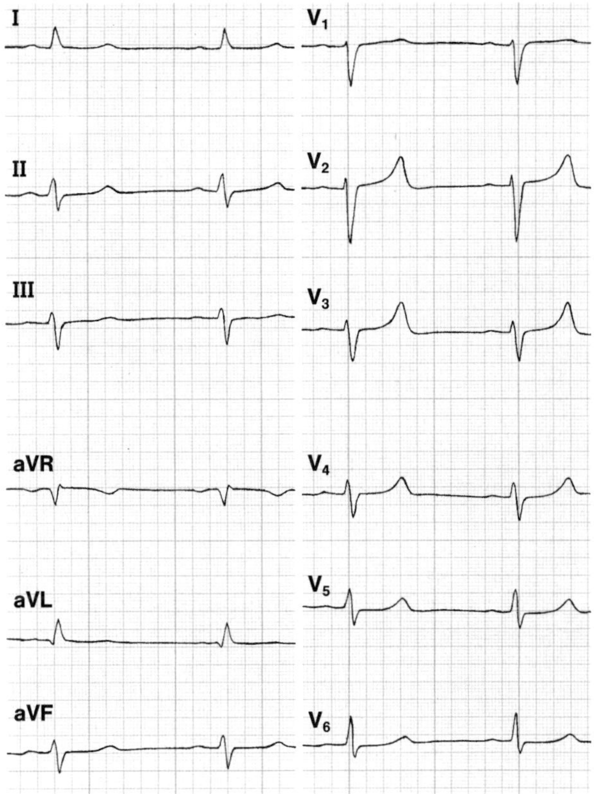

Abb. 382 Hyperkaliämie. 69jährige Patientin. Serumkaliumwert 7,9 mmol/l. T-Welle schmal und hoch in V_2 bis V_4.

verbreiterter QRS-Komplex oder ST-Veränderung, dann ist die QT-Zeit normal oder eher verkürzt. Bei Kranken mit hoher T-Zacke, z. B. aufgrund eines Schenkelblocks oder WPW-Syndroms, ist die QT-Zeit oft eher verlängert.

Die U-Welle ist im Unterschied zur Hypokaliämie gewöhnlich niedrig oder nicht nachweisbar. Die P-Welle ist ebenfalls je nach der Serum-Kaliumkonzentration niedrig. So kann es vorkommen, daß die U-Welle mit der P-Welle verwechselt wird, besonders wenn die QT-Zeit verlängert ist.

Im Falle einer schweren Hyperkaliämie (Serum-Kaliumkonzentration mehr als 6,5 mval/l) deformiert und verbreitert sich der QRS-Komplex immer mehr; die Amplitude hingegen bleibt insgesamt relativ klein. Die Veränderungen des QRS-Komplexes betreffen vor allem den initialen und terminalen Anteil. So resultiert eine breite, träge S-Zacke bei breitem R in den linkspräkordialen Ableitungen V_5 und V_6, wodurch eine Unterscheidung vom Linksschenkelblock möglich ist, ebenfalls gilt eine breite, träge R-Zacke in V_1 und V_2 als Merkmal zur Unterscheidung von der R-Zacke des Rechtsschenkelblocks.

Liegt eine ausgeprägte Hyperkaliämie vor, läuft der Depolarisationsvorgang der Ventrikel so langsam ab, daß die Repolarisation bereits beginnt, bevor die Depolarisation beendet ist. Daher findet sich die T-Zacke kurz nach bzw. direkt im Anschluß an den QRS-Komplex. Gelegentlich kann sogar das genaue Ende des QRS-Komplexes nicht abgegrenzt werden. Wegen der deutlich verzögerten intraventrikulären Erregungsausbreitung verliert die T-Zacke ihre charakteristische Form. Sie ist nicht mehr schmalbasig, sondern breit, bleibt jedoch hoch. Zugleich steigt sie steil an und fällt langsam ab. Die ST-Strecke ist typischerweise kurz; dennoch ist die QT-Dauer entsprechend dem verbreiterten QRS-Komplex verlängert. Je schwerer die Hyperkaliämie, desto länger ist die relative QT-Dauer.

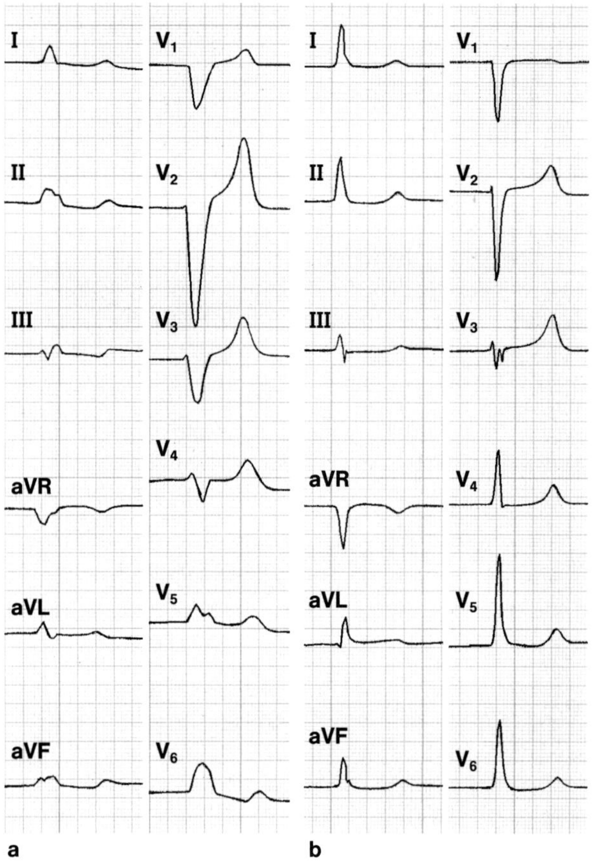

Abb. 383 a Ausgeprägte Hyperkaliämie. 69jährige Patientin. Aufnahme wegen unklarem Koma. Serumkalium mit 8,5 mmol/l deutlich erhöht. QRS-Komplex linksschenkelblockartig verbreitert und deformiert. Ungewöhnlich hohe und schmale T-Welle, besonders in V_2 und V_3.

Abb. 383 b Hyperkaliämie nach Behandlung. Dieselbe Patientin wie in Abb. **383 a.** QRS-Komplex schmal. Hohe schmale T-Welle noch in V_2 und V_3 zu sehen. Serumkalium: 6,5 mmol/l.

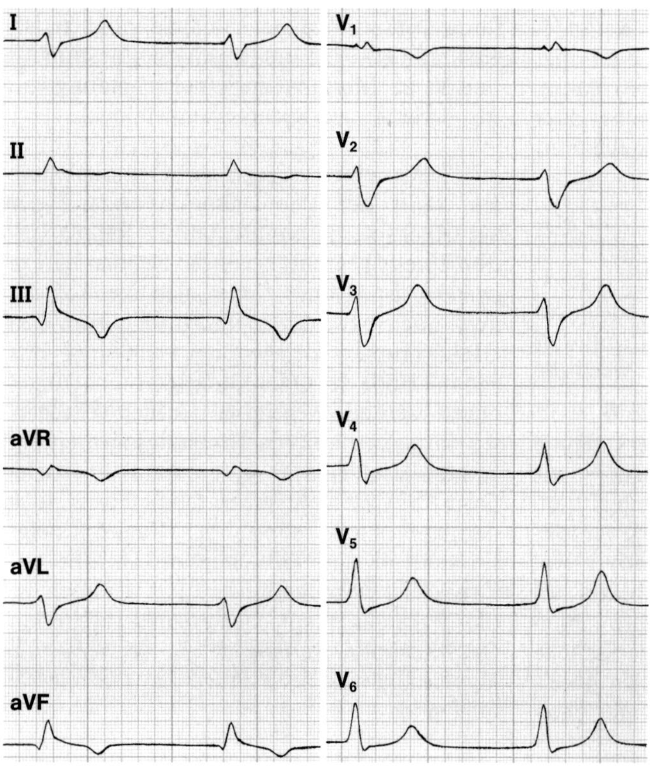

Abb. 384 Extreme Hyperkaliämie. 76jähriger Patient mit chronischer Niereninsuffizienz. Serumkaliumwert mit 9,4 mmol extrem hoch. Breiter rechtsschenkelblockartiger QRS-Komplex mit hohen T-Zacken in I, aVL und V_2 bis V_6.

Bezeichnung	EKG-Bild	Charakteristische Merkmale
Normal Serum-Kalium 3,8–5 mval/l bzw. mmol/l	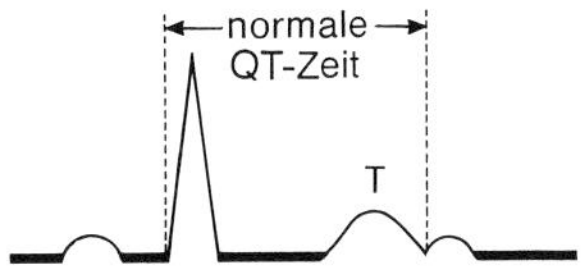 	keine ST-Senkung T>1/7 von R U eventuell angedeutet QT nicht verlängert
Leichte Hyperkaliämie Serum-Kalium 5,1–6,5 mval/l bzw. mmol/l	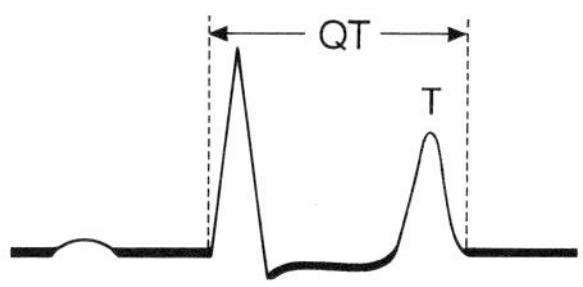 	eventuell leichte ST-Senkung T schmal und hochpositiv QT normal P flach, PQ verlängert
Ausgeprägte Hyperkaliämie Serum-Kalium >6,5 mval/l bzw. mmol/l	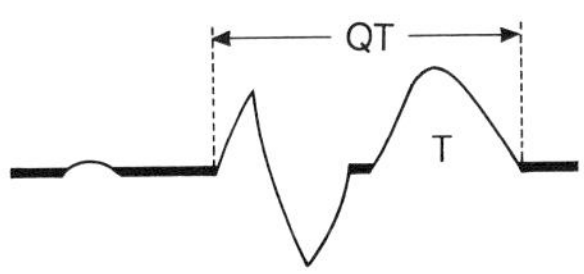 	QRS breit, S plump T hoch und breit QT verlängert Rhythmusstörungen

Abb. 385 EKG-Veränderungen bei Hyperkaliämie

Die P-Welle ist bei Hyperkaliämie niedriger und breiter, da das Aktionspotential der Vorhofmuskulatur extrem niedrig ist und schließlich verschwindet. Ab einer Serum-Kaliumkonzentration von 8,5 mval/l ist die P-Welle nicht mehr nachweisbar. Ist der QRS-Komplex verbreitert, hilft die niedrige bzw. verschwundene P-Welle bei der Differentialdiagnose zum Schenkelblock. Die PQ-Zeit wird länger. Im präterminalen Stadium sieht man nur hochgradig deformierte, biphasische breite QRS-Komplexe mit Bradyarrhythmie, AV-Block oder Kammerflimmern.

Wichtige EKG-Veränderungen bei Hyperkaliämie:

1. T schmal, hoch positiv, später hoch und breit
2. QRS verbreitert
3. QT-Verlängerung
4. P-Abflachung
5. Rhythmusstörungen (Bradykardie, AV-Block, Kammerflimmern)

Klinisch wichtige Ursachen für Hyperkaliämie

a) Iatrogen:

1. starker Faustschluß
2. übermäßige Stauung
3. Hämolyse
4. Penicillin-G
5. alte Blutkonserve

b) Massive Kaliumzufuhr:

1. intravenöse Kaliumgabe

c) Kaliumverschiebung:

1. Azidose, Ketoazidose, Laktatazidose
2. katabole Zustände, Traumen, Verbrennungen, Infektionen, operative Eingriffe

d) Verminderte renale Kaliumausscheidung:

1. akute Niereninsuffizienz
2. chronische Niereninsuffizienz
3. Morbus Addison
4. Hypoaldosteronismus
5. kaliumsparende Diuretika, Spironolacton, Triamteren, Amilorid

Wie bereits erwähnt, sind die Anzeichen von Hyperkaliämie im EKG trotz deutlich erhöhter Serum-Kaliumkonzentration nicht immer nachweisbar. Dafür gelten dieselben Gründe wie bei Hypokaliämie. So kann angenommen werden, daß die Ursache des unterschiedlichen Verhaltens der EKG-Veränderungen bei Hyperkaliämie von Herzgesunden und Herzkranken primär nicht in der Hyperkaliämie, sondern im Vorhandensein eines Herzleidens liegt. Bei Herzkranken ist die T-Zacke oft schon von vornherein abgeflacht oder negativ, so daß sich mit der erhöhten Serum-Kaliumkonzentration keine hohe, zeltförmige T-Zacke ausbildet, sondern diese noch pathologisch bleibt.

Liegt eine Hyperkaliämie vor, ist die Korrelation zwischen Serum-Kaliumkonzentration und verändertem EKG-Bild schwächer als im Falle einer Hypokaliämie. So bewegt sich die Trefferquote einer diesbezüglichen EKG-Diagnose nach der Literatur etwa zwischen 20 und 80%. In eigenen Untersuchungen konnten typische EKG-Veränderungen bei leichter Hyperkaliämie (Serumkalium von 5,1 – 6,5 mval/l) in 62% und bei über 6,5 mval/l in 77% an Herzgesunden, dagegen nur in 8% an Herzkranken festgestellt werden.

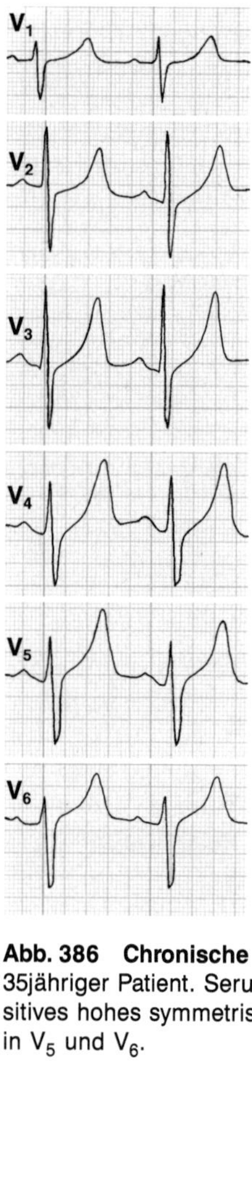

Abb. 386 Chronische Glomerulonephritis. 35jähriger Patient. Serumkalium 6,9 mmol/l. Spitz-positives hohes symmetrisches T in V_1 bis V_6. Tiefes S in V_5 und V_6.

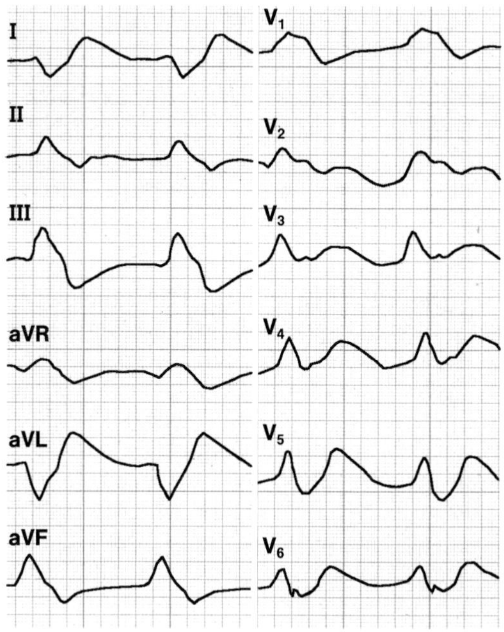

Abb. 387 Extreme Hyperkaliämie bei Anurie. Serumkalium: 10,2 mmol/l. QRS-Komplex erheblich verbreitert und rechtsschenkelblockähnlich deformiert. R in I und V_6 klein, S plump. T in I, aVL, V_3 bis V_6 hoch und breit. ST-Strecke kaum nachweisbar.

Klinische Symptome der Hyperkaliämie

a) Allgemeinsymptome:

Schwäche
Unlust
Verwirrungszustände

b) Neuromuskuläre Zeichen:

Parästhesien
Lähmung

c) Kardiovaskuläre Zeichen:

EKG-Veränderungen
Rhythmusstörungen

d) Renale Zeichen:

hohe Harnstoffwerte
renale Azidose
Hypotonie

Hyperkaliämie:

- Genese: Urämie, Anurie, Morbus Addison
- leichte Fälle: hohes schmales T
- schwere Fälle: QRS-Komplex breit und schenkelblockähnlich deformiert, hohes T, flaches P und lange PQ-Zeit

3. Hypokalzämie

Die Hypokalzämie (Serum-Calciumkonzentration unter 2,25 mmol bzw. 4,5 mval/l) wird unter anderem bei Tetanie, Hypoparathyreoidismus und Urämie beobachtet.

Eine Erniedrigung des ionisierten Calciums verlängert das Aktionspotential. Das EKG zeigt typischerweise eine verlängerte QT-Zeit. Die QT-Zeit ist um so länger, je niedriger die Serum-Calciumkonzentration liegt. Die lange QT-Zeit wird dadurch bedingt, daß zwar die ST-Strecke verlängert, die T-Zacke hingegen nicht verbreitert oder erhöht ist. Die QT-Dauer hängt bekanntlich

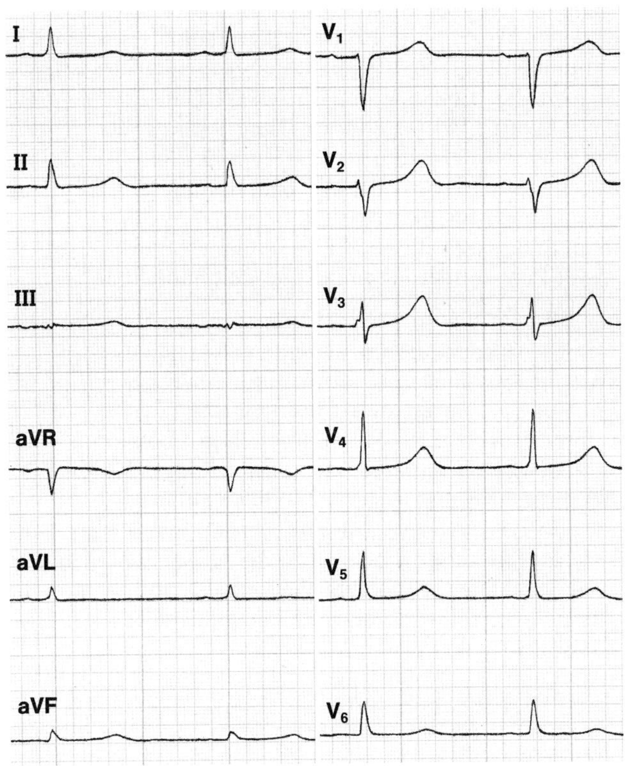

Abb. 388 **Tetanie.** 21jähriger Patientin. Serumcalciumwert mit 1,5 mmol/l erniedrigt. QT-Zeit mit 0,50 sec (s. V_4) deutlich verlängert. Kammerfrequenz 60/min. Somit auch die relative QT-Zeit mit 130% deutlich verlängert. Sonst EKG-Bild unauffällig.

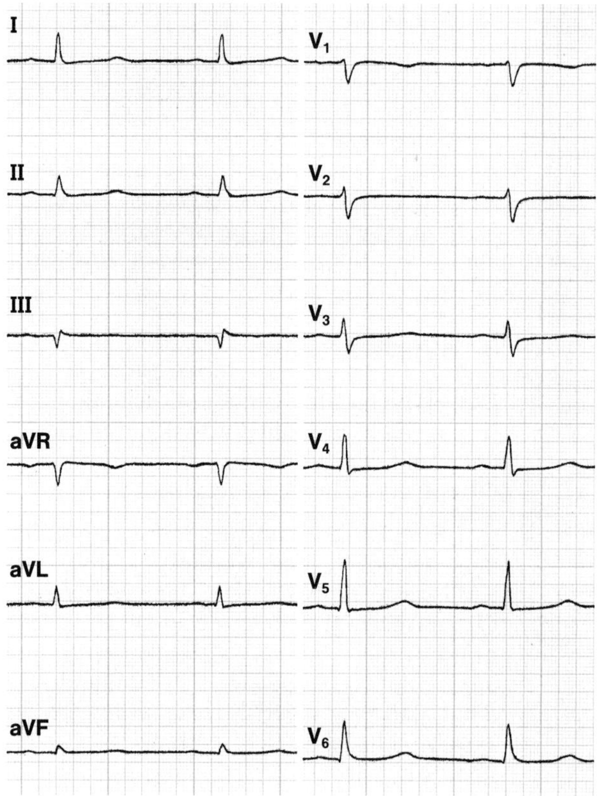

Abb. 389 Hypoparathyreoidismus. 50jährige Patientin. Serumcalciumkonzentration mit 1,65 mmol/l bzw. 3,3 mval/l erniedrigt. Frequenz 65/min, QT 0,44 sec. Relative QT-Dauer mit 120% verlängert. EKG sonst unauffällig.

auch von der Herzfrequenz ab. Sie ist bei Tachykardie kürzer und bei Bradykardie länger. Gibt man die QT-Zeit an, wird daher im allgemeinen die sogenannte „relative QT-Dauer" nach Lepeschkin angewandt. Eine Verlängerung über 140% kommt bei Hypokalzämie extrem selten vor. Sollte die relative QT-Zeit diese Grenze überschreiten, kann man annehmen, daß es sich möglicherweise nicht um eine QT-Zeit, sondern um eine QU-Zeit handelt (s. Kapitel OT-Zeit, S. 39).

Die T-Zacke ist im allgemeinen normal hoch, jedoch läßt sich gelegentlich ein abgeflachtes bzw. negatives T ohne sonstige Elektrolystörungen oder Herzkrankheiten beobachten. Leiden Patienten an schwerer Hypokalzämie, tritt eine negative T-Zacke auf und erweckt den Verdacht auf eine Koronarinsuffizienz. Sie verschwindet jedoch, wenn die Hypokalzämie erfolgreich behandelt wird. Die Ursache dieser T-Veränderung ist bis jetzt noch nicht geklärt.

Eine U-Welle ist meist nicht nachweisbar. Der QRS-Komplex ist im Falle einer isolierten Hypokalzämie unauffällig.

Hypokalzämie:

Genese: Tetanie, Hypoparathyreoidismus
QT-Verlängerung!

4. Hyperkalzämie

Die Hyperkalzämie (Serum-Calciumkonzentration über 2,75 mmol bzw. 5,5 mval/l) wird meist bei Hyperparathyreoidismus, osteolytischen Tumormetastasen und Calciumüberdosierung gefunden.

Im Gegensatz zur Hypokalzämie verkürzt eine Erhöhung des ionisierten Calciums das Aktionspotential.

Das EKG zeigt typischerweise eine Verkürzung der QT-Strecke, die auf Kosten der ST-Strecke geht. In extremen Fällen kann die T-Zacke kurz nach dem QRS-Komplex sichtbar sein. Die Höhe der T-Zacke scheint in kei-

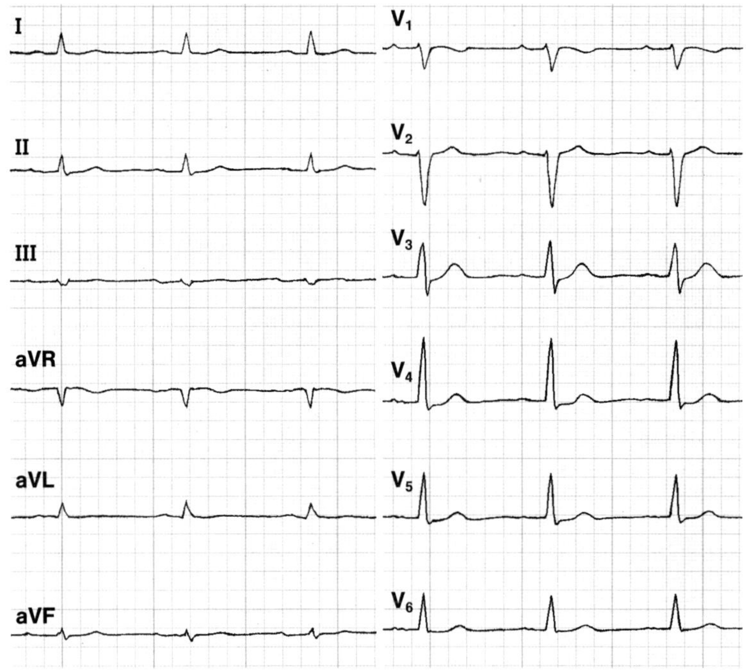

Abb. 390 Hyperkalzämie bei Tumormetastasen. 70jähriger Patient. Serumcalciumwert 3,5 mmol/l. Kammerfrequenz 87/min. Sehr kurze QT-Zeit von 0,24 sec (z. B. V_4). Relative QT-Zeit ebenfalls mit 75% sehr kurz.

ner Beziehung zum Ausmaß der Hyperkalzämie zu stehen. Gelegentlich ist die ST-Strecke bei schwerer Hyperkalzämie leicht angehoben und die S-Zacke erhöht. Die U-Welle ist normal oder leicht erhöht.

Die verlängerte relative QT-Zeit bei Hypokalzämie einerseits und die verkürzte bei Hyperkalzämie andererseits korrelieren für einen weiten Bereich der Serum-Calciumkonzentration gut miteinander.

Hyperkalzämie:

Genese: Hyperparathyreoidismus, osteolytische Tumormetastasen
QT-Verkürzung!

Bezeichnung	EKG-Bild	Charakteristische Merkmale
Normal Serum-Calcium 4,5–5,5 mval/l oder 2,25–2,75 mmol/l (= 9–11 mg/100 ml)	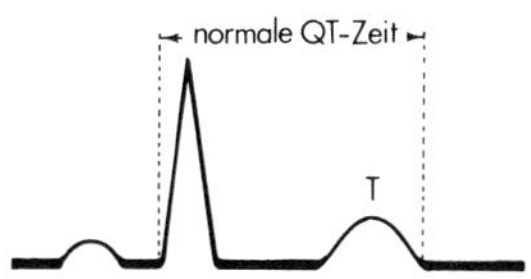	QT-Zeit normal $T > \frac{1}{7}$ von R
Hypokalzämie Serum-Calcium < 4,5 mval/l oder < 2,25 mmol/l	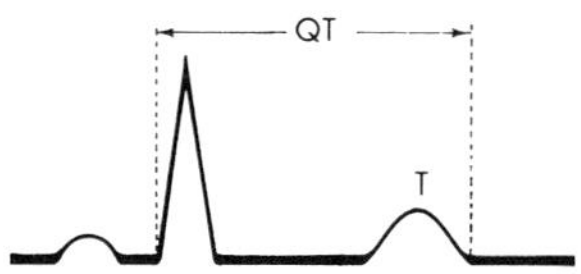	QT verlängert T normal
Hyperkalzämie Serum-Calcium > 5,5 mval/l oder > 2,75 mmol/l	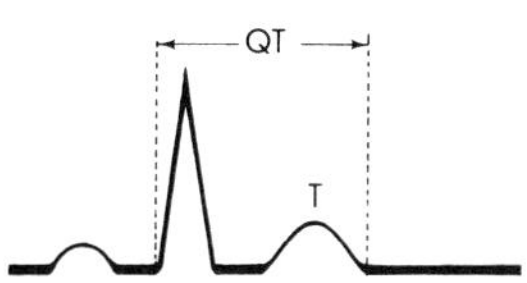	QT verkürzt T normal

Abb. 391 EKG-Veränderungen bei Hypo- bzw. Hyperkalzämie

5. Kombinierte Kalium-Calcium-Stoffwechselstörungen

Treten Hypokaliämie und Hypokalzämie gleichzeitig auf, finden sich im EKG eine gesenkte ST-Strecke und ein abgeflachtes oder negatives T. Dabei ist die U-Welle breit und hoch; oft sind darüber hinaus die T- und U-Welle verschmolzen. Außerdem ist die ST-Strecke verlängert, so daß eine lange QT-Zeit entsteht. Ist eine Herzkrankheit vorhanden, kann die T-Zacke noch deutlicher verändert sein. Wie bereits erwähnt, kommt die signifikante QT-Verlängerung bei Hypokaliämie nur dann vor, wenn zusätzlich z. B. eine Hypokalzämie besteht.

Bei der Kombination der Hyperkaliämie mit Hypokalzämie ist neben einer schmalbasigen hohen T-Zacke eine QT-Verlängerung nachweisbar.

6. Natrium-Stoffwechselstörungen

Die Hypernatriämie erhöht die Anstiegsgeschwindigkeit des Aktionspotentials. Infolge schwerer Hypernatriämie kann bei Herzgesunden eine negative T-Zacke auftreten.

Die Hyponatriämie ändert primär das EKG-Bild nicht.

7. Magnesium-Stoffwechselstörungen

Liegt eine Hypomagnesiämie vor, werden eine PQ-Verlängerung, eine Verbreiterung des QRS-Komplexes, eine ST-Senkung und eine T-Negativität beobachtet. Die Hypermagnesiämie verzögert die atrioventrikuläre und intraventrikuläre Leitung. Diese Störungen sind insgesamt ähnlich wie bei Hypo- bzw. Hyperkaliämie. So ist abzuklären, ob sie primär durch entgleisten Magnesium- oder Kaliumstoffwechsel bedingt sind.

Nach tierexperimentellen Studien zeigt sich das EKG-Bild einer Hypokalzämie deutlicher, wenn gleichzeitig eine Hypomagnesiämie besteht, weniger deutlich jedoch, wenn zugleich eine Hypermagnesiämie vorhanden ist. Am Menschen konnten diese Veränderungen nicht nachgewiesen werden.

Bezeichnung	EKG-Bild	Charakteristische Merkmale
normal Serum-Kalium 3,8–5 mmol/l Serum-Calcium 2,25–2,75 mmol/l	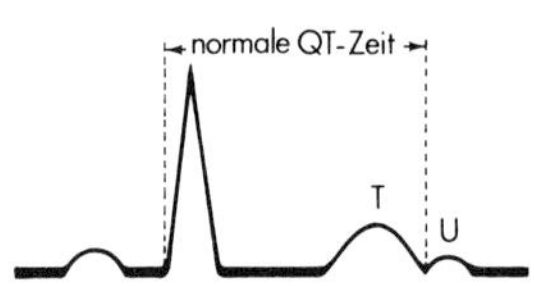	keine ST-Senkung T > $\frac{1}{7}$ von R QT nicht verlängert
Hypokaliämie und Hypokalzämie Serum-Kalium < 3,8 mmol/l Serum-Calcium < 2,25 mmol/l	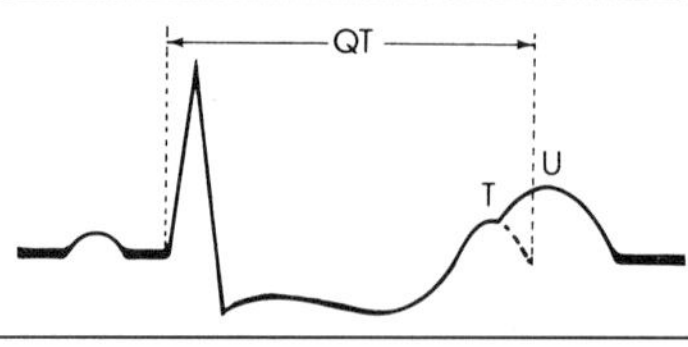	ST-Senkung T biphasisch, eventuell negativ U deutlich positiv QT verlängert
Hyperkaliämie und Hypokalzämie Serum-Kalium > 5 mmol/l Serum-Calcium < 2,25 mmol/l	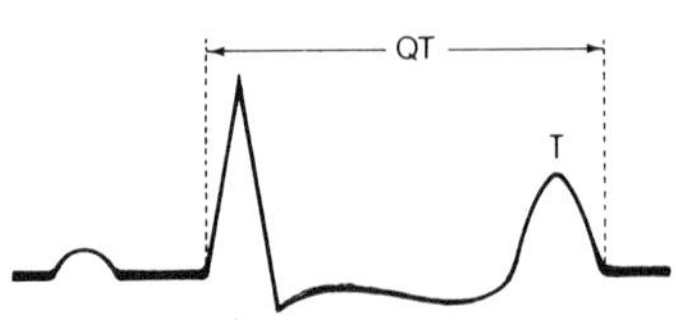	QRS kann etwas breit sein ST-Senkung eventuell angedeutet T schmal und hochpositiv QT verlängert P flach, PQ verlängert

Abb. 392 EKG-Veränderungen bei kombinierten Elektrolytstörungen

8. Säure-Basen-Haushalt

Bekanntlich kommen Alkalose und Hypokaliämie sowie Azidose und Hyperkaliämie oft gemeinsam vor. Nach tierexperimentellen Studien ist bekannt, daß die EKG-Veränderungen bei Hypo- bzw. Hyperkaliämie durch die Alkalose bzw. Azidose bedingt sein können. Surawicz und andere Autoren sind jedoch der Meinung, daß die Alkalose und Azidose die typischen EKG-Veränderungen der Hypo- bzw. Hyperkaliämie nicht beeinflussen.

9. Wasserhaushalt

Sowohl das Wasserdefizit als auch der Wasserüberschuß scheinen primär keine signifikanten EKG-Veränderungen hervorzurufen.

Jedoch wird im EKG gelegentlich beobachtet, daß in einem Teil der Fälle mit Dehydratation vorübergehend ein spitz-positives P in II und III in Form eines P dextro-atriale und außerdem leichte ST- und T-Veränderungen vorhanden sind. Besteht ein Wasserüberschuß, kann in extremen Fällen eventuell eine Niedervoltage ohne sonstige Veränderungen auftreten.

Medikamentöse Einflüsse

Verschiedene Medikamente oder Stoffe können gelegentlich EKG-Veränderungen hervorrufen, deren Kenntnis klinisch wichtig ist. Sind die pathologischen Abweichungen ausgeprägt, wird von einer Überdosierung bzw. Intoxikation gesprochen. Die klinischen Bilder der Intoxikation korrelieren aber nicht immer mit dem Schweregrad der EKG-Veränderungen.

Häufig zeigen sich Störungen des Erregungsrückgangs. Das ist relativ harmlos. Bedrohlich können schwere Rhythmusstörungen werden. Im folgenden sollen einige Medikamente bzw. herzwirksame Substanzen besprochen werden.

1. Digitalis

Die Nebenwirkungen von Digitalis können bei Überdosierung, aber auch unter therapeutischen Dosen auftreten. Die Häufigkeit toxischer Nebenwirkungen liegt bei ca. 65%, wenn die untere Erhaltungsdosis von Digoxin, Digitoxin und Lanatosid C verdoppelt wird.

Von 1000 Fällen, die mit Digitalis behandelt wurden, traten Nebenwirkungen bei 14,3% auf (Schölmerich). Sie waren:

- in 24,6% gastrointestinale Störungen (Appetitlosigkeit, Übelkeit und Erbrechen),
- in 2,8% Diarrhö,
- in 67,8% Rhythmusstörungen des Herzens und
- in 4,8% neurologische und visuelle Affektionen.

Heute kann der Digitalisspiegel im Serum gemessen werden. Der therapeutische Wirkspiegel liegt für Digoxin zwischen 0,8 und 2 ng/ml. Wichtig ist hierbei, daß zwischen dem Digitalisspiegel und den klinischen Zeichen einer Überdigitalisierung keine enge Korrelation besteht.

Digitalis beeinflußt in manchen Fällen die Reizbildung, die Erregungsleitung und die Repolarisation. Die bekannteste Digitalisveränderung im EKG ist die Nachschwankungsänderung im ST- und T-Abschnitt.

Zuerst wird nur die T-Zacke, meist in den Ableitungen I, II, aVL, V_5 und V_6 abgeflacht, dann wird sie biphasisch, später wird die ST-Strecke gesenkt und die T-Zacke negativ. Die ST-Senkung beginnt dabei bereits am Übergang vom QRS-Komplex zum ST-Abschnitt, sie kann horizontal oder deszendierend verlaufen.

Typischerweise ist diese Nachschwankung „muldenförmig". Diese muldenförmige ST-Senkung mit negativer T-Zacke stellt die charakteristische Veränderung durch Digitalis-Therapie dar. Jedoch ist sie kein Maßstab dafür, ob der Patient optimal oder zu stark digitalisiert ist. Werden herzgesunde Versuchspersonen nach Digitalisgabe körperlich belastet, findet man im EKG dieselben Störungen des Erregungsrückgangs wie bei Patienten mit Koronarinsuffizienz. Dies ist der Grund, warum man vor dem Belastungs-EKG Digitalis absetzen muß. Eine muldenförmige ST-Senkung kommt nicht nur bei Digitalisierung, sondern auch bei koronarer Herzkrankheit vor. Der Unterschied zwischen diesen beiden Fällen liegt darin, daß die korrigierte QT-Zeit bei Digitalisierung verkürzt ist, während sie bei koronarer Herzkrankheit eher verlängert ist.

Unter Digitalistherapie erscheint die QT-Zeit etwas verkürzt, wahrscheinlich wegen Abflachung und Verkürzung des monophasischen Aktionsstroms. Nach einigen Autoren besteht offenbar eine gute Korrelation zwischen der frequenzkorrigierten QT-Zeit (nach Bazett, 1920) und der Höhe des Digitalisspiegels. Infolge der ST-Senkung mit negativer T-Zacke läßt sich die QT-Zeit nicht immer genau abgrenzen.

Bekanntlich besitzt Digitalis neben seiner positiv inotropen Eigenschaft zusätzlich negativ chronotrope und negativ dromotrope Wirkungen. Dadurch wird unter Digitalis die Herzfrequenz vermindert; die AV-Überleitungszeit kann verlängert werden. Die Ursa-

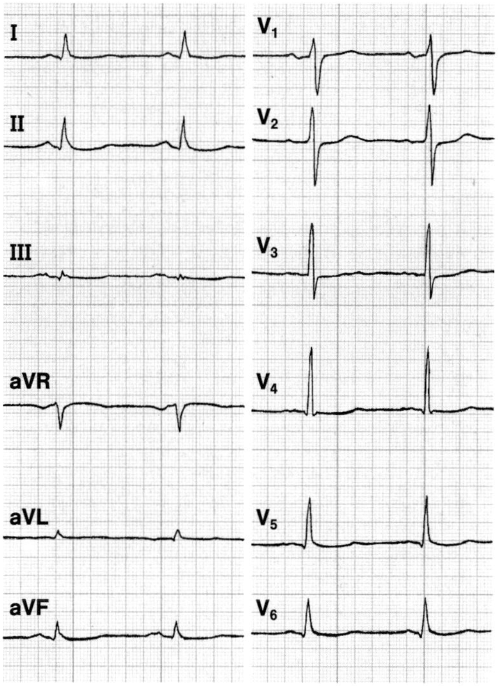

Abb. 393 Zustand nach Digitalisierung. Globale Herzinsuffizienz. Nach Digitalisierung leichte muldenförmige ST-Senkung und abgeflachtes T in II, aVF und V_4 bis V_6.

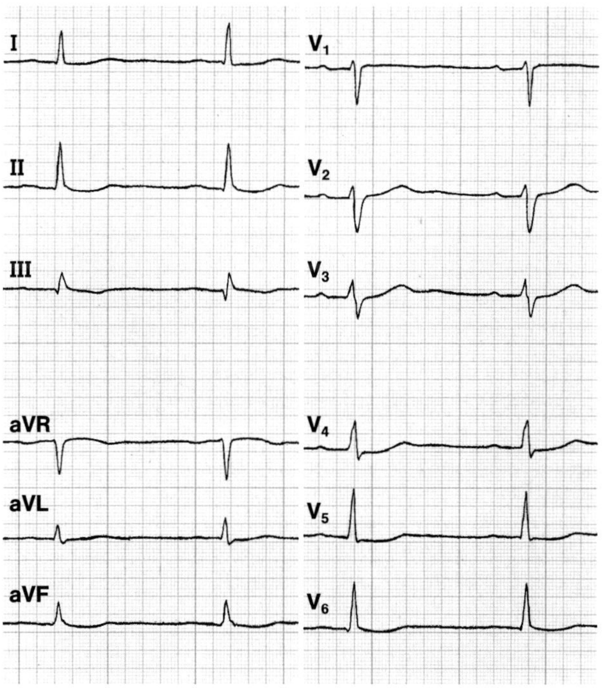

Abb. 394 Zustand nach Digitalisierung. Globale Herzinsuffizienz. Nach Digitalisierung deutliche muldenförmige ST-Senkung und abgeflachtes T in II, aVF und V_4 bis V_6.

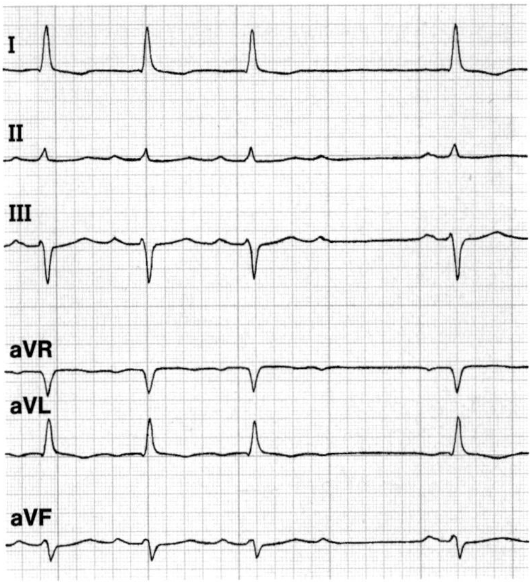

Abb. 395 Digitalis-Intoxikation. Bakterielle Endokarditis bei Aorteninsuffizienz. Wenckebach-Periodik (AV-Block II. Grades) nach Digitalisierung. PQ zunächst 0,15 sec, dann 0,17 und 0,18 sec, danach nur P ohne QRS-Komplex. Nach Absetzen von Digitalis wieder Sinusrhythmus ohne Wenckebach-Periodik.

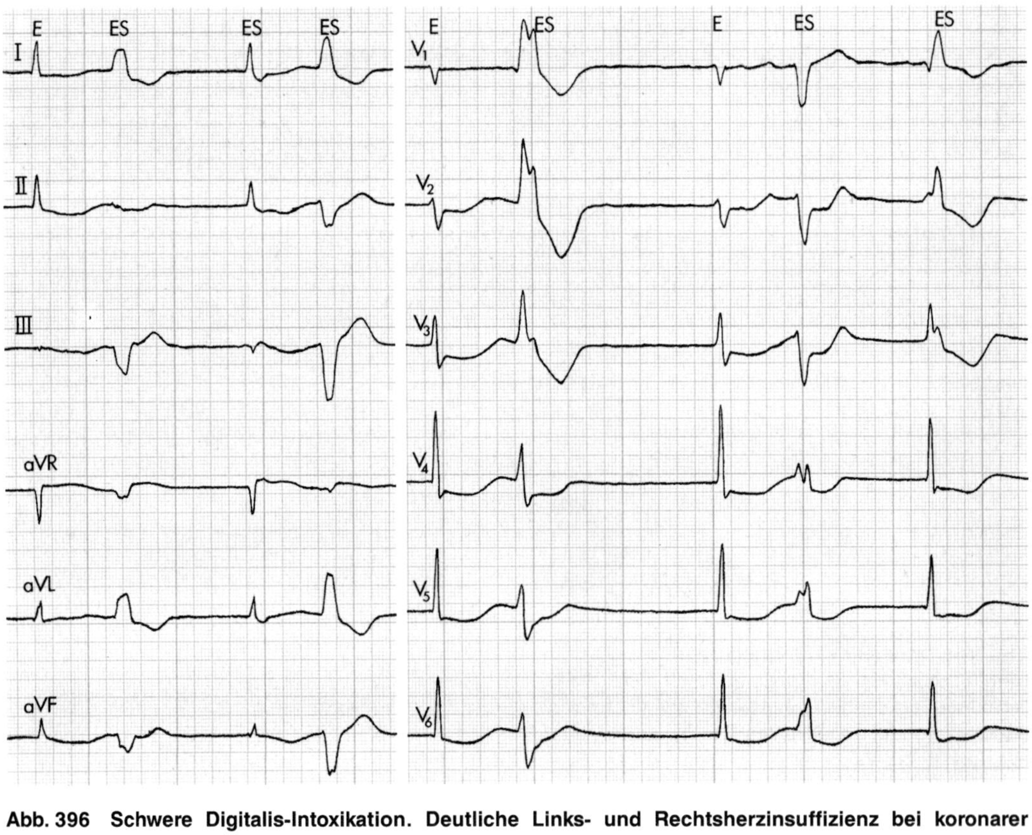

Abb. 396 Schwere Digitalis-Intoxikation. Deutliche Links- und Rechtsherzinsuffizienz bei koronarer Herzkrankheit. Klinikaufnahme wegen schwerer Rhythmusstörung durch lange Digitalis-Behandlung. Deutliche muldenförmige ST-Senkung und negatives T, vor allem in II, III, aVF und V_2 bis V_6. Heterotope ventrikuläre Extrasystolen, Vorhofflimmern. E: eigener Ausschlag, ES: ventrikuläre Extrasystole.

che liegt teils in einer Erhöhung des Vagotonus, teils in einer direkten Wirkung auf das AV-Überleitungssystem.

Die Senkung der Kammerfrequenz ist eines der wichtigsten Ziele der Digitalistherapie. Man denke z. B. an die tachykarde Form des Vorhofflimmerns. Wenn ein Sinusrhythmus besteht, ist diese Wirkung nicht so ausgeprägt.

Eine PQ-Verlängerung, also ein AV-Block I. Grades, kann unter Digitalistherapie bei Sinusrhythmus eintreten. Sie kann jedoch bei gutem therapeutischen Effekt und unter ständiger Kontrolle in Kauf genommen werden. Sollte aber ein AV-Block II. oder III. Grades auftreten, muß dies als ernste Digitalisintoxikation bezeichnet werden. Es ist dann dringend nötig, die Digitalisbehandlung zunächst sofort zu unterbrechen.

Durch Digitalis kann die Erregbarkeit des Myokards gesteigert werden, besonders bei vorgeschädigtem Herzen. Dies führt zu ektopischer Reizbildung, meist in Form einer ventrikulären Extrasystolie. Treten die ventrikulären Extrasystolen gehäuft oder salvenartig auf und zeigen sie eine polytope, polymorphe Form oder eine Bigeminie, so muß man ebenfalls von einer Digitalis-Intoxikation sprechen.

Ferner können nach Digitalisgaben vorkommen: AV-Dissoziation, AV-Tachykardie, Kammertachykardie und -flimmern, vor allem aber Vorhoftachykardie mit AV-Block (s. Kapitel „Vorhoftachykardie"). Die letztere gilt nahezu als eine typische Rhythmusstörung nach schwerer Digitalisintoxikation, vor allem bei chronischem Cor pulmonale.

Es muß betont werden, daß, wie bereits erwähnt, nicht nur hohe Dosen von Digitalis eine Intoxikation verursachen. Jedoch sei folgendes vermerkt: Je stärker die Myokardischämie ist, desto häufiger und schwerer ist eine Digitalisintoxikation. In diesen Fällen wirkt neben dem Absetzen von Digitalis und der Verabreichung antiarrhythmischer Substanzen unabhängig vom Serum-Kaliumspiegel eine Kaliumzufuhr günstig, denn man weiß, daß die Herzmuskelzellen bei Digitalisintoxikation unter Kaliumverarmung leiden.

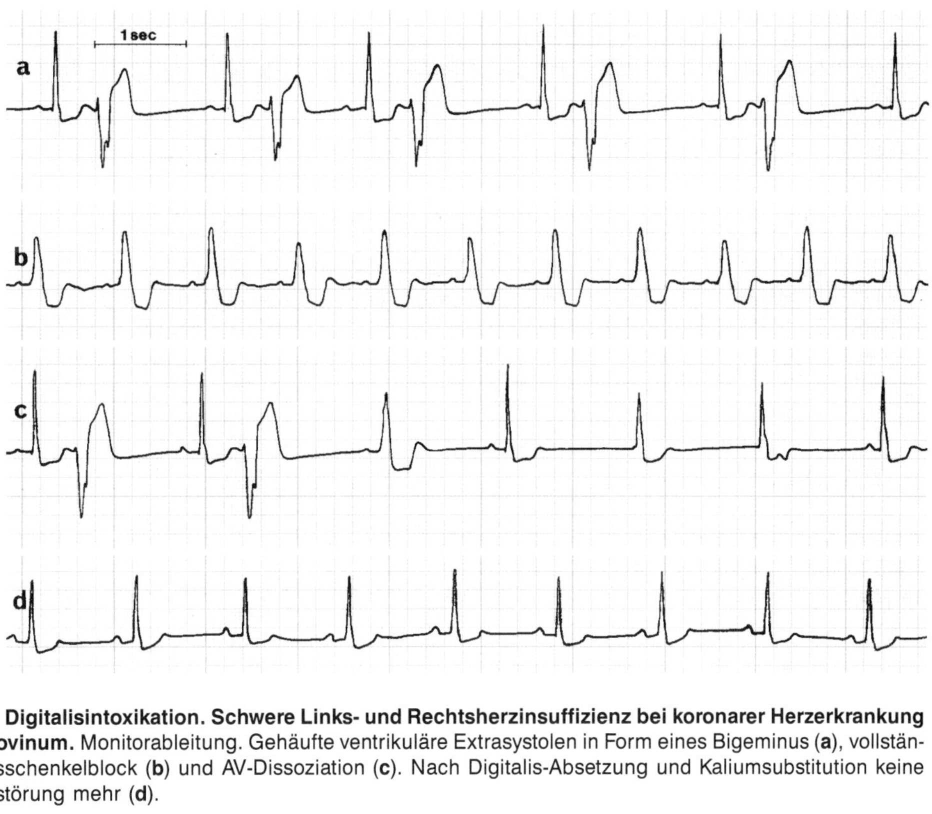

Abb. 397 Digitalisintoxikation. Schwere Links- und Rechtsherzinsuffizienz bei koronarer Herzerkrankung und Cor bovinum. Monitorableitung. Gehäufte ventrikuläre Extrasystolen in Form eines Bigeminus (**a**), vollständiger Linksschenkelblock (**b**) und AV-Dissoziation (**c**). Nach Digitalis-Absetzung und Kaliumsubstitution keine Rhythmusstörung mehr (**d**).

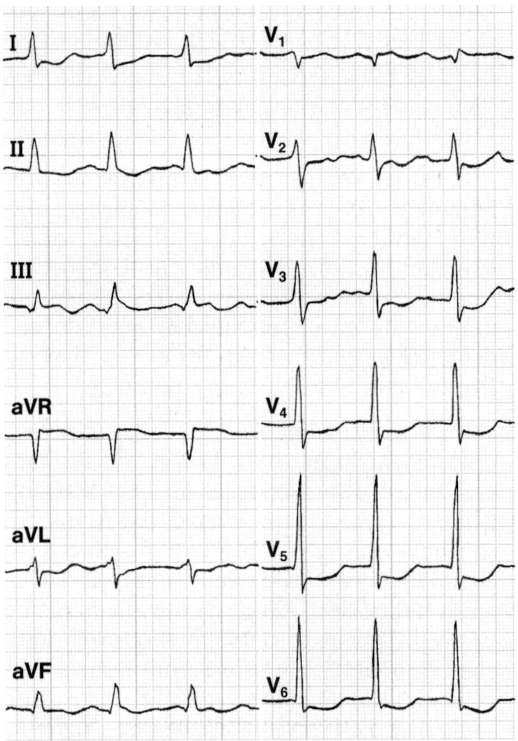

Abb. 398 Chinidin-Intoxikation. 38jährige Patientin mit operiertem Mitralvitium. Nach Elektroschock zunächst Sinusrhythmus (zur Erhaltung des Sinusrhythmus bekam sie 3×2 Tabletten Chinidin-Duriles). Später trat jedoch wieder Vorhofflimmern auf. Sie erhielt weiter vom Hausarzt Chinidin-Duriles bis zur erneuten Klinikaufnahme. Deutliche ST-Senkung (teilweise muldenförmig), negatives T in I, II, aVL, aVF und V_2 bis V_6 und r′ in V_1.

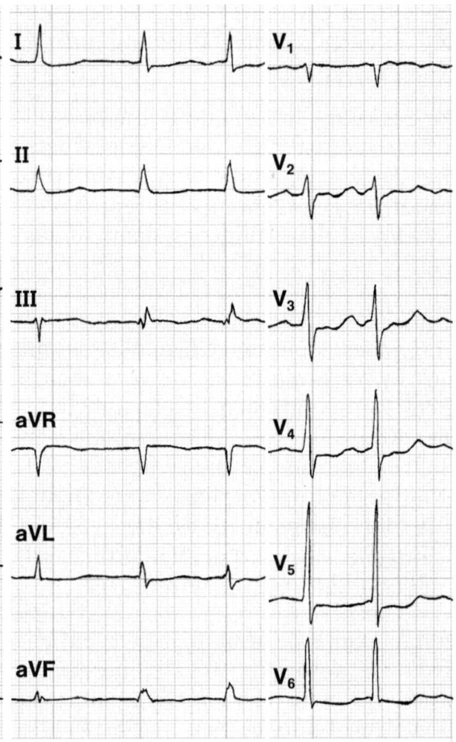

Abb. 399 Nach Absetzen von Chinidin-Duriles und weiterer Behandlung mit Digitalis ST-Senkung und negatives T wesentlich weniger ausgeprägt als vorher.

Strophanthin, Scilla-, Convallaria-Präparate und dergleichen rufen ähnliche, aber leichtere EKG-Veränderungen als Digitalis hervor, wenn sie in vergleichbaren Dosen verabreicht werden.

2. Chinidin

Chinidin wurde früher häufiger und in höheren Dosen als heute verabreicht, da außerdem nur wenige andere antiarrhythmische Substanzen zur Verfügung standen.

Chinidin verzögert die Depolarisation und Repolarisation, außerdem vermindert es die Anstiegssteilheit des Aktionspotentials. Damit setzt es die Übererregbarkeit des Herzens herab.

Bei schwerer Chinidinintoxikation kann ein Herzstillstand durch bradykarde Rhythmusstörungen auftreten. Sonst werden im allgemeinen eine breite P-Zacke, eine verlängerte PQ-Zeit, ein breiter QRS-Komplex (in extremen Fällen Schenkelblockform), eine ST-Senkung mit negativer T-Zacke und eine verlängerte QT-Zeit sowie ventrikuläre Extrasystolen beobachtet. Ferner ist auch die sog. „Chinidinsynkope" bekannt. Man versteht darunter die durch Chinidingabe ausgelöste Kammertachykardie mit Bewußtlosigkeit (s. Kapitel: Antiarrhythmikatherapie und EKG-Veränderungen).

3. Procainamid und Ajmalin

Procainamid und Ajmalin sind ebenfalls antiarrhythmische Substanzen. Sie zeigen ähnliche Wirkungen wie Chinidin. Beide Medikamente können im Gegensatz zum Chinidin intravenös verabreicht werden, um einen raschen therapeutischen Effekt zu erzielen.

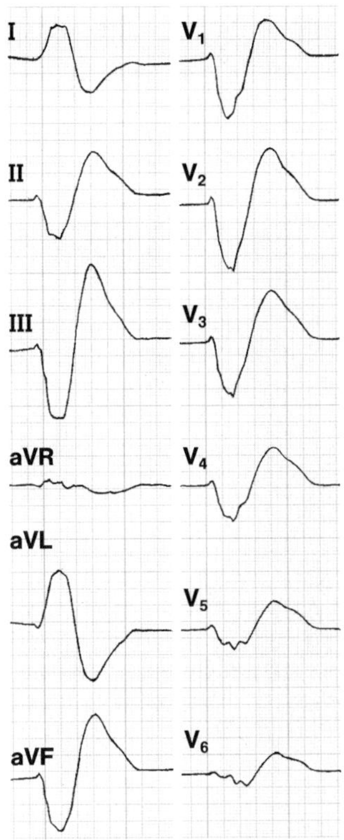

Abb. 400 Schwere Chinidin-Intoxikation. 38jähriger Patient. Erheblich verbreiterter und linksschenkelblockähnlich deformierter QRS-Komplex.

Bei einer Intoxikation werden vor allem eine Verbreiterung des QRS-Komplexes und eine QT-Verlängerung sowie in extremen Fällen eine Asystolie beobachtet.

4. Zytostatika

Bei der Zytostatikatherapie mit verschiedenen Wirkstoffen, wie z.B. Adriamycin und Daunorubicin kann eventuell eine kardiotoxische Schädigung auftreten. Elektrokardiographisch finden wir vor allem eine deutliche ST-Senkung und eine präterminal-negative T-Zacke, meist in den linkspräkordialen Ableitungen, weshalb regelmäßige EKG-Kontrollen auch bei Zytostatikatherapie indiziert sind. Offenbar scheint dabei die Einzeldosis bei der Entstehung der kardialen Schädigung keine so große Rolle zu spielen; wichtig sind die Gesamtdosen (diese betragen zum Beispiel bei Adriamycin (Adriblastin) 500 mg/m^2 Körperoberfläche.

5. Antidepressiva

Psychopharmaka mit antidepressiver Wirkung, wie zum Beispiel trizyklische Antidepressiva können ebenfalls eine kardiale Schädigung verursachen. Sie wirken negativ-inotrop, und dabei kann der Blutdruck absinken. Elektrokardiographisch zeigt sich dies in einer Negativierung der T-Zacken und darüber hinaus auch in verschiedenen Rhythmusstörungen, wie ventrikuläre Extrasystolen und vereinzelt auch ventrikuläre Tachykardien. Des weiteren kommen Schenkelblockbilder und AV-Blockierungen vor.

6. Alkohol

Es ist bekannt, daß übermäßiger Alkoholgenuß zu einer kardialen Schädigung führt. Eine leichte Form ist dabei die toxische Myokardaffektion; die schwere Form besteht in der bekannten dilatativen Kardiomyopathie mit linksventrikulärer Dilatation.

Die elektrokardiographischen Veränderungen sind dabei vielseitig. Es zeigen sich zum Beispiel linksventrikuläre Hypertrophiezeichen mit entsprechenden ST-T-Veränderungen als Linksschädigungszeichen. Zusätzlich lassen sich verschiedene Formen der Herzrhythmusstörungen (vor allem Tachyarrhythmie bei Vorhofflimmern) beobachten.

7. Kohlenmonoxid

Durch die Störung des Sauerstofftransports des Hämoglobins werden bei Patienten mit CO-Vergiftung verschiedene EKG-Veränderungen festgestellt. Dabei werden ST-T-Veränderungen in unterschiedlichen Schweregraden, ausnahmsweise auch ein Erstickungs-T beobachtet. Interessant ist, daß die Störung der Erregungsrückbildung auch beim Zigarettenrauchen festgestellt werden konnte.

8. Narkotika

Bei der routinemäßigen Narkotikagabe werden während der Narkose verschiedene kardiale Veränderungen beobachtet. So ist z.B. das Auftreten des WPW-Syndroms während der Narkose beschrieben worden. Im allgemeinen bekannt sind folgende Veränderun-

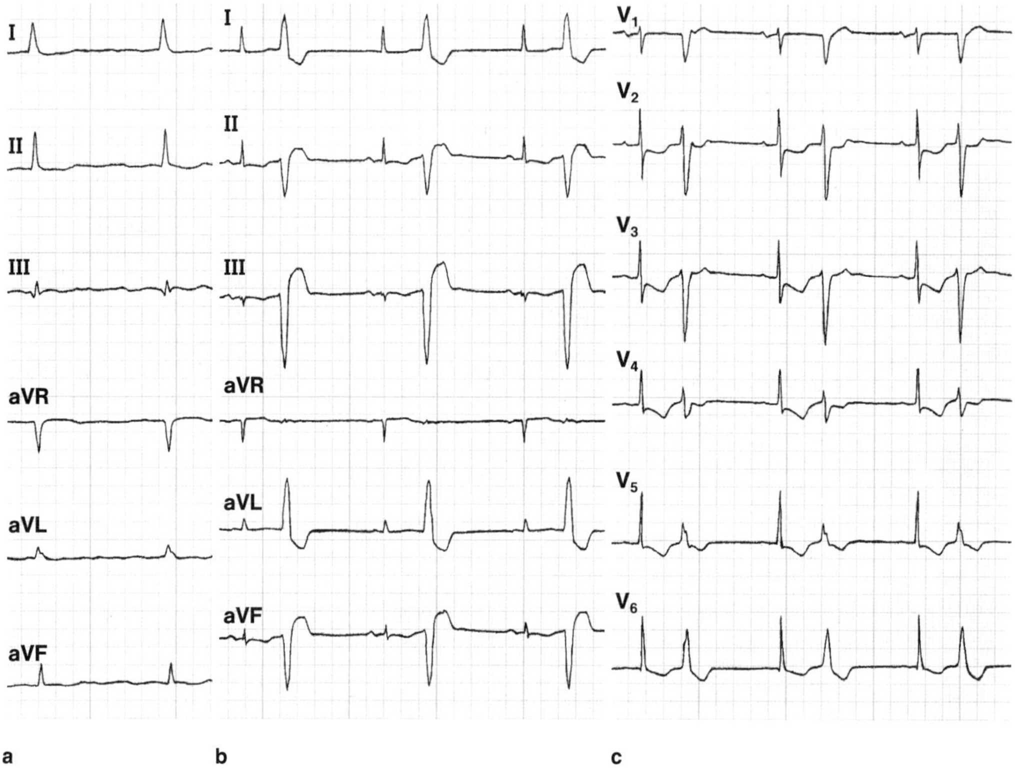

Abb. 401 Chinidin-Intoxikation (Proarrhythmieeffekt). 42jährige Patientin mit operierter Mitralstenose, Vorhofflimmern (**a**). Zur Beseitigung des Vorhofflimmerns erhielt sie Chinidin-Duriles. Danach trat einerseits ein Sinusrhythmus auf, andererseits fand sich eine gehäufte ventrikuläre Extrasystolie in Form einer Bigeminie (**b** und **c**). Nach Absetzen von Chinidin-Duriles keine ventrikuläre Extrasystolie mehr, jedoch PQ mit 0,25 sec verlängert (nicht abgebildet). Papiergeschwindigkeit bei **b** und **c** 25 mm/sec.

gen: langsamer, supraventrikulärer Rhythmus, z. B. AV-junktionaler Rhythmus oder ventrikuläre Extrasystolen und AV-Blockierungen.

Einflüsse von herzwirksamen Substanzen auf das EKG

1. Digitalis:

- muldenförmige ST-Senkung und negatives T
- AV-Block I. und II. Grades
- ventrikuläre Extrasystolie, vor allem polytope Form
- AV-Dissoziation, AV-Tachykardie, besonders Vorhoftachykardie mit AV-Block
- bei Intoxikation Digitalis absetzen, Antiarrhythmikum und Kalium geben

2. Chinidin:

- AV-Block I. Grades
- QRS breit, eventuell ventrikuläre Extrasystolie
- ST-Senkung und negatives T

3. Procainamid und Ajmalin:

- QRS breit
- Asystolie in extremen Fällen

4. Zytostatika:

- ST-Senkung
- negatives T

5. Antidepressiva:

- negatives T
- ventrikuläre Extrasystolie, ventrikuläre Tachykardie

6. Alkohol:

- ST-Senkung mit negativem T
- Linkshypertrophie-Zeichen

7. Kohlenmonoxid:

- ST-Senkung mit negativem T

8. Narkotika:

- Bradykardie
- ventrikuläre Extrasystolie

Jervell- und Lange-Nielsen-Syndrom (Langes QT-Syndrom)

Die QT-Zeit umfaßt die Zeit der Erregungsausbreitung und Erregungsrückbildung der Kammer und ihre Bedeutung ist vielfältig. So kann eine QT-Verlängerung in folgenden Fällen vorkommen:

- Elektrolytstörungen, z. B. Hypokalzämie
- Hypothyreose
- sekundäre Repolarisationsstörungen (Schenkelblock, ventrikuläre Extrasystolie, WPW-Syndrom)
- koronare Herzkrankheit, besonders Vorderwandinfarkt
- intrazerebrale Massenblutung
- Antiarrhythmika-Einflüsse, z. B. nach Behandlung mit Chinidin, Disopyramid, Ajmalin, Amiodaron, Sotalol, Flecainid
- Myokarditis
- Mitraklappenprolaps-Syndrom
- Lungenembolie
- Zustand nach Kammertachykardie
- trizyklische Antidepressiva
- Alkoholintoxikation
- rheumatisches Fieber
- Hypothermie
- Herztrauma
- kongestive Herzinsuffizienz
- Halofantrin (Malariamittel)

Es gibt im Gegensatz zu der oben angegebenen erworbenen Form auch eine angeborene Form der QT-Verlängerung, die zwar selten vorkommt, jedoch neuerdings die kardiologische Aufmerksamkeit geweckt hat.

Jervell und Lange-Nielsen berichteten 1957 über ein Syndrom, das familiär gehäuft, bevorzugt im Kindesalter auftritt und folgende Charakteristika aufweist:

- verlängerte QT-Zeit,
- Taubstummheit,
- synkopale Anfälle und plötzlicher Tod.

Das Jervell- und Lange-Nielsen-Syndrom wird heute auch als ein Syndrom mit verlängerter QT-Dauer oder einfacher als langes QT-Syndrom oder kurz QT-Syndrom bezeichnet.

Über eine Variante des QT-Syndroms berichteten Romano und Ward (1963 und 1964). Bei dem ebenfalls seltenen Romano- und Ward-Syndrom handelt es sich um eine QT-Verlängerung und synkopale Anfälle, jedoch ohne Innenohrschwerhörigkeit. Das Romano- und Ward-Syndrom wird autosomal dominant vererbt, während das Jervell- und Lange-Nielsen-Syndrom autosomal rezessiv vererbbar ist.

Unter dem angeborenen QT-Syndrom faßt man das Jervell- und Lange-Nielsen-Syndrom und das Romano- und Ward-Syndrom zusammen. Die QT-Verlängerung kann in nicht ausgeprägten Fällen nur bei Belastung oder Aufregung beobachtet werden. Bei der QT-Messung sollte jedoch nicht die QU-Zeit, sondern die tatsächlich vorhandene QT-Zeit gemessen werden. Gelegentlich ist die QT-Zeit aber scheinbar verlängert, da die U-Welle deutlich ausgeprägt ist (s. Kapitel „Elektrolytstörungen"). Außerdem sollen bei der Diagnostik des Jervell- und Lange-Nielsen-Syndroms die sonstigen Krankheitsbilder mit QT-Verlängerung ausgeschlossen werden.

Bei den Patienten mit Jervell- und Lange-Nielsen-Syndrom und Romano- und Ward-Syndrom konnten während der synkopalen Anfälle Kammertachykardien und Kammerflimmern nachgewiesen werden. Man weiß in der letzten Zeit, daß diese synkopalen Anfälle häufig die Folge von Torsades de pointes sind, die durch emotionale Erregung, wie z. B. Weinen im Kindesalter, Streß oder sonstige katecholaminerge Reize hervorgerufen werden können.

Beim QT-Syndrom besteht eine inhomogen verlängerte Repolarisationsphase, so daß hier durch eine Begünstigung von Wiedereintrittsmechanismen eine erhöhte Tendenz zu Kammertachykardien und Kammerflimmern nachweisbar ist, besonders beim vorzeitigen Einfall einer ventrikulären Extrasystole (R-auf-T-Phänomen, s. Kapitel „Extrasystolie").

Die T-Zacke zeigt verschiedene Varianten, sie kann abgeflacht, biphasisch, sogar negativ oder auch überhöht sein, manchmal in raschem Wechsel nacheinander. Die U-Welle ist bei diesem Krankheitsbild verschie-

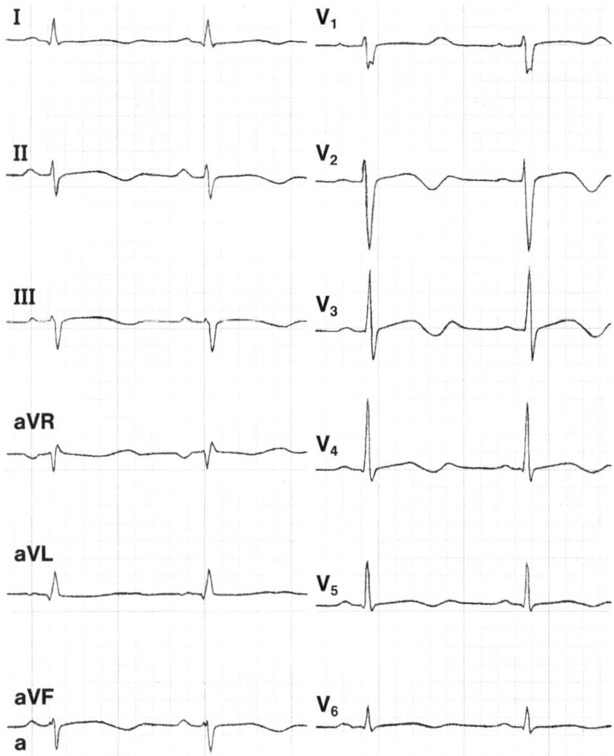

Abb. 402 Jervell- und Lange-Nielsen-Syndrom. 18jähriger Patient. Klinikaufnahme wegen synkopalen Anfällen. Keine Hypokaliämie.
a Herzfrequenz 65/min. Linksanteriorer Hemiblock. Große biphasische U-Welle in II und V_2 bis V_5. QT-Zeit 0,42 sec. Relative QT-Zeit mit +115% verlängert.
b Monitorüberwachung auf Intensivstation. Kammerfrequenz 61/min. QT-Zeit 0,43 sec. Relative QT-Zeit +115%.
c Auftreten einer Kammertachykardie bei einem R/T-Phänomen. Spontanes Sistieren der Kammertachykardie.

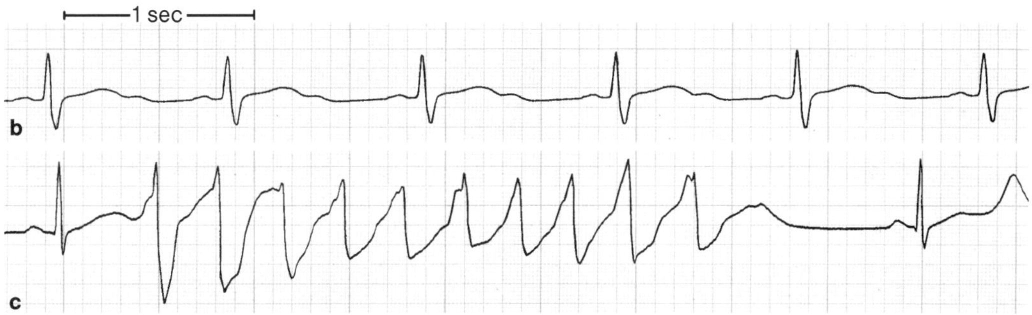

den konfiguriert. Eine hohe oder eine biphasische U-Welle, ferner eine TU-Verschmelzungswelle werden beobachtet.

Ursächlich liegt beim langen QT-Syndrom wahrscheinlich eine unausgeglichene sympathische Innervation des Herzens zugrunde. Die bisherigen Sektionsergebnisse zeigten teils eine Fibrose des His-Bündels, oft aber auch keinerlei pathologischen Befund am Herzen. Die Träger dieses Syndroms sollten jedenfalls wegen der Gefahr des Kammerflimmerns kardiologisch streng überwacht werden.

Therapeutisch sind heute grundsätzlich 3 Möglichkeiten vorhanden. Im allgemeinen ist zunächst eine prophylaktische Gabe von Beta-Rezeptorenblockern zu empfehlen. Dagegen sollen alle Antiarrhythmika, besonders Chinidin und chinidin-ähnliche Substanzen (Natrium-Kanalblocker) nicht gegeben werden, da sie Kammertachykardien induzieren können. Diese Substanzen verlängern bekanntlich die Refraktärzeit und Erregungsleitungszeit im His-Purkinje-System. In der letzten Zeit werden die Patienten mit langem QT-Syndrom auch neuro-chirurgisch durch Entfernung des rechten Ganglion stellatum

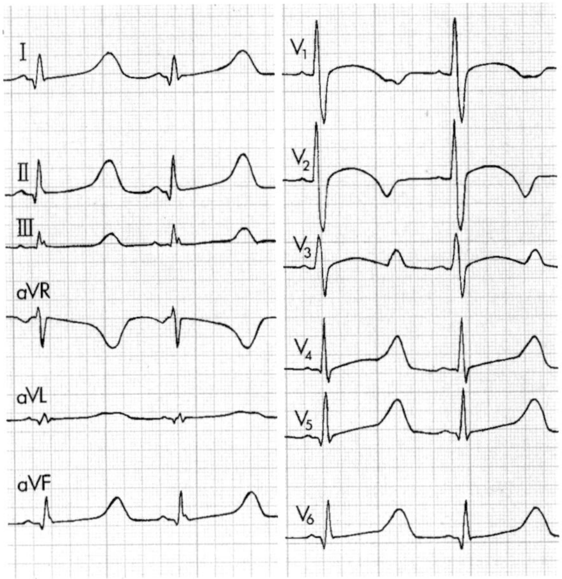

a

Abb. 403 a Jervell- und Lange-Nielsen-Syndrom.
13jähriger Junge. Aufnahme wegen Ohnmachtsanfall, keine familiäre Anamnese. Laborwerte normal, vor allem keine Hyperkaliämie. Ventrikelfrequenz von 81/min. QT-Zeit 0,42 sec (s. V_3!). Relative QT-Dauer + 120%. Deutliche T-U-Verschmelzung in I, II, III und aVF, deshalb nur scheinbare hohe T-Zacken.
b Drei Tage später. T in V_1 und V_2 jetzt positiv.

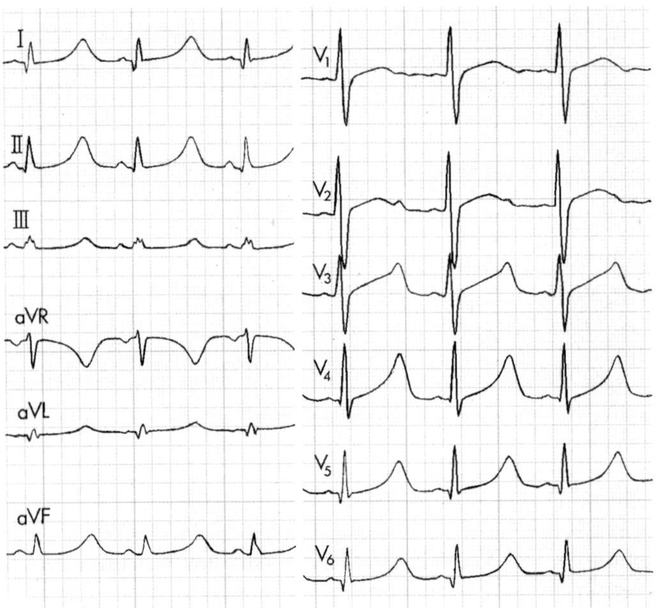

b

zum Teil mit gutem Erfolg behandelt. In medikamentös therapieresistenten Fällen kann die Implantation eines automatischen Defibrillators, AICD (automatic implantable cardioverter/defibrillator), in Erwägung gezogen werden.

Elektrischer Alternans

Der elektrische Alternans ist ein seltenes elektrokardiographisches Phänomen. In den meisten Fällen wechseln Form und Amplitude des QRS-Komplexes regelmäßig und unabhängig von der Atmung, woraus sich eine Änderung der Depolarisation ergibt. Praktisch erkennt man den elektrischen Alternans durch den QRS-Komplex, der im ersten Ausschlag eine normal große, im nächsten Ausschlag eine kleinere Amplitude als vorher zeigt. Dieser Vorgang wiederholt sich in regelmäßiger Folge.

Die Ursache liegt in der Ermüdung des Herzmuskels bei geschädigtem oder überlastetem Herzen jeglicher Genese.

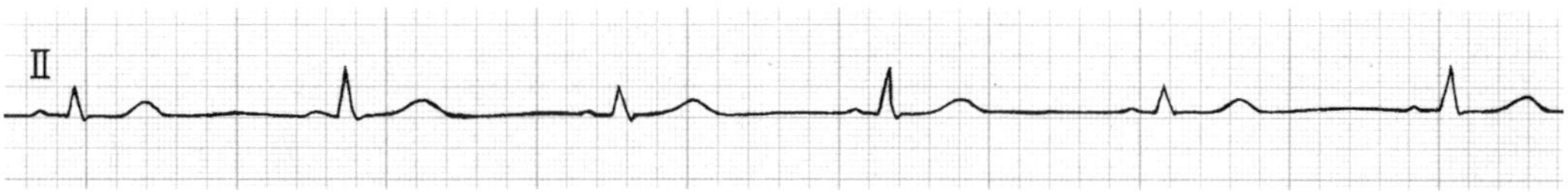

Abb. 404 Elektrischer Alternans. 37jähriger Patient mit Aorteninsuffizienz. 2., 4. und 6. Ausschlag (QRS-Komplex) größer als 1., 3. und 5. Ausschlag.

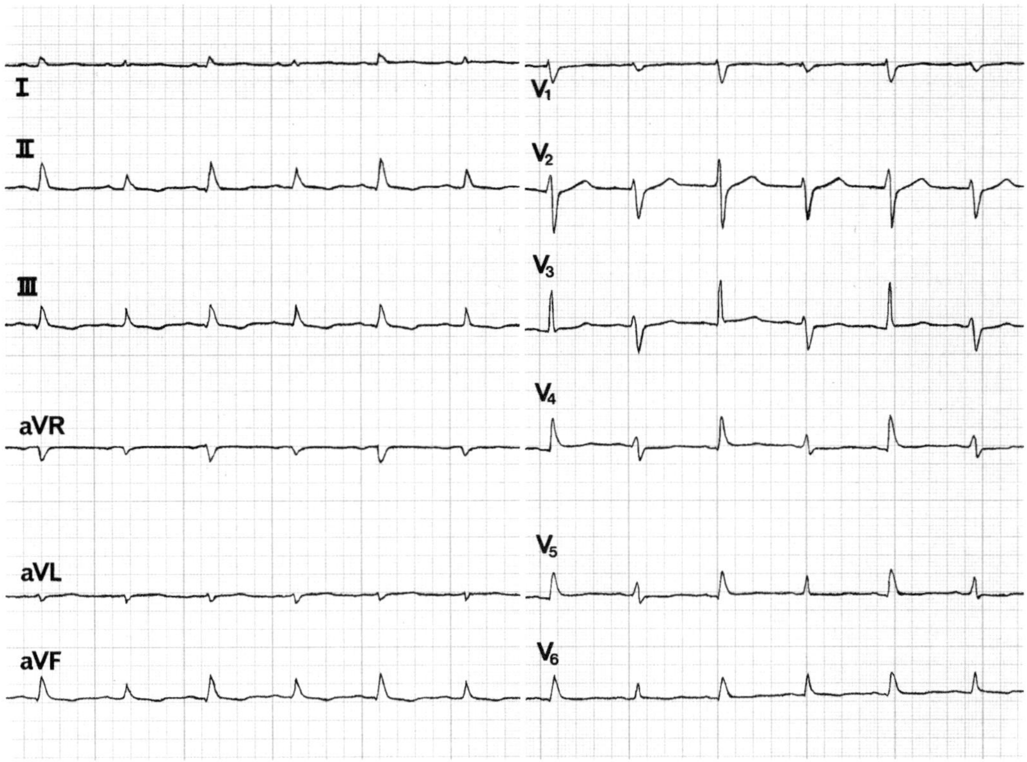

Abb. 405 Elektrischer Alternans. 41jährige Patientin mit Pleuroperikarditis. Ventrikelfrequenz ca. 125/min. Im Wechsel zuerst ein großer, dann ein kleiner QRS-Komplex (s. II, V_2 bis V_5). Leichte Störung des Erregungsrückgangs.

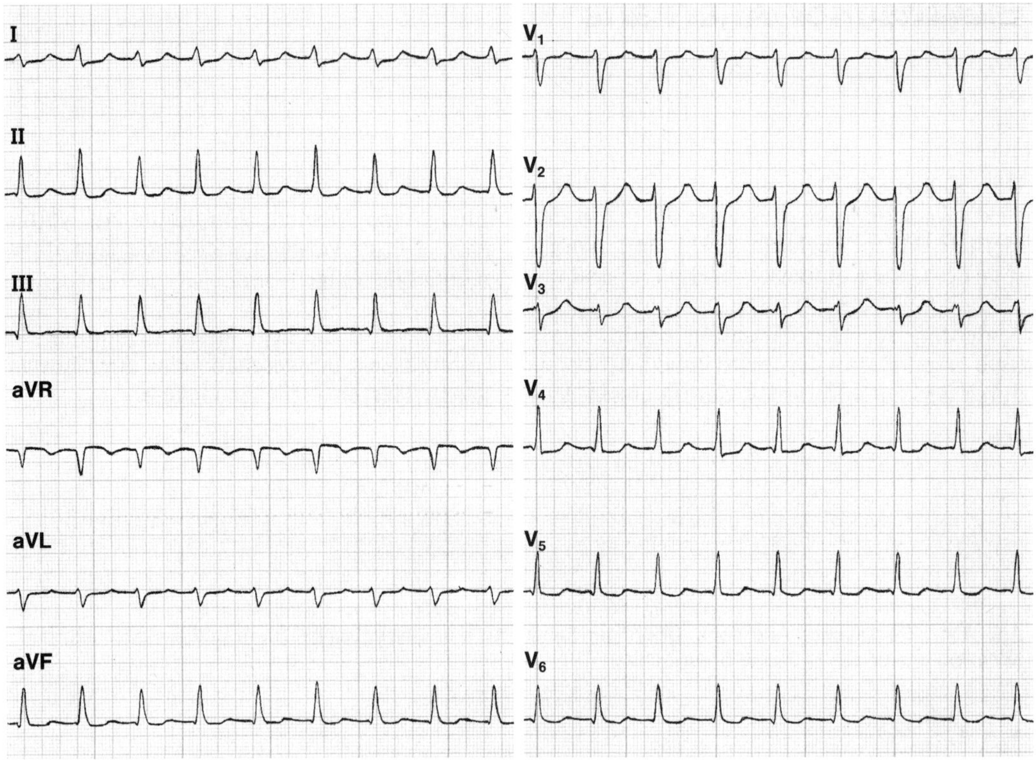

Abb. 406 Vorhoftachykardie (supraventrikuläre Tachykardie). Ventrikelfrequenz 182/min. P-Zacken mit den vorhergehenden T-Zacken verschmolzen und nicht gut sichtbar. Leichte Erregungsrückbildungsstörung. Elektrischer Alternans (I, II und V_3).

Gelegentlich kann aber der elektrische Alternans bei der supraventrikulären paroxysmalen Tachykardie ohne kardiale Erkrankung beobachtet werden. Er kommt auch bei Schenkelblock und Kammertachykardien vor. Zum elektrischen Alternans gehört auch die bidirektionale Tachykardie, also z. B. eine Tachykardie bei alternierendem linksanteriorem und -posteriorem Hemiblock mit und ohne Rechtsschenkelblock, die im Kapitel „Rhythmusstörungen" dargestellt wird. Sehr selten zeigt die P-Zacke einen elektrischen Alternans. Ein isolierter Alternans der T-Zacke ist auch bekannt. Er tritt nur bei schwer vorgeschädigtem Herzen auf.

Langzeit-EKG

1. Allgemeines

Beim sogenannten Ruhe-EKG handelt es sich nur um eine Registrierung der Herzstromkurve über einen kurzen Zeitraum. Daher ist eine komplette qualitative und quantitative Erfassung von Herzrhythmusstörungen hierbei nicht möglich. Gerade in dieser Hinsicht konnten die diagnostischen Möglichkeiten durch das Langzeit-EKG erheblich erweitert werden. Mit der Einrichtung von Intensivpflegestationen und den dabei obligatorischen Monitorapparaturen ergab sich in den sechziger Jahren erstmals die Möglichkeit der kontinuierlichen elektrokardiographischen Beobachtung, jedoch zunächst nur am Krankenbett.

1961 entwickelte der amerikanische Ingenieur Holter eine Bandspeicher-Elektrokardiographie („Holter-Monitoring"), mittels derer über mehrere Stunden EKG-Kurven auf Magnetband aufgezeichnet und anschließend ausgewertet werden konnten.

Unter dem Langzeit-EKG verstehen wir heute im allgemeinen eine vierundzwanzigstündige, kontinuierliche EKG-Registrierung. Somit sind wir in der Lage, einerseits sämtliche Rhythmusstörungen, auch wenn sie selten auftreten, qualitativ und quantitativ vollständig zu erfassen und außerdem bekannte Rhythmusstörungen unter einer antiarrhythmischen Therapie zu kontrollieren. Andererseits läßt sich eine koronare Herzkrankheit durch Beobachtung der ST-T-Veränderungen, neuerdings besonders im Hinblick auf die stumme Myokardischämie, besser beurteilen und in ihrem Schweregrad abschätzen. Man kann das Langzeit-EKG über vierundzwanzig Stunden hinaus achtundvierzig bis zweiundsiebzig Stunden registrieren. Dadurch kann die Aussagekraft der quantitativen Erfassung der Rhyhtmusstörungen noch weiter gesteigert werden.

Das Langzeit-EKG ist heute ein wichtiger Bestandteil der kardiologischen Diagnostik geworden. Der entscheidende Vorteil des Langzeit-EKGs liegt darin, daß die Patienten unter Alltagsbedingungen, z. B. am Arbeitsplatz, beim Sport oder im Schlaf ein kleines Aufnahmegerät bei sich tragen, das kontinuierlich die Herzstromkurve für die spätere Auswertung aufzeichnet.

Moderne Lanzeit-EKG-Geräte können je nach Fabrikation insgesamt folgende Funktionen ausüben:

- Arrhythmiebeurteilung
- ST-Strecken-Analyse
- Analyse der Herzfrequenzvariabilität
- hochverstärktes EKG
- Langzeitblutdruckmessung
- Vektorkardiogramm

2. Technische Durchführung

Bei der Registrierung des Langzeit-EKGs ist die sorgfältige Vorbereitung der Haut sehr wichtig. Vor der Plazierung der Elektroden sollten zunächst die Körperhaare an den betreffenden Stellen mittels Einmalrasierer entfernt und die vorgesehenen Hautpartien gut mit Benzin oder Alkohol gereinigt werden. Dann schmirgelt man die obersten Hautschichten mit einem Sandpapier bzw. einer speziellen Salbe ab, um den Hautwiderstand zu verringern, da er sonst Artefakte verursacht, die schließlich zu verschiedenen Fehldiagnosen führen können.

Es gibt verschiedene Ableitungsmethoden beim Langzeit-EKG. So kann beispielsweise ein modifiziertes Nehbsches Dreieck angewendet werden. Das dabei registrierte EKG-Signal wird überprüft, indem man es über ein Anschlußkabel auf ein normales EKG-Gerät überspielt und die Amplitude der R-Zacke kontrolliert. Vermeiden sollte man dabei Ableitungen mit mehreren Null-Linien-Durchgängen im Bereich des QRS-Komplexes, vor allem aber solche Ableitungen, die etwa gleich große positive und negative QRS-Ausschläge zeigen. Solche Formen des QRS-Komplexes erschweren die Auswertung durch den Arrhythmiecomputer erheblich. Das beste EKG-Bild für die Langzeit-EKG-Auswertung ist eine klare und große, schmale R-Zacke, wobei die T-Zacke klein oder sogar diskordant ist. In diesem Fall kann der Arrhythmiecomputer die Grundform leicht erkennen und sie von pathologischen Formen differenzieren.

Die Elektrodenlage ist beim Langzeit-EKG grundsätzlich variabel und je nach dem Ableitungssystem unterschiedlich. Man bevorzugt die Ableitungen, mit denen man eine ideale Aufzeichnung erzielt. Wir selber benötigen fünf Elektroden. Dabei dienen zwei Elektroden jeweils zur Bildung einer Ableitung, eine Elektrode ist für die Erdung vorgesehen. Nach eigenen Erfahrungen hat sich folgendes Vorgehen bewährt: Die erste (schwarze) Elektrode wird angelegt über dem Manubrium sterni, die zweite (braune) knapp parasternal rechts etwa in Sternummitte, die dritte (grüne) parasternal rechts knapp unterhalb des Xyphoids. Die zwei weiteren Elektroden befinden sich etwa in der linken Medioklavikularlinie in Höhe der 2. Rippe (weiß) und 6. Rippe (rot).

Die Verbindung zwischen Elektrode I (schwarz) und Elektrode V (rot) ergibt Kanal I, die entsprechende Verschaltung von Elektrode III (grün) mit Elektrode IV (weiß) entspricht Kanal II. Somit überkreuzen sich Kanal I und Kanal II annähernd rechtwinklig. So kann man in dieser Art und Weise Artefakte vermindern und ein großes Potential erzielen. Die Elektrode II (braun) dient zur Erdung.

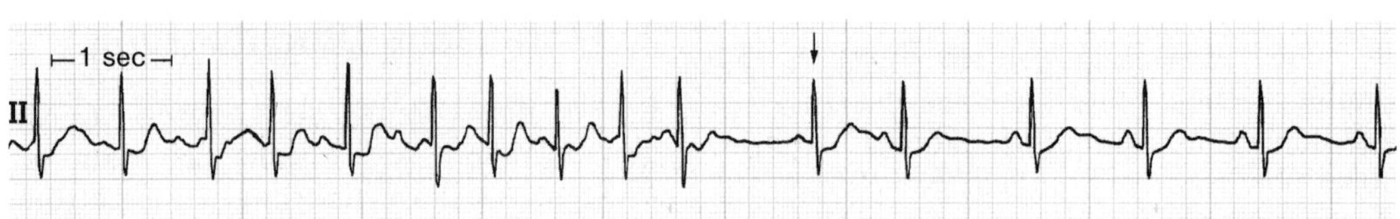

Abb. 407 Rhythmuswechsel. Zuerst Vorhofflimmern, dann plötzlich Auftreten (↓) eines Sinusrhythmus.

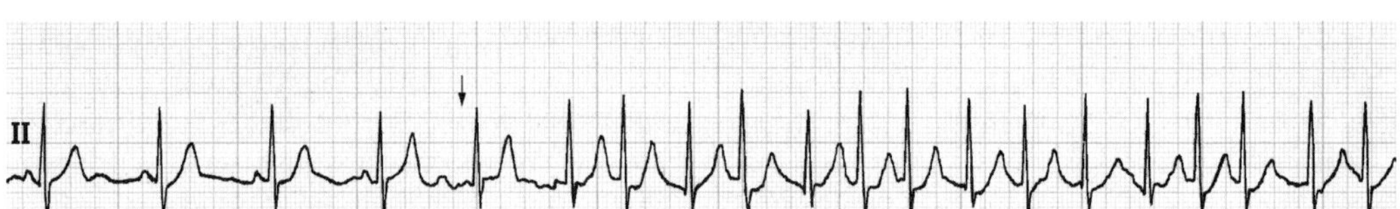

Abb. 408 Rhythmuswechsel. Zuerst Sinusrhythmus, dann plötzlich Auftreten (↓) einer Tachyarrhythmie bei Vorhofflimmern. Papiergeschwindigkeit: 25 mm/sec.

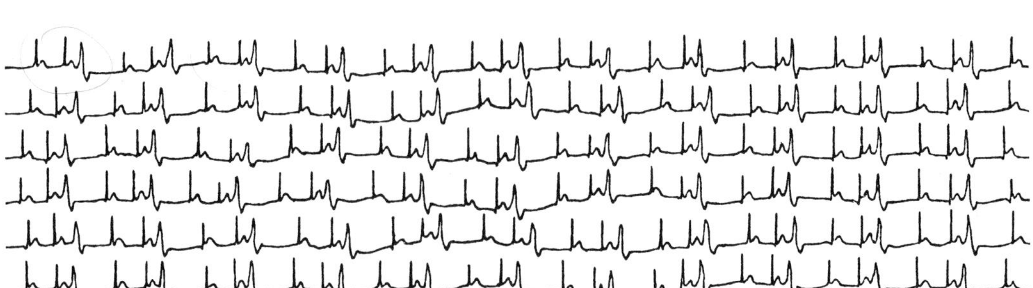

Abb. 409 Langzeit-EKG. 3.00 Uhr nachts plötzlich massenhaft ventrikuläre Extrasystolen (2 : 1 ventrikuläre Extrasystolie). 25 jähriger Man mit akuter Myokarditis.

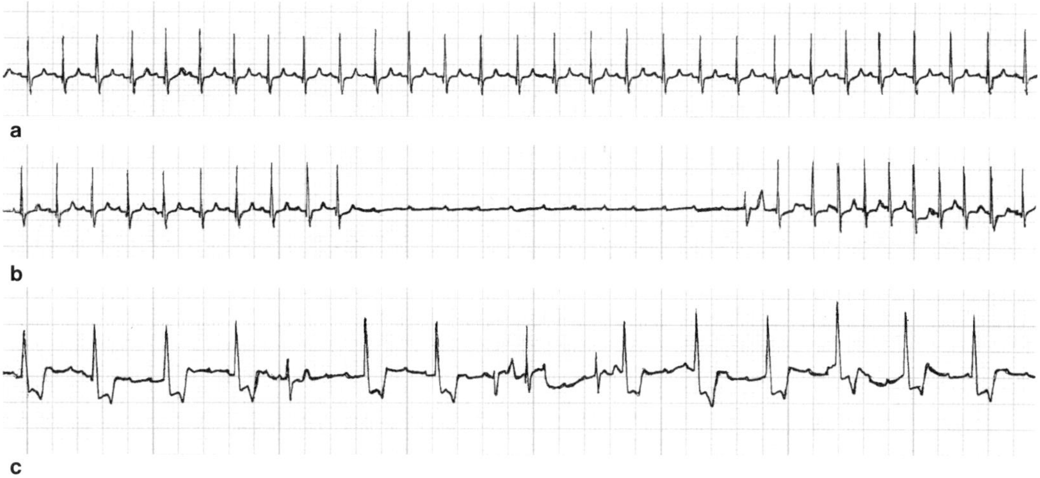

Abb. 410 **Kammerasystolie und totaler AV-Block.** **a** Zunächst (23.10 Uhr) Sinusrhythmus. **b** Plötzlich Kammerasystolie von 8 sec, danach wieder ein intermittierender Sinusrhythmus. **c** 6 sec später Auftreten eines totalen AV-Blocks. **a–c** Fortlaufende Registrierung. Papiergeschwindigkeit 10 mm/sec.

3. Indikation

a) Kardiale Synkope

Bei Patienten mit Verdacht auf eine kardiale Synkope, bei denen häufig Schwindelgefühl, Schwäche und Benommenheit auftreten, ist die Langzeit-EKG-Untersuchung indiziert. So kann bei diesen Patienten immer wieder eine sehr lange Asystoliepause nachgewiesen und die Indikation zur Herzschrittmacher-Implantation mit dieser Untersuchung gestellt werden.

b) Herzrhythmusstörungen

Mit Hilfe des Langzeit-EKGs ist, wie bereits oben erwähnt, eine qualitative und quantitative Erfassung von Herzrhythmusstörungen möglich. Bei Patienten mit Symptomen, die auf eine tachykarde und/oder bradykarde Rhythmusstörung hinweisen, wie unregelmäßiger Herzschlag, Palpitationen oder Rhythmuswechsel, kann mittels Langzeit-EKG nach Herzrhythmusstörungen gesucht werden, die im Ruhe-EKG nicht oder nicht vollständig dargestellt werden. So ist es leicht, die verschiedenen Arten der ventrikulären Extrasystolien, wie z. B. polytope Form, Bigeminie, Couplets oder Salven, und paroxysmale supraventrikuläre und ventrikuläre Tachykardie zu erfassen. Damit ist das Langzeit-EKG heute für die Diagnostik und Therapie von Herzrhythmusstörungen unverzichtbar.

c) Kontrolle einer antiarrhythmischen Therapie

Die Kontrolle der antiarrhythmischen Behandlung stellt eine weitere Indikation zur Langzeit-EKG-Untersuchung dar. Man kann zunächst die Rhythmusstörung quantitativ erfassen. Dann wiederholt man das Langzeit-EKG unter laufender Therapie, um den Therapieerfolg oder -mißerfolg oder einen möglichen Proarrhythmieeffekt zu verifizieren. Der Proarrhythmieeffekt, d. h. eine Verstärkung der Rhythmusstörung durch das Antiarrhythmikum, wird bei jeder dieser Substanzen auf etwa 10% geschätzt. Aufgrund der hohen Spontanvariabilität der Arrhythmie läßt sich ein signifikanter Therapieerfolg dabei z. B. bei ventrikulärer Extrasystolie jedoch erst dann nachweisen, wenn die Zahl der Ereignisse pro Stunde um 80% vermindert ist.

d) Schrittmacherdysfunktion

Eine weitere Indikation des Langzeit-EKGs ist die Überprüfung der Herzschrittmacherfunktion. Bei der Überwachung von Herzschrittmacher-Patienten erlaubt die Langzeit-Registrierung eine Aussage über intermittierend auftretende Dysfunktionen. Durch die kontinuierliche Aufzeichnung der Herzfrequenz kann festgestellt werden, ob der Schrittmacher unter seine eingestellte Grund-

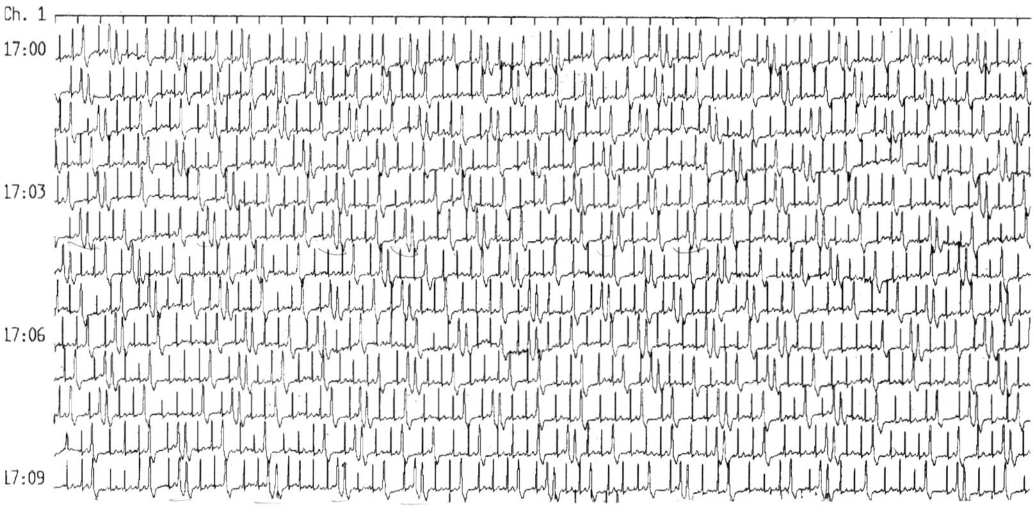

Abb. 411 Ventrikuläre Extrasystolie. Massenhafte ventrikuläre Extrasystolen, meist in Form von Couplets (Lown IVa). 47jährige Patientin mit dilatativer Kardiomyopathie.

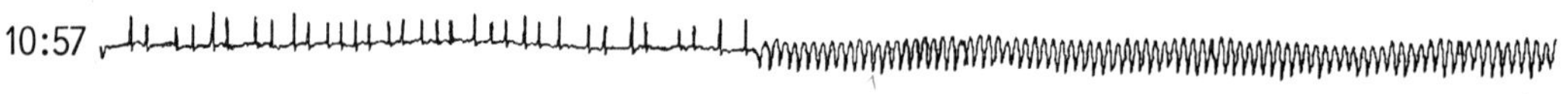

Abb. 412 Kammertachykardie. 51jähriger Patient mit ausgeprägter dilatativer Kardiomyopathie. Zuerst gehäufte ventrikuläre Extrasystolen, dann 10.57 Uhr anhaltende Kammertachykardie (Lown IVb).

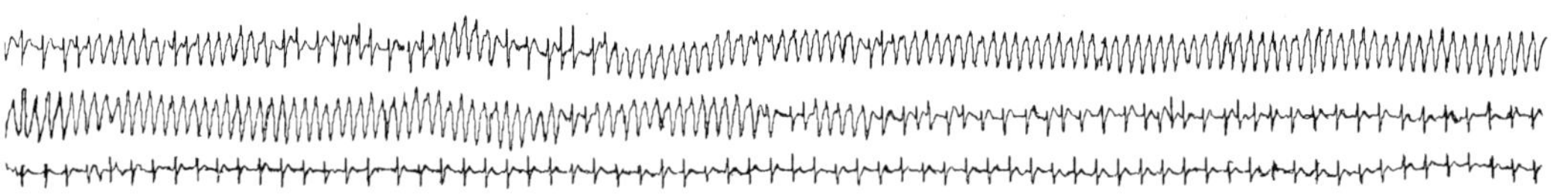

Abb. 413 Kammertachykardie. 68jähriger Patient mit einer ausgeprägten dilatativen Kardiomyopathie. Zuerst kurzdauernde Kammertachykardien und später von 7.59 Uhr bis 8.00 Uhr, also 1 Minute anhaltende und spontan sistierende Kammertachykardie.

frequenz abfällt. Ferner lassen sich sowohl Sensing- als auch Pacing-Defekte aufdecken.

e) Koronare Herzkrankheit

Das Langzeit-EKG von Patienten mit koronarer Herzkrankheit dient zum einen der Erfassung prognostisch bedeutsamer Arrhythmien, vor allem der ventrikulären Extrasystolen, die im Langzeit-EKG (ca. 90%) sicherer und deutlicher nachweisbar sind als im Belastungs-EKG (ca. 50%), zum anderen dem Nachweis von signifikanten ST-Strecken-Veränderungen.

Neuerdings wird mittels Langzeit-EKGs vor allem nach der sogenannten stummen Myokardischämie in Form der ST-Senkung mit Hilfe der sogenannten „ST-Strecken-Analyse“ gesucht. Es handelt sich dabei um Episoden, in denen in bestimmten Myokardregionen eine Sauerstoff-Minderversorgung besteht, ohne daß Beschwerden auftreten. Auch die Erfassung der ST-Hebung bei Prinzmetal-Angina ist mit Hilfe des Lanzeit-EKGs leicht möglich.

f) Arrhythmie bei kardialen Erkrankungen

Herzkrankheiten, die zu Arrhythmien prädisponieren, wie koronare Herzkrankheit, Herzklappenfehler, dilatative oder hypertrophische Kardiomyopathien, Mitralklappenprolaps- und WPW-Syndrom, erfordern ebenfalls eine Langzeit-EKG-Untersuchung.

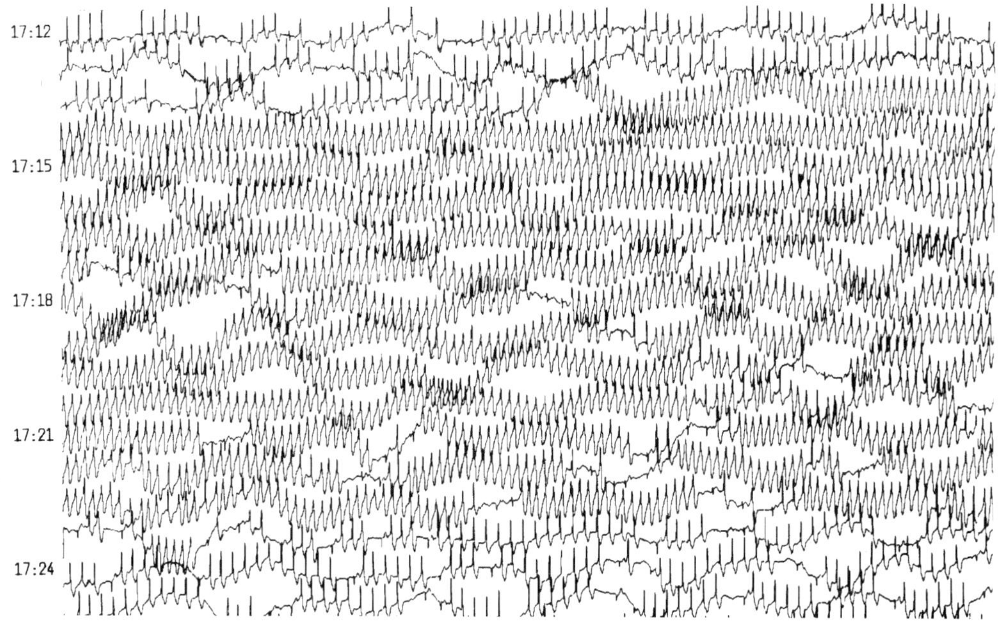

Abb. 414 Kammertachykardie. 52jährige Patientin mit koronarer Herzkrankheit. Massenhafte ventrikuläre Extrasystolen, dabei von 17.13 Uhr bis 17.23 Uhr fast anhaltende Kammertachykardie.

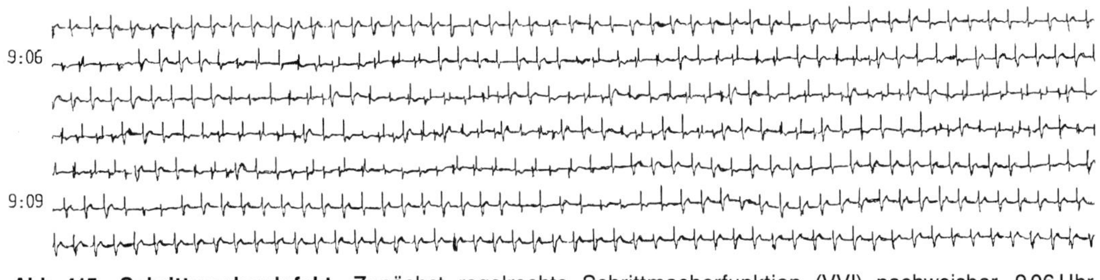

Abb. 415 Schrittmacherdefekt. Zunächst regelrechte Schrittmacherfunktion (VVI) nachweisbar, 9.06 Uhr Schrittmacherdefekt, nämlich Sensing-Defekt, ab 9.09 Uhr wieder regelrechte Schrittmacherfunktion.

4. Auswertung des Langzeit-EKG-Befundes

Die in der klinischen Diagnostik verwendeten Langzeit-EKG-Systeme bestehen aus einem Aufnahme- und einem Auswertegerät. Als Aufnahmerecorder dient ein tragbares Magnetband. In letzter Zeit hat die Computertechnik mit Chips Einzug gehalten. Der Patient wird aufgefordert, seine körperlichen Aktivitäten und Beschwerden genau zu protokollieren, damit bei der Auswertung festgestellt werden kann, ob zu dem vom Patienten festgehaltenen Ereignis ein elektrokardiographisches Korrelat besteht. Zum weitgehenden Ausschluß von Artefakten bei der computergestützten Auswertung sollte das EKG-Signal im Recorder grundsätzlich auf zwei Kanälen aufgezeichnet werden. Eine korrekte Trennung zwischen Arrhythmie und Artefakt wird häufig erst durch diese zweikanalige EKG-Registrierung gewährleistet, wobei jeweils der Kanal mit der qualitativ besseren EKG-Aufzeichnung dem Auswertecomputer zur Analyse angeboten wird.

Ein weiterer Kanal dient bei der Wiedergabe als Zeitreferenz und ermöglicht bei der Auswertung eine zeitliche Zuordnung von registrierten EKG-Veränderungen. Darüber

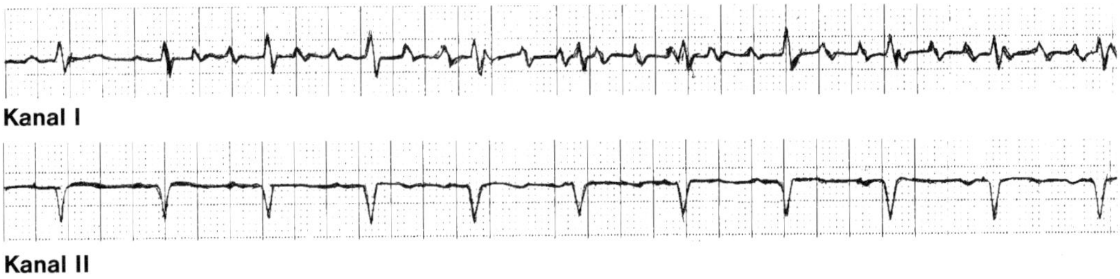

Abb. 416 Beispiel einer falschen Computerdiagnose im Langzeit-EKG. Artefakte (Kanal I) wurden vom Computer als Vorhofimpulse angesehen und als Vorhofflattern diagnostiziert. Bei der Berücksichtigung des zweiten Kanals können Artefakte erkannt werden.

hinaus können die Patienten über einen weiteren Kanal bei subjektiv empfundenen Beschwerden ein kurzes elektrisches Signal durch Knopfdruck in die Kassette eingeben. Dieser sogenannte Ereignismarker erleichtert eine spätere Zuordnung zwischen Symptomatik und registrierter Rhythmusstörung.

Die Auswertung des Langzeit-EKGs erfolgt per Computer. Dabei wird je nach Sytem das Magnetband in das Auswertegerät eingelegt oder der Aufnahmerecorder mit dem Auswertegerät verbunden. Dann liefert das Auswertegerät mittels eines computergestützten Arrhythmiedetektors einen ausgedruckten Report. Dieser umfaßt einen Trendreport für die Herzfrequenz und außerdem ein Histogramm, eine tabellarische Zusammenstellung der Rhythmusstörungen je nach Art und Umfang , wie z. B. Vorhof-Extrasystolie, ventrikuläre Extrasystolie, supraventrikuläre Tachykardie und Kammertachykardie sowie ST-Strecken-Veränderungen, ferner einen EKG-Ausdruck wechselnder Länge in Echtzeit.

Zweifellos hat sich die Qualität des Langzeit-EKGs dank der technischen Entwicklung in den letzten Jahren erheblich gebessert. Bei einem Langzeit-EKG mit 24stündiger Registrierung werden ca. 100000 QRS-Ausschläge und ST-Strecken gemessen. So entstehen für den Rechner erhebliche Probleme.·Zunächst erfaßt der Rechner die normale

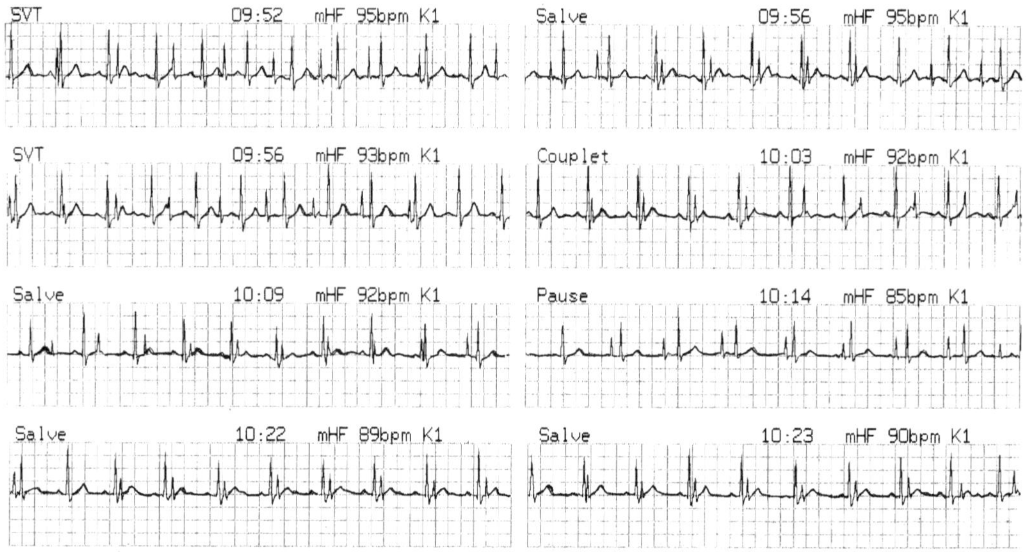

Abb. 417 Beispiel einer falschen Computerdiagnose im Langzeit-EKG. Zwei Ausschläge (ein kleiner und ein großer Ausschlag von zwei verschiedenen Patienten) werden vom Computer als Vorhofimpulse, Salve oder Couplet angenommen. Dieser Fehler kommt daher, weil die Kassette an dieser Stelle nicht richtig ausgelöscht ist, so daß zwei Ausschläge auf einem Band erscheinen.

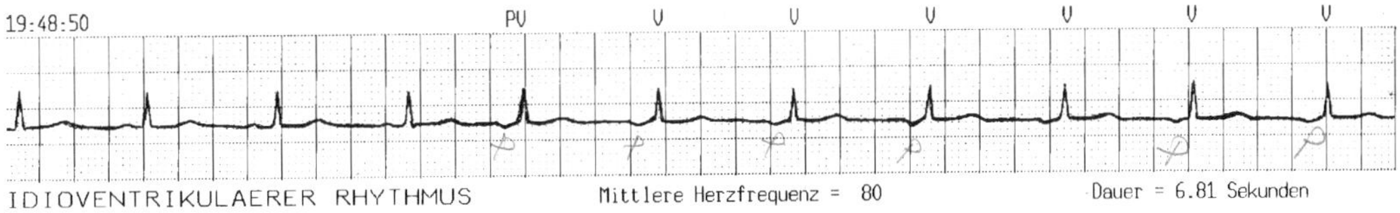

Abb. 418 Beispiel einer falschen Computerdiagnose im Langzeit-EKG. Oberer AV-(Knoten-)Rhythmus. Jedoch hat der Computer offenbar die negative P-Welle als den beginnenden Teil des QRS-Komplexes angesehen, so daß die falsche Computerdiagnose „idioventrikulärer Rhythmus" entsteht.

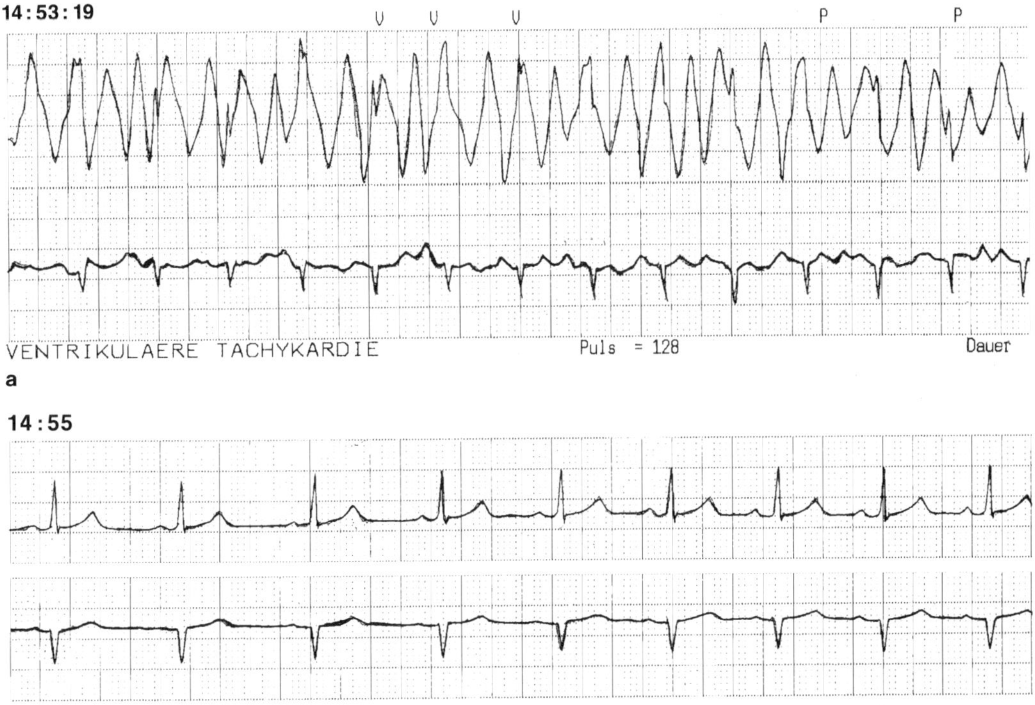

Abb. 419 Beispiel einer falschen Computerdiagnose im Langzeit-EKG. 16jähriger herzgesunder Junge. **a** Die Computerdiagnose lautet fälschlicherweise: ventrikuläre Tachykardie. Die Artefakte können bei genauer Betrachtung des zweiten Kanals erkannt werden. **b** Respiratorische Arrhythmie.

Grundform des QRS-Komplexes, um sie später von pathologischen Veränderungen unterscheiden zu können. Die Herzfrequenz kann stündlich minimal und maximal mittels eines Histogramms genau angegeben werden. Im Gegensatz zu früher kann der Arrhythmiedetektor nicht nur den vorzeitigen Einfall von Extrasystolen, sondern auch die Fläche von verschiedenen Zacken, wie zum Beispiel Q-, R- und T-Zacken, messen. So kann auch die Flächendifferenz zwischen den normalen und den pathologischen QRS-Komplexen zur Differenzierung der Extrasystolie angewendet werden.

Die Sensitivität und Spezifität der Langzeit-EKG-Untersuchung wird in der Literatur mit bis zu 90% angegeben. Jedoch ist diese Trefferquote im Einzelfall völlig illusorisch, wenn man bedenkt, wie häufig falsch-positive Befunde bei der visuellen Kontrolle festgestellt werden. Gerade dies können wir bei der täglichen Langzeit-EKG-Auswertung erleben. Ein gutes Beispiel dafür ist die supraventrikuläre Extrasystolie. An dieser Stelle sei kurz erwähnt, daß bei Herzgesunden bis 40% ST-Streckenveränderungen auftreten können.

Die Fehldiagnosen entstehen zum großen Teil durch Artefakte oder sonstige Störfaktoren, wie z. B. eine zu starke Null-Linien-Schwankung. So stellt heute immer noch die Artefaktvermeidung im Langzeit-EKG ein großes Problem dar. Grundvoraussetzung für das gelungene Langzeit-EKG ist daher die einwandfreie Registrierung. So seien an dieser Stelle nochmals auf die saubere, gründliche Hautreinigung und die optimale Plazierung der Elektroden hingewiesen.

Um falsch-positive Befunde zu verringern, ist daher eine zusätzliche visuelle Kontrolle unvermeidlich. Man kann den gesamten Kurvenverlauf zeitlich gerafft im Oszilloskop beobachten und ggf. bestimmte Stellen ausdrucken lassen. Eine ideale Arrhythmiediagnostik kann dadurch erreicht werden, daß man den gesamten Stromkurven-Verlauf in verkleinerter Form auf Papier aufzeichnet und die computergestützte Auswertung visuell kontrolliert. Diese Arbeit ist sehr zeitraubend und mühsam, jedoch erforderlich.

Langzeit-EKG:

- 24-Stunden-kontinuierliche EKG-Registrierung
- Sorgfältige Vorbereitung erforderlich
- Hauptindikationen: Arrhythmie und KHK
- Fehldiagnose durch Artefakte vermeiden

IV. Rhythmusstörungen

Allgemeines

Seit Bestehen der Elektrokardiographie sind die Rhythmusstörungen des Herzens eine Domäne der EKG-Diagnostik.

Durch die Einführung der Elektrotherapie in den 60er Jahren, z. B. in Form der elektrischen Defibrillation oder des künstlichen Herzschrittmachers, trat die Therapie der Herzrhythmusstörungen in eine völlig neue Ära. Diese neuen therapeutischen Möglichkeiten wiederum erforderten eine sehr präzise Rhythmusanalyse. Dafür stehen heute zahlreiche Untersuchungsmethoden zur Verfügung: das Langzeit-EKG, das Belastungs-EKG, die Telemetrie, die Registrierung der ventrikulären Spätpotentiale und die elektrophysiologischen Untersuchungen mit Stimulationstechnik, um nur einige Beispiele zu nennen.

Diesen Verfahren verdanken wir neue Erkenntnisse über die Entstehungsmechanismen der Herzrhythmusstörungen, wie der Wiedereintrittsmechanismus (Reentry-Mechanismus), aber auch über neue Krankheitsbilder oder -phänomene, u. a. das Syndrom des kranken Sinusknotens und die faszikulären Blockbilder. Ferner wurde ein gezielter Einsatz von Antiarrhythmika erst durch diese Methoden möglich.

Die Rhythmusstörungen können entweder durch pathologische Reizbildung oder durch anomale Erregungsleitung hervorgerufen sein. Normalerweise wird der Reiz im Sinusknoten (primäres Schrittmacherzentrum) gebildet. Wird dieser normale Reiz vom Sinusknoten ungestört weiter in die Ventrikel geleitet, und schlägt das Herz nach dem Takt des Sinusknotens, so besteht ein Sinusrhythmus. Die Frequenz beträgt dann bei gesunden Erwachsenen 60 – 80 pro Minute.

Der Sinusrhythmus kann aber durch verschiedene extrakardiale Faktoren (vor allem Sympathikus und Vagus) beeinflußt werden, wie wir dies bei Sinustachykardie, Sinusbradykardie oder bei Sinusarrhythmie finden. Diese drei Rhythmusstörungen, die zwar häufig, jedoch im allgemeinen nicht schwerwiegend sind, nennen wir nomotope Reizbildungsstörungen.

Eine heterotope oder ektope Reizbildung kommt dadurch zustande, daß der Reiz nicht wie gewöhnlich im Sinusknoten, sondern im Vorhof, im AV-Knoten-Bereich bzw. in der AV-Region oder in den Ventrikeln entsteht. Bildet sich der Reiz in der AV-Region, d. h. im sogenannten sekundären Schrittmacherzentrum (AV-Ersatzrhythmus mit normalem QRS-Komplex), beträgt die Frequenz etwa 40 – 60 pro Minute. Im Fall der Übernahme der Reizbildung durch die Ventrikel, d. h. durch ein tertiäres Schrittmacherzentrum (Kammerautomatie mit schenkelblockartigem EKG-Bild), beträgt die Frequenz nur etwa 20 – 40 pro Minute.

Die heterotopen Reizbildungsstörungen können in passiver oder aktiver Form auftreten.

Zur passiven Form der Reizbildungsstörungen gehören AV-Rhythmus (AV-Knoten-Rhythmus), AV-Ersatzsystole, ferner Kammerersatzrhythmus bzw. Kammerautomatie und Kammerersatzsystole. Diese passiven Formen der Reizbildungsstörungen entstehen dadurch, daß sich die Reizbildungsfrequenz im Sinusknoten über eine gewisse Zeit stark verlangsamt, wodurch dann tiefer gelegene Zentren die Führung übernehmen.

Von einer Ersatzsystole spricht man, wenn ein Sinusschlag ausfällt und durch eine Erregung aus einem sekundären (AV-Region) oder tertiären (Kammer) Erregungszentrum ersetzt wird. Dabei ist der Abstand zwischen Sinusschlag und Ersatzsystole sowohl bei AV- als auch bei Kammer-Ersatzsystole länger als ein normaler RR-Abstand.

Bei einem Ersatzrhythmus fällt die Sinusknotenfunktion für längere Zeit aus und wird durch die Funktion aus einem tieferen Reizbildungszentrum wie z. B. AV-Region oder Kammer mit geringerer Frequenz ersetzt.

Zur aktiven Form der Reizbildungsstörungen gehören supraventrikuläre und ventrikuläre Extrasystolie, Vorhofflimmern, Vorhofflattern, supraventrikuläre und ventrikuläre Tachykardie, Kammerflattern und Kammerflimmern.

Rhythmusstörungen durch mangelhafte Erregungsleitung können in allen Teilen des Herzens vorkommen. Sie bestehen entweder in einer Unterbrechung oder in einer Verlangsamung der Erregungsleitung.

Meist liegen diese Störungen im sinuatrialen Bereich, in der AV-Region oder im intraventrikulären Bereich. Klinisch wichtig sind AV-Überleitungsstörungen, vor allem der AV-Block mit höherer Blockierung, da die Patienten mit dieser Erregungsleitungsstörung oft zu Adams-Stokes-Anfällen neigen, weshalb eine Schrittmacherimplantation erforderlich ist.

Diagnostik

Jeder Arzt muß in einer Notfallsituation auch ohne technische Hilfe in der Lage sein, Herzrhythmusstörungen rasch zu erkennen und richtig zu behandeln. Rhythmusstörungen können bereits bei der Erhebung der Anamnese vermutet werden, wenn Patienten mit koronarer Herzkrankheit, Herzvitien, Kardiomyopathie oder Hyperthyreose sowie Herzinsuffizienz oder Mitraklappenprolaps-Syndrom über Herzklopfen, Herzjagen oder Herzunruhe klagen.

1. Ruhe-EKG

Eine gewisse Rhythmusanalyse kann schon bei der Palpation des Pulses, der Venenpulsbetrachtung und der Auskultation des Herzens vorgenommen werden. Eine genaue Rhythmusdiagnostik ist jedoch ohne Heranziehung der Elektrokardiographie nicht möglich.

Zur Erkennung der Rhythmusstörungen steht zunächst das Ruhe-EKG zur Verfügung. Häufig sind die Rhythmusstörungen vor allem in den Ableitungen II und V_1 deutlich nachweisbar, weil in diesen Ableitungen die P-Zacke besonders gut zum Ausdruck kommt. Zur Feststellung einer Rhythmusstörung ist es wünschenswert, das EKG nicht nur, wie allgemein üblich, mit einer Papiergeschwindigkeit von 50 mm/sec, sondern zusätzlich über längere Zeit mit 25 mm/sec oder 10 mm/sec zu registrieren, da manche Rhythmusstörungen erst bei einer längeren Aufzeichnung der Herzstromkurve sicher analysiert werden können. Beim Routine-EKG handelt es sich bekanntlich um eine momentane Aufnahme. Daher ist eine komplette qualitative und quantitative Erfassung der Rhythmusstörung oder ein Nachweis einer seltenen Arrhythmie meist nicht möglich.

Im folgenden sollen die Untersuchungsmethoden erwähnt werden, die heute im allgemeinen zusätzlich zum Routine-EKG zur Rhythmusanalyse angewandt werden und teilweise auch in der Praxis durchführbar sind.

2. Langzeit-EKG

Bei einem normalen Ruhe-EKG handelt es sich um eine „Momentaufnahme“ der Herzstromkurve, die Rhythmusstörungen, wie beispielsweise eine paroxysmale Tachykardie oder einen Rhythmuswechsel, meist nicht erfaßt.

Dagegen gestattet das Langzeit-EKG, akute Veränderungen des QRS-Komplexes und des ST-T-Abschnittes sowie seltene, bislang unbekannte, aber wichtige Rhythmusstörungen qualitativ und quantitativ genau zu erfassen und gezielt zu behandeln. Der große Vorteil liegt darin, daß das Langzeit-EKG mit Hilfe eines kleinen tragbaren Apparates während des normalen Alltagslebens des Patienten aufgezeichnet werden kann (s. Kapitel „Langzeit-EKG“).

3. Telemetrie-EKG

Das Telemetrie-EKG ermöglicht es, eine Herzstromkurve unter Alltagsbedingungen kontinuierlich drahtlos zu übertragen und gleichzeitig zu beobachten. So kann sofort eingegriffen werden, wenn Komplikationen auftreten. Es wird vor allem in der Rehabilitations-Kardiologie, der Sport-, Arbeits- und Luftfahrt-Medizin zur kardialen Überwachung und Forschung angewandt.

4. Belastungs-EKG

Das Belastungs-EKG setzt man nicht nur zur Diagnostik einer koronaren Herzkrankheit, sondern darüber hinaus zur Feststellung einer Rhythmusstörung oder zur Kontrolle einer Rhythmusbehandlung ein. Auch gilt das Belastungs-EKG als Provokationstest bei Verdacht auf ein Syndrom des kranken Sinusknotens. Dabei soll ermittelt werden, ob die unter Belastung aufgetretene Frequenzsteigerung adäquat ist oder ob ein SA- bzw. AV-Block auftritt.

5. Provokationstests

Zu den Provokationstests gehören, beispielsweise beim Syndrom des kranken Sinusknotens, neben dem schon erwähnten Belastungs-EKG der Atropin-Test, das Valsalva-Manöver, der Karotissinus-Druckversuch und als invasive Methode die Bestimmung der Sinusknoten-Erholungszeit nach Vorhofstimulation.

Beim Atropin-Test steigt die Herzfrequenz bei funktioneller Sinusbradykardie nach Gabe von 1 mg Atropin normalerweise über 90/min an. Dagegen erhöht sich die Herzfrequenz beim Syndrom des kranken Sinusknotens ungenügend, d.h. im Durchschnitt nur bis auf 70/min. Hierbei wichtig ist nicht die prozentuale Steigerung der Herzfrequenz, sondern die absolute Frequenz. Beim Karotissinus-Druckversuch, der nie gleichzeitig beiderseits durchgeführt werden darf, findet man im positiven Fall, also beim hypersensitiven Karotissinus-Syndrom, eine Asystoliepause von mehr als 3 sec Dauer. Beim Valsalva-Preßversuch wird häufig beim Syndrom des kranken Sinusknotens eine deutliche Bradykardie beobachtet.

6. Ösophagus-Ableitungen

Auch die Ösophagus-Ableitungen werden gelegentlich zur Rhythmusanalyse angewandt, da bei schwer deformierten P-Zacken oder zu kleinen P-Amplituden aus dem Oberflächen-EKG allein eine komplizierte Vorhofrhythmusstörung nicht immer mit Sicherheit erkannt werden kann. Der Abstand zwischen der Hinterwand des linken Vorhofes und dem Ösophagus beträgt nur 0,5 – 2 cm. Daher kann die Ösophagussonde zu einer weiteren Vorhofrhythmus-Analyse bei Vorhofflimmern, Vorhofflattern und Vorhoftachykardie beitragen.

7. Ventrikuläre Spätpotentiale

Unter ventrikuären Spätpotentialen versteht man fraktionierte elektrische Signale im Mikrovolt-Bereich. Diese Signale werden meist am Ende des QRS-Komplexes, also zu Beginn der ST-Strecke, beobachtet. Sie treten bei Patienten mit koronarer Herzkrankheit auf. Sehr häufig werden sie bei Patienten mit Kammertachykardien festgestellt (s. Kapitel „Ventrikuläre Spätpotentiale").

8. Elektrophysiologische Untersuchungen

Bei diesen modernen invasiven Untersuchungen werden die intrakardiale Elektrographie, vor allem die His-Bündel-Elektrographie mit Vorhof- und/oder Kammerstimulation durchgeführt (s. Kapitel „Elektrophysiologische Untersuchungen").

Da es sich hier um spezielle Untersuchungsmethoden handelt, sollen hier nur einige wichtige Untersuchungsmöglichkeiten als Beispiele erwähnt werden:

Sinusknoten-Erholungszeit

Die Sinusknoten-Erholungszeit ist die Zeit zwischen der letzten durch Vorhofstimulation erzeugten P-Zacke und der ersten Sinusaktion nach beendeter Vorhofstimulation. Sie liefert Informationen über die Reizbildung im Sinusknoten, die sinuatriale Überleitung und den Erregungszustand der Umgebung des Sinusknotens. Die Sinusknoten-Erholungszeit liegt normalerweise bei 1000 – 1300 msec (korrigierte Sinusknoten-Erholungszeit bis 525 msec normal).

His-Bündel-Elektrographie mit Vorhofstimulation

Die His-Bündel-Elektrographie gibt Auskunft über Reizbildung und Erregungsleitung im AV-Überleitungssystem. Beispielsweise kann durch Messung der AH- und HV-Zeit ein distaler AV-Block von einem proximalen AV-Block unterschieden werden. Diese invasive Untersuchung wird ferner zusammen mit der Vorhofstimulation zur Abklärung supraventrikulärer Tachykardien, zur Analyse des WPW-Syndroms, des LGL-Syndroms, verschiedener Formen der Extrasystolie und zur Kontrolle der Wirksamkeit von Antiarrhythmika angewandt.

Programmierte ventrikuläre Stimulation

In der letzten Zeit führt man die programmierte ventrikuläre Stimulation sowohl in der

Diagnostik als auch zur Therapiekontrolle der Rhythmusstörungen in speziellen Fällen durch. Über die Stimulationssonde wird der rechte Ventrikel mit steigenden Frequenzen von 100, 120 und 140/min stimuliert. Beim Herzgesunden werden dadurch *keine* ventrikulären Tachykardien bzw. gehäuften, salvenartigen ventrikulären Extrasystolen ausgelöst. Beim Herzkranken hingegen können sie auftreten.

9. Direktes kardiales Mapping

Dieses invasive Verfahren wird im Rahmen der elektrophysiologischen Untersuchung oder auch intraoperativ durchgeführt und angewandt zum Nachweis z. B. eines akzessorischen Bündels bei WPW-Syndrom oder eines arrhythmogenen Gewebes. Es ist die Voraussetzung für die chirurgische Rhythmustherapie, Elektroablation und Hochfrequenzstromablation.

Diagnostische Methoden zur Feststellung von Rhythmusstörungen

1. Ruhe-EKG
2. Langzeit-EKG
3. Telemetrie-EKG
4. Belastungs-EKG
5. Provokationstests
6. Ösophagus-Ableitungen
7. Ventrikuläre Spätpotentiale
8. Elektrophysiologische Untersuchungen
9. Direktes kardiales Mapping

Entstehungsmechanismen

Gewöhnlich besitzt nur das spezifische Muskelsystem die Fähigkeit zur rhythmischen Reizbildung, die Automatie. Dabei kommt es nach jedem Aktionspotential zu einer diastolischen Depolarisation, die bei etwa 60 mV einen Impuls auslöst.

Diese sog. spontane diastolische Depolarisation ist im Sinusknoten am steilsten; die Steilheit bestimmt jeweils die Reizbildungsfrequenz (Abb. 420).

Da die Steilheit der diastolischen Depolarisation von proximal, d. h. vom Sinusknoten nach distal, also zum Ventrikel hin abnimmt, sinkt normalerweise auch die Reizbildungsfrequenz von proximal nach distal. So ist auch verständlich, daß der Sinusknoten das primäre Schrittmacherzentrum ist.

Durch die vom Sinusknoten ausgehende Erregungswelle werden die weiter distal im Herzen gelegenen Schrittmacherzellen unterdrückt, bevor sie das Schwellenpotential erreicht haben. Fällt die Reizbildung im primären Schrittmacherzentrum, d. h. im Sinusknoten, aus, so kann das sekundäre Schrittmacherzentrum, nämlich die AV-Region, ihre automatische Reizbildung in Gang setzen und damit die Schrittmacherfunktion übernehmen (Ersatzsystolie bzw. Ersatzrhythmus bei passiver Heterotopie). Wird dagegen der normale Sinusrhythmus durch vorzeitige Erregungen aus tieferen Zentren des Erregungsleitungssytems gestört, spricht man von aktiver Heterotopie.

Elektrophysiologisch werden als Entstehungsmechanismen der Herzrhythmusstörungen folgende Möglichkeiten diskutiert, die isoliert oder kombiniert vorkommen können:

1. Ektopische Reizbildung

a) Gesteigerte Automatie

Die spontane diastolische Depolarisation kann physiologisch oder pathologisch beschleunigt werden. Dies geschieht physiologischerweise z. B. durch Ausschüttung von Adrenalin aus dem Nebennierenmark oder iatrogen durch Gabe von sympathikomimeti-

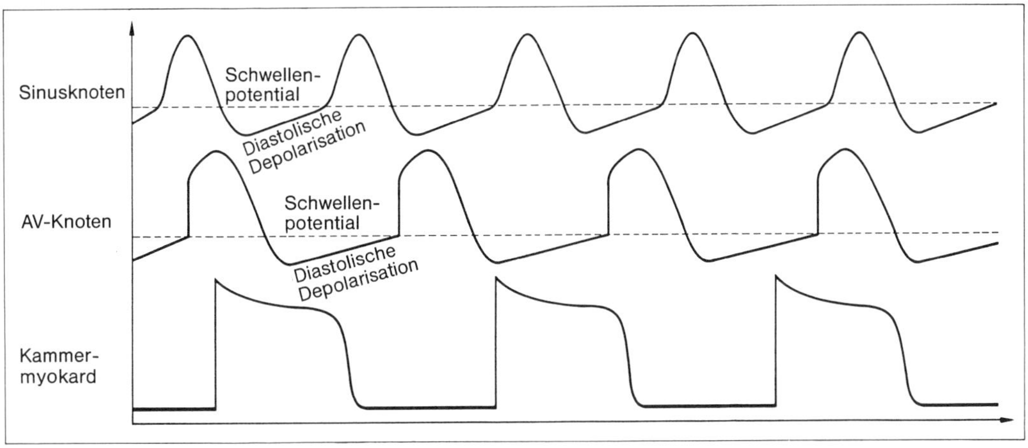

Abb. 420 Schematische Darstellung der Aktionspotentiale von verschiedenen Myokardzellen. Die spezifischen Herzmuskelzellen besitzen die Fähigkeit zur rhythmischen Reizbildung (Automatie). So kommt es nach jedem Aktionspotential zu einer diastolischen Depolarisation, die im Sinusknoten am steilsten ist. Diese Steilheit der diastolischen Depolarisation nimmt vom Sinusknoten zum Ventrikel hin ab. Durch die vom Sinusknoten ausgehende Erregungswelle werden die weiter distal im Herzen gelegenen Schrittmacherzellen unterdrückt, bevor sie das Schwellenpotential erreicht haben.

schen Substanzen wie Adrenalin und Alupent oder Vagolytika wie Atropin. Sie alle rufen eine Tachykardie hervor.

Unter pathologischen Bedingungen (z. B. Ischämie, Hyperthyreose, Alkoholabusus, Entzündung, Hypo- und Hyperkaliämie etc.) kann die Steilheit der spontanen diastolischen Depolarisation untergeordneter Zentren jene übergeordneter übertreffen. So kommt die ektopische Reizbildung zustande.

Diese gesteigerte Automatie ist der erste grundlegende Mechanismus bei der Entstehung von Herzrhythmusstörungen. Manche Formen von supraventrikulärer und ventrikulärer Extrasystolie, Vorhofflimmern, Vorhofflattern oder Parasystolie lassen sich durch diese Theorie erklären.

b) Abnorme Automatie

Bei den Rhythmusstörungen aufgrund der gesteigerten Automatie handelt es sich um eine pathologische Beschleunigung eines physiologischen Vorgangs. Die abnorme Automatie bedeutet dagegen eine ektopische Reizbildung, die infolge eines pathologisch veränderten transmembranären Ionenflusses auftritt. So können auch Zellen in den Vorhöfen oder in der Arbeitsmuskulatur der Kammer unter pathologischen Zuständen die abnorme Automatie erwerben.

c) Getriggerte Aktivität

Bei der ektopischen Reizbildung kommt als Entstehungsmechanismus noch eine Theorie, nämlich die getriggerte Aktivität, in Frage. Am Ende der Repolarisation eines Aktionspotentials findet sich ein kleines Nachpotential. Solange diese Nachpotentiale klein sind, haben sie keine Auswirkung. Sollten sie jedoch eine ausreichende Größe erreichen und das Schwellenpotential überschreiten, können sie das nächste Aktionspotential auslösen. Die Substanzen oder pathologischen Zustände, die die Nachpotentiale verstärken, steigern auch die Triggeraktivität. Dies ist z. B. bei Digitalis oder Ischämie der Fall. So kann bei Digitalisgabe eine getriggerte Arrhythmie auftreten. Dieser Begriff stammt von Cranefield.

2. Abnorme Erregungsleitung

a) Reentry-(Wiedereintritts-) Mechanismus

Es handelt sich hier um eine neue Theorie, mit der man verschiedene Arrhythmieformen zu erklären versucht. Man stellt sich diesen Mechanismus folgendermaßen vor:

Die Erregung breitet sich normalerweise im Purkinje-Synzytium gleichmäßig aus und kann jeweils in beide Richtungen laufen. Auf dem Weg über das Purkinje-System erreicht sie die Arbeitsmuskulatur und löst so eine Systole aus.

Besteht aber in einem Abschnitt des Purkinje-Systems eine Blockierung in einer Richtung (unidirektionale Blockierung) und befindet sich diese Stelle in einer refraktären Phase, läuft die Erregung nur in die andere Richtung und löst eine Kammersystole aus. Sie kann aber rückwärts die vorher blockierte Stelle passieren, wenn diese jetzt nicht mehr refraktär ist. So löst diese rückläufige Erregung eine zweite Systole, d. h. eine ventrikuläre Extrasystole, aus (Abb. 421).

Gerät diese Erregungswelle in eine Kreisbewegung, dann entsteht eine ventrikuläre Tachykardie. Als auslösende Ursache des Reentry-Mechanismus werden verschiedene pathologische Einflüsse, wie Ischämie, Elektrolytentgleisungen, Entzündungen und vermehrte Katecholamin-Ausschüttung, diskutiert.

Klinisch besonders wichtig ist dieser Mechanismus nicht nur für die Entstehung der ventrikulären Extrasystolie und der ventrikulären Tachykardie, sondern darüber hinaus auch bei der sog. Umkehrtachykardie (Tachykardie mit umgekehrter Richtung). Dabei ist charakteristisch, daß z. B. die AV-Region in die Reentry-Bahn mit einbezogen ist. Hier nimmt man eine *Längsdissoziation* der transnodalen Leitungsbahn an.

Voraussetzung für die Wiedereintritts-Tachykardie bei Längsdissoziation ist, daß z. B. im AV-Knoten zwei Leitungsbahnen mit unterschiedlicher Leitungsgeschwindigkeit und Refraktärzeit bestehen und daraus eine gemeinsame Leitungsbahn entsteht.

Es wird angenommen, daß die schnelle (β) Leitungsbahn eine längere Refraktärzeit

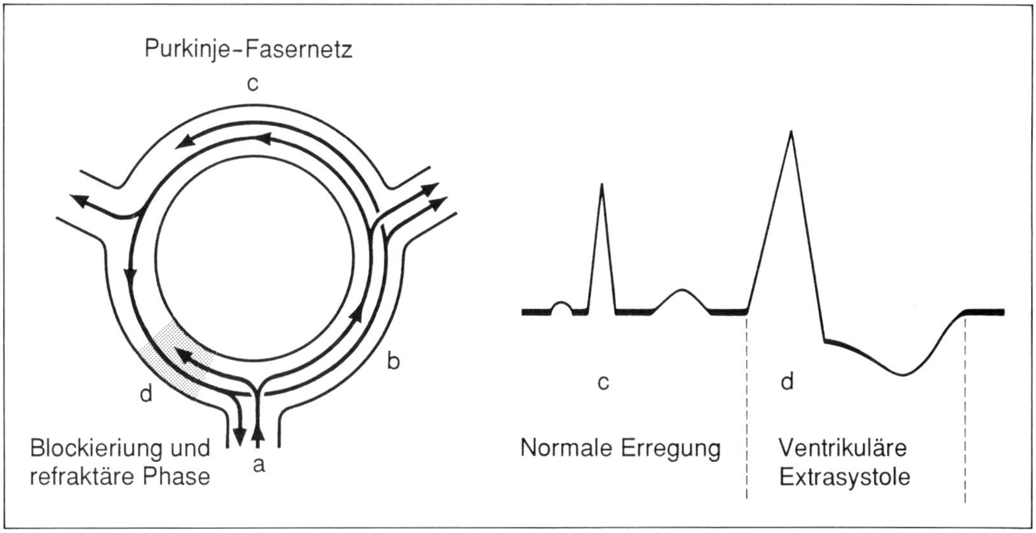

Abb. 421 Schematische Darstellung des Reentry-(Wiedereintritts-)Mechanismus. Die Erregung läuft von a in Richtung b und d. Wegen der Blockierung und Refraktärphase in Faser d kann sie aber zunächst nur zur b-Seite laufen und löst eine Systole aus. Wenn ein unidirektionaler Block, d. h. eine Blockierung in eine Richtung, z. B. Vorwärtsblock, besteht, gelangt die Erregung bei Beendigung der Refraktärphase rückwärts zu Faser d. So kommt noch eine Systole, d. h. ventrikuläre Extrasystole, zustande. Beginnt aber eine Kreisbewegung, dann entsteht eine ventrikuläre Tachykardie.

hat, während die langsame (α) Leitungsbahn eine kurze Refraktärzeit aufweist. So kann z. B. eine Vorhofextrasystole in der β-Bahn blockiert werden; sie kann aber die α-Bahn durchlaufen und retrograd in die β-Bahn eindringen, wenn diese nicht mehr refraktär ist. Somit beginnt die sog. langsam-schnelle AV-

Entstehungsmechanismen von Rhythmusstörungen:

1. Ektopische Reizbildung:
   a) gesteigerte Automatie
   b) abnorme Automatie
   c) getriggerte Aktivität
2. Abnorme Erregungsleitung: (Reentry-[Wiedereintritts-]Mechanismus)

Voraussetzung für die kreisende Erregung:

1. Unidirektionale Blockierung
2. Unterschiedliche Leitungsbahnen mit unterschiedlichen Refraktärzeiten
3. Erregungsweiterleitung über eine andere Leitungsbahn
4. Wiedererregung des proximalen Teils der Blockierung

Knoten-Tachykardie (supraventrikuläre Tachykardie).

Die supraventrikuläre Tachykardie beim LGL-Syndrom ist auch ein Beispiel für die Reentry-Tachykardie. Ferner gehört hierzu die AV-junktionale Tachykardie beim WPW-Syndrom. Man kann nämlich annehmen, daß hier eine Verbindungszone zwischen Vorhof und Ventrikel besteht, weshalb die Erregung einerseits antegrad durch die AV-Region und andererseits retrograd durch die genannte Verbindungszone – z. B. das Kent-Bündel – läuft oder umgekehrt.

Unter Makro-Reentry verstehen wir eine Kreiserregung auf einer großen Umlaufbahn, die den intra-atrialen, intraventrikulären oder atrioventrikulären Bereich umfaßt (s. o.). Dagegen bedeutet Mikro-Reentry nur eine kleine Kreiserregung, die auf das lokale Areal, z. B. auf die periphere Einmündungsstelle des Purkinje-Systems im Kammermyokard begrenzt ist. So wissen wir, daß bei Herzinfarktpatienten gerade in der Randzone zwischen Infarktbezirk oder Aneurysma und gesundem Gewebe infolge der lokalen Potentialdifferenzen ventrikuläre Arrhythmien im Sinne des Mikro-Reentry auftreten können.

Die Ursachen der Herzrhythmusstörungen sind vielfältig und kompliziert. So werden sie in einer Tabelle (Tab. 15) übersichtlich dargestellt.

Tabelle 15 Ursachen der Rhythmusstörungen

Ischämie
(KHK)
Infektion
(Myokarditis)
Kardiomyopathien
(dilatative, hypertrophische)
Elektrolytstörungen
(Hypo- und Hyperkaliämie)
Endokrine Erkrankungen
(Hypo- und Hyperthyreose)
Cor pulmonale
Mechanische Faktoren
(Herzfehler, Trauma)
Intoxikationen
(Digitalis, Alkohol, Nikotin, Antiarrhythmika)
Mitralklappenprolaps-Syndrom
Psychische Faktoren
(Depression)

Nomotope Reizbildungsstörungen

1. Sinustachykardie

Bei der Sinustachykardie beträgt die Herzfrequenz mehr als 100/min. Elektrokardiographisch findet sich eine P-Zacke, die in II und III sowie V_1 einen spitz-positiven Charaker hat. So ist die P-Zacke manchmal leicht erhöht wie beim Sympathikotonie-P. Der QRS-Komplex ist nicht deformiert, vor allem nicht verbreitert, wenn kein Schenkelblock besteht. Die ST-Strecke ist je nach Frequenz oft gesenkt, aber aszendierend; die T-Zacke ist evtl. abgeflacht (Sympathikotonie-EKG). Eine deszendierende ST-Senkung mit negativer T-Zacke gehört eigentlich nicht zur Sinustachykardie; sie weist auf eine zusätzliche Myokardischämie hin.

Die Sinustachykardie kommt physiologischerweise bei körperlicher Belastung, bei Aufregung oder bei herzgesunden Jugendlichen mit vegetativer Dystonie vor. Sie tritt aber auch bei Patienten mit Fieber, Anämie, Hyperthyreose, koronarer Herzkrankheit und Herzinfarkt auf, autonome Neuropathie

2. Sinusbradykardie

Bei der Sinusbradykardie beträgt die Herzfrequenz weniger als 60/min. Die P-Zacke ist im Gegensatz zur Sinustachykardie flach. Der QRS-Komplex ist dabei normal, wenn kein zusätzlicher Schenkelblock besteht. Die ST-Strecke ist oft leicht angehoben, außerdem ist die T-Zacke eher hoch. Dieses EKG-Bild ist häufig durch Vagotonie bedingt, weshalb ein solches EKG als Vagotonie-EKG bezeichnet wird.

Die Sinusbradykardie tritt oft bei Hochleistungssportlern auf, sonst finden wir sie

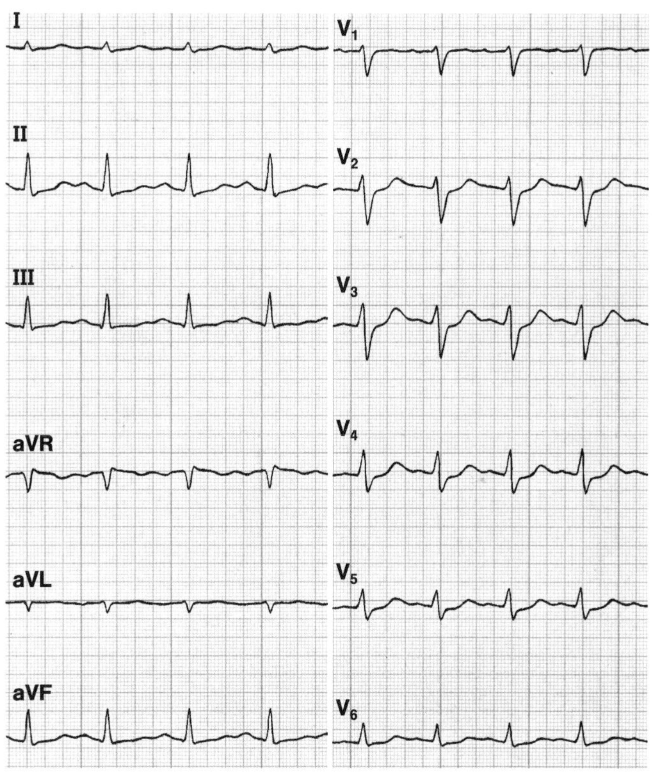

Abb. 422 Sinustachykardie. Frequenz 135/min (Extremitäten-Ableitungen) bzw. 150/min (Thorax-Ableitungen). Keine organische Herzerkrankung. 20jährige Frau mit vegetativer Dystonie. P leicht spitz-positiv. Leichte aszendierende ST-Senkung und abgeflachtes T in II und aVF. Leichte aszendierende ST-Senkung in I, V_4 bis V_6.

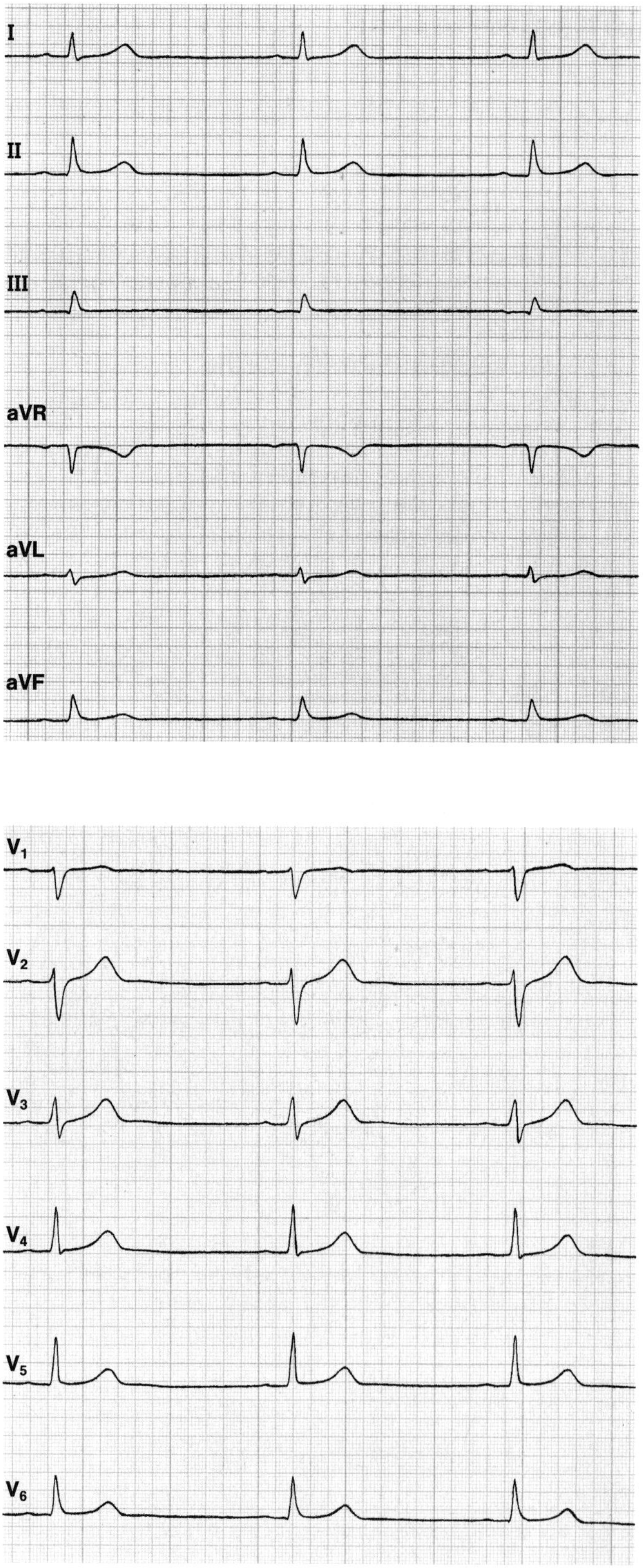

Abb. 423 Sinusbradykardie. Frequenz 46/min. Vagotonie. Keine organische Herzerkrankung. Geringe ST-Hebung und positives T in II, aVF und V_2 bis V_6.

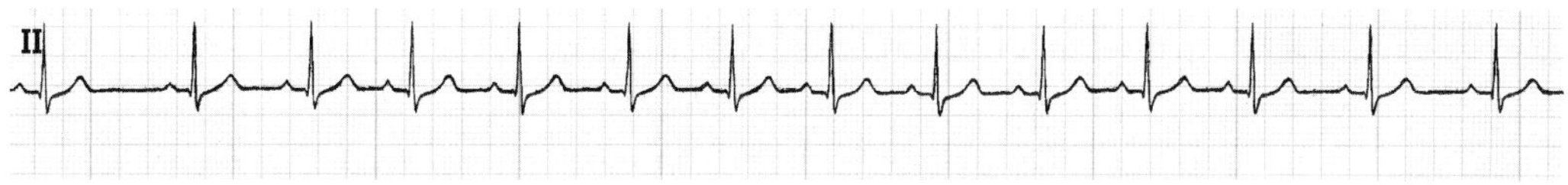

Abb. 424 Respiratorische Arrhythmie (Sinusarrhythmie). Zuerst langsame Zunahme der Ventrikelfrequenz bei Inspiration, dann langsame Abnahme der Frequenz bei Exspiration. Papiergeschwindigkeit: 25 mm/sec.

z. B. bei Patienten mit Ulcus ventriculi oder duodeni, Ikterus, bei Hirndruckerhöhung und Myxödem sowie beim Syndrom des kranken Sinusknotens und bei koronarer Herzkrankheit.

3. Sinusarrhythmie

Bei der Sinusarrhythmie ist die Herzfrequenz unterschiedlich. Sie kann atemabhängig oder atemunabhängig sein.

Die häufigere Form ist die respiratorische Arrhythmie, die physiologischerweise bei Kindern und Jugendlichen beobachtet wird. Während der Inspiration nimmt die Herzfrequenz allmählich zu, während der Exspiration allmählich ab. Dieser Vorgang wiederholt sich mit jedem Atemzug. Man kann die respiratorische Arrhythmie elektrokardiographisch leicht feststellen, da die Frequenz bei Inspiration zunimmt, wobei die P-Zacken, die QRS-Komplexe, die ST-Strecken und die T-Zacken normal geformt sind. Außerdem wird die Herzachse in Inspiration rechtstypischer und in Exspiration linkstypischer.

Die atemunabhängige Sinusarrhythmie ist die seltenere Form. Die RR-Abstände sind unterschiedlich, von der Atmung unabhängig, und es besteht keine periodische Änderung. Diese Form der Sinusarrhythmie tritt vorwiegend bei älteren Patienten mit koronarer Herzkrankheit auf.

Sinustachykardie:

- Herzfrequenz mehr als 100/min
- eventuell geringe ST-Senkung und T-Abflachung
- Vorkommen: herzgesunde Jugendliche, vegetative Dystonie, koronare Herzkrankheit

Sinusbradykardie:

- Herzfrequenz weniger als 60/min
- eventuell geringe ST-Hebung
- Vorkommen: Vagotonie, Myxödem
- Koronare Herzkrankheit

Sinusarrhythmie:

- respiratorische Arrhythmie (Sinusarrhythmie), nicht pathologisch
- nicht-respiratorische Arrhythmie (Sinusarrhythmie), pathologisch

Heterotope Reizbildungsstörungen

1. AV-(Knoten-)Rhythmus, AV-junktionaler Rhythmus

Nach den elektrophysiologischen Arbeiten von Hoffman wird angenommen, daß im oberen und unteren Bereich der AV-Region tatsächlich Schrittmacherzellen vorhanden sind. Sie fehlen im mittleren Teil, also im eigentlichen AV-Knoten. So ist die frühere Bezeichnung „mittlerer AV-Knotenrhythmus" nicht richtig. Die Bezeichnungen oberer, mittlerer und unterer AV(junktionaler)-Rhythmus behalten wir dennoch bei, da diese Formen der Rhythmusstörungen typische Veränderungen zeigen.

Sinkt die Frequenz des primären Reizbildungszentrums, d.h. des Sinusknotens, aus irgendeinem Grund unter jene der AV-Region (AV-Knoten-Bereich), so schlägt das Herz nach dem Takt des sekundären Reizbildungszentrums, der AV-Region. Dabei beträgt die Frequenz beim AV-Rhythmus meist 40–60 pro Minute. Die Vorhöfe werden von der AV-Region aus bei jedem Herzschlag retrograd erregt. Daher sind die P-Zacken negativ. Dagegen ist der QRS-Komplex gewöhnlich normal konfiguriert, da die Kammererregung über das His-Bündel auf normalem Weg antegrad erfolgt. Man unterscheidet einen oberen, mittleren und unteren AV-Rhythmus. Alle diese drei Formen zeigen elektrokardiographisch charakteristische Veränderungen hinsichtlich der P-Zacken.

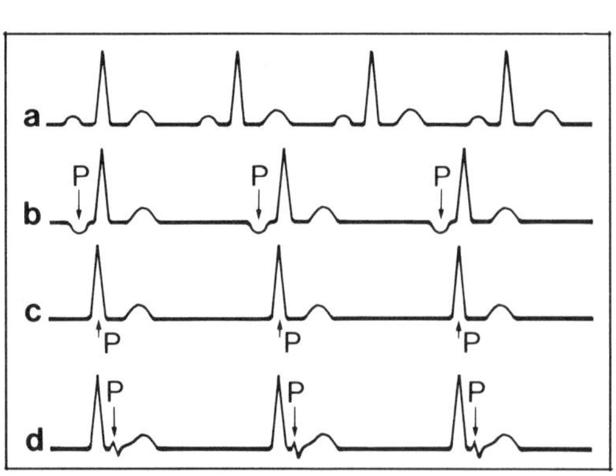

Abb. 425 Schematische Darstellung der verschiedenen Formen des AV-Rhythmus: Normaler Sinusrhythmus (**a**), oberer AV-Rhythmus (**b**), mittlerer AV-Rhythmus (**c**), unterer AV-Rhythmus (**d**).

Oberer AV-Rhythmus

Findet die Reizbildung im oberen AV-Knoten-Bereich (AN-Region) statt, so wird die Erregung retrograd von unten nach oben zu den Vorhöfen geleitet. Die P-Zacke ist in II, III und aVF negativ, aber in aVR positiv. Der QRS-Komplex ist normal, wenn keine Herzkrankheit besteht. Die PQ-Zeit ist kürzer als normal (oft 0,12 sec oder darunter).

Mittlerer AV-Rhythmus

Die Erregung wird vom unteren Teil des oberen AV-Knotens oder von der NH-Region zum einen in Richtung der Vorhöfe und zum anderen in Richtung der Ventrikel gleichzeitig geleitet. So ist die P-Zacke zwar vorhanden, aber nicht sichtbar, da sie im QRS-Komplex verborgen ist.

Unterer AV-Rhythmus

Der im unteren AV-Knoten-Bereich (NH-Region) oder im His-Bündel, gebildete Reiz wird zuerst in die Ventrikel und später in die Vorhöfe geleitet. So findet sich hinter jedem QRS-Komplex eine negative P-Zacke, die meist im Beginn der ST-Strecke liegt.

Der AV-Rhythmus ist häufig vorübergehender Natur und hat klinisch wenig Bedeutung. Er tritt bei Herzgesunden mit vegetativer Dystonie auf; er kann aber auch bei Patienten mit Myokarditis, koronarer Herzkrankheit oder Herzfehlern vorkommen.

Wandernder Schrittmacher

Es ist möglich, daß das Schrittmacherzentrum je nach Stärke des Vagusreizes vom Sinusknoten zum AV-Knoten wandert. Beim „wandernden Schrittmacher" finden wir im

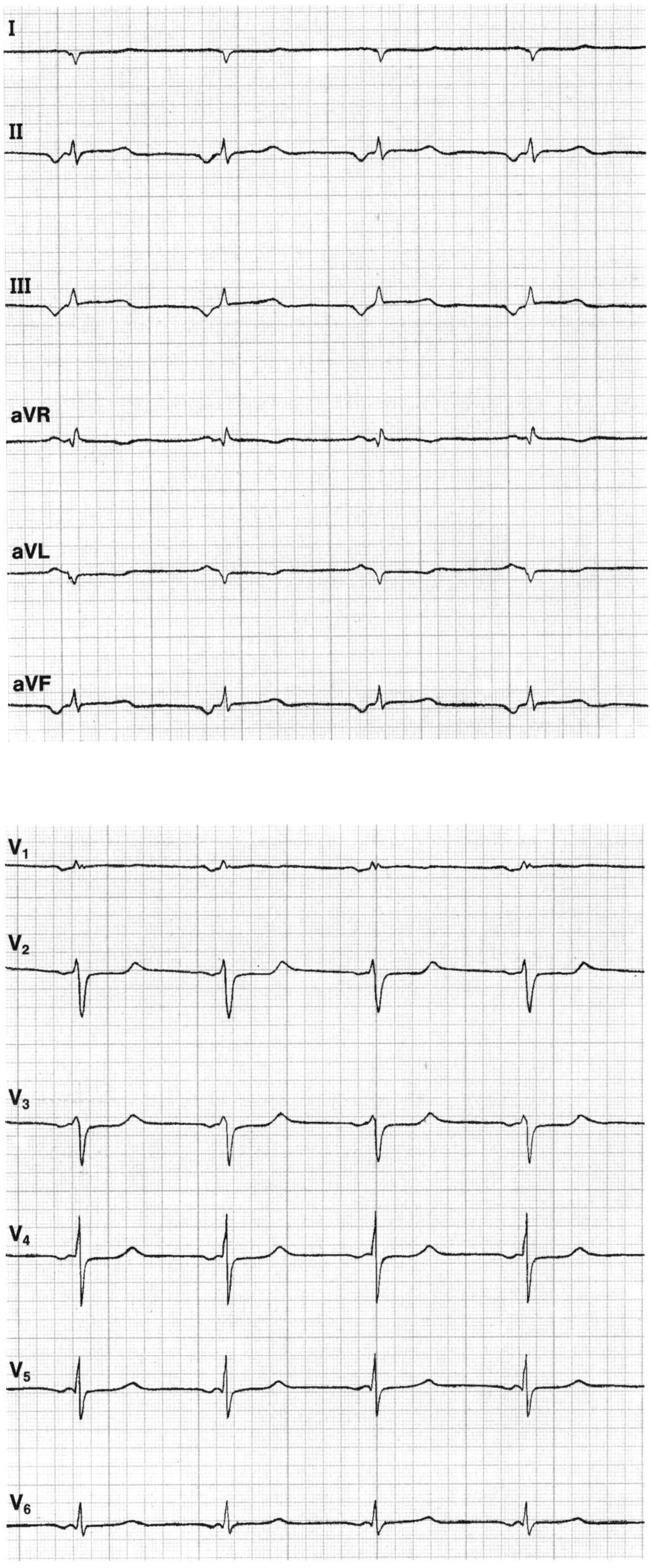

Abb. 426 Oberer AV-Rhythmus. Fallotsche Trilogie. Vertikaltyp (Rechtstyp). P in II, III und aVF negativ. PQ 0,12 sec. Rechtshypertrophie.

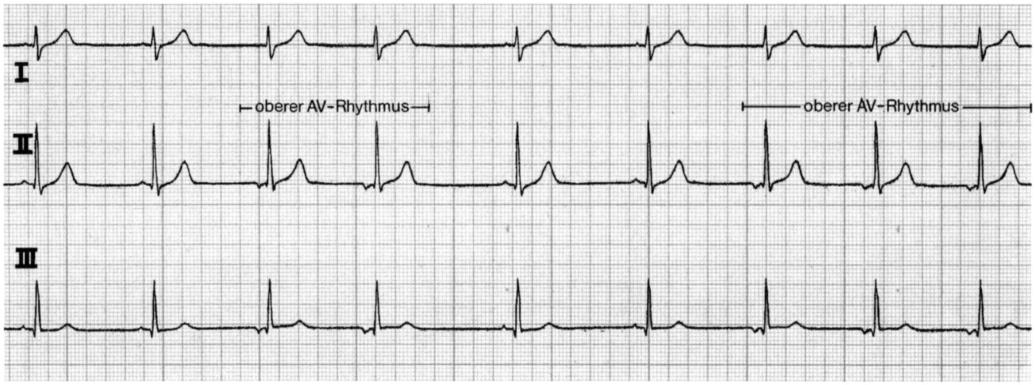

Abb. 427 Oberer AV-Rhythmus. 30jähriger herzgesunder Soldat. Intermittierend negatives P und kurze PQ-Zeit in II und III. Papiergeschwindigkeit 25 mm/sec.

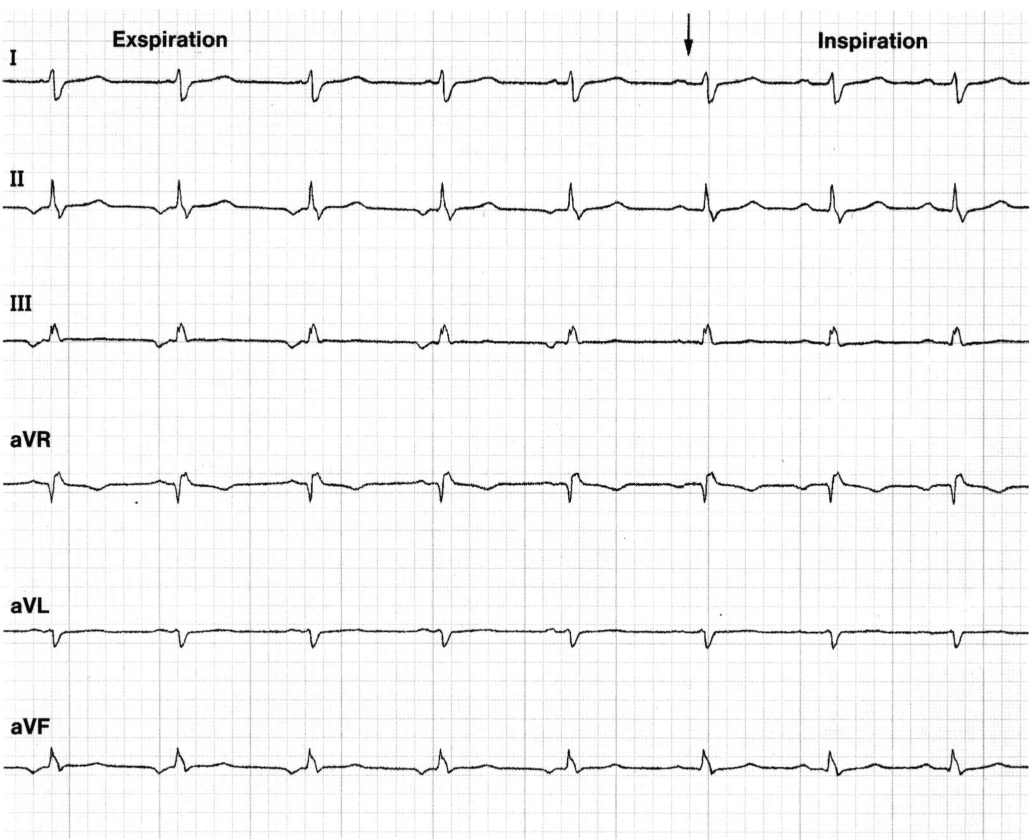

Abb. 428 Zuerst oberer AV-Rhythmus bei Exspiration. Bei Inspiration Auftreten des Sinusrhythmus (↓).

EKG zunächst eine positive P-Zacke in II, III und aVF, die bei starkem Vagusreiz langsam negativ wird; dabei verkürzt sich auch die PQ-Zeit. Die Frequenz sinkt jedoch ab.

Wandernde P-Zacke

In diesem Zusammenhang soll noch erwähnt werden, daß das Schrittmacherzentrum in-

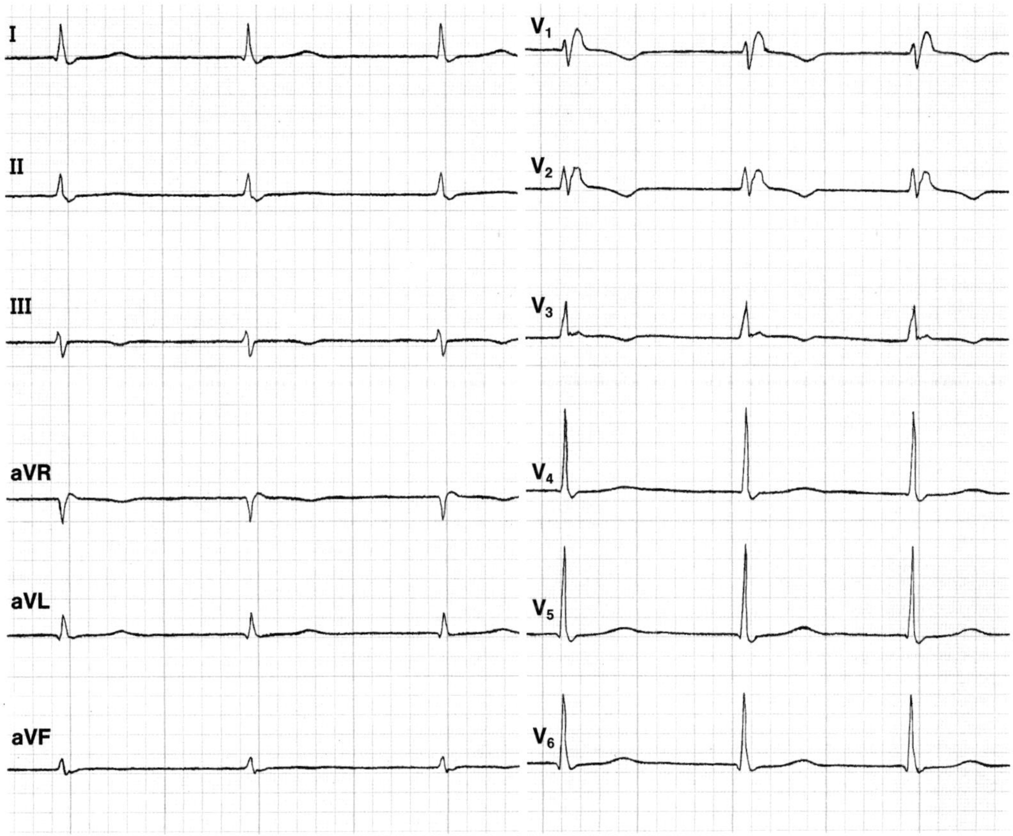

Abb. 429 Mittlerer AV-Rhythmus. Dilatative Kardiomyopathie. Herzfrequenz 60/min. QRS-Komplex 0,12 sec. Vollständiger Rechtsschenkelblock. P im QRS-Komplex verborgen und nicht sichtbar.

nerhalb des rechten Vorhofes wandern kann. Dann sehen wir im EKG teils eine hohe, teils eine niedrige P-Zacke.

2. Koronarsinusrhythmus

Unter Koronarsinusrhythmus versteht man eine negative P-Welle in II, III und aVF, etwa wie beim oberen AV-Rhythmus, jedoch ist die PQ-Zeit länger als 0,12 sec. Früher wurde angenommen, daß die Reizbildung in der Nähe des Koronarsinus ihren Ausgangspunkt hat. Heute ist man im allgemeinen der Ansicht, daß der Koronarsinusrhythmus eine Variante des oberen AV-Rhythmus darstellt, zumal man weiß, daß in der Genese des AV-Rhythmus nicht nur die Lokalisation der Reizbildung, sondern auch die Erregungsleitungsgeschwindigkeit eine Rolle spielt.

3. Linker Vorhofrhythmus

Beim linken Vorhofrhythmus nimmt man an, daß der Reiz nicht wie normalerweise vom Sinusknoten im rechten Vorhof, sondern im linken Vorhof gebildet wird.

Nach Mirowski besteht diese seltene Rhythmusstörung, wenn in V_1 ein *„Dome-and-dart"*-(Bogen-und-Pfeil-)P auftritt: Zunächst steigt das P langsam, bogenförmig und flach, später aber plötzlich an. Zusätzlich ist oft ein negatives P in I und V_6 vorhanden. Obligatorisch für den linken Vorhofrhythmus sind dabei:

1. ein Bogen-und-Pfeil-förmiges P in V_1 und ferner
2. ein negatives P in V_6.

Als Ursache wird eine Schädigung der linken Vorhofmuskulatur infolge Ischämie oder rheumatischer Affektion angenommen.

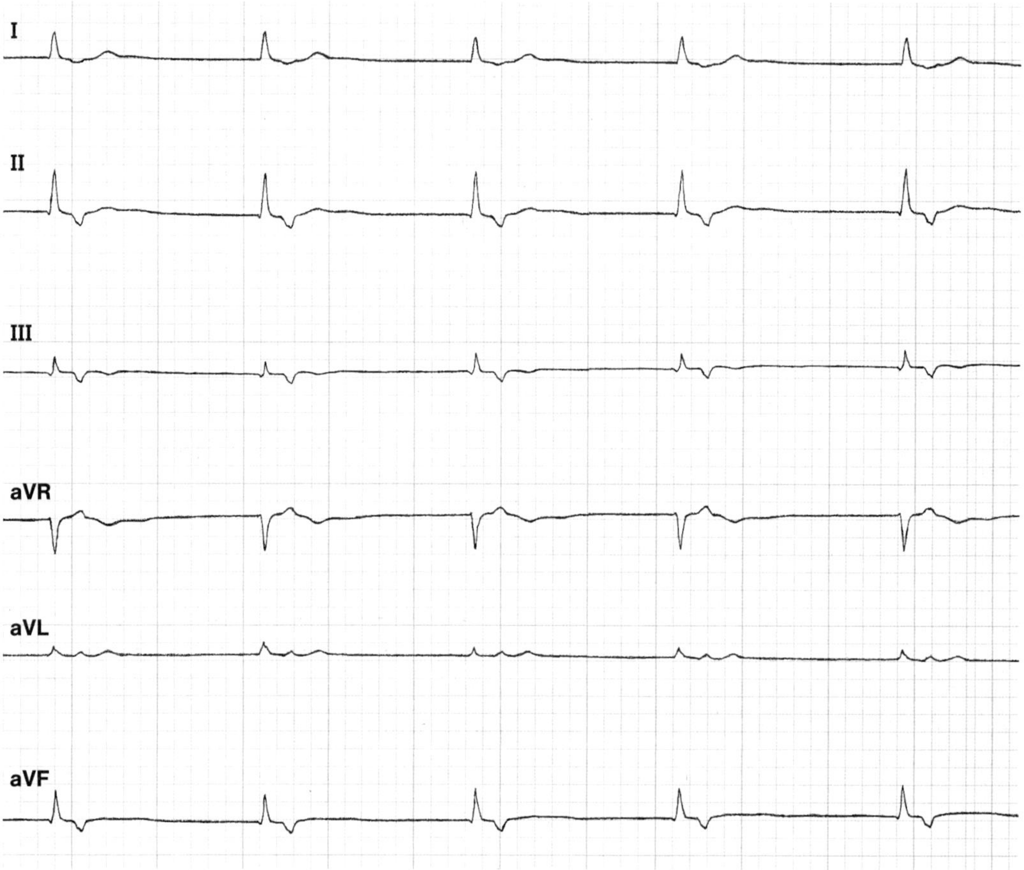

Abb. 430 Unterer AV-Rhythmus. Kammerfrequenz von 49/min. Ersatzrhythmus. Negatives P in II, III und aVF in der ST-Strecke deutlich zu sehen.

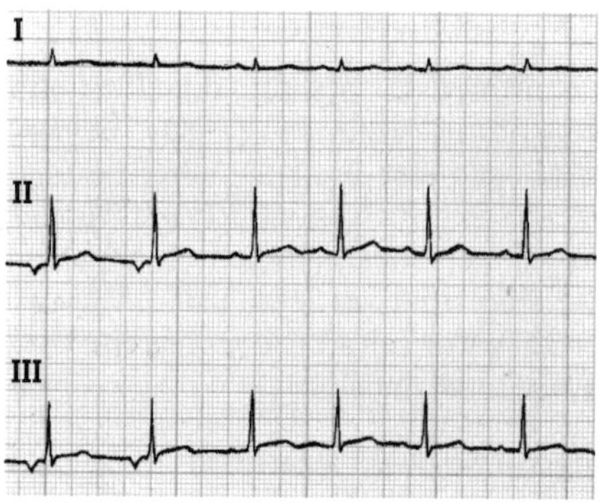

Abb. 431 Wandernder Schrittmacher. 15jähriger Junge mit vegetativer Dystonie. P zunächst negativ, PQ mit 0,12 sec kurz. Mit Zunahme der Herzfrequenz wird P positiv und PQ (0,16 sec) etwas länger als vorher. Papiergeschwindigkeit 25 mm/sec.

4. Extrasystolie

Die häufigste Reizbildungsstörung überhaupt ist die Extrasystolie, das Auftreten von Extraschlägen. Extrasystolie bedeutet eine vorzeitige Kontraktion des ganzen Herzens oder eines Teils des Herzens. Die Extrasystolen kann man in supraventrikuläre und ventrikuläre Formen einteilen. Die supraventrikulären (Vorhofextrasystolie und AV-Extrasystolie) entstehen oberhalb des His-Bündels. Die ventrikulären haben ihren Ursprung unterhalb des His-Bündels.

a) Sinusextrasystolie

Es handelt sich hier um eine vorzeitige Reizbildung im Sinusknoten. Da der Reiz im Sinusknoten gebildet wird, ist die Form der P-Zacke und des QRS-Komplexes gewöhnlich nicht verändert. Man erkennt die Sinusextra-

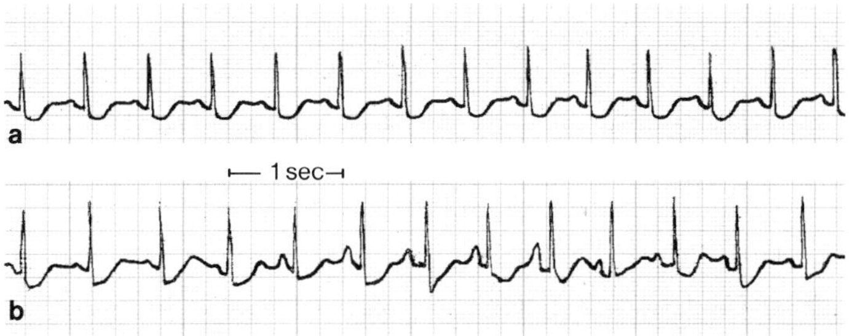

Abb. 432 Wandern der P-Welle. P-Welle zunächst normal konfiguriert (**a**), dann allmählich höher (**b**) und später wieder normal. Langzeit-EKG. Papiergeschwindigkeit: 25 mm/sec.

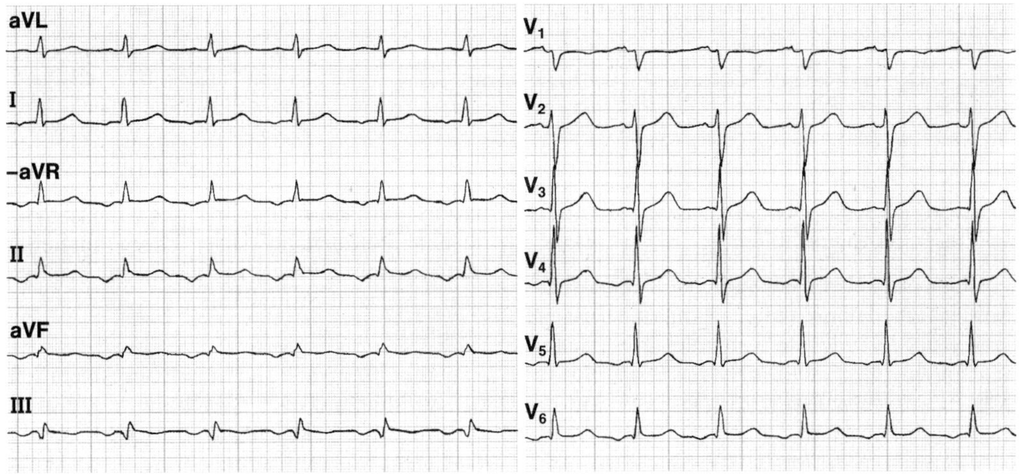

Abb. 433 Linker Vorhofrhythmus. P in I, II, III und V_6 negativ. P in V_1 zeigt eine typische „Dome-and-dart"-Konfiguration. EKG-Registrierung nach sog. „Cabrera-Kreis". Kurze PQ-Zeit (0,12 sec).

systolie nur am vorzeitigen Einfall. Oft ist es schwierig, die Sinusextrasystolie von der Sinusarrhythmie zu differenzieren.

b) Vorhofextrasystolie

Charakteristischerweise fällt die P-Zacke früh ein. Da es sich hier um einen ektopischen Reizursprung im Vorhof handelt, ist die P-Zacke etwas deformiert und zeigt häufig eine Knotung bzw. eine biphasische oder leicht negative Form. Je länger die PQ-Zeit ist, desto weiter vom AV-Knoten entfernt kann der Reizursprungsort der Extrasystole angenommen werden. Der QRS-Komplex ist gewöhnlich wenig deformiert.

Nur bei sehr frühem Einsetzen der Vorhofextrasystole kann der QRS-Komplex infolge der aberrierenden Kammerleitung leicht deformiert sein, da die Erregung zu dem Zeitpunkt den AV-Knoten trifft, in dem er sich in einer relativen Refraktärzeit befindet. Diese Deformierung des QRS-Komplexes ist in der Regel nicht so ausgeprägt wie bei der ventrikulären Extrasystolie. Findet sich ein defor-

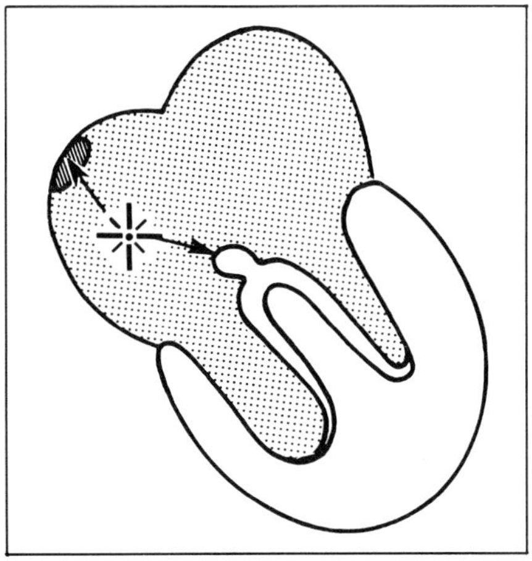

Abb. 434 Entstehung der Vorhofextrasystolie.

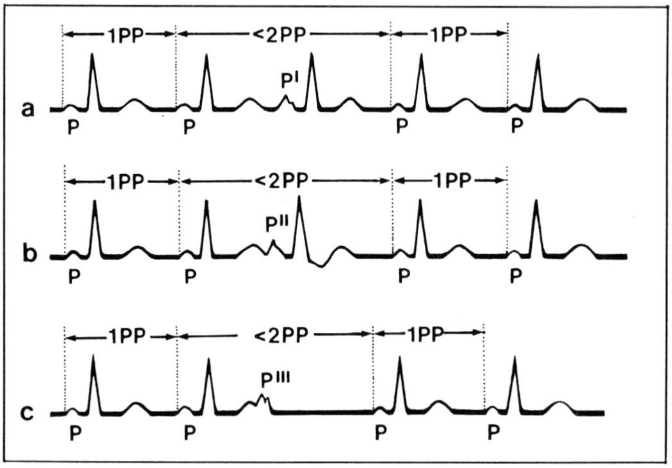

Abb. 435 Vorhofextrasystolie: **a** gewöhnliche, **b** mit aberrierender ventrikulärer Leitung, **c** blockierte.

mierter QRS-Komplex, so können sekundäre ST-T-Veränderungen auftreten.

Gewöhnlich besteht nach einer Vorhofextrasystole keine volle kompensatorische Pause, da der nächste Sinusreiz in den meisten Fällen durch die Vorhofextrasystolie retrograd unterbrochen wird. Deshalb sind die RR-Abstände vor und nach der Extrasystole kürzer als zwei normale RR-Abstände. Ausnahmsweise kann bei einer Vorhofextrasystolie eine kompensatorische Pause entstehen, wenn sie spät eintritt, so daß sie mit der Erregung, die vom Sinusknoten ausgeht, zusammentrifft.

Tritt eine Vorhofextrasystole extrem früh auf, so kann sich der AV-Knoten noch in der absoluten Refraktärphase befinden, so daß die Erregung nicht weiter in die Ventrikel ge-

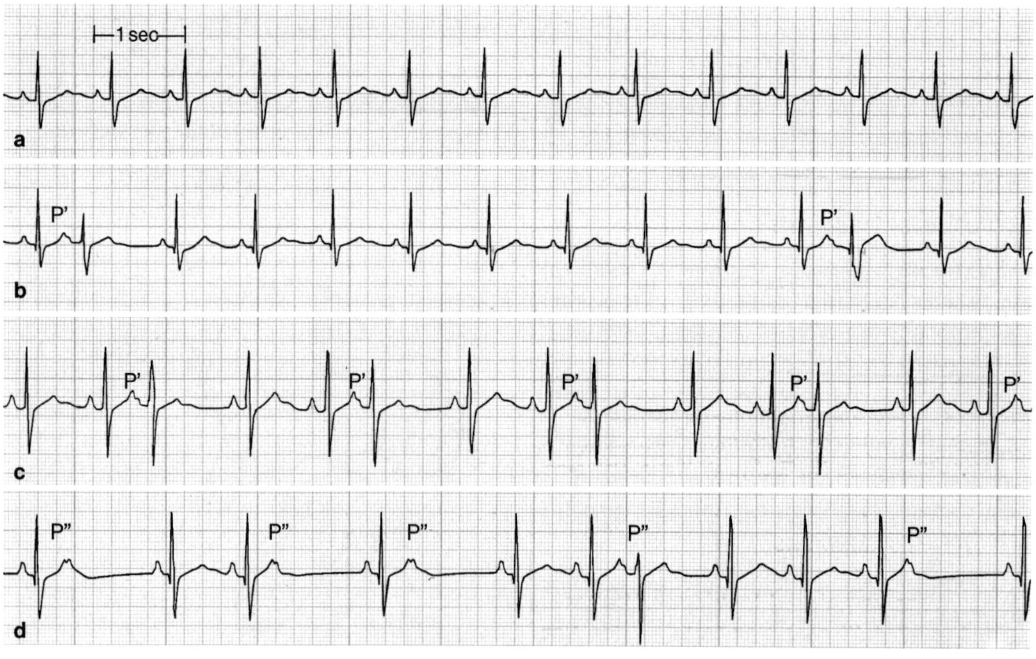

Abb. 436 Verschiedene Formen der Vorhofextrasystolie. **a** Zunächst keine Vorhofextrasystolie; **b** und **c** Vorhofextrasystolen (P′), teilweise aberrierende Kammererregungsausbreitung; **d** blockierte Vorhofextrasystolen (P″).

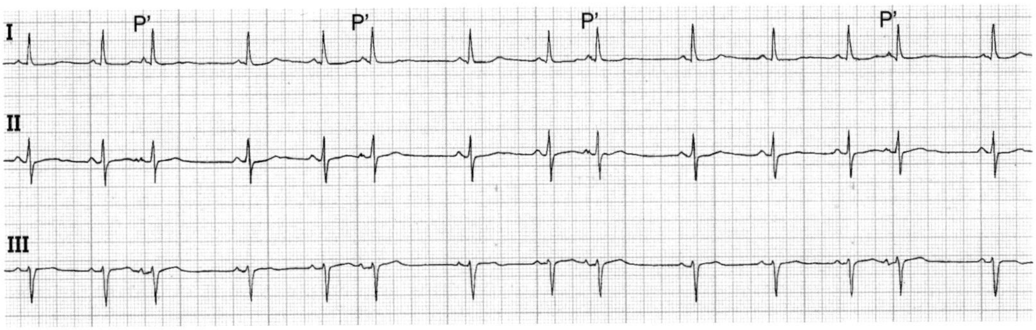

Abb. 437 Vorhofextrasystolie. Frühzeitig einfallende deformierte P-Zacke (P'). Papiergeschwindigkeit: 25 mm/sec.

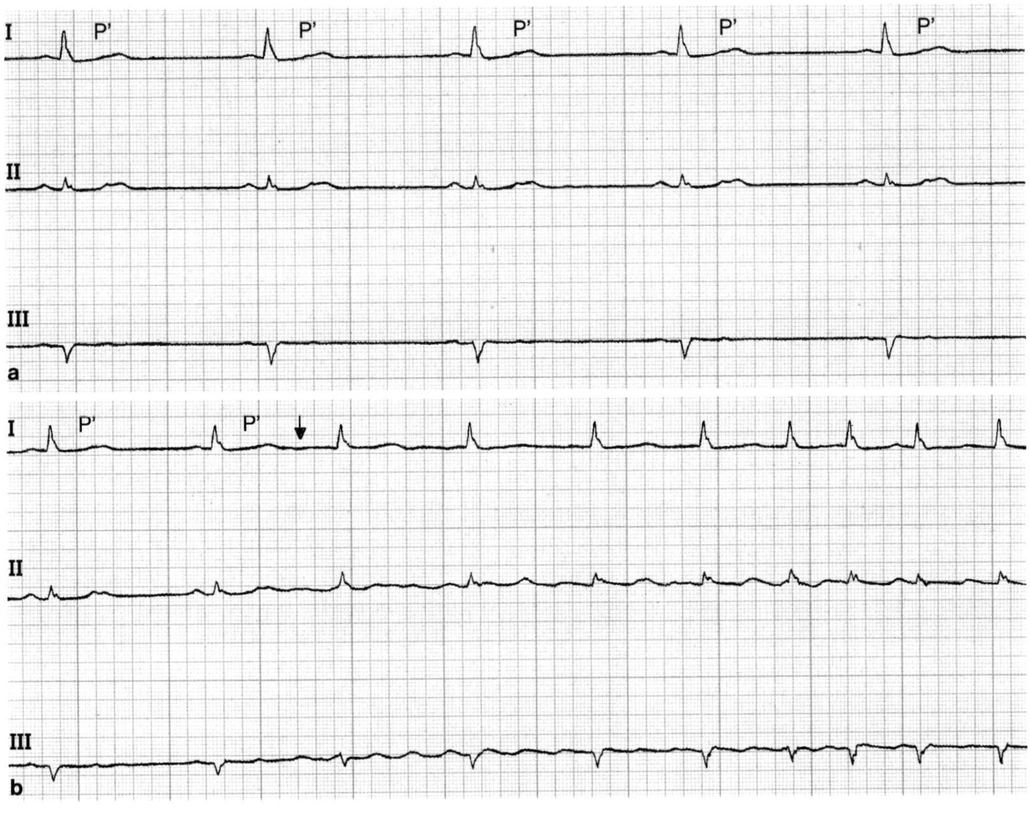

Abb. 438 a Blockierte Vorhofextrasystolie. Sehr frühzeitig einfallende P-Zacke (P'). Keine AV-Überleitung. Keine Kammererregung. **b** Rhythmuswechsel von Vorhofextrasystolie zum Vorhofflimmern. Plötzlich Auftreten des Vorhofflimmerns (↓). Tachyarrhythmie. Papiergeschwindigkeit: 25 mm/sec.

leitet werden kann. Hier besteht zwar eine P-Zacke, ihr folgt aber kein QRS-Komplex. Man spricht von einer blockierten Vorhofextrastole; sie stellt eine Sonderform der Vorhofextrasystolen dar.

Die Vorhofextrasystolie ist seltener als die ventrikuläre Extrasystolie. Einzelne Vorhofextrasystolen können auch bei Herzgesunden gelegentlich beobachtet werden. Gehäufte oder multifokale Vorhofextrasystolen sind im allgemeinen organisch bedingt.

Bei Patienten mit Vorhofextrasystolie besteht meist eine Vorhof-Myokardaffektion, z. B. ein Mitralvitium, vor allem ein Mehrklappenvitium bei jüngeren Patienten, eine koronare Herzkrankheit bei älteren Patienten. Die gehäufte Vorhofextrasystolie vor allem mit polymorphen P-Zacken geht oft in Vorhofflimmern über. Eine Vorhofextrasystolie kann auch gelegentlich unter Digitalisbehandlung entstehen.

Vorhofextrasystolie:

- frühzeitiger Einfall der P-Zacke
- P leicht deformiert
- keine kompensatorische Pause
- gehäufte Vorhofextrasystolie gilt als Vorläufer des Vorhofflimmerns
- Vorkommen: koronare Herzkrankheit, vegetative Dystonie

c) AV-Extrasystolie

Je nach Ursprungsort kann die P-Zacke wie beim AV-Rhythmus in II, III und aVF negativ vor dem QRS-Komplex liegen (obere AV-Extrasystolie), im QRS-Komplex verborgen und nicht sichtbar sein (mittlere AV-Extrasystolie) oder negativ nach dem QRS-Komplex sichtbar werden (untere AV-Extrasystolie). Die PQ-Zeit ist kürzer als 0,12 sec. Der QRS-Komplex ist gewöhnlich nicht deformiert, die T-Zacke ist nicht verändert. Die AV-Extrasystolie zeigt keine kompensatorische Pause. Schwierig ist die mittlere AV-Extrasystolie von der Bündelstamm-Extrasystolie zu unterscheiden. Bei letzterer besteht jedoch eine kompensatorische Pause.

d) AV-Echosystole

Die AV-Echosystole ist ein ungewöhnliches elektrokardiographisches Phänomen und kann folgendermaßen erklärt werden:

Unter einem starken Vagusreiz kommt es zu einem AV-junktionalen Rhythmus. Einerseits wird die Erregungswelle von der AV-Region zur Kammer geleitet und erregt die Kammer. Andererseits läuft sie retrograd zum Vorhof und führt zu einer Vorhoferregung. Dabei wechselt die retrograde Erregungswelle andererseits die Richtung zur antegrad leitenden anderen transnodalen Erregungsleitungsbahn, wobei diese vorher refraktär war, aber jetzt nicht mehr refraktär ist. In dieser Weise läuft die Erregungswelle antegrad weiter und erregt noch einmal die Kammer.

So spricht man auch nach dem ersten Beschreiber White von einem „Sandwiching"-Phänomen. Das bedeutet eine retrograde Vorhoferregung zwischen zwei Kammerschlägen. Das EKG zeigt also eine negative P-Zacke zwischen zwei normalen QRS-Komplexen. Prinzipiell ist die Entstehung des AV-Echo-Phänomens ähnlich der AV-Knoten Reentry-Tachykardie.

Die Echosystole wird auch als eine Umkehrsystole bezeichnet. Sie kann auch im Kammer- oder Vorhofbereich entstehen, was aber sehr selten ist.

Klinisch werden die Echosystolen meist bei vegetativer Labilität, Digitalisintoxikation, Myokarditis und koronarer Herzkrankheit gefunden.

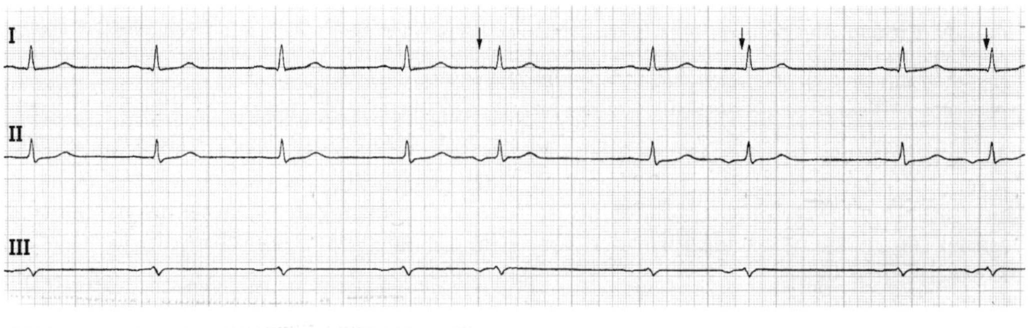

Abb. 439 Obere AV-Extrasystolen. Negatives P in II und III (↓).

e) Ersatzsystole und Ersatzrhythmus

Sollte nur einmal die Sinusknotenfunktion ausfallen, kommt eine Ersatzsystole aus der AV-Region zustande. Hier ist die P-Zacke negativ wie beim AV-Rhythmus, der QRS-Komplex ist normal. Bei der Ersatzsystole aus dem Kammerbereich ist der QRS-Komplex schenkelblockartig deformiert und verbreitert, die ST-T-Veränderungen sind nachweisbar, außerdem fehlt die P-Zacke.

Man kann die Ersatzsystole von der gewöhnlichen Extrasystole dadurch unterscheiden, daß der Abstand der Ersatzsystole zum letzten Normalschlag ganz deutlich verlängert ist. Der Abstand der Extrasystole zum letzten Normalschlag ist hingegen nicht so lang wie bei der Ersatzsystole.

Beim Ersatzrhythmus ist das EKG bildmäßig gleich demjenigen der Ersatzsystole. Die Ventrikelfrequenz beträgt beim AV-Ersatzrhythmus mit normal breitem QRS-Komplex ca. 40 – 60/min, während sie beim Kammerersatzrhythmus mit breitem QRS-Komplex bei ca. 20 – 40/min liegt. Im allgemeinen finden wir sowohl die Ersatzsystole als auch den Ersatzrhythmus in der täglichen Praxis selten.

f) His-Bündel-Extrasystolie

Der QRS-Komplex ist etwa normal konfiguriert und nicht verbreitert. Es besteht eine kompensatorische Pause. Manchmal findet man eine positive P-Zacke nach dem QRS-Komplex.

g) Ventrikuläre Extrasystolie

Für die Entstehung der ventrikulären Extrasystolie gibt es zwei Erklärungsmöglichkeiten. Nach der einen ist für die ektopische Reizbildung die veränderte Automatie verant-

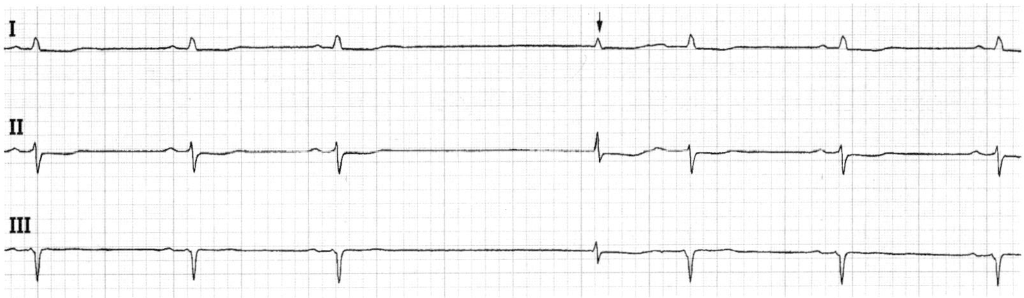

Abb. 440 AV-Ersatzsystole. Nach dem 3. Ausschlag lange Pause, daher (mittlere) AV-Ersatzsystole (↓), dann eine Vorhofextrasystole, danach Sinusrhythmus. Linksanteriorer Hemiblock.

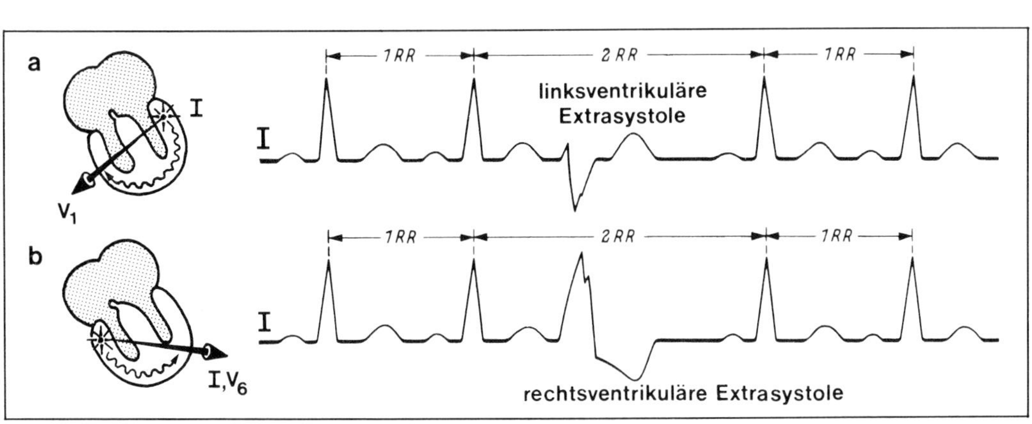

Abb. 441 Schematische Darstellung der ventrikulären Extrasystolie: a linksventrikuläre Extrasystole mit kompensatorischer Pause (Rechtsschenkelblockbild), **b** rechtsventrikuläre Extrasystole mit kompensatorischer Pause (Linksschenkelblockbild).

wortlich. Die andere ist der heute viel diskutierte sog. Wiedereintritts(Reentry-)Mechanismus.

Eine abnorme Erregung kann praktisch in jedem Teil der Ventrikel entstehen. Sie breitet sich auf abnormalen Wegen langsam im Ventrikelmyokard aus.

Elektrokardiographisch ist die ventrikuläre Extrasystolie charakterisiert durch einen frühzeitigen Einfall des QRS-Komplexes, der über 0,11 sec verbreitert und schenkelblockartig deformiert ist. Die ST-T-Veränderungen sind immer nachweisbar. Je tiefer der Reizursprung, desto mehr ist der QRS-Komplex verbreitert und deformiert. Eine ventrikuläre Extrasystolie hat ihren Ursprungsort in der Regel im linken oder rechten Ventrikel.

Bei der linksventrikulären Extrasystolie wird der linke Ventrikel vorzeitig vor dem rechten Ventrikel erregt, so daß die Erregung des rechten Ventrikels später erfolgt. Das EKG zeigt also das Bild eines Rechtsschenkelblocks.

Bei der rechtsventrikulären Extrasystolie wird der rechte Ventrikel vor dem linken Ventrikel erregt, also der linke Ventrikel später als der rechte, weshalb das EKG das Bild eines Linksschenkelblocks zeigt.

Bei der ventrikulären Extrasystolie besteht im Gegensatz zur Vorhofextrasystolie eine kompensatorische Pause. Der Sinusreiz ist bei der ventrikulären Extrasystolie nicht gestört. Da aber diese Vorhoferregung das Ventrikelmyokard zu einem Zeitpunkt trifft,

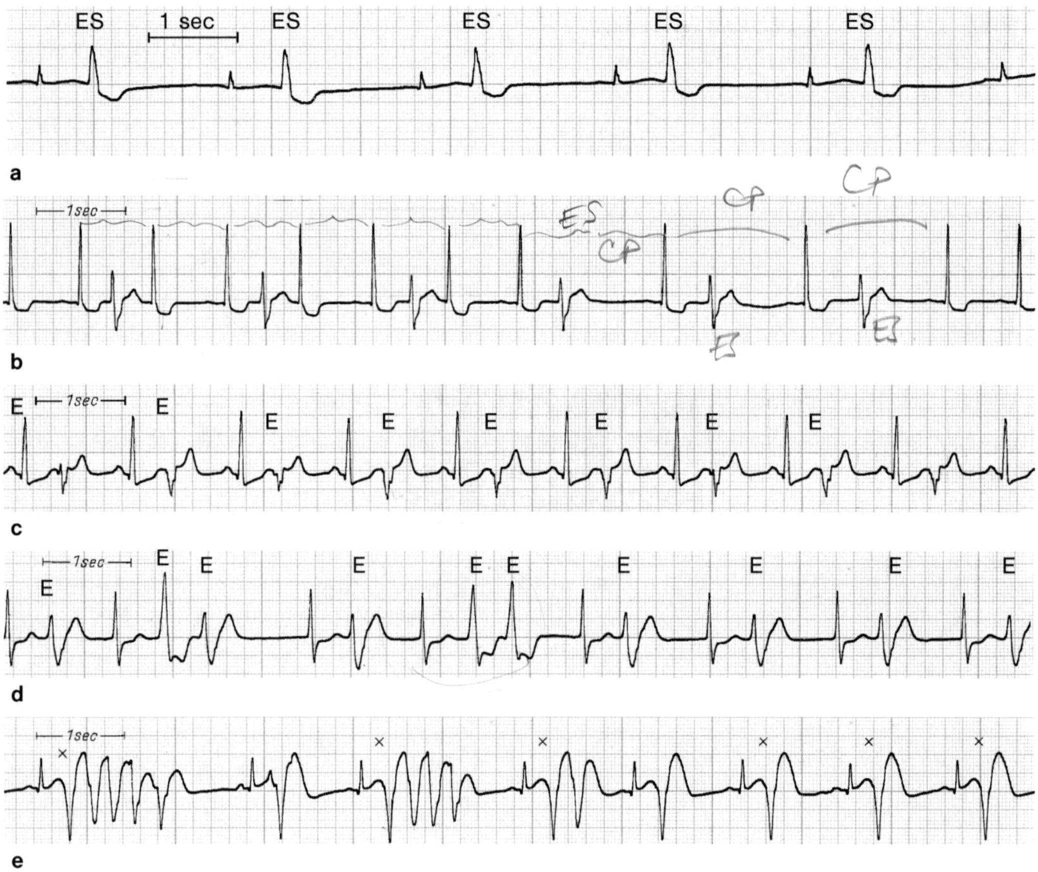

Abb. 442 Ventrikuläre Extrasystolie. a Ventrikuläre Extrasystolie in Form eines Bigeminus. Fixe Kupplung. **b** Interpolierte und nicht interpolierte ventrikuläre Extrasystolie. Die letzten drei ventrikulären Extrasystolen sind nicht interpoliert, es besteht eine kompensatorische Pause. **c** Interpolierte ventrikuläre Extrasystolie in Form eines Bigeminus. **d** Heterotope massenhafte ventrikuläre Extrasystolen. **e** Salvenartige ventrikuläre Extrasystolen (Lown-Klasse 4b) mit R-auf-T-Phänomen (x).

in dem es sich noch in der absolut refraktären Phase befindet, können die Ventrikel dadurch nicht erregt werden. Erst beim nächsten Sinusreiz erfolgt die Ventrikelkontraktion auf normalem Weg. So entsteht eine kompensatorische Pause, wobei die RR-Abstände vor und nach der ventrikulären Extrasystole den RR-Abständen von zwei normalen Ausschlägen entsprechen.

Die ventrikuläre Extrasystolie kann folgende Variationen zeigen, die klinisch bedeutungsvoll sind:

Fixe Kupplung

Oft tritt die ventrikuläre Extrasystole regelmäßig in einem konstanten zeitlichen Abstand zum vorangehenden normalen Ausschlag auf. Die ventrikuläre Extrasystolie mit dieser fixen Kupplung spricht für eine eher gutartige Natur der Rhythmusstörung.

Interpolierte (interponierte) ventrikuläre Extrasystolie

Bei langsamem Sinusrhythmus und sehr frühzeitig einfallender ventrikulärer Extrasystole kann bereits der nächste Sinusreiz die Ventrikel erregen, da sich die Kammern nicht mehr in einer absolut refraktären Phase befinden. In diesem Fall tritt die ventrikuläre Extrasystolie zwischen zwei normalen Ausschlägen auf, ohne dabei den Sinusrhythmus zu stören. Jedoch kann es beim ersten Sinusausschlag vorkommen, daß die PQ-Dauer nach der Extrasystolie leicht verlängert ist, da der AV-Knoten sich in diesem Augenblick noch in der relativen Refraktärphase befindet.

Gehäufte ventrikuläre Extrasystolie

Kommen ventrikuläre Extrasystolen gehäuft hintereinander vor, werden sie als salvenartige ventrikuläre Extrasystolen (Typ Gallavardin) bezeichnet. Das EKG-Bild kann dann ähnlich wie bei paroxysmaler ventrikulärer Tachykardie aussehen.

Tritt eine ventrikuläre Extrasystolie nach jedem einzelnen normalen Ausschlag auf, spricht man von ventrikulärer Bigeminie. Trigeminie oder Quadrigeminie bedeutet, wenn nach jedem normalen Ausschlag zwei bzw.

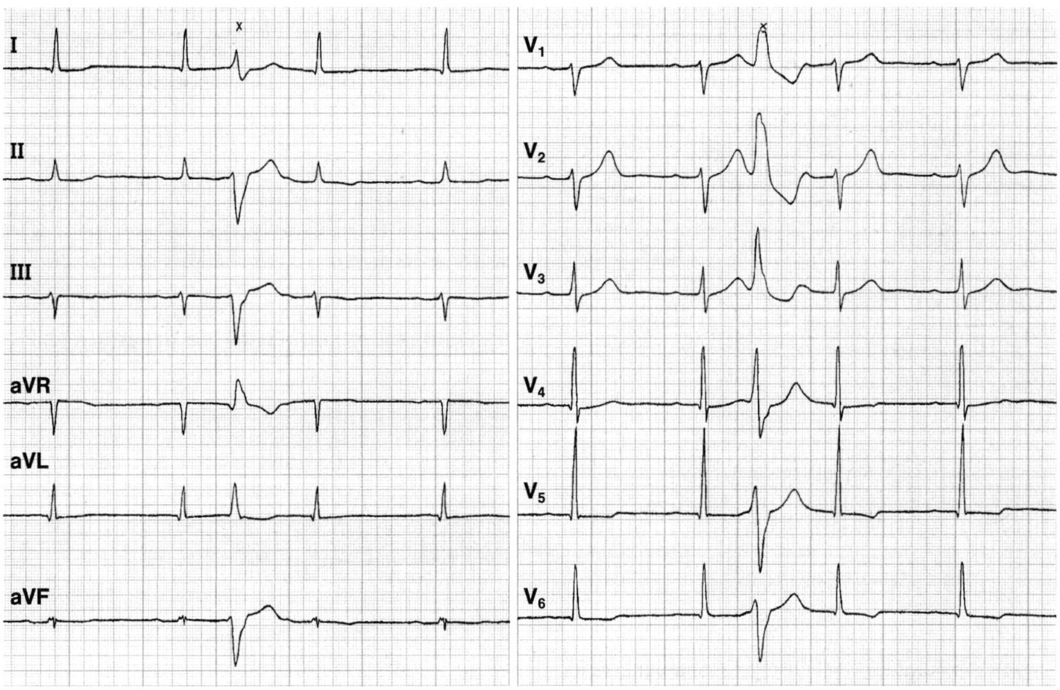

Abb. 443 Interpolierte ventrikuläre Extrasystolie. Ventrikelfrequenz 67/min. Ventrikuläre Extrasystolen fallen zwischen zwei normalen QRS-Komplexen ein (X). Nach der Extrasystole deutlich spitz-negatives T. Linkshypertrophie-Zeichen.

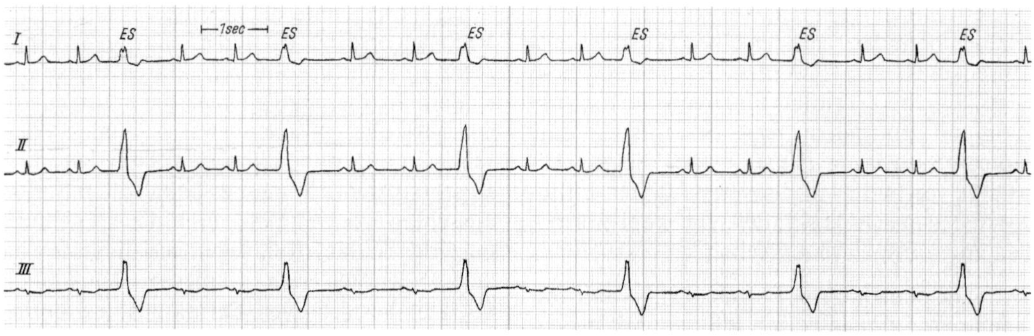

Abb. 444 Ventrikuläre Extrasystolie. Nach jedem zweiten Sinusschlag fällt eine ventrikuläre Extrasystole ein (2:1 ventrikuläre Extrasystolie). Kompensatorische Pause. Papiergeschwindigkeit: 25 mm/sec.

drei Extrasystolen folgen. Findet man aber eine ventrikuläre Extrasystolie nach jedem zweiten oder dritten normalen Ausschlag, nennt man dies eine 2:1- bzw. 3:1-Extrasystolie.

Polytope oder polymorphe ventrikuläre Extrasystolie

Die ventrikulären Extrasystolen können bei jedem Ausschlag immer dieselbe QRS-Konfiguration zeigen. Das bedeutet, daß das Reizzentrum im Ventrikel stets an demselben Ort liegt. Wir bezeichnen diese Form als eine monotope oder monomorphe ventrikuläre Extrasystolie.

Dagegen nennen wir eine ventrikuläre Extrasystolie polytop (heterotop) oder polymorph, wenn die QRS-Komplexe bei den Extrasystolen wegen des verschiedenen Reizursprungs oder der unterschiedlichen intraventrikulären Erregunsleitung unterschiedlich geformt sind. Diese Form der ventrikulären Extrasystolie kommt besonders bei Patienten mit schwerer koronarer Herzkrankheit vor, wobei sie manchmal als Vorläufer der ventrikulären Tachykardie auftritt.

Negative T-Zacke nach ventrikulärer Extrasystolie

Gelegentlich kann nach einer ventrikulären Extrasystolie die T-Zacke plötzlich negativ oder negativer werden. Dies ist möglicherweise durch eine Ischämie bedingt.

Infarktbild nach ventrikulärer Extrasystolie

Obwohl man im EKG z.B. mit einem Linksschenkelblock sonst kein Infarktzeichen findet, kann manchmal beim Vorhandensein einer zusätzlichen Extrasystolie eine Q-Zacke erkannt werden, die als einziges Zeichen auf einen Infarkt hinweist.

R-auf-T-Phänomen

Es wird angenommen, daß vereinzelte Extrasystolen harmlos sind, wenn sie bei gesunden

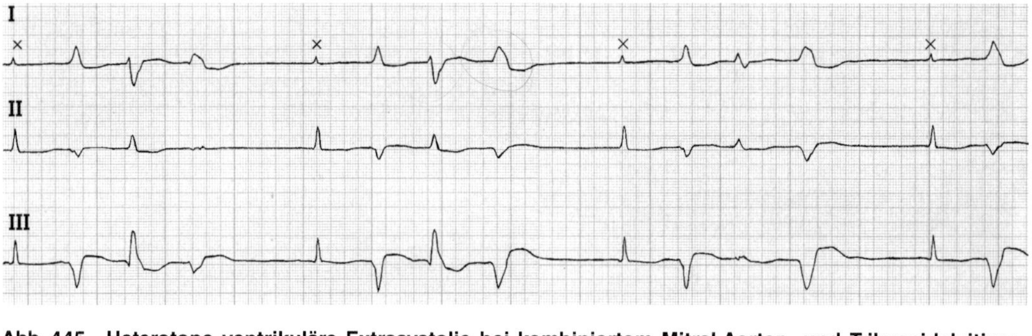

Abb. 445 Heterotope ventrikuläre Extrasystolie bei kombiniertem Mitral-Aorten- und Trikuspidalvitium. Sehr wenige Eigenausschläge (x).

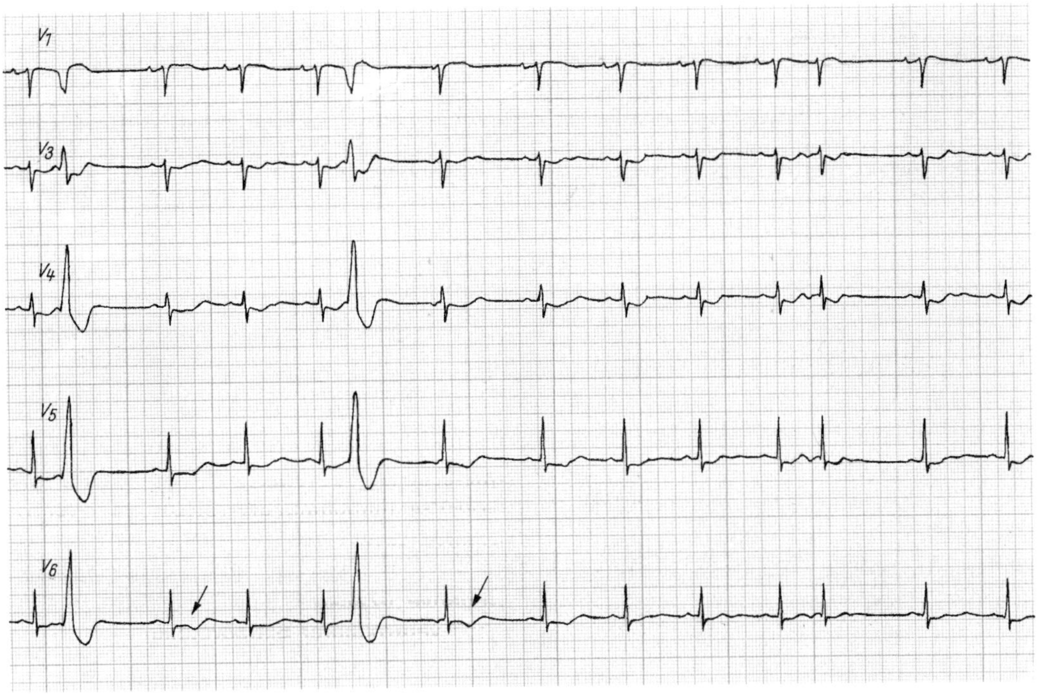

Abb. 446 Negative T-Zacke nach ventrikulärer Extrasystole. Koronare Herzkrankheit. Die auf eine ventrikuläre Extrasystole folgenden Ausschläge zeigen mehr deutlich negative T-Zacken als zuvor, die sich langsam zurückbilden (s. V_6). Dagegen ist es nach einer Vorhofextrasystole nicht nachweisbar.

Menschen auftreten und hinter den T-Zacken des vorangegangenen Ausschlags einfallen. Dagegen werden ventrikuläre Extrasystolen als gefährlicher angesehen, wenn sie in die vorangegangene T-Zacke einfallen (R-auf-T-Phänomen). Da sich der elektrische Zustand des Herzens zu diesem Zeitpunkt in der sogenannten vulnerablen Phase befindet, kann eine solche ventrikuläre Extrasystolie eventuell eine lebensbedrohliche Rhythmusstörung, nämlich eine ventrikuläre Tachykardie oder ein Kammerflimmern, auslösen.

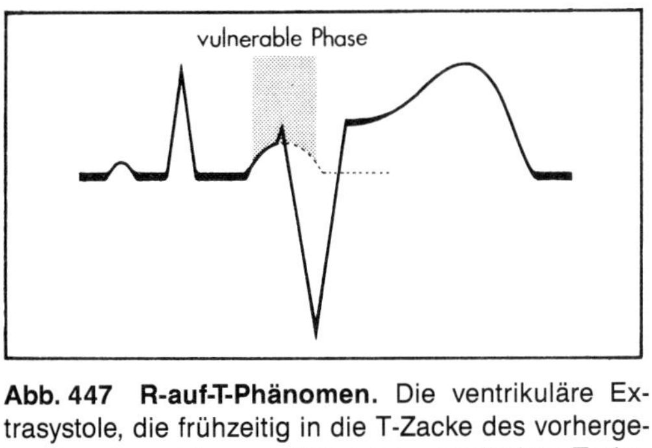

Abb. 447 R-auf-T-Phänomen. Die ventrikuläre Extrasystole, die frühzeitig in die T-Zacke des vorhergehenden Ausschlags einfällt, kann ventrikuläre Tachykardie oder Kammerflimmern auslösen.

Die Bedeutung des R-auf-T-Phänomens (Lown-Klasse V) ist heute umstritten. Dies ist darauf zurückzuführen, daß ventrikuläre Tachykardien und Kammerflimmern nicht selten auch durch spät einfallende ventrikuläre Extrasystolen ausgelöst werden können, wie dies nach zahlreichen Untersuchungen mit Langzeit-EKGs bestätigt werden konnte.

Deutung der ventrikulären Extrasystolie

Die ventrikuläre Extrasystolie kann bei herzgesunden Menschen vor allem mit vegetativer Dystonie auftreten. Sie kann reflektorisch beim Husten und Schlucken oder bei Erregungszuständen sowie nach Kaffee- oder Nikotinabusus vorkommen. Solange sie aber funktionell bedingt ist, tritt sie meist vereinzelt auf. Andererseits wird sie häufig bei Herzkrankheiten beobachtet, wie z. B. bei Myokarditis, koronarer Herzkrankheit, Mitralklappenprolaps-Syndrom, Herzvitien, vor allem bei erworbenen rheumatischen

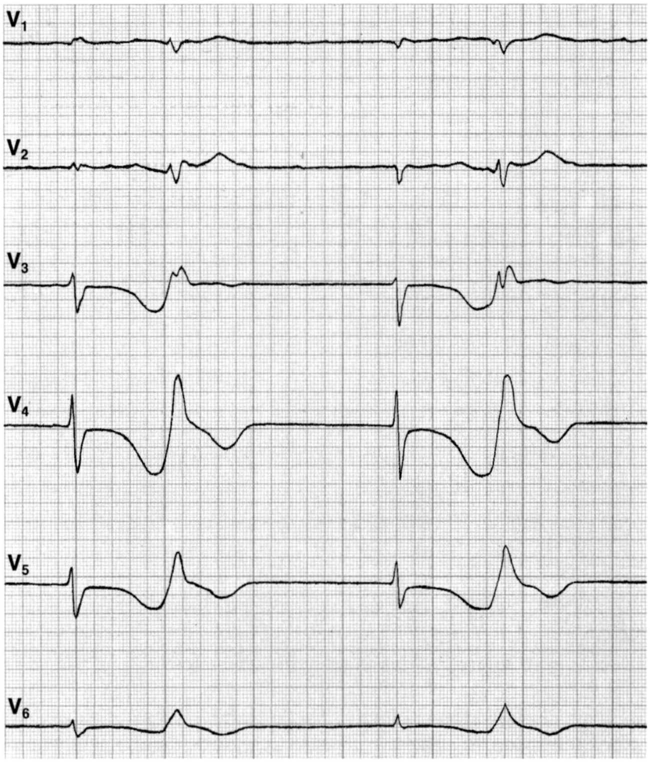

Abb. 448 Ventrikuläre Extrasystolie mit R-auf-T-Phänomen. Ventrikuläre Extrasystolen (2. und 4. Ausschlag) fallen in die vorangegangenen T-Zacken ein. Bradyarrhythmie und vollständiger Rechtsschenkelblock. Deutliche Störung des Erregungsrückgangs.

Mehrklappenvitien, und bei Kardiomyopathien. Gehäufte ventrikuläre Extrasystolen während bzw. nach körperlicher Belastung sprechen unter Umständen für eine organische Genese. Ferner können sie auch durch Medikamente, wie z. B. Digitalis und Chinidin, erzeugt werden.

Die ventrikuläre Extrasystolie kann nach der Klassifikation von Lown und Wolf eingeteilt werden. Die Lown-Klassifizierung ist ein einfaches und bequemes Einteilungsschema. Jedoch zeigt sie einen großen Nachteil, weil sie in keiner Beziehung zum Schweregrad der Herzkrankheit steht, z. B. in den Klassen IIIa bis V. Daher wird eine Beschreibung der ventrikulären Extrasystolie mit Herzerkrankung empfohlen.

Man hat verschiedene Kriterien zusammengestellt, um bei ventrikulärer Extrasystolie die organische von der funktionellen Genese differenzieren zu können. Es gibt jedoch kein absolut sicheres Unterscheidungsmerkmal zwischen diesen beiden Formen, doch werden bei krankhafter ventrikulärer Extrasystolie häufig folgende Veränderungen festgestellt:

- kleine Amplitude des QRS-Komplexes,
- ungewöhnlich verbreiterter QRS-Komplex,
- mehrfach aufgesplitterter QRS-Komplex,
- eher weniger deszendierend verlaufende ST-Strecke,
- T asymmetrisch negativ.

Heute werden, auch in der Praxis, besonders mit Hilfe des Langzeit-EKGs und Belastungs-EKGs eingehende rhythmologische Untersuchungen durchgeführt. So ist bekannt, daß z. B. alle Formen der ventrikulären Extrasystolen der Lown-Klassen I bis V, also nicht nur monotope, sondern auch komplexe ventrikuläre Extrasystolen (Lown-Klasse III–V), z. B. Kammertachykardie, auch bei Herzgesunden mit zunehmendem Alter vorkommen können. Mit Hilfe der Langzeit-EKGs konnte bei Normalpersonen in ca. 40–75% eine ventrikuläre Extrasystolie festgestellt werden.

Nach Meinerts waren bei 7,1% der Herzgesunden Couplets und bei 3,6% Kammertachykardie nachweisbar. Bei Herzgesunden ist nicht bewiesen, daß trotz vorhandener ventrikulärer Extrasystolie nach Lown-Klasse III bis V das Risiko eines plötzlichen Herztodes erhöht ist. Aus diesem Grund ist bei

Herzgesunden eine Indikation zur Behandlung der ventrikulären Extrasystolie aus prognostischer Sicht gewöhnlich nicht gegeben.

Klassifikation der ventrikulären Extrasystolen nach Lown und Wolf:

Klasse 0:
keine ventrikuläre Extrasystole
Klasse I:
seltene ventrikuläre Extrasystolen, monotope ventrikuläre Extrasystolen < 30/h
Klasse II:
häufige ventrikuläre Extrasystolen monotope ventrikuläre Extrasystolen > 30/h
Klasse III:
häufige ventrikuläre Extrasystolen
a: polytope ventrikuläre Extrasystolen
b: Bigeminus
Klasse IV:
aufeinanderfolgende ventrikuläre Extrasystolen
a: Couplets bzw. Paare (2 ventrikuläre Extrasystolen)
b: Salven (ventrikuläre Extrasystolen ≧ 3)
Klasse V:
R-auf-T-Phänomen

Nach bisherigen Erfahrungen kann gesagt werden, daß die Prognose der verschiedenen Formen der ventrikulären Extrasystolen offenbar von der kardialen Grundkrankheit, z. B. koronarer Herzkrankheit oder dilatativer Kardiomyopathie abhängt. Die Lown-Klassen I und II, also seltene oder gehäufte, jedoch nur monotope ventrikuläre Extrasystolen, haben bei Herzkranken für sich allein nur geringe pathologische Bedeutung.

Die ventrikulären Extrasystolen mit Lown-Klasse III, d. h. polytope ventrikuläre Extrasystolen, oder ein ventrikulärer Bigeminus haben eventuell eine schlechtere Prognose. Dagegen besitzen die ventrikulären Extrasystolen mit Lown-Klasse IV (Couplets und salvenartige ventrikuläre Extrasystolen bzw. ventrikuläre Tachykardie) sicherlich eine schlechte Prognose und bedürfen dringend einer suffizienten Behandlung. Die Bedeutung der Lown-Klasse V (R-auf-T-Phänomen) ist, wie bereits beschrieben, heute umstritten.

Bei Patienten mit dilatativer Kardiomyopathie treten in ca. 90% der Fälle einfache und komplexe ventrikuläre Extrasystolen und dabei in ca. 50% Kammertachykardien (nicht anhaltende Form) auf. So sind in 5 Jahren nach Symptombeginn ca. 50% der Patienten gestorben, wobei in 20–60% der Fälle ein plötzlicher Tod nachweisbar war (s. Kapitel

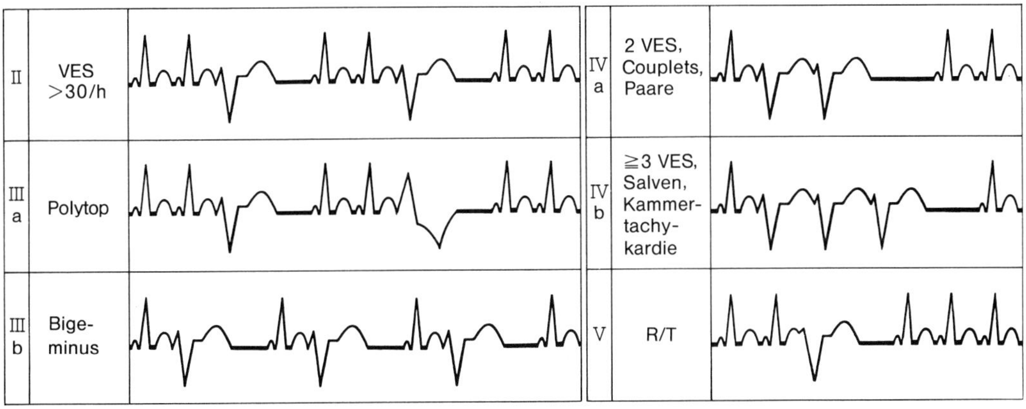

Abb. 449 Bezeichnung und Lown-Klassifikation der ventrikulären Extrasystolie.
Anmerkungen:
1. Low-Klasse I: ventrikuläre Extrasystolen < 30/h.
2. VES = ventrikuläre Extrasystolen.
3. Der Nachteil der Klassifikation (I–V) nach Lown und Wolf (1971) liegt in der fehlenden quantitativen Analyse in den Klassen IIIa bis V.

„Dilatative Kardiomyopathie“). Außerdem konnte mit Sicherheit festgestellt werden, daß Koronarkranke mit sehr häufigen und komplexen ventrikulären Extrasystolen (Couplets und Salven) sowie zusätzlich reduzierter Pumpfunktion (Auswurffraktion <40%) ein deutlich erhöhtes Risiko für den plötzlichen Herztod aufweisen gegenüber solchen mit vereinzelten ventrikulären Extrasystolen.

Ventrikuläre Extrasystolie:

- Frühzeitiger Einfall des QRS-Komplexes
- QRS-Komplex dabei schenkelblockartig verbreitert und deformiert
- Kompensatorische Pause
- Einzelne ventrikuläre Extrasystolen bei Jugendlichen häufig funktionell bedingt
- Gehäufte ventrikuläre Extrasystolen, Paare und Salven oft organisch bedingt

h) Therapieprinzipien zur Antiarrhythmika-Behandlung

Im Rahmen der ventrikulären Extrasystolie soll kurz die Antiarrhythmika-Therapie erwähnt werden. Das wichtigste Ziel in der Behandlung von Rhythmusstörungen ist die Prävention des plötzlichen Herztodes. Klinisch soll nur eine symptomatische und/oder haemodynamisch wirksame Arrhythmie behandelt werden. Da sich die Rhythmusstörungen in den letzten Jahren zu einem eigenen umfangreichen Fachgebiet entwickelt haben, wird hier nur über die klinisch wichtigen Therapieprinzipien gesprochen, um den Rahmen dieses Buches nicht zu sprengen.

Im allgemeinen ist man heute bei der Antiarrhythmika-Therapie, auch bei der Behandlung der ventrikulären Extrasystolie der Ansicht, daß es nur die zwei folgenden Indikationen gibt:

1. Wenn die Besserung der Grundkrankheit erwartet wird und damit auch der plötzliche Herztod vermieden werden kann.
2. Wenn Patienten trotz der Harmlosigkeit unter ihrer Arrhythmie leiden, z.B. in Form von Palpitationen, Hypotonie oder Schwindelgefühl.

Obwohl zahlreiche Antiarrhythmika zur Verfügung stehen, ist es schwierig, immer eine pathophysiologisch begründete Antiarrhythmie-Therapie erfolgreich zu betreiben. Oft ist eine Antiarrhythmika-Therapie empirischer

Tabelle 16 Differentialtherapie wichtiger Herzrhythmusstörungen für die Praxis

Art der Rhythmusstörung	Antiarrhythmika
Sinustachykardie	Sedativa, Betablocker, Verapamil
Sinusbradykardie	Atropin, Orciprenalin, evtl. Herzschrittmacher
Supraventrikuläre Extrasystolie	Verapamil, Betablocker, Chinidin, Disopyramid
Supraventrikuläre Tachykardie	Vagusreiz, Verapamil, Betablocker, Digitalis, Disopyramid
Vorhofflimmern	Digitalis, Verapamil, Chinidin, Propafenon, Betablocker
Vorhofflattern	Digitalis und Chinidin, Verapamil, Betablocker
Ventrikuläre Extrasystolie	Propafenon, Betablocker, Prajmalin, Mexiletin, Amiodaron, Sotalol
Ventrikuläre Tachykardie	Xylocain i.v., Propafenon, i.v., Ajmalin i.v.
Kammerflattern, -flimmern	Defibrillation (200–400 W)

Natur, da ein ideales Antiarrhythmikum nicht existiert.

Zudem muß berücksichtigt werden, daß die sog. arrhythmogene Wirkung bei jedem Antiarrhythmikum auftritt. Die Häufigkeit beträgt dabei durchschnittlich ca. 10%. Die sog. Chinidin-Synkope bei Kammerflimmern ist ein typisches bekanntes Beispiel dafür. Ferner kennt man auch die negativ inotrope Wirkung, die praktisch alle Antiarrhythmika besitzen. So ist man heute bei der Antiarrhythmika-Therapie viel zurückhaltender als früher.

Für die restriktive Haltung hinsichtlich der Antiarrhythmika-Behandlung sprechen auch die berühmte amerkanische CAST-(cardiac arrhythmia supression trial-)Studie I und II. Nicht nur die CAST-Studie I mit Klasse-I-Arrhythmika, Flecainid und Encainid, sondern auch die CAST-Studie II mit ebenfalls Klasse-I-Arrhythmikum Ethmizol (in Deutschland nicht im Handel) zeigte, daß die Mortalität bei chronischen Herzinfarktpatienten in der Antiarrhythmika-Gruppe höher war als in der Placebo-Gruppe.

In der Abb. 450 wird die heute übliche Antiarrhythmika-Klassifizierung nach Vaughan-Williams mit entsprechenden Veränderungen der Aktionspotentiale dargestellt.

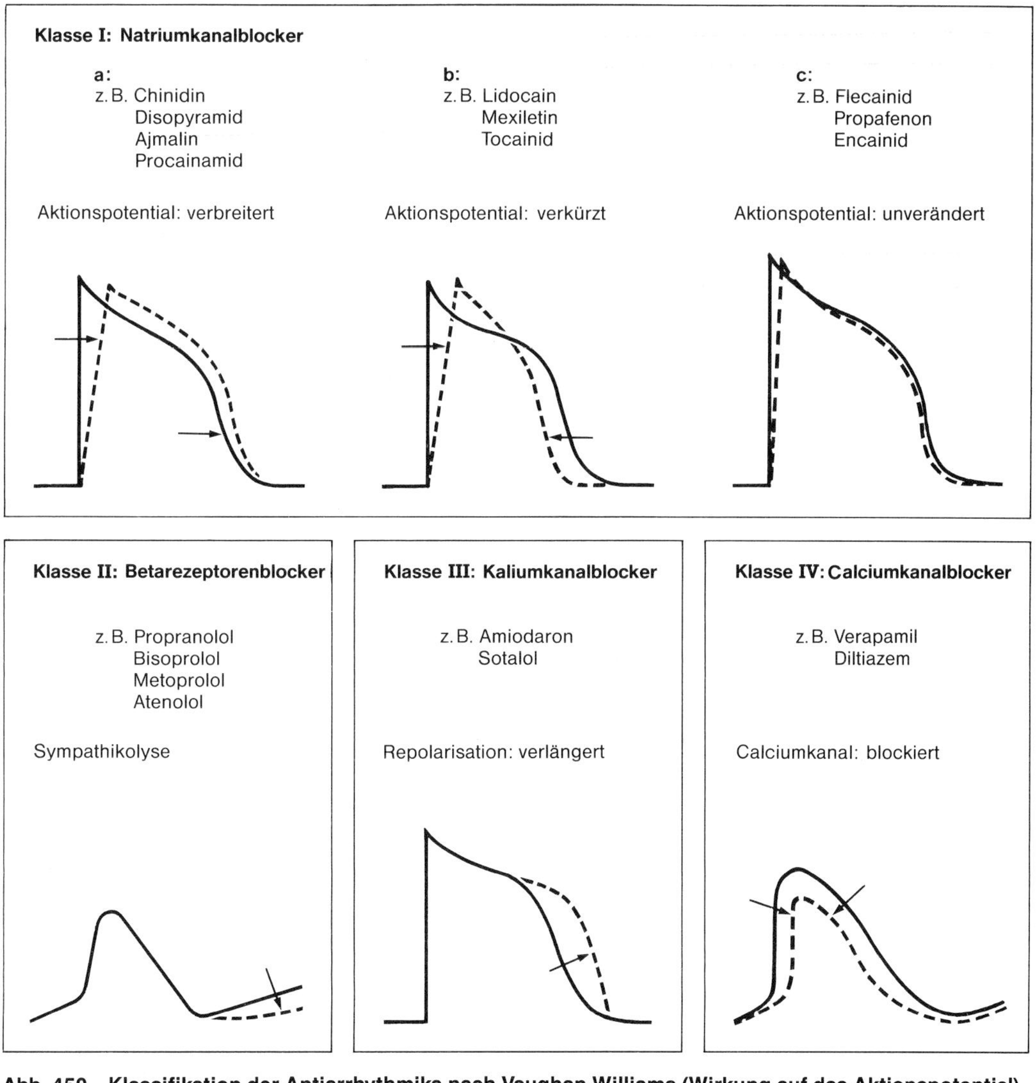

Abb. 450 Klassifikation der Antiarrhythmika nach Vaughan-Williams (Wirkung auf das Aktionspotential).

i) Antiarrhythmikatherapie und EKG-Veränderungen

Die Antiarrhythmika besitzen im allgemeinen nur eine geringe therapeutische Breite. Durch Gabe von Antiarrhythmika können Reizbildungszentren, Erregungsleitung und Refraktärzeit verschiedentlich beeinflußt werden. Infolgedessen können auch evtl. EKG-Veränderungen auftreten, die nicht erwünscht sind, aber von denen man wissen sollte.

Klasse I – Antiarrhythmika (Natriumkanalblocker):

- *Wirkungsprinzip:*
  Blockade des schnellen Natriumeinstroms
- *Elektrophysiologischer Befund:*
  Verlangsamung der schnellen Depolarisation an Vorhof- und Herzkammer
- *Antiarrhythmika-Beispiele:*
  Ia: Chinidin, Procainamid, Disopyramid, Ajmalin
  Ib: Lidocain, Phenytoin, Aprindin, Mexiletin, Tocainid
  Ic: Flecainid, Propafenon, Lorcainid
- *EKG-Veränderungen:*
  Verlängerung der PQ-Zeit und Verbreiterung des QRS-Komplexes als Folge der verlangsamten Erregungsausbreitung möglich.
  Cave: QRS-Verbreiterung um mehr als 20%
- *Wichtige Herz-Rhythmus-Komplikation:*
  Monomorphe Kammertachykardie (klassischer proarrhythmischer Effekt)

Klasse II – Antiarrhythmika (Betablocker):

- *Wirkungsprinzip:*
  Unterdrückung von Arrhythmien, die durch Katecholamine ausgelöst werden
- *Elektrophysiologischer Befund:*
  Antagonismus an Betarezeptoren im Vorhof, im AV-Knoten und in der Herzkammer
- *Antiarrhythmika-Beispiele:*
  Propranolol, Bisoprolol, Metoprolol, Atenolol
- *EKG-Veränderungen:*
  Senkung der Sinusfrequenz, Verlängerung der PQ-Zeit als Folge der verlangsamten AV-Überleitung möglich.
  Cave: zuvor bestehende Erregungsausbreitungs- und Überleitungsstörung
- *Wichtige Herz-Rhythmus-Komplikation:*
  Höhergradige AV-Blockierungen

Klasse III – Antiarrhythmika (Kaliumkanalblocker):

- *Wirkungsprinzip:*
  Blockade des Kaliumausstroms
- *Elektrophysiologischer Befund:*
  Verlängerung der Repolarisation in Vorhof und Kammer
- *Antiarrhythmika-Beispiele:*
  Amiodaron, Sotalol
- *EKG-Veränderungen:*
  QT-Verlängerung als Folge der Verlängerung der Aktionspotentiale mit Verlängerung der Repolarisation möglich. Evtl. PQ-Verlängerung
  Cave: Verlängerung der frequenzkorrigierten QT-Zeit (QTc) um mehr als 20 msec
- *Wichtige Herz-Rhythmus-Komplikation:*
  Polymorphe Kammertachykardien („Torsades des pointes") als Folge von frühen Nachpotentialen

Klasse IV – Antiarrhythmika (Kalziumkanalblocker vom Verapamiltyp):

- *Wirkungsprinzip:*
  Blockade des Kalziumeinstroms
- *Elektrophysiologischer Befund:*
  Verlangsamung der Depolarisation in kalziumabhängigen Geweben (Sinus- und AV-Knoten)
- *Antiarrhythmika-Beispiele:*
  Verapamil, Gallopamil
- *EKG-Veränderungen:*
  Verlangsamung der Herzfrequenz, Verlängerung der PQ-Zeit durch Verlangsamung der Überleitung aus dem Sinus- bzw. im AV-Knoten möglich.
  Cave: zuvor bestehende Überleitungsstörung
- *Wichtige Herz-Rhythmus-Komplikation:*
  Sinusarrest, SA-Block, AV-Block

Tabelle 17 Antiarrhythmika und EKG-Veränderungen

Antiarrhythmika-Klassifikation	Antiarrhythmika	Sinus-frequenz	PQ-Zeit	QRS-Breite	QT-Zeit	Wirkungs-bereich
I. Natriumkanalblocker	a: z. B. Chinidin, Disopyramid, Ajmalin	↗ –	↗	↗ ↗	↗	SV, V
	b: z. B. Lidocain, Phenytoin, Mexiletin	–	–	–	–	V
	c: z. B. Flecainid, Propafenon, Lorcainid	–	(↗)	↗ ↗	(↗)	(SV), V
II. Betablocker	z. B. Propranolol, Bisoprolol, Metoprolol	↙ ↙	↗	–	–	SV, V
III. Kaliumkanalblocker	z. B. Amiodaron, Sotalol	↙	↗	–	↗ ↗	SV, V
IV. Kalziumkanalblocker (Verapamiltyp)	z. B. Verapamil	↙	↗ ↗	–	–	SV

Anmerkungen: ↗: leichte Zunahme; ↗ ↗: deutliche Zunahme; ↙: leichte Abnahme; ↙ ↙: deutliche Abnahme; –: keine Änderung; (): eventuell; SV: supraventrikulär; V: ventrikulär

5. Vorhofflimmern

Das Vorhofflimmern ist eine häufig auftretende Rhythmusstörung. An Stelle von normalen P-Zacken finden sich hier nur unregelmäßige Flimmerwellen („f") von unterschiedlicher Größe und Form, die voneinander oft nicht deutlich abgrenzbar sind. Die Flimmerwellen sind am besten in II und vor allem in V_1 nachweisbar. Die Flimmerfrequenz liegt zwischen 350 und 600/min.

Der Kammerrhythmus ist unregelmäßig (absolute Arrhythmie bzw. totale Irregularität), da die Erregung von den Vorhöfen nur unregelmäßig auf die Ventrikel übergeleitet wird. Besteht kein Schenkelblock, ist der QRS-Komplex in der Regel nicht deformiert.

Gerade bei Vorhofflimmern mit unterschiedlichen RR-Abständen wird das Aschman-Phänomen beobachtet. Dies bedeutet einen frühzeitig einfallenden supraventrikulären Ausschlag mit aberrierender ventrikulärer Leitung. Zunächst besteht Vorhofflimmern mit tachykarder Phase (kurze RR-Abstände). Auf ein längeres RR-Intervall folgt ein Kammerausschlag mit entsprechend langer Refraktärphase. Fällt nun ein supraventrikulärer Ausschlag frühzeitig ein, so entstehen slavenartige breite schenkelblockähnlich deformierte Kammerkomplexe infolge einer aberrierenden ventrikulären Leitung. Die ST-Strecke und T-Zacke können je nach der Grundkrankheit verändert sein.

Die Ursache des Vorhofflimmerns ist noch nicht restlos abgeklärt. Im allgemeinen nimmt man jedoch aufgrund von Tierversuchen von Lewis eine kreisende Erregung an. Man versteht darunter, daß die pathologische Erregung dauernd im rechten Vorhof (etwa im Bereich der V. cava superior und inferior) in einer Kreisbewegung stattfindet. Andererseits kann das Vorhofflimmern, wie bereits

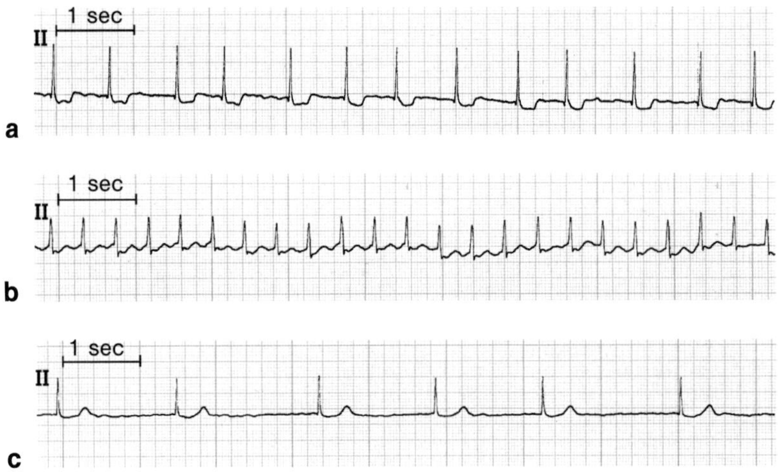

Abb. 451 Beispiele des Vorhofflimmerns: a Normofrequentes Vorhofflimmern. Ventrikelfrequenz ca. 80/min. Koronare Herzkrankheit. Flimmerwellen sichtbar. **b** Schnelle Form des Vorhofflimmerns (Tachyarrhythmie). Ventrikelfrequenz 150/min. Flimmerwellen nicht gut sichtbar. Koronare Herzkrankheit. **c** Langsame Form des Vorhofflimmerns. Ventrikelfrequenz ca. 35/min. Flimmerwellen sichtbar. Mitralinsuffizienz.

im Kapitel „Ventrikuläre Extrasystolie" erwähnt, durch den Wiedereintritt-(Reentry-)Mechanismus erklärt werden. Läuft nämlich die pathologische Erregung immer zu benachbarten Muskelfasern, die nicht mehr refraktär sind, kommt eine kreisende Erregung zustande.

Bei Tachyarrhythmie (tachykarde Form des Vorhofflimmerns) beträgt die Ventrikelfrequenz mehr als 100/min. Ist die Ventrikelfrequenz sehr hoch, kann das Schlagvolumen bei sehr kurzer Diastole so klein sein, daß der Puls bei einem Teil der Herzschläge in der Peripherie nicht tastbar ist. Dann besteht ein sog. Pulsdefizit. Hier ist die Therapie der Wahl die Digitalisierung.

Von einer Bradyarrhythmie spricht man, wenn die Ventrikelfrequenz bei Vorhofflim-

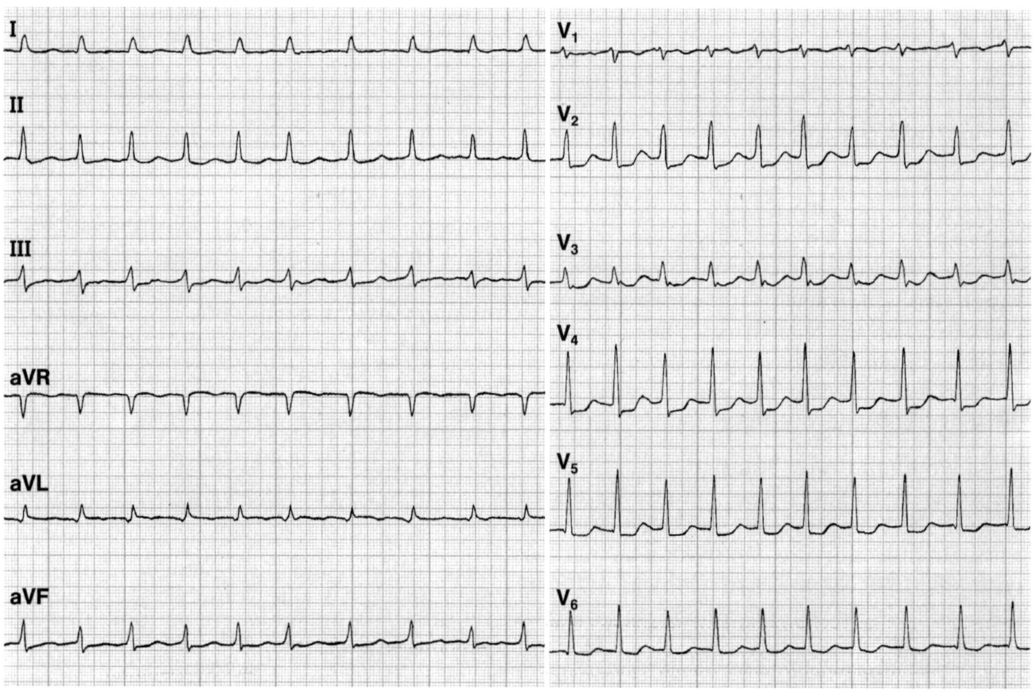

Abb. 452 Vorhofflimmern (Tachyarrhythmie). Ventrikelfrequenz ca. 170/min. Mitralstenose. Unregelmäßige RR-Abstände. Deutliche Erregungsrückbildungsstörung.

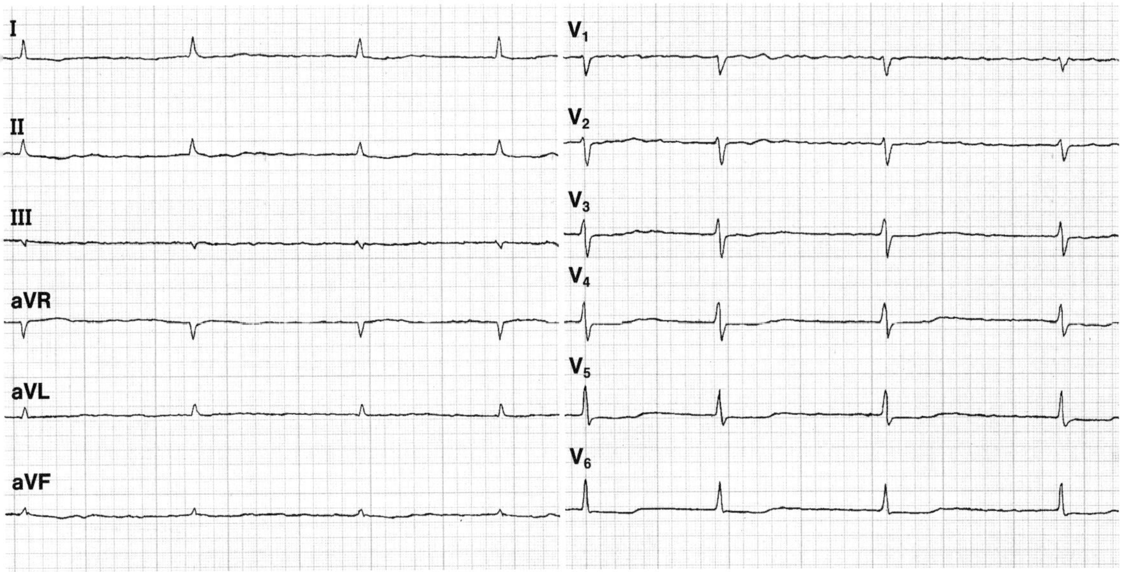

Abb. 453 Vorhofflimmern (Bradyarrhythmie). Ventrikelfrequenz ca. 50/min. Mitralinsuffizienz. Flimmerwellen in V_1 gut zu sehen. Deutliche Erregungsrückbildungsstörung.

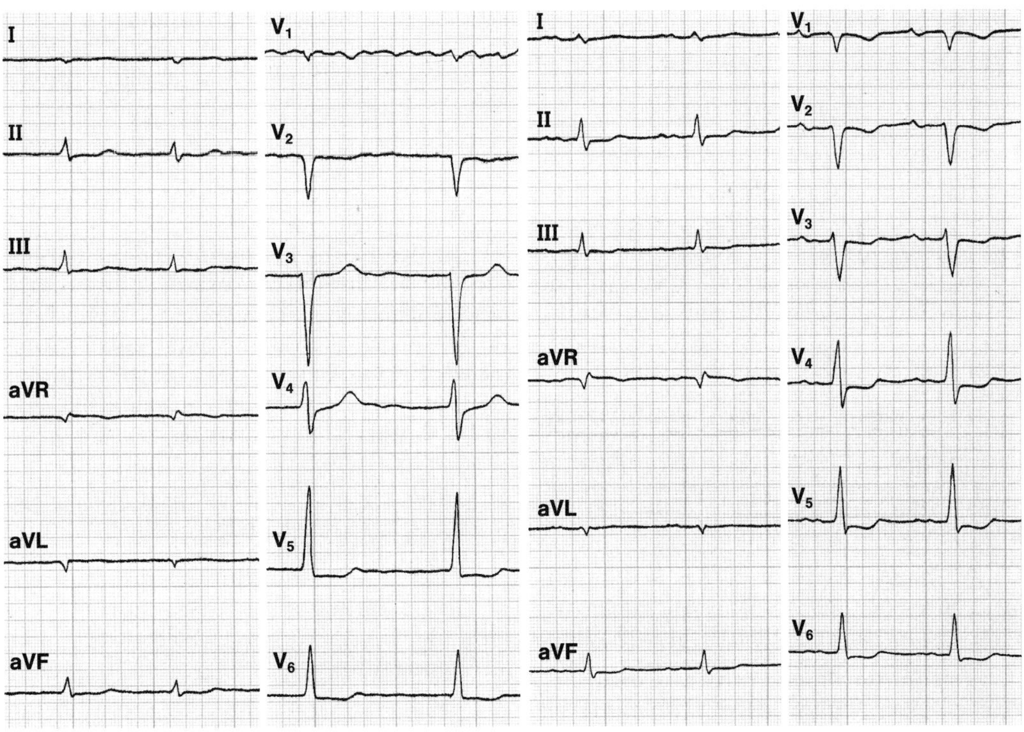

Abb. 454 Links: Vorhofflimmern. 42jährige Patientin mit einem schweren kombinierten Mitralvitium bei überwiegender Insuffizienz und pulmonaler Hypertonie. Keine normalen P-Zacken. Flimmerwellen-Frequenz um 300/min. Ventrikelfrequenz etwa 75/min. Unregelmäßige RR-Abstände. Links- und Rechtshypertrophie-Zeichen. Deutliche Störung des Erregungsrückgangs. **Rechts: Sinusrhythmus nach elektrischer Kardioversion.** Eineinhalb Jahre nach einer Operation mit künstlichem Mitralklappenersatz (Starr-Edwards-Klappe). Besserung der Linkshypertrophie-Zeichen. P sinistro-atriale.

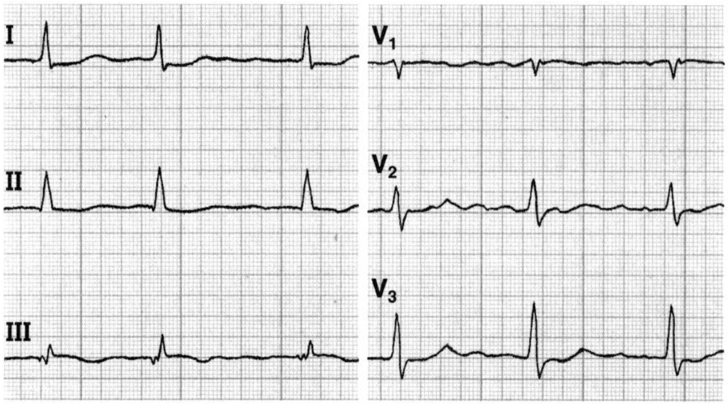

Abb. 455a Vorhofflimmern. Operierte Mitralstenose. Zusätzlich besteht eine Trikuspidalstenose. Grobe Flimmerwellen in V_1 und V_2. Unvollständiger Rechtsschenkelblock (r′ in V_1). Leichte Erregungsrückbildungsstörung.

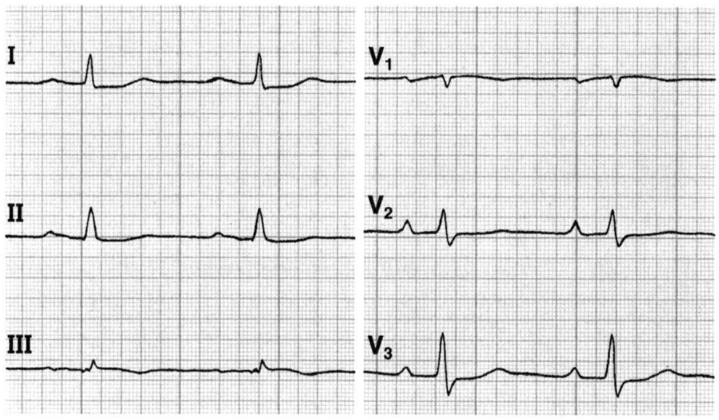

Abb. 455b Sinusrhythmus nach Elektrokonversion. P sinistro-atriale (P II mit 0,13 sec verbreitert). P dextroatriale (hohes P in V_2, 2 mm). Leichte Erregungsrückbildungsstörung.

mern weniger als 60/min beträgt. Bei einer extremen Bradyarrhythmie mit einer Ventrikelfrequenz unter 40/min soll an eine Schrittmacher-Implantation gedacht werden, besonders wenn die hämodynamischen Verhältnisse z. B. bei älteren Patienten mit dekompensierten Herzvitien ungünstig sind.

Eine Sonderform des Vorhofflimmerns ist das Bradykardie-Tachykardie-Syndrom, bei dem unter Umständen auch eine Schrittmacher-Implantation in Frage kommt (s. Kapitel „Sinusknoten-Syndrom“).

Vorhofextrasystolie ist bei Vorhofflimmern nicht feststellbar. Dagegen lassen sich ventrikuläre Extrasystolen leicht erkennen.

Das Vorhofflimmern ist fast immer als Zeichen einer Vorhof-Myokardaffektion anzusehen. Besonders häufig kommt das Vorhofflimmern bei verschiedenen Herzvitien, vor allem Mitralstenose, vor. Sonst finden wir es bei koronarer Herzkrankheit, Kardiomyopathie, Myokarditis, Lungenembolie und Hyperthyreose.

Die Flimmerwellen können groß und grob oder klein und fein sein. Die erste Form findet sich häufig bei Mitralstenosen mit hohem Druck im linken Vorhof, d. h. zusätzlicher Vorhofmyokard-Hypertrophie, die zweite Form bei älteren Patienten mit ischämischen Erkrankungen. Ganz selten wird das Vorhofflimmern bei relativ jugendlichen Personen ohne nachweisbare Herzkrankheiten beobachtet (idiopathisches Vorhofflimmern).

Vorhofflimmern:

- Keine normale P-Zacke, Flimmerwellen unterschiedlich konfiguriert
- Flimmerfrequenz zwischen 350 und 600/min
- Vorkommen: Mitralvitien, koronare Herzkrankheit

6. Vorhofflattern

Eine normale P-Zacke ist wie beim Vorhofflimmern nicht nachweisbar. Es finden sich pathologische P-Zacken, die als Flatterwellen („F“) bezeichnet werden. Diese sind im Unterschied zum Vorhofflimmern regelmäßig und in ihrer Form und Größe gleich. Die Flatterwellen sind in II, III, aVF, V_1 und V_2, besonders in V_1, gut zu sehen. Die Flatterfrequenz liegt zwischen 220 und 350/min.

Bei genauer Betrachtung zeigen die Flatterwellen einen steilen Anstieg und einen langsamen Abfall („Sägezahn“-Phänomen). Wichtig ist außerdem, daß zwischen den Flatterwellen gewöhnlich keine klar erkennbare isoelektrische Linie nachweisbar ist, die bei der Differentialdiagnose zur Vorhoftachykardie mit AV-Block als wichtigstes Merkmal der letzteren gilt. Trotzdem ist ein Vorhofflattern manchmal schwierig festzustellen.

Bei demselben Patienten können gelegentlich neben dem reinen Vorhofflattern Flimmer-Flatterwellen beobachtet werden, bei dem pathologisch veränderte P-Zacken eine Mischform von Flattern und Flimmern zeigen oder beide Wellenarten nebeneinander bestehen.

Der Kammerrhythmus ist meist regelmäßig, da häufig jede zweite, dritte oder vierte Vorhoferregung in die Ventrikel geleitet wird. So entsteht ein Vorhofflattern mit 2 : 1-, 3 : 1- bzw. 4 : 1-Blockierung. Die häufigste Form ist jedoch ein Vorhofflattern mit 2 : 1-AV-Block. Besteht aber eine inkonstante AV-Überleitung, wie z. B. teils 2 : 1- und teils 3 : 1- oder 4 : 1-AV-Block, dann ist der Kammerrhythmus unregelmäßig. Bei Vorhofflattern mit 1 : 1-AV-Überleitung ist die Kammerfrequenz extrem hoch, so daß bei schwer vorgeschädigtem Herzen ein Adams-Stokes-Anfall infolge Tachykardie auftreten kann.

Als Ursache des Vorhofflatterns wird ein ähnlicher Mechanismus wie beim Vorhofflimmern angenommen, nämlich eine kreisende Erregung oder das Wiedereintritts-Phänomen.

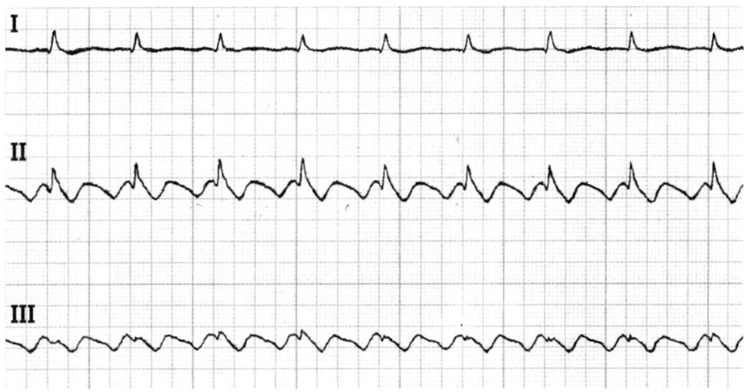

Abb. 456 Vorhofflattern mit konstanter 2 : 1-AV-Überleitung. Koronare Herzkrankheit. Typische Flatterwellen in II und III mit einer Frequenz von 300/min („Sägezahn“-Phänomen ohne klar erkennbare isoelektrische Linie), Ventrikelfrequenz 150/min.

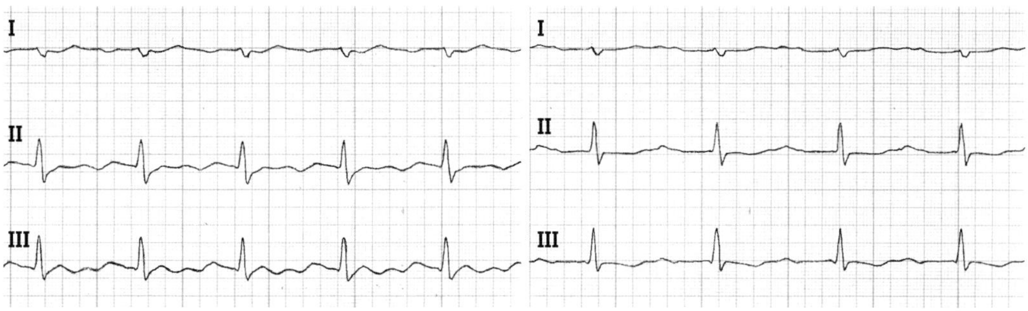

Abb. 457 links: **Vorhofflattern mit 2 : 1 AV-Überleitung.** Kammerfrequenz 103/min. Vorhofflatterfrequenz 206/min. Rechts: **Sinusrhythmus nach Elektrokonversion**. P sinistro-atriale (P I mit 0,17 sec deutlich verbreitert). PQ-Zeit auf 0,35 sec verlängert.

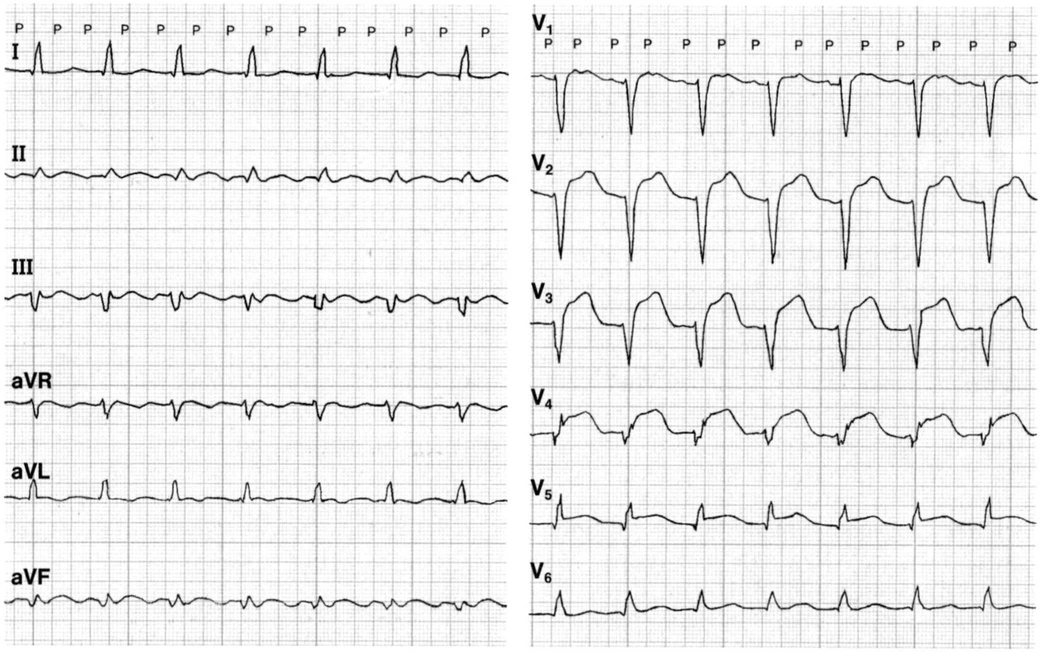

Abb. 458 Vorhofflattern mit 2 : 1-AV-Überleitung. Akuter großer Vorderwandinfarkt. Flatterwellen in II, III, aVF und V_1 deutlich sichtbar (Flatterwellen-Frequenz 325/min). Keine isoelektrische Linie. „Sägezahn"-Phänomen. Ventrikelfrequenz 160/min. ST-Hebung und positives T in V_1 bis V_6, vor allem in V_3 und V_4 (monophasische Deformierung).

Das Vorhofflattern ist im Vergleich zum Vorhofflimmern seltener, aber eine schwerere Rhythmusstörung und kommt ausschließlich bei Herzkranken vor. Patienten mit Vorhofflattern haben ein geschädigtes Vorhofmyokard, beispielsweise bei schwerem Mitralvitium, schwerer koronarer Herzkrankheit oder Herzinfarkt. Die Behandlung ist dringlich und kann oft schwierig sein.

Vorhofflattern:

- Keine normale P-Zacke, Flatterwellen aber gleichmäßig konfiguriert („Sägezahn"-Phänomen)
- Flatterfrequenz zwischen 220 und 350/min
- Vorkommen: koronare Herzkrankheit, schwere Herzvitien

	Vorhofflimmern	Vorhofflattern	Vorhoftachykardie mit AV-Block	AV-Knoten-Tachykardie
Vorhof-frequenz	Flimmerfrequenz ca. 350–600/min (sehr schnell)	Flatterfrequenz ca. 220–350/min (mittelschnell)	Frequenz ca. 150–220/min (mittelschnell)	Frequenz ca. 150–220/min (mittelschnell)
P-Welle	Atypisch („f"), Flimmerwellen unregelmäßig	Atypisch („F"), Flatterwellen gleichmäßig in II, III, aVF, V_1	Atypisch spitz-positiv	nicht immer nachweisbar
Isoelektrische Linie	Nicht sicher nachweisbar	Nicht sicher nachweisbar	Deutlich nachweisbar	Häufig nachweisbar
AV-Überleitung	Unregelmäßig	Meist regelmäßig, 2:1- oder 3:1-Block	Oft unterschiedlich, 2:1- oder 3:1-Block möglich	VA-Überleitung
Charakteristisches Bild	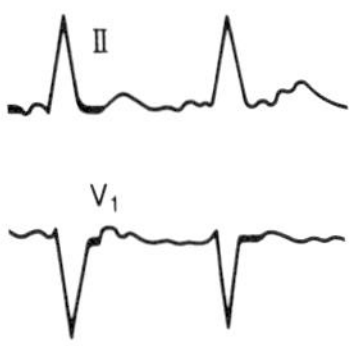	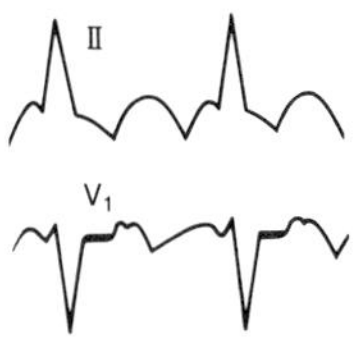	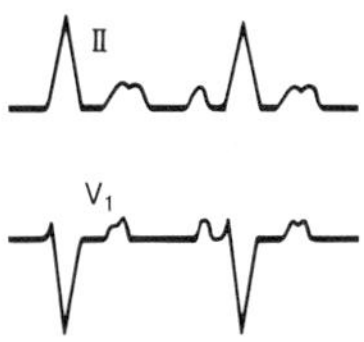	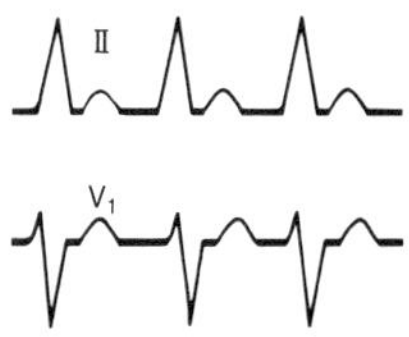
Klinische Bedeutung	Hämodynamik beeinträchtigt	Hämodynamik beeinträchtigt	Oft nach Überdigitalisierung und Kaliummangel	Hämodynamik oft nicht schwer beeinträchtigt
Vorkommen	KHK, Herzvitien, selten idiopathisch	KHK, Herzvitien	KHK, Cor pulmonale	Vegetative Dystonie, WPW-Syndrom, selten KHK
Therapie	Digitalisierung, Verapamil, Propafenon	Digitalis und Chinidin oder Verapamil, Elektrokardioversion	Bei Überdigitalisierung Digitalis und Saluretika absetzen	Vagusreizung, Verapamil

Abb. 459 Differentialdiagnose und Therapie der klinisch wichtigen supraventrikulären Arrhythmien.

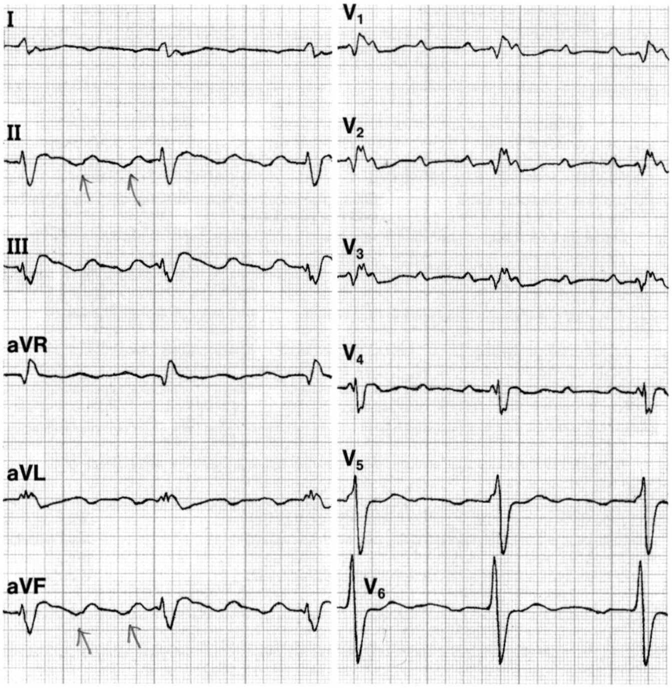

Abb. 460 Vorhofflattern mit 3 : 1-AV-Überleitung. Kompletter AV-Kanal (kompletter Endokardkissendefekt). Flatterfrequenz 234/min. Kammerfrequenz 78/min. Überdrehter Linkstyp und vollständiger Rechtsschenkelblock (bifaszikulärer Block).

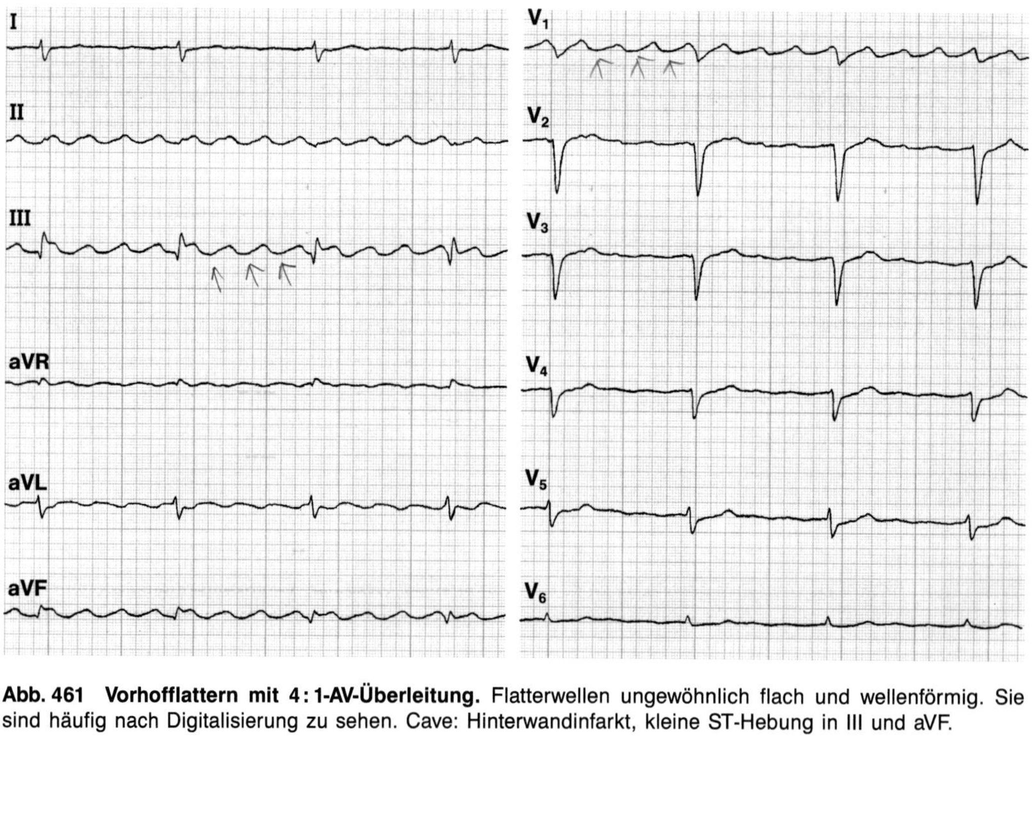

Abb. 461 Vorhofflattern mit 4 : 1-AV-Überleitung. Flatterwellen ungewöhnlich flach und wellenförmig. Sie sind häufig nach Digitalisierung zu sehen. Cave: Hinterwandinfarkt, kleine ST-Hebung in III und aVF.

7. Supraventrikuläre Tachykardie

Die supraventrikuläre Tachykardie wird von Patienten häufig als anfallsweises Herzjagen empfunden. Sie beginnt typischerweise ganz plötzlich und hört abrupt auf. Die Dauer der Tachykardie beträgt Sekunden bis Stunden. Die Frequenz schwankt meist zwischen 150 und 220/min.

Der ektopische Reiz wird im Vorhof oder im AV-Knoten-Bereich, d.h. in der AV-Region, gebildet, weshalb die Ventrikelkontraktion abhängig vom supraventrikulären Reiz ist. Klinisch wichtige Formen sind:

- Vorhoftachykardie,
- Vorhoftachykardie mit AV-Block,
- AV-Knoten- (bzw. junktionale) Tachykardie,
- bidirektionale AV-Tachykardie.

Die genaue Abgrenzung der P-Zacke ist manchmal schwierig. Daher wird oft die Bezeichnung „supraventrikuläre Tachykardie" gebraucht, ohne zwischen Vorhof- und AV-Knoten- (bzw. junktionaler) Tachykardie zu differenzieren. Auch eine Sinustachykardie kann manchmal von einer supraventrikulären Tachykardie nicht sicher unterschieden werden, wenn sie eine hohe Frequenz aufweist und die P-Zacken nicht gut abgrenzbar sind.

a) Vorhoftachykardie

Die Vorhoftachykardie ist nicht häufig. Die Frequenz beträgt gewöhnlich 150–220/min. Sie beginnt meist langsam. Das EKG-Bild ist äußerst regelmäßig. Die P-Zacken sind leicht deformiert, also abgeflacht oder spitz-positiv und meist mit den vorhergehenden T-Zacken verschmolzen, daher nicht oder nicht gut abgrenzbar. Der QRS-Komplex ist schmal.

Die PQ-Zeit ist bei Berücksichtigung der Frequenz relativ verlängert, da sich der AV-Knoten immer in einer relativen Refraktärphase befindet. Die Ursache liegt in der gesteigerten Automatie eines ektopischen Fokus im Vorhof.

Die P-Zacken können morphologisch verschiedene Variationen zeigen und multifo-

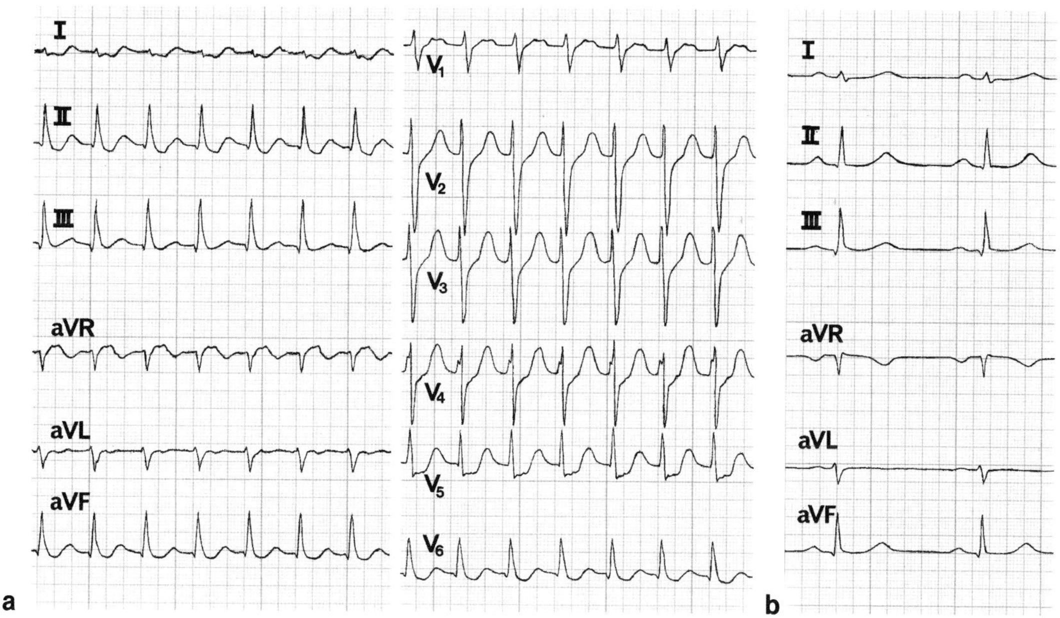

Abb. 462a Vorhoftachykardie. 21jährige Patientin mit vegetativer Dystonie. Ventrikelfrequenz 200/min. P-Zacken mit den vorhergehenden T-Zacken verschmolzen (siehe V_1, V_5). Deutliche Störung des Erregungsrückgangs.

Abb. 462b Dieselbe Patientin wie in Abb. 462a nach Gabe von 1 Ampulle (50 mg) Ajmalin. Sinusrhythmus, keine Störung des Erregungsrückgangs mehr.

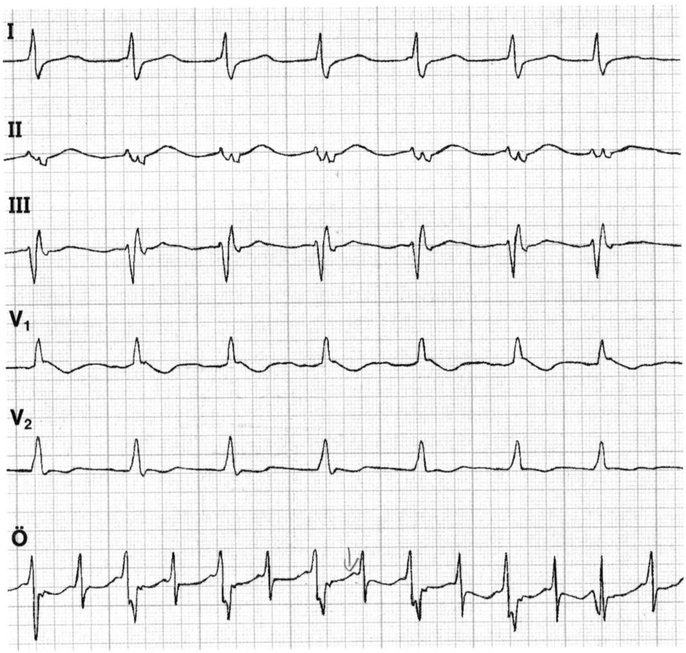

Abb. 463 Ösophagusableitung (Ö) bei Vorhoftachykardie. Bifaszikulärer Block. Überdrehter Linkstyp und unvollständiger Rechtsschenkelblock. P-Wellen in Oberflächen-EKG nicht sicher abgrenzbar, in der Ösophagusableitung deutlich sichtbar.

kale Formen haben (multifokale Vorhoftachykardie).

b) Vorhoftachykardie mit AV-Block

Die Vorhoftachykardie mit AV-Block ist eine seltene, aber klinisch sehr wichtige Sonderform. Bei Herzgesunden kommt sie nicht vor, dagegen tritt sie bei Herzpatienten (koronare Herzkrankheit, Myokarditis, dilatative Kardiomyopathie, häufig Cor pulmonale), vor allem bei Überdigitalisierung und Hypokaliämie auf.

Die Vorhoffrequenz beträgt 150–220/min (meist etwa 180/min). Die Vorhoftachykardie mit AV-Block fängt im Unterschied zur AV-Knoten-Tachykardie meist langsam an und endet auch allmählich. Ursächlich kommt eine ektopische Erregung im rechten Vorhof in Frage.

Sehr schwierig kann die Differentialdiagnose gegenüber dem Vorhofflattern sein. Typisch für die Vorhoftachykardie mit AV-Block sind die niedrigere Vorhoffrequenz gegenüber Vorhofflattern, leicht deformierte, aber gut voneinander abgrenzbare positive P-Zacken (also keine Flatterwellen) und eine einwandfreie isoelektrische Linie. Meist besteht außerdem ein 2:1-AV-Block oder eine Wenckebach-Periodik. So ist die AV-Überleitung nicht immer regelmäßig. Diese Veränderungen sind am besten in II und V_1 nachweisbar. Die Prognose ist sehr ernst; die Letalität beträgt über 35%. Therapeutisch ist ein Absetzen von Digitalis und Saluretika und eine Substitution von Kalium angezeigt.

c) AV-Knoten-(junktionale)-Tachykardie

Unter den supraventrikulären Tachykardien tritt diese Form am häufigsten und paroxysmal auf. Meist wird sie durch eine Vorhofextrasystolie ausgelöst. Die Vorhof- bzw. Kammerfrequenz beträgt 150–220/min. Der QRS-Komplex ist in der Regel schmal. Die P-Zacke verschwindet häufig im QRS-Komplex, ist daher unsichtbar (Abb. 464).

Der QRS-Komplex ist, wie bereits erwähnt, gewöhnlich nicht verbreitert, wenn kein Schenkelblock besteht. Dauert aber die Tachykardie längere Zeit an, kann der QRS-Komplex bei schwer vorgeschädigtem Herzen infolge der aberrierenden ventrikulären Leitung trotz supraventrikulären Ursprungs der Erregung verbreitert und deformiert sein.

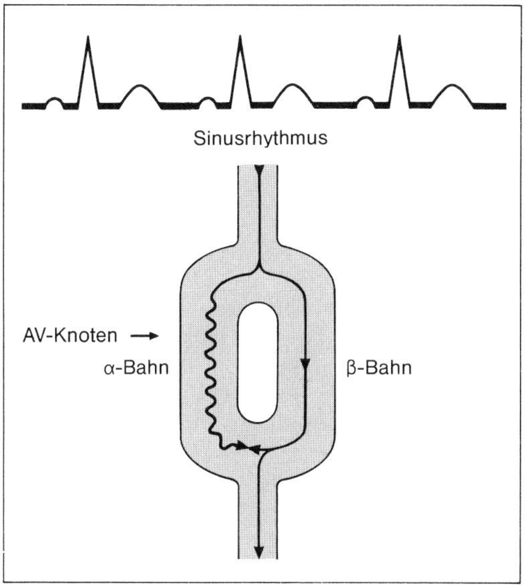

a

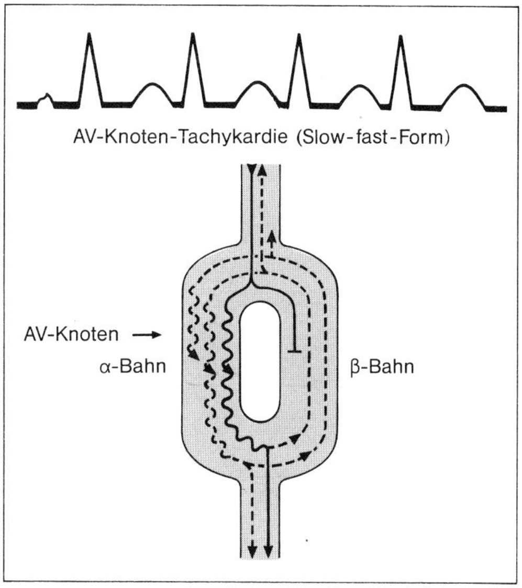

b

Abb. 464 Schematische Darstellung der AV-Knoten-Reentry-Tachykardie.
a Es wird angenommen, daß im AV-Knoten eine langsam leitende α-Bahn und eine schnell leitende β-Bahn bestehen. Normalerweise wird die Erregung über die β-Bahn schneller distal weitergeleitet. Die Erregung der β-Bahn dringt andererseits kurz in die α-Bahn ein und trifft mit der Erregung der α-Bahn zusammen, die sich gegenseitig auslöschen.
b Im Fall einer Vorhofextrasystolie (**b**) versiegt die Vorhofextrasystolie in der β-Bahn, aber löst die Erregung von der α-Bahn antegrad einen verspäteten Kammerausschlag aus. Die Erregung kann aber ferner von der α- zur β-Bahn retrograd eintreten und löst retrograd eine Vorhoferregung und antegrad einen weiteren Kammerausschlag aus (RP < PR-Phänomen). Bei Weiterbestehen dieses Reentry-Kreises entsteht eine AV-Knoten-Reentry-Tachykardie.
c Im Fall einer seltenen Vorhofextrasystolie kann sie in der α-Bahn blockiert werden. Die Erregung läuft über die β-Bahn zur Kammer und löst einen Kammerausschlag aus. Die Erregung kann aber retrograd in die verlangsamt laufende α-Bahn eintreten und löst eine verspätete Vorhoferregung aus, wodurch ein RP > PR-Phänomen entsteht.

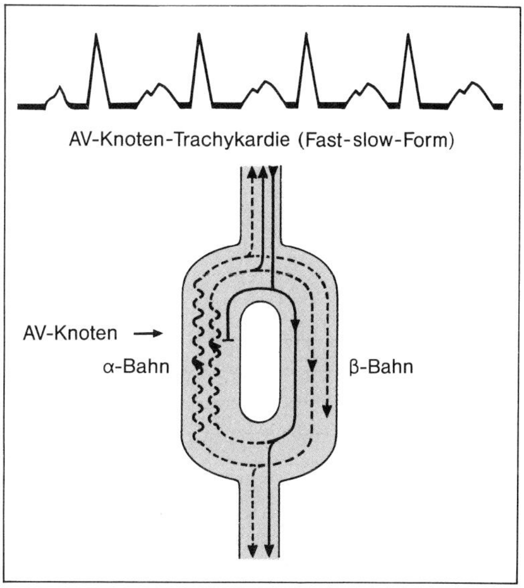

c

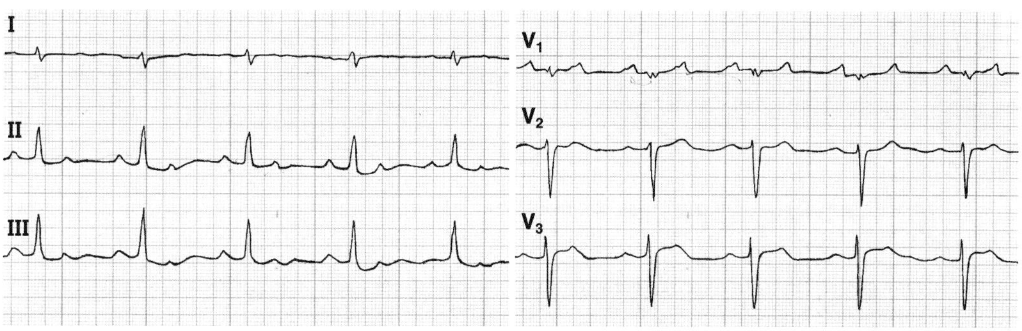

Abb. 465 Vorhoftachykardie mit AV-Block (2 : 1-AV-Überleitung). Dekompensiertes chronisches Cor pulmonale. Vorhoffrequenz 190/min, Kammerfrequenz 95/min.

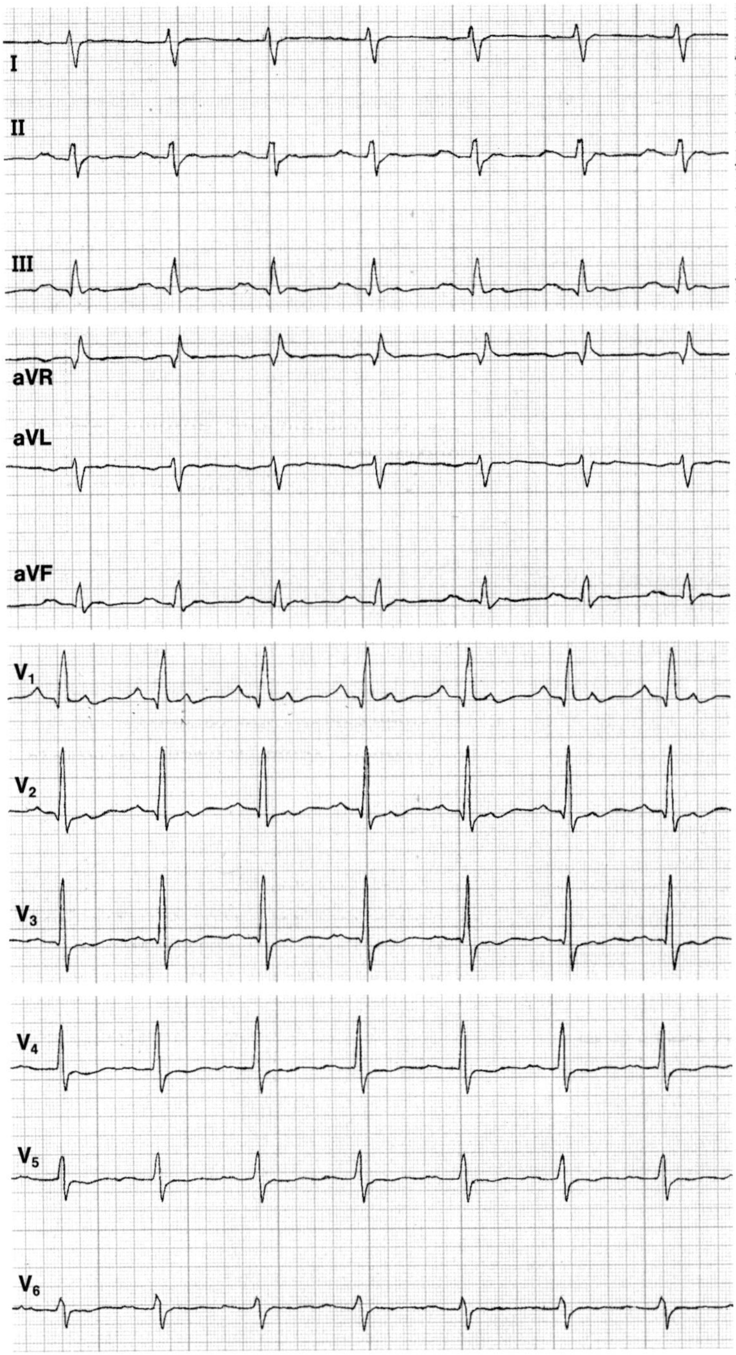

Abb. 466

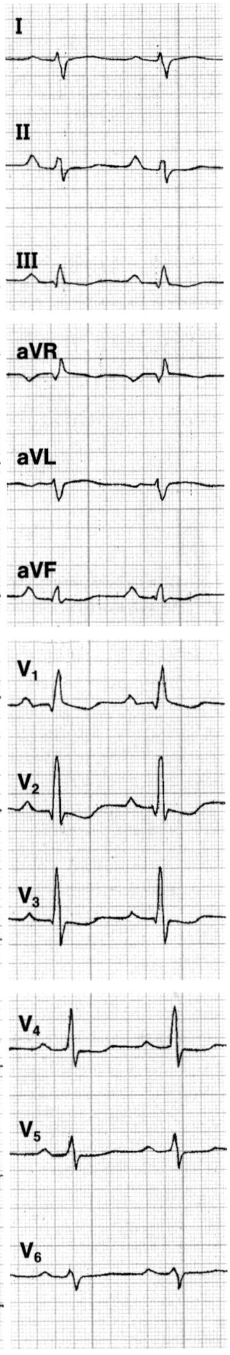

Abb. 467

Abb. 466 Vorhoftachykardie mit AV-Block (2 : 1)-AV-Überleitung). Schweres chronisches Cor pulmonale. Pathologische Vorhofwellen, Vorhoffrequenz 214/min, Kammerfrequenz 107/min. Rechtshypertrophiezeichen.

Abb. 467 Nach Behandlung der Vorhoftachykardie. Dieselbe Patientin wie in Abb. 466. Sinusrhythmus ohne Vorhoftachykardie, jedoch Rechtshypertrophiezeichen unverändert nachweisbar.

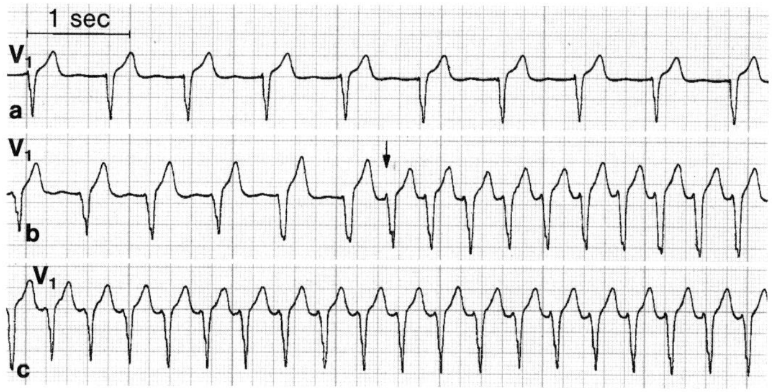

Abb. 468 Paroxysmale AV-Knoten-Tachykardie.
a Sinusrhythmus. Kammerfrequenz 82/min.
b Übergang von Sinusrhythmus zur AV-Knoten-Tachykardie (↓).
c AV-Knoten-Tachykardie. Kammerfrequenz 182/min. P-Zacke in QRS-Komplexen verborgen und nicht sichtbar.

Das ist ein frequenzabhängiger Schenkelblock. Meist sehen wir einen vollständigen Rechtsschenkelblock.

Die ST-Strecke und T-Zacke können ebenfalls sekundär verändert sein. Dann ist die Differentialdiagnose gegenüber der ventrikulären Tachykardie schwierig. Für eine supraventrikuläre Tachykardie spricht, daß

- der QRS-Komplex in einem festen zeitlichen Bezug zur P-Zacke steht, also keine AV-Dissoziation besteht,
- die Tachykardie eine absolute Regelmäßigkeit zeigt,
- der QRS-Komplex nicht erheblich verbreitert ist und meist (70%) kürzer als 0,14 sec dauert sowie
- sehr selten einen Hemiblock, also einen überdrehten Rechts- oder Linkstyp zeigt,
- häufig eine Harnflut nach der Tachykardie besteht,
- der Allgemeinzustand trotz der hohen Frequenz relativ gut ist und
- schließlich keine schwere Herzerkrankung, wie z.B. Herzinfarkt, vorliegt (s. Tab. 18).

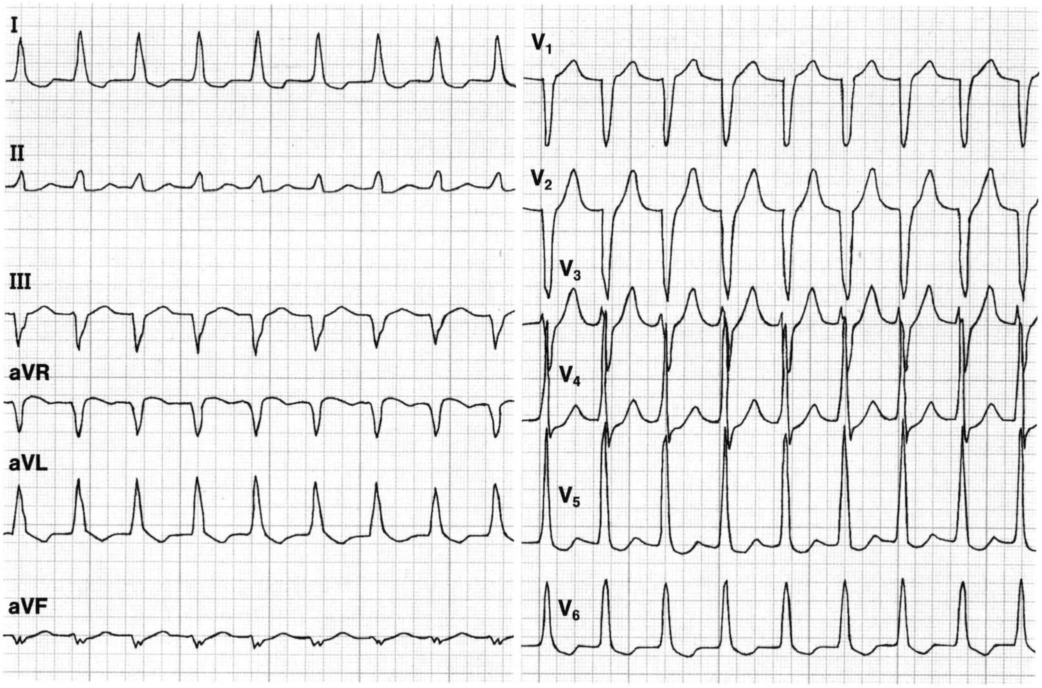

Abb. 469 AV-Knoten-Tachykardie. Aortenvitium. Kammerfrequenz 185/min. P-Zacken in QRS-Komplexen verborgen und nicht sichtbar. Linkshypertrophiezeichen (hohes R in V_5, tiefes S in V_1 und V_2).

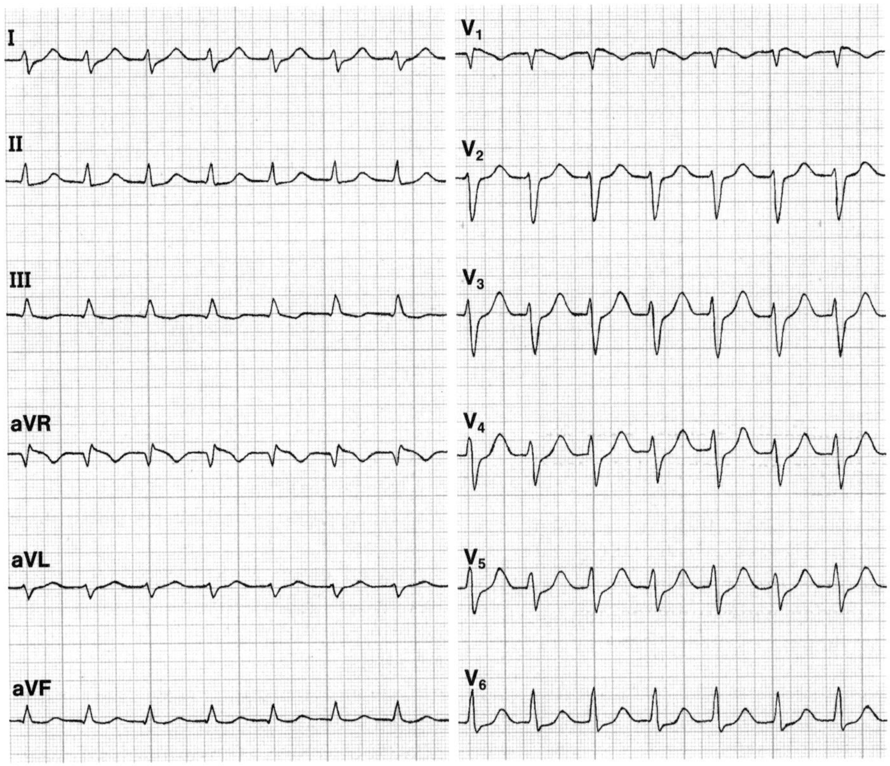

Abb. 470 AV-Knoten-Tachykardie. Vegetative Dystonie. P-Zacken in V_1 gleich nach den QRS-Komplexen sichtbar (Slow-fast-Form, RP < PR).

Es ist bekannt, daß während oder nach einer supraventrikulären Tachykardie auch mit schmalen, nicht verbreiterten QRS-Komplexen eine Erregungsrückbildungsstörung in Form einer ST-Senkung und einer negativen T-Zacke auftreten kann. Sollte sie auch nach dem Anfall bestehen, wird dies als „Posttachykardie-Syndrom" bezeichnet. Sie weist auf eine evtl. durch die Tachykardie induzierte Myokardischämie hin; sie kann jedoch auch bei Herzgesunden vorkommen.

Die AV-Knoten-Tachykardie kommt wie die Vorhoftachykardie häufig bei herzgesunden Jugendlichen mit vegetativer Dystonie, besonders bei Frauen, vor. Oft tritt sie nach körperlicher Belastung, Aufregung, Nikotin- oder Kaffee-Abusus und bei LGL-Syndrom auf. Außerdem finden sie sich bei Patienten mit koronarer Herzkrankheit und Herzvitien. Die AV-Knoten- bzw. -junktionale Reentry-Tachykardie bei WPW-Syndrom wurde in Kapitel „WPW-Syndrom" ausführlich besprochen.

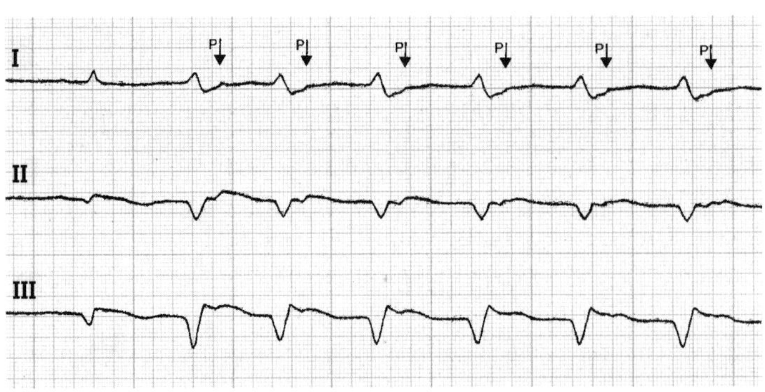

Abb. 471 Paroxysmale AV-Tachykardie. Inferiorer Infarkt. Nach dem ersten Ausschlag untere AV-Tachykardie mit einer Ventrikelfrequenz von 120/min. P deutlich nach jedem QRS-Komplex zu sehen.

Als Entstehungsmechanismus für die AV-Knoten-Tachykardie wird ein Wiedereintrittsmechanismus angenommen. Sie kann nach neuen Erkenntnissen folgendermaßen erklärt werden:

Im AV-Knoten-Bereich bzw. in der AV-Region wird eine Längsdissoziation angenommen, wobei zwei Leitungsbahnen mit unterschiedlicher Leitungsgeschwindigkeit und Refraktärzeit bestehen. Normalerweise wird die vom Vorhof kommende Erregung über die schnelle Leitungsbahn kaudal in die Kammer weitergeleitet. Man stellt sich vor, daß die schnelle Leitungsbahn (β-Bahn) eine schnelle Leitungsgeschwindigkeit, aber eine längere Refraktärzeit hat, während die langsame Leitungsbahn (α-Bahn) eine langsame Leitungsgeschwindigkeit mit einer kurzen Refraktärzeit aufweist. Die Erregung kann zwar von der β-Bahn retrograd in die α-Bahn eindringen, sie ist jedoch bedeutungslos, da die 2 Erregungen sich neutralisieren (Abb. 464).

Im Falle einer Vorhofextrasystole kann die Erregung in der β-Bahn blockiert werden: Sie kann aber die langsamleitende α-Bahn antegrad durchlaufen und retrograd in die schnelle β-Bahn eindringen, wenn diese nicht mehr refraktär ist. So entstehen hier eine langsame AV-(atrioventrikuläre)Leitung und eine schnelle VA-(ventrikulo-atriale)Leitung. Zunächst kommt also ein Kammerausschlag mit verlängerter PQ-Zeit zustande. Die Erregungswelle läuft weiter in Kreisform und löst einerseits retrograd eine Vorhoferregung aus, andererseits läuft sie zur α-Bahn antegrad, so daß ein erneuter Kammerausschlag zustande kommt, wobei diese Erregungswelle in eine Kreisbewegung gerät. Die Dauer dieser Kreisbewegung hängt von der Leitungsgeschwindigkeit und Refraktärzeit der beteiligten Leitungsbahnen ab. In dieser Art und Weise beginnt die Tachykardie, nämlich die sog. langsam-schnelle (slow-fast) Form der AV-Knoten-Wiedereintritts-Tachykardie.

Elektrokardiographisch typisch ist dabei, daß schmale QRS-Komplexe in schneller Folge mit regelmäßigen Abständen hintereinander laufen. Die P-Zacken sind nicht sichtbar, weil die Vorhöfe retrograd und die Kammer antegrad simultan erregt werden und die P-Zacken daher in den QRS-Komplexen verborgen sind. Nur bei einer sehr langen Überleitungszeit in der retrograden Leitungsbahn ist die negative P-Zacke in II, III und aVF, aVR und V_1 gleich nach dem QRS-Komplex sichtbar (in ca. $\frac{1}{3}$ der Fälle). Das ist das sog. RP < PR-Phänomen.

In seltenen Fällen kann die Erregungswelle bei der AV-Knoten-Tachykardie im Unterschied zur langsam-schnellen Wiedereintritts-Tachykardie in die umgekehrte Richtung laufen, nämlich zuerst antegrad in die schnelle β-Bahn mit längerer Refraktärzeit und danach retrograd in die langsame α-Bahn mit kurzer Refraktärzeit. In diesem Fall spricht man von einer schnell-langsamen (fast-slow) Form der AV-Knoten-Wiedereintritts-Tachykardie.

Elektrokardiographisch sind bei dieser Form der AV-Knoten-Tachykardie die negativen P-Zacken in II, III und aVF, aVR und V_1 deutlich hinter den QRS-Komplexen sichtbar und zeigen das sog. RP > PR-Phänomen. Hier ist dann die Differentialdiagnose zur Vorhoftachykardie (bei gesteigerter Automatik) schwierig. Jedoch kommt die schnell-langsame Form der AV-Knoten-Tachykardie selten und meist bei Kindern vor.

Zur Terminierung der AV-Knoten-Tachykardie versucht man die Vagotonie zu verstärken. Damit kommt eine Blockierung der antegraden Leitung in der α-Bahn zustande. Dadurch soll der Reentry-Kreis unterbrochen werden. Für die Behandlung kommen also Karotissinus-Druck, Valsalva-Versuch, Trinken von kaltem Wasser und Digitalis intravenös in Frage, außerdem beim Versagen dieser Versuche Verapamil oder Ajmalin intravenös.

Aus der klinischen Erfahrung ist bekannt, daß nach einer supraventrikulären Tachykardie eine Harnflut einsetzt. Diese kommt durch eine verstärkte Ausschüttung des atrialen natriuretischen Peptids zustande.

Sollte eine konservative Behandlung erfolglos bleiben, kann eine elektrische Therapie angewandt werden. Man gibt dabei z. B. zwei elektrische Stimulie im rechten Vorhof oder rechten Ventrikel ab. Ferner kommt auch in seltenen Fällen die sog. antitachykarde Herzschrittmacher-Implantation in Frage. In therapieresistenten seltenen Fällen steht die His-Bündel-Ablation zur Verfügung. Hierbei wird ein Elektroschock von 200 Wsec durch den Elektrodenkatheter, der am His-Bündel appliziert ist, abgegeben. Damit ist zwar die AV-Knoten-Tachykardie terminiert, jedoch ist das His-Bündel nicht mehr funktionsfähig, und ein totaler AV-Block tritt auf. Dann ist eine permanente Herzschrittmacher-Implantation (DDD) erforderlich.

Bei WPW-Syndrom besteht ein größerer Reentry-Kreis als bei den Fällen mit einer AV-Knoten-Tachykardie. Dabei umfaßt der Reentry-Kreis nicht nur den AV-Knoten, sondern auch dessen Verbindungszone. Daher spricht man in diesem Fall besser von einer AV-junktionalen Tachykardie (s. Kapitel „WPW-Syndrom").

d) Bidirektionale AV-Tachykardie

Unter der bidirektionalen AV-Tachykardie versteht man eine extrem seltene Form der Tachykardie. Sie kommt bei alternierender Erregungsleitungsstörung in einem Tawara-Schenkel vor. Häufig findet sich dabei ein Rechtsschenkelblock mit alternierender Leitungshemmung im linken Tawara-Schenkel. Einige Autoren vermuten als Genese der bidirektionalen Tachykardie einen ektopischen ventrikulären Ursprung.

Elektrokardiographisch sehen wir eine Tachykardie mit einer Kammerfrequenz von 120–240/min, außerdem alternierend einen überdrehten Linkstyp (linksanterioren Hemiblock) und einen Rechtstyp (linksposterioren Hemiblock) beim Bild des vollständigen Rechtsschenkelblocks, also einen bifaszikulären Block (Abb. 472). Obwohl das Schrittmacherzentrum in der AV-Region liegt, ist der QRS-Komplex verbreitert, da eine aberrierende ventrikuläre Leitung vorliegt.

Zugrunde liegt meist eine Überdigitalisierung oder eine Myokarditis. Die Prognose ist sehr ernst.

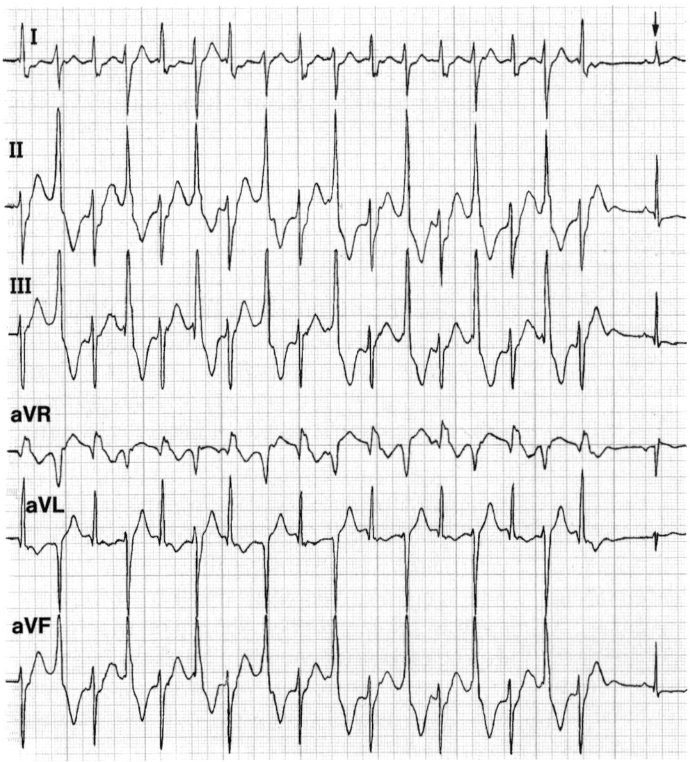

Abb. 472 Bidirektionale Tachykardie. Alternierend überdrehter Linkstyp und Rechtstyp bei Rechtsschenkelblock. Ventrikelfrequenz 140/min. Spontanes Verschwinden der bidirektionalen Tachykardie mit Auftreten des Sinusrhythmus (Pfeil). Papiergeschwindigkeit 25 mm/sec. 17jähriges Mädchen mit Myokarditis.

1. Vorhoftachykardie

- P deformiert
- QRS-Komplex schmal
- Frequenz 150–220/min
- Vorkommen: vegetative Dystonie, koronare Herzkrankheit

2. Vorhoftachykardie mit AV-Block

- P positiv und gut voneinander abgrenzbar
- QRS-Komplex schmal
- einwandfreie isoelektrische Linie
- Frequenz 150–220/min (meist ca. 180)
- 2:1-AV-Block häufig
- Vorkommen: Digitalis-Überdosierung, Cor pulmonale

3. AV-Knoten-Tachykardie

- P nicht immer abgrenzbar (im QRS oder gleich danach)
- QRS-Komplex schmal
- Frequenz 150–220/min
- Vorkommen: Herzgesunde, vegetative Dystonie, koronare Herzkrankheit

4. Bidirektionale AV-Tachykardie

- seltene Rhythmusstörung
- häufige Form: Rechtsschenkelblock, alternierend mit LAH und LPH
- Frequenz 120–240/min
- Vorkommen: Myokarditis, Überdigitalisierung

8. Ventrikuläre Tachykardie

Die ventrikuläre Tachykardie ist selten und stellt eine ernste kardiale Situation dar. Ohne rasche gezielte Therapie können dadurch lebensbedrohliche Rhythmusstörungen, wie z. B. Kammerflattern und Kammerflimmern, entstehen.

Das EKG zeigt eine rasche Folge von ventrikulären Extrasystolen (mindestens 3 oder mehr) mit deutlicher Verbreiterung und Deformierung des QRS-Komplexes. Besteht eine rechtsventrikuläre Tachykardie, zeigt das EKG ein linksschenkelblockähnliches Bild; bei linksventrikulärer Tachykardie findet sich umgekehrt ein rechtsschenkelblockartiges Bild.

Die Frequenz liegt zwischen 100 und ca. 200/min. Bei der Kammertachykardie wird weiterhin eine nicht anhaltende Kammertachykardie („nonsustained"), die nicht länger als 30 sec dauert, und eine anhaltende Kammertachykardie („sustained"), die länger als 30 sec anhält, unterschieden.

Diagnostisch wichtig ist das Verhalten der P-Zacken. Sie zeigen keine feste Beziehung zum QRS-Komplex. Da bei der ventrikulären Tachykardie gewöhnlich ein Sinusrhythmus besteht, erscheinen die P-Zacken in langsamerer Frequenz als die Kammerkomplexe. Dadurch kann die ventrikuläre Tachykardie mit Verbreiterung des QRS-Komplexes von der supraventrikulären Tachykardie abgegrenzt werden. Daher kommen gelegentlich Fusionskomplexe vor, die durch die Fusion der Vorhofwellen mit den Kammererregungen entstanden sind. Ganz selten kann auch ein „ventricular capture" (übergeleiteter QRS-Komplex mit PQ-Intervalle auftreten (s. S. 447). Gewöhnlich besteht eine schwere Erregungsrückbildungsstörung in Form einer deutlichen ST-Senkung und negativen T-Zacke.

Die Differentialdiagnose der ventrikulären Tachykardie von der supraventrikulären Tachykardie mit breitem QRS-Komplex bei aberrierender Leitung ist manchmal schwierig. Die Tabelle 18 kann bei der Differentialdiagnose nützlich sein. Zu erwähnen ist jedoch, daß bei Tachykardien mit breiten QRS-Komplexen in ca. 80% der Fälle eine Kammertachykardie vorliegt. In den restlichen 20% der Fälle können die in der Tabelle 18 genannten Kriterien zur weiteren Diagnostik angewendet werden. Es bestehen jedoch keine absolut zuverlässigen Kriterien.

Die ventrikuläre Tachykardie kommt praktisch nur bei Patienten mit schwer vorgeschädigtem Herzen, wie z. B. bei frischem Herzinfarkt, bei schwerer Koronarinsuffizienz, Herzinsuffizienz, dilatativer Kardiomyopathie oder dekompensierter Hypertonie

	Kammerfrequenz	QRS-Komplex	ST-T-Abschnitt	Schematisches Bild
Kammertachykardie	ca. 100 ~ 200/min	breit u. abgrenzbar	nachweisbar	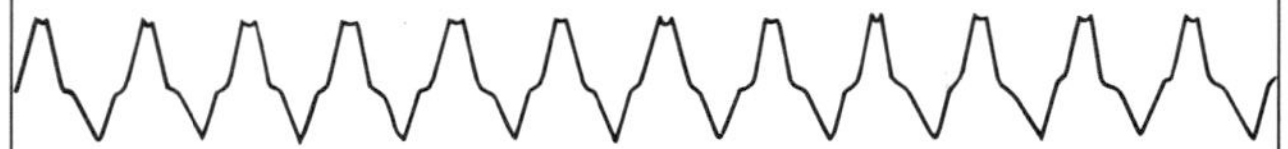
Kammerflattern	ca. 200 ~ 300/min	breit u. nicht abgrenzbar	nicht sicher nachweisbar	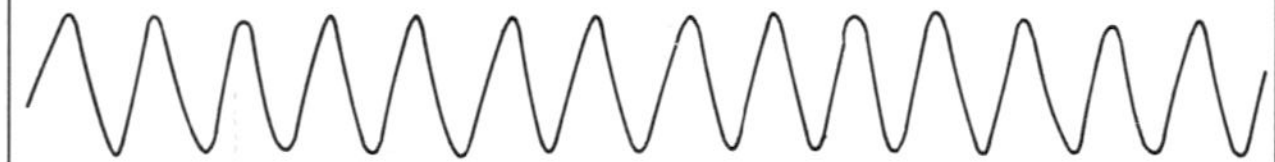
Torsades de pointes	ca. > 200/min	unterschiedlich, nicht abgrenzbar	nicht nachweisbar	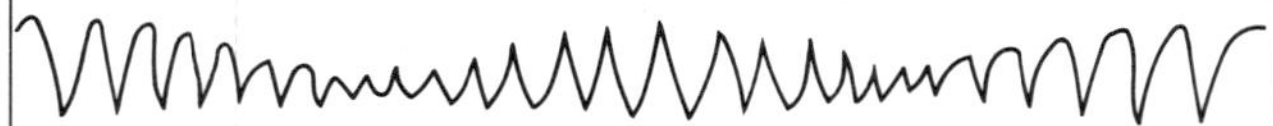
Kammerflimmern	ca. > 200/min	schmal u. nicht abgrenzbar	nicht nachweisbar	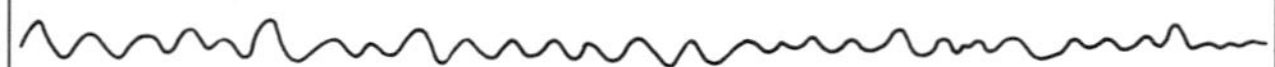

Abb. 473 Differentialdiagnose der klinisch wichtigen tachykarden ventrikulären Arrhythmien

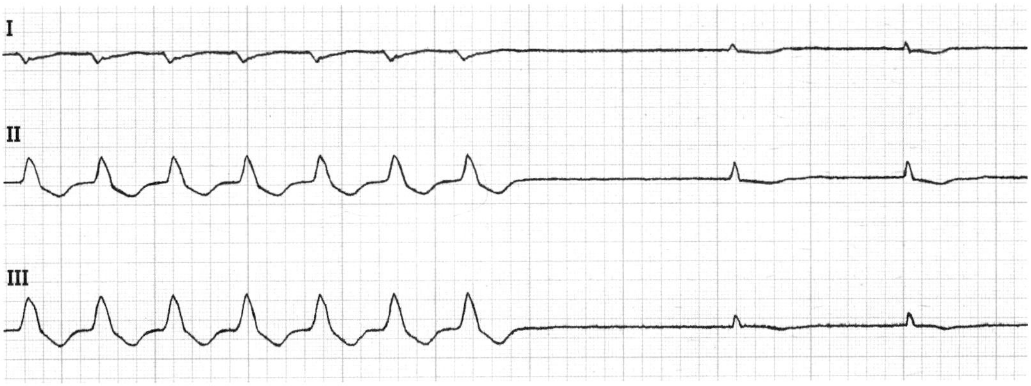

Abb. 474 Ventrikuläre Tachykardie. Kombiniertes Mitral- und Trikuspidalvitium. Schnelle Folge der rechtsschenkelblockartig konfigurierten QRS-Komplexe. Dann plötzliches spontanes Sistieren der Kammertachykardie. Vorhofflimmern.

vor. Eine idiopathische Form ist bei herzgesunden Jugendlichen bekannt; sie ist jedoch extrem selten.

Als Ursache der ventrikulären Tachykardie nimmt man die ektopische Reizbildung oder den Wiedereintritts-Mechanismus („macro-reentry“ oder „micro-reentry“) an.

Die ventrikuläre Tachykardie muß sofort behandelt werden. Bei relativ gutem Allgemeinzustand können zuerst Lidocain, Propafenon und Ajmalin intravenös angewendet werden. Bei Versagen dieser medikamentösen Therapie oder bei schlechtem Kreislaufzustand ist die Elektrokonversion die Therapie der Wahl.

Ventrikuläre Tachykardie

- QRS-Komplex verbreitert und deformiert
- Keine feste Beziehung von P zum QRS-Komplex
- Deutliche ST-Senkung und negatives T
- Frequenz zwischen 100 und ca. 200/min
- Vorkommen: bei vorgeschädigten Herzen

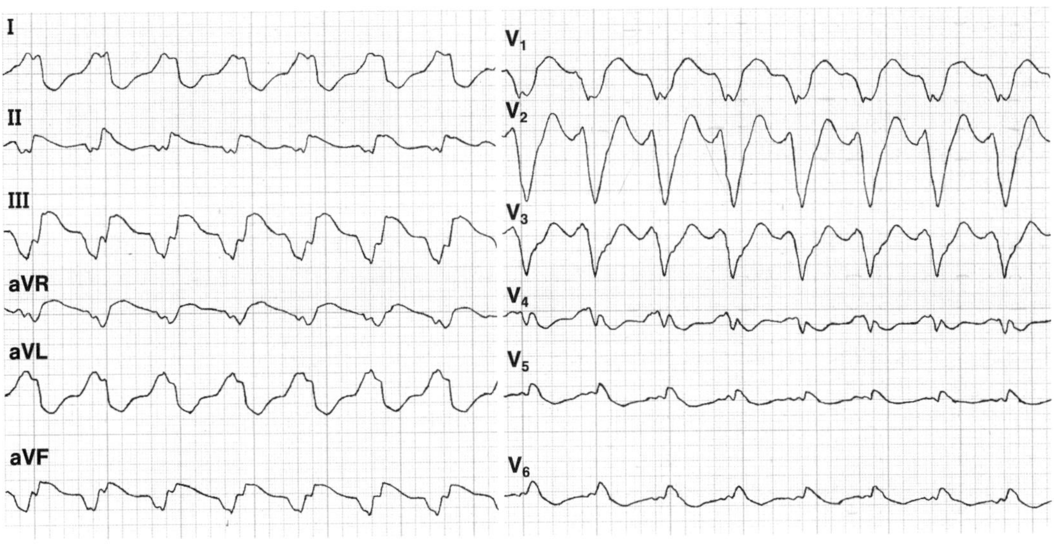

Abb. 475 und 476 Ventrikuläre Tachykardie. Vor sechs Jahren inferiorer Infarkt. Ventrikelfrequenz von 130/min. QRS-Komplex linksschenkelblockähnlich verbreitert und deformiert. Trotzdem weisen die großen Q-Zacken in II, III und aVF auf alten Hinterwandinfarkt (inferioren Infarkt) hin. Deutliche Störung des Erregungsrückganges.

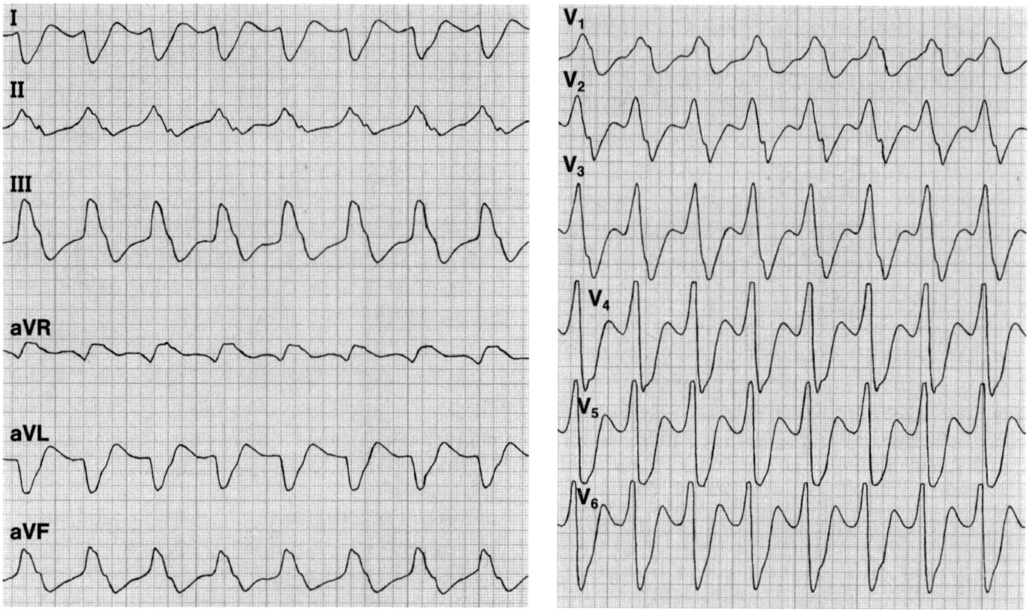

Abb. 477 und 478 Ventrikuläre Tachykardie. Ventrikelfrequenz 130/min. QRS-Komplex rechtsschenkelblockähnlich verbreitert und deformiert. Deutliche Erregungsrückbildungsstörung.

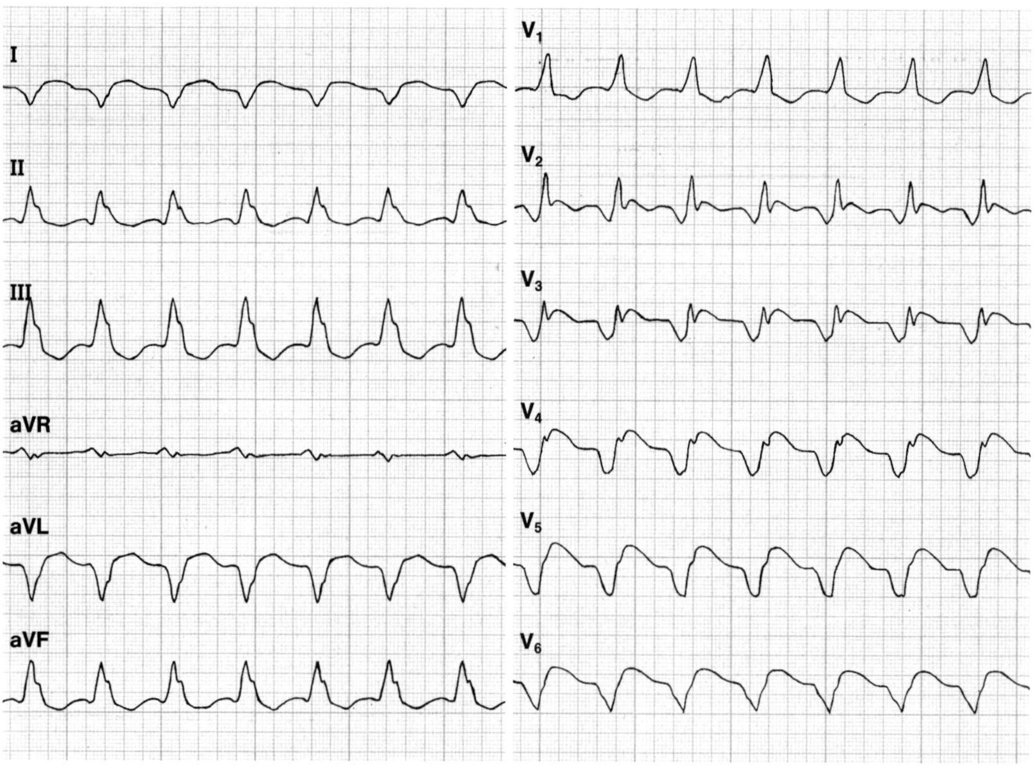

Abb. 479 und 480 Ventrikuläre Tachykardie. Ventrikelfrequenz 160/min. Rechtsschenkelblockähnlich konfigurierter QRS-Komplex. Vorderwandinfarkt (sehr breite und tiefe Q-Zacke in V_2 bis V_6). Deutliche Erregungsrückbildungsstörung.

Tabelle 18 Differentialdiagnose der Kammertachykardie und supraventrikulären Tachykardien mit breitem QRS-Komplex

		Kammertachykardie	Supraventrikuläre Tachykardie mit breitem QRS
EKG-BEFUND	QRS-Breite	> 0,14 sec	< 0,14 sec
	QRS-Achse	> −30 Grad	< −30 Grad
	Fusionsschläge	+	∅
	„Ventricular capture"	+	∅
	AV-Dissoziation	+	∅
	Kammerfrequenz	ca. 100 ~ 200/min	ca. 150 ~ 220/min
	R in V_1 bei RSB	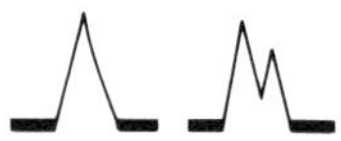 hohes breites R	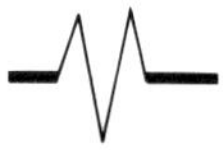 R-Aufsplitterung R/S ≈ 1
	V_6 bei RSB	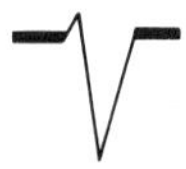 R/S < 1	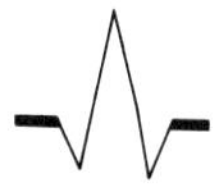 R/S > 1
	V_1/V_2 bei LSB	S mit Knotung QS > 70 msec	S ohne Knotung QS < 70 msec
KLINISCH	Alter	alt	jung
	Primär	schwer herzkrank	nicht schwer herzkrank
	Kreislaufzustand	schlecht	nicht so schlecht
	Harnflut	∅	+

RSB: Rechtsschenkelblock
LSB: Linksschenkelblock

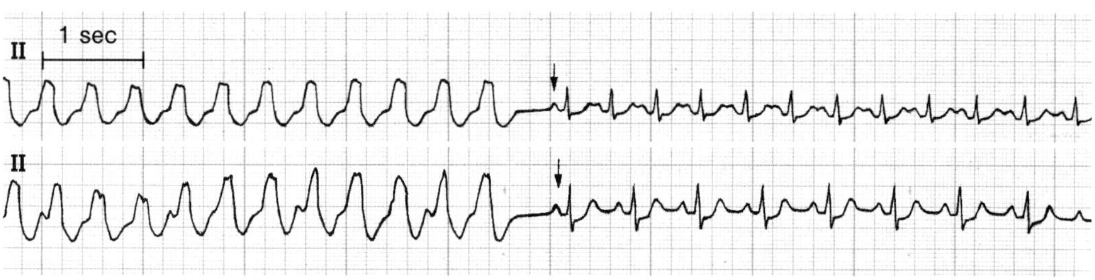

Abb. 481 und 482 Ventrikuläre Tachykardie nach Vorderwandinfarkt. Zunächst ventrikuläre Tachykardie mit einer Ventrikelfrequenz von 140/min. Jeweils nach i.v. Gabe von Ajmalin (i.v.). Plötzlicher Umschlag (↓) auf Sinusrhythmus. Unteres Bild. 2., 5., 8. und 11. Aufschlag Fusionsschlag.

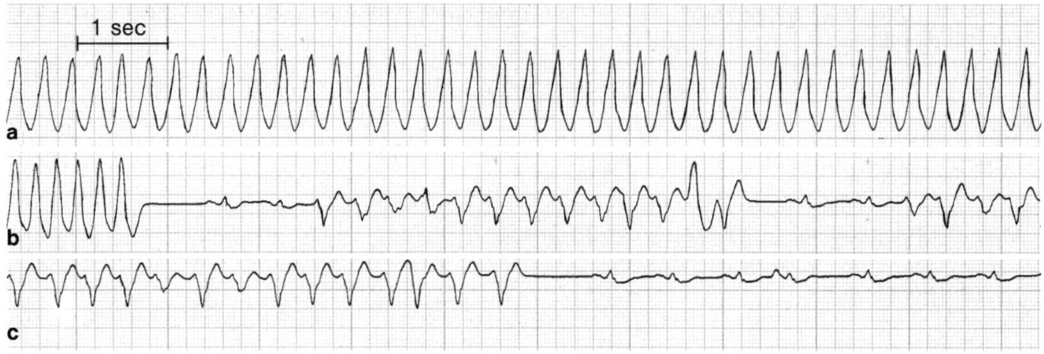

Abb. 483 a Kammerflattern. Kammerfrequenz 230/min. QRS-Komplexe verbreitert und deformiert.
b Elektroschock. Zunächst noch Kammerflattern, dann zwei Sinusschläge, danach Kammertachykardie.
c Kammertachykardie. Später konstant Sinusrhythmus.

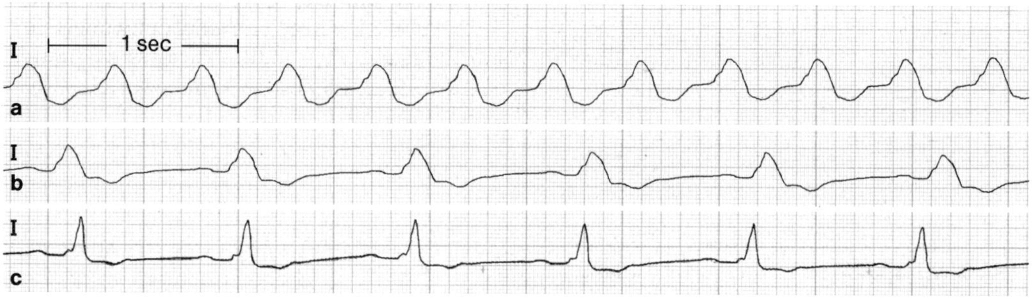

Abb. 484 Ventrikuläre Tachykardie. a Linksschenkelblockbild. Ventrikelfrequenz von 135/min. **b** Nach i. v. Gabe von Lidocain Umschlag auf Sinusrhythmus. QRS-Breite 0,12 sec, jedoch noch vollständiges Linksschenkelblockbild.. **c** Jetzt unvollständiger Linkschenkelblock.

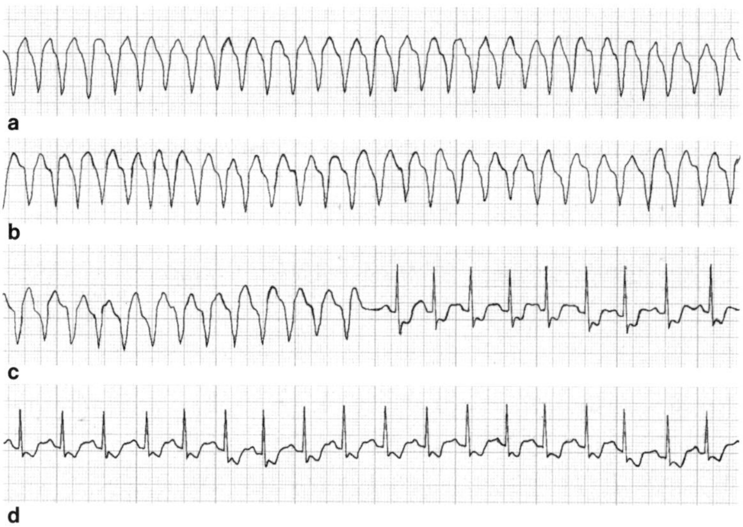

Abb. 485 Kammertachykardie bei koronarer Herzkrankheit. a und b Konstante Kammertachykardie mit einer Kammerfrequenz von 190/min. **c** Nach i. v. Gabe von Propafenon (Rytmonorm) (50 mg) plötzliches Auftreten eines Sinusrhythmus, jedoch dabei deutliche deszendierende ST-Senkung. **d** Konstant Sinusthythmus Papiergeschwindigkeit 25 mm/sec.

9. Torsades de pointes (Spitzenumkehr-Tachykardie)

Es handelt sich hier um eine Sonderform der polymorphen ventrikulären Tachykardie am Übergang zum Kammerflattern. Die Frequenz beträgt dabei meist über 200/min.

Charakteristisch ist der schnelle Kammerrhythmus, der einen periodischen Wechsel zwischen großen breiten und kleinen schmalen Kammerkomplexen zeigt, wobei zum einen ein linksschenkelblock-ähnliches Bild und zum anderen ein rechtsschenkelblock-ähnliches Bild auftritt. So ähnelt das EKG einem Wechsel zwischen Kammerflattern und Kammertachykardie.

Man findet häufig etwa 20–30 an- und abschwellende schnelle Kammeraktionen, die durch ein R-auf-T-Phänomen ausgelöst werden können. Die sogenannte Chinidin-Synkope ist wahrscheinlich durch diese „Torsades de pointes" verursacht. Man vermutet, daß die „Torsades de pointes" möglicherweise auf einer Interferenz zweier räumlich getrennter Ektopiezentren beruht, wobei das eine im linken und das andere im rechten Ventrikel liegt. Als Ursache wird ein Reentry-Mechanismus angenommen.

10. Idioventrikuläre Tachykardie

Bei der seltenen idioventrikulären Tachykardie ähnelt das EKG-Bild dem der ventrikulären Tachykardie. Da die Ventrikelfrequenz aber zwischen ca. 60 und 130/min liegt, gehört sie nicht der gewöhnlichen Kammertachykardie an. Der QRS-Komplex ist schenkelblockartig verbreitert und deformiert. Eine Erregungsrückbildungsstörung ist immer nachweisbar. Es besteht keine parasystolische

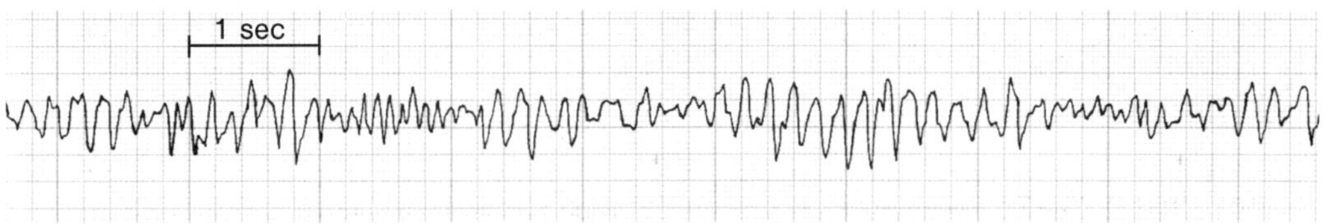

Abb. 486 Torsades de pointes. Teils Kammertachykardie bzw. Kammerflattern und teils kammerflimmernähnliche deformierte QRS-Anschläge im Sinne der „Torsades de pointes".

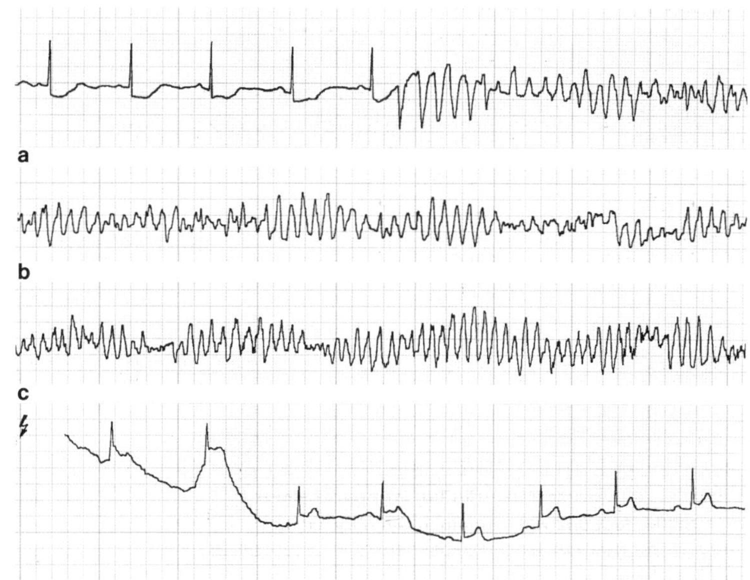

Abb. 487 Torsades de pointes. 56jährige Frau. Aufnahme auf Intensivstation wegen Verdacht auf Herzinfarkt. **a** bis **c** Zeichen der schweren Myokardischämie, danach teils Kammertachykardie, teils kammerflatternähnliche QRS-Konfiguration. **d** Nach Elektroschock mit 400 Wsec Sinusrhythmus. ST-Hebung. Papiergeschwindigkeit 25 mm/sec.

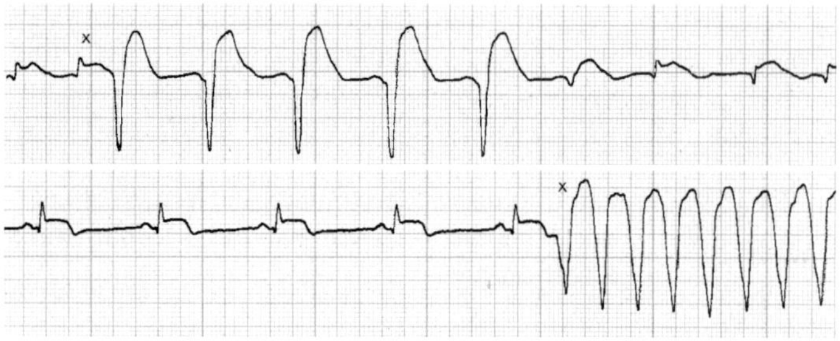

Abb. 488 Idioventrikulärer Rhythmus. Oben: R-auf-T-Phänomen (x). Danach idioventrikulärer Rhythmus. **Unten:** Frühzeitig einfallende ventrikuläre Extrasystole (x) löst Kammertachykardie aus. Papiergeschwindigkeit 25 mm/sec.

Schutzblockierung. So kann der Sinusrhythmus in Erscheinung treten und die idioventrikuläre Tachykardie plötzlich unterbrechen. Oft kommt eine AV-Dissoziation vor.

Diese Rhythmusstörung wird immer wieder bei frischem Herzinfarkt auf der Intensivstation unter Monitor zufällig und vorübergehend beobachtet. Im allgemeinen wird die idioventrikuläre Tachykardie als benigne angesehen.

11. Kammerflattern und -flimmern

Das Kammerflattern ist gekennzeichnet durch eine regelmäßige Folge von verbreiterten und deformierten großen QRS-Komplexen ohne sicher abgrenzbare QRS- und T-Abschnitte; so ist keine elektrische Diastole nachweisbar. Die Frequenz beträgt 200–300/min. Eine schwere Erregungsrückbildungstörung ist obligatorisch nachweisbar. Das Kammerflattern führt ohne sofortige erfolgreiche Therapie immer zum Kammerflimmern.

Bei Kammerflimmern finden sich im EKG nur völlig deformierte Ausschläge in unregelmäßiger Folge mit kleiner, stark wechselnder Amplitude.

Kammerflattern und Kammerflimmern sind als präterminale Zustände zu betrachten. Sie treten ausschließlich bei schwer vorgeschädigten Herzen auf. Da bei diesen Patienten einerseits das Schlagvolumen extrem eingeschränkt ist und andererseits oft zusätzlich eine schwere Zerebralsklerose besteht, ist ein Adams-Stokes-Anfall keine Seltenheit. Ein sofortiger Reanimationsversuch mit elektrischer Defibrillation ist die einzige therapeutische Möglichkeit. Eine Digitalisbehandlung ist streng kontraindiziert, da sie bei schwerstgeschädigten Herzen sogar solche Tachykardiezustände erzeugen kann.

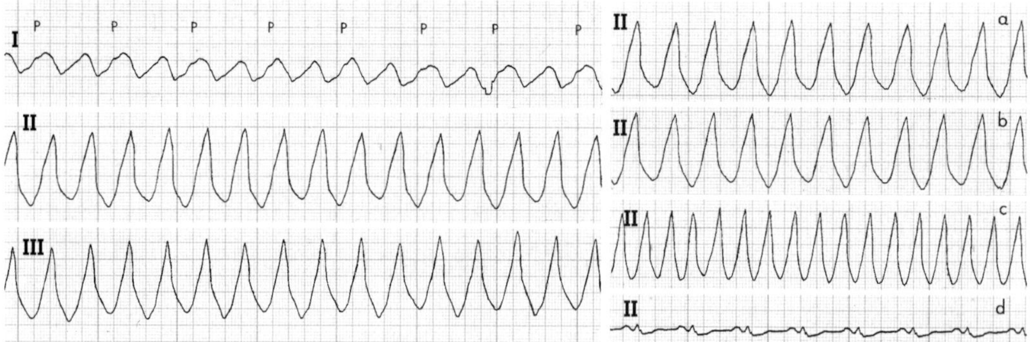

Abb. 489 Links: Kammerflattern. Schwere koronare Herzkrankheit. Ventrikelfrequenz 240/min. Vorhoferregung 125/min. QRS-Komplex in regelmäßiger Schlagfolge und rechtsschenkelblockartig verbreitert und deformiert. Keine feste Beziehung zwischen P-Zacken und QRS-Komplexen. **Rechts: a** und **b** Kammerflattern, Papiergeschwindigkeit 50 mm/sec; **c** Kammerflattern, Papiergeschwindigkeit 25 mm/sec; **d** nach Elektroschock mit 200 Wsec Sinustachykardie mit einer Frequenz von 175/min, Papiergeschwindigkeit 25 mm/sec.

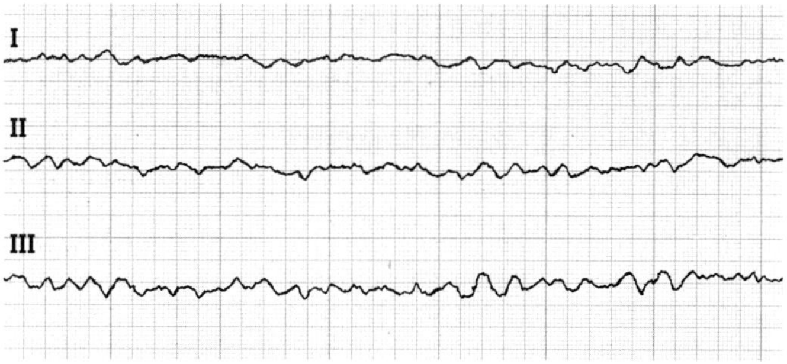

Abb. 490 Kammerflimmern. Unregelmäßige kleine völlig deformierte und kaum abgrenzbare QRS-Ausschläge.

Sinusknotensyndrom (Syndrom des kranken Sinusknotens, „sick sinus syndrome“)

Unter dem Begriff Sinusknotensyndrom wird eine Reihe von Rhythmusstörungen zusammengefaßt, die supraventrikulärer Natur sind und deren Ursache in einer Störung der Sinusknotenfunktion liegt. Es gibt verschiedene Synonyme: „sick sinus syndrome“, Syndrom des kranken Sinusknotens, „lazy sinus syndrome“, Bradykardie-Tachykardie-Syndrom. Die Bezeichnung „sick sinus syndrome“ stammt von Lown (1967). Unter dem Sinusknotensyndrom fassen wir folgende Befunde zusammen:

- extreme persistierende Sinusbradykardie,
- SA-Blockierungen mit deutlicher Bradykardie,
- Sinusknotenstillstand mit AV-Ersatzrhythmus,
- langsames Vorhofflimmern und -flattern,
- Bradykardie-Tachykardie-Syndrom,
- hypersensitives Karotissinussyndrom.

Am häufigsten äußert sich das Sinusknotensyndrom in einer extremen Sinusbradykardie. Die Frequenz beträgt dabei unter 40/min. Hierbei ist manchmal nicht zu unterscheiden, ob es sich um eine echte Sinusbradykardie oder aber um einen SA-Block (z. B. 2 : 1- oder 3 : 1-Blockierung) handelt. Interessant ist, daß die P-Zacken pathologisch verändert sind, und zwar entweder unterschiedlich konfiguriert, aufgesplittert oder verbreitert. Dies würde zu einem gewissen Grad auf eine Sinusknotendysfunktion hinweisen. Beim Sinusknotenstillstand (Sinusarrest) werden meist AV-Ersatzrhythmen beobachtet. Selten kommt auch ein sogenannter linker Vorhofrhythmus vor. Beim linken Vorhofrhythmus ist typisch, daß die P-Zacke eine eigenartige Konfiguration, nämlich eine „Dome-and-dart“- (Bogen-und-Pfeil-)Form in V_1 zeigt.

Neben der Sinusbradykardie ist beim Sinusknotensyndrom häufig ein sogenanntes Bradykardie-Tachykardie-Syndrom nachweisbar. Meist beobachten wir dabei einerseits eine Tachyarrhythmie, d. h. eine schnelle Form des Vorhofflimmerns oder Vorhofflatterns, andererseits plötzlich eine Bradyarrhythmie, also eine extrem langsame Form des Vorhofflimmerns oder -flatterns im Wechsel.

Die Genese dieses Krankheitsbildes ist nicht einheitlich. Bei jüngeren Patienten findet sich, abgesehen von Rhythmusstörungen, oft gar kein krankhafter kardialer Befund. So ist in vielen Fällen die genaue Ursache nicht bekannt. Ätiologisch werden Diphtherie (ca. 10%) und arterielle Hypertonie (ca. 10%) angegeben. Eventuell kommen auch eine Myokarditis, eine Hyperthyreose und außerdem eine Fibrosierung des Reizbildungs- und Erregungsleitungssystems in Frage.

In der Mehrzahl der Fälle (ca. 50%) liegt jedoch eine koronare Herzkrankheit vor. So konnten autoptisch bei Patienten mit Sinusknotensyndrom ischämische oder degenerative Veränderungen im sinuatrialen Bereich nachgewiesen werden.

Für die ischämische Genese des Sinusknotensyndroms spricht auch die Tatsache, daß der Sinusknoten, wie bereits im Kapitel „Hemiblock und faszikuläre Blockbilder“ beschrieben, nur von einer einzigen Arterie, nämlich der Sinusknotenarterie mit Blut versorgt wird, die meist (in ca. 70% der Fälle) aus der proximalen rechten Koronararterie, und zwar aus den ersten ca. 2 cm des Hauptstammes der rechten Koronararterie, und nur in einem kleinen Teil der Fälle (in ca. 30%) aus den ersten einigen Millimetern des R. circumflexus sinistra der linken Koronararterie entspringt. Daher ist es durchaus verständlich, daß bei Koronarsklerose dieser kleinen Arterien auch eine Sinusknotendysfunktion vorkommen kann.

Die Symptome dieses Krankheitsbildes sind unterschiedlich. Das Krankheitsbild beginnt meist mit einer Bradykardie, jedoch zunächst ohne subjektive Beschwerden, da die Erkrankung des Sinusknotensyndroms zunächst sehr langsam fortschreitet. Im Laufe der Jahre klagen die Patienten jedoch über Müdigkeit und Leistungsschwäche sowie Schwindelgefühle. Nach Ausfall des Ersatzrhythmus kommt es zu Adams-Stokes-Anfäl-

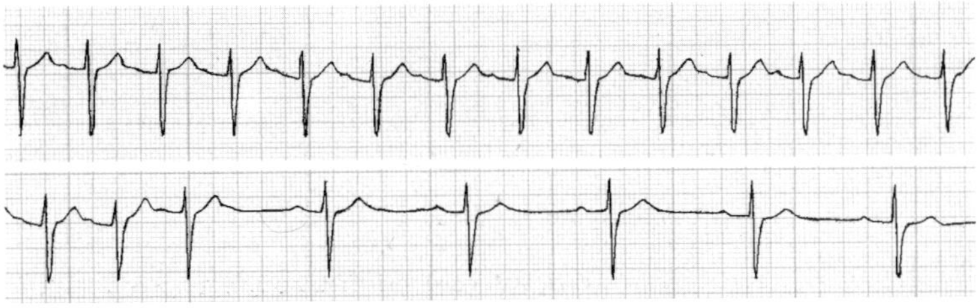

Abb. 491 **Plötzliches Auftreten des SA-Blocks II. Grades.** Langzeit-EKG. 12:14:28 Uhr: Sinusrhythmus mit einer Ventrikelfrequenz von 101/min (obere Reihe). 12:14:37 Uhr: Plötzlich SA-Block II. Grades mit einer Ventrikelfrequenz von 51/min (untere Reihe). Fortlaufende Registrierung. Papiergeschwindigkeit 25 mm/sec.

len. Bei Tachykardieanfällen werden Unruhe und Palpitationen beobachtet.

Diagnostik

1. Ruhe-EKG

Häufig gibt bereits das Ruhe-EKG einen Hinweis auf das Sinusknotensyndrom. So werden, neben der extremen Bradykardie, wie z.B. Sinusbradykardie, SA-Block oder langsames Vorhofflimmern bzw. -flattern, verschieden konfigurierte P-Zacken bei intraatrialen Leitungsstörungen beobachtet. Zusätzlich kommen schon im Ruhe-EKG bradykarde Ersatzrhythmen, wie z.B. ein AV-Ersatzrhythmus oder eine AV-Dissoziation, vor.

2. Langzeit-EKG

Das Langzeit-EKG ist die wichtigste Methode in der Diagnostik des Sinusknotensyndroms. Es liefert gerade beim Verdacht auf ein Sinusknotensyndrom oft wichtigere Informationen als das Ruhe-EKG. So geschieht es nicht selten, daß eine extrem bradykarde Phase, ein Wechsel des Rhythmus, ein langsamer Ersatzrhythmus oder eine lange Asystoliepause, z.B. nur in der Nacht, auftreten. Sollte im Langzeit-EKG trotz geklagter Beschwerden kein auffälliger Befund gefunden werden, dann ist eine ein- bis mehrmalige Wiederholung dringend zu empfehlen.

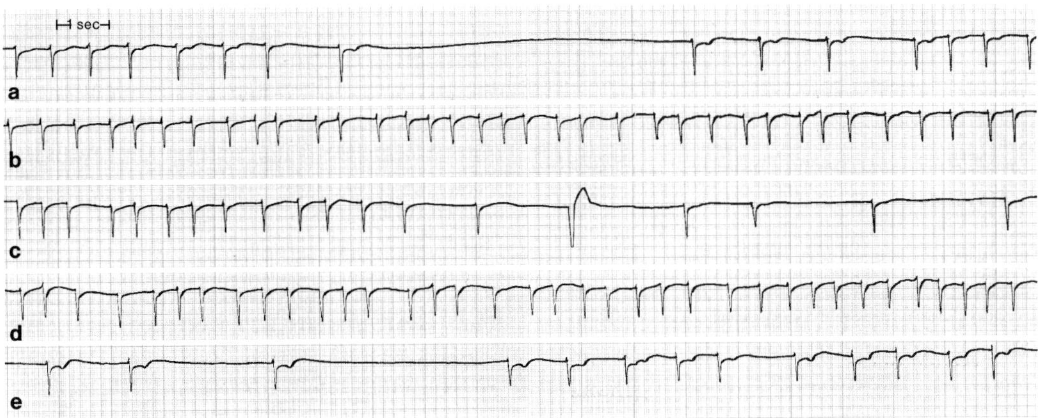

Abb. 492 **Sinusknotensyndrom (Tachykardie-Bradykardie-Syndrom).** 73jähriger Patient mit koronarer Herzkrankheit. Langzeit-EKG. **a** und **e** Langsame Phase bei Bradyarrhythmie. Asystolie-Phase bis 6,7 sec. **b** und **d** Schnelle Phase bei Tachyarrhythmie (Kammerfrequenz bis ca. 140/min). **c** Teils bradykarde und teils tachykarde Phase.

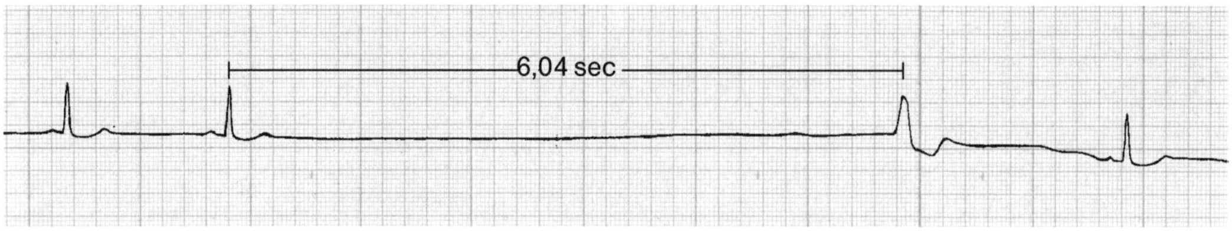

Abb. 493 Syndrom des hypersensitiven Karotissinus. 71jährige Patientin mit inferiorem Infarkt und Schwindelgefühl. Nach Karotissinusdruckversuch eine Asystolie-Pause von 6,04 sec. Papiergeschwindigkeit 25 mm/sec.

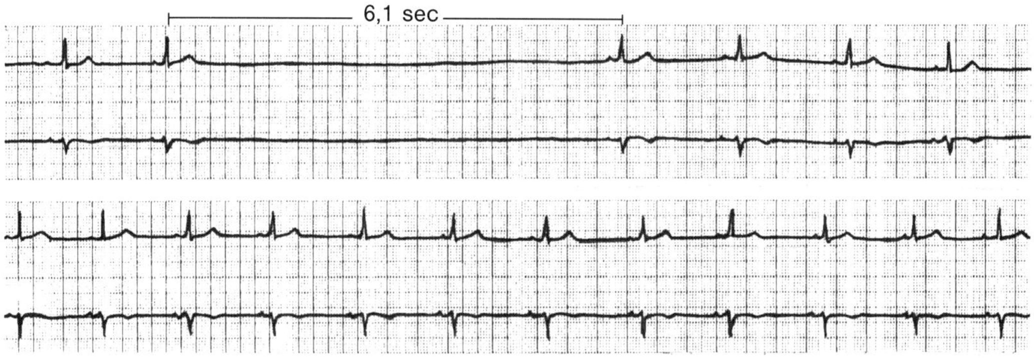

Abb. 494 Totaler SA-Block bzw. Sinusarrest Langzeit-EKG. 38jähriger Patient mit alter Myokarditis. 6:24:49 Uhr plötzlich Asystolie-Pause von 6,1 sec (obere Reihe). Danach Sinusbradykardie mit einer Kammerfrequenz von ca. 50/min. Frequenz etwas schwankend. Fortlaufende Registrierung. Papiergeschwindigkeit 25 mm/sec.

3. Belastungs-EKG

Mit steigender Belastungsstufe nimmt gewöhnlich die Herzfrequenz zu. Bei Patienten mit Sinusknotensyndrom wird diese adäquate Frequenzzunahme nicht beobachtet, eben, weil der kranke Sinusknoten nicht in der Lage ist, eine normale Reizbildung mit entsprechender Frequenzsteigerung vorzunehmen. Häufig bleibt dabei die Herzfrequenz unter 90/min.

4. Atropintest

Beim Atropintest steigt die Herzfrequenz bei funktioneller Sinusbradykardie nach Gabe von 1 mg Atropin intravenös normalerweise über 90/min an, dagegen steigt die Herzfrequenz bei Patienten mit Sinusknotensyndrom ungenügend an, d. h. im Durchschnitt nur bis auf 70/min. Bei gesunder Sinusknotenfunktion muß der Herzfrequenzanstieg mehr als 30% des Ausgangswertes betragen. Wichtig dabei ist die absolute Herzfrequenz nach Atropingabe und weniger der prozentuale Anstieg.

Selten kommt es beim Atropintest zu einer paradoxen Reaktion. Das bedeutet, daß die Pulsfrequenz nach intravenöser Atropingabe absinkt. Dies resultiert daraus, daß hier offenbar ein SA-Block vorliegt, so daß durch die Atropingabe die bestehende SA-Blockierung verstärkt, und z. B. eine 2 : 1-Überleitung in eine 3 : 1-Überleitung umgewandelt wird. Dadurch kommt eine noch stärkere Sinusbradykardie als zuvor zustande.

5. Karotissinus-Druckversuch

Beim Karotissinus-Druckversuch, der nie gleichzeitig auf beiden Seiten durchgeführt werden darf, finden wir im positiven Fall, also beim Syndrom des hypersensitiven Karotissinus, eine Asystoliepause von mehr als 3 sec Dauer. Gewöhnlich beobachtet man auch bei gesunden Menschen eine leichte Frequenzsenkung und eine Blutdrucksenkung;

so ist eine Asystoliepause bis zu etwa 2 sec eigentlich keine Rarität. Meines Erachtens sollte man daher den Karotissinus-Druckversuch nur dann als pathologisch deuten, wenn die Asystoliepause mehr als 3 sec dauert.

Beim Syndrom des hypersensitiven Karotissinus besteht eine Hyperreflexie der Pressorrezeptoren des Karotissinus. Häufig kommt bei älteren Patienten zusätzlich eine zerebrale Durchblutungsstörung vor, so daß gerade bei diesen beim Syndrom des hypersensitiven Karotissinus Adams-Stokes-Anfälle beobachtet werden können. Ihr Auftreten stellt eine eindeutige Indikation zur Herzschrittmacherimplantation dar.

Das Syndrom des hypersensitiven Karotissinus ist zwar nicht typisch für das Sinusknotensyndrom, wird jedoch von manchen Autoren darunter eingeordnet, da hier eine Sinusknotendysfunktion vermutet wird. Nachgewiesen wird diese Dysfunktion durch die verlängerte Sinusknoten-Erholungszeit.

Hierbei kann noch der Valsalva-Preßversuch erwähnt werden. Nach dem Valsalva-Preßversuch kann es zu einer deutlichen Frequenzabnahme kommen. Diese einfache Methode läßt sich leicht auch in der Praxis durchführen, um pathologische Asystoliepausen zu provozieren.

6. Sinusknoten-Erholungszeit

Die P-Zacken stellen die bioelektrischen Abläufe in den Vorhöfen dar, jedoch nicht die primäre Erregungsentstehung im Sinusknoten. Daher ist verständlicherweise eine Sinusknotendysfunktion im normalen Oberflächen-EKG nicht direkt nachweisbar. Man kann nur indirekt aus der Vorhoferregung auf die Sinusknotenfunktion schließen. Daher wird eine invasive Methode, nämlich die Vorhofstimulation angewendet, um die Sinusknoten-Erholungszeit zu messen.

Die Sinusknoten-Erholungszeit umfaßt die Zeit zwischen der letzten durch Vorhofstimulation erzeugten P-Zacke und der ersten auftretenden P-Zacke nach beendeter Vorhofstimulation. Sie ist eine spezielle invasive Methode und liefert Informationen über die Reizbildung im Sinusknoten, die sinuatriale Überleitung und den Erregungszustand in der Umgebung des Sinusknotens. Die Sinusknoten-Erholungszeit liegt normalerweise bei 1000 bis 1300 msec. Allerdings kommt es vor, daß sie zunächst normal und erst später verlängert ist. Bei Patienten mit Sinusknoten-Syndrom wird eine deutlich verlängerte Sinusknoten-Erholungszeit festgestellt. Sie ist nach Lüderitz mit etwa 1800 msec deutlich pathologisch. Die Sinusknoten-Erholungszeit kann jedoch beim Sinusknoten-Syndrom auch völlig normal sein. Die korrigierte Sinusknotenerholungs-Zeit (absolute Sinusknoten-Erholungs-Zeit minus RR-Dauer in Millisekunden) überschreitet normalerweise nicht 550 msec.

Die Prognose des Sinusknoten-Syndroms ist zunächst nicht schlecht. Die bradykarden Formen werden mit Atropin oder Alupent-Depot-Präparaten behandelt. Bei vorwiegend tachykarden Formen können Verapamil oder Betarezeptorenblocker angewendet werden. Schwierigkeiten bereiten Patienten mit Bradykardie-Tachykardie-Phasen. Die frequenzsteigernden Medikamente können dabei einerseits die Tachykardie noch verstärken, andererseits können die frequenzsenkenden Medikamente wiederum die Bradykardietendenz verschlechtern. Auch die Digitaliswirkung wird beim Sinusknotensyndrom kontrovers diskutiert.

Aus diesem Grunde kann eine Schrittmacherimplantation nicht nur bei Patienten mit alleiniger Bradykardie, sondern auch mit Bradykardie-Tachykardie-Syndrom empfohlen werden. Sollte bei Patienten mit Sinusknotensyndrom eine digitalisbedürftige Herzinsuffizienz mit deutlicher Bradykardie bestehen, ist die Indikation für die Schrittmacherimplantation ohnehin gegeben.

Sinusknotensyndrom:

1. extreme Sinusbradykardie
2. SA-Block bis zum Sinusarrest
3. Bradykardie-Tachykardie-Syndrom
4. Vorhofflimmern und -flattern mit deutlichem Frequenzunterschied
5. langsame AV-Ersatzrhythmen
6. hypersensitiver Karotissinus

Pararrhythmien

Die Pararrhythmie ist eine seltene Rhythmusstörung. Von einer Pararrhythmie spricht man, wenn zwei Reizbildungszentren mit oder ohne Assoziation nebeneinander bestehen.

1. Einfache AV-Dissoziation

Sinkt die Eigenfrequenz des Sinusknotens unter jene der AV-Region, übernimmt diese die Schrittmacherfunktion. Die Ventrikel schlagen im Takt der AV-Region, während die Vorhöfe weiter nach dem etwas langsameren Sinusrhythmus arbeiten. Wird die Frequenz des Sinusknotens wieder höher als jene der AV-Region, erfolgt die Kammererregung nach dem Takt des Sinusknotens. Der geringe Frequenzunterschied zwischen Sinusknoten und AV-Region ist also nicht ganz konstant.

Die P-Zacken sind dabei positiv, da die Vorhöfe sich gegenüber der von der AV-Region ausgehenden Erregung in der Refraktärphase befinden, so daß eine retrograde Erregung der Vorhöfe nicht möglich ist. Daraus resultiert, daß eine konstante Beziehung der positiven P-Zacke zum QRS-Komplex fehlt; die P-Zacke wandert durch den QRS-Komplex hin und her. Eine pathologische Änderung des QRS-Komplexes, der ST-Strecke und der T-Zacke ist gewöhnlich nicht vorhanden.

Diese einfache AV-Dissoziation wird oft bei ausgeprägter Vagotonie beobachtet. Ferner kommt sie auch bei Myokarditis, koronarer Herzkrankheit und Überdigitalisierung vor.

2. Komplette AV-Dissoziation

Wenn der geringgradige Frequenzunterschied zwischen Sinusknoten und AV-Region für längere Zeit konstant besteht, findet in dieser Zeit eine AV-Überleitung niemals statt. Die positive P-Zacke tritt ständig in fester zeitlicher Beziehung vor oder nach dem QRS-Komplex auf. Wir finden diese Rhythmusstörung nur bei herzkranken Patienten.

3. Interferenzdissoziation

Hier besteht ein relativ schneller Kammerrhythmus, im Gegensatz dazu ein deutlich langsamerer Vorhofrhythmus. P-Zacken und QRS-Komplexe sind für eine bestimmte Strecke unabhängig voneinander. Die P-Zacken sind positiv, da hier eine retrograde Schutzblockierung in der AV-Region besteht, so daß die Vorhöfe nach dem Takt des Sinusknotens arbeiten. Diese AV-Dissoziation wird aber in gewissen Abständen durch eine übergeleitete Kammersystole („ventricular capture“) unterbrochen. Die AV-Überleitungszeit ist oft verlängert. Dadurch wird der Kammerrhythmus unregelmäßig.

Die Interferenzdissoziation ist sehr selten; sie kommt bei koronarer Herzkrankheit, Myokarditis und vegetativer Dystonie vor.

4. Parasystolie

Bei dieser seltenen Rhythmusstörung bestehen zwei verschiedene Reizbildungszentren, die die Kammern erregen. Die eine Reizbildung findet im Sinusknoten statt, während die zweite, d.h. das Parasystoliezentrum, meist in den Kammern liegt. Bedingung ist dabei, daß für dieses langsamere Parasystoliezentrum eine Schutzblockierung gegenüber der vom Sinusknoten ausgehenden Erregung besteht. So treten zwei verschiedene EKG-Bilder aus dem Wettstreit von zwei Automatiezentren auf.

Die Parasystolie kommt bei koronarer Herzkrankheit vor, sie konnte früher auch nach Schrittmacherimplantation mit starrer Frequenz beobachtet werden.

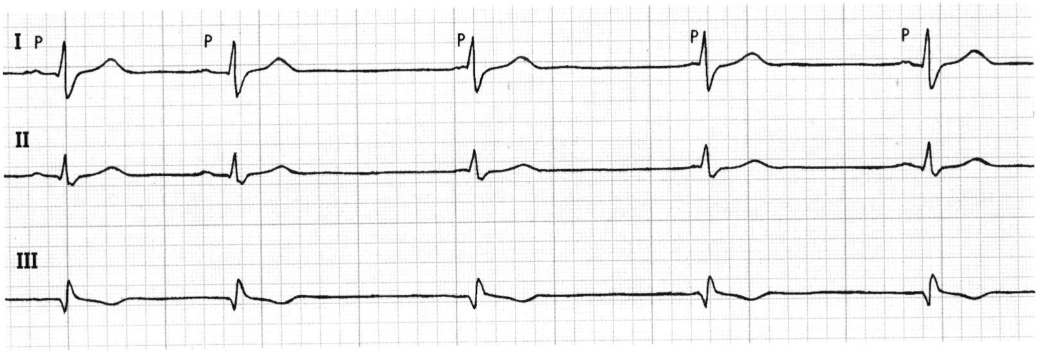

Abb. 495 Einfache AV-Dissoziation. 25jähriger herzgesunder Mann. Unvollständiger Rechtsschenkelblock. Die ersten zwei Ausschläge stammen vom Sinusknoten mit normaler Frequenz. Danach sinkt die Frequenz der AV-Region und es treten AV-Ersatzsystolen mit langsamer Frequenz auf, wobei keine feste Beziehung zwischen P-Zacken und QRS-Komplexen besteht.

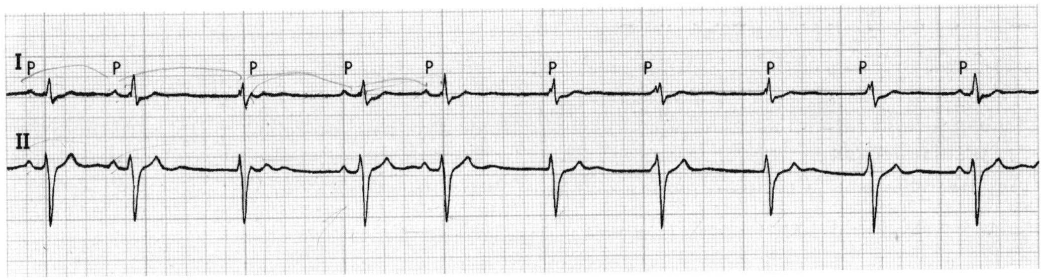

Abb. 496 Einfache AV-Dissoziation, Aortenstenose. Überdrehter Linkstyp. (Linksanteriorer Hemiblock.) Sinkt die Frequenz des Sinusrhythmus ab, übernimmt die AV-Region die Schrittmacherfunktion. Dabei keine feste Beziehung zwischen P-Zacken und QRS-Komplexen. Vorhöfe schlagen somit nach dem Takt des Sinusknotens, Ventrikel nach dem der AV-Region. Papiergeschwindigkeit 25 mm/sec.

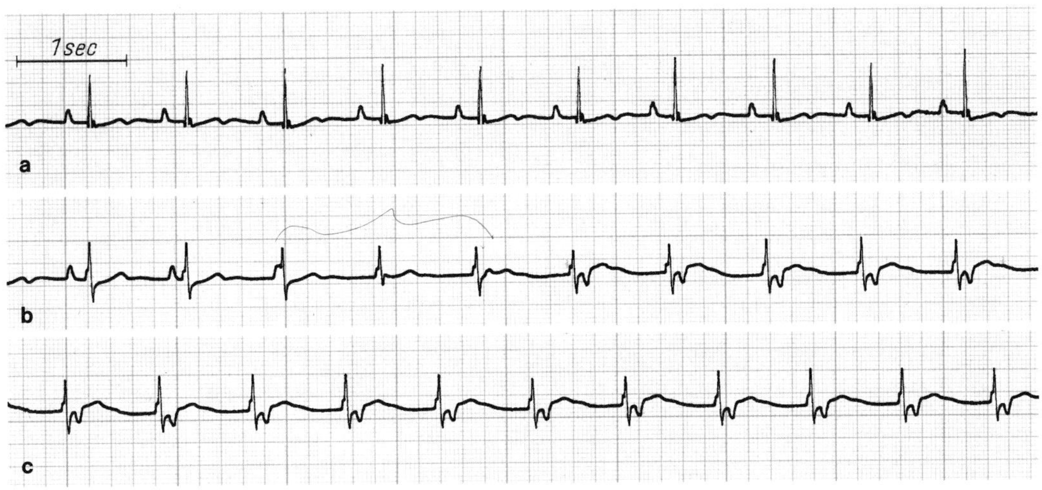

Abb. 497 Unterer AV-Rhythmus. Beobachtung auf Intensivstation. **a** Sinusrhythmus. **b** 3. bis 5. Ausschlag AV-Dissoziation, ab 6. Ausschlag unterer AV-Rhythmus. **c** Unterer AV-Rhythmus. Papiergeschwindigkeit 25 mm/sec.

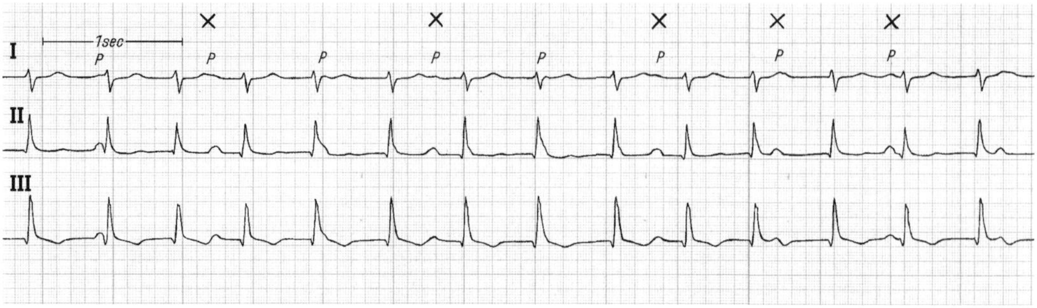

Abb. 498 Interferenzdissoziation. 24jährige Frau mit Schwangerschaft und vegetativer Labilität. Schnelle Kammerfrequenz von 120/min, dagegen langsamere Vorhoffrequenz von 78/min. Nur mit × gekennzeichneten Ausschlägen werden zu den Kammern übergeleitet.

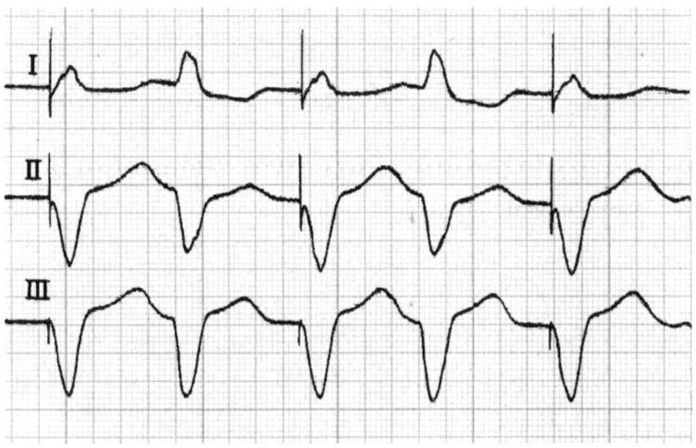

Abb. 499 Parasystolie bei Applikation der Schrittmachersonde. 1., 3. und 5. Ausschlag zeigen Ventrikelerregung nach elektrischer Stimulation. 2. und 4. Ausschlag (eigene Ausschläge) sind als eine Parasystolie zu bezeichnen.

Einfache AV-Dissoziation:

- P positiv, wandert durch den QRS-Komplex hin und her
- Ventrikel im Takt der AV-Region, Vorhöfe nach dem etwas langsameren Sinusknoten
- Vorkommen: Vagotonie, Überdigitalisierung

Komplette AV-Dissoziation:

- Positives P in fester Beziehung vor oder nach dem QRS-Komplex
- Vorkommen: organische Herzerkrankung

Interferenzdissoziation:

- P und QRS unabhängig voneinander
- Kammerrhythmus schneller als Vorhofrhythmus
- Gelegentlich übergeleitete Kammersystole
- Vorkommen: koronare Herzkrankheit

Parasystolie:

- Zwei verschiedene Reizbildungszentren
- Zwei verschiedene EKG-Bilder

Erregungsleitungsstörungen

Grundsätzlich können die Erregungsleitungsstörungen einerseits partiell oder total, andererseits temporär oder permanent sein. Sie können durch eine Blockierung oder Verzögerung im Erregungsleitungssystem auftreten.

Es gibt drei verschiedene Formen, nämlich:

1. den AV(atrio-ventrikulären)-,
2. den SA(sinu-atrialen oder sinu-autrikulären)- und
3. den intraventrikulären Block.

Der AV-Block beruht auf einer Leitungsstörung zwischen dem Vorhof und dem Kammerbereich, der SA-Block auf einer solchen zwischen dem Sinusknoten und dem Vorhof. Der intraventrikuläre Block ist eine Blockierung der Erregungsleitung im Kammerbereich, d.h. ein Schenkelblock (s. Kapitel Schenkelblock).

Mit Hilfe des His-Bündel-Elektrogramms gelingt es, beim AV-Block die genaue Lokalisation der Blockierung festzustellen. Nach dem konventionellen Oberflächen-EKG beschreibt man die PQ-Zeit grob als die Zeit zwischen Beginn der Vorhoferregung und Beginn der Kammererregung. Aufgrund des His-Bündel-Elektrogramms wissen wir heute, daß die PQ-Zeit die Überleitungszeit vom Vorhof über den AV-Knoten, das His-Bündel, die Tawara-Schenkel und die Purkinje-Fasern, also bis zur Kammererregung beinhaltet, wobei der jeweilige zeitliche Abstand genau bestimmt werden kann.

Somit kann beim AV-Block mit Hilfe des His-Bündel-Elektrogramms bestimmt werden, ob eine Blockierung z. B. im AV-Knoten, His-Bündel oder im Tawara-Schenkel-Bereich vorliegt, die klinisch von großer Bedeutung ist, da sich aus der Blockierungsstelle wichtige therapeutische und prognostische Hinweise ergeben können. Dies genau festzustellen, ist nach dem konventionellen Oberflächen-EKG nicht möglich.

1. Atrioventrikulärer Block (AV-Block)

Unter den Erregungsleitungsstörungen ist der AV-Block eine häufige Form. Er kann funktionell oder organisch bedingt sein. Besonders bei der Diagnostik des AV-Blocks wird die Registrierung eines längeren EKG-Streifens, vor allem das Langzeit-EKG, empfohlen.

a) AV-Block I. Grades

Die Vorhoferregung wird zwar regelrecht auf die Ventrikel übergeleitet, jedoch ist die Überleitungsgeschwindigkeit verlangsamt, weshalb die PQ-Zeit verlängert ist. Die normale PQ-Zeit kann bei herzgesunden Erwachsenen maximal bis 0,21 sec betragen. Bei Kindern liegt der obere Grenzwert bei 0,18 sec. Man muß bei der Messung der PQ-Zeit die Herzfrequenz mitberücksichtigen, da die PQ-Zeit sich normalerweise mit zunehmender Frequenz verkürzt. Der QRS-Komplex und die T-Zacke sind je nach der Grundkrankheit normal oder verändert.

Oft finden wir die PQ-Verlängerung im Sinne eines AV-Blocks I. Grades bei Vagotonie und bei Hochleistungssportlern mit Bradykardie. Hier liegt eine funktionelle Ursache vor. Dies kann man beweisen, indem man die Träger der verlängerten AV-Überleitung belastet. Besteht keine organische Leitungsverzögerung, verkürzt sich die PQ-Zeit bei der Belastung.

Eine organische Ursache kann für die PQ-Verlängerung vorliegen, wenn sie bei Patienten mit Myokarditis (besonders wechselnde PQ-Zeit mit PQ-Verlängerung bei rheumatischer Karditis) und koronarer Herzkrankheit beobachet wird. Bei diesen Patienten verkürzt sich die PQ-Zeit bei der Belastung nicht; sie kann sogar noch mehr verlängert sein. Unter Digitalisbehandlung und bei Herzvitien (z.B. Vorhofseptumdefekt und Ebstein-Syndrom) kann ebenfalls eine PQ-Verlängerung auftreten.

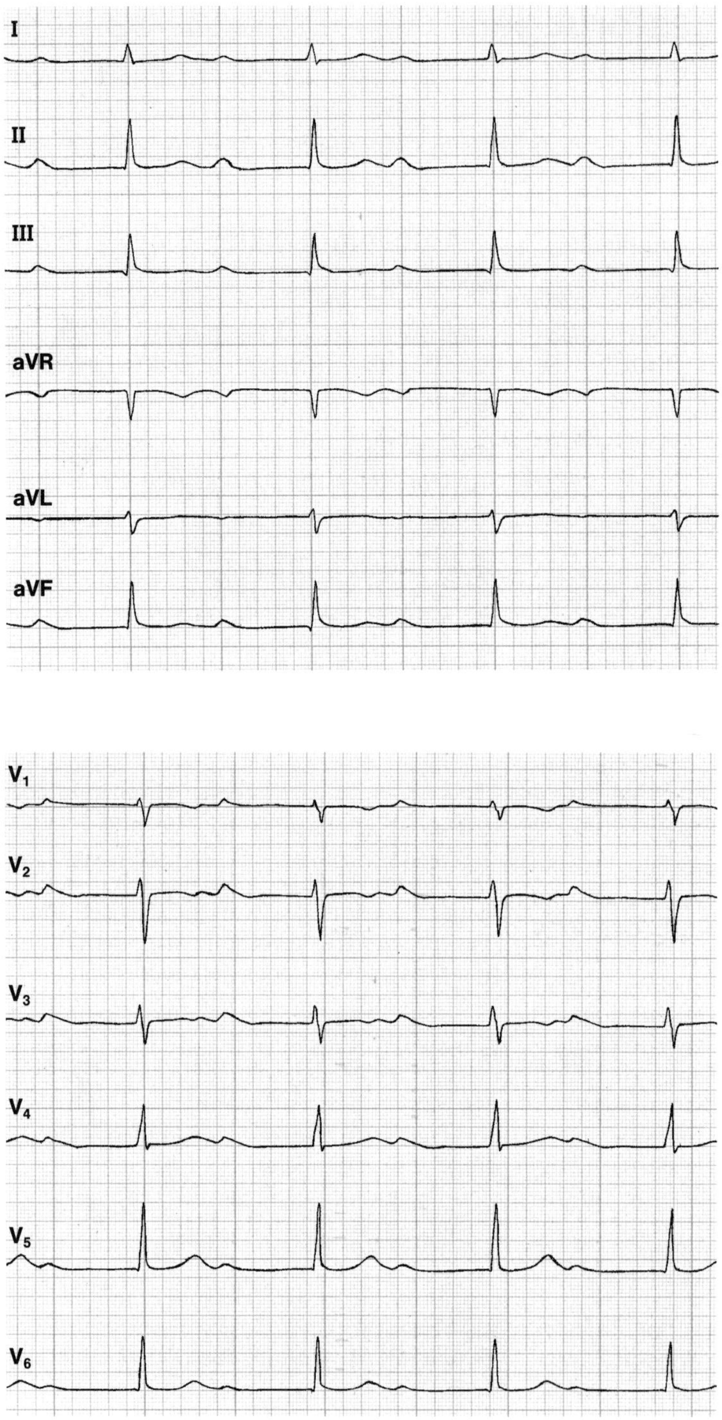

Abb. 500 Ausgeprägter AV-Block I. Grades. PQ-Zeit mit 0,5 sec erheblich verlängert, sonst ist das EKG normal. 19jähriges Mädchen mit erheblicher vegetativer Labilität.

	Bezeichnung	EKG-Bild	Bemerkungen	Vorkommen
1	Normales EKG	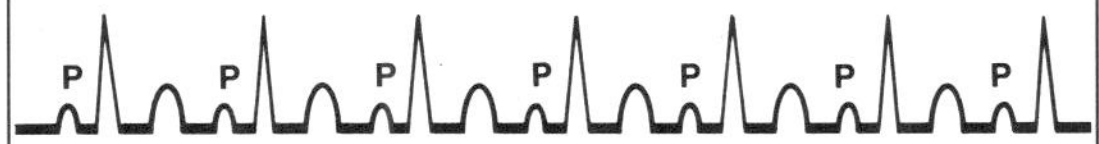	PQ normal	normaler Fall
2	AV-Block I. Grades	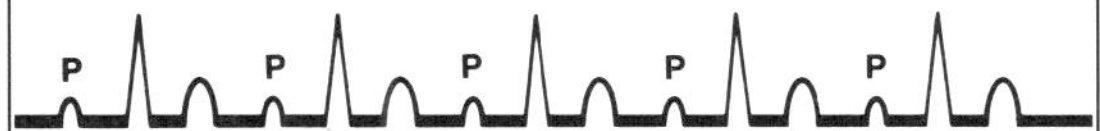	PQ verlängert	Vagotonie, Sportler, Myokarditis, koronare Herzkrankheit, Digitalisierung, Herzvitium
3	AV-Block II. Grades (Typ I) = Wenckebach-Periodik	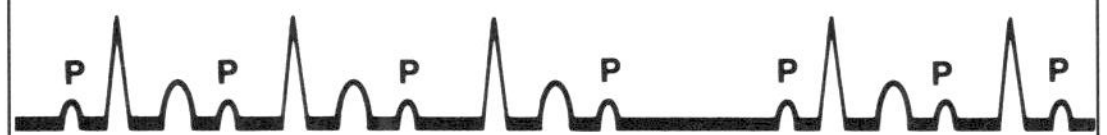	1. PQ verlängert sich zunehmend 2. dann QRS-Ausfall	vegetative Dystonie, koronare Herzkrankheit, Überdigitalisierung
4	AV-Block II. Grades (Typ II) = Mobitz Typ II	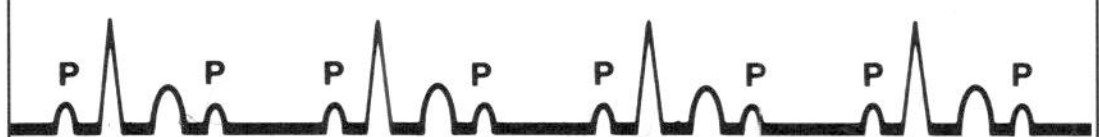	1. Jedes zweite oder dritte P auf QRS übergeleitet 2. Bradykardie	Myokarditis, koronare Herzkrankheit, Kardiomyopathie
5	AV-Block III. Grades = totaler AV-Block	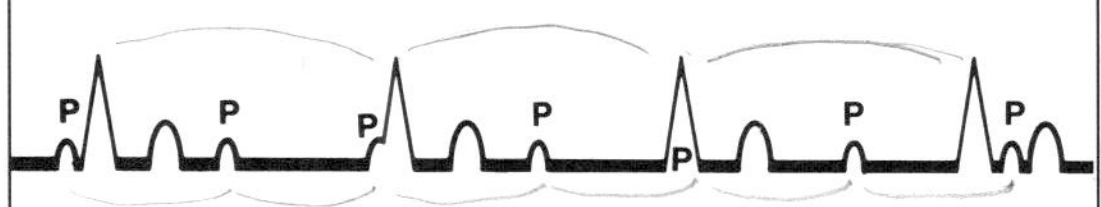	1. P und QRS nach eigenem Rhythmus 2. Deutliche Bradykardie 3. QRS meist breit	Myokarditis, Herzvitium, koronare Herzkrankheit, Fibrose des Reizleitungssystems

Abb. 501 Schematische Darstellung und klinische Deutung des AV-Blocks

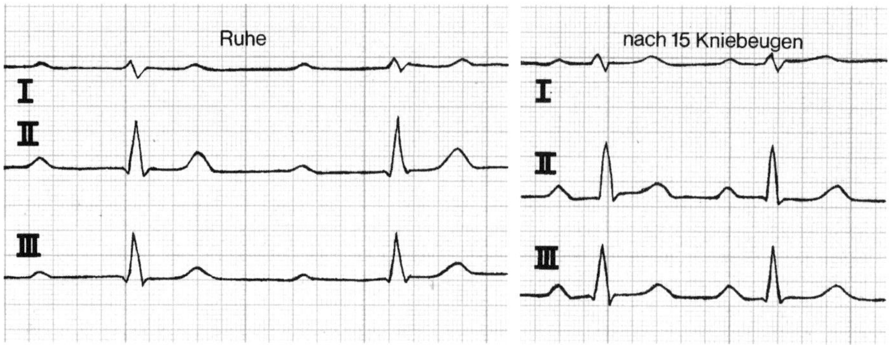

Abb. 502 Verlängerte PQ-Zeit. 18jährige Patientin mit deutlicher vegetativer Dystonie. In Ruhe ist die PQ-Zeit mit 0,38 sec erheblich verlängert. Hohes T in II wahrscheinlich vegetativ bedingt. Nach Belastung mit 15 Kniebeugen normalisierte sich die PQ-Zeit mit 0,19 sec.

b) AV-Block II. Grades

Die Vorhoferregung wird nicht immer auf die Ventrikel übergeleitet. Die Ventrikelfrequenz ist dann deutlich erniedrigt. Hier sind zwei Typen, nämlich Typ I und Typ II, zu unterscheiden, die in der Form und in der klinischen Deutung grundverschieden sind:

Typ I (Wenckebach-Periodik)

Der erste Typ ist die häufige sogenannte Wenckebach-Periodik (Mobitz Typ I). Die PQ-Zeit ist zunächst normal, sie verlängert sich später zunehmend, und schließlich findet eine AV-Überleitung nicht mehr statt, ein Kammerkomplex fällt aus. Bei der nächsten P-Zacke findet wieder eine normale AV-Überleitung statt. Danach wiederholt sich der geschilderte Vorgang.

Man kann sagen, daß bei der Wenckebach-Periodik die AV-Überleitung innerhalb einer Periode zunehmend ermüdet. Man findet dieses Phänomen seltener bei Herzgesunden mit vegetativer Dystonie als bei Patienten mit ischämischen Herzerkrankungen. Eine Wenckebach-Periodik gibt es nicht nur bei der AV-Überleitung, sie kommt auch bei der sinuatrialen Überleitung vor.

Typ II (Mobitz Typ II)

Beim zweiten Typ des AV-Blocks II. Grades ist die Vorhoferregung intakt und regelmäßig, aber die Überleitung von den Vorhöfen auf die Kammern fällt regelmäßig aus. Es wird daher nur jeder zweite, dritte oder vierte Vorhofimpuls auf die Ventrikel übergeleitet, so daß ein 2:1-, 3:1- bzw. ein 4:1-AV-Block

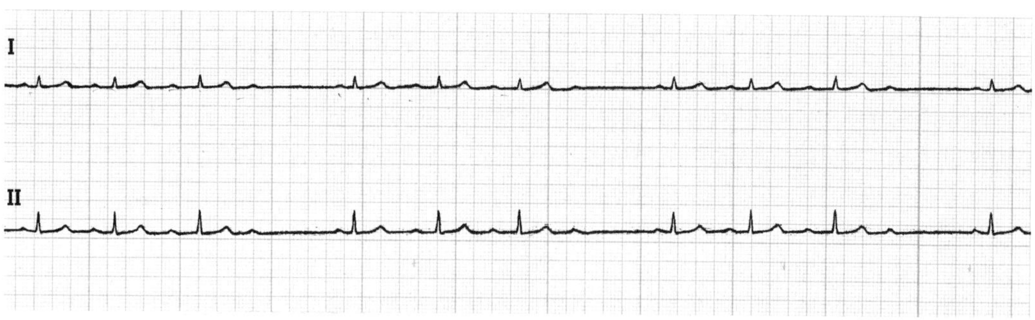

Abb. 503 AV-Block II. Grades (Typ I). Wenckebach (4:3)-Periodik. Vegetative Labilität. PQ-Zeit im ersten Ausschlag normal, sie verlängert sich zunehmend. Im 4. Ausschlag ist nur die P-Zacke zu sehen, der QRS-Komplex fällt aus. Dieser Vorgang wiederholt sich und ist am besten in Ableitung II zu sehen. Papiergeschwindigkeit 25 mm/sec.

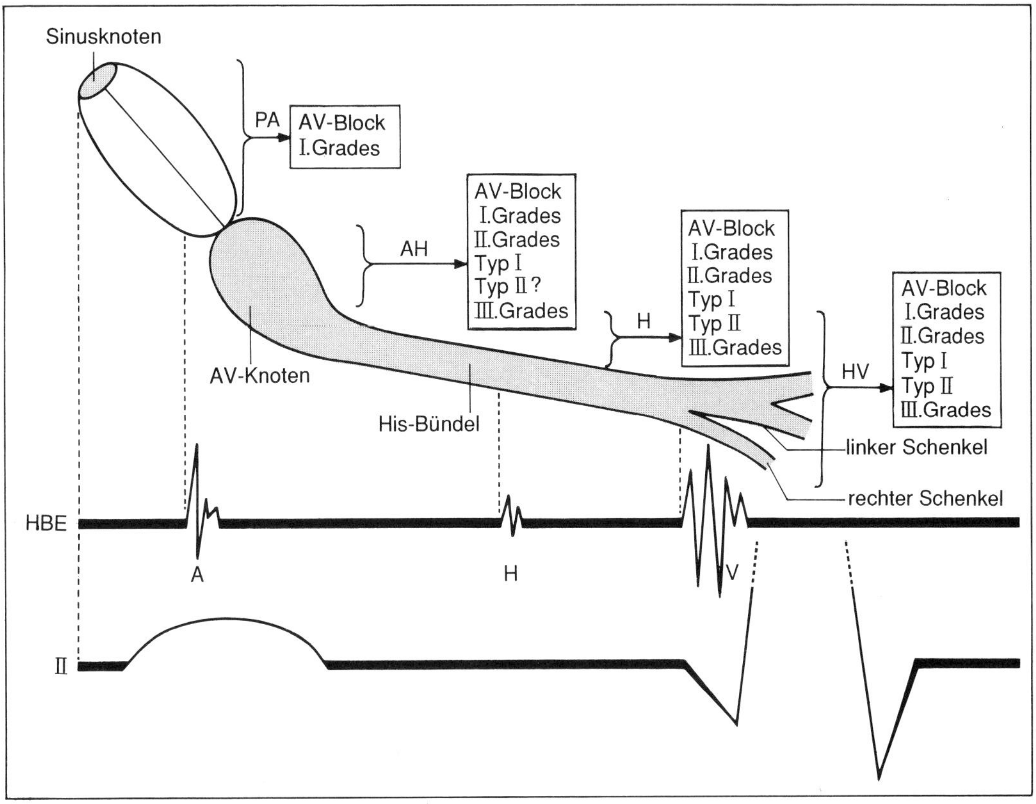

Abb. 504 Schematische Darstellung der Lokalisation des AV-Blocks mit Hilfe des His-Bündel-Elektrogramms. Die Verlängerung der PA-, AH-, HV-Zeit und der His-Bündel-Potential-Dauer führt zu den jeweiligen in den Kästchen genannten AV-Blockierungen. HBE = His-Bündel-Elektrogramm, A = Vorhofpotential, H = His-Bündel-Potential, V = Kammerpotential.

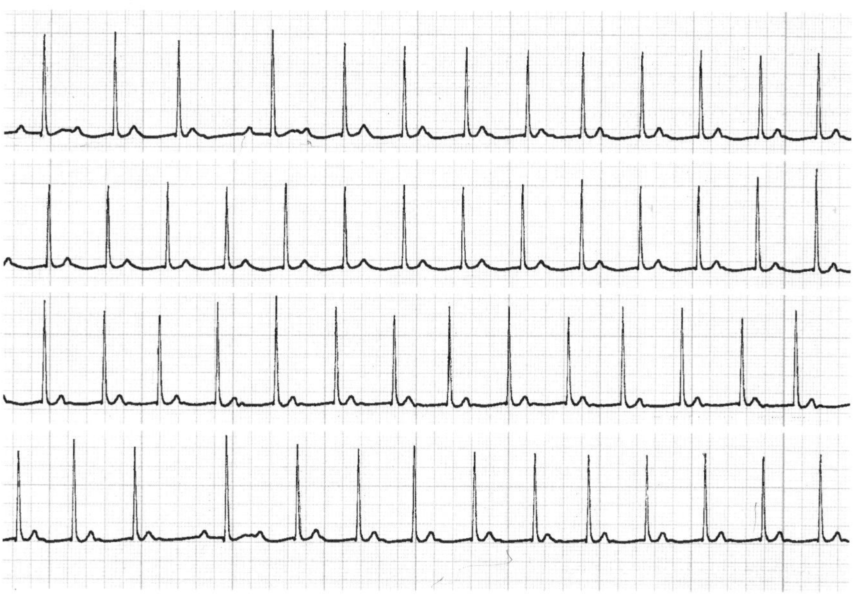

Abb. 505 Wenckebach-Periodik (AV-Block II. Grades). Zuerst 4:3-Wenckebach-Periodik, dann 42:41-Wenckebach-Periodik, sehr seltene Form.

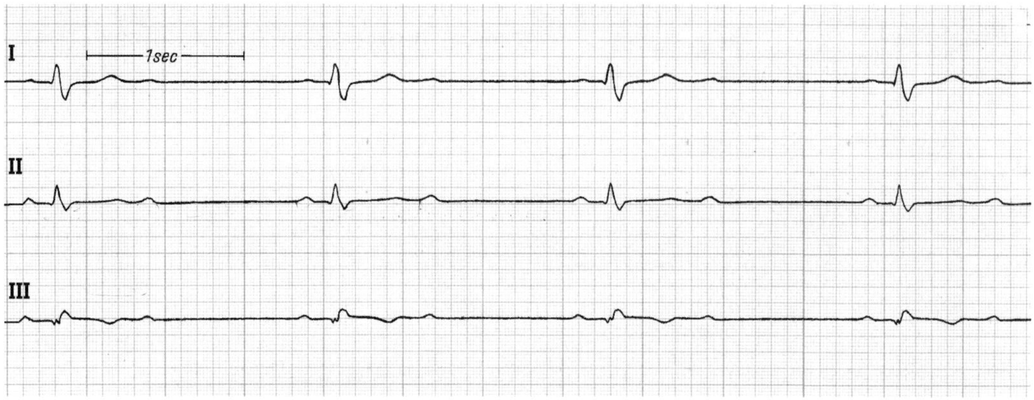

Abb. 506 AV-Block II. Grades (Mobitz Typ II). 21jähriger Patient mit Zustand nach Myokarditis. Jeder 2. Vorhofimpuls wird auf die Kammer übergeleitet. Kammerfrequenz nur 35/min. Vollständiger Rechtsschenkelblock.

entsteht. Die häufigste Form ist dabei ein 2:1-AV-Block. Die übergeleiteten Ausschläge zeigen eine normale oder etwas verlängerte PQ-Zeit.

Dieser Typ II des AV-Blocks II. Grades ist eine schwerere Rhythmusstörung als der Typ I, die Wenckebach-Periodik. Der Kammerkomplex und die Nachschwankung sind oft verändert. Der Typ II kommt im Gegensatz zum Typ I der Wenckebach-Periodik in der Regel nur bei Patienten mit ischämischen Herzerkrankungen oder Myokarditis vor.

Bei deutlicher Bradykardie ist beim AV-Block II. Grades, Typ II, die Indikation zur Herzschrittmacher-Implantation gegeben.

c) AV-Block III. Grades (totaler AV-Block)

Eine der schweren Rhythmusstörungen ist der AV-Block III. Grades, häufig als totaler AV-Block bezeichnet. Im Gegensatz dazu spricht man beim AV-Block I. und II. Grades von einem partiellen AV-Block.

Bei totalem AV-Block schlagen Vorhöfe und Ventrikel nach eigenem Rhythmus. Infolgedessen besteht keine feste Beziehung zwischen Vorhof- und Kammererregung, also eine Dissoziation zwischen diesen beiden Herzhöhlen. In den meisten Fällen (etwa 80%), schlägt der Vorhof im Rhythmus des Sinusknotens, die Ventrikel dagegen nach dem Takt des sekundären oder eines tertiären Zentrums (AV-Region oder Ventrikel); so ist die Kammerfrequenz sehr niedrig.

Beträgt die Ventrikelfrequenz etwa 40 bis 50/min, so kann angenommen werden, daß das Schrittmacherzentrum für die Ventrikel wahrscheinlich im AV-Knoten-Bereich oder im Bündelstamm liegt. Bei einer Ventrikelfrequenz unter 40/min findet sich das Schrittmacherzentrum wahrscheinlich im Ventrikel selbst.

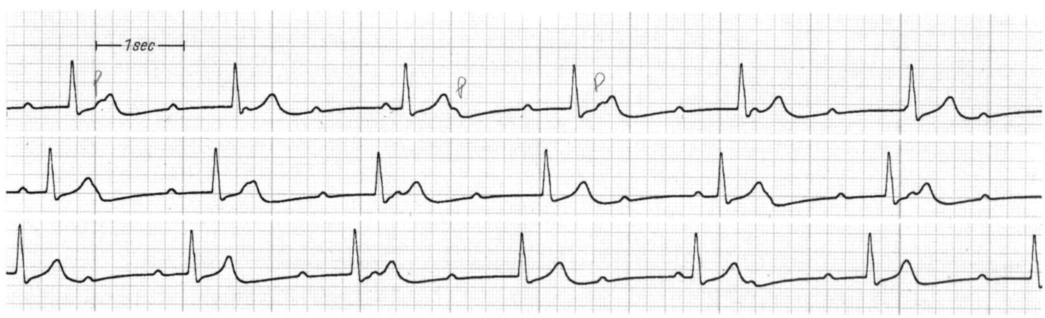

Abb. 507 Totaler AV-Block. Vorhoffrequenz 75/min. Kammerfrequenz 32/min. QRS-Komplex mit 0,13 sec verbreitert. Vorhof und Kammer schlagen nach eigenem Rhythmus. Monitorableitung. Fortlaufende Registrierung.

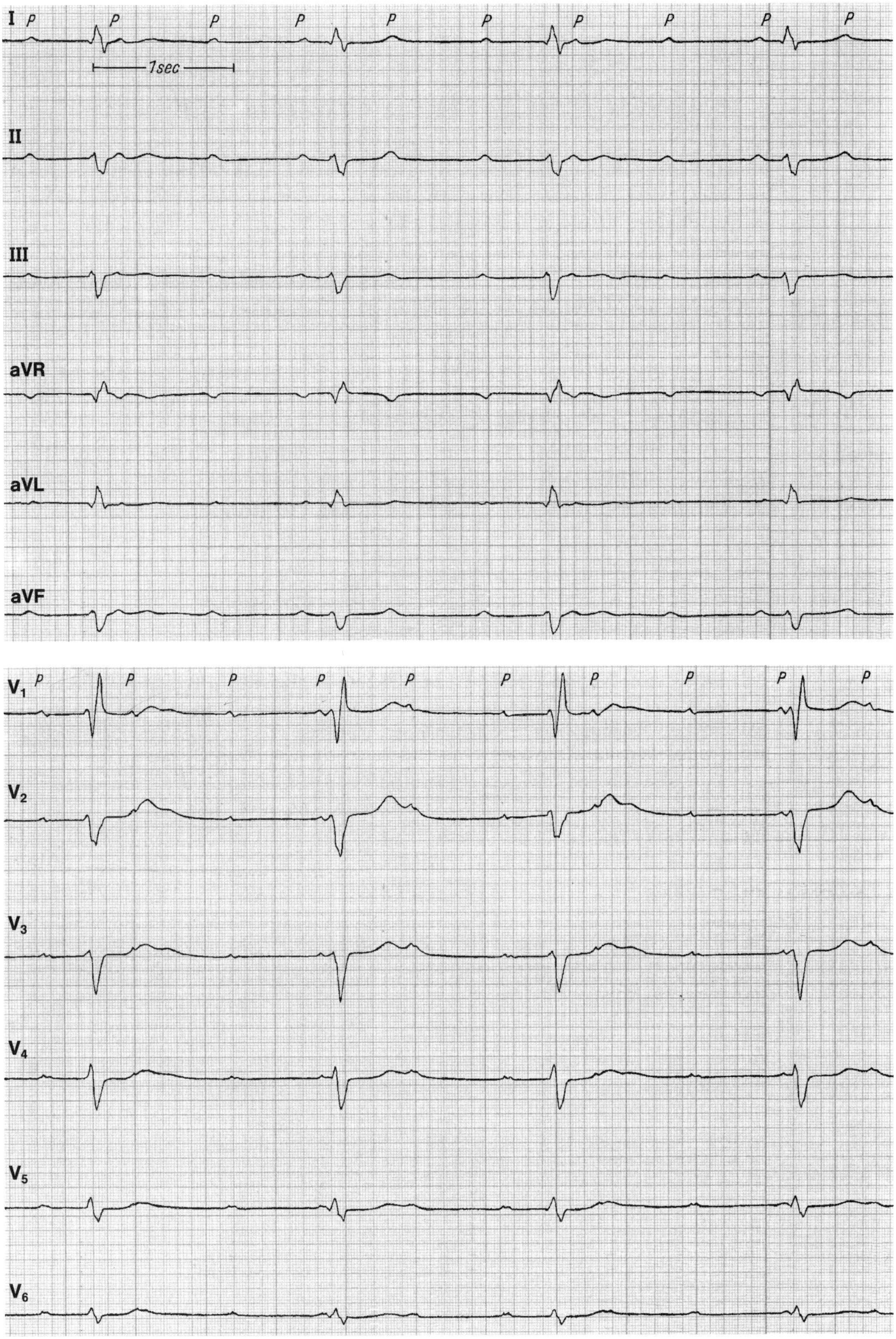

Abb. 508 Totaler AV-Block mit vollständigem Rechtsschenkelblockbild. Vorhoffrequenz 92/min, Kammerfrequenz 37/min. Keine feste Beziehung zwischen den P-Zacken und den QRS-Komplexen.

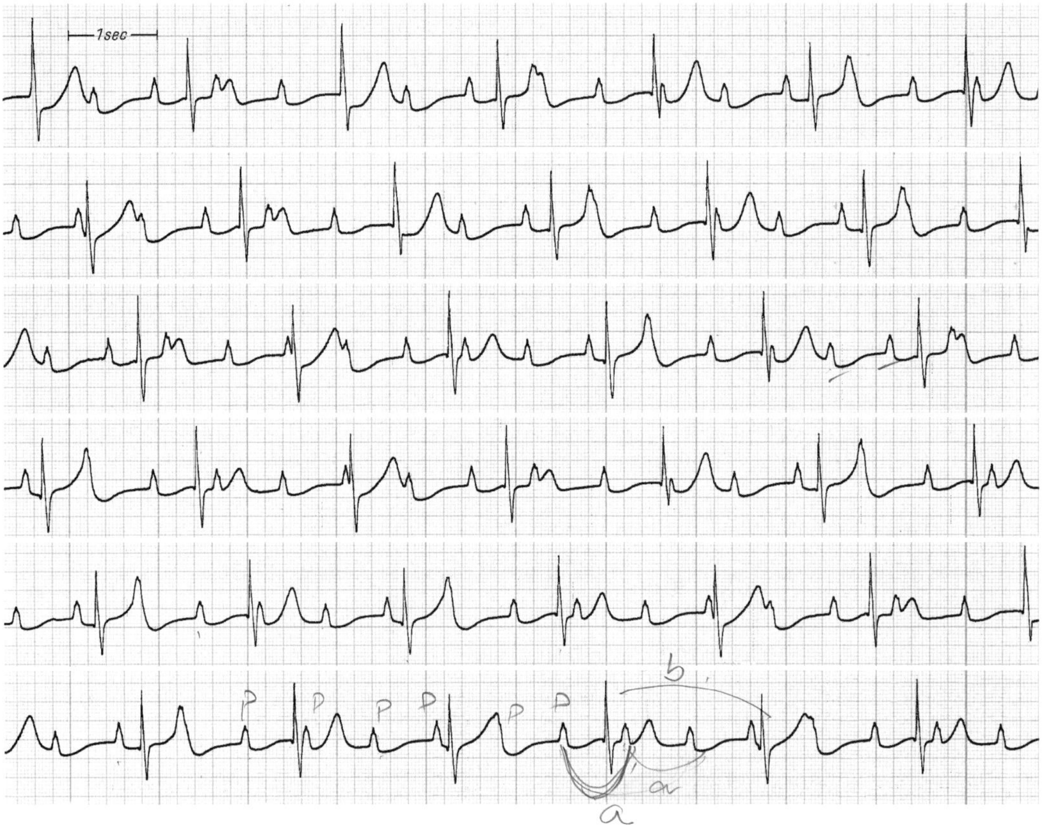

Abb. 509 Totaler AV-Block. Kammerfrequenz nur 35/min, Vorhoffrequenz 82/min. Kein Zusammenhang zwischen Vorhof- und Kammerausschlägen. PTa-Werte deutlich zu sehen. Langzeit-EKG.

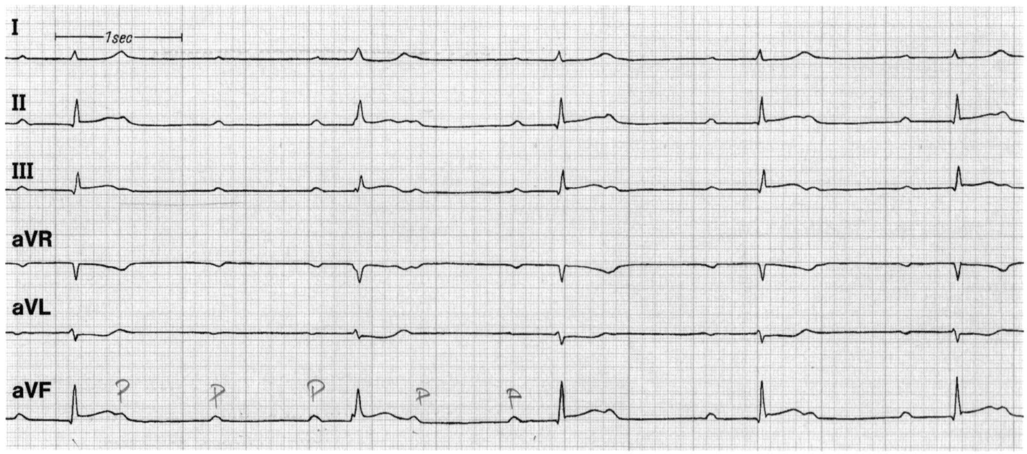

Abb. 510 Totaler AV-Block bei akutem inferiorem Infarkt. Vorhoffrequenz 78/min, Kammerfrequenz nur ca. 32 bis 37/min. Keine feste Beziehung zwischen den P-Zacken und den QRS-Komplexen. ST-Hebung und positives T in II, III und aVF als Zeichen eines akuten inferioren Infarktes.

Je tiefer das Reizbildungszentrum, desto breiter ist der QRS-Komplex. Ist der QRS-Komplex verbreitert, zeigt er oft ein schenkelblockartiges Bild mit sekundären Nachschwankungsveränderungen.

Beim totalen AV-Block können Adams-Stokes-Anfälle auftreten, wenn die nächste Kammersystole plötzlich ausfällt und die sogenannte präautomatische Pause sehr lang ist, bis die nächste Systole einfällt.

Ganz selten finden sich beim totalen AV-Block Sinusimpulse, die übergeleitet werden und die Ventrikel erregen. Dabei ist die PQ-Zeit normal oder annähernd normal. Der QRS-Komplex ist schmal. Man nennt dieses Bild „ventricular capture".

Die Ursache des totalen AV-Blocks kann vielfältig sein. So liegt die Störung entweder im AV-Knoten-Bereich, His-Bündel oder aber, wie es neuerdings im allgemeinen angenommen wird, in den drei Faszikeln, nämlich im rechten, links-anterioren und links-posterioren Schenkel.

Grundleiden sind meist koronare Herzkrankheit, Fibrosierung der Schenkel bei älteren Patienten, oder Myokarditis und Herzfehler, z. B. großer Ventrikelseptumdefekt bei jüngeren Patienten.

Berichtet ein Patient mit totalem AV-Block in höherem Alter anamnestisch bereits von Adams-Stokes-Anfällen, so ist die Indikation zur Schrittmacherimplantation sicher gegeben. Sonst ist eine Behandlung mit Atropin oder Alupent in Depotform zur momentanen Überbrückung zu empfehlen.

AV-Block I. Grades:

- PQ länger als 0,21 sec
- Vorkommen: bei Sportlern, Vagotonie, Myokarditis

AV-Block II. Grades:

- Typ I (Wenckebach-Periodik): PQ-Zeit verlängert sich zunehmend, bis zum Ausfall eines QRS-Komplexes
- Typ II (Mobitz Typ II): Jeder zweite oder dritte Vorhofimpuls wird auf die Ventrikel übergeleitet
- Vorkommen: Typ I sowohl bei Herzgesunden als auch bei Herzkranken, Typ II nur bei Herzkranken

AV-Block III. Grades (totaler AV-Block):

- Vorhof und Ventrikel schlagen jeweils nach eigenem Rhythmus
- Ventrikelfrequenz gewöhnlich unter 40/min
- QRS-Komplex oft schenkelblockartig konfiguriert
- Vorkommen: meist koronare Herzkrankheit oder Myokarditis

2. Sinuatrialer Block (SA-Block)

SA-Blocks sind seltener als AV-Blocks. Sie können auch wie der AV-Block in drei Grade eingeteilt werden.

a) SA-Block I. Grades

Die Überleitung vom Sinusknoten auf den Vorhof ist verlängert.

Da die Erregung im Sinusknoten im Oberflächen-EKG nicht festgestellt werden kann, ist ein Nachweis eines SA-Blocks I. Grades nicht möglich.

b) SA-Block II. Grades

Typ I (SA-Wenckebach-Periodik)

Analog wie beim AV-Block gibt es auch in ähnlicher Form eine SA-Wenckebach-Periodik (Typ I). Infolge der steigenden Dauer der SA-Überleitungszeit fällt die Vorhoferregung nach mehreren Ausschlägen vollständig aus. So setzt auch ein QRS-Ausschlag aus, weshalb eine längere Pause eintritt. Dieses sogenannte Pausenintervall ist jedoch kürzer als zwei PP-Intervalle zuvor.

Typ I ist sehr selten. Auf den ersten Blick entsteht der Eindruck, als ob hier eine Sinusarrhythmie vorläge. Daher ist eine genaue Kurvenanalyse erforderlich, wenn eine scheinbare Sinusarrhythmie bei älteren Menschen besteht.

PP wird immer kürzer

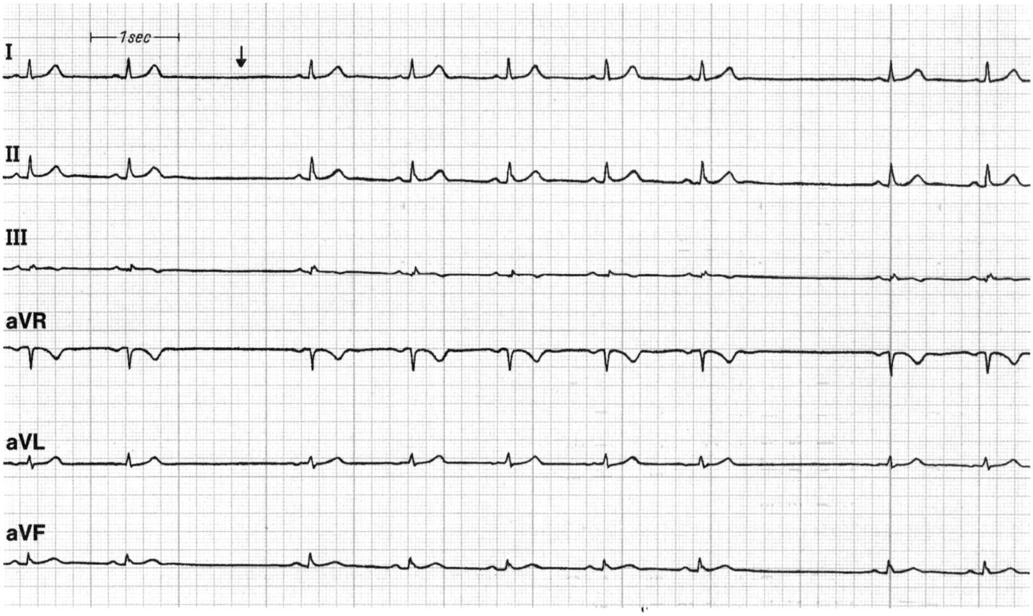

Abb. 511 SA-Block II. Grades, Typ II. Erste zwei Ausschläge Sinusrhythmus, dann plötzlicher Ausfall (↓) eines ganzen Vorhof-Kammer-Ausschlages. Danach wieder Sinusrhythmus, dann nach dem 5. Ausschlag wieder plötzlicher Ausfall (↓) eines ganzen Vorhof-Kammer-Ausschlages. Papiergeschwindigkeit 25 mm/sec.

Typ II

Bei Typ II tritt gelegentlich eine Unterbrechung der Erregungsleitung vom Sinusknoten zum Vorhof auf. So fällt plötzlich zwischen normalen P-Zacken ein gesamter Vorhof-Kammer-Komplex, also eine P-Zacke sowie ein QRS-Komplex mit ST-T-Abschnitt aus, ohne daß sonstige Störungen der Überleitung erkennbar wären. Häufig wiederholt sich der Ausfall nach jedem normalen Ausschlag. Dann entsteht ein 2:1-Block. Hier ist es schwierig, den SA-Block von einer extremen Sinusbradykardie zu differenzieren. Auch sind mehrere Ausfälle möglich. Dann besteht eine lange Asystoliepause.

c) SA-Block III. Grades (totaler SA-Block)

Infolge einer totalen SA-Blockierung fallen für eine bestimmte Zeit die Vorhoferregungen (P-Zacken) aus. So kommt eine Kammererregung nicht zustande; es tritt ein Herzstillstand auf, bis die nächste Systole einfällt. Infolgedessen stellen wir auf dem EKG-Streifen nur eine Nullinie fest. In diesem Fall ist ein Einspringen eines langsamen Ersatzrhythmus möglich.

Ein sogenannter Sinus-Arrest kann oft von einem totalen SA-Block nicht unterschieden werden. Als Differenzierungsmerkmal

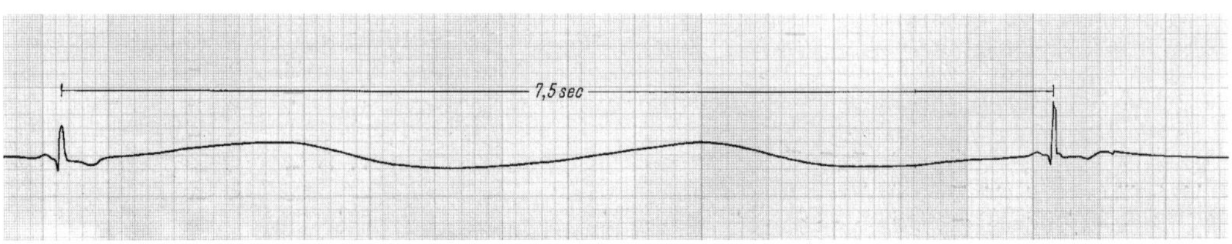

Abb. 512 Totaler SA-Block (Sinusarrest). 71jähriger Patient mit Krampfanfällen, der seit zwei Jahren wegen Epilepsie behandelt wird. Während EKG-Registrierung zerebrale Krämpfe, die Asystoliepause beträgt 7,5 sec.

	Bezeichnung	EKG-Bild	Bemerkungen	Vorkommen
1	Normales EKG	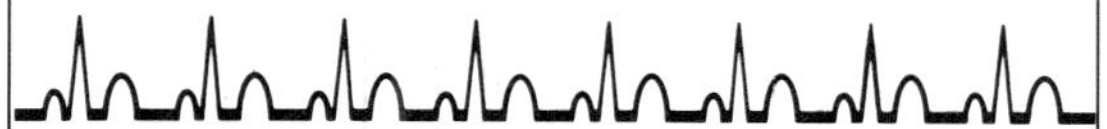	1. PP-Intervall normal und regelmäßig	normal
2	SA-Block I. Grades	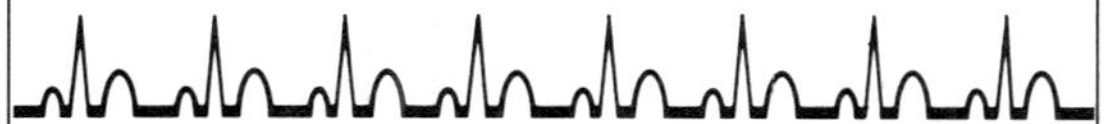	1. SA-Überleitung verlängert, jedoch nicht sichtbar 2. PP-Intervall regelmäßig	nicht nachweisbar
3	SA-Block II. Grades (Typ I) = SA-Wenckebach-Periodik	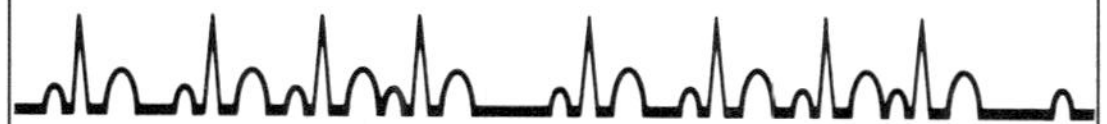	1. Ausfall eines P und eines QRS 2. PP-Intervall zunehmend kürzer 3. Pausenintervall kleiner als das Doppelte des PP-Intervalls zuvor	Myokarditis, koronare Herzkrankheit
4	SA-Block II. Grades (Typ II)	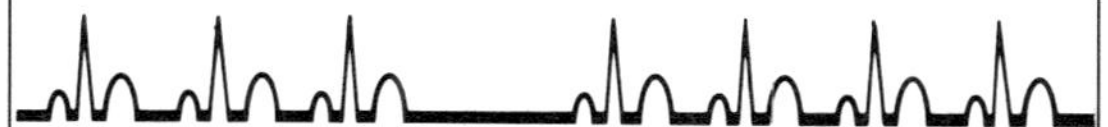	1. Plötzlicher Ausfall eines P und eines QRS 2. Pausenintervall entspricht dem Doppelten des PP-Intervalls zuvor 3. Mehrere Ausfälle möglich	Myokarditis, koronare Herzkrankheit
5	SA-Block III. Grades = totaler SA-Block		1. Ausfall von mehreren P und QRS für längere Zeit 2. Einspringen eines Ersatzrhythmus möglich	Myokarditis, koronare Herzkrankheit

Abb. 513 Schematische Darstellung des SA-Blocks

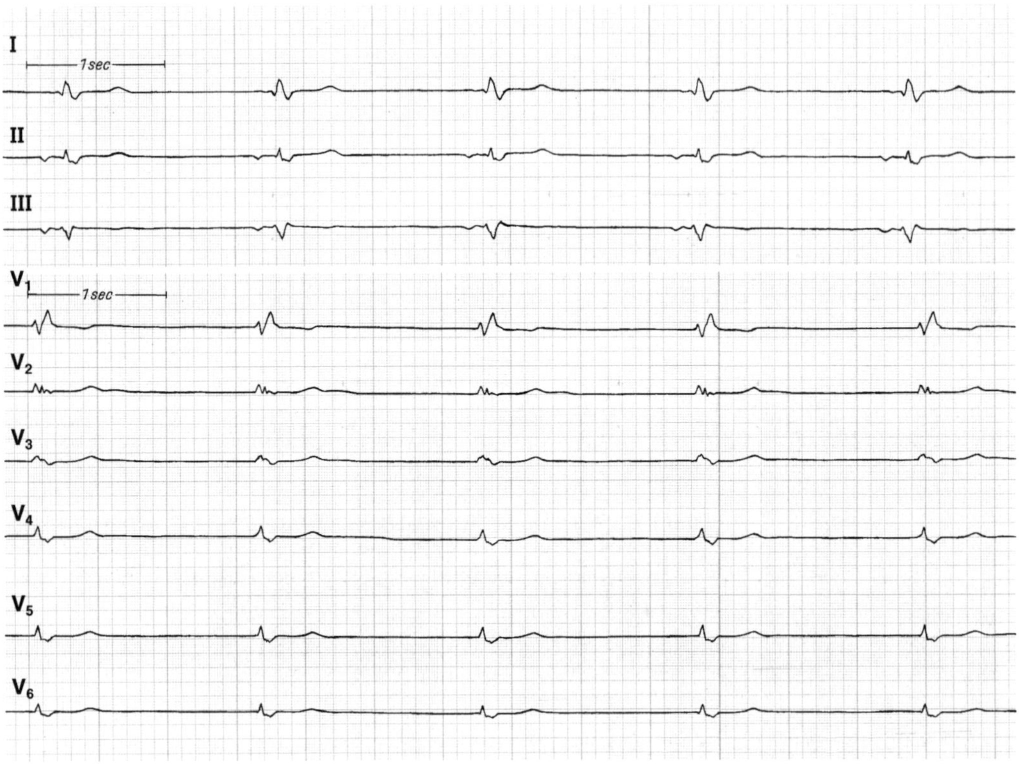

Abb. 514 Totaler SA-Block. Kammerfrequenz 37 bis 39/min. Wegen niedriger Kammerfrequenz Einspringen eines Ersatzrhythmus. Dieser AV-Ersatzrhythmus stammt teilweise aus der oberen AV-Region (s. Extremitäten-Ableitungen) und teilweise aus der mittleren AV-Region. Vollständiger Rechtsschenkelblock. So kann hier ein totaler SA-Block mit Einspringen eines Ersatzrhythmus angenommen werden.

gilt, daß die Asystoliepause beim totalen SA-Block dem Vielfachen der normalen RR-Abstände entspricht, bei Sinusarrest eine derartige Korrelation dagegen nicht besteht. Der totale SA-Block wird bei Herzkranken oder nach Digitalisierung beobachtet.

Bei extremer Bradykardie muß auch hier wie beim SA-Block II. Grades, Typ II, an eine Schrittmacher-Implantation gedacht werden.

SA-Block:

SA-Block I. Grades:
nicht nachweisbar
SA-Block II. Grades:
- Typ I: PP-Intervall zunehmend kürzer, dann Ausfall von einem P und einem QRS-Komplex
- Typ II: wiederholter Ausfall von einem P und einem QRS-Komplex

SA-Block III. Grades:
Ausfall von mehreren P und QRS-Komplexen hintereinander

freierInt = Multiple der PP
fix * PP

3. Adams-Stokes-Anfall

Unter einem Adams-Stokes-Anfall versteht man eine akute zerebrale Mangeldurchblutung infolge einer schweren Herzrhythmusstörung. Häufig besteht bei Patienten mit Adams-Stokes-Anfällen auch eine Zerebralsklerose, weshalb die zerebrale Durchblutung auch außerhalb eines akuten Anfalls vermindert ist. Die Patienten klagen über Schwindel, Schwarzwerden vor den Augen; schließlich treten Synkopen und zerebrale Krämpfe auf. Den Adams-Stokes-Anfällen können zwei entgegengesetzte Rhythmusstörungen zugrunde liegen:

1. Extreme Bradykardie: häufigere Form. Meist besteht ein höhergradiger AV-Block, vor allem ein totaler AV-Block. Die Frequenz beträgt weniger als 30/min. Grundleiden ist eine schwere koronare Herzkrankheit.

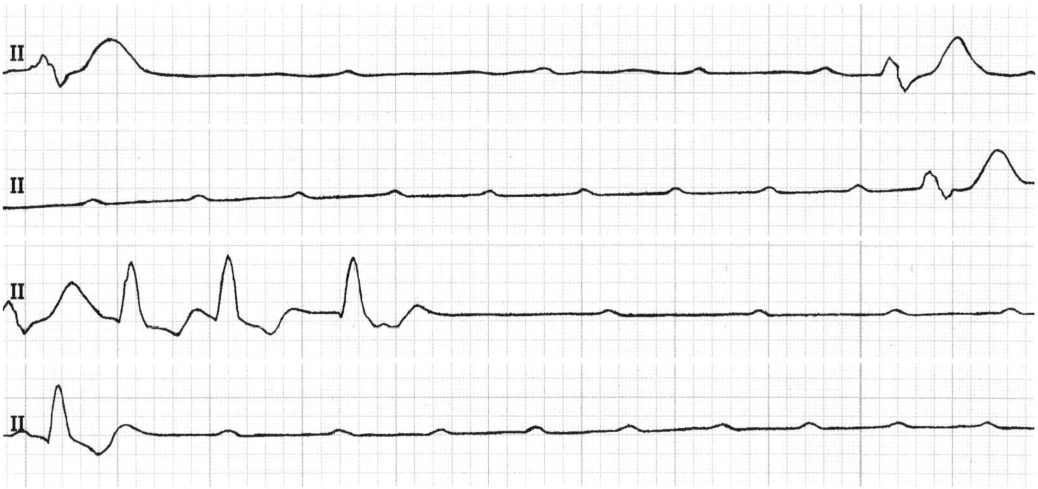

Abb. 515 Adams-Stokes-Anfall. Einzelne unregelmäßige Kammerausschläge mit erheblich verbreiterten und deformierten QRS-Komplexen. Lange Asystoliepause (z. B. nach dem zweiten Kammerausschlag 6 sec). Teilweise gehäufte ventrikuläre Extrasystolen. Zum Schluß Adams-Stokes-Anfall. Fortlaufende Registrierung.

2. Extreme Tachykardie: seltene Form. Dabei finden sich ventrikuläre Tachykardie, Kammerflattern und Kammerflimmern. Vorhofflattern mit 1:1-Überleitung oder eine ausgeprägte Tachyarrhythmie kann auch gelegentlich zu Adams-Stokes-Anfällen führen. Die Frequenz beträgt meist über 200/min.

Manchmal kann der totale AV-Block mit niedriger Ventrikelfrequenz von salvenartigen Extrasystolen begleitet sein. Grundleiden ist ebenfalls eine koronare Herzkrankheit, dagegen extrem selten ein Herzfehler, z. B. schwere Mitralstenose mit Tachyarrhythmie. Als Therapie werden sofortige Reanimation und später bei Bradykardiefällen eine Schrittmacherimplantation durchgeführt.

Adams-Stokes-Anfall:

- Akute zerebrale Durchblutungsstörung mit Synkope
- Ursache: meist extreme Bradykardie, vor allem totaler AV-Block, selten extreme Tachykardie
- Grundleiden: koronare Herzkrankheit

V. Schrittmacher-EKG

Herzschrittmacher-EKG

1. Indikation zur Schrittmacherimplantation

Die erste Implantation eines kompletten Herzschrittmachersystems gelang 1958 Elmquist und Senning. Mit der raschen technischen Entwicklung ist der Herzschrittmacher zu einem unentbehrlichen Instrument der Therapie lebensbedrohlicher bradykarder Herzrhythmusstörungen geworden. Die transvenöse Implantationsmethode machte den Eingriff entscheidend einfacher.

Die Impulsgeber (Batterien) sind durch Materialverbesserung und mikroelektronische Schaltkreise kleiner und sicherer als früher, außerdem mehrfach programmierbar. Als Energiequellen werden im allgemeinen Lithiumbatterien verwendet. Theoretisch beträgt die Lebenszeit 10–15 Jahre. Die Verbesserung der Technik betrifft auch die Elektroden, die dünn, flexibel und haltbar sind. Da der Implantationseingriff klein und harmlos ist, kann er auch alten Patienten zugemutet werden.

Hauptindikation ist nach wie vor der Adams-Stokes-Anfall bei totalem AV- sowie SA-Block und AV-Block II. Grades. Ferner besteht eine Indikation bei Patienten mit extremer, therapieresistenter Bradyarrhythmie, z. B. aufgrund einer schweren Herzinsuffizienz mit Dekompensationserscheinungen. Weiterhin ist das „sick sinus syndrome" und das Syndrom des hypersensitiven Karotissinus mit klinischer Symptomatik (z. B. Synkope) eine Indikation zur Schrittmacherimplantation. Schließlich wird eine temporäre Schrittmachersonde bei akuten bradykarden Rhythmusstörungen gelegt, die bei Herzinfarkt oder nach Herzoperationen auftreten können.

Das EKG spielt im Rahmen der Schrittmachertherapie eine entscheidende Rolle, da man nur mit Hilfe des EKGs die Schrittmacherfunktion genau erkennen und analysieren kann.

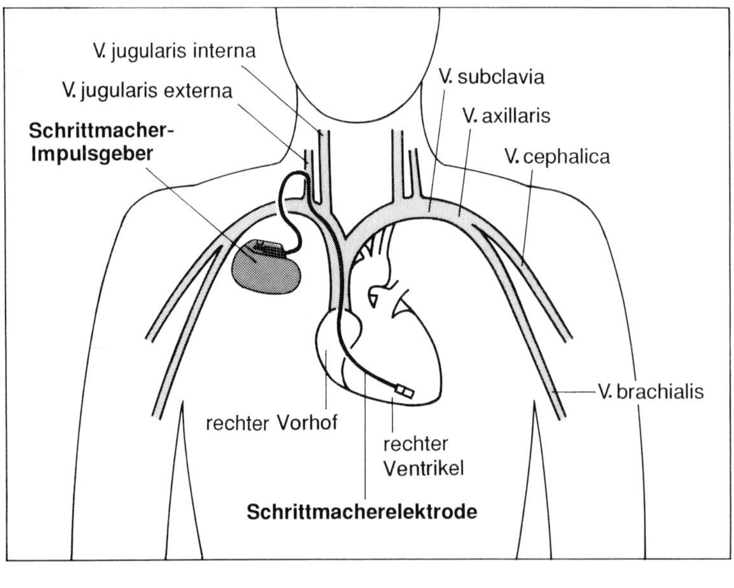

Abb. 516 Schematische Darstellung der Lage der Schrittmacherelektrode.

Indikation zur Herzschrittmacherimplantation:

1. Adams-Stokes-Anfälle
2. Totaler AV-Block
3. AV-Block II. Grades (Mobitz Typ II)
4. SA-Block II. oder III. Grades
5. Bifaszikulärer Block und zusätzliche Leitungsstörung
6. Extreme Sinusbradykardie <40/min
7. Bradyarrhythmie <40/min
8. Therapiebedürftige Herzinsuffizienz mit Bradykardie
9. Bradykardie-Tachykardie-Syndrom
10. Hypersensitives Karotissinussyndrom

2. EKG-Bild nach Schrittmacherimplantation

Durch die elektrische Stimulation des Herzens nach einer Schrittmacherimplantation ändert sich das EKG grundsätzlich. Zunächst findet man im EKG den Reizimpuls (Spike) des Impulsgenerators, der fast eine Strichform zeigt und eine programmierbare Impulsdauer von 0,25 – 1,0 msec aufweist. Ist der Schrittmacherimpuls effektiv, d. h., führt er zu einer Kammererregung, so schließt sich an den Schrittmacher-Spike ein verbreiterter und deformierter QRS-Komplex an. Ist der Impuls ineffektiv, führt er also zu keiner Kammererregung, so kehrt der EKG-Zeiger im Anschluß an den Spike in einem leicht rundlichen Bogen zur Nullinie zurück. Mit Hilfe des EKGs ist es also möglich zu erkennen, ob der Schrittmacherimpuls effektiv ist oder nicht.

Die Hauptveränderung des EKGs ist im QRS-Komplex nachweisbar, der je nach Lage der Elektroden verschiedenartig konfiguriert ist. Der heute meist angewandte Bedarfs-(Demand-)Schrittmacher, bei dem die Reizelektrode transvenös im rechten Ventrikel liegt, zeigt nach einem Reizimpuls eine linksschenkelblockähnliche QRS-Deformierung. Dies kommt dadurch zustande, daß der rechte Ventrikel wie beim Linksschenkelblock früher erregt und der linke Ventrikel auf dem Umweg über das Myokard später erregt wird. Eine sekundäre Veränderung des Erregungsrückganges ist die Regel.

Liegt die Reizelektrode transthorakal im Myokard des linken Ventrikels, so wird zunächst der linke Ventrikel rasch erregt und dann verlangsamt der rechte Ventrikel. Deshalb tritt im EKG im Anschluß an den Schrittmacherimpuls eine rechtsschenkelblockähnliche QRS-Deformierung auf. Diese myokardiale Schrittmacherimplantation wird heute allerdings nur extrem selten durchgeführt, so beispielsweise, wenn die transvenöse Schrittmacherimplantation aufgrund einer schweren Myokardfibrose nicht möglich ist.

Fällt die elektrische Stimulation zufällig an das Ende der physiologischen AV-Überleitung einer Eigenaktion des Herzens, finden wir einen fast normalen QRS-Komplex, der kaum deformiert ist und am Anfang des QRS-Komplexes einen Spike zeigt. Dies wird als Kombinationssystole bezeichnet. Wenn Schrittmacherrhythmus und Sinusrhythmus nebeneinander, jedoch zeitlich unabhängig voneinander auftreten, spricht man von Parasystolie. Dies tritt jedoch bei den heutigen Bedarfsschrittmachern nicht mehr auf.

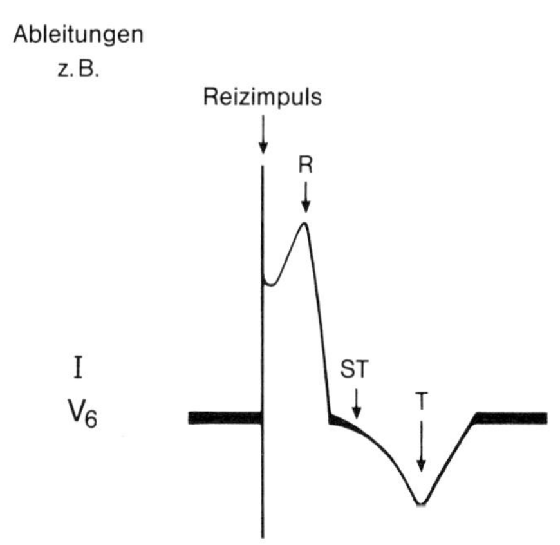

Reizimpuls	strichartig
P-Zacke	evtl. nicht gut sichtbar
QRS-Komplex	verbreitert
R-Zacke	hoch
ST-Strecke	gesenkt
T-Zacke	negativ

Abb. 517 Typische EKG-Veränderungen nach Herzschrittmacherimplantation.

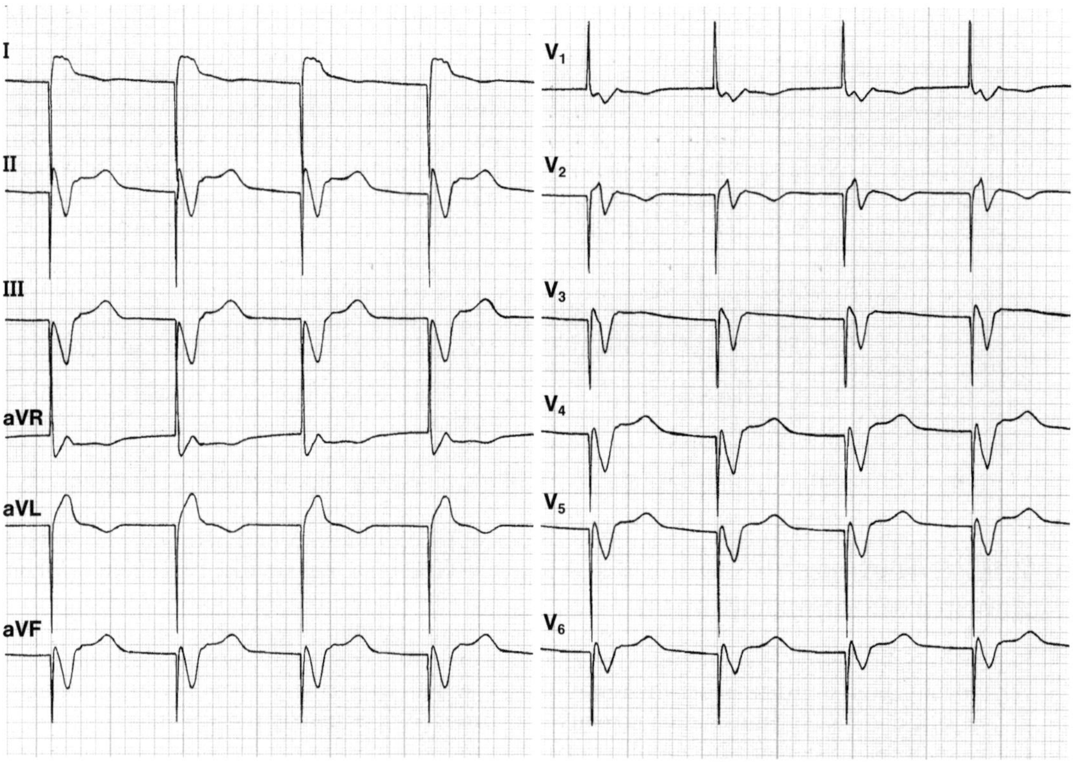

Abb. 518 Intakte Schrittmacherstimulation (VVI). Nach einem strichförmigen Reizimpuls ein linksschenkelblockähnliches Bild.

Häufig findet man nach einer Schrittmacherimplantation auch bei Eigenrhythmus, z. B. nach Abschalten des Schrittmachers, eine spitz-negative T-Zacke in den linkspräkordialen Ableitungen, die vorher nicht vorhanden war. Die Ursache dieser negativen T-Zacke ist noch nicht restlos geklärt. Möglich ist, daß die lokale Irritation durch die Schrittmacherelektrode dafür in Frage kommt.

Falls sowohl Vorhof als auch Kammer stimuliert werden, zeigt das Schrittmacher-EKG zwei im Abstand von ca. 0,15 sec auf-

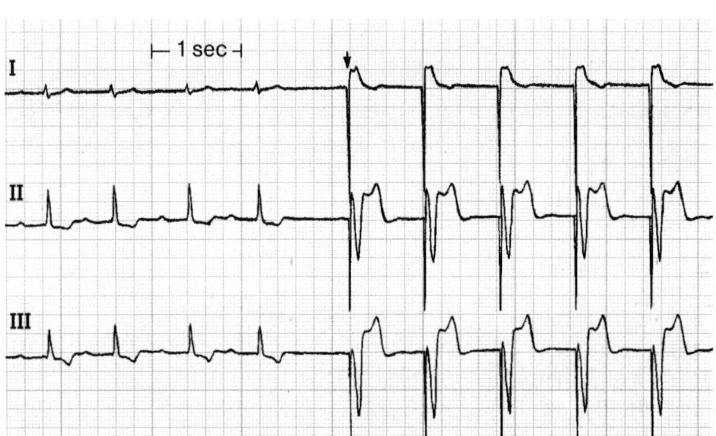

Abb. 519 Intakte VVI-(Kammer-Bedarfs-Schrittmacher-) Funktion. Nach Absinken der eigenen Kammerfrequenz Einsetzen der Schrittmacherfunktion (↓). Positive Hysterese. Das „Escape"-Intervall ist größer als das Schrittmacherintervall.

einanderfolgende Reizimpulse (1. Spike: Vorhofstimulation, 2. Spike: Ventrikelstimulation). Nach jedem Spike finden sich eine Vorhof- bzw. eine Ventrikeldepolarisation. Dieses EKG-Bild nach Implantation eines sogenannten bifokalen Schrittmachers (DDD) ist besonders kompliziert, wenn zusätzlich tachykarde Rhythmusstörungen auftreten.

3. Herzschrittmachersysteme

Es gibt heute zahlreiche Herzschrittmachersysteme. Für die Allgemeinärzte ist es jedoch ausreichend, wenn sie folgende vier Typen kennen, nämlich den starrfrequenten Schrittmacher (VOO), den Kammerbedarfsschrittmacher (VVI), den Vorhofbedarfsschrittmacher (AAI) und den bifokalen Schrittmacher (DDD).

Um die Funktionsweise des Schrittmachers besser und exakter analysieren zu können, wurde ein Schrittmacher-Code eingeführt, der hauptsächlich aus drei in Klammern gesetzten Buchstaben besteht.

Der erste Buchstabe kennzeichnet den Stimulationsort, also den Ventrikel (V), den Vorhof (A) oder beide (D).

Der zweite Buchstabe beschreibt den Ort der Eigenpotentialmessung (sensing), z. B. den Ventrikel (V), den Vorhof (A) oder beide (D).

Schließlich weist der dritte Buchstabe auf den Schrittmacher-Betriebsmodus hin, z. B. heißt „I“ „inhibieren“, „D“ bedeutet „inhibieren und/oder getriggert“ oder „O“ besagt „keine Steuerung“ (Tab. 19).

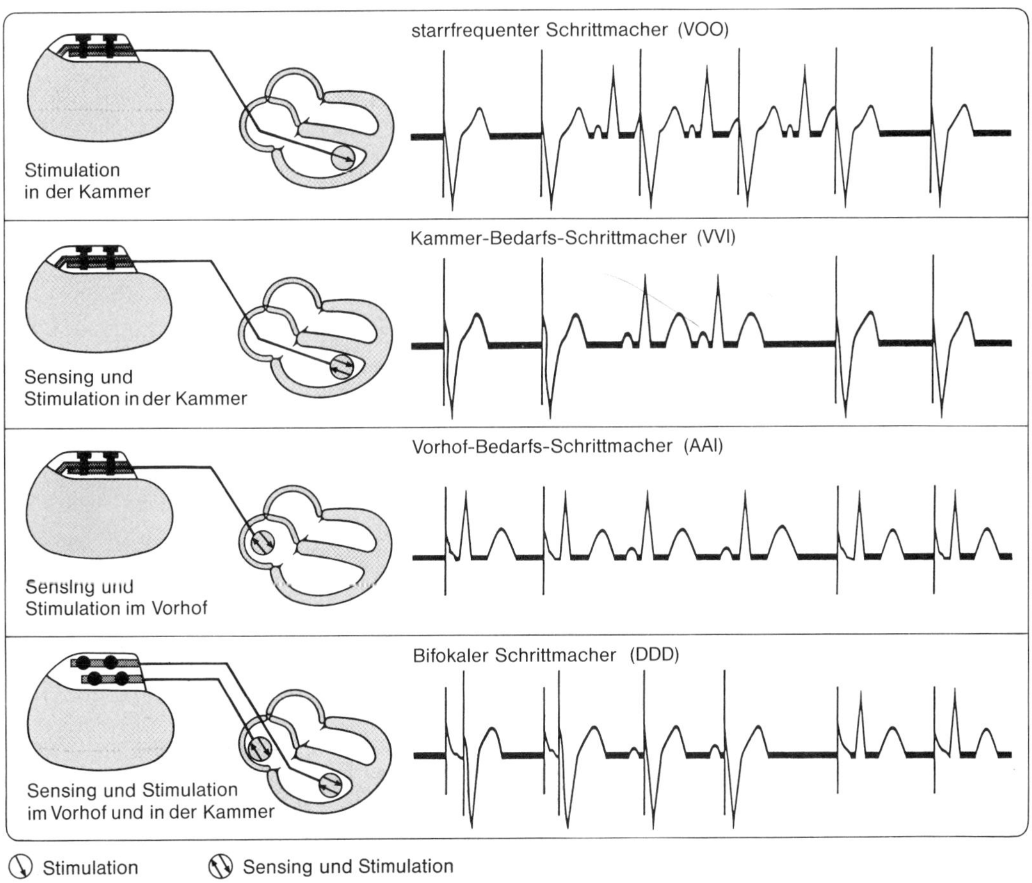

Abb. 520 Schrittmacher-EKG bei verschiedenen Schrittmachertypen.

Tabelle 19 Verschiedene Herzschrittmacher-Systeme mit unterschiedlichen Funktionen

Schrittmacher-typ	**deutsche Bezeichung** der Schrittmacher	1. Buchstabe	2. Buchstabe	3. Buchstabe	**Bemerkung**
		Ort der Stimulation	**Ort der Potentialmessung** (Sensing)	**Funktionsart**	
VOO	starr-frequenter Schrittmacher	**V** (Ventrikel)	**O** (keine)	**O** (keine)	nicht mehr verwendet, entsprechendes EKG-Bild tritt heute nur noch beim Magnettest auf
VVI	Kammer-Bedarfsschrittmacher	**V** (Ventirkel)	**V** (Ventrikel)	**I** (inhibiert)	meist verwendeter Schrittmacher, besonders bei Bradyarrhythmie
AAI	Vorhof-Bedarfsschrittmacher	**A** (Vorhof)	**A** (Vorhof)	**I** (inhibiert)	physiologische AV-Überleitung gewährleistet
DDD	bifokaler (sequentieller) Schrittmacher	**D** (Vorhof und Ventrikel)	**D** (Vorhof und Ventrikel)	**D** (inhibiert und/oder getriggert)	bessere hämodynamische Wirkung

a) Starr-frequenter Schrittmacher (VOO)

Der starr-frequente Herzschrittmacher gehört der ersten Ära der Schrittmachertherapie an. So wurde bei den früher verwendeten Schrittmachern in der Regel der rechte Ventrikel mit einer starren Frequenz stimuliert, unabhängig davon, ob ein Eigenrhythmus bestand oder nicht. Wenn die eigene Herzfrequenz relativ hoch war, stellte die Parasystolie eine Gefährdung des Patienten dar. So konnte ein Schrittmacherimpuls, der in die vulnerable Phase einer vorausgegangenen Kammereigenaktion fiel, eventuell bei vorgeschädigtem Myokard eine ventrikuläre Tachykardie oder ein Kammerflimmern auslösen (s. Kapitel „Extrasystolie [R-auf-T-Phänomen").

Das starr-frequente Schrittmachersystem wird heute in der Regel nicht mehr implantiert, jedoch kann die Demandfunktion bei Bedarfsschrittmachern durch Auflegen eines Magneten auf den Impulsgenerator bei einer Schrittmacherüberprüfung ausgeschaltet werden, wobei im Schrittmacher-EKG das Bild eines starr-frequenten Schrittmachers sichtbar wird. Aus diesem Grund müssen wir die Funktionsweise des VOO-Schrittmachers kennen.

b) Kammer-Bedarfs-(Demand-) Schrittmacher (VVI)

Im allgemeinen wird dieser Schrittmacher einfach als Bedarfs- bzw. Demand-Schrittmacher und unter Spezialisten mit dem Schrittmacher-Code „VVI" bezeichnet. So wirkt er ventrikelstimulierend und wird vom Ventrikel inhibiert.

Dieser Bedarfs-(Demand-)Schrittmacher wird heute weltweit am meisten angewandt. Er vermeidet eine Parasystolie, indem am Ort der implantierten Sonde über eine Rezeptorenelektrode intrakardiale Potentiale bei Eigenaktion abgeleitet werden. Die R-Wellen dieser Eigenaktionspotentiale unterdrücken (inhibieren) die Funktion des Schrittmachers.

Die Schrittmacherfunktion bleibt bei ausreichendem Eigenrhythmus oberhalb einer vorgegebenen Frequenz ausgeschaltet und tritt nur im Bedarfsfall bei Bradykardie in Aktion. Die Schrittmachersonde ist transvenös im rechten Ventrikel fixiert.

Man kann die Frequenz, die Eingangs- bzw. Wahrnehmungsempfindlichkeit (sensing), die Impulsamplitude, die Impulsdauer, die Hysterese sowie in speziellen Fällen die Refraktärzeit, die AV-Überleitungszeit und den Stimulationsmodus ohne große Mühe programmieren. Bei Fehlfunktion kann durch die Programmierung eine operative Schrittmacherrevision oftmals vermieden werden.

c) Vorhof-Bedarfs-Schrittmacher (AAI)

Bei diesem physiologischen Schrittmachertyp wird eine Sonde im rechten Vorhof implantiert. Über diese Sonde wird der rechte Vor-

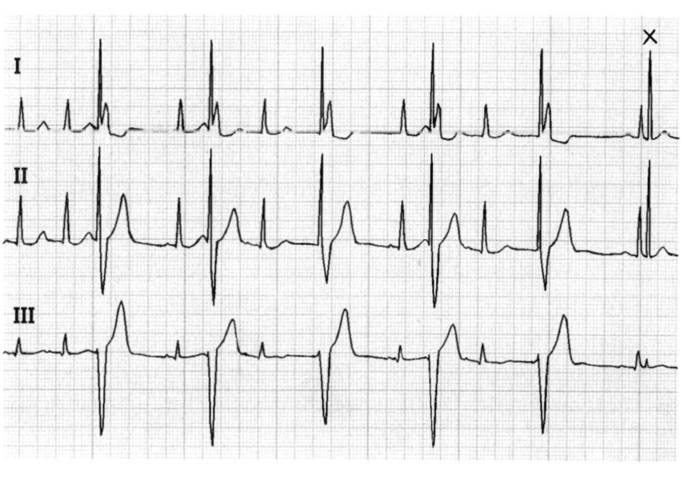

Abb. 521 Starrfrequente Schrittmacherstimulation (VOO). Wenn der Schrittmacherspike außerhalb der Refraktärzeit einfällt, löst er die Schrittmacher-Kammerdepolarisation aus. Sonst (x) nur Schrittmacherspike ohne Kammerdepolarisation. Heute nicht mehr angewandter Schrittmacher.

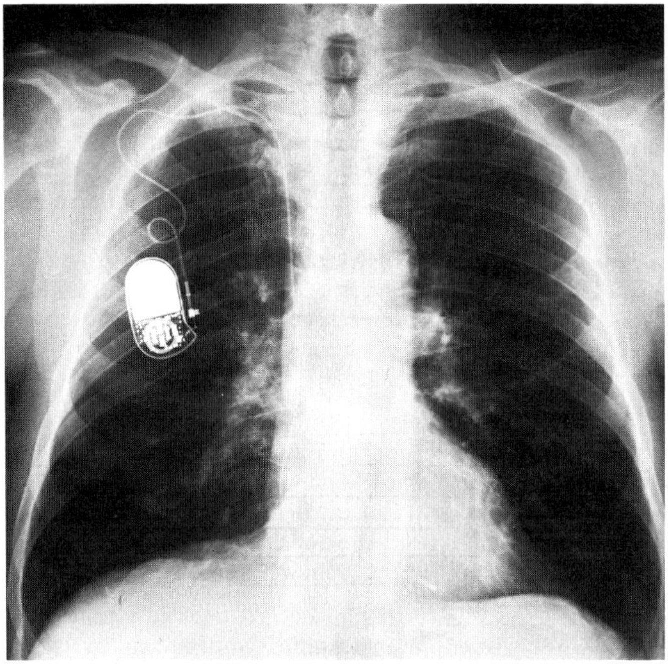

Abb. 522 Thoraxröntgenaufnahme nach Kammer-Bedarfs-(VVI)-Schrittmacherimplantation. Die Herzschrittmachersonde liegt an der Spitze des rechten Ventrikels. Das Schrittmacheraggregat ist im rechten oberen Thoraxbereich plaziert.

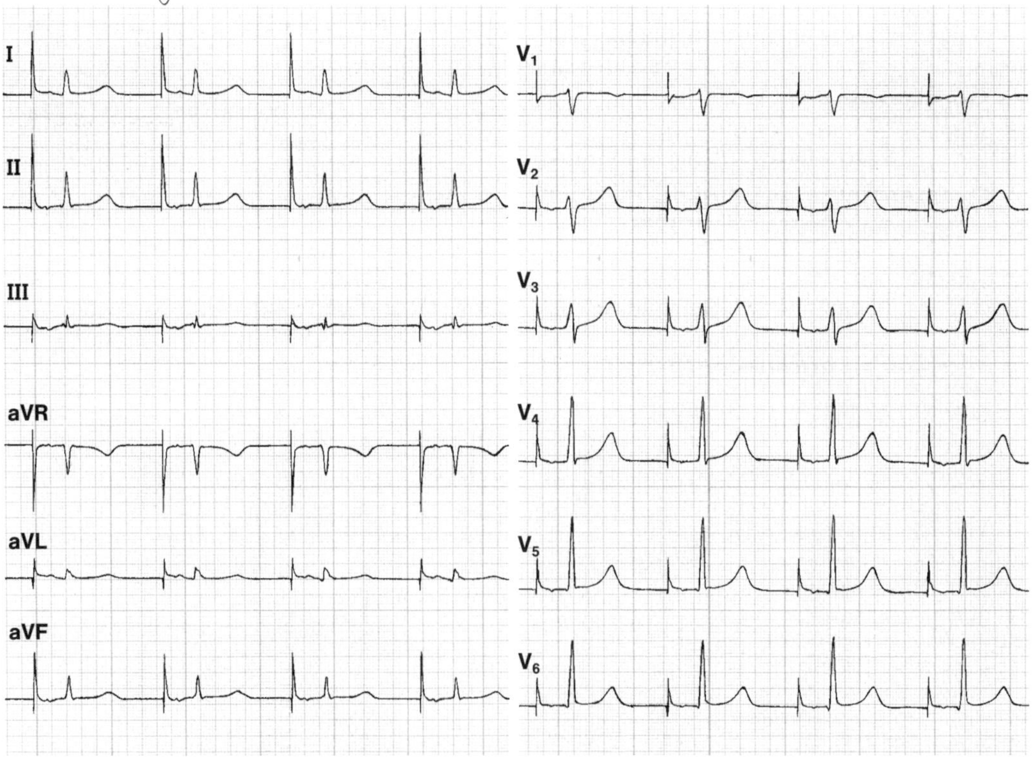

Abb. 523 EKG bei Vorhof-Bedarfs-Schrittmacher (AAI). 32jährige Patientin mit Sick-Sinus-Syndrom. Zuerst Vorhofstimulation. Nach 0,19 sec wird ein Kammerkomplex ausgelöst. QRS-Konfiguration wird nicht verbreitert, nicht deformiert.

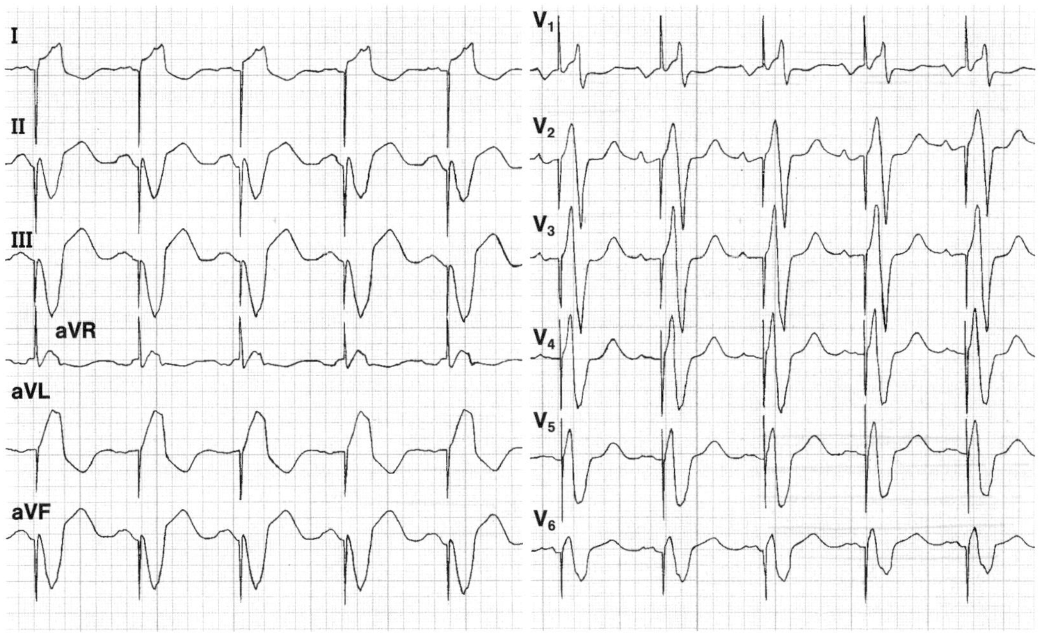

Abb. 524 Vorhofgesteuerter Schrittmacher (VAT). Singulärer Ventrikel. P biatriale. Konstant 0,14 sec nach P-Wellen Schrittmacherspikes und linksschenkelblockähnliche QRS-Ausschläge.

hof stimuliert und die Wahrnehmung (sensing) findet ebenfalls im rechten Vorhof statt. Die Arbeitsweise ist dabei inhibierend. Als P-Wellen-inhibierter Bedarfs-Schrittmacher wird dieser Schrittmachertyp in bestimmten Fällen bei Bradykardie, z. B. „sick sinus syndrome", mit intakter AV-Überleitung implantiert. Die Wahrscheinlichkeit der Entwicklung einer AV-Blockierung nach Schrittmacherimplantation scheint gering.

d) Bifokaler Schrittmacher (DDD)

Beim bifokalen bzw. sequentiellen Schrittmacher (DDD) wird unter physiologischen Bedingungen die hämodynamisch günstigste Pumpwirkung der Herzkontraktion durch die zeitlich abgestimmte Folge von Vorhof- und Kammerkontraktion erreicht. Dabei kann eine erhaltene Vorhofkontraktion das Herzminutenvolumen um bis zu 30% steigern.

Der sogenannte DDD-Schrittmacher, der multifunktionell und multiprogrammierbar ist und sowohl Vorhof- als auch Ventrikelsonde (2-Kammer-System) besitzt, kommt in seiner Wirkung den physiologischen Bedingungen am nächsten. Dazu werden bei Bedarf zunächst der Vorhof und dann im Abstand von ca. 0,15 sec der Ventrikel stimuliert. Ist die Vorhofaktion erhalten und besteht eine höhergradige AV-Blockierung, so kann der Schrittmacher in einem programmierten Zeitintervall nach einer Vorhofeigenaktion eine Ventrikelaktion auslösen.

e) Frequenzadaptive Schrittmacher (VVIR, AAIR, DDDR)

Hämodynamische Studien haben gezeigt, daß unter Belastung eine Anpassung des Herzminutenvolumens, vor allem durch eine Frequenzsteigerung erreicht werden kann. Da sich bei dem herkömmlichen Schrittmachersystem (VVI) die Stimulationsfrequenz und damit die Herzfrequenz bei Belastung nicht erhöht, wird die körperliche Leistung gemindert. Neueste Schrittmacherentwicklungen ermöglichen eine Steigerung der Schrittmacherfrequenz bei zunehmender Belastung.

Diese „frequenzadaptiven" Schrittmacher benutzen zusätzlich eine biologische Meßgröße, die sich unter Belastung verändert. Eine dieser Meßgrößen ist z. B. das QT-Intervall, das sich bei Belastung (Adrenalin-

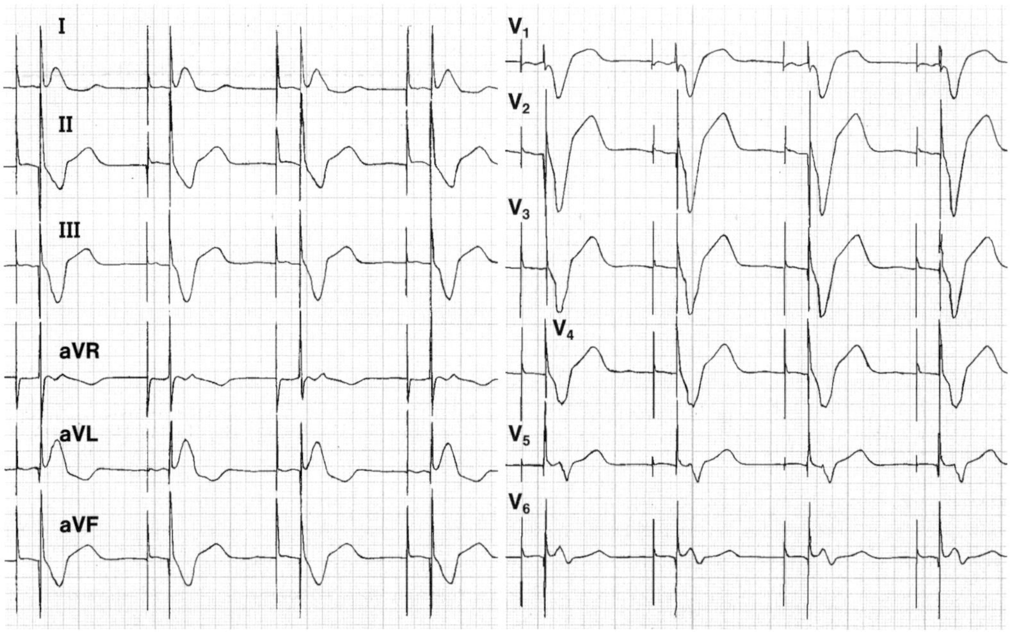

Abb. 525 Bifokaler Schrittmacher (DDD). Konstant 0,16 sec nach den Vorhofschrittmacherspikes sind Ventrikelspikes mit linksschenkelblockähnlichen QRS-Ausschlägen nachweisbar.

a

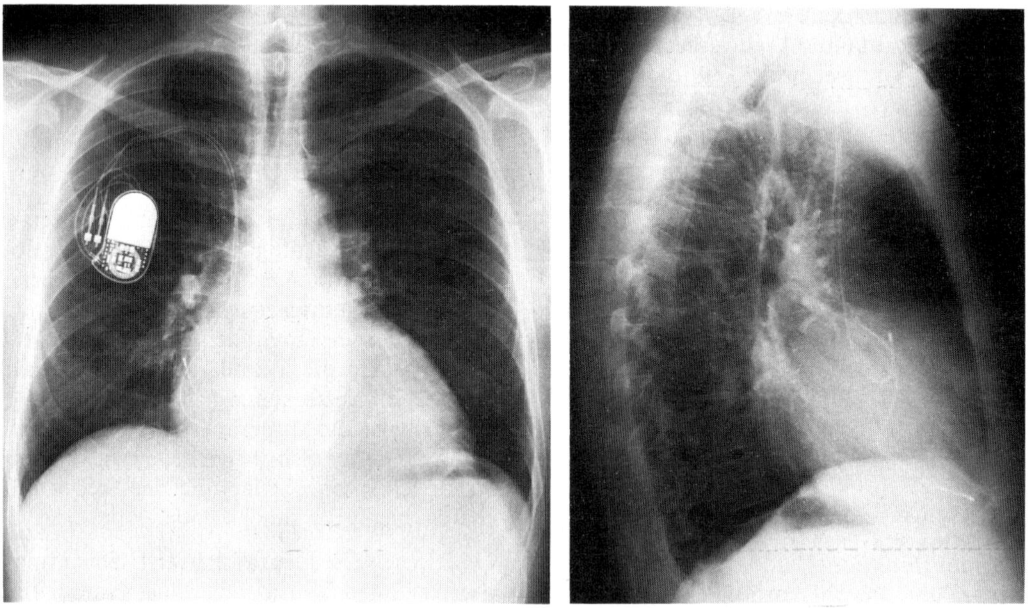

b

Abb. 526 Thoraxröntgenaufnahme nach bifokaler (DDD) Schrittmacherimplantation. Schrittmacheraggregat im rechten oberen Thoraxbereich. Vorhofschrittmachersonde im lateralen rechten Vorhofbereich, die Kammerelektrode im rechten Ventrikel an der Spitzengegend plaziert. **a** p.-a. Aufnahme, **b** seitliche Aufnahme.

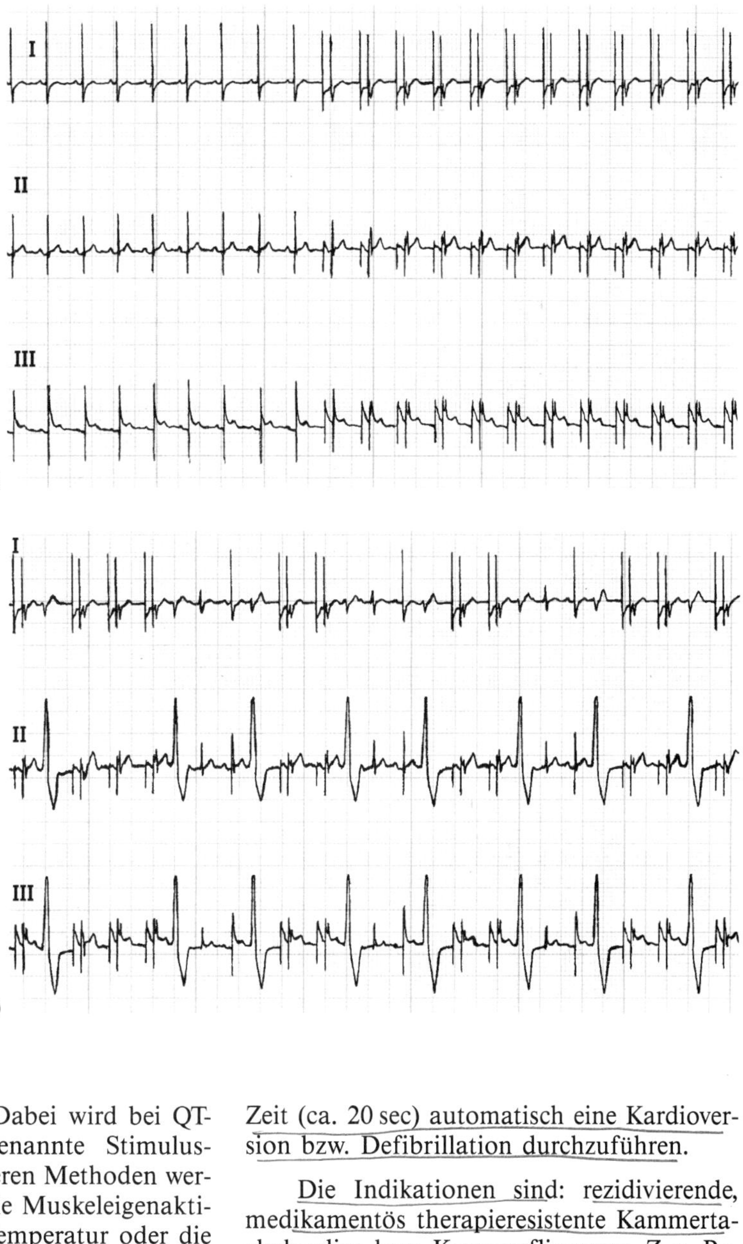

a

b

Abb. 527 a EKG bei DDD-Schrittmacher. Der Schrittmacher arbeitet im VAT-Modus bis zum 9. Ausschlag und danach im DDD-Modus. **b EKG bei DDD-Schrittmacher.** Das EKG zeigt verschiedene Variationen, nämlich eigene Ausschläge, ventrikuläre Extrasystole, VAT- und DDD-Modus. Papiergeschwindigkeit 10 mm/sec.

ausschüttung) verkürzt. Dabei wird bei QT-Schrittmachern die sogenannte Stimulus-T-Zeit gemessen. Bei anderen Methoden werden die Atemfrequenz, die Muskeleigenaktivität, die zentralvenöse Temperatur oder die venöse Sauerstoffsättigung, sowie die intrakardiale Impedanz als belastungsabhängige biologische Regelgröße verwendet.

f) Automatischer implantierbarer Kardioverter-Defibrillator (AICD)

Der AICD ist ein implantierbarer, kleiner Defibrillator, der in der Lage ist, eine Kammertachykardie bzw. ein Kammerflimmern zu erkennen und nach einer vorgegebenen Zeit (ca. 20 sec) automatisch eine Kardioversion bzw. Defibrillation durchzuführen.

Die Indikationen sind: rezidivierende, medikamentös therapieresistente Kammertachykardien bzw. Kammerflimmern. Z. n. Reanimation bei Kardiomyopathien. Synkopale Anfälle bei Kammerflimmern, beispielsweise bei langem QT-Syndrom.

Nachteile des AICDs sind falsche Erkennung der Kammertachykardie und des Kammerflimmerns, noch zu großer Apparat und Kostenprobleme. Der bisherige Erfolg ist ermutigend, so beträgt die Mortalität durch plötzlichen Herztod nach der Implantation des AICDs 1% nach 1 Jahr und 5% nach 5 Jahren.

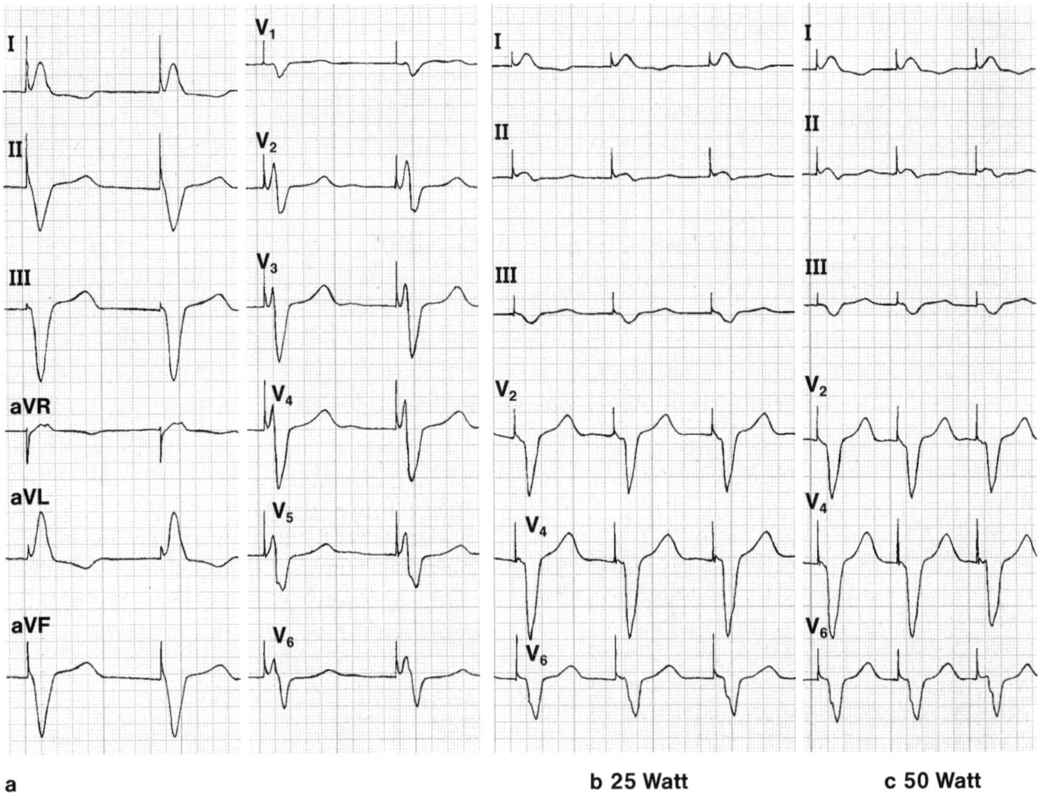

Abb. 528 a EKG bei sog. QT-Schrittmacher. Stimulation nach der QT-Zeit gesteuert. EKG-Bild gleich wie bei VVI-Schrittmacher. Kammerfrequenz in Ruhe 71/min. **b** Kammerfrequenz nach Belastung mit 25 Watt 96/min. **c** Kammerfrequenz nach Belastung mit 50 Watt 120/min.

4. Störungen nach Herzschrittmacherimplantation

Komplikationen nach erfolgreicher Schrittmacherimplantation werden je nach Autor mit 5–13% der Fälle angegeben. So werden gelegentlich vorzeitige Impulsgeber-(Batterie-)Erschöpfung, Sondendislokation, Sondenbruch, Drucknekrose oder Muskelzuckung im Bereich der Implantationstasche beobachtet. Das Verdrehen des Impulsgenerators unter der Haut mit Verquirlung der Elektrode (Twiddler-Syndrom) kann ebenfalls auftreten, jedoch sehr selten.

Das sogenannte Schrittmachersyndrom wird auch gelegentlich beobachtet. Darunter versteht man die Kammerstimulation mit retrograder Vorhoferregung, wobei die zeitsynchrone Vorhofkontraktion gegen die geschlossenen Mitral- und Trikuspidalklappen erfolgt. Dieses Phänomen kann klinisch zu Blutdruckabfall, Schwindel oder Synkopen führen. In diesem Fall ist evtl. die Implantation eines DDD-Schrittmachers zu empfehlen.

Im Folgenden werden einige wichtige elektrokardiographische Veränderungen bei Störungen nach einer Schrittmacherimplantation erwähnt.

a) Frequenzabfall der Schrittmacherimpulse

Eine Abnahme der Schrittmacherimpulsfrequenz kann eine beginnende Erschöpfung des Impulsgenerators anzeigen. Bei einer Frequenzabnahme im EKG um ca. 10% gegenüber der Schrittmacherfrequenz bei Implantation ist in der Regel ein Austausch des Impulsgenerators erforderlich.

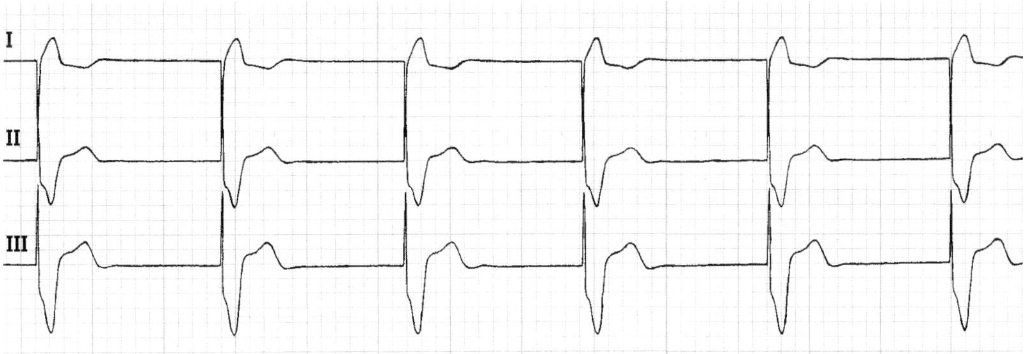

Abb. 529 Erschöpfung des Schrittmachergenerators. Bei der Kammer-Bedarfs-Schrittmacher(VVI)-Implantation Kammerfrequenz 68/min, 3 Monate danach nur noch 47/min.

b) Störung der Bedarfsfunktion (Sensing-Defekt)

Tritt im EKG das Bild eines starr-frequenten Schrittmachers auf, so kann eine Störung der Bedarfsfunktion vorliegen. Hierbei kann z. B. die Meßempfindlichkeit für die intrakardialen Potentiale zu gering sein. Dies ist der sogenannte Sensing-Defekt, genauer gesagt der Ausfall der Bedarfsfunktion (Eintrittsblock).

Elektrokardiographisch finden sich beim Eintrittsblock des Sensing-Defekts neben dem Eigenrhythmus zusätzliche Schrittmacher-Spikes mit oder ohne Reizbeantwortung. Diese Schrittmacher-Spikes treten zu einem Zeitpunkt auf, an dem sie eigentlich von der Eigenerregung des Myokards inhibiert werden müßten. Durch die Erhöhung der Eingangsempfindlichkeit kann dieser Sensing-Defekt beseitigt werden.

Als Ursache für den Eintrittsblock kommen z. B. Sondendislokation, Entzündung oder Vernarbung des Myokards und eventuell Antiarrhythmikagabe in Frage. Natürlich kann der Defekt auch im Schrittmachersystem selbst liegen.

Im Prinzip können auch elektrische oder elektromagnetische Störungen, wie z. B. Muskelpotentiale, chirurgische Diathermie, bestimmte elektrische Hochspannungsfelder oder Radar- oder Mikrowellen zum Abschalten der Schrittmacherfunktion führen (oversensing). Eine weitgehende Abschirmung des Impulsgenerators verhindert heute jedoch diese Störungen.

c) Normale Schrittmacherimpulse ohne Reizbeantwortung

Die Schrittmacherimpulse werden nicht von einer Kammererregung beantwortet. Im EKG finden sich kontinuierlich oder unregelmäßig nicht effektive Schrittmacherimpulse ohne Kammerbeantwortung (Exitblock). Dies

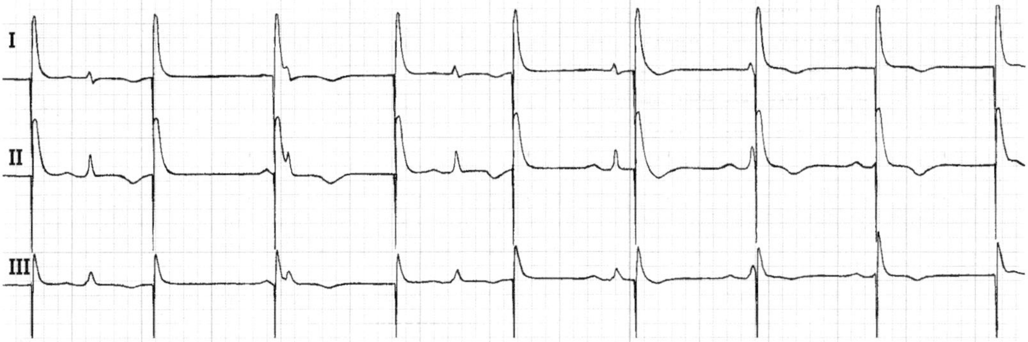

Abb. 530 Nicht effektive Schrittmacherimpulse (VVI). Schrittmacherimpulse ohne effektive Kammerkomplexe. Die letzten drei Ausschläge sind die Kombinationssystolen.

kommt dadurch zustande, daß meist die Reizschwelle erhöht ist, d. h., zur Stimulation des Myokards ist eine höhere Spannung erforderlich, als bei der Implantation programmiert war. Die Reizschwellenerhöhung wird z. B. durch Mikrodislokation der Sonde, lokale Entzündung, nachlassende Batteriespannung, Vernarbung des Myokards oder Antiarrhythmika hervorgerufen.

d) Elektrodendislokation

Diese Störung gehört zu den häufigsten Frühkomplikationen nach einer Schrittmacherimplantation. Meist befindet sich die dislozierte Sonde im Bereich des Pulmonalisausflußtraktes. Es bieten sich verschiedene EKG-Bilder. Häufig werden ein Eintritts- und/oder ein Exitblock nachgewiesen, d. h. ein fehlerhaftes, unregelmäßiges Auftreten der Schrittmacher-Spikes teilweise mit oder ohne QRS-Beantwortung.

e) Elektrodenbruch

Eine röntgenologisch leicht nachweisbare Komplikation ist der Elektrodenbruch. Elektrokardiographisch findet sich vollständig oder intermittierend ein kompletter Ausfall der Schrittmacherfunktion, der manchmal abhängig von der körperlichen Bewegung sein kann.

f) Schrittmacherrasen

Das beginnende Versagen von Schrittmachergeneratoren kann elektrokardiographisch auch dadurch erkannt werden, daß plötzlich eine deutliche Zunahme der Schrittmacherfrequenz auftritt.

Bei älteren Schrittmachergeneratoren kann ein sogenanntes „Schrittmacherrasen“ mit einer hohen Frequenz entstehen. Da die Schrittmacherimpulse zu den Kammern übergeleitet und von diesen beantwortet werden, findet sich im EKG eine hohe Kammerfrequenz, z. B. 150/min. Dann kann sich ein bedrohlicher Kreislaufzustand einstellen, z. B. bei schwer vorgeschädigtem Herzen ein Linksherzversagen in Form eines Lungenödems. Die einzige Therapie ist ein sofortiger Austausch des alten Impulsgenerators gegen einen neuen. Durch die neue Schrittmachertechnologie wird heute ein Schrittmacherrasen weitgehend verhindert.

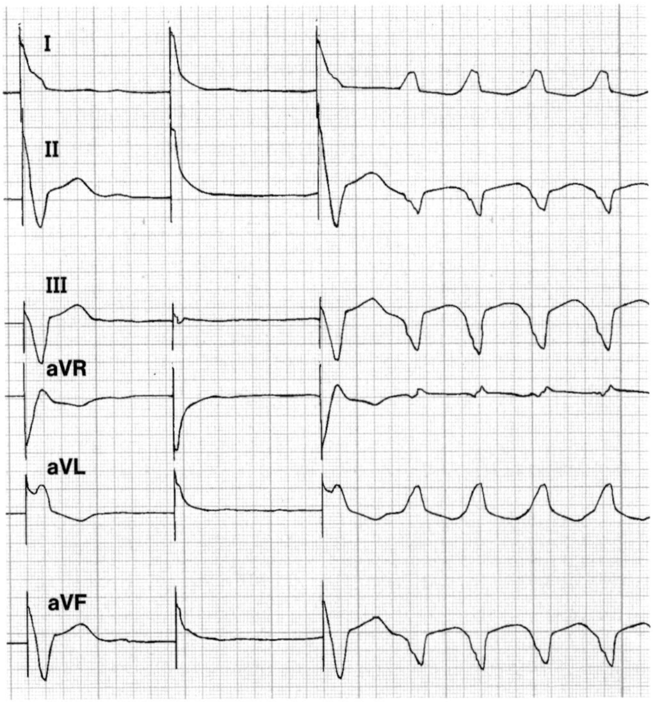

Abb. 531 Kammertachykardie beim Schrittmacher-EKG. Aufnahme auf Intensivstation wegen Kammertachykardie. 1. und 3. Schrittmacherausschlag intakt. Der 2. Schrittmacherausschlag ist ineffektiv. Nach dem 3. Schrittmacherausschlag Kammertachykardie.

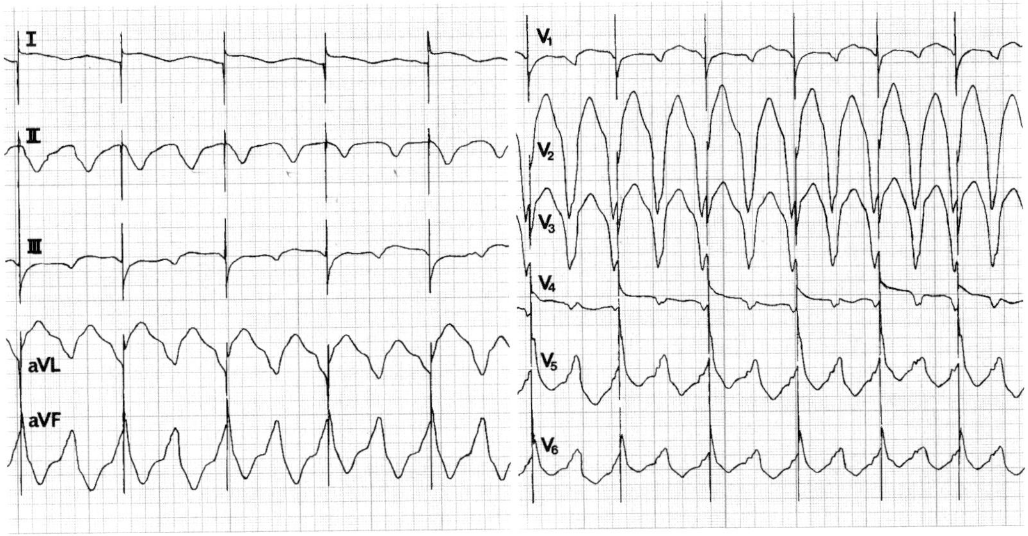

Abb. 532 Ventrikuläre Tachykardie nach Schrittmacher-Implantation. 66jährige Patientin mit konorarer Herzerkrankung. Ventrikelfrequenz 168/min. Einfall jeder zweiten Kammeraktion während der Refraktärzeit des Schrittmachers, daher keine Entladung des Impulsgebers.

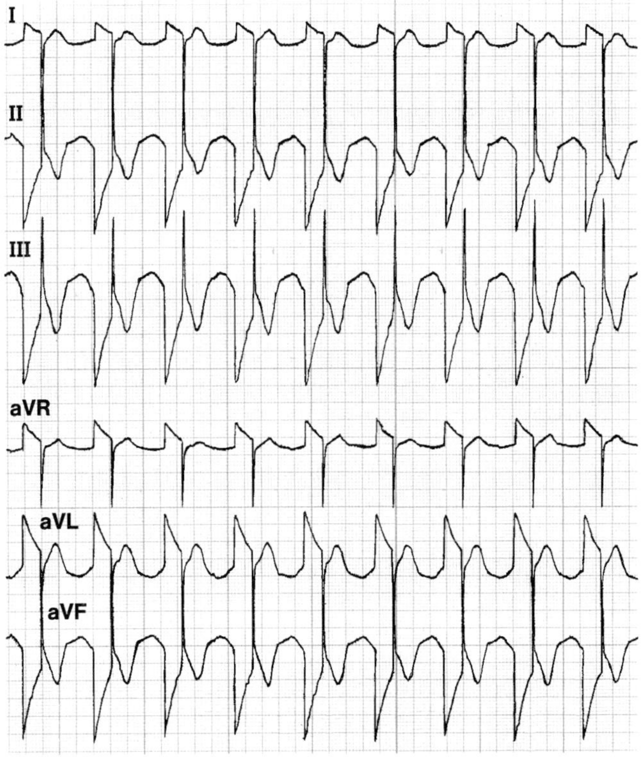

Abb. 533 Schrittmacher-Rasen. Plötzliche Zunahme der effektiven Schrittmacherimpulse mit Kammerdepolarisation. Frequenz 145/min. Zeichen eines kompletten Versagens des Schrittmachergenerators. Die Patientin wurde mit Lungenödem in die Klinik eingeliefert.

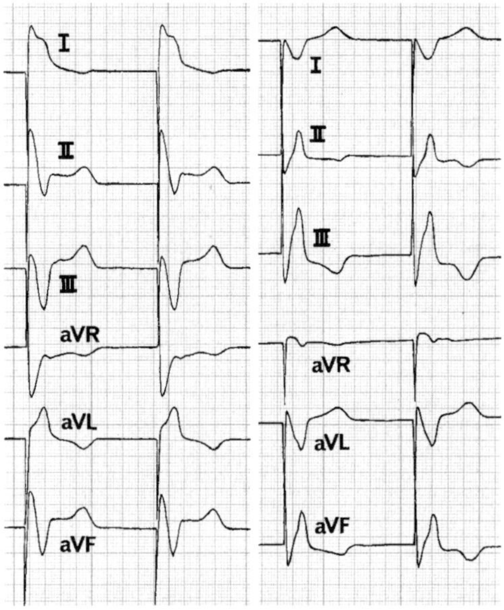

Abb. 534 **Links:** Zustand nach transvenöser Schrittmacher-Implantation. Linkstyp. Die Schrittmacherelektrode liegt im rechten Ventrikel. **Rechts:** Zustand nach myokardialer Schrittmacher-Implantation. Rechtstyp. Die Schrittmacherelektroden sind im linken Ventrikel implantiert.

Schrittmacher-EKG:

- Herzschrittmacher: Therapie der Wahl bei extremer Bradykardie
- Kammer-Bedarfs-Schrittmacher (VVI): meist angewandter Schrittmacher Typ (EKG: nach Reizimpuls Schenkelblock-ähnlicher QRS-Komplex)
- Bifokaler Schrittmacher (DDD): moderner Schrittmacher (EKG: jeweils nach Vorhof- und Kammer-Spike P und QRS verändert)

Sachverzeichnis

Halbfette Seitenzahlen verweisen auf Haupttextstellen

A

B

C

D

E

F

G

H

I

J

K

L

M

Q

R

S

T

U

V

W

X

Z